# Tumoren des Larynx und des Hypopharynx

Tumoren des Larynx und des Hypopharynx

Oskar Kleinsasser

163 Abbildungen
in 538 teils farbigen Einzeldarstellungen

1987
Georg Thieme Verlag Stuttgart · New York

Prof. Dr. med. univ. Oskar Kleinsasser
g. f. Direktor der HNO-Klinik
der Philipps-Universität Marburg
Deutschhausstr. 3, 3550 Marburg

CIP-Kurztitelaufnahme der Deutschen Bibliothek

Kleinsasser, Oskar:
Tumoren des Larynx und des Hypopharynx /
Oskar Kleinsasser. – Stuttgart ; New York :
Thieme, 1987.

Wichtiger Hinweis: Medizin als Wissenschaft ist ständig im Fluß. Forschung und klinische Erfahrung erweitern unsere Kenntnisse, insbesondere was Behandlung und medikamentöse Therapie anbelangt. Soweit in diesem Werk eine Dosierung oder eine Applikation erwähnt wird, darf der Leser zwar darauf vertrauen, daß Autoren, Herausgeber und Verlag größte Mühe darauf verwandt haben, daß diese Angabe genau dem **Wissensstand bei Fertigstellung des Werkes** entspricht. Dennoch ist jeder Benutzer aufgefordert, die Beipackzettel der verwendeten Präparate zu prüfen, um in eigener Verantwortung festzustellen, ob die dort gegebene Empfehlung für Dosierungen oder die Beachtung von Kontraindikationen gegenüber der Angabe in diesem Buch abweicht. Das gilt besonders bei selten verwendeten oder neu auf den Markt gebrachten Präparaten und bei denjenigen, die vom Bundesgesundheitsamt (BGA) in ihrer Anwendbarkeit eingeschränkt worden sind.

Geschützte Warennamen (Warenzeichen) werden *nicht* besonders kenntlich gemacht. Aus dem Fehlen eines solchen Hinweises kann also nicht geschlossen werden, daß es sich um einen freien Warennamen handele.

Das Werk, einschließlich aller seiner Teile, ist urheberrechtlich geschützt. Jede Verwertung außerhalb der engen Grenzen des Urheberrechtsgesetzes ist ohne Zustimmung des Verlages unzulässig und strafbar. Das gilt insbesondere für Vervielfältigungen, Übersetzungen, Mikroverfilmungen und die Einspeicherung und Verarbeitung in elektronischen Systemen.

© 1987 Georg Thieme Verlag, Rüdigerstraße 14,
D-7000 Stuttgart 30
Printed in Germany
Satz: Druckhaus Dörr, Inhaber Adam Götz,
D-7140 Ludwigsburg (Linotype System 5 [202])
Druck: Karl Grammlich KG, D-7401 Pliezhausen

ISBN 3-13-687801-9   1 2 3 4 5 6

Vorwort

In dieser Monographie werden die Biologie und Pathologie, die Klinik und Therapie der Tumoren des Larynx und Hypopharynx dargestellt. Entsprechend ihrer Bedeutung als häufigste maligne Tumoren des Kopf-Hals-Bereiches ist der größte Teil des Buches den Plattenepithelkarzinomen des Larynx und Hypopharynx vorbehalten. Ein wesentlich kleinerer Abschnitt umfaßt die so vielfältigen gut- und bösartigen, meist sehr seltenen anderen Tumoren dieser Region. Tumorähnliche Veränderungen werden nur soweit sie von differentialdiagnostischer Bedeutung sind gelegentlich kurz erwähnt.

Der Verfasser hat sich seit vielen Jahren besonders eingehend mit der chirurgischen Behandlung von Patienten mit Larynx- und Hypopharynxtumoren beschäftigt. Als Pathologe vorgebildet, hat er aber auch die anfallenden histopathologischen Untersuchungen selbst ausgeführt. Diese immer wieder anregende Verbindung von Klinik und Pathologie hilft, die Biologie und das Verhalten dieser Tumoren besser zu verstehen und damit wegzufinden von einer standardisierten Radikaltherapie zu einer individualisierten, dem Tumor und dem Patienten adäquaten Therapie.

Die pathohistologischen Abschnitte dieses Buches sind ausführlicher gehalten, nicht nur weil mikroskopische Präparate die besten Lehrmeister der Chirurgen sein können, sondern weil die Ausführungen sich auch an die klinischen Pathologen wenden. Diese werden ihren Aufgaben vielleicht besser nachkommen und die Präparate verständnisvoller interpretieren können, wenn sie das gesamte Krankheitsbild und alle damit verknüpften praktischen Probleme der Diagnose und Therapie kennenlernen.

Die Grundlage dieses Buches bildet ein umfangreicher Handbuchbeitrag (in Berendes, J., R. Link, F. Zöllner: Hals-Nasen-Ohren-Heilkunde in Praxis und Klinik, Bd. IV/2. Thieme, Stuttgart 1983), den der Verfasser vor einigen Jahren fertigstellte. Dieser Beitrag war, entsprechend den Aufgaben eines Nachschlagewerkes, rein referierend angelegt und mit einem ausführlichen Literaturverzeichnis ausgestattet. Um das Literaturverzeichnis auf die neueren, europäischen und amerikanischen Publikationen zu reduzieren, wird auch immer wieder auf das Nachschlagewerk verwiesen. Ein großer Teil der Kapitel sind für diese Monographie aber neu verfaßt worden, und die aus dem Handbuch übernommenen Abschnitte sind überarbeitet worden, um nun auch die persönlichen Erfahrungen und Ansichten des Autors zum Ausdruck zu bringen.

Die sich über Jahre hinziehende Arbeit an dieser Monographie wäre nicht zu einem Abschluß gekommen, wenn nicht meine Familie und meine Mitarbeiter in der Klinik so viel Verständnis aufgebracht, mich entlastet und mir geholfen hätten. Besonders zu nennen ist Frau Priv.-Doz. Dr. Hiltrud Glanz, die einen großen Teil der Schnittserien von Larynxkarzinomen untersucht und gezeichnet hat und mir die Publikation vieler ihrer Untersuchungsergebnisse gestattet hat. Vor allem Frau Ingrid Wagner hat die Entwürfe und Manuskripte mit größter Ausdauer und Genauigkeit geschrieben. Frau Ute Engelhard war mir bei der Zusammenstellung der Literatur und dem Schreiben der Literaturverzeichnisse eine große Hilfe. Herr Adrian Cornford hat mit seinen instruktiven Zeichnungen entscheidend zur Gestaltung des Abschnittes über die Chirurgie der Larynx- und Hypopharynxkarzinome beigetragen. Frau Monica Schüler hat als Fotografin einen großen Beitrag zur Sammlung und Herstellung der Abbildungsvorlagen geleistet. Ihnen allen habe ich zu danken.

Marburg, im April 1987   OSKAR KLEINSASSER

Inhaltsverzeichnis

Plattenepithelkarzinome 1

Epidemiologie, Ätiologie, Pathogenese 2

Geographische, demographische und regionäre Inzidenz 2
Einfluß von Alter und Geschlecht 5
Einfluß genetischer und hereditärer Faktoren 7
Einfluß hormoneller Faktoren und von Vitamin A 8
Auftreten multipler Primärtumoren 10
Spontane Kehlkopftumoren bei Tieren . . . 12
Einfluß von Tabakrauch 12
Einfluß von Alkohol 14
Einfluß ionisierender Strahlen 15
Paterson-Kelly-Syndrom und Postkrikoidkarzinome 18
Einfluß chemischer und physikalischer Noxen in Umwelt und Beruf 19
Chronisch hyperplastische Laryngitis, Reinke-Ödem und Karzinom 21
Viren, juvenile Larynxpapillome und Larynxkarzinom 22
Einfluß verschiedener Noxen 23
Experimentelle Erzeugung und Transplantation von Larynxtumoren 24

Pathologie und Biologie 26

Allgemeine Morphologie und Biologie . . . 26
Morphogenese 26
Wachstum im Wirtsgewebe 37
Varianten der Differenzierung 41
  Allgemeine Varianten 41
  Lymphoepitheliale Karzinome 41
  Adenosquamöse Karzinome 41
  Sogenannte Karzinosarkome 47
Laryngozele und Karzinom 52
Immunopathologie 54
  Regionäre Immunreaktionen 55
  Zelluläre Immunreaktionen 55
  Humorale Immunreaktionen 56
Paraneoplastische Syndrome 60
  Kutane paraneoplastische Syndrome . . 60
  Neuromuskuläre paraneoplastische Syndrome 61
  Paraneoplastische Endokrinopathien . . 61
  Hämatologische paraneoplastische Syndrome 61

Spezielle Morphologie 63
Präkanzerosen 63
  Definition 63
  Histopathologie und Klassifikation . . . 63
  Verhalten 71
  Klinischer Aspekt 71
Anatomie des Larynx und Tumorwachstum 77
Erscheinungsformen und Wachstum der einzelnen Typen von Plattenepithelkarzinomen des Larynx und Hypopharynx 80
  Stimmlippenkarzinome 80
    Frühstadien 80
    Fortgeschrittene Stimmlippenkarzinome 85
    Karzinome der vorderen Kommissur . 90
    Subglottische Karzinome 91
    Ventrikelkarzinome und sogenannte transglottische Karzinome 92
  Supraglottische Karzinome 99
    Zentrale Epiglottiskarzinome 99
    Petioluskarzinome 105
    Winkelkarzinome 105
    Taschenfaltenkarzinome 109
    Karzinome des Kehlkopfrandes 109
    Multiregionäre Karzinome des Vestibulum laryngis 110
  Hypopharynxkarzinome 113
    Karzinome des Sinus piriformis . . . 113
    Karzinome der Postkrikoidregion . . . 115
    Karzinome der Hinterwand des Hypopharynx 115
    Multiregionäre Hypopharynxkarzinome 116
Metastasen 118
  Entstehung von Metastasen 118
  Wege der Metastasierung 119
  Regionäre Metastasen 120
  Häufigkeit regionärer Metastasen bei einzelnen Tumortypen 122
  Metastasen und Residualtumoren am Tracheostoma 123
  Fernmetastasen 124

Diagnostische Maßnahmen und Dokumentation der Befunde ... 129

Allgemeine Symptomatologie ... 129
Vorsorgeuntersuchungen und Frühdiagnose ... 129
Spiegeluntersuchung, Lupenlaryngoskopie und Glasfaserlaryngoskopie ... 131
Mikrolaryngoskopie ... 133
Röntgendiagnose ... 136
Diagnose von Metastasen ... 139
Gewinnung und histologische Untersuchung von Biopsien und Operationspräparaten ... 142
TNM-Klassifikation und Staging ... 147
Morphologie und Verhalten („grading") ... 152
Optische und schriftliche Dokumentation der Befunde ... 155

Die Wahl der Behandlungsmethode ... 159

Chirurgische Behandlung der Larynx- und Hypopharynxkarzinome ... 165

Endoskopische Chirurgie ... 165
   Biopsien aus dem Kehlkopf ... 167
   Exzision von kleinen Carcinomata in situ, Mikrokarzinomen und mikroinvasiven Karzinomen auf frei beweglichen Stimmlippen ... 168
Thyreotomie und Chordektomie ... 169
Frontolaterale und frontoanteriore Teilresektion ... 178
Hemilaryngektomien ... 181
Erweiterte Teilresektionen, subtotale Laryngektomien, Krikohyoidopexien, Thyreohyoidopexien ... 186
Supraglottische Laryngektomie ... 193
Dreiviertellaryngektomie ... 199
Laryngektomie ... 201
   Indikationen ... 201
   Durchführung des Eingriffes ... 202
   Komplikationen ... 206
   Ergebnisse ... 211
   Chirurgische Maßnahmen zur Wiederherstellung der Stimme ... 212
Teilresektionen bei Hypopharynxkarzinomen ... 218
Laryngektomie mit partieller Pharyngektomie ... 221
Zirkuläre Pharyngolaryngektomie ... 223
Regionäre Metastasen ... 232
   Exstirpation von Metastasen ... 232
   Radikale Neck dissection ... 232
   Konservative Neck dissection ... 232
   Supraomohyoid dissection ... 233
   Indikationen zur Neck dissection ... 233
   Technik der Neck dissection ... 235
   Ergebnisse der Neck dissection ... 239
   Folgen und Komplikationen der Neck dissection ... 240
   Mediastinale Dissection ... 243

Strahlentherapie ... 249

Zur Technik der Strahlenbehandlung ... 249
Wirkungen und Komplikationen der Strahlentherapie ... 252
   Schleimhaut und Schleimdrüsen ... 252
   Tumorgewebe ... 253
   Weichteile des Larynx ... 255
   Knorpelskelett des Larynx ... 256
   Halsweichteile ... 256
   Arterien des Halses ... 257
   Schilddrüse und Nebenschilddrüsen ... 257
   Rückenmark und Hirnnerven ... 257
Adjuvante Strahlentherapie ... 260
   Präoperative Bestrahlung ... 260
   Postoperative Bestrahlung ... 261
   Prä- und postoperative Bestrahlung ... 262
Resultate der primären Strahlentherapie ... 264
   Carcinomata in situ ... 264
   Stimmlippenkarzinome ... 265
   Supraglottische Karzinome ... 265
   Hypopharynxkarzinome ... 266
   Metastasen ... 266

Chemotherapie und Immunotherapie ... 270

Rehabilitation, Nachsorge und Palliativbehandlung ... 272

   Rehabilitation ... 272
   Nachsorge ... 275
   Palliative Behandlung ... 276

Andere Tumoren ... 281

Tumoren der mukoserösen Drüsen ... 282

   Pleomorphe Adenome (Speicheldrüsenmischtumoren) ... 282
   Mukoepidermoidtumoren ... 282
   Adenoid-zystische Karzinome (Zylindrome) ... 286
   Verschiedene weitere Formen von Adenomen und Adenokarzinomen ... 290

Neuroendokrine Tumoren ... 296

   Karzinoide ... 296
   Kleinzellige, undifferenzierte Karzinome (Haferzellkarzinome) ... 299

Paragangliome 301
Melanome 306

Neurogene Tumoren 309

Neurilemmome 309
Neurofibrome 311
Ganglioneurome 312
Granularzelltumoren 312

Tumoren des lymphoretikulären Systems 317

Pseudolymphome 317
Non-Hodgkin-Lymphome 317
Plasmozytome 318
Leukämien und Lymphogranulomatose . 321

Fibrozytäre Tumoren 323

Fibrome und Fibromatosen 323
Fibrosarkome 325

Fibrohistiozytäre Tumoren 326

Xanthome, fibröse Histiozytome .. 326
Maligne fibröse Histiozytome 328

Tumoren des Fettgewebes 329

Lipome 329
Liposarkome 330

Tumoren des Gefäßsystems 332

Kavernöse und kapillare Hämangiome . 332
Kongenitale Hämangiome 332

Lymphangiome 335
Hämangioperizytome, Hämangioendotheliome und Angiosarkome 336
Sarcoma Kaposi 337

Myogene Tumoren 339

Leiomyome 339
Vaskuläre Leiomyome 339
Leiomyosarkome 341
Rhabdomyome 344
Rhabdomyosarkome 346

Maligne Synoviome 350

Tumoren des Kehlkopfskeletts 353

Chondrome und Chondrosarkome .. 353
Osteosarkome 358
Riesenzelltumoren 359

Kontinuierlich auf den Kehlkopf übergreifende Tumoren 362

Metastasen im Kehlkopf 363

Schlußwort 366

Quellennachweis 367

Sachverzeichnis 369

Plattenepithelkarzinome

Epidemiologie, Ätiologie, Pathogenese

Geographische, demographische und regionäre Inzidenz

Über die Häufigkeit der Kehlkopfkrebse in verschiedenen geographischen Regionen, bei verschiedenen Völkern, ethnischen Gruppen und Religionen, bei Stadt- und Landbevölkerungen usw. liegen eine Reihe von Angaben vor. Diese Daten müssen allerdings kritisch gelesen werden, da sie aus sehr unterschiedlichen Quellen stammen, so aus Ländern mit mehr oder weniger genau befolgter Krebsmeldepflicht, aus privaten Registern und einzelnen Kliniken. Gerade bei den relativ kleinen Fallzahlen der Kehlkopfkrebse hängt die Genauigkeit aller Statistiken weitgehend von der exakten Erfassung jedes einzelnen Falles ab. Man muß daher auch die auf oft nur wenigen Fällen beruhenden „Hochrechnungen" mancher epidemiologischer Untersuchungen mit Skepsis betrachten, auch wenn sie auf statistisch einwandfreien Methoden beruhen und „signifikante" Resultate erbringen. Häufigkeitsstatistiken darf man auch nie ohne den Hintergrund der betreffenden Bevölkerung und vor allem deren Altersstruktur lesen. Eine durch Kriege, Wanderung, Geburtenrückgang oder Frauenüberschuß deformierte „Alterspyramide" kann unter Umständen zu erheblichen Veränderungen in der Krebsinzidenz einzelner Organe führen. Wenn etwa ältere Personen, die jahrzehntelang allen denkbaren Schädigungen exponiert waren, in einer Bevölkerung einen hohen Anteil einnehmen, wird die Krebsinzidenz der Gesamtbevölkerung entsprechend höher erscheinen. Bei einer überwiegend jungen Bevölkerung wird die wahre, vielleicht hohe Krebsinzidenz älterer Jahrgänge verborgen bleiben, wenn man nur Pauschalstatistiken liest.

Die relative Häufigkeit der Kehlkopfkrebse ist – bezogen auf die Karzinomhäufigkeit bei allen Organen – gering (Tab. 1).

Über die absolute Häufigkeit der Kehlkopfkrebse in einem Staat sind dem Verfasser nur Angaben aus der Deutschen Demokratischen Republik bekannt, wo 1972 59113 Neuerkrankungen an Krebs registriert wurden. Darunter waren 507 Männer und 41 Frauen mit Kehlkopfkrebsen. Dies entspricht einem Verhältnis der Kehlkopfkrebse zur Gesamtzahl der Krebse von 1 : 53,9 bei Männern und 1 : 775 bei Frauen (6). Für die USA wurden für 1972 6800 Neuerkrankungen an

Tabelle 1 Tumorinzidenz einzelner Organe pro 100000 Personen und Jahr. Ermittelt bei der Third National Cancer Survey, USA 1969–1971 (13) (Tab. 1 u. 2 sind entnommen aus: O. Kleinsasser: Bösartige Geschwülste des Kehlkopfes und des Hypopharynx. In: J. Berendes, R. Link, F. Zöllner: Hals-Nasen-Ohren-Heilkunde in Praxis und Klinik, 2. Aufl., Bd. IV 12. Thieme, Stuttgart (1983).

Organ	Gesamt	Weiße		Farbige	
		männl.	weibl.	männl.	weibl.
Mundhöhle, Pharynx	10,0	15,8	5,2	12,8	5,1
Verdauungstrakt	65,9	78,2	54,0	97,8	58,8
Respirationstrakt	41,9	73,2	15,1	93,0	15,1
Brustdrüse	38,4	0,7	72,0	0,8	56,4
Geschlechtsorgane					
weiblich	29,4	–	54,0	–	61,8
männlich	22,5	50,6	–	81,2	–
Lippen	1,7	3,8	0,2	0,2	0,1
Zunge	1,9	2,9	1,0	3,3	1,3
Speicheldrüsen	1,0	1,2	0,9	1,2	1,0
Gaumen, Mundhöhle	2,6	3,6	1,7	3,7	1,5
Nasopharynx	0,5	0,7	0,3	0,5	0,3
Tonsillen	1,0	1,5	0,6	1,6	0,5
Pharynx	1,3	2,2	0,5	2,2	0,4
Larynx	3,9	7,5	0,9	7,9	1,0
Lunge	36,9	64,3	13,5	83,8	13,6
Ösophagus	3,0	4,1	1,2	15,5	3,6
Schilddrüse	3,7	2,2	5,4	1,1	3,3

Larynxkarzinomen, 6000 Mundhöhlen-, 4500 Pharynx-, 2800 Zungen- und 1800 Lippenkarzinome sowie 76000 (!) Lungenkrebsen vorausgesagt (41).

Unter den malignen Tumoren des Kopf-Hals-Gebietes sind demnach die Larynx- und Hypopharynxkarzinome immer noch mit Abstand die häufigsten, obwohl seit den letzten beiden Jahrzehnten die Oropharynx- und Mundhöhlenkarzinome in vielen Ländern an Häufigkeit rasch zunehmen.

Eine deutliche Steigerung der Häufigkeit der Kehlkopfkrebse wurde, beginnend in den Jahren 1940 bis 1950, in vielen Kliniken verzeichnet (5, 19, 24, 50). In Italien soll die Mortalität von Kehlkopfkrebsen in 90 Jahren um das 9fache gestiegen sein. Allein von 1951 bis 1962 stieg die Mortalität kontinuierlich von 836 auf 1524 Fälle. In diesen Jahren starben in Italien 13533 Menschen an Kehlkopfkrebs (9). Allein im Gebiet von Turin hat sich die Mortalität von 1951 bis 1966 fast verdoppelt (46). Ähnliche Steigerungen der Inzidenz der Larynxkarzinome wurden aus mehreren skandinavischen Staaten, Connecticut, Uruguay und Puerto Rico gemeldet (3, 30, 33a, 44a).

Der Anstieg der Inzidenz der Larynxkrebse erfolgt allerdings nicht weltweit mit der gleichen Geschwindigkeit, sondern von Land zu Land unterschiedlich rasch.

Besonders deutlich zeigt dies eine alterskorrelierte Morbiditätsstatistik von RINGERTZ für 4 skandinavische Staaten (Tab. 2). Länder mit hoher Kehlkopfkrebsinzidenz (pro 100000 Einwohner und Jahr) sind Uruguay und Polen mit 5,5 bis 7,8 (Männer) und 0,3 bis 0,8 (Frauen) (44a), Kroatien mit 6,2, Connecticut mit 6,1, Ohio mit 6,7 und die DDR mit 6,4 sowie sechs Regionen der USA mit 7,5 (13, 27, 29, 44). Relativ niedrigere Inzidenzen wurden aus Japan (0,59), Singapur (1,9), Syrien (2,0) und der armenischen Sowjetrepublik (2,6) sowie Australien (1,9 bis 3,7) gemeldet (2, 4, 10, 18, 49).

Tabelle 2 Altersspezifische Morbidität an Kehlkopfkarzinomen bei Männern in verschiedenen skandinavischen Ländern, bezogen auf 100000 Einwohner pro Jahr (38)

Lebensalter	40–44	45–49	50–54	55–59	60–64	65–69	70–74
Finnland	6,8	13,6	19,1	28,2	33,3	29,9	32,7
Island	–	–	2,4	2,8	15,8	7,8	5,2
Schweden	1,1	2,2	4,6	7,4	11,3	9,9	8,8
Norwegen	1,4	1,8	4,2	6,9	10,4	15,0	14,7

Eine Reihe von Berichten aus Japan, Finnland, Polen, England, USA und Südamerika weisen darauf hin, daß Bewohner der meist stark industrialisierten Städte zum Teil zwei- bis dreimal häufiger an Kehlkopfkrebs erkranken als Bewohner von Landbezirken (7a, 8, 12, 14, 17, 18, 26, 30, 36, 44, 47, 53).

Die Region von Turin gilt mit Morbiditätsraten von 12,6 für Männer und 0,6 für Frauen als „high risk area". In diesem Gebiet erkrankten auch verhältnismäßig häufig jüngere Männer (1, 39, 46). Im stark industrialisierten Großraum Bombay wird sogar eine Inzidenz von 14,5 für Männer und 2,5 für Frauen beobachtet (21). Den „Weltrekord" der Kehlkopfkrebsinzidenz scheint zur Zeit die Provinz Chiang Mai im Norden von Thailand einzunehmen, in der Raten von 18,4 für Männer und 3,4 für Frauen gemeldet wurden. In dieser Region soll allerdings eine besondere Zigarettenart geraucht werden, so daß Kehlkopf- und Hypopharynxkrebse im Norden Thailands die häufigsten Krebse überhaupt seien (31, 42).

Kehlkopfkrebse wurden bei allen Rassen der Welt beobachtet, auch bei Angehörigen von ursprünglichen Kulturen, die noch kaum mit der Zivilisation westlicher Art in Berührung gekommen sind, wie z.B. bei den reinblütigen Ureinwohnern Australiens und Papua-Neuguineas (2). Selten sind Kehlkopfkrebse (wie Tumoren überhaupt) bei nordamerikanischen Indianern (11), bei südamerikanischen Indianern sollen sie sogar fast unbekannt sein. In Ohio lag die Inzidenz der Kehlkopfkrebse bei Weißen bei 6,69, bei Farbigen bei 10,58 (29). In Singapur, mit seiner aus Chinesen, Malayen, Indern und Pakistani zusammengesetzten Bevölkerung, bestehen erhebliche Unterschiede in der Inzidenz der Kehlkopfkrebse bei den einzelnen Rassen (33).

Religiöse Vorschriften, die das Rauchen und Trinken verbieten, bewirken eine besonders geringe Inzidenz der Kehlkopfkrebse bei den Mormonen in Utah (15, 43), den Adventisten vom 7. Tag in Kalifornien (28) und den im kehlkopfkrebsreichen Bombay lebenden Parsen (20, 22). Bei nordamerikanischen Juden (die im Durchschnitt viel weniger rauchen und trinken) sind Kehlkopfkarzinome wesentlich seltener als bei Katholiken (23, 52). In New York wurde die geringste Mortalität an Kehlkopfkrebsen bei Juden der höchsten Einkommensklasse, eine geringe bei Protestanten und die höchste Mortalität bei armen Katholiken und Schwarzen registriert (40).

Es bestehen in einzelnen geographischen Regionen auch erhebliche Unterschiede der Häufigkeit von Stimmlippenkarzinomen verglichen mit der Häufigkeit von supraglottischen Krebsen (44a,

48). In Schweden wurden nur 11% der Kehlkopfkrebse in der supraglottischen Region gefunden, in Finnland waren sie doppelt so häufig (30). Diese Feststellung trifft allerdings nicht für alle Regionen Finnlands zu (45). Im eigenen Beobachtungsgut (Universitätskliniken Köln und Marburg) lag der Anteil der supraglottischen Karzinome, mit ganz geringen Schwankungen über 25 Jahre hinweg, gleichmäßig bei etwa 35% aller Larynxkarzinome. In der DDR ist die Zahl der Stimmlippenkarzinome etwa gleich geblieben, die Zahl der supraglottischen Karzinome hat sich hingegen verdreifacht (6).

In Japan liegt, ebenso wie in Kroatien und in Hull (England), das Verhältnis von Stimmlippenkarzinomen zu supraglottischen Karzinomen bei etwa 50 : 50 (18, 27, 51). Hohe Inzidenzen von supraglottischen Karzinomen werden auch aus Tunesien und Chile gemeldet (7, 32). Frauen erkranken übrigens relativ häufiger an supraglottischen Karzinomen als Männer.

Das Verhältnis der Häufigkeit von Hypopharynxkarzinomen zu Larynxkarzinomen ist ebenfalls örtlich sehr unterschiedlich, soweit dies aus Einzelstatistiken verschiedener Autoren zu entnehmen ist.

Auch die Verteilung der Karzinome innerhalb der Hypopharynxregion ist unterschiedlich. In New Haven (Connecticut) fanden sich 152 Sinus-piriformis-Karzinome (davon 143 Männer), 8 Postkrikoidkarzinome und 17 Karzinome der Pharynxhinterwand (25). In Toronto waren unter 29 Hypopharynxkarzinomen 19 des Sinus piriformis, 7 der Postkrikoidregion und 3 multiregionale Karzinome, aber kein Karzinom der Pharynxhinterwand (34). Postkrikoidkarzinome, die im eigenen Krankengut Raritäten darstellen, sind, wohl als Folgen des Plummer-Vinson-Syndroms, in England und Wales, aber auch in Indien noch relativ häufig (16, 35a, 37).

Literatur

[1] Amasio, E., S. Aversa, O. Bisi, A. Colombo, A. De Vicariis, C. Italia, F. Merletti, E. Passet, G. Tabaro, R. Zanetti: Epidemiologia descrittiva dei cancro laringeo, ipofaringeo nella citta di Torino. Acta Otorhinolaryngol. Ital. 3 (1983) 417–425

[2] Atkinson, L.: Some features of the epidemiology of cancer of the larynx in Australia and Papua, New Guinea. Laryngoscope (St. Louis) 85 (1975) 1173–1184

[3] Barclay, T. H. C., N. N. Rao: The incidence and mortality rates for laryngeal cancer from total cancer registries. Laryngoscope (St. Louis) 85 (1975) 254–258

[4] Bazikian, K. L.: Spread of malignant tumor in the Armenien Soviet Socialist Republic. Acta Un. int. Cancr. 20 (1964) 616–619

[5] Blümlein, H.: Zur Frage der Häufigkeit des Kehlkopfkrebses. Z. Laryngol. Rhinol. Otol. 35 (1956) 267–270

[6] Bockmuehl, F.: Die Behandlung und Prognose des Kehlkopfkrebses in der Deutschen Demokratischen Republik von 1954–1966 unter epidemiologischen Gesichtspunkten. Habil., Berlin 1977

[7] Brugère, J., A. Zaouche: Étude clinique et répartition topographique des tumeurs malignes cervico-faciales en Tunisie (A propos de 700 cas examinés à l'institut national du carcinologie de Tunis). Bull. Cancer 57 (1970) 345–354

[7a] Buffler, P. A., L. Pickle, T. Mason: Etiologic study of respiratory cancer in coastal Texas. In Gee, J. B., W. K. Morgan, S. M. Brooks: Occupational Lung Disease New York, Raven Press 1984 (p. 186)

[8] Caston, J. C., J. F. Finklea, S. H. Sandifer: Cancer of the larynx and lung in three urban counties in South Carolina. Sth. med. J. (Bgham, Ala.) 65 (1972) 753–756

[9] Celestino, D., L. Curi: Rilievi statistici sulla mortalita per cancro laringeo in Italia dal 1881 al 1962. Clin. otorinolaring. 17 (1965) 329–341

[10] Chahine, M., S. A. Mouaffac: Répartition topographique des cancers du larynx et du pharynx en Syrie. Ann. Otolaryngol. (Paris) 80 (1963) 943–946

[11] Creagan, E. T., J. F. Fraumeni: Cancer mortality among American Indians 1950–1967. J. nat. Cancer Inst. 49 (1972) 959–967

[12] Cuchiara, A. J., N. R. Asal: Laryngeal neoplasm mortality in Oklahoma: 1950–1970. Sth. med. J. (Bgham, Ala.) 69 (1976) 908–910

[13] Cutler, S. J., J. L. Young: Demographic patterns of cancer-incidence in the United States. In Fraumeni, J. E.: Persons at High Risk of Cancer. Academic Press, New York 1975

[14] Doll, R.: The epidemiology of cancer. Cancer 45 (1980) 2475–2485

[15] Enstrom, J. E.: Cancer and total mortality among active mormons. Cancer 42 (1978) 1943–1951

[16] Harrison, D. F.: Pathology of hypopharyngeal cancer in relation to surgical management. J. Laryngol. 84 (1970) 349–367

[17] Hoover, R., T. J. Mason, F. W. McKay, J. R. Fraumeni: Geographic patterns of cancer mortality in the United States. In Fraumeni, J. R.: Persons at High Risk of Cancer. Academic Press, New York 1975

[18] Iwamoto, H.: An epidemiological study of laryngeal cancer in Japan. Laryngoscope (St. Louis) 85 (1975) 1162–1172

[19] Jackson, C., C. L. Jackson: Cancer of the larynx: Its increasing incidence. Arch. Otolaryngol. 33 (1941) 45–65

[20] Jussawalla, D. J., V. A. Deshpande, W. Haenszel, M. V. Natekar: Differences observed in the site incidence of cancer between the Parsi community and the total population of greater Bombay: A critical appraisal. Brit. J. Cancer 24 (1970) 56–66

[21] Jussawalla, D. J., W. Haenszel, V. A. Deshpande, M. V. Natekar: Cancer incidence in greater Bombay: Assessment of the cancer risk by age. Brit. J. Cancer 22 (1968) 623–636

[22] Jussawalla, D. J., B. B. Yeole, M. V. Natekar, T. R. Rajagopalan: Differences in site patterns of cancer in Sindhi and Parsi sub-groups and the general population of greater Bombay. Indian J. Cancer 17 (1980) 78–88

[23] Keller, A. Z., M. Terris: The association of alcohol and tobacco with cancer of the mouth and pharynx. Amer. J. publ. Hlth. 55 (1965) 1578–1585

[24] Kenneway, E. L., N. M. Kenneway: Further study of the incidence of cancer of the lung and larynx. Brit. J. Cancer 1 (1947) 260–298

[25] Kirchner, J. A.: Pyriform sinus cancer: a clinical and laboratory study. Ann. Otol. 84 (1975) 793–803

[26] Klonowski, S., B. Semczuk, J. Peszynski, H. Zderkiewicz: Epidemiological studies on larynx cancer. Ann. Univ. M. Curie-Sklodowska, D. 23 (1968) 331–338

[27] Krajina, Z., Z. Kulcar, V. Konic-Carnelutti: Epidemiology of laryngeal cancer. Laryngoscope (St. Louis) 85 (1975) 1155–1161

[28] Lemon, F. R., R. T. Walden, R. W. Woods: Cancer of the lung and mouth in seventh-day adventists. Preliminary report on a population study. Cancer 17 (1964) 486–497

[29] Mancuso, T. F., T. D. Sterlin: Relation of place of birth and migration in cancer mortality in the U. S. - a study of Ohio residents (1959–1967). J. chron. Dis. 27 (1974) 459–474

[30] Martensson, B.: Epidemiological aspects on laryngeal carcinoma in Scandinavia. Laryngoscope (St. Louis) 85 (1975) 1185–1189

[31] Menakanit, W., C. S. Muir, D. K. Jain: Cancer in Chiang Mai, North Thailand. A relative frequency study. Brit. J. Cancer 25 (1971) 225–236

[32] Mercado, S.: Häufigkeit des Kehlkopfkrebses in 5 Provinzen. Rev. Otorrinolaring. 32 (1972) 73–77

[33] Muir, C. S.: The incidence of laryngeal cancer in Singapore. J. Laryngol. 79 (1965) 203–213

[33a] Olofsson, J.: Laryngeal carcinoma: problems in diagnosis and classification. J. Otolaryngol. 11 (1982) 167–177

[34] Olofsson, J., A. W. van Nostrand: Growth and Spread of laryngeal and hypopharyngeal Carcinoma. Acta Otolaryngol. (Stockh.), Suppl. 308 (1973) 1–84
[35] Pandhi, S. C., Y. N. Mehra, T. K. Dutta, B. D. Gupta: Carcinoma hypopharynx – a review of 150 cases. Indian J. Cancer 12 (1975) 130–134
[36] Ramadan, M. F., R. P. Morton, P. M. Stell, P. O. D. Pharoah: Epidemiology of laryngeal cancer. Clin. Otolaryngol. 7 (1982) 417–428
[37] Ramanjaneyulu, P.: Postcricoid cancer. J. Med. Liban. 27 (1974) 299–304
[38] Ringertz, N.: Cancer incidence in Finland, Iceland, Norway and Sweden. Acta path. microbiol. scand., Suppl. 224 (1971)
[39] Segnan, N., G. Tanturri: Studio sulla patologia geografica dei tumori laringei, vesicali e infantili nella provincia di Torino. Tumori 62 (1976) 377–385
[40] Seidman, H.: Cancer death rates by site and sex for religious and socioeconomic groups in New York City. Environ. Res. 3 (1970) 234–250
[41] Silverberg, E., A. I. Holleb: Cancer statistic 1972; zit. nach J. G. Batsakis: Tumors of the Head and Neck. Williams & Wilkins, Baltimore 1974
[42] Simarak, S., U. W. de Jong, N. Breslow, C. J. Dahl, K. Ruckphaopunt, P. Scheelings, R. MacLennan: Cancer of the oral cavity, pharynx/larynx and lung in North Thailand: Case control study and analysis of cigar smoke. Brit. J. Cancer 36 (1977) 130–140
[43] Smart, C. R., J. L. Lyon, M. Skolnick, M. L. Wilson, C. B. Edwards, L. R. Cowan: Cancer of the head and neck in Utah. Amer. J. Surg. 128 (1974) 463–465
[44] Staszewski, J.: Cancer of the upper alimentary tract and larynx in Poland and in Polish-born Americans. Brit. J. Cancer 29 (1974) 389–399
[44a] DeStefani, E., J. Carzoglio, M. Cendan, H. Deneo, L. Olivera, F. Oreggia: Laryngeal cancer in Uruguay (1958–1981). An epidemiologic study. Cancer 55 (1985) 214–216
[45] Taskinen, P. J.: The early case of supraglottic carcinoma. Laryngoscope (St. Louis) 85 (1975) 1643–1649
[46] Terracini, B., E. Anglesio, M. Panero, P. Vineis: Descriptive epidemiology of cancer of the larynx in the province of Torino, Italy. Tumori 64 (1978) 445–456
[47] Thind, I. S., R. Carnes, R. Najem, G. Quartello, M. Feuerman, D. B. Louria: Cancer incidence and mortality in Newark, N. J. 1970–1974: a national comparison. Cancer 47 (1981) 1047–1053
[48] Till, J. E., W. R. Bruce, A. Elwan, M. J. Till, J. Niederer, J. Reid, N. V. Hawkins, W. D. Rider: A preliminary analysis of end results for cancer of the larynx. Laryngoscope (St. Louis) 85 (1975) 259–275
[49] UICC: Cancer Incidence in Five Continents. A Technical Report. Springer, Berlin 1966
[50] Wedig, K.: Gibt es eine echte Zunahme des Kehlkopfkarzinoms? Beobachtungen am Krankengut der Leipziger Klinik 1931–1956. Z. Laryngol. Rhinol. Otol. 38 (1959) 633–640
[51] Williams, R. G., K. W. Beetham: Cancer of the larynx in Hull and the surrounding area of East Yorkshire. J. Laryngol. 90 (1976) 639–653
[52] Wynder, E. L., L. S. Covey, K. Mabuchi, M. Mushinski: Environmental factors in cancer of the larynx. A second look. Cancer 38 (1976) 1591–1601
[53] Zatonski, W., J. Didkowska, H. Gadomska: Cancer of the larynx in Warsaw and in selected rural areas. Neoplasma 30 (1983) 379–384

Einfluß von Alter und Geschlecht

Kehlkopfkarzinome werden in der Mehrzahl aller Fälle bei Männern manifest, die zwischen 55 und 65 Jahre alt sind (Abb. 1). In den Statistiken einzelner Kliniken verschiebt sich der sogenannte Altersgipfel manchmal unwesentlich um einige Jahre nach rechts oder links, doch sind diese Verschiebungen wohl in Beziehung zur Alterspyramide der betreffenden Bevölkerung zu sehen. Kehlkopfkrebserkrankungen werden – wie die Pauschalstatistik zeigt – zwar absolut nach dem 65. Lebensjahr seltener, eine alterskorrigierte Statistik beweist aber, daß die Zunahme der Inzidenz, bezogen auf die Häufigkeit der Bevölkerung in der entsprechenden Altersgruppe, sich noch über ein Jahrzehnt weiterhin fortsetzt und erst bei 75- bis 80jährigen die Kehlkopfkrebse wieder seltener werden (3, 20). Carcinomata in situ der Stimmlippen wurden im eigenen Beobachtungsgut im Durchschnitt 5 bis 10 Jahre früher diagnostiziert als die infiltrierenden Stimmlippenkarzinome (36).

Geringe Unterschiede scheinen auch in der Altersprädilektion zwischen Stimmlippenkarzinomen und supraglottischen Karzinomen zu bestehen (16, 38), die am eigenen Beobachtungsgut allerdings nicht deutlich wurden (24).

Kehlkopfkrebse bei Kindern und Jugendlichen, die manchmal schon im ersten Lebensjahrzehnt auftreten, sind sehr selten. Da Kehlkopfkrebse bei Kindern und jungen Menschen auch für den behandelnden Arzt besonders eindrucksvoll sind, werden solche Fälle relativ häufig publiziert (12, 19, 25, 28). Diese Fälle sind auch ätiologisch besonders interessant, da die bekannten exogenen Faktoren, wie etwa Tabakrauch, meist entfallen. In dieser Altersgruppe besteht auch keine Geschlechtsprädilektion.

Dem Verfasser ist aufgefallen, daß die meisten jungen Patienten, die nie geraucht hatten und an Kehlkopfkrebs erkrankt waren, ausgesprochen papillär-exophytisch wachsende, nichtverhornende Tumoren aufwiesen.

Die oft geäußerte Vermutung, Kehlkopfkrebse würden „bei immer jüngeren Patienten immer häufiger", läßt sich bisher nicht belegen (11). Auch die Annahme, daß Kehlkopfkrebs bei Kindern und Jugendlichen besonders bösartig sei, beruht wohl mehr auf der Beobachtung eindrucksvoller ungünstiger Verläufe, vielleicht auch bei zu zögernd behandelten Fällen, und kann in dieser pauschalen Form der Aussage nicht bewiesen werden (33, 40). Im übrigen ist auch die Auffassung, „Alterskarzinome" seien gutartig und wüchsen langsamer, keineswegs haltbar. Im Gegenteil: Die Überlebensaussichten sinken mit zunehmendem Lebensalter (21).

Es ist kein anderes nichtgeschlechtsgebundenes Karzinom bekannt, bei dem eine so hohe Prädilektion für das männliche Geschlecht besteht wie bei den Kehlkopfkrebsen. Diese Tatsache findet bis heute keine einleuchtende Erklärung, wenn auch verschiedene Mutmaßungen über eine „hormonelle Immunität" der Frauen, über unterschiedliche Expositionen gegenüber exogenen Noxen usw. geäußert wurden.

Plattenepithelkarzinome

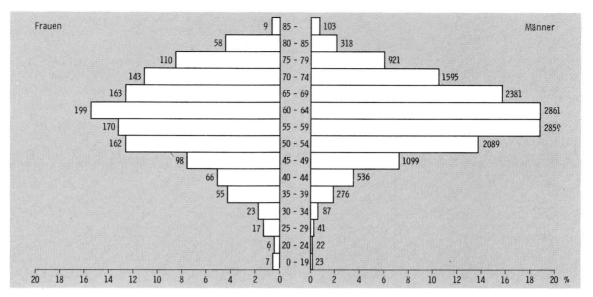

Abb. 1 Altersverteilung von Patienten mit Larynxkarzinomen. Zusammengestellt aufgrund der Meldungen bei 11 verschiedenen europäischen Krebsregistern (4).

Die relative Häufigkeit der Erkrankung von Frauen an Kehlkopfkrebsen ist regional außerordentlich unterschiedlich. Sie betrug in Finnland 4,2%, Schweden 8,7%, Norwegen 9,1%, Island 11,1% (30), in Kroatien 3,8% (26), der DDR 4,62% (10), in Prag 6,6% (37), in Holland 8–9% (17). Das Verhältnis männlicher zu weiblichen Patienten mit Kehlkopfkrebsen wird mit etwa 20 : 1 (11), 9,1 : 1 (22) und 8–10 : 1 (1) angegeben.

Die Geschlechtsdisparität scheint sich allerdings im Laufe der Zeit zu vermindern (15, 17, 37, 31). In Connecticut sank das Zahlenverhältnis der männlichen zu den weiblichen Patienten von 15 : 1 im Jahre 1940 auf 8 : 1 im Jahre 1968 (2). Im Beobachtungsgut von WYNDER sank das Zahlenverhältnis sogar von 14,9 : 1 im Jahre 1956 auf 4,6 : 1 im Jahre 1975 ab (42). Die Autoren erklärten dies damit, daß eben immer mehr rauchende Frauen in das Krebsalter kämen (31). In der DDR hat sich das Zahlenverhältnis männlicher zu weiblichen Patienten mit Kehlkopfkrebsen hingegen seit 1940 nicht geändert (29).

Ein weiterer Unterschied zwischen Kehlkopfkrebsen bei Frauen und Männern besteht darin, daß Kehlkopfkrebse bei Frauen häufiger supraglottisch auftreten als bei Männern. Nach WYNDER waren nur 46% der Kehlkopfkrebse bei Männern, aber 64% bei Frauen supraglottisch gelegen (42).

Bemerkenswert ist die unterschiedliche Altersprädilektion weiblicher und männlicher Patienten mit Kehlkopfkrebsen. Vor dem 35. Lebensjahr erkranken Männer und Frauen fast gleich häufig (35). Nach der in Abb. 1 dargestellten Statistik erkrankten 2,95% der Männer und 8,49% der Frauen vor dem vierzigsten und 13,72% der Männer und 21,25% der Frauen vor dem 50. Lebensjahr. Die Alterskurve der Frauen verläuft damit wesentlich flacher als die der Männer. Frauen erkranken also häufiger in jüngeren Jahren als Männer an Kehlkopfkrebsen (5, 6, 7, 8, 9, 10, 13, 23, 32, 34, 39, 41). Naturgemäß waren einzelne dieser jungen Mädchen und Frauen zur Zeit der Erkrankung schwanger (6, 8, 9, 14, 34, 39). Verschiedentlich wird auch hervorgehoben, daß Kehlkopfkrebse bei Frauen durchschnittlich früher diagnostiziert werden, langsamer wachsen und später metastasieren, sich also etwas gutartiger verhalten (15, 17, 18).

Überblickt man diese statistischen Daten, so gewinnt man den Eindruck, daß es vielleicht zwei (oder mehr) ätiologisch heterogene Typen von Kehlkopfkrebsen gibt:

1. *seltene Kehlkopfkrebse bei vorwiegend jüngeren Nichtrauchern und nichtrauchenden Frauen, hervorgerufen durch einen unbekannten Faktor, der beide Geschlechter in gleicher Häufigkeit betrifft*, und
2. *die häufigen Krebse bei älteren Rauchern, auch älteren rauchenden Frauen.*

Literatur

[1] Atkinson, L.: Some features of the epidemiology of cancer of the larynx in Australia and Papua, New Guinea. Laryngoscope (St. Louis) 85 (1975) 1173–1184

[2] Barclay, T. H. C., N. N. Rao: The incidence and mortality rates for laryngeal cancer from total cancer registries. Laryngoscope (St. Louis) 85 (1975) 254–258

3 Blümlein, H.: Zur Frage der Häufigkeit des Kehlkopfkrebses. Z. Laryngol. Rhinol. Otol. 35 (1956) 267–270
4 Bockmuehl, F.: Erkranken Frauen häufiger in jüngeren Jahren als Männer an einem Kehlkopfkrebs? HNO (Berlin) 14 (1966) 99–100
5 Bompoint, J.: Cancer du larynx chez une jeune fille de 20 ans. Rev. Laryngol. (Bordeaux) 92 (1971) 470–471
6 Celestino, D., L. Curi: Carcinoma della laringe in una ragazza di sedici anni. Valsalva 41 (1965) 125–136
7 Ciampa, G., M. B. Ninu: Il cancro della laringe nella donna: studio clinico su 143 casi. Acta Otorhinolaryngol. Ital. 3 (1983) 539–553
8 Donnelly, J. P.: Extensive carcinoma of the larynx in a girl aged 19 at diagnosis. J. Laryngol. 86 (1972) 853–855
9 Dufour, A., V. Felletti: Considerazioni cliniche, istopatologiche e endocrino-umorali sul carcinoma laringeo ed ipofaringeo nella donna (19 casi di carcinoma nel sesso femminile, su una casistica complessiva di 512 osservazioni). Ann. Laring. (Torino) 64 (1965) 401–417
10 Eggemann, G., W. Bruchmueller: Das Larynxkarzinom bis zum 40. Lebensjahr (sogenannte jugendliche Karzinome). Z. Laryngol. Rhinol. Otol. 49 (1970) 312–315
11 Farago, L.: Über das Kehlkopfkarzinom bei Jugendlichen. Mschr. Ohrenheilk. 102 (1968) 551–555
12 Fearson, B., A. R. Harwood, I. Brama: Laryngeal carcinoma in the pre-teen patient. J. Otolaryngol. 11 (1982) 232–234
13 Fendel, K., H. Teichert, G. Funk: Das Kehlkopfcarcinom der Frau. Eine statistische Untersuchung des Krankenmaterials der Jenaer Klinik aus dem Zeitraum 1932–1955. Wiss. Z. Univ. Jena, Math. Nat. Reihe 12 (1963) 237–258
14 Ferlito, A., P. Nicolai: Laryngeal cancer in pregnancy. Acta oto-rhinolaryng. belg. 34 (1980) 706–709
15 Ferrari, C., D. Bottazzi: Rilievi statistici sul carcinoma laringeo nel sesso femminile. Arch. ital. Otol. 77 (1966) 568–581
16 Filippi, F., R. Caligaris: Über die Lokalisationen des Kehlkopf- und Hypopharynxcarcinoms in bezug auf das Lebensalter. Z. Laryngol. Rhinol. Otol. 38 (1959) 818–825
17 Gerlings, P. G.: Laryngeal neoplasms in women. Clinical and psychological aspects. Ned. T. Geneesk. 112 (1968) 637–641
18 Guerrier, Y., Y. Dejean: Le cancer du larynx et du pharyngolarynx chez la femme. Considérations thérapeutiques à propos de 22 cas. Rev. Laryngol. (Bordeaux) 86 (1965) 327–331
19 Handa, K., S. P. Jain, P. A. Kumar, R. K. Jain: Carcinoma of the supraglottic larynx in a girl of 11 years of age. Australas Radiol. 26 (1982) 137–138
20 Herold, H. J., F. Bockmuehl: Über die Häufigkeit, Geschlechts- und Altersverteilung des Kehlkopfkarzinoms. Z. Laryngol. Rhinol. Otol. 45 (1966) 785–789
21 Huygen, P. L. M., P. van den Broek, I. Kazem: Age and mortality in laryngeal cancer. Clin. Otolaryngol. 5 (1980) 129–137
22 Iwamoto, H.: An epidemiological study of laryngeal cancer in Japan. Laryngoscope (St. Louis) 85 (1975) 1162–1172
23 Jones, D. G., C. E. Gabriel: The incidence of carcinoma of the larynx in persons under twenty years of age. Laryngoscope (St. Louis) 79 (1969) 251–255
24 Kleinsasser, O.: Über die Beziehungen zwischen Lebensalter, Sitz und histologischem Reifegrad beim Kehlkopfkarzinom. Z. Laryngol. Rhinol. Otol. 40 (1961) 168–178
25 Kleinsasser, O.: Epidemiologie, Ätiologie und Pathogenese der Kehlkopfkrebse. In Berendes, J., R. Link, F. Zöllner: Hals-Nasen-Ohren-Heilkunde in Praxis und Klinik, Bd. IV/2. Thieme, Stuttgart 1983
26 Krajina, Z., Z. Kulcar, V. Konič-Carnelutti: Epidemiology of laryngeal cancer. Laryngoscope (St. Louis) 85 (1975) 1155–1161
28 Laurian, N., R. Sadov, M. Strauss, E. Kessler: Laryngeal carcinoma of a case and review of the literature. Laryngoscope (St. Louis) 94 (1984) 684–687
29 Mahn, H.-R., R. Fikentscher, W. Bruchmueller: Besonderheiten des weiblichen Larynxkarzinoms. Laryngol. Rhinol. Otol. 56 (1977) 998–1003
30 Martensson, B.: Epidemiological aspects on laryngeal carcinoma in Scandinavia. Laryngoscope (St. Louis) 85 (1975) 1185–1189
31 McGuirt, W. F.: Head and neck cancer in women – a changing profile. Laryngoscope 93 (St. Louis) (1983) 106–107
32 Nawara, J.: Laryngeal carcinoma in a 15 year old girl. Otolaryngol. Pol. 25 (1971) 105–107
33 Newman, R. K., Byers, R. M.: Squamous carcinoma of the larynx in patients under the age of 35 years. Otolaryngol. Head Neck Surg. 90 (1982) 431–433
34 Perrin, C., F. X. Long: Le cancer du larynx chez la femme. J. franç. Oto-rhinolaryng. 28 (1979) 291–297
35 Schottenfeld, S.: Alcohol as a co-factor in the etiology of cancer. Cancer 43 (1979) 1962–1966
36 Seiferth, L. B., H. Glanz: Carcinoma in situ laryngis – Klinik und Pathologie. Z. Laryngol. Rhinol. Otol. 50 (1971) 827–854
37 Skerik, P., K. Zeman, L. Konecny: Beitrag zur Bewertung des Larynxcarcinoms bei Frauen und Männern. HNO (Berlin) 16 (1968) 193–195
38 Tabaro, G., A. Sartoris, G. Cortesina, C. Gioradano, E. Piccotti: 161 casi di carcinoma laringeo: indagine clinico-epidemiologia. Minerva Otorhinolaring. 29 (1979) 123–132
39 Talavera Sanchez, J., J. Lopez Cullell, M. Cerda Marti: Cancer de laringe en la mujer: Presentacion de dos casos. An. Otorinolaring. ibero-amer. 1 (1974) 64–68
40 Trotoux, J., M. Couturier, B. Margoloff, J. Pinel: L'incidence de l'age sur l'évolution et le prognostic des cancers du larynx et de l'hypopharynx. Ann. Otolaryngol. Chir. Cervicofac. 99 (1982) 333–338
41 Webber, P.: Carcinoma of the larynx in a young population. J. Laryngol. Otol. 98 (1984) 901–904
42 Wynder, E. L., L. S. Covey, K. Mabuchi, M. Mushinski: Environmental factors in cancer of the larynx: A second look. Cancer 38 (1976) 1591–1601

Einfluß genetischer und hereditärer Faktoren

Daß auch Kehlkopfkrebse nicht immer oder nicht nur „exogene Krebse" sind, zeigt die Beobachtung, daß manche Menschen nur einige wenige Zigaretten geraucht haben und ein Karzinom bekommen, andere exzessiv rauchen und nie an einem Krebs erkranken, daß es aber auch einzelne Patienten mit Kehlkopfkrebsen gibt, die nie geraucht haben. Daß sich die Anzahl der männlichen und der weiblichen Patienten mit Kehlkopfkrebsen bei jüngeren Kranken immer mehr angleicht, läßt ebenfalls auf „endogene" Faktoren schließen.

Im Experiment zeigten syrische Goldhamster, die Zigarettenrauch ausgesetzt worden waren, ganz unterschiedlich hohe Larynxkarzinominzidenzen, je nachdem, ob sie einer Inzucht entstammten oder nicht ingezüchteten Stämmen angehörten (3). Die Heredität modifiziert demnach die Suszeptibilität (5, 6, 13).

Besonderes Interesse verdient zur Zeit das Enzym *Arylhydrocarbonhydroxylase* (AHH). Dieses Ferment baut polyzyklische aromatische Kohlenwasserstoffe wie Benzpyren oder Dimethylbenzanthracen zu den eigentlichen karzinogenen Epoxiden ab. Die Bildung dieses Enzyms scheint genetisch gesteuert zu werden, d. h. ein Tierstamm bildet reichlich, ein anderer nur wenig AHH (8, 12, 17a, 17b). Unter den Patienten mit Larynxkarzinomen waren viele mit einem hohen Grad von AHH-Induzierbarkeit (2, 16, 17, 17a). Sollten sich diese Befunde, die allerdings auch schon wieder in Frage gestellt worden sind (18), bestätigen, so wäre die Frage nach der so unterschiedlich starken Suszeptibilität verschiedener Personen gegenüber Karzinogenen einfacher zu beantworten. Vielleicht wäre dann auch die Frage nach den Ursachen der familiären Häufungen mancher Krebse weitgehend gelöst und es könnte eines Tages sogar gelingen, Raucher mit hohem Krebsrisiko auszusondern.

Das gehäufte Auftreten von malignen Tumoren in manchen Familien ist seit langem bekannt. Für die Mehrzahl der Fälle steht außer Zweifel, daß eine besondere familiäre Suszeptibilität besteht. Familiär gehäuft auftretende Tumoren werden vielfach besonders früh im Leben manifest und haben die Tendenz, multifokal in paarigen Organen aufzutreten (1). Zwillingsstudien und Nachkommensstudien bei Patienten mit Kehlkopfkarzinomen sind bisher nicht publiziert worden. Es liegen nur einige Berichte über Kehlkopfkrebse bei eineiigen Zwillingen, bei Schwestern oder Mutter und Tochter vor (10, 14, 15). Verschiedene Nachfragen bei Patienten mit Kehlkopfkrebsen ergaben, daß 7 bis 18% der Blutsverwandten an malignen Tumoren erkrankt waren (4, 10, 11). Ob diese Zahlen eine erhöhte Krebshäufigkeit beweisen, muß allerdings dahingestellt bleiben. IWAMOTO fand unter 976 genauer befragten Patienten mit Larynxkarzinomen sogar 56,1%, die angaben, daß Karzinome bei Blutsverwandten aufgetreten seien (7). Unter den Verwandten waren meist Kranke mit einem Magenkarzinom (dem zur Zeit häufigsten Krebs in Japan), aber auch 20 mit Larynx- und 19 mit Lungenkrebs. In einer Sippe mit einem „cancer family syndrome" fanden sich auch einige Fälle mit Kehlkopfkrebsen. Offenbar besteht in dieser Familie ein dominant vererbtes Gen, das in Interaktion mit exogenen Noxen zum Tumor führt (9).

Literatur

[1] Anderson, D. E.: Familial susceptibility. In Fraumeni, J. F.: Persons at High Risk of Cancer. Academic Press, New York 1975
[2] Brandenburg, J. H., G. Kellermann: Aryl hydrocarbon hydroxylase inducibility in laryngeal carcinoma. Arch. Otolaryng. 104 (1978) 151–152
[3] Dontenwill, W., H. J. Chevalier, H. P. Harke, U. Lafrenz, G. Reckzeh, B. Schneider: Spontantumoren des syrischen Goldhamsters. Z. Krebsforsch. 80 (1973) 127–158
[4] Fior, R.: Heredity in cancer of the larynx. Acta oto-laryng. (Stockh.) 47 (1957) 407–409
[5] Homburger, F.: „Smokers' larynx" and carcinoma of the larynx in Syrian hamsters exposed to cigarette smoke. Laryngoscope (St. Louis) 85 (1975) 1874–1881
[6] Homburger, F., H. Soto, J. Althoff, P. Dalquen, P. Heitz: Carcinoma of the larynx in hamsters exposed to cigarette smoke. Animal model: Susceptible inbred line of Syrian hamsters (Bio 15.16). Amer. J. Pathol. 95 (1979) 845–848
[7] Iwamoto, H.: An epidemiological study of laryngeal cancer in Japan. Laryngoscope (St. Louis) 85 (1975) 1162–1172
[8] Kellermann, G., M. Luyten-Kellermann, C. R. Shaw: Genetic variation of aryl hydrocarbon hydroxylase in human lymphocytes. Amer. J. hum. Gen. 25 (1973) 327–331
[9] Lynch, H. T., G. M. Mulcahy, R. E. Harris, H. A. Guirgis, J. F. Lynch: Genetic and pathologic findings in a kindred with hereditary sarcoma, breast cancer, brain tumors, leukemia, lung, laryngeal and adrenal cortical carcinoma. Cancer 41 (1978) 2055–2064
[10] Marlowe, F. I.: Simultaneous laryngeal tumors in sisters. Arch. Otolaryng. 92 (1970) 195–197
[11] Mros, B., F. Bockmuehl: Zur Frage der familiären Dispositionsvererbung beim Kehlkopfkarzinom. HNO (Berlin) 15 (1967) 330–332
[12] Nebert, D. W., J. E. Gielen: Genetic regulation of aryl hydrocarbon hydroxylase induction in the mouse. Fed. Prod. 31 (1972) 1315–1325
[13] Pack, G. T.: The heredity of human cancer. In: Proc. of the Int. Workshop on Cancer of the Head and Neck, hrsg. von J. Conley. Butterworths, London 1967 (pp. 1–10)
[14] Perrin, C. B. Genetet, J. P. Masson: Cancer du larynx chez la mère et la fille. J. franç. Oto-rhinolaryng. 21 (1972) 941–942
[15] Riccabona, O.: Konkordantes Larynxkarzinom. Mschr. Ohrenheilk. 86 (1952) 72–73
[16] Trell, E., R. Korsgaard, B. Hood, P. Kitzing, G. Norden, B. G. Simonsson: Letter: Aryl hydrocarbon hydroxylase inducibility and laryngeal carcinomas. Lancet 1976/III, 140
[17] Trell, E., R. Korsgaard, B. G. Simonsson, G. Stiksa, I. Mattiasson, B. Hood: AHH inducibility and respiratory neoplasms. 2. World Conference on Lung Cancer, June 9–13, 1980, Copenhagen, Denmark. Internat. Ass. for the Study of Lung Cancer 1980 (p. 283)
[17a] Trell, L., R. Korsgaard, L. Janzon, E. Trell: Distribution and reproducibility of aryl hydrocarbon hydroxylase inducibility in a prospective population study of middle-aged male smokers and nonsmokers. Cancer 56 (1985) 1988–1994
[17b] Trell, E., R. Korsgaard, I. Mattiasson, L. Andreasson, G. Björling, P. Kitzing: Rauchen und Induktion des Enzyms Arylhydroxkarbonhydroxylase bei Patienten mit Karzinomen und Präkanzerosen des Larynx. HNO (Berlin) 33 (1985) 112–114
[18] Ward, E., B. Paigen, K. Steenland, R. Vincent, J. Minowada, H. L. Gurtoo, P. Sartori, M. B. Havens: Aryl hydrocarbon hydroxylase in persons with lung or laryngeal cancer. Int. J. Cancer 22 (1978) 384–389

Einfluß hormoneller Faktoren und von Vitamin A

Eunuchen- und Kastratenstimmen, die Mutation, Stimmstörungen infolge Akromegalie oder nach Anwendung anaboler Steroide bei Frauen lassen die Auswirkungen besonders der Geschlechtshormone auf den Kehlkopf deutlich werden. Es sind daher Überlegungen angestellt worden, ob nicht etwa auch die Kehlkopfkrebse, ähnlich wie manche Prostata- und Mammakarzinome, hormonabhängige Tumoren seien. Ob bei der Entstehung von Kehlkopfkrebs Hormone fördernd wirken, ob Kehlkopfkrebse bei Frauen so selten seien, weil eine „hormonelle Immunität" bestünde, ob Kehlkopfkrebse im höheren Lebensalter am häufigsten seien, weil eine „baisse sexuelle" einträte, und ob nicht etwa auch Kehlkopfkrebse mit Hormonen therapeutisch zu beeinflussen seien, wird immer wieder einmal diskutiert.

Androgene fördern das Wachstum der Kehlkopfmuskulatur (13), Testosteron läßt das Plattenepithel der Stimmlippen temporär hypertrophieren (13, 16, 17, 18). Patienten mit Larynxkarzinomen sollen signifikant erhöhte Testosteron-Plasmaspiegel haben (11a, 18a). Epithelhyperplasien bei einer Frau ließen sich mit Antiandrogenen günstig beeinflussen (6, 20). Die Behandlung von Kehlkopfkrebsen und „Pachydermien" mit Antiandrogenen wurde vorgeschlagen (15, 21a, 26), da die pharyngolaryngeale Schleimhaut und einzelne Karzinome dieser Region über Steroidhormonrezeptoren verfügen sollen (6, 21, 25, 26, 27, 29). Östrogen- und Progesteronrezeptoren fanden sich nur in einzelnen Plattenepithelkarzinomen des Kopf-Hals-Bereichs (24a).

Proluton und Nortestosteronacetat, Hormone, die in vielen Ovulationshemmern enthalten sind, ließen keine Auswirkungen auf den Mäusekehlkopf erkennen (14, 22).

Hormonuntersuchungen bei Frauen mit Kehlkopfkrebsen zeigten diskrete Zeichen eines Androgenüberwiegens (10, 12), entsprechend glaubte man eine geringe Virilisierung, erkennbar am Behaarungstyp einzelner Frauen mit Kehlkopfkrebsen, beobachtet zu haben (9, 12, 24). Bei Männern mit Kehlkopfkrebs soll ein „frühes Klimakterium" häufig sein (27). Die Vermutung, Östrogene hätten einen hemmenden Einfluß auf Larynxkarzinome (11, 19), ließ sich aufgrund einer normalen Östrogenausscheidung bei an Kehlkopfkrebs erkrankten Frauen nicht bestätigen (12). Kehlkopfkrebse während einer Schwangerschaft ließen kein gesteigertes Wachstum erkennen (7, 8, 23). Zur Zeit besitzen wir meines Erachtens keine sicheren Daten, aus denen hervorgeht, daß Kehlkopfkrebse unter dem Einfluß von Hormonen entstehen oder Hormone ihr Wachstum fördern oder hemmen.

Vitamin-A-Mangel führt zu Epithelmetaplasien und könnte mit der Entstehung von Karzinomen in Zusammenhang stehen. Vitamin-A-Derivate wurden versuchsweise zur Behandlung von Epithelhyperplasien eingesetzt (1, 2, 3, 4, 5).

Literatur

1. Bichler, E.: Morphologische Veränderungen in Larynxpachydermien nach Behandlung mit aromatischem Retinoid (Ro 10-9359). Laryngol. Rhinol. Otol. 60 (1981) 577–578
2. Bichler, E.: Plasma levels of retinol and retinol-binding protein in patients with squamous cell carcinomas of the head and neck region. Arch. Otorhinolaryng. 236 (1982) 115–121
3. Bichler, E., G. Daxenbichler: Retinoic acid-binding protein in human squamous cell carcinomas of the ORL region. Cancer 49 (1982) 619–622
4. Bichler, E., H. Rauchegger: Behandlung von Larynxpachydermien mit aromatischem Retinoid (Ro 10-9359). Weitere Ergebnisse. HNO (Berlin) 30 (1982) 290–292
5. Bichler, E., H. Spoendlin: Behandlung von Larynxpachydermien mit aromatischem Retinoid (Ro 10-9359). Arch. Otorhinolaryng. 225 (1979) 9–14
6. Bobin, J. Y., M. Mayer, S. Saez: Role of androgens on larynx tumor growth (meeting abstract). Cancer Treat. Rep. 63 (1979) 1195
7. Brophy, J. W.: Squamous cell carcinoma of the larynx in pregnancy. Arch. Otolaryng. 97 (1973) 480–481
8. Chumakov, F. I., E. A. Paramonova: Cancer of the larynx in a pregnant woman. Vestn. Oto-rino-laring. 32 (1970) 113–114
9. Deitmer, T.: Zur Pathogenese des Larynxkarzinoms bei Frauen. Eine klinische und anamnestische Untersuchung. Laryngol. Rhinol. Otol. 62 (1983) 68–73
10. Full-Scharrer, G.: Der Larynxtumor bei der Frau. HNO (Berlin) 14 (1966) 318–319
11. Guerrier, Y., Y. Dejean: Le cancer du larynx et du pharyngolarynx chez la femme. Considération thérapeutiques à propos de 22 cas. Rev. Laryngol. (Bordeaux) 86 (1965) 327–331
11a. Haidoutova, R., M. Melamed, S. Dimitrova, R. Kyossovska: Investigations of serum testosterone in patients with laryngeal cancers. Arch. Otorhinolaryng. 241 (1985) 213–217
12. Hanson, J., L. Eckert, H. Mlytz: Weibliches Larynxcarcinom und Sexualhormone. Arch. klin. exp. Ohr.-, Nas.- u. Kehlk.-Heilk. 193 (1969) 277–286
13. Haubrich, J., W. Schätzle, E. Stennert: Histologische und histochemische Untersuchungen zur Frage der Reversibilität von Kehlkopfveränderungen bei der weiblichen Maus nach Androgenbehandlung. Z. Laryngol. Rhinol. Otol. 49 (1970) 168–175
14. Haubrich, J., W. Schätzle, E. Stennert: Histologische und histochemische Untersuchungen zur möglichen Beeinflussung des weiblichen Mäusekehlkopfes durch Progesteron und Nortestosteronacetat. Arch. klin. exp. Ohr.-, Nas.- u. Kehlk.- Heilk. 200 (1971) 338–343
15. Hussl, B., K. Loewit, E. Richter, S. Schwarz: First clinical experiences with hormone-therapy of pachydermia laryngis. Arch. Otorhinolaryng. 221 (1978) 221–225
16. Kambič, V., I. Lenart: Untersuchungen über die Wirkung von Testosteron auf die Kehlkopfschleimhaut des Hundes. HNO (Berlin) 16 (1968) 327–330
17. Kambič, V., I. Lenart, V. Lenart, Z. Radsel: Beitrag zur Frage der Reversibilität bzw. Irreversibilität von Gewebsveränderungen, die bei Hunden nach der i. m. Verabreichung von Testosteron an der laryngealen Schleimhaut auftreten. HNO (Berlin) 21 (1973) 300–303
18. Kambič, V., Z. Radsel, M. Žargi: Veränderungen an der laryngealen Mäuseschleimhaut als Folge endogener und exogener Faktoren. HNO (Berlin) 25 (1977) 249–252
18a. Kambič, V., Z. Radsel, J. Preželj, M. Žargi: The role of testosterone in laryngeal carcinogenesis. Amer. J. Otolaryngol. 5 (1984) 344–349
19. Lehnhardt, E.: Kehlkopfkrebs bei Frauen. Z. Laryngol. Rhinol. Otol. 35 (1956) 732–737
20. Loewit, K., B. Hussl, E. Richter, S. Schwartz: Anti-androgentherapy in pachydermia of the female larynx – a new therapeutic possibility. Arch. Otorhinolaryngol. 215 (1977) 75–79
21. von Maillot, K., M. Weidenbecher, H. H. Genisch: Advanced larynx cancer, steroid receptor and hormonal treatment (meeting abstract). Cancer Treat. Rep. 63 (1979) 1195
21a. Mattox, D. E., D. D. von Hoff, W. L. McGuire: Androgen receptors and antiandrogen therapy for laryngeal carcinoma. Arch. Otolaryng. 110 (1984) 721–724
22. Pahn, J., R. Dettmann, B. Kramp, W. Behrendt, H. J. Scholtz, H.-G. Hillesheim, H. J. Chemnitius: Tierexperimentelle Versuche zur Wirkung hormoneller Kontrazeptiva auf den Larynx. HNO-Praxis 6 (1981) 206–211
23. Pontuch, A., E. Zajacova, O. Blaskova, A. Zilak, A. Bardosova, E. Somska, J. Chabada: Die Koinzidenz von Gravidität und malignen Neoplasmen. Arch. Geschwulstforsch. 43 (1974) 377–380
24. Rauch, S.: Pathogenetische Sonderheiten des weiblichen Larynxkarzinoms. Arch. Ohr.-, Nas.- u. Kehlk.-Heilk. 170 (1957) 99–121
24a. Schuller, D. E., H. Abou-Assa, R. Parrish: Estrogen and progesterone receptors in head and neck cancer. Arch. Otolaryng. 110 (1984) 725–727
25. Saez, S., B. Gignoux, M. Mayer: Les tumeurs pharyngolaryngées, tumeurs hormonodépendantes? Lyon méd. 238 (1977) 57
26. Saez, S., F. Sakai: Récepteurs d'androgènes: Mise en évidence dans la fraction cytosolique de muqueuse normale et d'épithéliomas pharyngo-laryngés humains. C. R. Acad. Sci. (Paris) 280 (1975) 935–938
27. Szymanski, J., Z. Janczewski: Versuche zur Beurteilung der männlichen Gonadenfunktion bei Kehlkopfkrebs. Pract. otorhino-laryng. (Basel) 29 (1967) 17–24
28. Tabaro, G., A. Sartoris, G. Cortesina, C. Gioradano, E. Piccotti: 161 casi di carcinoma laringeo: indagine clinicoepidemiologia. Minerva Otorinolaring. 29 (1979) 123–132
28a. Tuohimaa, P. T., S. Kallio, J. Heinijoki, K. Aetosalo, E. Virolainen, P. Karma, P. J. Tuohimaa: Androgen receptors in lyrngeal carcinoma. Acta oto-laryng. (Stockh.) 91 (1981) 149–154
29. Virolainen, E., R. Vanharanta, T. E. Carey: Steroid hormone receptors in human squamous carcinoma cell lines. Int. J. Cancer 33 (1984) 19–25

Auftreten multipler Primärtumoren

Die Wahrscheinlichkeit, an einem zweiten Karzinom zu erkranken, hängt zunächst davon ab, in welchem Organ das erste Karzinom entstand. Erkrankt der Patient z. B. an einem Bronchus- oder Hypopharynxkarzinom, so hat er bei der hohen Mortalitätsrate bei diesen Krebsen wohl nur wenig Aussicht, ein zweites Karzinom zu erleben (15). Patienten mit Larynxkarzinomen werden hingegen voraussichtlich besonders häufig an einem Zweitkarzinom erkranken können, da sie oft lange überleben. Ob dieses Zweitkarzinom nur zufällig auftritt, oder ob Zweitkarzinome überzufällig häufig nach bestimmten Erstkarzinomen auftreten, läßt sich rechnerisch ermitteln. Wie häufig man letzten Endes multiple Tumoren feststellt, hängt natürlich auch von der Genauigkeit der Anamnese, der Genauigkeit der Untersuchung und vor allem von der Dauer der Nachbeobachtung geheilter Krebskranker ab.

Im Marburger Beobachtungsgut traten bei 45 von 496 Larynxkarzinomen weitere maligne Tumoren auf (14, 15). Bei Patienten mit supraglottischen Karzinomen sollen Doppelkarzinome dreimal so häufig sein wie bei Patienten mit Stimmlippenkarzinomen (19). Zweite Karzinome wurden von WAGENFELD bei 12% der Stimmlippenkarzinome und 19% der supraglottischen Krebse gefunden (21, 22). Mehrere Autoren geben an, daß die Häufigkeit der Doppelkarzinome der oberen Luft- und Speisewege zugenommen habe.

Wie genau diese Angaben auch immer sein mögen, sie zeigen eindeutig, daß multiple Tumoren der oberen Luft- und Speisewege keineswegs selten sind, sondern zu einem praktisch wichtigen Problem geworden sind. Alle diese Untersuchungen zeigen auch übereinstimmend, daß der zweite Tumor in der Mehrzahl aller Fälle wieder im Bereich der oberen Luft- und Speisewege sitzt. Die Schleimhäute der oberen Luft- und Speisewege sind sogar das Organ, in dem am häufigsten im menschlichen Körper multiple Karzinome auftreten (16). Die Larynxkarzinome liegen als Indexkarzinome bei den multiplen malignen Tumoren vor den Uterus-, Blasen-, und Hautkarzinomen sogar an der Spitze (8, 20).

Doppelkrebse, von denen einer den Larynx betrifft, sind inzwischen in großer Zahl beschrieben worden. Bei manchen Patienten wurden 3 bis 7 verschiedene maligne Tumoren beobachtet (3a, 9, 10, 11, 16a).

Die häufigste Kombination ist das Erstkarzinom im Kehlkopf und als Zweitkarzinom das Bronchialkarzinom (10). Meist sind das Larynx- und das Bronchialkarzinom Plattenepithelkarzinome, seltener ist die Kombination mit einem Haferzellkarzinom der Lunge. Das Lungenkarzinom folgt dem Larynxkarzinom in 7 bis 15% aller Fälle (1a, 4, 5, 12, 13, 21). Die Wahrscheinlichkeit, nach einem Larynxkarzinom ein Lungenkarzinom zu bekommen, ist etwa doppelt so hoch wie nach der statistischen Wahrscheinlichkeit zu erwarten wäre (19). Bei der hohen Mortalität der Lungenkarzinome ist hingegen die Kombination Indexkarzinom im Bronchus–Zweitkarzinom im Larynx verständlicherweise selten, doch ist auch dies mehrfach, in einer eigenen Beobachtung mit 12 Jahren Abstand, beschrieben worden (10). Die Kombination Lunge–Larynx ist meist eine Kombination von Stimmlippen- und Bronchialkarzinom, seltener eine von Epiglottis- und Bronchialkarzinom. Supraglottische Karzinome sind häufiger mit Mundhöhlen-, Rachen- und Ösophaguskarzinomen kombiniert als Stimmlippenkarzinome (2).

Neben diesen charakteristischen Kombinationen von Karzinomen des Larynx mit Karzinomen der Luft- und oberen Speisewege gibt es alle möglichen anderen Zufallskombinationen. Wie zu erwarten, sind bei Frauen Larynxkrebse gelegentlich mit Uterus- und Mammakarzinomen kombiniert. Kombinationen mit Krebsen der Prostata und der Haut sind, da überwiegend ältere Männer erkranken, nicht weiter verwunderlich (23). Auch Kombinationen mit Schilddrüsenkarzinomen, malignen Lymphomen und Leukosen wurden verschiedentlich beobachtet (1).

Der zeitliche Abstand zwischen dem Auftreten des Indexkarzinoms und dem Auftreten des Zweittumors wird wie folgt angegeben: Etwa 10% der Doppelkarzinome werden synchron manifest, 30% binnen einem Jahr und weitere 30% im 2. bis 5. Jahr nach der Ersterkrankung. Der Rest der Zweittumoren wird später als 5, manchmal erst nach 20 oder 30 Jahren manifest.

Die hohe Inzidenz von Doppelkarzinomen bedeutet für die klinische Praxis, daß man schon bei der Erstuntersuchung von Patienten mit Kehlkopf- und Hypopharynxkarzinomen sorgfältig nach weiteren Karzinomen, besonders im Bereich der oberen Luft- und Speisewege, suchen muß.

Auch bei den Kontrolluntersuchungen nach Abschluß der Therapie, die nicht nach dem 5. Jahr enden dürfen, sondern lebenslang fortzusetzen sind, sind regelmäßige Röntgenaufnahmen der Lunge, zytologische Untersuchungen des Bronchialsekretes, Bronchoskopien, eine Kontrolle der Mundhöhle, des Pharynx und des Ösophagus erforderlich, um Zweitkarzinome früher zu erfassen. Im Durchschnitt haben diese Tumoren zwar eine schlechtere Prognose als die Erstkarzinome, dies dürfte aber auch vielfach auf eine zu späte Diagnose zurückzuführen sein.

Die Faktoren Tabak und Alkohol tragen zur Entstehung multipler Karzinome der oberen Luftwege sicher entscheidend bei. Je mehr ein Patient geraucht hat, bevor er sein erstes Karzinom bekam, um so größer ist die Wahrscheinlichkeit, daß er auch ein zweites Karzinom bekommt (7, 18). Rauchen und trinken die Patienten nach der Heilung des ersten Karzinoms weiter, so steigt die Wahrscheinlichkeit, ein zweites Karzinom zu bekommen (24). MOORE fand bei 203 Patienten mit Karzinomen der oberen Luft- und Speisewege, die 3 Jahre rezidivfrei geblieben waren, daß 40% der Patienten, die weiter rauchten, ein zweites Karzinom bekamen, aber nur 6% jener Patienten, die das Rauchen aufgegeben hatten (17). Der Tabakeinfluß wirkt noch etwa 5 Jahre nach Aufhören des Rauchens nach, erst danach sinkt das Risiko, ein Karzinom der oberen Luft- und Speisewege zu erwerben, wieder ab (19).

Nicht wenige Laryngektomierte rauchen, trotz aller Ermahnungen, weiter. Manche paffen nur mit dem Mund, andere halten Zigarre oder Zigarette vor das Tracheostoma und inhalieren den Rauch. Auch die Zahl der Alkoholiker unter den Laryngektomierten ist nicht gering. Die fortgesetzte Exposition gegenüber Tabakrauch und Alkohol kann wohl dazu beitragen, daß weitere Karzinome auftreten.

Ein noch zu wenig beachteter Faktor für das Auftreten multipler Karzinome der oberen Luft- und Speisewege kann auch die therapeutische Bestrahlung des ersten Tumors sein. Viele Patienten, die ein zweites Karzinom im Bereich der oberen Luft- und Speisewege entwickelt hatten, waren des ersten Karzinoms wegen bestrahlt worden (14).

Rauchen, Alkohol und ionisierende Strahlen allein erklären aber sicherlich nicht alle multiplen Karzinome der oberen Luft- und Speisewege. Längst nicht jeder bestrahlte Raucher und Trinker bekommt ein zweites Karzinom. Bei manchen Patienten, die rasch hintereinander multiple Karzinome bekommen und meist bald sterben, gewinnt man den Eindruck, sie stünden unter einem immunsuppressiven Einfluß und ihre Abwehr gegenüber Karzinomen sei plötzlich zusammengebrochen. Auch genetisch-familiäre Faktoren könnten eine Rolle spielen (3, 6). Sicherlich sind bei der Entstehung multipler Karzinome auch weitere, bisher nicht bekannte Faktoren im Spiel, die für sich allein oder in Interaktion mit anderen Faktoren ihre Wirkung entfalten und die es rechtfertigen, das Thema multiple maligne Tumoren in den Zusammenhang mit den „endogenen Faktoren" zu stellen, die zur Entstehung von Kehlkopfkrebsen beitragen können.

Literatur

[1] Bremond, G., M. Garcin, J. Magnan, F. Pech-Gourg, F. Acquaviva, A. Brisac, A. M. Dor: A propos de deux de coincidence d'un épithelioma spino-cellulaire laryngé et d'un épithelioma papillaire thyroidien. J. franç. Oto-rhinolaryng. 27 (1978) 545–551

[1a] Castella, J., C. Puzo, E. Rodriguez, L. Andres, R. Cornudella: Lung cancer in patients with tracheostomy for cancer of the larynx (meeting abstract). Europ. J. respir. Dis., Suppl. 125 (1982) 18

[2] Chavy, A., J. Kac, K. Zummer, P. Zimmermann, P. Marandas: Cancers oesophagiens associés aux sphères O. R. L. suivis à l'Institut Gustave-Roussy (diagnostic, incidences thérapeutiques, évolution). J. franç. Oto-rhinolaryng. 29 (1980) 527–533

[3] Chedid, A., A. J. Aviza: Four primary malignancies with multiple morphologic patterns in a middle-aged man (meeting abstract). Fed. Proc. 3 (1980) 640

[3a] Deviri, E., I. Eliachar, A. Bartal, R. Steinitz, M. Goldsher, E. Robinson: Occurrence of additional primary neoplasms in patients with laryngeal carcinoma in Israel (1960–1976). Ann. Otol. Rhinol. Laryngol. 91 (1982) 261–265

[4] Deviri, E., A. Bartal, M. Goldsher, I. Eliachar, R. Steinitz, E. Robinson: Occurrence of additional primary neoplasms in patients with laryngeal carcinoma in Israel (1960–1976). Ann. Otol. Rhinol. Laryngol. 91 (1982) 261–265

[5] Ferlito, A., L. di Bonito: Primary cancer of the larynx associated with primary lung cancer. Report of 21 cases, 14 with autopsy findings and 7 biopsies. ORL J. Otorhino-Laryngol. relat. Spec. 38 (1976) 230–245

[6] Goldsher, M., A. Bartal, I. Eliachar, E. Robinson: Laryngeal carcinoma associated with multiple additional primary tumors. Immunologic studies. Arch. Otolaryngol. 103 (1977) 550–552

[7] Greiner, G. F., G. Klotz, Cl. Conraux, E. Dillenschneider, B. Maître: Les cancers multiples de la sphère O. R. L. J. franç. otorhinolaryng. 18 (1969) 393–395

[8] Haddow, A. J., J. F. Boyd: Multiple primary neoplasms in the Western Hospital region, Scotland: A survey based on cancer registration data. Scot. med. J. 17 (1972) 143–152

[9] Hordijk, G. J., J. M. A. de Jong: Synchronous and metachronous tumours in patients with head and neck cancer. J. Laryngol. Otol. 97 (1983) 619–621

[10] Kleinsasser, O.: Epidemiologie, Ätiologie und Pathogenese der Kehlkopfkrebse. In Berendes, J., R. Link, F. Zöllner: Hals-Nasen-Ohren-Heilkunde in Praxis und Klinik, Bd. IV/II. Thieme, Stuttgart 1983

[11] Krespi, Y. P., C. F. Wurster, R. H. Ossoff, G. A. Sisson: Four separate and simultaneous pharyngolaryngeal squamous cell carcinomas. Otolaryngol. Head Neck Surg. 91 (1983) 704–708

[12] Lamprecht, J., A. Lamprecht, C. Morgenstern: Mehrfachtumoren im oberen Aerodigestivtrakt – eine retrospektive Studie. Laryngol. Rhinol. Otol. (Stuttg.) 62 (1983) 499–501

[13] Laroche, G. P.: Associated laryngeal and lung carcinoma. Canad. J. Surg. 25 (1982) 206–207

[14] Martin, G., H. Glanz, O. Kleinsasser: Ionisierende Strahlen und Kehlkopfkrebs. Laryngol. Rhinol. Otol. 58 (1979) 187–195

[15] Martin, G., H. Glanz, O. Kleinsasser: Multiple maligne Tumoren bei Patienten mit Larynxkarzinomen. Laryngol. Rhinol. Otol. 58 (1979) 756–763

[16] Mersheimer, W. L., A. Ringel, H. Eisenberg: Some characteristics of multiple primary cancer. Ann. N. Y. Acad. Sci. 114 (1964) 896–921

[16a] Miyahara, H., K. Yoshino, K. Umatani, T. Sato: Multiple primary tumours in laryngeal cancer. J. Laryngol. Otol. 99 (1985) 999–1004

[17] Moore, C.: Cigarette smoking and cancer of the mouth, pharynx and larynx. A continuing study. J. Amer. med. Ass. 218 (1971) 553–558

[18] Schoenberg, B. S.: Multiple primary neoplasms. In Fraumeni, J. F.: Persons at High Risk of Cancer. Academic Press, New York 1975

[19] Schottenfeld, D., R. C. Gantt, E. L. Wynder: The role of alcohol and tobacco in multiple primary cancers of the upper digestive system, larynx and lung: A prospective study. Prev. Med. 3 (1974) 277–293

[20] Vrabec, D. P.: Multiple primary malignancies associated with index cancers of the oral, pharyngeal and laryngeal areas. Trans. Pa. Acad. Ophthalmol. Otolaryngol. 32 (1979) 177–181
[21] Wagenfeld, D. J., A. R. Harwood, D. P. Bryce, A. W. van Nostrand, G. de Boer: Second primary respiratory tract malignancies in glottic carcinoma. Cancer 46 (1980) 1883–1886
[22] Wagenfeld, D. J., A. R. Harwood, D. P. Bryce, A. W. van Nostrand, G. de Boer: Second primary respiratory tract malignant neoplasms in supraglottic carcinoma. Arch. Otolaryng. 107 (1981) 135–137
[23] Wenig, B. L., A. L. Abramson: Prostatic and laryngeal malignancies: common or uncommon multiple occurrence. Laryngoscope (St. Louis) 93 (1983) 357–361
[24] Wynder, E. L., M. H. Mushinski, J. C. Spivak: Tobacco and alcohol consumption in relation to the development of multiple primary cancers. Cancer 40, Suppl. 4 (1977) 1872–1878

Spontane Kehlkopftumoren bei Tieren

Maligne Tumoren können in jedem lebenden Gewebe entstehen, in dem von Menschen, von Tieren oder von Pflanzen. Maligne Larynxtumoren bei Tieren sind offenbar sehr selten. Berichte über einschlägige Beobachtungen sind weit verstreut. Eine neuere zusammenfassende Darstellung der spontanen Tumoren bei Tieren hat TREBBIN (17) gegeben. Die spontanen malignen Tumoren bei Laboratoriumstieren wurden von GUERIN (6) beschrieben.

Verständlicherweise liegen die meisten Berichte über maligne Tumoren bei Haussäugetieren vor, während über wild lebende Tiere meist aus zoologischen Gärten berichtet wird. Im allgemeinen werden auch bei Tieren maligne Tumoren vor allem im höheren Lebensalter manifest, ein Alter, das Laboratoriumstiere oft nicht erreichen. Histologisch stimmen viele Tumoren bei Tieren weitestgehend mit denen von Menschen überein. Fast jede Tierart und -rasse hat aber ihre eigenen Tumorarten an bestimmten Lokalisationen. Beim Rind sind Kehlkopfkrebse außerordentlich selten (10). Bei Pferden wurden schon mehrere Fälle von Kehlkopfkrebs sowie ein Chondrom des Larynx beschrieben (3, 9, 10, 13, 18). Hunde werden am häufigsten von allen Haustieren von Tumoren befallen, allerdings sehr selten von Kehlkopfkrebsen (2, 11, 19).

Vereinzelt wurden auch Onkozytome, maligne Lymphome, Sarkome und Melanome im Larynx von Hunden gefunden (1, 8, 11a, 12, 14). Katzen werden ebenfalls relativ häufig von malignen Tumoren befallen. Es liegen auch einige Berichte über Kehlkopfkrebse bei Katzen vor (5, 7, 16).

Unter den Laboratoriumstieren sind es vor allem einige Stämme von Goldhamstern, die zur spontanen Bildung von Plattenepithelkarzinomen im Kehlkopf, gelegentlich auch von Adenokarzinomen neigen (4, 5).

Literatur

[1] Beautmont, P. R., J. B. O'Brien, H. L. Allen, J. A. Tucker: Mast cell sarcoma of the larynx in a dog: a case report. J. small Anim. Prac. 20 (1979) 19–25
[2] Bright, R. M., N. T. Gorman, R. L. Goring, M. Colderwood-Mays: Laryngeal neoplasia in two dogs. J. Amer. vet. med. Ass. 184 (1984) 738–740
[3] Cotchin, E.: A general survey of tumours in the horse. Equine vet. J. 9 (1977) 16–21
[4] Dontenwill, W., H. J. Chevalier, H. P. Harke, U. Lafrenz, G. Reckzeh, B. Schneider: Spontantumoren des syrischen Goldhamsters. Z. Krebsforsch. 80 (1973) 127–158
[5] Dorn, C. R., W. A. Priester: Epidemiologic analysis of oral and pharyngeal cancer in dogs, cats, horses and cattle. J. Amer. vet. med. Ass. 169 (1976) 1202–1206
[6] Guerin, M.: Tumeurs spontanées des animaux de laboratoire. Legrand, Paris 1954
[7] Haenichen, T.: Über ein Kehlkopfkarzinom bei einer Katze. Berl. Münch. tierärztl. Wschr. 78 (1965) 234–235
[8] Jacquier, C.: Einige Betrachtungen über den Krebs der Atmungsorgane des Hundes. Schweiz. Arch. Tierheilk. 103 (1961) 129
[9] Joest, E.: Kehlkopf. In Dobberstein, J.: Handbuch der speziellen pathologischen Anatomie der Haustiere, 3. Aufl., Bd. VII. Parey, Berlin 1971 (S. 76–77)
[10] Kronberger, H.: Kritische Sichtung des dem Institut in den Jahren 1917–1959 eingesandten Geschwulstmaterials von Haussäugetieren. Mh. Vet.-Med. 16 (1961) 296–302
[11] Krook, L.: A statistical investigation of carcinoma in the dog. Acta path. microbiol. scand. 35 (1954) 407–442
[11a] Mays, M. B.: Laryngeal oncocytoma in two dogs. J. Amer. vet. med. Ass. 185 (1984) 677–679
[12] McConnell, E. E., J. D. Smit, H. J. Venter: Melanoma in the larynx of a dog. J. S. Afr. vet. med. Ass. 42 (1971) 189–191
[13] Noack, P.: Die Geschwülste der oberen Atmungswege bei den Haussäugetieren. Wiss. Z. Humboldt Univ. Berl. 6 (1956/57) 293–314
[14] Pass, D. A., C. R. Huxtable, B. J. Cooper, A. D. Watson, R. Thompson. Canine laryngeal oncocytomas. Vet. Pathol. 17 (1980) 672–677
[15] Pour, P., U. Mohr, A. Cardesa, J. Althoff, N. Kmoch: Spontaneous tumors and common diseases in two colonies of Syrian hamsters. II. Respiratory tract and digestive system. J. nat. Cancer Inst. 56 (1976) 937–948
[16] Rittenbach, P.: Über Tumoren bei Katzen. Gegenbaurs morph. Jb. 109 (1966) 78–81
[17] Trebbin, H.: Spontane Tumoren der Tiere. In Grundmann, E.: Handbuch der allgemeinen Pathologie, Bd. VI/7: Geschwülste III. Springer, Berlin 1975
[18] Trotter, G. W., W. A. Aanes, S. P. Synder: Laryngeal chondroma in a horse. J. Amer. vet. med. Ass. 178 (1981) 829–830
[19] Wheeldon, E. B., P. F. Suter, T. Jenkins: Neoplasia of the larynx in the dog. J. Amer. vet. med. Ass. 180 (1982) 642–647
[20] Wheeldon, E. B., T. C. Amis: Laryngeal carcinoma in a cat. J. Amer. vet. med. Ass. 186 (1985) 80–81

Einfluß von Tabakrauch

Kein anderes Gebiet der Ätiologie maligner Tumoren dürfte so weitgehend erforscht sein wie die Zusammenhänge zwischen Tabakrauch und Karzinom.

Nachdem der Zigarettenkonsum, beginnend etwa zur Zeit des ersten Weltkrieges, von Jahr zu Jahr anstieg, wurde in den 30er Jahren ein sprunghafter und in vielen Ländern bis heute anhaltender Anstieg der Zahl der Lungenkrebse beobachtet. Die Inzidenz der Kehlkopfkrebse stieg erst deutlich gegen Ende des zweiten Weltkrieges. Nach einer Reihe von Einzelstudien haben vor allem die Berichte des US-Gesundheitsministeriums, deren erster 1964 als „Terry Report" weltweit Aufsehen erregte (23, 24, 25), und Untersuchungen des Royal College of Physicians (17) sowie der Weltgesundheitsorganisation (28) jeden vernünftigen Zweifel am ursächlichen Zusammenhang zwischen Tabakkonsum und vielen Mundhöhlen-, Pharynx-, Larynx-, Lungen-, Ösophagus- und Blasenkarzinomen beseitigt.

Es gilt als gesichert, daß das Nicotin im Tabak keine kanzerogene Wirkung entfaltet. Es sind hingegen die bei der Verbrennung des Tabaks entstehenden Teerstoffe, aus denen bis heute etwa ein Dutzend polyzyklische, aromatische Kohlenwasserstoffe (PAH) isoliert wurden, die als kanzerogen gelten. Unter ihnen sind Methylcholanthren, Benzpyren und Benzanthracen am besten bekannt. Diese Substanzen gelangen im Vehikel Rauch oder Speichel gelöst an die Zelloberfläche des Epithels. Erst der Abbau dieser Karzinogene mit Hilfe des Ferments Arylhydrocarbonhydroxylase führt zu den eigentlich kanzerogenen Epoxiden, die mit den DNS- und RNS-Molekülen Verbindungen eingehen. Der Prozeß der Krebsentstehung unterliegt allen möglichen Einflüssen, wie z. B. der Art des Tabaks (Grundprodukt, Fermentierung), der Dauer und Intensität der Einwirkung der Karzinogene, der Verbrennungstemperatur und -geschwindigkeit, der Art des Vehikels, der genetisch festgelegten Induzierbarkeit von AHH, Reaktionen des Epithels (Zilienlähmung, Schleimproduktion), einem Vitaminmangel und sicher noch anderen Faktoren, die noch längst nicht alle bekannt sind. Auch Nitrosamine in Kau- und Schnupftabak könnten eine karzinogene Rolle spielen (10).

Dauer und Quantität des Tabakkonsums stehen in direkter Beziehung zum Kehlkopfkrebsrisiko (12, 16, 31, 32). Je früher eine Person im Leben zu rauchen beginnt und je mehr sie raucht, ein um so höheres Risiko trägt sie, ein Karzinom der Tabakregionen zu erwerben, um so kürzer ist die Latenzzeit, bis der Tumor klinisch manifest wird (21, 23, 24, 26, 28). In den USA ließe sich eine geographische Karte aufstellen, nach der der Zigarettenkonsum der Bevölkerung mit der Larynxkarzinommortalität übereinstimmt (3, 4, 5). Zigarettenfilter, die auch N-Nitrosamine abfangen, und teerarmer Tabak vermindern das Kehlkopfkrebsrisiko (9, 30, 33). Wird der Tabakkonsum eingestellt, so verringert sich das Krebsrisiko offenbar von Jahr zu Jahr (8). Aber auch langjährige Exraucher können noch Kehlkopfkarzinome bekommen, allerdings meist erst viel später als persistierende Raucher. Das geringe Nichtraucherrisiko, an Kehlkopfkrebs zu erkranken, wird von Exrauchern erst nach etwa 10 bis 12 Jahren wieder erreicht (25, 26, 30). Experimentell mittels Karzinogenen am respiratorischen Epithel erzeugte Plattenepithelmetaplasien sind zwar nach Aufhören der Exposition reversibel (22), ob dies auch noch für echte Präkanzerosen zutrifft, erscheint aber fraglich (6).

Die Angaben über die Zahl der Kehlkopfkrebskranken, die aktive Raucher sind oder waren, liegen zwischen 88 und 98%. Sicherlich sind mehr als die Hälfte aller Patienten mit Kehlkopfkrebs starke Raucher, die mehr als 20 Zigaretten täglich konsumieren. Auch die meisten älteren weiblichen Patienten mit Kehlkopfkrebsen rauchen (20, 26).

Das wahre Ausmaß des Tabakkonsums wird von vielen Patienten verschwiegen. Nicht selten behaupten Patienten, sie seien Nichtraucher, geben dann aber zu, mit dem Rauchen erst aufgehört zu haben, nachdem sie von zunehmender Heiserkeit beunruhigt wurden. Pfeifen- und Zigarrenraucher, die den Rauch nicht inhalieren, haben ein deutlich geringeres Risiko, an Lungenkrebs – und vermutlich auch Kehlkopfkrebs – zu sterben als Zigarettenraucher (8). Pfeife und Zigarre sind aber sicher kein harmloser Ersatz für Zigaretten (1). Nach WYNDER (29) findet man Stimmlippenkarzinome fast nur bei Zigarettenrauchern. Bei der Entstehung von Mundhöhlen-, Pharynx- und vielleicht auch supraglottischen Karzinomen scheinen hingegen Zigarette, Zigarre und Pfeife etwa gleich wirksam zu sein.

KAHN (11) errechnete, daß für Raucher von mehr als 40 Zigaretten am Tag eine 13mal höhere Wahrscheinlichkeit besteht, an Kehlkopfkrebs zu sterben als für Nichtraucher. Das Mortalitätsrisiko für Larynxkarzinome war in der Gruppe der 54 bis 64 Jahre alten Raucher 6,9mal und in der Gruppe der 65 bis 79 Jahre alten Patienten 8,99mal höher als das der Nichtraucher (7).

Alle diese Studien zeigen, daß *Kehlkopfkrebse sehr seltene Krankheiten wären, wenn nicht geraucht würde. Kehlkopfkrebse sind in den meisten Fällen eine vermeidbare Krankheit.*

Die histologisch erkennbaren Auswirkungen des Zigarettenrauches auf den Larynx des Menschen bestehen in einer Hyperplasie des Plattenepithels, einer Metaplasie von Zylinderepithel im Plattenepithel, in submukösen Ödemen und entzündlichen Infiltraten, Verschiebungen der Becherzellpopulation sowie oberflächlichen Verhornungen des Plattenepithels (14, 15, 15a, 18, 21a, 27, 34). Diese Veränderungen sind allerdings höchst unspezifisch und können ebenso Zeichen einer chronisch hyperplastischen Laryngitis sein. Keineswegs jeder Raucher erwirbt auch einen „Raucherkehlkopf". Bei den meisten starken Rauchern sind bei der Spiegeluntersuchung keine oder kaum Veränderungen am Kehlkopfepithel zu erkennen. Entwickeln Raucher aber Veränderungen, wäre es vielleicht besser, anstelle von einem „smoker's larynx" von einem „smoke susceptible larynx" zu sprechen.

Beachtung verdienen histologische Untersuchungen einer großen Zahl von Leichenkehlköpfen, die überwiegend von Männern stammten, die geraucht hatten (2, 13, 34). Bei Rauchern fanden sich immer Zellen mit atypischen Kernen. Die Zellatypien waren bei Zigarettenrauchern signifikant häufiger als bei Zigarren- und Pfeifenrauchern oder Exrauchern. Bei starken Rauchern bestand eine deutliche Dosisrelation der Atypien, die sich bis zum Carcinoma in situ und zum mikroinvasiven Karzinom steigerten. Diese Veränderungen lassen sich auch experimentell erzeugen, wenn Goldhamster oder Hunde mittels „Rauchmaschinen" über längere Zeit Zigarettenrauch ausgesetzt werden.

Literatur

1 Abelin, T., O. Gsell: Zigarren- und Pfeifenrauchen als Mitursachen von Lungenkrebs, Koronarleiden und gesamter Exzeßmortalität. Schweiz. med. Wschr. 104 (1974) 1098–1103
2 Auerbach, O., E. C. Hammond, L. Garfinkel: Histologic changes in the larynx in relation to smoking habits. Cancer 25 (1970) 92–104
3 Babin, E.: United states cancer mortality regions: 1950 to 1969. Soc. Sci. Med. 13 (1979) 39–43
4 Blot, W. J., J. F. Fraumeni, L. E. Morris: Patterns of laryngeal cancer in the United States (letter). Lancet 1978/II. 674–675
5 Breslow, N. E., J. E. Enstrom: Geographic correlations between cancer mortality rates and alcohol-tobacco consumption in the United States. J. nat. Cancer Inst. 53 (1974) 631–639
6 Duchon, J., J. Czigner, L. Pupp: Stimmbandpachydermie und das Rauchen. Z. Laryngol. Rhinol. Otol. 51 (1972) 253–257
7 Hammond, E. C.: Smoking in relation to death rates of one million men and women. Nat. Cancer Inst. Monogr. 19 (1966) 127–204
8 Hammond, E. C.: Tobacco. In Fraumeni, J. F.: Persons at High Risk of Cancer. Academic Press, New York 1975
9 Hoffmann, D., T. C. Tso, B. G. Gori: The less harmful cigarette. Prev. Med. 9 (1980) 287–296
10 Hoffmann, D., S. S. Hecht, R. M. Ornaf, E. L. Wynder, T. C. Tso: Chemical studies on tobacco smoke. XLII. Nitrosonornicotine: Presence in tobacco, formation and carcinogenicity. Iarc. Sci. Publ. (1976) 307–320
11 Kahn, H. A.: The Dorn study of smoking and mortality among U. S. Veterans. nat. Cancer Inst. Monogr. 19 (1966) 1
12 Keane, W. M., J. P. Atkins, M. Vidas: Epidemiology of head and neck cancer. Laryngoscope (St. Louis) 91 (1981) 2037–2045
13 Mueller, K. M., B. R. Krohn: Smoking habits and their relationship to precancerous lesions of the larynx. J. Cancer Res. clin. Oncol. 96 (1980) 211–217
14 Myerson, M. C.: Smoker's larynx: Clinical pathological entity. Ann. Otol. (St. Louis) 59 (1950) 541–546
15 Nielsen, K. O., K. Bak-Pedersen: Mucous-producing elements in the laryngeal mucosa in smokers with cancer of the larynx. Cancer 54 (1984) 61–64
15a Nielsen, K. O., K. Bak-Pedersen: Goblet cells in the laryngeal mucosa in cancer of the larynx. Laryngoscope (St. Louis) 94 (1984) 1230–1234
16 Rothman, K. J., C. I. Cann, D. Flanders, M. P. Fried: Epidemiology of laryngeal cancer. Epidemiol. Rev. 2 (1980) 195–209
17 Royal College of Physicians: Smoking and Health Now. London 1971
18 Ryan, R. F., J. R. Mc Donald, K. D. Devine: The pathologic effects of smoking on the larynx. Arch. Path. 60 (1955) 472–480
20 Siirala, U., O. Siirala: Current problems in laryngeal cancer. I. Acta oto-laryngol. (Stockh.), Suppl. 224 (1966) 468
21 Slotman, G. J., A. P. Swaminathan, B. F. Rush: Head and neck cancer in a young age group: high incidence in black patients. Head Neck Surg. 5 (1983) 293–298
21a Stell, P. M., J. Watt: Squamous metaplasia of the subglottic space and its relation to smoking. Ann. Otol. Rhinol. Laryngol. 93 (1984) 124–126
22 Tipton, D. L.: The experimental evaluation of effects of cigarette smoke condensate on laryngeal and bronchial mucosa. Proc. 8. Internat. Congr. ORL, Tokyo 1966 (p. 643–644)
23 U.S. Dept. of Health, Education and Welfare: Smoking and Health. Report of the Advisory Committee to the Surgeon General of the Public Health Service. U.S. Government Printing Office, Washington, D. C. 1964
24 U.S. Dept. of Health, Education and Welfare: The health consequences of smoking – 1974. U.S. Government Printing Office, Washington, D. C. 1974
25 U.S. Dept. of Health, Education and Welfare: Smoking and health. A report of the surgeon general. U.S. Government Printing Office, Washington, D. C. 1979
26 U.S. Dept. of Health, Education and Welfare: The health consequences of smoking for women. A report of the surgeon general. U.S. Government Printing Office, Washington, D. C. 1980
27 Wallner, L. J.: Smokers larynx. Laryngoscope (St. Louis) 64 (1954) 259
28 World Health Organization: Smoking and its effects on health. Report of a WHO expert committee. WHO Technical Report Series No. 568. WHO, Geneva 1975
29 Wynder, E. L.: Etiological aspects of squamous cancers of the head and neck. J. Amer. med. Ass. 215 (1971) 452–453
30 Wynder, E. L., L. S. Covey, K. Mabuchi, M. Mushinski: Enviromental factors in cancer of the larynx: A second look. Cancer 38 (1976) 1591–1601
31 Wynder, E. L., M. H. Mushinski, S. D. Stellman, P. Choay: Tobacco usage in France: an epidemiological study. Prev. Med. 10 (1981) 301–315
32 Wynder, E. L., S. D. Stellman: Comparative epidemiology of tobacco-related cancers. Cancer Res. 37 (1977) 4608–4622
33 Wynder, E. L., S. D. Stellman: Impact of long-term filter cigarette usage on lung and larynx cancer risk: a case-control study. J. nat. Cancer Inst. 62 (1979) 471–477
34 Zechner, G.: Zum Begriff des Raucherkehlkopfes. Eine klinische und pathologisch-anatomische Untersuchung. Mschr. Ohrenheilk. 102 (1968) 250–259

Einfluß von Alkohol

Äthylalkohol wird in Form von Getränken von fast allen Menschen gelegentlich, von vielen regelmäßig und von nicht wenigen im Übermaß genossen. Eine karzinogene Wirkung von reinem Äthylalkohol ist bisher nicht nachgewiesen worden (29). Alkoholhaltige Getränke sollen hingegen zu einer höheren Krebsinzidenz führen (12). Da viele Alkoholiker auch Raucher sind, ist die kanzerogene Wirkung des Alkohols allerdings nur schwer abzuschätzen. Alle bisher gesammelten Daten weisen darauf hin, daß zwischen Alkohol und Tabak zumindest eine Interaktion stattfindet, die das Krebsrisiko gegenüber den Nurtabakkonsumenten erheblich steigert. Dem Alkohol ist somit eine Rolle als Kokarzinogen oder „promoting factor" nicht abzusprechen (5, 8, 14, 16, 21, 24). Wie der Alkohol wirkt, ist allerdings noch ganz unklar. Vermutungen gehen dahin, daß Alkohol die Wirkung anderer Karzinogene potenziert, die Epithelien direkt schädigt, einen

Riboflavinmangel verursacht oder die Immunglobulin-A-Synthese stört (23, 27, 29). Ebenso könnten sekundäre alkoholbedingte Ernährungsstörungen zu niedrigen Serumalbuminspiegeln und Vitaminmangel (9, 10) führen oder eine immunosuppressive Wirkung des Alkohols den Kanzerisierungsprozeß begünstigen oder beschleunigen (13, 19, 25). Unter den Patienten mit Mundhöhlen- und Oropharynxkarzinomen und auch Hypopharynxkarzinomen sind die Alkoholiker viel häufiger vertreten als die Nichttrinker (3). Einige Mortalitätsstudien haben aber gezeigt, daß auch Larynxkarzinome bei Alkoholikern signifikant häufiger sind als bei Nichttrinkern (1, 2, 5, 8, 14, 15, 16, 17, 18, 22). Unter den Patienten mit supraglottischen Karzinomen seien 50% Alkoholiker (12). 75 bis 92% aller Patienten mit Larynxkarzinomen tranken regelmäßig Alkohol, bis zu 62% waren starke Trinker (4, 7, 20, 26). Bei Patienten, die weniger als 20 Zigaretten pro Tag rauchten, stieg bei zusätzlichem Konsum von mehr als 7 Einheiten Alkohol das Erkrankungsrisiko bei Filterzigaretten auf das 8,4fache, bei ungefilterten Zigaretten auf das 16,3fache. Wenn mehr als 20 Zigaretten geraucht wurden, nahm der Risikofaktor von 29,4 (Filter) bis auf 49,5 (ungefiltert) zu (29).

Die bisher gesammelten Daten weisen darauf hin, daß eine Assoziation der Risikofaktoren Rauchen und Trinken hauptsächlich für die supraglottischen Karzinome und besonders die Hypopharynxkarzinome gilt, weniger aber für die Stimmlippenkarzinome, für die eindeutig der Risikofaktor Tabakrauch vorherrscht (11, 12, 28).

Literatur

1. Brown, K. S., W. H. Cherry, W. F. Forbes, A. J. McMichael: Laryngeal Cancer and consumption of alcohol and tobacco. Lancet 1978/II, 1099
2. Burch, J. D., G. R. Howe, A. B. Miller, R. Semenciw: Tobacco, alcohol, asbestos, and nickel in the etiology of cancer of the larynx: a case-control study. J. nat. Cancer Inst. 67 (1981) 1219–1224
3. Cachin, Y.: Cancers du pharynx et du larynx. Facteurs diététiques. Gaz. méd. Fr. 87 (1980) 2845–2846, 2849–2850, 2852–2855
3a. Elwood, J. M., J. C. Pearson, D. H. Skippen, S. M. Jackson: Alcohol, smoking, social and occupational factors in the aetiology of cancer of the oral cavity, pharynx and larynx. Int. J. Cancer 34 (1984) 603–612
4. Flamant, R., O. Lasserre, R. Lazar, J. Lequerinais, P. Denoix, D. Schwartz: Differences in sex ratio according to cancer site and possible relationship with use of tobacco and alcohol. Review of 65 000 cases. J. nat. Cancer Inst. 32 (1964) 1309–1316
5. Flanders, W. D., K. J. Rothman: Interaction of alcohol and tobacco in laryngeal cancer. Amer. J. Epidemiol. 115 (1982) 371–379
7. Iwamoto, H.: An epidemiological study of laryngeal cancer in Japan. Laryngoscope (St. Louis) 85 (1975) 1162–1172
8. Jensen, O. M.: Cancer morbidity and causes of death among danish brewery workers. Int. J. Cancer 23 (1979) 454–463
9. Kissin, B.: Epidemiologic investigations of possible biological interactions of alcohol and cancer of the head and neck. Ann. N. Y. Acad. Sci. 252 (1975) 374–377
10. Kissin, B., M. M. Kaley: Alcohol and cancer. In Kissin, B., H. Begleiter: Biology of Alcoholism. Plenum Press, New York 1974
11. Lowenfels, A. B.: Alcoholism and the risk of cancer. Ann. N. Y. Acad. Sci. 252 (1975) 366–373
12. Lowry, W. S.: Alcoholism in cancer of the head and neck. Laryngoscope (St. Louis) 85 (1975) 1275–1280
13. Mc Coy, G. D., S. S. Hecht, E. Wynder: The roles of tobacco, alcohol, and diet in the etiology of upper alimentary and respiratory tract cancers. Prev. Med. 9 (1980) 622–629
14. Mc Michael, A. J.: Laryngeal cancer and alcohol consumption in Australia. Med. J. Aust. 1 (1979) 131–134
15. Pell, S., C. A. d'Alonzo: A five year mortality study of alcoholics. J. occup. Med. 15 (1973) 120–125
16. Quellet, B. L., J. M. Romeder, J. M. Lance: Premature mortality attributable to smoking and hazardous drinking in Canada. Amer. J. Epidemiol. 109 (1979) 451–463
17. Rothman, K. J.: The proportion of cancer attributable to alcohol consumption. Prev. Med. 9 (1980) 174–179
18. Schmidt, W., J. de Lindt: Causes of deaths of alcoholics. Quart. J. Stud. Alcohol 33 (1972) 171–185
19. Schottenfeld, S.: Alcohol as a co-factor in the etiology of cancer. Cancer 43 (1979) 1962–1966
20. Schwartz, D., J. Lellough, R. Flamant: Alcohol et cancer. Résultats d'une enquête rétrospective. Rev. franç. Étud. clin. biol. 7 (1962) 590–604
21. Stenbaeck, F.: The tumorigenic effect of ethanol. Acta path. microbiol. scand. 77 (1969) 325–326
22. Stevens, M. H.: Synergistic effect of alcohol on epidermoid carcinogenesis in the larynx. Otolaryngol. Head Neck Surg. 87 (1979) 751–756
22a. Stevens, M. H., J. W. Gardner, J. L. Parkin, L. P. Johnson: Head and neck cancer survival and life-style change. Arch. Otolaryng. 109 (1983) 746–749
23. Thabaut, A., J. L. Durosoir, C. Laverdant: Le problème des relations entre taux des IgA cancer et alcoolisme. Nouv. Presse méd. 5 (1976) 1067–1068
25. Tuyns, A. J.: Association tabac et alcool dans le cancer. Bull. schweiz. Akad. med. Wiss. 35 (1979) 151–158
26. Vincent, R. G., F. Marchetta: The relationship of the use of tobacco and alcohol to cancer of the oral cavity, pharynx and larynx. Amer. J. Surg. 106 (1963) 501–505
27. Wynder, E. L.: Etiological aspects of squamous cancers of the head and neck. J. Amer. med. Ass. 215 (1971) 452–453
28. Wynder, E. L., I. J. Bross, E. Day: Epidemiological approach to the etiology of cancer of the larynx. J. Amer. med. Ass. 160 (1956) 1384–1391
29. Wynder, E. L., L. S. Covey, K. Mabuchi, M. Mushinski: Environmental factors in cancer of the larynx: A second look. Cancer 38 (1976) 1591–1601

Einfluß ionisierender Strahlen

Nach einer Periode, in der man mit ionisierenden Strahlen in der Medizin recht sorglos umging, stehen wir nun in einer Zeit, in der das Interesse sich den potentiellen Gefahren, die von Kernreaktoren ausgehen, zuwendet. Selbst Strahlendosen, die zu einfachen diagnostischen Untersuchungen benötigt werden, erregen Angst und man befürchtet genetische Schäden, die, von unserer Generation erworben, vielleicht erst bei den nächsten Generationen manifest werden.

Über Kehlkopfkrebse, die mit hoher Wahrscheinlichkeit durch ionisierende Strahlen induziert worden sind, liegen nach ersten Mitteilungen von VON EICKEN (5) und SOERENSEN (27) bereits zahlreiche Berichte vor. Waren es anfangs noch relativ seltene Fälle, die nach Bestrahlung gutartiger Prozesse beobachtet wurden, so stehen wir nun vor der Frage, wieviel neue Karzinome wir durch eine erfolgreiche Bestrahlung induzieren. Die erst langsam deutlicher werdenden Umrisse dieses Problems sollten uns veranlassen, die Indikation zur Strahlenbehandlung kritisch zu prüfen.

Inkorporationen radioaktiver Partikel, überwiegend Alphastrahler, kommen vor allem im gewerblichen Bereich vor. Bei Pechblendenarbeitern in den Joachimsthaler Gruben bestand nicht nur eine exzessiv hohe Mortalität an Lungenkrebsen, sondern auch eine stark gesteigerte Mortalität an Kehlkopfkrebsen (23). Zusammenhänge von Radiojodbestrahlungen und Larynxkarzinomen wurden diskutiert (11, 21, 22).

Externe Bestrahlungen des Kopf-Hals-Gebietes sind ohne Zweifel die Ursache mancher Larynxkarzinome. Nach Bestrahlungen der Schilddrüse zur Behandlung von Hyperthyreosen wurden nicht nur Schilddrüsenkarzinome, sondern auch Hypopharynx- und Postkrikoidkarzinome und Sarkome des Kehlkopfes beobachtet. Auch nach Bestrahlungen der Haut des Halses wegen Mykosen oder Lupus sind Larynxkarzinome und -sarkome beobachtet worden. Der früher oft geübten Röntgenbestrahlung tuberkulöser Halslymphknoten folgten in nicht wenigen Fällen Hypopharynx- und Larynxkarzinome (13).

Eine erste Zusammenstellung der bis 1957 publizierten Fälle einer „malignen Degeneration" juveniler Kehlkopfpapillome zeigte, daß in allen Fällen eine Bestrahlung des Kehlkopfes vorangegangen war (12). Inzwischen sind zahlreiche weitere Beobachtungen von Kehlkopfkrebsen nach Bestrahlung juveniler Papillome beschrieben worden (13). Eine spontane Kanzerisierung juveniler Papillome ist hingegen sehr selten (14). Bei diesen bestrahlten *gutartigen* Veränderungen lag die Latenzzeit bis zum Auftreten des Karzinoms zwischen 3 und 44 Jahren, im Durchschnitt etwa bei 20 Jahren. Als Strahlenquellen waren ganz überwiegend Röntgenstrahlen benützt worden. Die Dosen lagen bei 25 Gy bis, in extremen Einzelfällen, 120 Gy (9). Genauere Bestrahlungsdaten waren allerdings meist nicht mehr zu ermitteln. Die relativ hohe Zahl von Hypopharynxkarzinomen nach Bestrahlung des Halses erweckt den Eindruck, daß die Schleimhaut dieses Gebietes eher prädestiniert ist, Karzinome zu entwickeln als die im gleichen Maß bestrahlte des Larynx (24).

Da nunmehr die Zeit wohl endgültig vorbei sein dürfte, in der man in Unkenntnis der Spätfolgen alle möglichen Krankheiten, sogar bei Kindern, ohne viele Bedenken bestrahlt hat, wird hoffentlich auch dieser Abschnitt des Kapitels der strahleninduzierten Kehlkopfkarzinome bald der Medizingeschichte angehören.

Ein neues, in seinem Umfang noch nicht abzuschätzendes Problem wird mit der Frage umrissen, *wie häufig durch eine therapeutische Bestrahlung von Kehlkopfkrebsen ein neues Karzinom induziert wird* (26). Bisher werden Karzinome, die viele Jahre nach erfolgreicher Bestrahlung von Kehlkopfkrebsen auftreten, meist als „Spätrezidive" interpretiert (4, 6, 7, 10, 15, 19). Man geht dabei wohl von der Vorstellung aus, daß nichtzerstörte Reste des ersten Tumors lange Jahre „schlummern" können, um eines Tages wieder zu wuchern. Dieser Vorstellung steht die klinische Erfahrung gegenüber, daß Residualkarzinome nach Strahlenbehandlung meist binnen zwei, höchstens drei Jahren wieder manifest werden. Lange Jahre schlummernde Tumorreste im Larynx sind eine bisher nicht erwiesene Annahme. Ein weiteres Indiz für die Bedeutung einer Bestrahlung als kanzerogener Faktor ist die Beobachtung, daß metachrone Doppelkarzinome der oberen Luft- und Speisewege in einem hohen Prozentsatz der Fälle im Bestrahlungsfeld des Ersttumors auftreten. Aufgrund von Einzelbeobachtungen hat SOERENSEN schon 1934 (28) die Vermutung diskutiert, daß zweite Kehlkopf- und Hypopharynxkarzinome oder -sarkome, die viele Jahre nach erfolgreicher Strahlenbehandlung von Kehlkopfkarzinomen auftreten, radiogenen Ursprungs sind (1, 3, 17, 25, 27, 28, 30, 31).

Bedingungen, unter denen man eine Induktion des zweiten Karzinoms durch die Bestrahlung anerkennen könnte, wären etwa folgende:

Strahlendosis: Eine Dosis, die zur Zerstörung des ersten Tumors ausreicht, genügt sicherlich, um auch ein zweites Karzinom zu induzieren.

Strahlenqualität: Die Strahlenqualität dürfte auch eine gewisse, noch nicht genau abschätzbare Rolle spielen. Im eigenen Beobachtungsgut entstanden zweite Karzinome im Strahlenfeld auch nach Bestrahlung mit Röntgen- und Gammastrahlen, aber mit besonderer Häufigkeit nach hochdosierter Radiumkontaktbestrahlung (^{226}Ra) von Stimmlippenkarzinomen (9, 20).

Latenzzeit: Bei Plattenepithelkarzinomen dürfte mit einer 5 Jahre lang klinisch erscheinungsfreien Periode nach Abschluß der ersten Bestrahlung die Latenzzeit ausreichend bemessen sein, um ein wieder manifest werdendes Residualkarzinom weitgehend auszuschließen.

Histologie: Die histologische Untersuchung des zweiten Tumors sollte erkennen lassen, daß dieser wiederum von der Oberfläche, vom Epithel, ausgeht. Es besteht kein Grund zu postulieren, daß der erste und der zweite Tumor histologisch unterschiedlich sein müßten.

Bei einer Überprüfung des Kölner Krankengutes (8, 9), deren Resultate sich mit einer Untersuchung von LAWSON u. SOM (16) decken, fanden sich 32 Fälle von Stimmlippenkarzinomen, bei denen sich „Spätrezidive" im Abstand von 5–18 Jahren entwickelt hatten. 29 Patienten waren bestrahlt, 3 Patienten nur operiert worden. TAYLOR (29) fand im Krankengut des Institute of Laryngology (London) 11 „Spätrezidive" nach Bestrahlung, ist aber nicht sicher, ob es sich um radiogene Krebse handelt (18, 29). Auch im Marburger Krankengut war die Zahl der "Spätrezidive" nach Bestrahlung viel höher als nach Operation (20).

Die Latenzzeit zwischen erstem und zweitem Karzinom bei den bestrahlten Patienten betrug im Durchschnitt 9,9 Jahre. Die Wahrscheinlichkeit, daß ein Patient, der durch Bestrahlung von seinem ersten Karzinom im Kehlkopf befreit wurde, an einem zweiten Karzinom im Bestrahlungsbereich erkrankt, steigt mit jedem Jahr, das er überlebt. Die Zweitkarzinome zeigten häufig einen multifokalen Ursprung, karzinomatöse Randbeläge und satellitäre Carcinomata in situ. Sie entstanden stets wieder aus dem Plattenepithel, das zum Teil noch strahlenbedingte Atrophien aufwies.

Diese Beobachtungen zeigen, daß durch eine therapeutische Bestrahlung von Karzinomen des Kehlkopfes neue Karzinome induziert werden können. Warum einige Patienten ein radiogenes Karzinom bekommen, andere nicht, bleibt eine offene Frage. Daß ionisierende Strahlen allein ein Kehlkopfkarzinom induzieren können, zeigen Patienten mit bestrahlten juvenilen Papillomen, die schon im Kindes- und Jugendalter Karzinome entwickelt haben. Wie weit eine Interaktion mit anderen Noxen, wie etwa mit den Teerkondensaten bei weiter tabakrauchenden Patienten, den Kanzerisierungsprozeß fördern oder mitbestimmen, ist noch nicht zu erkennen. Rauchen und Strahleneinwirkung erwiesen sich bei der Entstehung von Bronchialkarzinomen bei Uranbergleuten als synergistisch wirksam (2). Es bleiben also auch auf dem Feld der Strahlenbiologie noch viele Fragen zu beantworten, die unmittelbar für die klinische Praxis von Bedeutung sind.

Literatur

[1] Aanesen, J. P., J. Olofsson: Irradiation-induced tumours of the head and neck. Acta oto-laryng. (Stockh.), Suppl. 360 (1979) 178–181

[2] Archer, V. E., J. P. Gillan, J. J. Wagoner: Respiratory disease mortality among uranium miners. Ann. N. Y. Acad. Sci. 271 (1976) 280–293

[3] Baker, D. C., B. Weissman: Postirradiation carcinoma of the larynx. Ann. Otol. (St. Louis) 80 (1971) 634–637

[4] Dancot, H., T. Blavier, J. Lustman: Evolution tardive des épithéliomas endolaryngés apparement guéris à 5 ans par la radiothérapie. Etude de 56 cas. Acta oto-rhinolaryng. belg. 19 (1965) 799–804

[5] von Eicken, C.: Larynxcarcinom nach alter Röntgenschädigung. Zbl. Hals-, Nas.- u. Ohrenheilk. 21 (1934) 71

[6] Falbe-Hansen, J., B. Jazbi: Late recurrences of laryngeal cancer which had been treated exclusively by Coutard irradiation or by operation plus irradiation. Acta Oto-laryng. (Stockh.), Suppl. 224 (1966) 492

[7] Frühwald, H., G. Eggemann: Spätrezidive beim Larynxkarzinom. Mschr. Ohrenheilk. 108 (1974) 205–209

[8] Glanz, H.: Late recurrence or radiation induced cancer of the larynx? Clin. Otolaryngol. 1 (1976) 123–129

[9] Glanz, H., O. Kleinsasser: Radiogene Zweitcarcinome des Larynx. HNO (Berlin) 24 (1976) 48–59

[10] Jørgensen, K.: Carcinoma of the larynx. IV. Recurrences more than 5 years after primary treatment. Acta radiol. Ther. Phys. Biol. 14 (1975) 49–53

[11] King, E. R., W. S. Cole, A. Horwitz, C. T. Klopp: Carcinoma of the larynx occurring in a patient receiving therapeutic doses of I^{131}. Arch. Otolaryng. 59 (1954) 333–338

[12] Kleinsasser, O.: Über die gut- und bösartigen Formen der Kehlkopfpapillome und deren histologisches und klinisches Bild. Arch. Ohr.-, Nas.- u. Kehlk.-Heilk. 174 (1958) 44–69

[13] Kleinsasser, O.: Epidemiologie, Ätiologie und Pathogenese der Kehlkopfkrebse. In Berendes, J., R. Link, F. Zöllner: Hals-Nasen-Ohren-Heilkunde in Praxis und Klinik, Bd. IV/II. Thieme, Stuttgart 1983

[14] Kleinsasser, O., H. Glanz: Spontane Kanzerisierung nicht bestrahlter, juveniler Larynxpapillome. Laryngol. Rhinol. Otol. 58 (1979) 482–489

[15] Kogelnik, H. D., G. H. Fletcher, R. H. Jesse: Clinical course of patients with squamous cell carcinoma of the upper respiratory and digestive tracts with no evidence of disease 5 years after initial treatment. Radiology 115 (1975) 423–427

[16] Lawson, S., M. Som: Second primary cancer after irradiation of laryngeal cancer. Ann. Otol. (St. Louis) 84 (1975) 771–775

[17] Leicher, H.: Zur Entstehung bösartiger Geschwülste der oberen Luft- und Speisewege und des Ohres. 4. Durch Strahlen verursachte bösartige Geschwülste. Laryngol. Rhinol. Otol. 58 (1979) 881–910

[18] Lund, V., R. Sawyer, A. Papavasiliou: Second respiratory tract carcinomas following radiotherapy to the larynx. Clin. Oncol. 8 (1982) 201–106

[19] Marks, J. E., L. D. Lowry, I. Lerch, M. L. Griem: Glottic cancer. An analysis of recurrence as related to dose, time and fractionation. Amer. J. Roentgenol. 117 (1973) 540–547

[20] Martin, G., H. Glanz, O. Kleinsasser: Ionisierende Strahlen und Kehlkopfkrebs. Laryngol. Rhinol. Otol. 58 (1979) 187–195

[21] McKillop, J. H., J. A. Doig, J. S. Kennedy, J. A. Thomson, W. R. Greig: Laryngeal malignancy following Iodine-125 therapy for thyrotoxicosis. Lancet 1978/II, 1177–1179

[22] Munoz, J. M., C. A. Gorman, L. R. Elveback, J. R. Wentz: Incidence of malignant neoplasms of all types in patients with Graves disease. Arch. intern. Med. 138 (1978) 944–947

[23] Peller, S.: Lung cancer among mine workers in Joachimsthal. Hum. Biol. 11 (1939) 130–143

[24] Sakamoto, A., G. Sakamoto, H. Sugano: History of cervical radiation and incidence of carcinoma of the pharynx, larynx and thyroid. Cancer 44 (1979) 718–723

[25] Schindel, J., I. M. Castoriano: Late-appearing (radiation-induced) carcinoma. Carcinomas of the post cricoid and hypopharyngeal regions following successful irradiation therapy for laryngeal carcinoma. Arch. Otolaryngol. 95 (1972) 205–210

[26] Seydel, H. G.: The risk of tumor induction in man following medical irradiation for malignant neoplasm. Cancer 35 (1975) 1641–1645

[27] Soerensen, J.: Diskussion. Zbl. Hals-, Nas.- u. Ohrenheilk. 21 (1934) 71

[28] Som, M. L., R. Peimer: Postcricoid carcinoma as a sequel to radiotherapy for laryngeal carcinoma. Arch. Otolaryng. 62 (1955) 428–431

[29] Taylor, R. F.: Late recurrence of cancer in the larynx and hypopharynx after irradiation. ORL J. Otorhinolaryngol. relat. Spec. 39 (1977) 251–256

[30] Thomas, R. L.: Non epithelial tumours of the larynx. J. Laryngol. 93 (1979) 1131–1141

[31] Willemse, K.: Radiokanker vijftien jaar na radiotherapie van de larynx. Acta oto-rhinolaryng. belg. 28 (1974) 208–213

Paterson-Kelly-Syndrom und Postkrikoidkarzinome

Besondere, aber längst nicht in allen Einzelheiten erforschte Zusammenhänge bestehen zwischen dem Paterson-Kelly- oder Plummer-Vinson-Syndrom (sideropenische Dysphagie) und Karzinomen der Postkrikoidregion (6, 10, 13).

Das Paterson-Kelly-Syndrom wird in 90–95% aller Fälle bei Frauen im mittleren und höheren Lebensalter manifest. Das meist nicht voll ausgeprägte Krankheitsbild ist gekennzeichnet durch einen kleinen, schmallippigen Mund, Rhagaden in den Mundwinkeln, eine glatte, blasse Gesichtshaut, einen frühzeitigen Zahnausfall und durch Koilonychie. Im Vordergrund der Beschwerden stehen – neben dem Zungenbrennen infolge der Glossitis mit Papillenatrophie – die oft schweren Schluckstörungen infolge konzentrischer Strikturen im Bereich der ersten Ösophagusenge sowie der Entwicklung bindegewebiger Segel („webs"), die manchmal in mehreren Etagen an der Postkrikoidregion inserieren und den Ösophaguseingang einengen (Abb. 2). Bei vielen Patientinnen sind Episoden von steckengebliebenen Nahrungsteilen in diesem Bereich bekannt. Die meisten Patienten haben sich angewöhnt, nur kleine, wohlgekaute Bissen zu schlucken. Dementsprechend ist das Körpergewicht meist gering, die Frauen wirken „ausgetrocknet". In vielen Fällen besteht auch eine atrophe Gastritis mit Achlorhydrie (9). Charakteristisch für diese Krankheit ist die primäre, essentielle oder idiopathische sideropenische Anämie, eine hypochrome mikrozytäre Anämie. Wenn auch bis heute nicht geklärt ist, ob nicht genetische, hereditäre oder andere Faktoren für die Entstehung der Eisenmangelanämie mitverantwortlich sind, so scheint diese doch vorwiegend exogen bedingt zu sein.

Das Paterson-Kelly-Syndrom war früher in vielen nördlichen Teilen der Welt sehr häufig, in manchen Bezirken Nordschwedens geradezu endemisch. Die Mehrzahl der Berichte stammt demnach auch aus Skandinavien, England und Nordamerika, aber auch in Holland ist die Krankheit nicht selten (4). In diesen Regionen waren offenbar eine einseitige Ernährung infolge Mangel an frischem Gemüse, Fisch und Fleisch in den langen Monaten des nordischen Winters sowie verstärkte Menstruationsblutungen, gastrointestinale Blutungen und rasch aufeinanderfolgende Geburten die Ursache des Eisenmangels. Mit einem obligatorischen Zusatz von Eisen- und Vitaminpräparaten zum Mehl (Schweden), einer allgemein verbesserten vitaminreichen Ernährung, Rückgang der Geburtenzahlen und einer besseren medizinischen Fürsorge ist die Häufigkeit der Neuerkrankungen an sideropenischer Dysphagie seit etwa 1950 sehr rasch gesunken (7, 14). Während die Glossitis, die Haut- und Nagelveränderungen und auch die atrophe Gastritis nach Eisensubstitution rasch verschwinden, sind die Strikturen am Ösophaguseingang und die „webs" in der Postkrikoidregion irreversibel. Histologisch wurden in diesem Bereich Hyperplasien und Atrophien des Plattenepithels, manchmal auch präkanzeröse Dysplasien auf einer chronisch entzündlich infiltrierten und narbig veränderten Submukosa beobachtet (2, 9).

A. B. KELLY hatte bereits auf die Kombination von Anämie und Postkrikoidkarzinom hingewiesen. Später zeigte sich immer deutlicher, daß bis zu 90% der Frauen und 10% der Männer mit Postkrikoidkarzinomen Zeichen der sideropenischen Dysphagie aufwiesen (1, 5, 8, 11). Nach verschiedenen Schätzungen erkranken 10–30% der Patientinnen mit Paterson-Kelly-Syndrom an einem Postkrikoidkarzinom (9). Karzinome der Postkrikoidregion können noch Jahrzehnte nach einer längst abgeheilten Eisenmangelanämie ent-

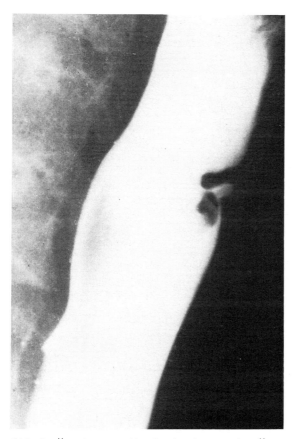

Abb. 2 Ösophagographie. In das Lumen des Ösophagus vorspringende Narbenplatte („web"), die zu rezidivierenden Schluckstörungen führte. 55 Jahre alte Frau, Zustand nach sideropenischer Anämie.

stehen (4). Nur die Vorgeschichte, die Dysphagie und vielleicht noch nachweisbare Strikturen oder Webs am Ösophaguseingang weisen auf das Paterson-Kelly-Syndrom hin. Bezeichnend für den ursächlichen Zusammenhang von Paterson-Kelly-Syndrom und Postkrikoidkarzinom sind auch die geradezu endemische Häufung von Postkrikoidkarzinomen bei Frauen in Nordschweden, Wales und Schottland (3, 7, 12) und der Rückgang der Häufigkeit der sideropenischen Dysphagie nach besserer Ernährung der Bevölkerung. In vielen Ländern Mitteleuropas ist das Postkrikoidkarzinom selten und das Krankheitsbild des Paterson-Kelly-Syndroms fast unbekannt. Vielleicht wird die Krankheit aber auch nicht diagnostiziert. Man wird daher bei den wenigen Einzelfällen von Postkrikoidkarzinomen, die hierzulande zur Beobachtung gelangen, auf eventuell bestehende Zusammenhänge achten müssen.

Literatur

1 Chisholm, M.: The association between webs, iron and postcricoid carcinoma. Postgrad. Med. 50 (1974) 215–219
2 Chisholm, M., R. Wright: Post-cricoid dysphagia and iron deficiency in men. Brit. med. J. 1967/II, 281–283
3 Chisholm, M., G. M. Ardran, S. T. Callender, R. Wright: A follow-up study of patients with post-cricoid webs. Quart. J. Med. 40 (1971) 409–420
4 Hoeksema, P. E.: Kelly-Paterson syndrome and carcinoma. ORL J. Otorhinolaryngol. relat. Spec. 35 (1973) 167–170
5 Jacobsson, F.: Carcinoma of the hypopharynx. A clinical study of 322 cases treated at Radiumhemmet from 1939 to 1947. Acta radiol. (Stockh.) 35 (1951) 1–21
6 Kelly, A. B.: Spasm at the entrance of the oesophagus. J. Laryngol. 34 (1919) 285–289
7 Larsson, L. G., A. Sandstroem, P. Westling: Relationship of Plummer-Vinson disease to cancer of the upper alimentary tract in Sweden. Cancer Res. 35 (1975) 3308–3316
8 Lindwall, N.: Hypopharyngeal cancer in sideropenic dysphagia. Acta radiol. (Stockh.) 39 (1953) 17–37
9 McNab Jones, R. F.: The Paterson-Brown-Kelly syndrome. Its relationship to iron deficiency and post cricoid carcinoma. J. Laryngol. 75 (1961) 529–543
10 Paterson, D. R. A.: A clinical type of dysphagia. J. Laryngol. 34 (1919) 289–291
11 Pearson, D. C.: Radiotherapy of carcinoma of the oesophagus and post cricoid region in south east Scotland. Clin. Radiol. 17 (1966) 242–257
12 Richards, S. H., D. Kilby, J. D. Shaw: Post-cricoid carcinoma and the Paterson-Kelly syndrome. J. Laryngol. 85 (1971) 141–152
13 Vinson, P. O.: Hysterical dysphagia. Minn. Med. 5 (1922) 107–108
14 Wynder, E. L., S. Hultberg, F. Jacobsson, J. B. Bross: Environmental factors in cancer of the upper alimentary tract: A Swedish study with special reference to Plummer-Vinson (Paterson-Kelly) syndrome. Cancer 10 (1957) 470–482

Einfluß chemischer und physikalischer Noxen in Umwelt und Beruf

Im Einzelfall ist es nur selten möglich, überzeugend nachzuweisen, jemand hätte ein Kehlkopfkarzinom bekommen, weil er in der „ungesunden" Stadtluft gelebt habe oder diesem oder jenem Beruf nachgegangen sei, in dem er Stäuben, Dämpfen, Gasen oder Hitze ausgesetzt gewesen war (13, 14). Es sind ja schon zahlreiche Substanzen bekannt, die als Karzinogene, Kokarzinogene, Initiatoren und Promotoren von Tumoren in Betracht kommen. Die Intensität und Dauer der Einwirkung, das Lebensalter zur Zeit der Exposition und andere Faktoren wie der ubiquitäre Zigarettenrauch spielen eine mit zu berücksichtigende Rolle. Auch dauert es oft Jahrzehnte, bis ein Karzinom manifest wird, industrielle Verfahrensabläufe ändern sich aber rasch. Es ist also außerordentlich schwierig zu ermitteln, welche Noxen der allgemeinen oder beruflichen Umwelt als Kanzerogene in Betracht zu ziehen sind. Über die Entstehung von Kehlkopfkrebsen aufgrund allgemeiner Umwelteinflüsse und beruflicher Expositionen ist noch recht wenig bekannt (59a).

Die Wärmestrahlung, der Menschen in Gießereien, Kokereien, als Heizer usw. ausgesetzt sind, wurde als Mitursache von Kehlkopfkrebsen genannt (6, 45). An einem Arbeitsplatz dieser Art sind allerdings der warmen Luft meist auch alle möglichen Gase, Dämpfe und Stäube beigefügt, die, im einzelnen kaum identifizierbar, als Karzinogene in Betracht kommen. Bei Galvaniseuren, Sprayanstreichern und Emaillierern konnte keine höhere Inzidenz an Larynxkarzinomen gefunden werden (57). Mechanische Reize, wie sie bei besonders starkem Stimmgebrauch aus habituellen oder professionellen Gründen auf den Kehlkopf einwirken, sind bisher nicht ernstlich als krebsfördernd diskutiert worden (38).

Organisch-chemische Noxen, wie die fast ubiquitär auftretenden und bei verschiedensten industriellen Prozessen entstehenden polyzyklischen aromatischen Kohlenwasserstoffe und Nitrosamine, sind wohl in erster Linie als berufliche Karzinogene in Betracht zu ziehen, denen gegenüber Menschen in verschiedensten Berufen exponiert sind (3, 7, 16, 25, 28, 29, 38, 51, 52, 58, 60). Besonders in der kohle-, eisen- und gummiverarbeitenden Industrie bestehen örtlich hohe Konzentrationen kanzerogener Stoffe am Arbeitsplatz.

Sehr unterschiedlich ist bekanntlich auch das Ausmaß der Luftverschmutzung („air pollution"), bedingt durch Kohleverbrennung und Autoabgase, in Städten und auf dem Land. Die Konzentration von Benzpyren beträgt in „guter Landluft" nur 1 ng/m^3 und steigt in manchen Städten auf 60 ng/m^3 (48). Über 5 Fälle von Larynxkarzinomen bei Patienten, die Insektizide versprüht hatten, berichtete KLAYMAN (24). Alkylierende Substanzen wie Senfgas (Stickstofflost) können durch einmalige Exposition chronische Laryngitiden erzeugen, aus denen nach vielen

Jahren Karzinome entstehen. Neben Patienten, die eine Senfgasvergiftung im ersten Weltkrieg erlitten hatten (21), wurden Kehlkopfkarzinome bei Arbeitern in Senfgasfabriken bekannt (26a, 31, 57, 59).

Isopropylöl als Inhalat (22), Vinylchlorid (55), Formaldehyd (52a) und Schwefelsäure (53) sind möglicherweise Ursache einzelner Pharynx- und Larynxkarzinome (23). Textilfasern, die bei der Textilherstellung inhaliert werden, sollen mit der Entstehung einzelner Pharynx- und Larynxkarzinome in einem allerdings noch nicht näher erforschten Zusammenhang stehen (14, 33, 34). Auch bei Arbeitern in der Lederindustrie wurden gehäuft Larynxkarzinome gefunden (11).

Unter den anorganischen Substanzen führen Nikkel- und Chromatstäube zu Veränderungen besonders in der Nase (39). Neben Lungen- und Nebenhöhlenkarzinomen könnten in Einzelfällen (ebenso wie nach Eisenoxideinwirkung) auch Kehlkopfkrebse entstanden sein (8, 9, 12, 40, 44, 47). Nasenseptumperforationen werden dem aufmerksamen Laryngologen einen Hinweis auf die Genese solcher Kehlkopfkrebse geben können. Ob die Silikose und das Kehlkopfkarzinom in ursächlichem Zusammenhang stehen, ist sehr ungewiß (2).

Arsen, als Fowlersche Lösung appliziert oder im „Haustrunk" der Winzer getrunken oder als Insektizid gesprüht, führte zu chronischen Arsenvergiftungen mit Arsenkeratosen und multiplen Karzinomen der Haut und der Schleimhäute, vor allem der Lungen und vereinzelt auch des Larynx (1, 32, 36, 50). Bei einer eigenen Beobachtung eines Moselwinzers traten Larynx-, Lungen- und Hautkarzinom kurz nacheinander auf.

Asbestfasern (komplexes Magnesiumsilikatpolymer mit Aluminium- und Eisenoxidzusätzen) als Ursache von Asbestosen, Pleura- und Peritonealmesotheliomen (bei Nichtrauchern) und Bronchuskarzinomen (bei Personen, die auch rauchen) finden nun auch als ursächlicher Faktor bei der Entstehung von Larynxkarzinomen Beachtung (54). In verschiedenen Gebieten sollen 20–30% aller Patienten mit Larynxkarzinomen Asbestfasern exponiert gewesen sein – fast alle von ihnen haben aber auch Zigaretten geraucht (4, 5, 8, 10, 15, 17, 18, 19, 20, 26, 27, 35, 37, 41, 42, 43, 46, 49, 54, 56). Asbestfäden fanden sich auch eingelagert im *tumorfreien* Kehlkopf verstorbener Asbestarbeiter (49). Mehrfach wurden Patienten mit Larynxkarzinomen beobachtet, die Pleuraplaques infolge Asbestose aufwiesen (15, 27, 56a). Da Asbest ein ungemein großes Anwendungsgebiet, nicht nur in der Isoliertechnik, hat (22), wird der Frage nach dem Zusammenhang von Asbestinhalationen und Larynxkarzinomen besondere Aufmerksamkeit zu widmen sein. Bei Asbestarbeitern in Texas ließ sich allerdings keine höhere Inzidenz an Larynxkarzinomen sichern (30).

Literatur

[1] Anonym: Arsenical keratosis with squamous carcinoma of the skin, larynx and lung. Arch. Derm. 92 (1965) 326–327

[2] Barni, B.: Saggi di esperienza valutativa su casi mortali di associazione „silicosi polmonare-affezioni neoplastiche". Med. d. Lavoro 60 (1969) 572–581

[3] Birnmeyer, G.: Inhalationsnoxen und ortsfremdes Pflasterepithel im Kehlkopf. Arch. Gewebepath. Gewerbehyg. 17 (1959) 294–315

[4] Bittersohl, G.: Zum Problem des asbestinduzierten Larynx-Karzinoms. Z. ges. Hyg. 23 (1977) 27–30

[5] Blot, W. J., L. E. Morris, R. Stroube, I. Tagnon, J. F. Fraumeni: Lung and laryngeal cancers in relation to shipyard employment in coastal Virginia. J. nat. Cancer Inst. 65 (1980) 571–575

[6] Blümlein, H.: Kehlkopfkrebs und berufliche Inhalationsnoxen. Münch. med. Wschr. 99 (1957) 1333–1335

[7] Borget, H.: Akuter Kehlkopfkrebs durch heiße teerhaltige Koksgase. Med. Sachverst. 51 (1954) 14

[8] Burch, J. D., G. R. Howe, A. B. Miller, R. Semenciw: Tobacco, alcohol, asbestos, and nickel in the etiology of cancer of the larynx: a case-control study. J. nat. Cancer Inst. 67 (1981) 1219–1224

[9] Cadotsch, H.: Zur Frage des Zusammenhangs zwischen Kehlkopfkrebs und Berufskrankheit. Arch. Ohrenheilk. 157 (1950) 68–77

[10] Chovil, A.: Laryngeal cancer: an explanation for the apparent occupational association. Med. Hypotheses 7 (1981) 951–956

[11] Decoufle, P.: Cancer risks associated with employment in the leather and leather products industry. Arch. environ. Hlth. 34 (1979) 33–37

[12] Enterline, P. E.: Respiratory cancer among chromate workers. J. occup. Med. 16 (1974) 523–526

[13] Flanders, W. D., K. J. Rothman: Occupational risk for laryngeal cancer. Amer. J. public Hlth. 72 (1982) 369–372

[14] Flanders, W. D., C. I. Cann, K. J. Rothman, M. P. Fried: Workrelated risk factors for laryngeal cancer. Amer. J. Epidemiol. 119 (1984) 23–32

[15] Freifeld, S.: Asbestos exposure and laryngeal carcinoma. J. Amer. med. Ass. 238 (1977) 1280

[16] Glasenapp, G. B.: Beitrag zur berufsbedingten Entstehung des Kehlkopfkarzinoms. Laryngol. Rhinol. Otol. 54 (1975) 565–568

[17] Guidotti, T. L., J. L. Abraham, P. B. Denee: Letter: Asbestos exposure and cancer of the larynx. West. J. Med. 122 (1975) 75

[18] Hillerdal, G., C. E. Lindholm: Laryngeal cancer and asbestos. ORL J. Otorhinolaryngol. relat. Spec. 42 (1980) 233–241

[19] Hinds, W. M., D. B. Thomas, H. P. O'Reilly: Asbestos, dental X-rays, tobacco and alcohol in the epidemiology of laryngeal cancer. Cancer 44 (1979) 1114–1120

[20] Hirsch, A., J. Bignon, P. Sebastien, A. Gaudicher: Asbestos fibers in laryngeal tissues. Findings in two patients with asbestosis associated with laryngeal tumors. Chest 76 (1979) 697–699

[21] Hünermann, T.: Kehlkopfkrebs nach Gelbkreuzvergiftung. Z. Laryngol. Rhinol. Otol. 17 (1928) 369

[22] Hueper, W. C.: Occupational and environmental cancers of the respiratory system. In: Recent Results in Cancer Research, vol. III. Springer, Berlin 1966

[23] Irander, K., H. B. Hellquist, Ch. Edling, L. M. Ödkvist: Upper airway problems in industrial workers exposed to oil mist. Acta oto-laryngol. (Stockh.) 90 (1980) 452–459

[24] Klayman, M. B.: Exposure to insecticides. Arch. Otolaryng. 88 (1968) 116–117

[25] Kolomaznik, L., J. Zdrazil, F. Picha: Incidence of benign neoplasms, precancerous and cancerous conditions in the respiratory passages of foundry workers, working in an atmosphere containing relatively large amounts of 3,4- benzpyrene. Čs. Otolaryng. 12 (1963) 1–11

[26] Kup, W.: Ein Fall von Kehlkopfkrebs durch Asbestexposition am Arbeitsplatz. Dtsch. Gesundh.-Wes. 34 (1979) 1698–1700

[26a] Kurozumi, S., Y. Harada, Y. Sugimoto, H. Sasaki: Airway malignancy in poisonous gas workers. J. Laryngol. 91 (1977) 217–225

27 Libshitz, H. I., M. S. Wershba, G. W. Atkinson, M. E. Southard: Asbestosis and carcinoma of the larynx. A possible association. J. Amer. med. Ass. 228 (1974) 1571–1572
28 Lloyd, J. W.: Long-term mortality study of steelworkers. V. Respiratory cancer in coke plant workers. J. occup. Med. 13 (1971) 53–68
29 Lynch, J., N. M. Hanis, M. G. Bird, K. J. Murray, J. P. Walsh: An association of upper respiratory cancer with exposure to diethyl sulfate. J. occup. Med. 21 (1979) 333–341
30 MacDonald, E. J., E. B. Heinze: Epidemiology of Cancer in Texas: Incidence analyzed by type, ethnic groups and geographic location. Raven Press, New York 1978
31 Manning, K. P., D. C. Skegg, P. M. Stell, R. Doll: Cancer of the larynx and other occupational hazards of mustard gas workers. Clin. Otolaryngol. 6 (1981) 165–170
32 Minkowitz, S.: Multiple carcinomata following ingestion of medicinal arsenic. Ann. intern. Med. 61 (1964) 296–299
33 Moss, E.: Oral and pharyngeal cancer in textile workers. Ann. N. Y. Acad. Sci. 271 (1976) 301–307
34 Moss, E., W. R. Lee: Occurence of oral and pharyngeal cancers in textile workers. Brit. J. industr. Med. 31 (1974) 224–232
35 Musti, M., F. Vimercati: Neoplasia laringea e polmonare in asbestosico (contributo casistico). Med. d. Lavoro 64 (1973) 423–431
36 Nagel, F., W. Draf: Chronische Arsenvergiftung und Tumoren im HNO-Bereich. HNO (Berlin) 18 (1970) 249–251
37 Nelson, N.: Cancer prevention: Environmental, industrial and occupational factors. Cancer 47 (1981) 1065–1070
38 Nessel, E.: Berufsschäden des Kehlkopfes. Arch. Ohr.- Nas.- u. Kehlk.- Heilk. 185 (1965) 397–408
39 Nessel, E.: Zur Frage des Berufskrebses in Nase, Rachen, Mund und Kehlkopf. Arbeitsmed., Sozialmed., Arbeitshyg. 2 (1967) 273–275
40 Nettesheim, P., D. A. Creasia, T. J. Mitchell: Carcinogenic and cocarcinogenic effects of inhaled synthetic smog and ferric oxide particles. J. nat. Cancer Inst. 55 (1975) 159–169
41 Newhouse, M. L.: Epidemiology of asbestos-related tumors. Semin. Oncol. 8 (1981) 250–257
42 Newhouse, M. L., G. Berry: Asbestos and laryngeal cancer. Lancet 1973/II, 615
43 Newhouse, M. L., M. M. Gregory, H. Shannon: Etiology of carcinoma of the larynx. IARC Sci. Publ. 2 (1980) 687–695
44 Olsen, J., S. Sabroe: Occupational causes of laryngeal cancer. J. Epidemiol. Commun. Hlth. 38 (1984) 117–121
45 Olsen, J., S. Sabroe, M. Lajer: Welding and cancer of the larynx: a case-control study. Europ. J. Cancer clin. Oncol. 20 (1984) 639–643
46 Paoletti, A., B. Sperduto, P. Falappa, A. Iannaccone: Analisi dei rischi per l'apparato respiratorio in una fabbrico di manufatti in cemento-amianto. Ann. Ist. Super Sanita 14 (1978) 659–665
47 Pedersen, E., A. C. Hogetveit, A. Andersen: Cancer of respiratory organs among workers at a nickel refinery in Norway. Int. J. Cancer 12 (1973) 32–41
48 Pike, M. C., R. J. Gordon, B. E. Henderson, H. R. Menck, J. Soottoo: Air pollution. In Fraumeni, J. F.: Persons at High Risk of Cancer. Academic Press, New York 1975
49 Roggli, V. L., S. D. Greenberg, J. L. McLarty, G. A. Hurst, C. G. Spivey, L. R. Heiger: Asbestos body content of the larynx in asbestos workers. A study of five cases. Arch. Otolaryng. 106 (1980) 533–535
50 Roth, F.: Über den Bronchialkrebs arsengeschädigter Winzer. Virchows Arch. path. Anat. 331 (1958) 119–137
51 Scala, R. A.: Toxicology of PPOM. J. occup. Med. 17 (1975) 784–788
52 Schiffmann, H.: Berufsbedingtes Stimmbandcarcinom durch Inhalation carcinogener Substanzen. HNO (Berlin) 14 (1966) 82–87
52a Sherman, J. D.: Formaldehyde associated cancer: two case reports (meeting abstract). 5th Annual Meeting, American College of Toxicology, Washington 1984 (p. 107)
53 Soskolne, C. L.: Upper respiratory cancer among refinery and chemical plant workers: a case-control study in Baton Rouge, Louisiana. Diss. Abstr. Int. (B) 43 (1982) 687
54 Stell, P. M., T. McGill: Exposure to asbestos and laryngeal carcinoma. J. Laryngol. 89 (1975) 513–517
55 Tabershaw, I. R., W. R. Gaffey: Mortality study of workers in the manufacture of vinyl chloride and its polymers. J. occup. Med. 16 (1974) 509–518
56 Vigliani, E. C., G. Mohura, P. Maranzana: Association of pulmonary tumors with asbestosis in Piedmont and Lombardy. Ann. N. Y. Acad. Sci. 132 (1965) 558–574
56a Wain, S. L., V. L. Roggli, W. L. Foster: Parietal pleural plaques, asbestos bodies, and neoplasia. A clinical, pathologic, and roentgenographic correlation of 25 consecutive cases. Chest. 86 (1984) 707–713
57 Wilke, J.: Laryngological screening of industrial workers (galvanizers, spray painters, enamelers). In Wigand, M. E., W. Steiner, P. M. Stell: Functional Partial Laryngectomy: Conservation Surgery for Carcinoma of the Larynx. Springer, New York 1984 (pp. 42–43)
58 Wolf, O.: Larynxkarzinome bei Naphthalinreinigern. Z. ges. Hyg. 24 (1978) 737–739
59 Yamada, A., F. Hirose, M. Naggi, T. Nakamura: Five cases of cancer of the larynx found in persons who suffered from occupational mustard gas poisoning. Gann 48 (1957) 366–368
59a Zagraniski, R. T.: The role of occupation in the etiology of laryngeal carcinoma: a case-controlled study. Diss. Abstr. Int. (B) 43 (1983) 3933–3938
60 Zenk, H.: Das berufsbedingte Kehlkopfkarzinom in gutachterlicher Sicht. Z. Laryngol. Rhinol. 49 (1970) 100–108

Chronisch hyperplastische Laryngitis, Reinke-Ödem und Karzinom

Seit langer Zeit wird vermutet, daß zwischen chronischen unspezifischen Entzündungen im Kehlkopf und Karzinomen ähnliche ursächliche Zusammenhänge bestehen, wie sie etwa zwischen chronischer Bronchitis und Bronchialkarzinom, atropher Gastritis und Magenkarzinom, chronischer Cholezystitis und Gallenblasenkarzinom angenommen werden (6, 8). Nach GABRIEL u. JONES (5) waren unter 51 Fällen von Kehlkopfkrebs 10 mit einer Laryngitisanamnese, und bei 10 von 101 Patienten mit Laryngitis war ein Karzinom entstanden.

Eingehendere Untersuchungen dieser praktisch wichtigen Frage sind bisher nur am Material der Kölner Klinik ausgeführt worden (7). Unter 841 Fällen von Kehlkopfkarzinomen (35% supraglottische und 65% glottische) wurden 35 Patienten gefunden (6% der Stimmlippenkarzinome), die länger als 2 Jahre – im Durchschnitt etwa 9 Jahre – vor der Diagnose Karzinom bereits heiser waren und bei denen 1½–7 Jahre vor der Diagnose Karzinom bereits die Diagnose chronische Laryngitis gestellt und meist bioptisch gesichert worden war. In allen Fällen fanden sich neben dem Karzinom ausgedehnte Epidermisierungen der Kehlkopfschleimhaut. Fast alle Patienten waren allerdings auch Zigarettenraucher (s. Bemerkungen zum „smokers larynx" S. 14). Bei der histologischen Untersuchung fanden sich häufig multizentrische Kanzerisierungsherde im hyperplastischen Epithel. BRANDT verfolgte 111 Patienten mit chronischer Laryngitis und beobachtete in 12 Fällen die Entstehung von Karzinomen. GORISCH zählte Personen mit einer chronischen Laryngitis zur „high risk"-Gruppe, die genauer Überwachung bedürfen (8).

Diese retrospektiven Studien erlauben den Schluß, daß ein Zusammentreffen der chronisch hyperplastischen Laryngitis mit einem Karzinom nicht nur zufälliger Art sein kann. Sicher wird nicht aus jeder chronischen Laryngitis, wenn sie nur lange genug besteht, ein Karzinom, ebenso wie nur ein kleiner Teil der Larynxkarzinome auf dem Boden einer chronischen Laryngitis entsteht. Man kann daher die chronische Laryngitis nicht zu den Präkanzerosen im engeren Sinn zählen, man muß sie aber doch zumindest als einen „promoting factor" ansehen, der die Krebsentstehung im Kehlkopf fördert. Diese Frage verdient auch noch im Rahmen weiterer retrospektiver und vor allem auch prospektiver Studien einer weiteren Klärung.

Das *Reinke-Ödem der Stimmlippen*, eine von der chronischen Laryngitis unterschiedliche, ätiologisch bis heute ungeklärte Krankheit, wurde mehrfach als Vorläufer eines Kehlkopfkarzinoms bezeichnet (1, 2, 4, 9, 10). Auch der Verfasser hat einzelne Patienten gesehen, die bilateral die charakteristischen Veränderungen des Reinke-Ödems zeigten und gleichzeitig an einer Stimmlippe ein Karzinom hatten. Ein ursächlicher Zusammenhang ist aber noch nicht gesichert. Die AHH-Induzierbarkeit ist bei Patienten mit Reinke-Ödemen – im Gegensatz zu Patienten mit chronischer Laryngitis – nicht erhöht (11). Da die Patienten mit Reinke-Ödemen fast ausschließlich Raucher sind, ist wohl eher an ein zufälliges Zusammentreffen zu denken. Zu beachten ist auch, daß sowohl bei chronischen Entzündungen als auch bei Karzinomen reaktive Ödeme ein Reinke-Ödem vortäuschen können.

Literatur

[1] Berlinger, R.: Beitrag zum Reinke'schen Stimmbandödem: Ein Fall von maligner Entartung. Pract. oto-rhino-laryngol. (Basel) 18 (1956) 214
[2] Bourdial, J., Y. Lallemant, R. Natali, P. Magnien: Transformation maligne d'une laryngite pseudo-myxomateuse de forme asphyxique. Ann. Otolaryngol. (Paris) 80 (1963) 829–831
[4] Eggemann, G.: Maligne Entartung eines Reinke-Stimmbandödems. Z. Laryngol. Rhinol. Otol. 49 (1970) 300–303
[5] Gabriel, C. E., D. G. Jones: The importance of chronic laryngitis. J. Laryngol. 74 (1960) 349–357
[6] Gaini, G.: Laringite chroniche aspecifice con aspetti precancerosie e cancerose. Minerva otorinolaring. 12 (1962) 210–219
[7] Glanz, H., O. Kleinsasser: Chronische Laryngitis und Carcinom. Arch. Otorhinolaryng. 212 (1976) 57–75
[8] Gorisch, I., V. Gorisch: Laryngitis chronica – eine Vorstufe des Larynxmalignoms? Dtsch. Gesundh.-Wes. 37 (1982) 600–602
[9] Leicher, H.: Bösartige Geschwülste des Kehlkopfes und Hypopharynx. In: Berendes, J., R. Link, F. Zöllner: Hals-Nasen-Ohrenheilkunde in Praxis und Klinik, Bd. II/2. Thieme, Stuttgart 1963 (S. 990); 2. Aufl. 1977
[10] Scheuffler, H.: Reinke-Ödem und Larynxcarcinom. HNO (Berlin) 9 (1960/61) 337–339
[11] Trell, E., I. Mattiasson, P. Kitzing, L. Trell: Smoking, arylhydrocarbon hydroxylase inducibility, and laryngeal precancerous lesions. IRCS Med. Sci. Cancer 8 (1980) 339

Viren, juvenile Larynxpapillome und Larynxkarzinom

Die Suche nach Viren, die vielleicht im Zusammenhang mit der Entstehung von Larynx- oder Hypopharynxkarzinomen stehen könnten, ist bisher erfolglos verlaufen. Erhöhte Titer des Epstein-Barr-Virus wurden bei Larynxkarzinomen bisher nur gelegentlich gefunden (6, 7, 21). Ob Herpes-simplex-Viren in der oropharyngealen Form mit Karzinomen des Kopf-Hals-Bereiches in ursächlicher Beziehung stehen, ist bisher nicht erwiesen (20, 25). Hep-2-Zellkulturen, die aus einem Larynxkarzinom gezogen worden sind, sind mit Herpes-simplex-Viren zwar infizierbar, die Infektion führt aber zum Zelltod (23). Positive Reaktionen auf das Herpes-simplex-Virus 1 wurden bei Patienten mit Larynxkarzinomen häufig beobachtet, ohne daß damit der Beweis eines ursächlichen Zusammenhanges erbracht wäre (2, 11, 21). Bisher konnte noch nicht bewiesen werden, daß humane Papillomviren mit Larynxkarzinomen in Zusammenhang stehen (25).

Papovaviren gelten zur Zeit als Erreger der juvenilen Kehlkopfpapillome (29). Die eindeutige serologische oder morphologische Indentifizierung der Erreger der juvenilen Papillomatose ist allerdings bisher nicht erfolgt. Die Beobachtung von Papillomen, aus denen Kehlkopfkrebse entstanden sind, darf nicht zum Schluß veranlassen, daß die Larynxpapillomviren beim Menschen onkogene Eigenschaften besitzen. Bei den Fällen einer Kanzerisierung von Papillomen handelt es sich zum Teil um bestrahlte juvenile Papillome, zum Teil auch um sogenannte adulte solitäre Papillome, eine durchaus andere Krankheit, die nichts mit den Viruspapillomen zu tun hat (15). Verschiedentlich werden auch papilläre Carcinomata in situ, besonders wenn diese bei Jugendlichen und Frauen auftreten, mit juvenilen Papillomen verwechselt, aus denen Karzinome entstanden sein sollen (27). Fälle, bei denen die Kanzerisierung binnen weniger Jahre nach Beginn der Krankheit erkennbar wurde, können daher nicht ohne weiteres als Kanzerisierung von Viruspapillomen anerkannt werden (1, 8, 9, 13). Auch der Nachweis multipler Rezidive und intraepithelialer Kernatypen allein beweist die Kanzerisierung nicht (10, 22). Es verbleiben demnach nur einige wenige einwandfrei dokumentierte Fälle einer spontanen Kanzerisierung juveniler Papillome (3, 4, 14, 15a, 16, 17, 24a, 26, 28). Die Kanzerisierung trat in den selbst beobachteten Fällen 62 und 12 Jahre nach Beginn der Krankheit ein. In einem 3. Fall traten Halslymphknotenmetastasen auf, ohne daß im Kehlkopf ein infiltrierendes Karzinom bestanden hatte (14). Bei diesem Patienten müssen nun seit fast 10 Jahren immer wieder

Papillome aus dem Larynx entfernt werden, ohne daß weitere Metastasen aufgetreten sind.

Es liegen auch mehrere Berichte vor, daß sich Larynxpapillome in die Bronchien ausdehnten und in der Lunge Karzinome entstanden, die in die Hiluslymphknoten metastasierten (5, 5a, 12, 18, 19, 24). Abschließend ist noch zu erwähnen, daß mit wenigen Ausnahmen fast alle Patienten, bei denen eine Kanzerisierung juveniler Papillome stattfand, Raucher waren.

Literatur

1 Aboulker, P., M. Fourestier, J. M. Sterkers, P. Bourdon, J. L. Chamouard, A. Fournier: Evolution filmée d'une papillomatose diffuse laryngo-trachéale à évolution maligne. Probléme thérapeutique. Ann. Oto-Laryngol. (Paris) 83 (1966) 96–98
2 Athanasiu, P., E. Nastac, E. Predescu: Recherches sur las présence des antigenes herpétiques dans le tissue tumoral et les leucocytes périphériques des malades aux néoplasmes laryngiens. Virologie 27 (1976) 151–156
3 Barth, E.: Zur Casuistik des Übergangs gutartiger Kehlkopfgeschwülste in bösartige. Arch. Laryngol. Rhinol. 7 (1898) 287–302
4 Bertrand, H., F. Doucet, B. Cornuder, M. Lebreton, G. Garigue: Papillome du larynx: carcinome, récidive, rémission spontanée. J. franç. Oto-rhinolaryngol. 29 (1980) 333–334
5 Bewtra, C., R. Krishnan, S. S. Kee: Malignant changes in nonirradiated juvenile laryngotracheal papillomatosis. Arch. Otolaryng. 108 (1982) 114–116
5a Brach, B. B., R. C. Klein, A. J. Mathews, E. W. Cook: Papillomatosis of the respiratory tract. Upper airway obstruction and carcinoma. Arch. Otolaryng. 104 (1978) 413–416
6 Brichacek, B., I. Hirsch, O. Sibl, E. Vilikusova, V. Vonka: Association of some supraglottic laryngeal carcinomas with EB Virus. Int. J. Cancer 32 (1983) 193–197
7 Callaghan, D. J., B. R. Conner, M. Strauss: Epstein-Barr Virus antibody titers in cancer of the head and neck. Arch. Otolaryng. 109 (1983) 781–784
8 Eckel, W.: Kehlkopfpapillome und deren carcinomatöse Entartung, entstanden jeweils während der Schwangerschaft. HNO (Berlin) 6 (1957) 197–200
9 Farago, L., A. Nagy: Über einen seltenen Fall von maligner Entartung eines kindlichen Larynxpapilloms. Mschr. Ohrenheilk. 100 (1966) 131–135
10 Grimaud, R., B. Pierson, G. Wiadzalowski: Papillomatose laryngée de l'enfance et dégénérescence maligne. J. Franç. Otorhinolaryngol. 10 (1961) 587–591
11 Hollinshead, A. C., P. B. Chretien, J. L. Tarpley: Studies of the nature of herpesvirus-induced tumour-associated antigens induced by herpes simplex virus type I and further analysis of their relationship with squamous-cell carcinomas of the head and neck region. Iarc. Sci. Publ. 1975, 307–311
12 Justus, J., W. Baerthold, R. Preibisch-Effenberger: Juvenile Larynxpapillomatose mit Ausbreitung über das Tracheobronchialsystem und maligne Entartung ohne Strahlentherapie. HNO (Berlin) 18 (1970) 349–354
13 Kaiser, R.: Maligne Entartung eines kindlichen Larynxpapilloms. Mschr. Ohrenheilk. 98 (1964) 233–238
14 Kleinsasser, O., H. Glanz: Spontane Kanzerisierung nicht bestrahlter, juveniler Larynxpapillome. Laryngol. Rhinol. Otol. 58 (1979) 482–489
15 Kleinsasser, O., G. Oliveira e Cruz: „Juvenile" und „adulte" Kehlkopfpapillome. HNO (Berlin) 21 (1973) 97–106
15a Matsuba, H. M., S. E. Thawley, G. J. Spector, M. Mauney, F. J. Pikul: Laryngeal epidermoid carcinoma associated with juvenile laryngeal papillomatosis. Laryngoscope (St. Louis) 95 (1985) 1264–1266
16 Olofsson, J., K. Bielkenkrantz, O. Grontoft, G. Nordstrom: Juvenile laryngeal papilloma displaying malignant degeneration – a spectrophotometric investigation. J. Otolaryngol. 7 (1978) 353–365
17 Olofsson, J., K. Bielkenkrantz, O. Grontoft: Malignant degeneration of a juvenile laryngeal papilloma: a follow-up study. J. Otolaryngol. 9 (1980) 329–333
18 Parichartikanond, P., P. Parichartikanond, S. Ratanarapee, C. Sinrachtanand: Carcinomatous transformation of juvenile squamous cell papillomas of the larynx and tracheobronchial tree. J. med. ass. Thai. 65 (1982) 499–504
19 Runckel, D., S. Kessler: Bronchogenic squamous carcinoma in non irradiated juvenile laryngotracheal papillomatosis. Amer. J. Surg. Path. 4 (1980) 293–296
20 Sabin, A. B.: Herpes simplex-genitalis virus non-virion antigens and their implication in certain human cancers: unconfirmed. Proc. nat. Acad. Sci. (Wash.) 71 (1974) 3248–3252
21 Sessions, R. B., H. Goepfert, E. Adam, W. E. Rawls: Herpesvirus and Epstein-Barr virus antibodies and carcinoma of the intrinsic larynx. Arch. Otolaryng. 99 (1974) 261–263
22 Shapiro, R. S., F. I. Marlowe, J. Butcher: Malignant degeneration of nonirradiated juvenile laryngeal papillomatosis. Ann. Otol. (St. Louis) 85 (1976) 101–104
23 Sheinin, R.: Viruses: Causative agents of cancer. Laryngoscope (St. Louis) 85 (1975) 468–486
24 Siegel, S. E., S. R. Coehen, H. Isaacx jr., P. Stanley: Malignant transformation of tracheobronchial juvenile laryngeal papillomatosis without prior radiotherapy. Ann. Otol. (St. Louis) 88 (1979) 192–197
24a Solomon, D., R. R. L. Smith, H. K. Kashima, B. G. Leventhal: Malignant transformation in non-irradiated recurrent respiratory papillomatosis. Laryngoscope (St. Louis) 95 (1985) 900–904
25 Syrjanen, K. J., S. M. Syrjanen: Histological evidence for the presence of condylomatous epithelial lesions in association with laryngeal squamous cell carcinoma. ORL J. Otorhinolaryugol. relat. Spec. 43 (1981) 181–194
26 Toso, G.: Epithelial papillomas – benign or malignant? Interesting findings in laryngeal papilloma. Laryngoscope (St. Louis) 81 (1971) 1521–1531
27 Yoder, M. G., J. G. Batsakis: Squamous cell carcinoma in solitary laryngeal papilloma. Otolaryngol. Head Neck Surg. 88 (1980) 745–748
28 Zehnder, P. R., G. D. Lyons: Carcinoma and juvenile papillomatosis. Ann. Otol. (St. Louis) 84 (1975) 614–618
29 zur Hausen, H.: Humanpathogene Papillomviren. Arzneimittel-Forsch. 27 (1977) 212–215

Einfluß verschiedener Noxen

In diesem Abschnitt soll nur eine Zusammenstellung aller jener Faktoren erfolgen, die für die Entstehung von Kehlkopfkrebsen von Bedeutung sein könnten, über die meist aber noch wenig bekannt ist.

Einzelne *Arzneimittel* können direkt eine onkogene Nebenwirkung entfalten oder durch Immunsuppression die Entstehung maligner Tumoren ermöglichen. Larynxkarzinome wurden nach Anwendung von Isoniacid (8, 15) und nach Verwendung von Methotrexat zur Psoriasisbehandlung (1, 9, 16) beschrieben. Auch unter der Einwirkung von Immunsuppressiva könnten u. a. Larynxkarzinome entstehen.

Das Zusammentreffen von *Tuberkulose und Karzinom* ist verschiedentlich im gleichen Kehlkopf beobachtet worden (6, 7). Ob es sich hierbei um Narbenkarzinome nach Tuberkulose gehandelt hat, ist nicht eindeutig zu beantworten (4). Eine von Karzinomen des Sinus piriformis ausgehende metastatische Besiedelung tuberkulös erkrankter, teilweise verkalkter Halslymphknoten hat der Verfasser zweimal bei Patienten mit gleichzeitig bestehender Lungentuberkulose beobachtet.

Trichinellen in krebskranken Kehlköpfen wurden schon mehrmals nachgewiesen (11, 14), ohne daß daraus irgendwelche Rückschlüsse zu ziehen wären.

Vereinzelt wurden Karzinome in traumatisierten Kehlköpfen beschrieben. LEICHER (12) erwähnt einige Fälle von Karzinomen, die nach Elektrokoagulationen wegen gutartiger Veränderungen im Kehlkopf entstanden sein sollen. Es wurden mehrere Karzinome beobachtet, die nach stumpfen Larynxtraumen oder Schußverletzungen des Larynx entstanden waren. Bei zwei eigenen Beobachtungen gingen der Karzinomentstehung in diesen stenosierten Kehlköpfen meist länger anhaltende, chronisch entzündliche Veränderungen voran (2, 5, 10, 13). Fast alle Patienten waren übrigens Zigarettenraucher.

Literatur

[1] Bailin, P. L., J. P. Tindall, H. H. Roenigk, M. D. Hogan: Is methotrexate therapy for psoriasis carcinogenic? A modified retrospective-prospective analysis. J. Amer. med. Ass. 232 (1975) 359–362

[2] Beuthner, D.: Kehlkopfkrebs als Folge einer Schußverletzung nach 28jährigem Intervall. Kasuistischer Beitrag zum Problem Trauma und Geschwulstentstehung. HNO (Berlin) 21 (1973) 49–51

[4] Chemin, T., A. D. Roche: Carcinomes bronchiques et cancers à localisation O. R. L. développés chez des tuberculeux pulmonaires en milieu sanatoriae. Presse méd. 71 (1963) 1047–1049

[5] Denecke, H. J., V. Jahnke: Carcinom nach pharyngo-trachealem Trauma und Hautlappenplastik. HNO (Berlin) 22 (1974) 236–237

[6] Garbea, S., B. Olariu: Cancer du larynx développé sur les lésions tuberculeuses chez en enfant de 14 ans. Ann. Otolaryng. (Paris) 87 (1970) 199–208

[7] Grande, F.: Considerazioni sull'associazione tubercolosicancro della laringe (Contributo clinico). Arch. Tisiol. 19 (1964) 1013–1029

[8] Hammond, E. C., I. J. Selikoff, E. H. Robitzek: Isoniazid therapy in relation to later occurrence of cancer in adults and in infants. Brit. med. J. 1967/II, 792–795

[9] Harris, C. C.: Malignancy during metothrexate and steroid therapy for psoriasis. Arch. Derm. 103 (1971) 501–504

[10] Hirano, M., Y. Koike: A case of cancer of the larynx developed after laryngeal trauma 30 years ago. Otol. Fukouka 19 (1973) 510–512

[11] Kean, H.: Cancer and trichinosis of the larynx. Laryngoscope (St. Louis) 76 (1966) 1766–1768

[12] Leicher, H.: Bösartige Geschwülste des Kehlkopfes und Hypopharynx. In Berendes, J., R. Link, F. Zöllner: Hals-Nasen-Ohrenheilkunde in Praxis und Klinik, Bd. II/2. Thieme, Stuttgart 1963 (S. 990); 2. Aufl. 1977

[13] Leicher, H., W. v. Becker: Gutachten zur Frage der traumatischen Carcinomentstehung bei einem Fall von Kehlkopfkrebs und einem Fall von Oberkieferkarzinom. Z. Laryngol. Rhinol. 33 (1954) 372–379

[14] Lewy, R. B.: Carcinoma of larynx and trichinosis. Arch. Otolaryngol. 80 (1964) 320–321

[15] Nyfors, A.: Lupus vulgaris, isoniazid and cancer. The frequency of cancer deaths in 245 isoniazid-treated lupus vulgaris patients with an average observation period of 12 years. Scand. J. resp. Dis. 49 (1968) 264–269

[16] Rimbaud, P., J. Meynadier, J. J. Guilhou, G. Barneon: Epitheliomas chez deux psoriasiques traités par immunodépresseurs. Bull. Soc. franç. Derm. Syph. 82 (1975) 215–217

Experimentelle Erzeugung und Transplantation von Larynxtumoren

Studien über die Induktion von Karzinomen, über den Ablauf von Kanzerisierungsvorgängen in bestimmten Organen, über das Wachstum von Tumoren und über die Einwirkungen von Chemotherapeutika und Strahlen bedürfen oftmals eines Modells, das durch experimentelle Erzeugung oder Transplantation von Tumoren erzeugt wird.

Die experimentelle Erzeugung maligner Tumoren der oberen Luftwege wird heute schon fast routinemäßig auf verschiedenstem Weg ausgeführt – wobei das Hauptinteresse bisher den Bronchialkarzinomen zufiel. Es wird dabei oft nur nebenbei über Veränderungen im Larynx berichtet, die allerdings sehr ähnlich denen sind, die in der Trachea und den Bronchien beobachtet werden (29, 33). Zur Erzeugung von Kehlkopfkrebsen im Tierversuch werden meist polyzyklische aromatische Kohlenwasserstoffe in verschiedenster Weise appliziert. WEILAND (37) bepinselte die Kehlkopfschleimhaut von Kaninchen mit 3,4-Benzpyren (BP) und erzeugte Epithelhyperplasien und Karzinome. Zur Erzeugung von Bronchialkarzinomen wird meist intratracheal BP oder Dimethylbenzanthracen (DMBA) instilliert, das in Gelatine oder Kochsalzlösung gelöst oder an Metallstäube als Trägerpartikel adsorbiert (Fe_2O_3), auch manchmal Kehlkopfkrebs erzeugt (10, 14, 17, 22, 34, 35). Als besonders geeignete Versuchstiere haben sich syrische Goldhamster erwiesen, die allerdings je nach dem Stamm, dem sie angehören, verschieden empfindlich sind (3, 20).

Studien der Wirkung von Tabakrauch auf den Kehlkopf sind technisch nicht ganz einfach, wenn man den kleinen Laboratoriumstieren den Tabakrauch unter möglichst „natürlichen" Bedingungen zuführen will (7). Beim syrischen Goldhamster läßt sich die Entstehung von Kehlkopfkrebsen nach der Einwirkung von Tabakrauch besonders gut studieren. Die morphologischen Bilder ähneln sehr dem Ablauf der Kanzerisierung beim Menschen (4, 5, 6, 12, 13, 16, 20, 23, 24, 27, 29, 36).

Nitrosamine, besonders das als hochpotentes Karzinogen für die Erzeugung von Leberzellkarzinomen bekannte Diäthylnitrosamin (DEN) und das N-Nitrosodiethanolamin (NDELA), erzeugen subkutan appliziert bei Hamstern Papillome und Karzinome des Larynx und der Trachea (1, 2, 11, 21, 32, 33). Offenbar besteht bei Hamstern eine Organotropie der DEN-Nitrosamine und ähnlicher Stoffe zum Larynx (28). Die intratracheale Instillation von N-Nitroso-N-methylharnstoff (NMU) führt unter anderem zu Larynxkarzinomen (18). Über die Transplantation von Kehlköpfen syrischer Goldhamster nach Exposition gegenüber Zigarettenrauch berichten HOMBURGER u. Mitarb. (19).

Für klinische Studien über das Wachstum von Kehlkopftumoren wurde das Yoshida-Sarkom nach Immunsuppression in den Rattenkehlkopf überimpft (30, 31). Mit Onkogenen (DNA-Fragmenten) aus menschlichen Larynxkarzinomen konnten an thymusaplastischen Mäusen Sarkome produziert werden (15). Das zur Zeit am häufigsten genutzte Modell sind heute auf thymusaplastische nackte Mäuse transplantierte menschliche Larynxkarzinome (8, 9, 25, 26, 38, 39, 40).

Literatur

1 Althoff, J., C. Grandjean, B. Gold: Diallylnitrosamine: A potent respiratory carcinogen in Syrian golden hamsters: Brief communication. J. nat. Cancer Inst. 59 (1977) 1569–1571
2 Althoff, J., C. Grandjean, B. Gold, R. Runge: Carcinogenicity of 1-oxo propylnitrosamine (n-nitroso-n-propyl-proprionamide) in Syrian hamsters. Z. Krebsforsch. 90 (1977) 221–225
3 Bernfeld, P., F. Homburger, A. B. Russfield: Strain differences in the response of inbred Syrian hamsters to cigarette smoke inhalation. J. nat. Cancer Inst. 53 (1974) 1141–1157
4 Bernfeld, P., F. Homburger, A. B. Russfield: Cigarette smoke-induced cancer of the larynx in hamsters (cinch): a method to assay the carcinogenicity of cigarette smoke. Progr. exper. Tumor Res. 24 (1979) 315–319
5 Bernfeld, P., F. Homburger, E. Soto: Subchronic cigarette smoke inhalation studies in inbred Syrian golden hamsters that develop laryngeal carcinoma upon chronic exposure. J. nat. Cancer Inst. 71 (1983) 619–623
6 Bernfeld, P., F. Homburger, E. Soto, K. J. Pai: Cigarette smoke inhalation studies in inbred Syrian golden hamsters. J. nat. Cancer Inst. 63 (1979) 675–689
7 Binns, R.: Animal inhalation studies with tobacco smoke. Rev. environ. Hlth. 2 (1975) 81–116
8 Braakhuis, B. J. M., G. Sneeuwloper, G. B. Snow: The potential of the nude mouse xenograft model for the study of head and neck cancer. Arch. Otorhinolaryng. 239 (1984) 69-79
9 Bremer, W., H. P. Zenner, I. F. Hermann: Reproduktion von Larynx- und Speicheldrüsenkarzinomen in thymusaplastischen (NU/NU) Mäusen. Exper. Tumorforsch. in Hals-Nas.-Ohrenheilk. Univ. Düsseldorf 1982
10 Della Porta, G., L. Kolb, P. Shubik: Induction of tracheobronchial carcinomas in the Syrian golden hamster. Cancer Res. 18 (1958) 592–597
11 Dickhaus, S., G. Rezbik, U. Green, M. Ketkar: The carcinogenic effect of beta-oxidized dipropylnitrosamine in mice. I. Dipropylnitrosamine and methyl-propylnitrosamine. Z. Krebsforsch. 90 (1977) 253–258
12 Dontenwill, W.: Experimental investigation on the effect of cigarette smoke inhalation on small laboratory animals. U. S. Atomic Energy Commission Symposium Series 18 (1970) 389–412
13 Dontenwill, W., H. J. Chevalier, H. P. Harke, U. Lafrenz, G. Reckzeh, B. Schneider: Investigations on the effects of chronic cigarette smoke inhalation in Syrian golden hamsters. J. nat. Cancer Inst. 51 (1973) 1781–1832
14 Feron, V. J.: Respiratory tract tumors in hamsters after intratracheal instillations of benzopyrene alone and with furfural. Cancer Res. 32 (1972) 28–36
15 Friedman, W. H., B. Rosenblum, P. Loewenstein, H. Thornton, G. Katsantonis, M. Green: Oncogenes: preliminary studies in head and neck cancer. Laryngoscope (St. Louis) 93 (1983) 1441–1444
15a Friedman, W. H., B. N. Rosenblum, P. Loewenstein, H. Thornton, G. Katsantonis, M. Green: Oncogenes: their presence and significance in squamous cell cancer of the head and neck. Laryngoscope (St. Louis) 95 (1985) 313–316
16 Gaafar, H. A., A. H. Al-Mansour: The effect of cigarette smoke on the vocal cord mucosa of the rabbit. J. Laryngol. Otol. 95 (1981) 721–729
17 Herrold, K. M.: The effects of Benzo(a)pyrene, cigarette smoke condensate and atmospheric pollutants on the respiratory system of Syrian hamsters. Acta Un. int. Cancr. 19 (1963) 710–714
18 Herrold, K. M.: Upper respiratory tract tumors induced in Syrian hamsters by n-methyl-n-nitrosourea. Int. J. Cancer 6 (1970) 217–222
19 Homburger, F., A. H. Handler, A. B. Russfield, P. Bernfeld: Homotransplantation of larynxes of cigarette smoke-exposed Syrian hamsters. Proc. Soc. exp. Biol. (N. Y.) 149 (1975) 142–145
20 Homburger, F., H. Soto, J. Althoff, P. Dalquen, P. Heitz: Carcinoma of the larynx in hamsters exposed to cigarette smoke. Animal model: Susceptible inbred line of Syrian hamsters (Bio 15.16). Amer. J. Patho. 95 (1979) 845–848
21 Il, Y., P. Pour, J. Althoff: Comparative studies of neoplastic response to a single dose of nitroso compounds. 6. the effect of diethylnitrosamine in Syrian golden hamsters. J. Cancer Res. clin. Oncol. 94 (1979) 1–5
22 Ketkar, M., U. Green, P. Schneider, U. Mohr: Investigations on the carcinogenic burden by air pollution in man. Intratracheal instillation studies with benzo(a)pyrene in a mixture of tris buffer and saline in Syrian golden hamsters. Cancer Lett. 6 (1979) 279–284
23 Kobayashi, N., D. Hoffmann, E. L. Wynder: A study of tobacco carcinogenesis. XII. Epithelial changes induced in the upper respiratory tracts of Syrian golden hamsters by cigarette smoke. J. nat. Cancer Inst. 53 (1974) 1085–1089
24 Lewis, D. J.: Factors affecting the distribution of tobacco smoke induced lesions in the rodent larynx. Toxicol. Lett. 9 (1981) 189–194
25 Lindenberger, J., U. Ganzer, H. P. Fortmeyer: Die Heterotransplantation bösartiger Kopf- und Halsgeschwülste auf thymus-plastische nackte Mäuse. Arch. Otorhinolaryng. 220 (1978) 117–128
26 Lübcke, P. F., W. Gutsche, L. P. Löbe: Xenotransplantation menschlicher Karzinome aus dem Kopf-Hals-Bereich auf thymusaplastische (nude) Mäuse. HNO-Praxis (Lpzg.) 9 (1984) 11–15
27 Meade, P. D., S. Yamashiro, T. Harada, P. K. Basrur: Influence of vitamin A on the laryngeal response of hamsters exposed to cigarette smoke. Progr. exper. Tumor Res. 24 (1979) 320–329
28 Montesano, R., U. Saffiotti: Carcinogenic response of respiratory tract of Syrian golden hamsters to different doses of diethylnitrosamine. Cancer Res. 28 (1968) 2197–2210
29 Nettesheim, P., H. Schreiber: Advances in experimental lung cancer research. In Grundmann, E.: Handbuch der allgemeinen Pathologie, Bd. VI/4. Springer, Berlin 1975
30 Nitze, H. R., W. Arnold, U. Ganzer: Experimentelle Kehlkopftumoren. Laryngol. Rhinol Otol. 53 (1974) 173–181
31 Nitze, H. R., U. Ganzer, W. Arnold: Das Verhalten des Yoshida-Sarkoms nach Überimpfung in den Recessus piriformis des Rattenkehlkopfes. Arch. klin. exp. Ohr.-, Nas.- u. Kehlk.-Heilk. 202 (1972) 536–539
32 Pour, P., L. Wallcave: The carcinogenicity of N-nitrosodiethanolamine, an environmental pollutant, in Syrian hamsters Cancer Lett. 14 (1981) 23–27
33 Saffiotti, U., D. G. Kaufmann: Carcinogenesis of laryngeal carcinoma. Laryngoscope (St. Louis) 85 (1975) 454–467
34 Stenbaeck, F., J. Rowland, A. Sellakumar: Carcinogenicity of benzo(a)pyrene and dusts in the hamster lung (instilled intratracheally with titanium oxide, aluminum oxide, carbon and ferric oxide). Oncology 33 (1976) 29–34
35 Stenbaeck, F., A. Sellakumar: Squamous metaplasia and respiratory tumors induced by intratracheal installations of 7, 12-dimethylbenz(a)-anthracene in Syrian golden hamsters. Europ. J. Cancer 10 (1974) 483–486
36 Vaughan, C. W., F. Homburger, S. M. Shapshay, E. Soto, P. Bernfeld: Carcinogenesis in the upper aerodigestive tract. Otolaryngol. Clin. North Amer. 13 (1980) 403–412
37 Weiland, H.: Über Benzpyrenwirkungen auf die Kehlkopfschleimhaut des Kaninchens. Die experimentelle Pachydermie. Zbl. Hals-, Nas.- Ohrenheilk. 45 (1952) 320
38 Wennerberg, J., C. Tropé, A. Biörklund: Heterotransplantation of human head and neck tumours into nude mice. Acta otolaryng. (Stockh.) 95 (1983) 183–190
39 Zenner, H. P., I. F. Hermann, W. Bremer, C. Stahl-Maugé: Head and neck carcinoma models. In vivo reproduction in athymic mice and in vitro culture Acta oto-laryng. (Stockh.) 95 (1983) 371–381
40 Zenner, H. P., W. Lehner, I. F. Herrmann: Establishment of carcinoma cell lines from larynx and submandibular gland. Arch. Otorhinolaryng. 225 (1979) 269–277

Pathologie und Biologie

Allgemeine Morphologie und Biologie

Morphogenese

Mikroskopische Untersuchungen an Operationspräparaten und experimentell erzeugten Kehlkopfkrebsen erlauben eine Rekonstruktion des lichtmikroskopisch erfaßbaren Ablaufes der Entstehung und des weiteren Wachstums der Plattenepithelkarzinome im Larynx und Hypopharynx. Diese Untersuchungen sind nicht nur für den Pathologen von Interesse, sondern haben auch große praktische Bedeutung für den Laryngologen, der in Kenntnis der mikroskopischen Bilder eine adäquate Therapie wählen soll.

Nur an den Stimmlippen finden wir häufiger kleinste Tumoren und deren Vorstadien, an denen man die ersten Schritte der formalen Genese des Krebes erkennen kann. In den supraglottischen Abschnitten des Larynx und im Hypopharynx werden nur höchst selten und meist unerwartet wirklich kleine Karzinome diagnostiziert. Die meisten Tumoren dieser Region sind bereits weit fortgeschritten und haben die Spuren ihrer Herkunft zerstört. Man darf aber vermuten, daß sich die Krebsentstehung auch in diesen Regionen nicht viel anders abspielt als an den Stimmlippen.

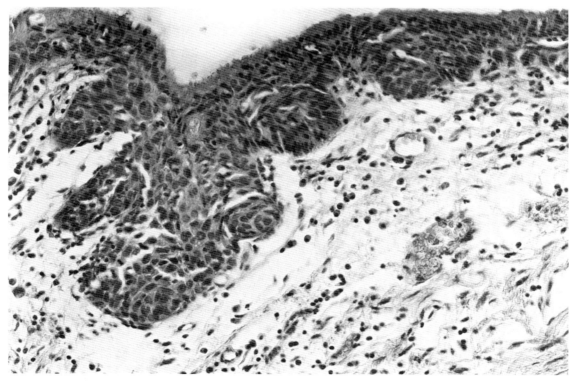

Abb. 3 Gewebsveränderung aus der Umgebung eines tief infiltrierenden Plattenepithelkarzinoms des Kehlkopfes. In diesem an die Karzinomperipherie angrenzenden Abschnitt zeigt sich oberflächlich ein flimmerndes Zylinderepithel, aus dessen basalen Schichten heraus sich dicke Knollen von zum Teil grob atypischen Plattenepithelien entwickelt haben. Befunde dieser Art sind nur sehr selten zu erheben. In den meisten Fällen entsteht das Karzinom unmittelbar aus Plattenepithel (HE, Vergr. etwa 140fach).

An den Stimmlippen entstehen kleine Karzinome fast nur in Regionen, die von Plattenepithel bedeckt sind. Kleinste Krebse und Carcinomata in situ liegen oft nahe der Grenze zwischen Plattenepithel und Zylinderepithel. Eine besonders bevorzugte Region, ein „Wetterwinkel" der Krebsentstehung, ist die Linea arcuata inferior am subglottischen Abhang der Stimmlippe (15). Viel seltener entstehen Stimmlippenkarzinome nahe der Linea arcuata superior. In der Regel findet man Stimmlippenkarzinome in den vorderen Abschnitten der Stimmlippen, seltener primär dorsal an der Pars cartilaginea über den Aryknorpeln. Der Verfasser hat bisher noch nie ein Karzinom gesehen, das primär im dicken Plattenepithel der Area interarytaenoidea an der Kehlkopfhinterwand entstanden ist. Derart ausgeprägte Prädilektionsstellen der Krebsentstehung wie an den Stimmlippen sind im supraglottischen Larynx und im Hypopharynx bisher nicht zu erkennen.

Die Entstehung eines Plattenepithelkarzinoms aus Flimmerepithel scheint sehr selten zu sein. Einige Befunde weisen allerdings darauf hin, daß auch unmittelbar aus den basalen Schichten des Flimmerepithels knospenartige Wucherungen eines atypienreichen Epithels entstehen können, die einem Mikrokarzinom entsprechen (11, 18a; Abb. 3).

Eine Krebsentstehung in einem lichtmikroskopisch gänzlich gesunden Plattenepithel ist bisher noch nicht beschrieben worden. Plattenepithelkarzinome entstehen vielmehr in der überwiegenden Mehrzahl der Fälle aus einem stark verdickten Plattenepithel (Abb. 4a). Seltener ist im Larynx der Mutterboden des Karzinoms ein atrophes, dünnes Epithel (Abb. 4b).

Wohl die Mehrzahl aller Kehlkopfkrebse durchläuft ein mehr oder weniger lange andauerndes intraepitheliales Stadium in Form eines Carcinoma in situ.

Darauf weisen auch die Reste des Carcinoma in situ in der Umgebung eines infiltrierenden Karzinoms hin. Diese Zone wird seit den 1912 durchgeführten Untersuchungen von SCHOTTLÄNDER und KERMAUNER an Uteruskarzinomen als *„karzinomatöser Randbelag"* bezeichnet (23, Abb. 5a–c).

Wiederum peripher an den karzinomatösen Randbelag anschließend findet sich häufig eine Zone hyperplastischen Epithels ohne Atypien, die als *parakanzeröse Epidermisierungszone* bezeichnet werden kann (15, 20, 21, 21a). Der karzinomatöse Randbelag und die parakanzeröse Epidermisierungszone können lange, fingerförmige Ausläufer und tiefe Buchten aufweisen. Das infiltrierende Karzinom sitzt zwar häufig im Zentrum dieses Epithelfeldes, nicht selten aber auch exzentrisch, und manchmal finden sich auch mehrere infiltrierende Krebsherde in diesem Krebsfeld. In vielen Fällen verlieren sich die Zellatypien in der Umgebung des Karzinoms ganz allmählich ohne scharfe Grenzen. Während sich dicht am Karzinom noch ein klassisches Carcinoma in situ findet, sieht man in solchen Fällen weiter peripher nur noch basale Kerndysplasien im hyperplastischen Epithel. Auf diese Epithelveränderungen am Rande von Karzinomen haben bereits FRÄNKEL 1903 (9) sowie BLUMENFELD u. JAFFE 1931 (3) hingewiesen. Systematische Untersuchungen haben gezeigt, daß sich karzinomatöse Randbeläge in 30%–50% aller untersuchten Kehlkopfkrebse, bei supraglottischen Karzinomen sogar in 73%, bei glottischen in 38% bis 45%, finden. Bei nichtverhornenden Krebsen sind die karzinomatösen Randbeläge meist viel ausgedehnter und häufiger (76%) als bei verhornenden Plattenepithelkarzinomen (26%), die, wenn überhaupt, meist nur schmale Randbeläge aufweisen (2, 6, 8, 15, 18, 18a).

Die praktische Bedeutung der karzinomatösen Randbeläge, vielleicht auch der noch atypienfreien parakanzerösen Epidemisierungszone, besteht darin, daß aus den Resten dieses Krebsfeldes erneut ein infiltrierend wachsendes Karzinom entstehen kann. Gleichzeitig weist ein in einer Biopsie gewonnenes Carcinoma in situ häufig darauf hin, daß in der Nachbarschaft bereits ein infiltrierendes Karzinom vorliegt.

Makroskopisch sind der karzinomatöse Randbelag und die parakanzeröse Epidermisierungszone oft nur schwer oder nicht zu erkennen. Mikrolaryngoskopisch wirkt das Epithel in diesem Bereich etwas verdickt, weißlich, leicht erhaben, zeigt eine feinkörnige Oberfläche und ist nicht so glatt, dünn und durchscheinend wie das normale Stimmlippenepithel. Auch durch Intravitalfärbungen, z. B. mit Toluidinblau oder mit der Schillerschen Jodprobe, gelingt es nicht, diese Epithelveränderungen verläßlich hervorzuheben. Zum Nachweis bedarf es in jedem Fall der mikroskopischen Schnittserienuntersuchung.

Das klassische Carinoma in situ ist aber nun keineswegs ein obligates Frühstadium eines Karzinoms oder eine Präkanzerose, die der Krebsentstehung vorangehen muß (12, 14, 18a). Es gibt vielmehr Kehlkopfkrebse, die unmittelbar aus einem einfach hyperplastischen Epithel entstehen, das nur sehr wenige oder keine Zellatypien in den mittleren und oberen Zellagen aufweist. Das Karzinom wächst in diesen Fällen unmittelbar von der Basalzellschicht ausgehend in die Tiefe (Abb. 6a). Erst im infiltrierenden Tumor treten dann die charakteristischen Zellatypien auf.

28 Plattenepithelkarzinome

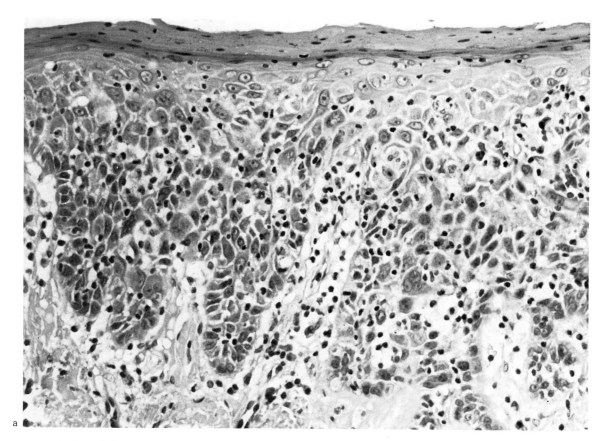

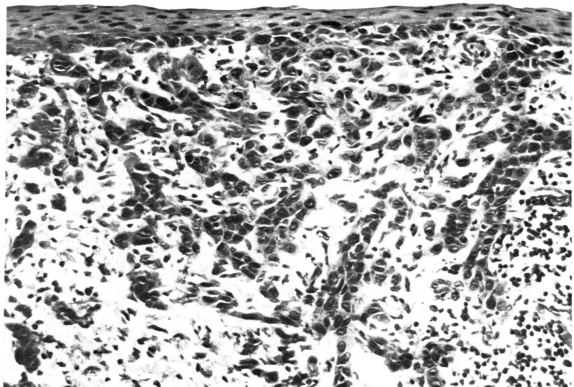

Abb. 4a–b

Besonders bei Kehlköpfen, deren Epithel durch eine chronische hyperplastische Laryngitis weithin epidermisiert ist, fehlt das In-situ-Stadium oft weitgehend. Hier finden sich vielfach knospenartige, oft nur punktförmige, umschriebene Krebsherde, die sich unmittelbar aus den Basalschichten entwickeln und sogar von einer geschlossenen Decke gesund wirkenden Epithels bedeckt sein können (12, Abb. 6 und 7).

Wie hoch der Prozentsatz der Karzinome ist, die aus einem klassischen Carcinoma in situ entstehen, und wie hoch der Prozentsatz der Fälle, bei denen das Karzinom unmittelbar aus den basalen Schichten eines einfach hyperplastischen oder sogar atrophen Epithels entsteht, ist bis heute nicht geklärt.

Mikroskopisch ist der Beginn des infiltrierenden Wachstums nicht immer einfach zu erkennen. Nach überlieferter Meinung erfolgt zunächst ein „Durchbruch durch die Basalmembran". Es ist allerdings darauf hinzuweisen, daß schon beim Carcinoma in situ die Basalmembran oft unvollständig und aufgesplittert ist, andererseits aber auch längst abgespaltene, infiltrierende Krebszapfen und selbst Metastasen wenigstens teilweise von Basalmembranen umgeben sein können. Im übrigen ist die Invasion des umgebenden Gewebes ein sehr komplexer Vorgang, der durch eine sehr aktive Migration einzelner Tumorzellen, verbunden mit einer Reihe enzymatischer Reaktionen im Wirtsgewebe, gekennzeichnet ist (26).

Beweisend für den Beginn des infiltrierenden Wachstums sind erst Einzelzellen oder kleine Zellgruppen, die sich aus dem Verband lösen und „abtropfen". Hinweise auf ein infiltrierendes Wachstum geben auch überlange Zellzapfen, die Seitenknospen treiben. Beweisend sind Zellverbände, die sich in einen Schwarm von Einzelzellen auflösen und im „Gänsemarsch" in Gewebsspalten vordringen (Abb. 4 u. 8).

Die ersten Stadien des invasiven Wachstums werden als *„mikroinvasive Karzinome"* oder „oberflächlich invasive Karzinome" und, terminologisch falsch, auch als „mikroinvasive Carcinomata in situ" bezeichnet. Einzelne Autoren räumen diesen jungen Krebsen eine Sonderstellung ein und betrachten sie noch als verhältnismäßig wenig bösartig (7, 17). In einer eigenen Untersuchung haben wir als mikroinvasive Karzinome der Stimmlippen nur diejenigen Karzinome definiert, die erst in die Submukosa und in den Reinkeschen Raum eingedrungen waren, den Muskelkörper der Stimmlippe aber noch nicht erreicht hatten (16).

Von großer Bedeutung ist das Ausmaß des Entstehungsfeldes eines Plattenepithelkarzinoms. Ein größerer Teil dieser Karzinome wächst von einer relativ kleinen Fläche ausgehend wie das „Wurzelwerk eines Baumes" in die Tiefe (Abb. 9). Diese Krebse können vielleicht noch von einem schmalen karzinomatösen Randbelag umgeben sein, doch findet sich in nächster Nähe bereits histologisch gesund erscheinendes Stimmlippenepithel (Abb. 8, 9b). Stimmlippenkarzinome dieser Wachstumsform bis zu einem Durchmesser von 10 mm (dies entspricht etwa der Hälfte des Abstandes zwischen vorderer Kommissur und Processus vocalis) haben wir als *Mikrokarzinome* definiert (16). Neben diesen unizentrischen, umschriebenen, oft verhornenden Karzinomen findet man häufig meist nichtverhornende Krebse, die von großen Epithelflächen, etwa vom Überzug einer ganzen Stimmlippe oder Taschenfalte ausgehend, in breiter Front in die Tiefe wachsen. Über ein größeres Epithelfeld wechseln In-situ-Areale in bunter Folge mit Abschnitten eines mikroinvasiven oder auch mit Herden eines makroinvasiven Karzinoms. Man kann dieses Epithel als *Krebsfeld* bezeichnen und von einem primär breitflächigen Wachstum (field cancerisation) oder von *„Tapetenkarzinomen"* (15) spre-

◄ **Abb. 4** Entstehung von Larynxkarzinomen aus Plattenepithel (HE, Vergr. etwa 200fach).
a) Entstehung eines Karzinoms aus hyperplastischem, verhornendem Epithel der Stimmlippe. Unter der Hornschicht zeigt sich noch eine dünne, geordnete Lage differenzierter Zellen. In den tiefen Epithelschichten verliert das Epithel seine Schichtung und enthält zunehmend mehr atypische Zellen. Der Epithelverband löst sich zum infiltrierenden Karzinom auf (rechte untere Seite der Abbildung).
b) Entstehung eines Karzinoms aus atrophem Stimmlippenepithel. Der Tumor entsteht unmittelbar aus einem sehr dünnen Epithel, dessen obere Schichten abgeplattet und geordnet sind. Die basalen Zellschichten sind reich an Atypien, sie lösen sich in kleinste Gruppen und Reihen auf, die in die Tiefe des Gewebes vordringen. Dieser noch sehr kleine Stimmlippentumor verhielt sich außerordentlich bösartig, hatte bereits Metastasen in die regionären Lymphknoten gesetzt und führte über Lungenmetastasen binnen eines halben Jahres zum Tod des Patienten.

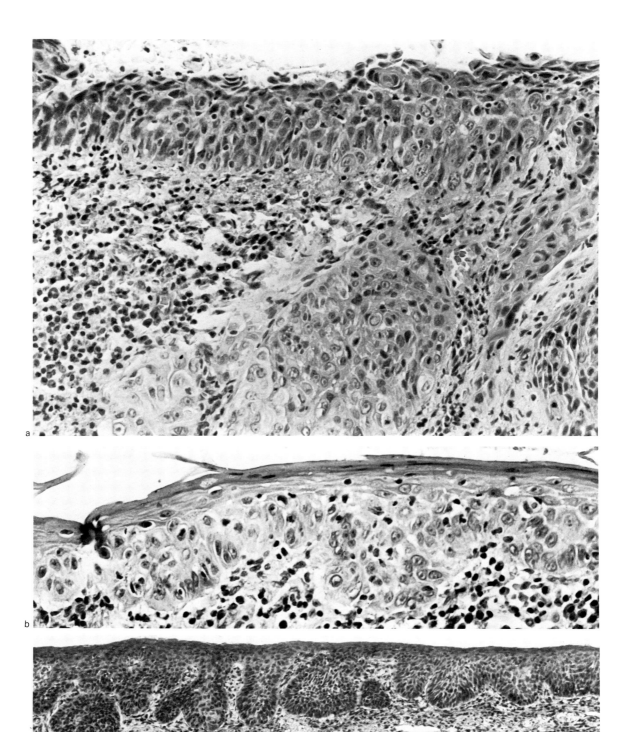

Abb. 5 Randpartien von infiltrierenden Plattenepithelkarzinomen (HE, Vergr. etwa 60- bis 200fach).
a) Karzinomatöser Randbelag in Form eines Carcinoma in situ, unmittelbar an den infiltrierenden Tumor (linke Bildhälfte) anschließend.
b) Karzinomatöser Randbelag etwas weiter weg vom Karzinom. Zellatypien finden sich hier nur noch in den basalen Epithelschichten. Oberflächlich ist schon eine gewisse Ordnung des Epithels zu erkennen. (Gleicher Fall wie Abb. a, Ausschnitt bei flächenhafter Kanzerisierung fast des gesamten Epithels beider Stimmlippen mit multiplen mikroinvasiven Zonen.)
c) Karzinomtapete an der Epiglottis. Die Veränderung überzog fast die gesamte Epiglottis, in deren Zentrum sich ein kleines infiltrierendes Karzinom befand. Neben präinvasiven finden sich auch allenthalben mikroinvasive Epithelwucherungen.

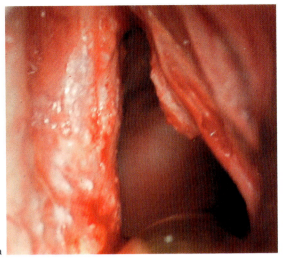 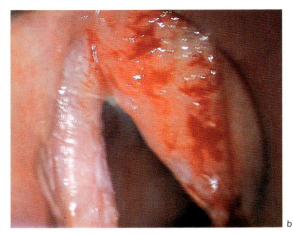

Abb. 6 Karzinome bei chronisch hyperplastischer Laryngitis.
a) An der linken Stimmlippe typisch chronisch laryngitische Veränderungen des Epithels. Histologisch mit fleckförmigen, zum Teil konfluierenden Krebsherden. An der rechten Stimmlippe isolierter weiterer Tumor.
b) Linke Stimmlippe epidermisiert, aber glatt und unauffällig. An der rechten Stimmlippe ausgedehntes, sich in den Ventrikel hinein erstreckendes Karzinom.

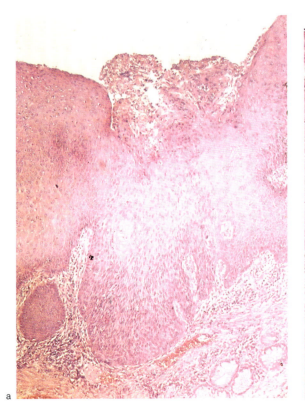 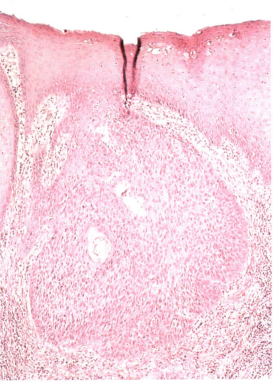

Abb. 7 Kanzerisierung einer chronisch hyperplastischen Laryngitis (HE, Vergr. etwa 60fach).
a) Inmitten eines einfach hyperplastischen atypienfreien Epithels hat sich eine punktförmige Einziehung gebildet. In diesem Bereich haben die basalen Zellschichten zu wuchern begonnen und zeigen alle Charakteristika eines karzinomatösen Epithels.
b) Unter einer geschlossenen Decke einfach hyperplastischen atypienfreien Epithels hat sich aus einem Akanthosezapfen ein atypienreiches Karzinom entwickelt. An der Oberfläche kein Hinweis auf das hier entstehende Karzinom.

Plattenepithelkarzinome

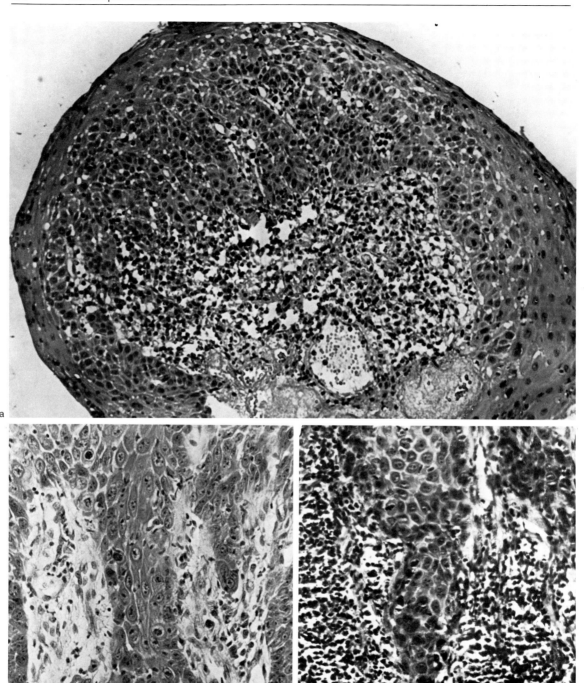

Abb. 8a–c

Abb. 9 Mikrokarzinome der Stimmlippe. Durch endoskopische Resektion entfernt.
a) Kleines mikroinvasives Plattenepithelkarzinom mit schmalem karzinomatösem Randbelag, welcher an den rechten Tumorrand anschließt. Tumoroberfläche bereits in geringem Maße exulzeriert.
b) Exophytisch wachsendes, mikroinvasives Karzinom einer Stimmlippe. Plump vordringende Tumorzellzapfen (sogenannte „pushing borders").

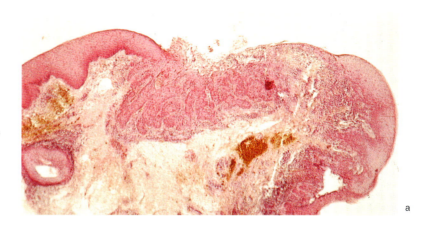

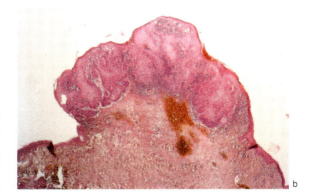

chen. Dieser Entstehungstyp von Plattenepithelkarzinomen wird in anderen Organen als „*superficial spreading carcinoma*" bezeichnet. Von den häufigeren, relativ gut umschriebenen Plattenepithelkarzinomen des Kehlkopfes gibt es alle Übergänge bis hin zu Krebstapeten, die sich im Kehlkopf und auch im Hypopharynx oft enorm weit ausdehnen können. In vereinzelten Fällen fanden sich beide Stimmlippen nicht nur von einem mikroinvasiven Karzinom überzogen, sondern auch von Karzinomtapeten, die die Stimmlippen und Taschenfalten über den gesamten Ventrikel hinweg auskleideten, ohne an irgendeiner Stelle tiefer als einige Millimeter zu infiltrieren (Abb. 10, 11 u. 12). An der Epiglottis ist in solchen Fällen fast die ganze laryngeale Fläche von einem feinkörnig-weißlichen Tumorbelag bedeckt (Abb. 5c). CARBONE u. Mitarb. fanden unter 242 Hypopharynxkarzinomen 10% vom „superficially extending type" mit meist nur mikroinvasivem Wachstum, von denen aber die Hälfte bereits Metastasen gesetzt hatten. Viele dieser Tumoren dehnten sich über mehrere Regionen des Hypopharynx aus (6a).

In bestrahlten Kehlköpfen, die oft weithin von einem teils hyperplastischen, teils atrophen Plattenepithel ausgekleidet sind und in denen das Flimmerepithel bis auf Reste verschwunden ist, finden sich manchmal ebenfalls Bilder eines primär breitflächig wachsenden „Rezidivs".

BENJAMINS hat 1933 erstmals auf das Vorkommen *multipler Krebse* im Kehlkopf hingewiesen. Dieses Vorkommen ist später oft bestätigt worden (1, 4, 10, 13, 15, 19, 22, 24, 25).

Um der Definition eines multiplen Krebses gerecht zu werden, müssen die einzelnen infiltrierenden Krebse voneinander durch Zonen lichtmikroskopisch gesunden Epithels getrennt sein. Der Beweis, daß es sich um echte multiple Krebsherde handelt, kann somit eigentlich nur mit Schnittserienuntersuchungen geführt werden. Die Schnitt-

◀ **Abb. 8a** Mikrokarzinom einer Stimmlippe. An der Stimmlippe war nur ein wenige Millimeter großer „Polyp" zu erkennen. Inmitten des hyperplastischen Epithels haben sich aus den basalen Schichten die ersten beginnend infiltrierenden Krebszapfen gebildet. In der Umgebung dieses noch sehr kleinen Karzinoms finden sich keine Reste eines Carcinoma in situ oder eines karzinomatösen Randbelages (HE, Vergr. etwa 80fach).

Abb. 8b Beginn des infiltrierenden Wachstums. Ein überlanger Zellzapfen beginnt sich dichotom zu teilen (HE, Vergr. etwa 250fach).

Abb. 8c Distale Aufsplitterung eines Zellzapfens. Die Tumorzellen „tropfen ab" zum infiltrierenden Karzinom (HE, Vergr. etwa 200fach).

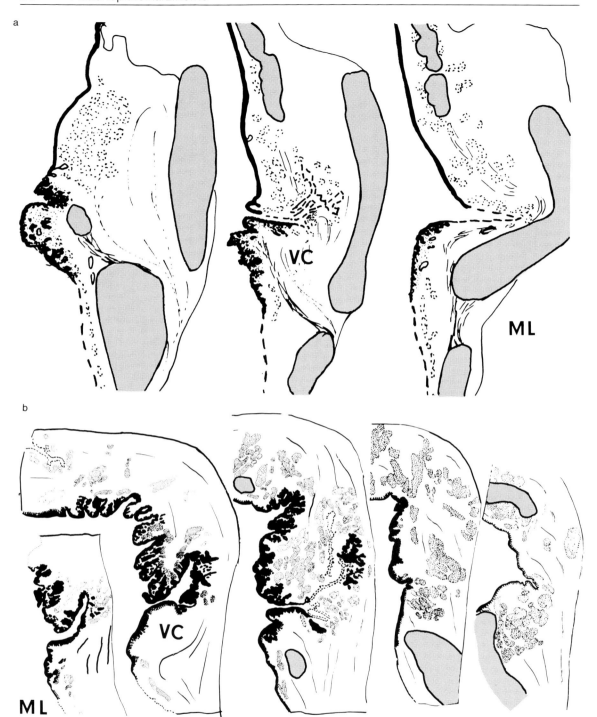

Abb. 10 Tapetenkarzinome des Larynx, Teile von Schnittserienpräparaten.
a) Schnitt durch die linke Kehlkopfhälfte. Der Tumor überzieht die Stimmlippe in den vorderen Abschnitten nur am freien Rand. In der Mitte der Stimmlippe (mittlerer Schnitt) wird auch der Ventrikelboden von einer Karzinomtapete überzogen. In der Höhe der Spitze des Processus vocalis (linker Schnitt) Tumorausdehnung über den gesamten freien Stimmlippenrand. Hier auch Übergreifen auf die Taschenfalte.
b) Schnitt durch die rechte Kehlkopfhälfte. Stimmlippe und Taschenfalte sind nahe der vorderen Kommissur von einem teils noch in situ befindlichen, teils bereits infiltrierenden Karzinom überzogen. Mehr lateral hat der Tumor den ganzen Ventrikel ausgekleidet und erstreckt sich über die Taschenfalte hoch bis auf die Epiglottis. Hier in der Tiefe um den Ventrikel herum infiltrierendes Karzinom (mittlerer Schnitt). Karzinomatöser Randbelag in den laterodorsalen Abschnitten des Kehlkopfes.
ML = Mittellinie, VC = Stimmlippe

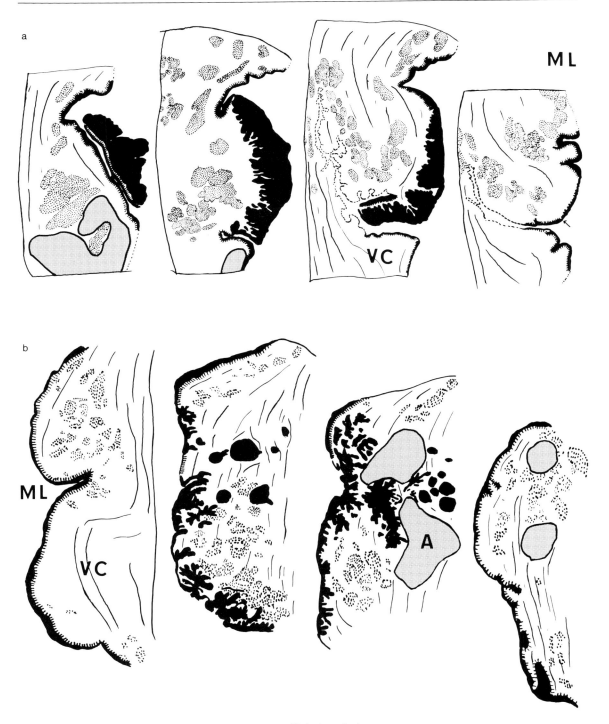

Abb. 11 Beispiel einer flächenhaften Kanzerisierung (Schnittserien).
a) Die gesamte Oberfläche der Taschenfalte ist von einem wenig infiltrierenden Karzinom überzogen. Der Tumor erstreckt sich bis in den Ventrikel hinein. In den hinteren Abschnitten (linker Schnitt) exophytisch polypöser Tumorausläufer. Vorne (rechter Schnitt, Pfeil) karzinomatöser Randbelag nahe der vorderen Kommissur.
b) Rechte Kehlkopfhälfte. Ausgedehntes Karzinom, das sich über die rechte Stimmlippe und die rechte Taschenfalte hinauf in die aryepiglottische Falte erstreckt. Der Tumor wächst hinten oben, über den Aryknorpel (A) hinweg, nach lateral in die aryepiglottische Falte ein.
ML = Mittellinie, VC = Stimmlippe

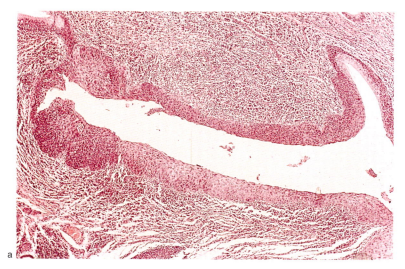
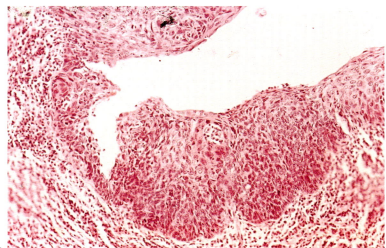

Abb. 12a u. b Beispiel einer ausgedehnten Kanzerisierung eines Ventrikels. Stimmlippe unten, Taschenfalte oben, 56 Jahre alter Mann.
Das Ventrikeldach und der Ventrikelboden sind von einem Carcinoma in situ überzogen. Am Fundus des Ventrikels beginnend infiltrierendes Wachstum (Abb. 12b). Unterschichtung des Flimmerepithels am Ventrikeldach durch das wuchernde Krebsepithel (Abb. 12a, rechts oben).

serien zeigen besonders bei dem „superficial spreading type" des Stimmlippenkarzinoms, daß die vermeintlich multiplen Krebsherde durch Felder von Epithelien, die erhebliche Dysplasien aufweisen, miteinander in Verbindung stehen.

Die Krebsherde können auch verschiedene Entwicklungsstadien aufweisen: Relativ häufig sieht man auf einer Stimmlippe ein Carcinoma in situ, auf der anderen ein infiltrierendes Karzinom. Für die Praxis bedeutet dies, daß sogenannte Rezidive nicht immer aus dem Residuum oder dem Randbelag eines nicht vollständig entfernten Karzinoms entstehen müssen, sondern auch ein echtes Zweitkarzinom im Organ darstellen können. Der Verfasser hat mehrmals gesehen, daß als „Rezidiv" nach einem operativ entfernten Stimmlippenkarzinom einige Jahre später ein Epiglottiskarzinom aufgetreten ist.

Literatur

[1] Bauer, E.: Das primär multiple Larynxkarzinom und seine Vorstufen. Mschr. Ohrenheilk. 94 (1960) 283–296
[2] Bauer, W. C.: Concomitant carcinoma in situ and invasive carcinoma of the larynx. In: Alberti, P. W., D. P. Bryce: Workshops from the Centennial Conference on Laryngeal Cancer. Appleton-Century-Crofts, New York 1976 (pp. 127–136)
[3] Blumenfeld, F., R. Jaffé: Pathologie der oberen Luft- und Speisewege. Kabitzsch, Leipzig 1931
[4] Borghesan, E.: L'origine policentrica dei tumori studiata nella laringe. Minerva otorinolaring. 3 (1953) 259–267
[5] Burghardt, E.: Histologische Frühdiagnose des Zervixkrebses, Lehrbruch und Atlas. Thieme, Stuttgart 1972
[6] Cachin, Y., R. Gérard-Marchant, C. Micheau: Les modalités de l'extension tumorale dans les épithéliomas du larynx: déductions thérapeutiques. Probl. act. Otorhinolaryngol. (1973) 163–183
[6a] Carbone, A., C. Micheau, J. Bosq, J. M. Caillaud, C. Vandenbrouk: Superficial extending carcinoma of the hypopharynx: Report of 26 cases of an underestimated carcinoma. Laryngoscope (St. Louis) 93 (1983) 1600–1606
[7] de Jonckere, P.: Foyers épithéliomateux multiples du larynx. Acta oto-rhinolaryng. belg. 34 (1980) 538–543
[8] Derout, J., J. de Brux, J. Leroux-Robert: Six cent cinquante lésions laryngées sous l'angle des rapports entre les dysplasies

kératosiques et les cancers. Acta oto-rhinolaryng. belg. 20 (1966) 515–532
9 Fränkel, B.: Pachydermie und Carcinom nebst Bemerkungen über die Entwicklung und die mikroskopische Diagnose des Carcinoms Arch. Laryngol. Rhinol (Berl.) 13 (1903) 1–27
10 Gaillard de Collogny, L., J. Delage: Coexistence chez un même sujet des différents stades anatomiques du cancer du larynx. J. franç. Oto-rhinolaryng. 16 (1967) 511–516
11 Glanz, H.: Carcinoma of the larynx. Growth, p-classification and grading of squamous cell carcinoma of the vocal cords. Advanc Oto-Rhino-Laryng. 32 (1984) 1–123
12 Glanz, H., O. Kleinsasser: Chronische Laryngitis und Carcinom. Arch. Otorhinolaryng. 212 (1976) 57–75
13 Heiner, E. R.: Multiple primary malignant tumors of the larynx. A case repot. Laryngoscope (St. Louis) 77 (1967) 1849–1855
14 Henry, R. C.: The transformation of laryngeal leucoplakia to cancer. J. Laryngol. 93 (1979) 447–459
15 Kleinsasser, O.: Über die Histogenese und das Wachstum junger Kehlkopfkrebse. Z. Laryngol. Rhinol. 42 (1963) 499–520
16 Kleinsasser, O., H. Glanz: Microcarcinoma and microinvasive carcinoma of the vocal cords. Clin. Oncol. 1 (1982) 479–487
17 McGavran, M. H., A. C. Stutsman, J. H. Ogura: Superficially invasive epidermoid carcinoma of the true vocal cord. In Alberti, P. W., D. P. Bryce: Workshops from the Centennial Conference on Laryngeal Cancer. Appleton-Century-Crofts, New York 1976 (pp. 120–121)
18 Meurman, Y.: On the histology of intrinsic cancer of the larynx. Acta oto-laryng. (Stockh.) 24 (1936) 126–134
18a Michaels, L.: Pathology of the Larynx. Springer, Berlin 1984
19 Minckler, D. S., C. H. Meligro, H. T. Norris: Carcinosarcoma of the larynx. Case report with metastases of epidermoid and sarcomatous elements. Cancer 26 (1970) 195–200
20 Müller, E.: Plattenepithelmetaplasie und inneres Kehlkopfcarcinom. Arch. Ohr.-, Nas.- u. Kehlk.-Heilk. 173 (1958) 193–199
21 Pesch, H. J., V. Steiner, G. Maak: Simultanes Wachstum von Carcinom und Präancerose im Kehlkopf – eine stratigraphische histomorphologische Analyse. Arch. Otorhinolaryng. 213 (1976) 419–420
21a Resta, L., A. Santangelo, G. Caruso, C. Buonomo: Local morphologic changes related to laryngeal carcinoma. Tumori 71 (1985) 19–24
22 Rosemann, G.: Über das Vorkommen multizentrischer Carcinomata in situ und Karzinome der Epiglottis. Gleichzeitig ein Beitrag zur Karzinomentstehung. Z. Laryngol. Rhinol. 42 (1963) 641–654
23 Schottländer, J., F. Kermauner: Zur Kenntnis des Uteruskarzinoms. Karger, Berlin 1912
24 Sirtori, C., G. B. Leonardelli, P. Parolari: Plurifocalitá del cancro laringeo significato di recidiva. (Studio istopatologico su cento casi). Arch. ital. Otol. 74 (1963) 483–498
25 Vensi, E.: Contemporaneitá di carcinoma laringeo in zone distinte ed a stadi diversi. Ann. Laring. (Torino) 64 (1965) 778–788
26 Zenner, H. P., I. E. Herrmann, W. Kley: Invasion lebender Larynxkarzinomzellen in gesundes Gewebe. Experimentelle Tumorforschung in der Hals-Nasen-Ohrenheilkunde, Düsseldorf, 1982, Universität Düsseldorf

Wachstum im Wirtsgewebe

Wie ein Plattenepithelkarzinom in das umliegende Gewebe vordringt, hängt einerseits von der dem Tumor immanenten Aggressivität und den sein Vordringen hindernden oder begünstigenden anatomischen Barrieren, andererseits vor allem von den lokalen und allgemeinen immunologischen Reaktionen ab. Die lichtmikroskopisch zu erhebenden Befunde stimmen bei den Larynxkarzinomen wohl weitgehend mit denen bei Karzinomen anderer Organe überein. Transmissions- und rasterelektronenmikroskopische Untersuchungen an Larynxkarzinomen haben bisher keine weiterführenden Befunde erbracht (8, 16).

Einen sehr wichtigen Hinweis auf die Aggressivität des Tumors gibt die Art, wie die Tumorzellen in das Wirtsgewebe vordringen (Abb. 13a–c).

In manchen Fällen dringt das Karzinom in einer breiten, geschlossenen Front von Zellen vor und drängt das Wirtsgewebe vor sich her („pushing borders"). In anderen Fällen bilden sich dicke, plumpe, oft rundlich geformte Zellformationen. In wieder anderen Fällen findet ein ausgesprochen dissoziierendes Wachstum statt, indem sich kleine Zellgruppen und Zellstränge in die Spalten des Wirtsgewebes zwängen. Bei meist sehr undifferenzierten Karzinomen formieren sich die Tumorzellen hintereinander („indian file"), verteilen sich in kleinste Grüppchen oder schwärmen als Einzelzellen in das Wirtsgewebe aus.

Ein Einbruch der Tumorzellen in Lymphgefäße, Venen und Arterien des Larynx ist an Schnittserien keineswegs selten zu beobachten, wenn man nur genau genug sucht (Abb. 14a–c). Gefäßeinbrüche sollen besonders häufig nach Vorbestrahlung zu finden sein (1). Dieser Befund bedeutet allerdings nicht immer, daß auch schon lymphogene oder hämatogene Metastasen bestehen (4). Liegen Nervenäste in der Nähe des Tumors, besonders Äste des N. laryngeus cranialis, so breitet sich das Karzinom mit besonderer Vorliebe manschettenförmig in den Nervenscheiden aus (2, 6, Abb. 14d). (Ein Vordringen des Tumors in den Ästen des N. laryngeus cranialis dürfte übrigens eine Ursache der bei supraglottischen Karzinomen so häufig in die Ohrregion ausstrahlenden Schmerzen sein.)

Endstücke und Ausführungsgänge von Schleimdrüsen werden von Karzinomen oft unterschichtet. Das Tumorgewebe dringt zunächst zwischen Drüsenepithel und Basalmembran vor, wobei die Schleimdrüsen des Larynx bemerkenswert lange im Tumorgewebe erhalten bleiben (3, 9).

Erreicht das Karzinom das Perichondrium des Larynxskeletts, so zerstört es dieses enzymatisch durch Entzündungszellen am Tumorzellrand. Es entstehen dadurch chondritisartige Bilder, aber es gibt auch eine lakunäre Resorption des Knorpels oder eine direkte Zerstörung verknöcherter Skelettabschnitte durch Tumorzellen. Relativ häufig ist zu beobachten, daß die Karzinomzellen entlang der im Knorpel inserierenden Fasern des Lig. cricothyreoideum oder der Broylesschen Sehne in den Knorpel vordringen. Eine besonders ungehemmte Ausdehnung des Tumors erfolgt in ossifizierten Abschnitten des Kehlkopfskelettes (5, 8, 12, 13, 17).

In der Larynxmuskulatur finden sich manchmal feinste, nur aus Ketten einzelner Zellen bestehende Tumorausläufer, zwischen denen die Muskel-

38 Plattenepithelkarzinome

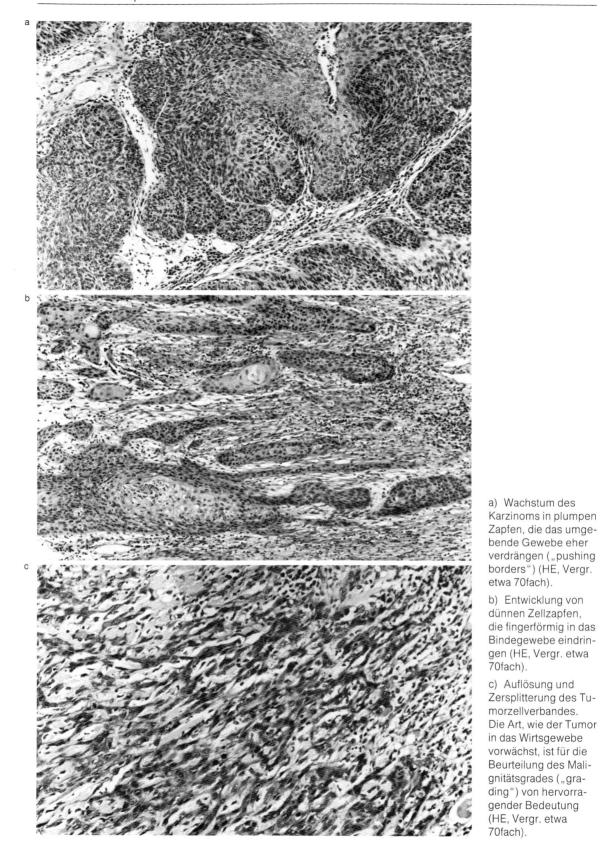

a) Wachstum des Karzinoms in plumpen Zapfen, die das umgebende Gewebe eher verdrängen („pushing borders") (HE, Vergr. etwa 70fach).

b) Entwicklung von dünnen Zellzapfen, die fingerförmig in das Bindegewebe eindringen (HE, Vergr. etwa 70fach).

c) Auflösung und Zersplitterung des Tumorzellverbandes. Die Art, wie der Tumor in das Wirtsgewebe vorwächst, ist für die Beurteilung des Malignitätsgrades („grading") von hervorragender Bedeutung (HE, Vergr. etwa 70fach).

Abb. 13 Verschiedene Formen des Vordringens eines Karzinoms in die Weichteile des Larynx.

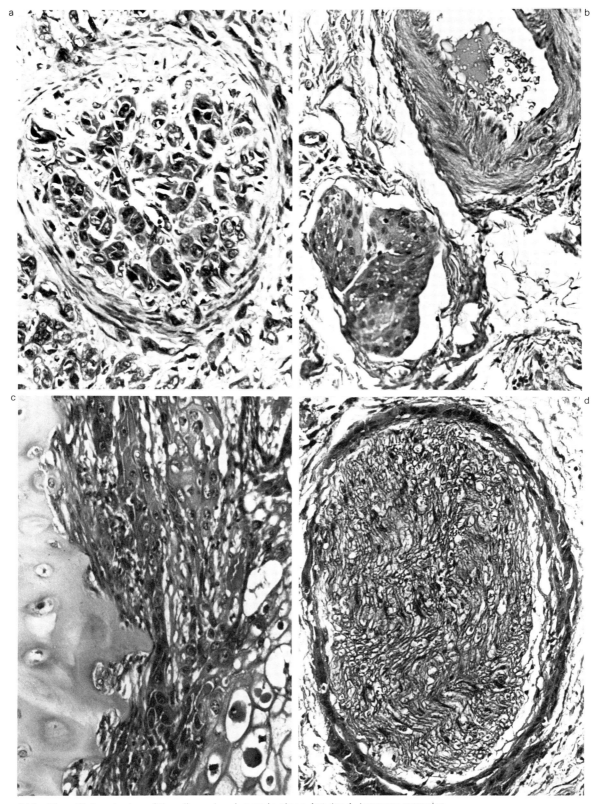

Abb. 14a Einbruch eines Stimmlippenkarzinoms in einen Ast der A. laryngea superior.
Abb. 14b Tumorzellen in einer Vene der Taschenfalte (Begleitvene eines Arterienastes).
Abb. 14c Invasion und Destruktion des Schildknorpels durch ein Stimmlippenkarzinom.
Abb. 14d Manschette aus Zellen eines Plattenepithelkarzinoms um einen Ast des N. laryngeus superior.

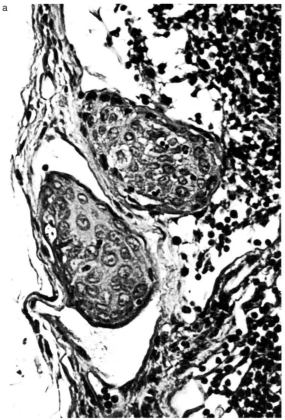
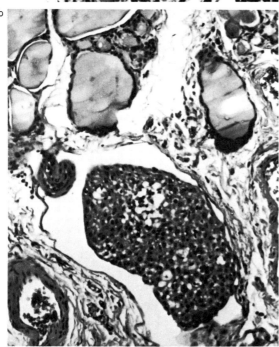

Abb. 15a Mikrometastase eines Taschenfaltenkarzinoms im Randsinus im Vas afferens eines Halslymphknotens (HE, Vergr. etwa 200fach).

Abb. 15b Lymphangiosis carcinomatosa im Lobus pyramidalis der Schilddrüse bei subglottisch wachsendem Stimmlippenkarzinom (HE, Vergr. etwa 60fach).

fasern schwellen, ihre Querstreifung verlieren, fragmentieren und schließlich nekrotisch werden (7). Bei manchen Tumoren findet man auch Zerfalls- und Abbaureaktionen in Form von Fremdkörpergranulomen und vor allem von Keratingranulomen, seltener auch tuberkuloide Granulome.

Jedes Larynxkarzinom baut sein eigenes Blutgefäßsystem auf, das keinerlei Regel in der Anordnung zeigt und Gefäße jeden Kalibers und jeglicher Form enthält. Besonders eindrucksvolle Bilder des Gefäßsystems von Kehlkopfkrebsen liefern Mazerationspräparate von injizierten Tumorgefäßen, die mit dem Rasterelektronenmikroskop photographiert werden (10, 11, 14, 15).

In Lymphknoten findet man die ersten Tumorzellverbände meist in den subkapsulären Randsinus, seltener in den Marksinus oder im Parenchym (Abb. 15a, b). Relativ häufig sieht man auch Tumorzellemboli in den Vasa afferentia, die sich vielfach tangential eine längere Strecke in der Kapsel hinziehen, bevor sie in den Randsinus einmünden. Metastasen von einem Durchmesser von mehr als 15 bis 20 mm zeigen sehr häufig bereits eine Infiltration der Lymphknotenkapsel, vielfach auch eine Kapselsprengung bzw. einen Durchbruch durch die Lymphknotenkapsel. Ist ein Lymphknoten besiedelt, so treten in benachbarten regionären Lymphknoten und Lymphgefäßen oft die Bilder der Lymphstauung auf.

Literatur

[1] Baerthold, W., A. K. Budach-Gamaleja: Zur hämatogenen Metastasierung maligner Kehlkopfgeschwülste. Klinische und histologische Untersuchungen an primär Laryngektomierten und an sekundär Operierten nach erfolgloser 60-CO-Therapie. Z. Laryng. Rhinol. Otol. 48 (1969) 178–187

[2] Ballantyne, A. J., A. B. McCarten, M. L. Ibanez: The extension of cancer of the head and neck through peripheral nerves. Amer. J. Surg. 106 (1963) 651–667

[3] Bridger, G. P., V. H. Nassar: Cancer spread in the larynx. Arch. Otolaryng. 95 (1972) 497–505

[4] Cachin, Y., R. Gérard-Marchant, C. Micheau: Les modalités de l'extension tumorale dans les épithéliomas du larynx: Déductions thérapeutiques. Probl. act. Otorhinolaryng. (1973) 163–183

[5] Carter, R. L., N. S. B. Tanner: Local invasion by laryngeal carcinoma: the importance of focal (metaplastic) ossification within laryngeal cartilage. Clin. Otolaryngol. 4 (1979) 283–290

[6] Carter, R. L., N. S. B. Tanner, P. Clifford, H. J. Shaw: Perineural spread in squamous cell carcinoma of the head and neck: a clinicopathological study. Clin. Otolaryngol. 4 (1979) 271–281

[7] Hassin, G. B.: Carcinoma in muscle tissue as a cause for vocal cord paralysis. J. Neuropath. exp. Neurol. 6 (1947) 358–368

[8] Kleinsasser, O.: Pathologie und Biologie der Plattenepithelkarzinome. In Berendes, J., R. Link, F. Zöllner: Hals-Nasen-Ohren-Heilkunde in Praxis und Klinik, Bd. IV/2. Thieme, Stuttgart 1983

[9] Kleinsasser, O., H. Heck: Über das sogenannte Carcinoma in situ des Kehlkopfes. Arch. Ohr.-, Nas.- u. Kehlk.-Heilk. 174 (1959) 210–242

[10] Kus, J., A. Miodonski, E. Olszweski, R. Tyrankiewicz: Morphology of arteries, veins, and capillaries in cancer of the larynx: scanning electronmicroscopical study on microcorrosion casts. J. Cancer Res. clin. Oncol. 100 (1981) 271–283

[11] Miodonski, A., J. Kus, E. Olszewski, R. Tyrankiewicz: Scanning electron microscopic studies on blood vessels in cancer of the larynx. Arch. Otolaryng. 106 (1980) 321–332
[12] Müller, E.: Über den Befall des Gerüstes beim inneren Kehlkopfkarzinom. Z. Laryngol. Rhinol. Otol. 45 (1966) 512–523
[13] Novotny, O.: Über die Frühveränderungen im Mark verknöcherter Kehlkopfknorpel beim Larynxkarzinom. Arch. Ohrenheilk. 158 (1950) 334
[14] Olszewski, E.: Blood vascular system in cancer of the larynx. Arch. Otolaryng. 102 (1976) 65–70
[15] Porta, C. F.: La vascolarizzazione sanguigna del cancro della laringe. Arch. ital. Otol. 63 (1952) 161–181
[16] Schenk, P.: Tubuloreticular structures in laryngeal carcinoma. Arch. Otorhinolaryng. 141 (1984) 65–74
[17] Terracol, J., H. L. Guibert: Le compartment du cartilage dans la néoplasie maligne du larynx. Ann. Otolaryngol. (Paris) 53 (1934) 682

Varianten der Differenzierung

Allgemeine Varianten

Krebszellen haben die Tendenz, die Gestalt und Funktion der Zellen ihres Muttergewebes zu reproduzieren. Wie nahe sie diesem Ziel kommen, ist von Fall zu Fall unterschiedlich. Wie weit der Grad der Differenzierung eine individuelle, tumorgenetisch festgelegte Eigenschaft ist, ob die Differenzierungshöhe im Laufe des Lebens eines Tumors schwanken kann, und ob sie durch Umwelteinwirkungen, etwa therapeutischer Art, beeinflußt werden kann, ist noch nicht bekannt. Gestalt, Größe, Färbbarkeit, Struktur und Anordnung der Tumorzellen gehen bei den Plattenepithelkarzinomen zahllose Kombinationen ein, so daß jeder Tumor ein höchst individuelles Gesamterscheinungsbild gewinnt. Kein Kehlkopfkrebs ist dem anderen mikroskopisch völlig gleich. Diese nicht mehr allein mit dem Wort Differenzierungsgrad zu charakterisierenden Varianten können die Mikrophotogramme von 20 verschiedenen Stimmlippenkarzinomen nur unvollkommen wiedergeben (Abb. 16a–t).

Nach übereinstimmenden Berichten sind etwa 90 bis 95% aller Kehlkopfkrebse Plattenepithelkarzinome mit deutlich erkennbaren Desmosomen. Undifferenzierte „anaplastische", „medulläre", „pleomorphe", „basalzellige" Krebsformen sind im Kehlkopf relativ selten. Nur in ganz vereinzelten Fällen ist es notwendig, durch immunhistochemische Bestimmungen von Keratinantikörpern undifferenzierte Plattenepithelkarzinome von Haferzellkarzinomen oder malignen Lymphomen zu unterscheiden. Geringdifferenzierte Plattenepithelkarzinome sind im Sinus piriformis mit etwa 40 bis 50% aller Fälle viel häufiger als bei den Stimmlippenkarzinomen. Bei den Postkrikoidkarzinomen sollen hingegen die höher differenzierten, verhornenden Plattenepithelkrebse relativ häufig sein (29). Mit Abstand am häufigsten sind die verhornenden Stachelzellkrebse. Die Verhornung kann hier nur in Einzelzellen stattfinden, in kleinen Zellgruppen, am häufigsten aber in Form von organoiden, „zwiebelschalenförmig" angeordneten Hornperlen. Seltene Varianten im Larynx sind die hellzelligen Krebsformen mit relativ chromatinarmen Kernen und feingekörntem, aber glykogenarmem Zytoplasma. Vereinzelt findet man auch hypernephroide Tumortypen im Kehlkopf. Weniger selten sind die ausgesprochen basalzelligen Krebse mit großen, dunklen, ovalären Kernen, die meist von nur wenig Zytoplasma umgeben sind.

Lymphoepitheliale Karzinome

Lymphoepitheliale Karzinome sind eine wohlbekannte Sonderform der undifferenzierten Karzinome des Nasenrachens. Im Kehlkopf würde man diese Tumorart vor allem im Bereich des Ventrikels erwarten, um den herum sich meist etwas lymphatisches Gewebe in Form der Tonsilla laryngis ansammelt. Bisher wurden nur einige wenige Tumoren des Larynx und Hypopharynx beschrieben, die sehr frühzeitig metastasierten und morphologisch den typischen lympoepithelialen Karzinomen des Nasopharynx entsprachen (7, 10, 26, 34a, 38, 41). Die Patienten waren meist zwischen 50 und 60 Jahre alt, Zigarettenraucher und gehörten nicht den ethnischen Gruppen an, bei denen lymphoepitheliale Karzinome des Nasopharynx häufig sind (Südchinesen usw.) (34a).

Adenosquamöse Karzinome

Unter der Bezeichnung *adenosquamöse Karzinome* oder *adenoepidermoide Karzinome* wurden einige Larynxtumoren beschrieben, die einem Plattenepithelkarzinom mit adenoiden Strukturen glichen (9, 10a, 23). Ähnliche Tumoren sind als Adenoakanthome des Uterus, der Haut und anderer Organe beschrieben worden. Die wenigen bisher beobachteten Tumoren dieser Art waren in den supraglottischen Larynxabschnitten entstanden, traten meist bei älteren Männern auf und verhielten sich außerordentlich bösartig. Ob man diese Tumoren schon als eigene Entität bezeichnen kann, muß vorerst dahingestellt bleiben. Differentialdiagnostisch ist in solchen Fällen auch an ein Mukoepidermoidkarzinom oder ein Karzinoid mit tubulären Anteilen zu denken. Im übrigen entstehen in Plattenepithelkarzinomen durch zentralen Zerfall von Tumorzapfen relativ häufig pseudoglanduläre Strukturen. Der Verfasser beobachtete ein Plattenepithelkarzinom der linken Stimmlippe und ein Mukoepidermoidkarzinom der rechten Stimmlippe im gleichen Kehlkopf (vgl. S. 283). In der Literatur finden sich noch einige Fälle, die als simultanes Vorkommen eines epidermoiden Karzinoms und eines Adenokarzinoms oder als primäres Riesenzellkarzinom bzw. als Paget-Karzinom gedeutet wurden (7, 9, 19, 36).

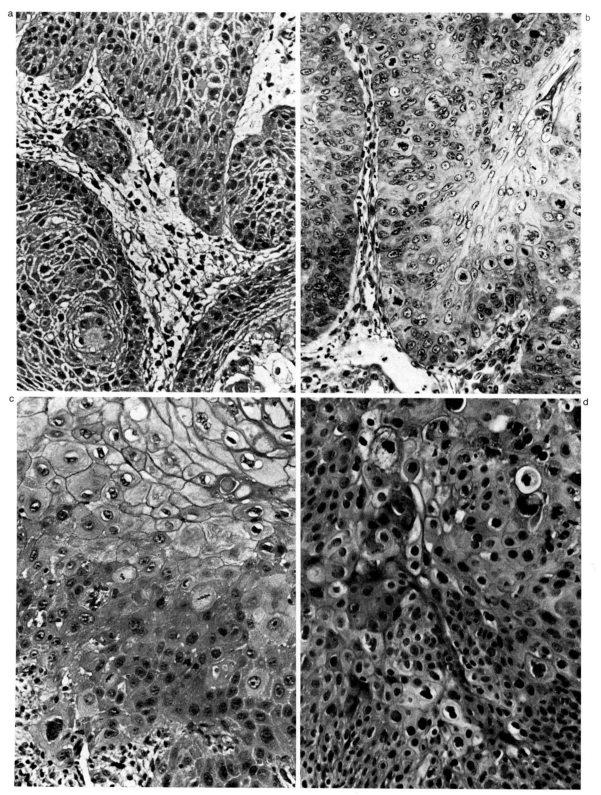

Abb. 16 Verschiedene Differenzierungsgrade und morphologische Varianten von Kehlkopfkarzinomen (HE, Vergr. etwa 150- bis 250fach).
a) Sehr hoch differenziertes Plattenepithelkarzinom fast ohne jegliche Kernatypien. Deutlich hervortretende Desmosomen in den Interzellularspalten.
b) In plump vordringenden Zapfen wachsendes hoch differenziertes Plattenepithelkarzinom. Reichliche, zum Teil atypische Mitosen.
c) Fast nur aus Stachelzellen bestehendes hoch differenziertes Plattenepithelkarzinom mit einzelnen, groben Kernatypien und Mitosen.
d) Relativ hoch differenziertes Plattenepithelkarzinom mit besonders großen und dunklen, in Form und Größe stark wechselnden Zellkernen. (Veränderungen dieser Art treten nicht selten nach Vorbestrahlung auf.)

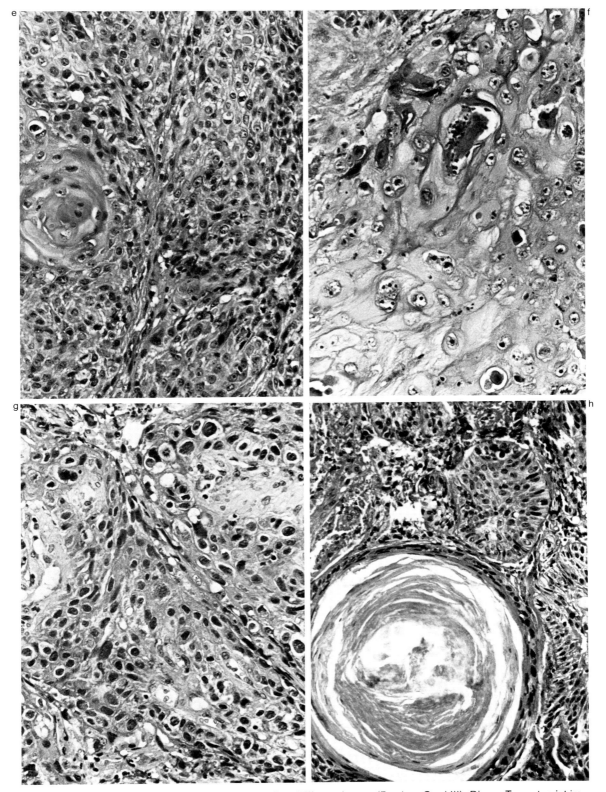

e) Verhornendes Plattenepithelkarzinom mittelgradiger Differenzierung (Broders Grad III). Dieser Tumortyp ist im Kehlkopf besonders häufig zu beobachten.
f) Besonders zytoplasmareiche, zum Teil hornbildende Tumorzellen.
g) Geringer differenziertes polymorphes Plattenepithelkarzinom. Interzelluläre Verhornung in einzelnen Abschnitten.
h) Einzelne große Hornperle in einem ansonsten nicht verhornenden, gering differenzierten Plattenepithelkarzinom.

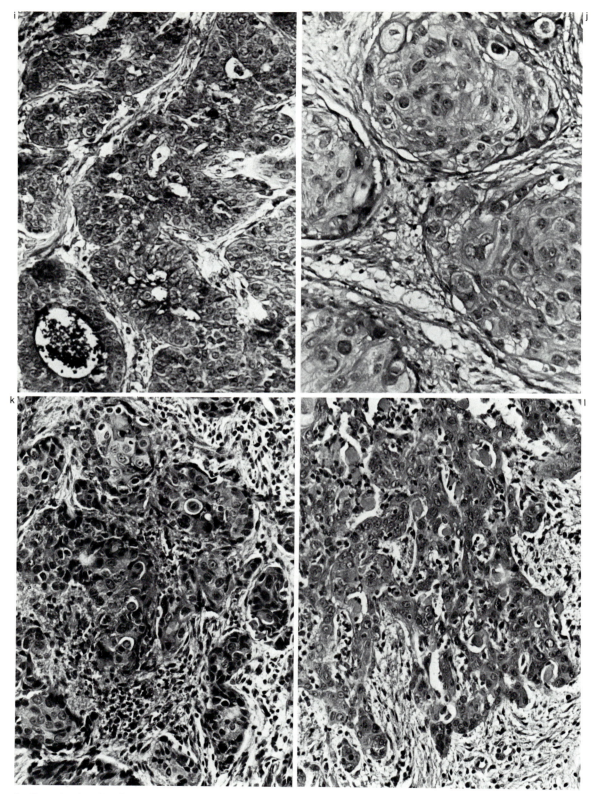

i) Pseudoadenoide Strukturen in einem gering differenzierten Plattenepithelkarzinom der Taschenfalte. Infolge zentraler Nekrosen in den Zellzapfen entstehen drüsenähnliche Hohlräume.
j) In plumpen Zapfen wachsendes Plattenepithelkarzinom mit besonders großen Stachelzellen.
k) In kleinen Zellgruppen wachsendes Karzinom mit multiplen monozellulären Dyskeratosen.
l) Fingerförmige Aufspaltung des Zellverbandes eines mittelgradig differenzierten Karzinoms.

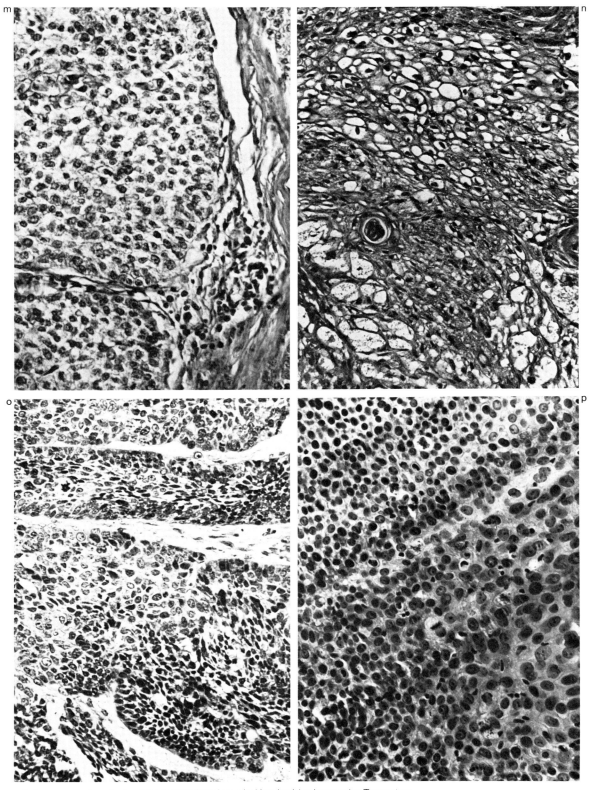

m) Ausgesprochen hellzelliger, manchmal an ein Karzinoid erinnernder Tumortyp.
n) Holundermarkartige Strukturen eines teilweise hellzelligen Plattenepithelkarzinoms.
o) Gering differenziertes, überwiegend basalzelliges Karzinom der Taschenfalte.
p) Fast ausschließlich aus basalen großen Zellen zusammengesetztes Stimmlippenkarzinom.

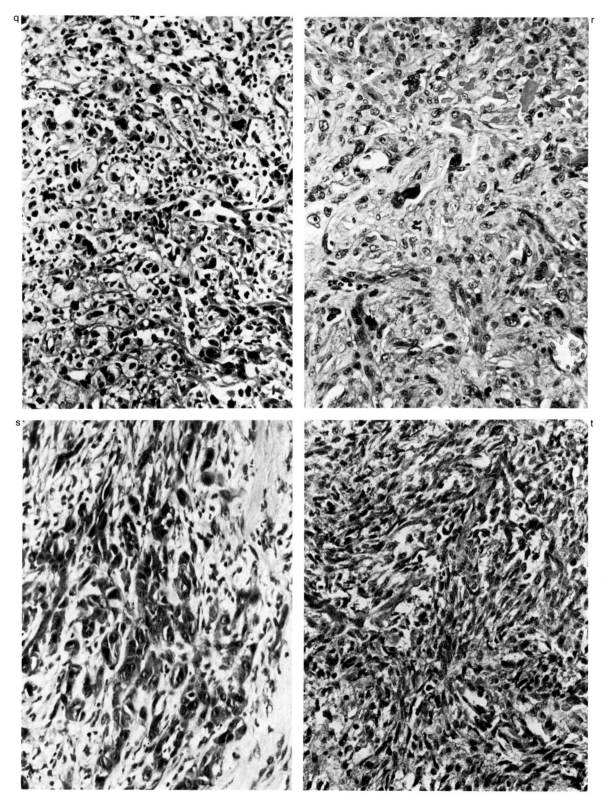

q) Außerordentlich polymorphes Karzinom des Hypopharynx. Zahlreiche Tumorzellen mit hellem Zytoplasma.
r) Gering differenziertes Plattenepithelkarzinom mit sehr zahlreichen Riesenzellen und histiozytom- oder sarkomartigen Strukturen.
s) Szirrhös wachsendes, undifferenziertes Plattenepithelkarzinom der Stimmlippe.
t) Undifferenziertes, relativ kleinzelliges, einem Haferzellkarzinom ähnliches Stimmlippenkarzinom.

Sogenannte Karzinosarkome

Unter der Bezeichnung *Karzinosarkom, Pseudosarkom, Spindelzellkarzinom oder pleomorphes Karzinom* wurden Tumoren beschrieben, die zu einem Teil Sarkomen, zum anderen Teil Karzinomen glichen. Diese Tumorform kommt in verschiedenen Organen des menschlichen Körpers, u. a. im Kehlkopf und Hypopharynx, vor.

„Karzinosarkome" wurden im Kehlkopf und Hypopharynx bereits 1894 von SZMURLO (37), 1908 von KAHLER (15), 1922 von ULLMANN (39) und 1923 von LANG u. KRAINZ (22) ausführlich beschrieben. Seither sind mehr als 200 Fälle, meist als Einzelbeobachtungen, publiziert worden (1, 4, 4a, 5, 11, 16, 17, 18, 32, 32a, 34).

Im eigenen Beobachtungsgut nehmen diese Tumoren etwa 0,5% aller malignen Larynxtumoren ein (18). Sie haben die gleiche Alters- und Geschlechtsprädilektion und die gleiche Verteilung der Lokalisation wie die gewöhnlichen Plattenepithelkarzinome. Im Gegensatz zu den Plattenepithelkarzinomen zeigen sie aber in der Mehrzahl eine ausgeprägt exophytisch polypöse Form (Abb. 17 u. 18a, b). Manchmal findet sich eine Tumorknolle, manchmal auch ein traubenartiges Gebilde. In einzelnen Fällen ist der Tumor gestielt und kann daher abbrechen und abgehustet werden (13, 33). Die Tumorknollen sind meist glatt, graurot oder auch tiefrot, meist fest bis bröckelig. Kleinere „Karzinosarkome" sind einem Polypen oder einem Granulom der Stimmlippen manchmal täuschend ähnlich.

Einzelne Autoren meinen, diese Tumoren seien weniger bösartig als gewöhnliche Plattenepithelkrebse (3, 12, 21). Es liegen aber genügend Berichte über metastasierende und zum Tod des Patienten führende „Karzinosarkome" des Kehlkopfes vor. Vor einer zurückhaltenden Behandlung muß daher ausdrücklich gewarnt werden (14, 18).

Die diese Tumoren charakterisierenden histologischen Strukturen können schon bei Beginn der Krankheit vorhanden sein. Sie können aber auch erst bei Rezidivtumoren nach mehrjährigem zeitlichem Intervall, etwa nach Bestrahlung oder auch nach Operation, auftreten oder im Rezidivtumor auch wieder verschwinden. Dieser Wechsel des Erscheinungsbildes kann Anlaß zu allen möglichen Deutungen als „Doppeltumor" sein.

Histologisch findet man eindeutig karzinomatöse Abschnitte oft nur in kleinen Bereichen der Oberfläche oder im Stiel des Tumors. In manchen Fällen finden sich an der Oberfläche nur Carcinomata-in-situ-Inseln, in anderen löst sich der epidermoide Zellverband in den sarkomatoiden oh-

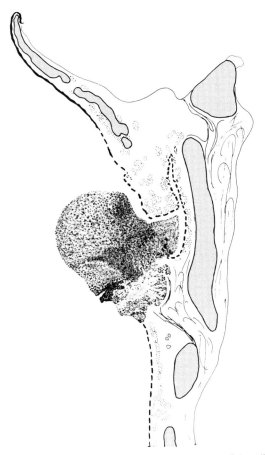

Abb. 17 Sogenanntes Karzinosarkom der Stimmlippe. Schnitt durch die laterale Wand der rechten Kehlkopfhälfte. Ausgesprochen polypöser Stimmlippentumor, der weit in das Lumen der Glottis hineinragt. Nur an einzelnen Stellen (dunkel gezeichnet) erkennbare Strukturen eines Plattenepithelkarzinoms. An allen anderen Stellen sarkomähnliche Strukturen (Präparat: *H. Glanz*).

ne scharfe Grenze auf. An wieder anderen Stellen sind „Karzinom" und „Sarkom" scheinbar scharf voneinander getrennt (Abb. 19). Der Karzinomanteil kann alle Spielarten der Differenzierung, vom basalzelligen undifferenzierten bis zum squamösen, verhornenden Typ, aufweisen. Der sarkomatoide, quantitativ meist weit größere Anteil besteht aus überwiegend spindeligen Zellen. In manchen Fällen gleicht dieser Abschnitt einem relativ hoch differenzierten Fibro- oder Leiomyosarkom, das auch Retikulinfasern bilden kann (Abb. 20). In anderen Fällen findet sich ein ausgesprochen pleomorphes Sarkom mit oft bizarren Kernatypien, Tumorriesenzellen, vielkernigen Zellen und zahlreichen Mitosen. In einzelnen Fällen sind sogar chondroide, osteoide oder myoblastische Differenzierungen im Primärtumor und in den Metastasen beobachtet worden (2, 6, 7, 16, 20, 23, 25, 35).

Plattenepithelkarzinome

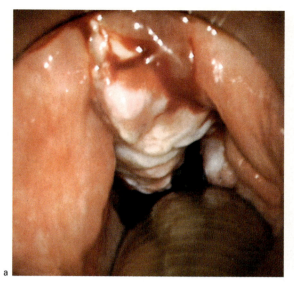

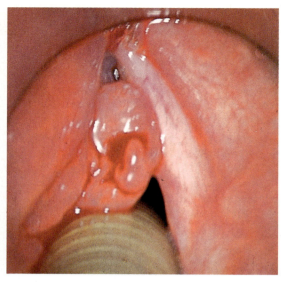

Abb. 18a Weit subglottisch ausgedehntes, exophytisch polypös wachsendes Karzinom der rechten Stimmlippe und der vorderen Kommissur. Histologisch sogenanntes Karzinosarkom.

Abb. 18b Polypös wachsendes Stimmlippenkarzinom. Der Tumor quillt aus dem Morgagnischen Ventrikel links hervor. Histologisch sogenanntes Karzinosarkom.

Abb. 18c Sehr großer, exophytisch wachsender, mit einem breiten Stiel an der Stimmlippe inserierender Larynxtumor. Histologisch sogenanntes Karzinosarkom (84jähriger Mann).

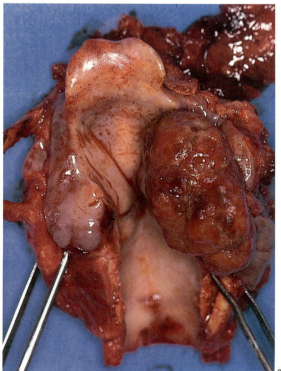

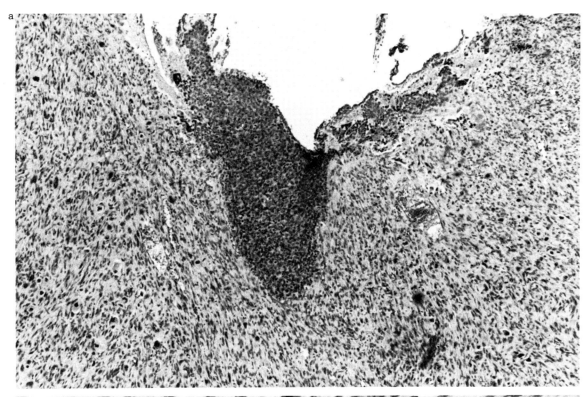

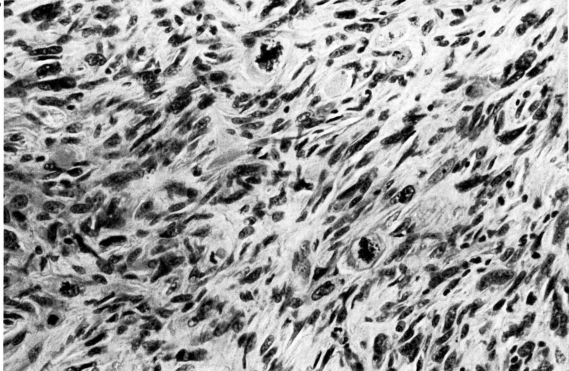

Abb. 19a Schnitt durch einen polypösen Tumor des Sinus piriformis, an dem oberflächlich noch Reste eines basalzelligen Carcinoma in situ bzw. Karzinoms zu erkennen sind. Die Hauptmasse des Tumors besteht aus Strukturen, die einem pleomorphen Sarkom gleichen. (HE, Vergr. etwa 60fach).

Abb. 19b Ausschnitt aus den sarkomähnlichen Strukturen in stärkerer Vergrößerung. Überwiegend spindelzelliger Tumor mit Riesenzellen und zum Teil bizarren Mitosen. Der Tumor entspricht einem relativ polymorphzelligen Sarkom oder einem malignen Histiozytom (HE, Vergr. etwa 200fach).

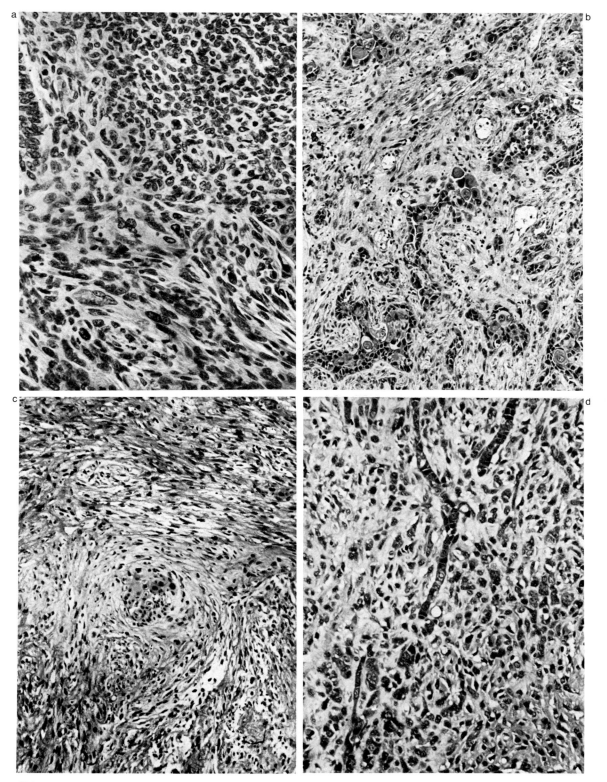

Abb. 20 Ausschnitte aus sogenannten Karzinosarkomen des Larynx.
a) Übergänge von karzinomatösen, basalzelligen Tumorstrukturen in sarkomatöse Abschnitte. Während links am Rand noch eine klare Abgrenzung zu einem Karzinomzapfen zu erkennen ist, gehen rechts die basalzelligen Elemente ohne scharfe Grenze in die sarkomatoiden spindelzelligen über.
b) Reste epithelialer karzinomatöser Strukturen in einem pleomorphen sarkomatoiden Tumorgewebe.
c) Dieser Tumor besteht größtenteils aus Abschnitten, die einem Fibrosarkom gleichen. Im Zentrum noch eine kleine Karzinominsel.
d) Sarkomatoider Tumor, in dem sich noch epitheliale Abschnitte in Form von Karzinomzellreihen erkennen lassen (HE, Vergr. etwa 120- bis 200fach).

Fermenthistochemische und elektronenoptische Untersuchungen haben unterschiedlich interpretierte Befunde erbracht. Die einen Autoren meinen, in den sarkomatoiden Zellen Fibrozyten und Histiozyten identifiziert zu haben (12). Dies würde die Vermutung von LANE (21) bestätigen, daß der sarkomatoide Tumorabschnitt eine zwar bedrohlich aussehende, aber im Grunde harmlose Stromareaktion, ein „Pseudosarkom" sei. Andere glauben aufgrund ultrastruktureller Befunde an einen echten Mischtumor, ein Karzinosarkom – sei dies nun ein „Kollisionstumor", „Kombinationstumor" oder gar „Kompositionstumor" (27). Keratohyalinkörner, Prämelanosomen, Desmosomen und Tonofilamente in „Sarkomzellen" sprechen aber doch für deren epitheliale Herkunft (24, 30). Da karzinomatöse und sarkomatoide Anteile getrennt in verschiedene Lymphknoten metastasieren können, kann der sarkomatoide Anteil wohl schwerlich als Stromareaktion, als Pseudosarkom, interpretiert werden (14, 30, 40). Auch die Beobachtung fließender Übergänge der epidermoiden in die mesodermalen Zellformen deutet darauf hin, daß es sich doch meist um Tumoren epithelialer Herkunft, um Varianten von Plattenepithelkarzinomen handelt, die nach der prädominierenden Zellform als Spindelzellkarzinome oder pleomorphe Karzinome zu bezeichnen wären (14, 18, 28, 31).

Literatur

1 Alguacil-Garcia, A., A. Alonso, N. M. Pettigrew: Sarcomatoid carcinoma (so-called pseudosarcoma) of the larynx simulating malignant giant cell tumor of soft parts. A case report, Amer. J. clin. Path. 82 (1984) 340–343
2 Appelman, H. D., H. A. Oberman: Squamous cell carcinoma of the larynx with sarcoma-like stroma. A clinicopathologic assessment of spindle cell carcinoma and „pseudosarcoma". Amer. J. clin. Path. 44 (1965) 135–145
3 Ardouin, P., P. Jobard, P. Lebon, P. Dufour: Aspect particulier de certains épithéliomas laryngés d'apparence histologique mixte du type fuso-cellulaire à malignité relative. Rev. Laryngol. (Bordeaux) 87 (1966) 810–821
4 Brodsky, G.: Carcino (pseudo) sarcoma of the larynx: the controversy continues. Otolaryngol. Clin. North Amer. 17 (1984) 185–197
4a Cerasoli, P. T., M. G. Cattani, V. Eusebi: Carcinomi epidermoidi a stroma simil-sarcomatoso della regione faringolaringea: studio immunoistochimico. Acta Otorhinolaryngol. Ital. 4 (1984) 607–618
5 Deshotels, S. J., D. Sarma, F. Fazio, F. Rodriguez: Squamous cell carcinoma with sarcomatoid stroma. J. surg. Oncol. 19 (1982) 201–207
6 De Vito, G.: Tumore mixto laringo-faringeo a singolare evoluzione. Valsalva 29 (1953) 187–198
7 Dockerty, M. B., E. M. Parkhill, D. C. Dahlin, L. B. Woolner, E. H. Soule, E. H. Harrison: Tumors of the oral cavity and pharynx. In: Atlas of Tumor Pathology, Sect. IV, Fasc. 106. Armed Forces Institute of Pathology, Washington 1968
8 Drury, R. A. B., R. M. Stirland: Carcinosarcomatous tumors of the respiratory tract. J. Path. Bact. 77 (1959) 543–554
9 Ferlito, A.: A pathologic and clinical study of adenosquamous carinoma of the larynx. Report of four cases and review of the literature. Acta oto-rhinolaryng. belg. 30 (1976) 379–389
10 Ferlito, A.: Primary lymphoepithelial carcinoma of the hypopharynx. J. Laryngol. 91 (1977) 361–367
10a Ferlito, A., J. Friedmann, G. Recher: Primary giant cell carcinoma of the larynx. A clinico-pathological study of four cases. ORL J. Otorhinolaryngol. relat. Spec. 47 (1985) 105–112
11 Giordano, A. M., S. Ewing, G. Adams, R. Maisel: Laryngeal pseudosarcoma. Laryngoscope (St. Louis) 93 (1983) 735–740
11a Glossop, L. P., M. Griffiths, H. R. Grant: Combined adenocarcinoma and squamous carinoma of the hypopharynx. J. Laryng. Otol. 98 (1984) 1161–1166
12 Goellner, J. R., K. D. Devine, L. H. Weiland: Pseudosarcoma of the larynx. Amer. J. clin. Path. 59 (1973) 312–326
13 Himalstein, M. R., T. R. Humphrey: Pleomorphic carcinoma of the larynx. Arch. Otolaryng. 87 (1968) 389–395
14 Hyams, V. J.: Spindle cell carcinoma of the larynx. In Alberti, P. W., D. P. Bryce: Workshops from the Centennial Conference on Laryngeal Cancer. Appleton-Century-Crofts, New York 1976 (pp. 489–495)
15 Kahler, O.: Ein Carcino-Sarkom des Recessus piriformis bei Ekchondrose des Ringknorpels. Dtsch. med. Wschr. 34 (1908) 614–647
16 Katholm, M., A. Krogdahl, B. Hainau, P. Bretlau: Spindle cell carcinoma of the larynx. Acta Otolaryngol. (Stockh.) 98 (1984) 163–166
17 Kleinsasser, O.: Pathologie und Biologie der Plattenepithelkarzinome. In Berendes, J., R. Link, F. Zöllner: Hals-Nasen-Ohren-Heilkunde in Praxis und Klinik, Bd. VI/2. Thieme, Stuttgart 1983
18 Kleinsasser, O., H. Glanz: Sarkomähnliche Gewebsbilder in Larynxkarzinomen (Pseudosarkome, Karzinosarkome, Spindelzellkarzinome, pleomorphe Karzinome). Laryngol. Rhinol. Otol. 57 (1978) 225–234
19 Komorn, R. M., R. E. Fechner, B. R. Alford, J. A. Ramex, C. Stiernberg: Simultaneous squamous carcinoma and adenocarcinoma of the larynx. Arch. Otolaryngol. 97 (1973) 420–422
20 Lagace, R., W. Schurch, T. A. Seemayer: Carcinoma polypoide pseudosarcomateux. Histogenese. Evidence d'une reponse myofibroblastique. Ann. Pathol. 1 (1981) 27–37
21 Lane, N.: Pseudosarcoma (polypoid sarcoma-like masses) associated with squamous cell carcinoma of the mouth, fauces and larynx. Report of ten cases. Cancer 10 (1957) 19–41
22 Lang, F. J., W. Krainz: Zur Kenntnis der Carcinosarkome des Hypopharynx. Z. Hals-, Nas.- u. Ohrenheilk. 5 (1923) 179–197
23 Leroux-Robert, J., J. de Brux: Histopathologie O. R. L. et cervicofaciale. Masson, Paris 1976
24 Lichtiger, B., B. MacKay, C. F. Tessmer: Spindle-cell variant of squamous carcinoma. A light and electron microscopic study of 13 cases. Cancer 26 (1970) 1311–1320
25 Manara, G., E. Mira: Modificazioni istologiche della laringe umana irradiata secondo diverse modalità tecnicoterapeutiche. Arch. ital. Otol. 79 (1968) 596–635
26 Micheau, C., B. Luboinski, G. Schwaab, J. Richard, Y. Cachin: Lymphoepitheliomas of the larynx (undifferentiated carcinomas of nasopharyngeal type). Clin. Otolaryng. 4 (1979) 43–48
27 Minckler, D. S., C. H. Meligro, H. T. Norris: Carcinosarcoma of the larynx. Case report with metastases of epidermoid and sarcoidosis elements. Cancer 26 (1970) 195–200
28 Moulonget, A., J. Leroux-Robert: Epithélioma atypique du larynx à cellules fusiformes. Ann. Otolaryngol. (Paris) 52 (1933) 1257–1264
29 Olofsson, J., A. W. van Nostrand: Growth and spread of laryngeal and hypopharyngeal carcinoma with reflections on the effect of preoperative irradiation. 139 cases studied by whole organ serial sectioning. Acta oto-laryng. (Stockh.) Suppl. 308 (1973) 1–84
30 Randall, G. W. A. Alonso, J. H. Ogura: Spindle cell carcinoma (pseudosarcoma) of the larynx. Arch. Otolaryng. 101 (1975) 63–66
31 Ratzenhofer, M.: Karzinosarkom und Karzinom. Analogien und Unterschiede. Das primäre und das sekundäre Stroma im Karzinosarkom und Karzinom. Verh. dtsch. Ges. Path. 62 (1978) 380
32 Rebattu, J. P., B. Colin, C. Maligot: Les carcinomes épidermoides à stroma pseudo-sarcomateux (ou pseudo-sarcome) en O. R. L. J. franç Oto-rhinolaryng. 32 (1983) 340–341
32a Recher, G.: Spindle cell squamous carcinoma of the larynx. Clinico-pathological study of seven cases. J. Laryngol. Otol. 99 (1985) 871–879
33 Sherwin, P. R., M. S. Strong, C. W. Vaughan: Polypoid and junctional squamous cell carcinoma of the tongue and larynx with spindle cell carcinoma (pseudosarcoma). Cancer 16 (1963) 51–60

34 Spencer, M. G., R. I. K. Elliott, P. V. Wadsworth, G. P. Deutsch: Pseudosarcoma of the pharynx and larynx. J. Laryngol. Otol. 97 (1983) 85–91
34a Stanley, R. H., L. H. Weiland, L. DeSanto, H. B. Neel: Lymphoepithelioma (undifferentiated carcinoma) of the laryngopharynx. Laryngoscope (St. Louis) 95 (1985) 1077–1081
35 Srinivasan, U., G. V. Talvalkar: True carcinosarcoma of the larynx, a case report. J. Laryngol. 93 (1979) 1031–1035
36 Starzynski, S.: Paget's carcinoma of larynx. Oncologia (Basel) 20 (1966) 25–28
37 Szmurlo: Ein Fall von Coexistenz von Sarkom und Carcinom im Kehlkopf. Medicyna 29 (1894); zit. nach H. Ullmann (39)
38 Toker, C., D. W. Peterson: Lymphoepithelioma of the vocal cord. Arch. Otolaryng. 104 (1978) 161–162
39 Ullmann, H.: Ein echtes Carcinosarkom des Kehlkopfes. Z. Hals-, Nas.- u. Ohrenheilk. 1 (1922) 130–147
40 Vincent, F., J. Fabre, G. Delsol: Métastase bitissulaire ganglionnaire d'un épithéliosarcome laryngé. Arch. Anat. Path. 22 (1974) 51–54
41 Vossenberg, A.: Über lymphoepitheliale Geschwülste, besonders des Kehlkopfes. Z. Laryngol. Rhinol. Otol. 17 (1928) 153–165

Laryngozele und Karzinom

In einer ersten Mitteilung im Jahre 1927 hat MARSCHICK (6) berichtet, daß ein Larynxkarzinom in einem Kehlkopf mit einer Laryngozele gefunden wurde. Seit dieser Zeit sind mehr als 300 Beobachtungen der Kombination Laryngozele und Karzinom publiziert worden (5).

Nach verschiedenen Untersuchungen sollen 16% aller Larynxkarzinome mit Laryngozelen verknüpft sein oder 6,7% aller Laryngozelen mit Karzinomen (2, 8). Als Laryngozele bezeichnete Aussackungen der Ventrikel wurden in 2% der gesunden und in 18% der krebskranken Kehlköpfe gefunden (7). Auch im eigenen Beobachtungsgut von Kehlkopfkrebsen fanden wir, besonders seit wir darauf achteten, auffällig häufig sogenannte Laryngozelen (3, 3a). Wir sahen allerdings diese sogenannten Laryngozelen auch bei einem Fibrosarkom einer Stimmlippe, einem Leiomyosarkom und bei supraglottischen Karzinomen ebenso wie bei Stimmlippenkarzinomen (Abb. 21–24). In vielen Fällen war die „Laryngozele" nicht viel mehr als eine fingerförmige Aussackung der Ventrikel, die die Höhe des Schildknorpeloberrandes überragte und manchmal auch das Zungenbein erreichte. Die großen „äußeren" Laryngozelen, die meist außen am Hals als aufblasbare Vorwölbungen sichtbar werden, wurden jedoch bisher nicht in Kombination mit einem Karzinom angetroffen.

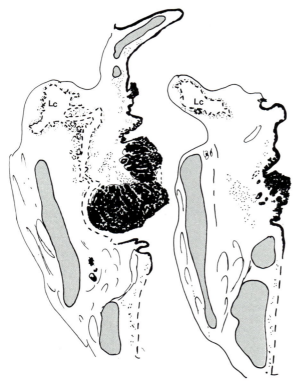

Abb. 21 Karzinom der rechten Taschenfalte und Laryngozele (Lc). Vertikalschnitt durch den exstirpierten Kehlkopf etwa bei 2 Uhr und 3 Uhr. Die Laryngozele erstreckt sich weit über den Oberrand des Schildknorpels hinauf bis gegen die Vallecula glossoepiglottica. Rechter Schnitt: Ausläufer der Laryngozele in der aryepiglottischen Falte (Präparat: *H. Glanz*).

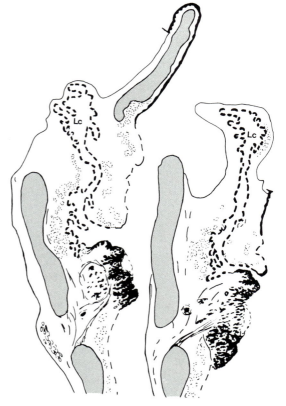

Abb. 22 Karzinom der rechten Stimmlippe und Laryngozele (Lc). Auch dieser Tumor erstreckt sich bis in die Vallecula glossoepiglottica und in die aryepiglottische Falte (Präparat: *H. Glanz*).

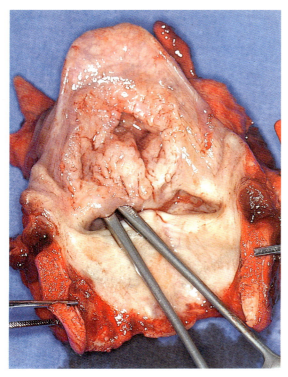

Abb. 23 Größeres, zentrales Epiglottiskarzinom. In die Laryngozele ist eine Klemme eingeführt, um die Ausdehnung des Sackes zu demonstrieren.

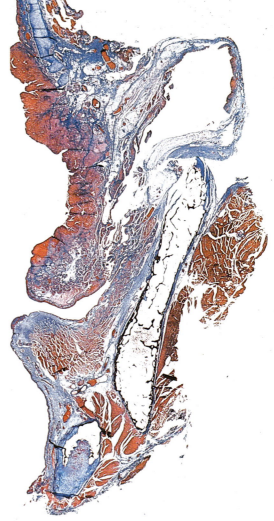

Abb. 24 Schnitt durch den in Abb. 23 dargestellten Tumor. Darstellung der Laryngozele, die weit über den Oberrand des Schildknorpels hinauf reicht (Färbung: Azan).

In den selbst untersuchten Fällen waren das Lebensalter und Geschlecht der Patienten ebenso wie die Rauchgewohnheiten die gleichen wie bei Plattenepithelkarzinomen des Kehlkopfes ohne Laryngozele. Histologisch fanden sich unter den Karzinomen mit Laryngozelen alle Varianten der Differenzierung der Plattenepithelkarzinome. Eine langjährige Laryngitisanamnese, auf die verschiedene Autoren hinweisen (1, 4, 9), war bei unseren Fällen nicht gegeben. Es fanden sich auch keine chronisch laryngitischen Epithelveränderungen in der Umgebung der Zelen. Eine Untersuchung von GLANZ (3, 3a) zeigte schließlich, daß in gesunden Kehlköpfen älterer Männer die zipfelartig ausgezogenen Morgagnischen Ventrikel, die zum Teil bis zum Zungenbein hochreichen, praktisch ebenso häufig auftreten wie in krebskranken Kehlköpfen. Unabhängig von der Frage der Größe des Sacculus ventriculi Morgagni ist MICHEAU der Meinung, daß manche supraglottischen Karzinome primär in der Tiefe des Ventrikels entstehen und erst sekundär in den Kehlkopf einbrechen (7). MICHAELS u. HASSMANN sprechen von einem „ventriculo-saccular carcinoma" (6a). Auf diese „Ventrikelkarzinome" wird auf S. 92 noch weiter eingegangen.

Sicherlich kommen auch bei Ventrikelkarzinomen Laryngozelen vor (Abb. 25 u. 26), doch ist dies kein Beweis dafür, daß das Flimmerepithel des Ventrikels der Mutterboden des Karzinoms war.

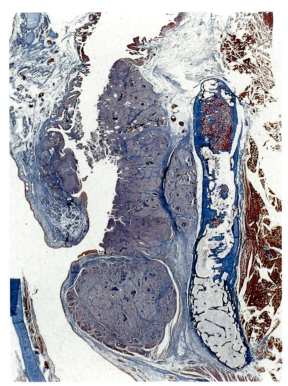 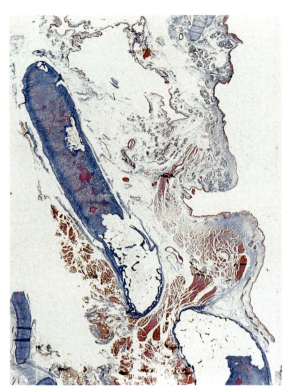

Abb. 25 Große Laryngozele bei einem sogenannten Ventrikelkarzinom. Das Karzinom hat submukös die gesamte Stimmlippe infiltriert und den Conus subglotticus nach median verlagert. Der Tumor erstreckt sich an der Wand der Laryngozele bis etwa zu deren Mitte hinauf und hat auch die mediale Wand des Ventrikels eingeschlossen. Kein Durchbruch von hier aus in den Bereich der Supraglottis. Großer Laryngozelensack über dem Tumor (Färbung: Azan).

Abb. 26 Gleicher Fall wie in Abbildung 25 (andere Kehlkopfhälfte). Auch hier eine ausgedehnte Laryngozele, aber kein Tumor.

Literatur

[1] Banhidy, F.: Laryngozele und Karzinom. Z. Laryngol. Rhinol. Otol. 46 (1967) 619–627
[2] Gérard-Marchant, R., C. Micheau, Y. Cachin: Epithélioma laryngé et laryngocèle. I. Etude anatomopathologique et statistique. Ann. Oto-laryngol. (Paris) 86 (1969) 431–436
[3] Glanz, H.: Zur Frage der Entstehung von Karzinomen im Morgagnischen Ventrikel und in Laryngocelen. Arch. Oto-rhinolaryng. 223 (1979) 417
[3a] Glanz, H., O. Kleinsasser: Beziehungen zwischen Larynxcarcinomen und Laryngocelen. Arch. Otorhinolaryng. 235 (1982) 687
[4] Harrison, D. F.: Saccular mucocele and laryngeal cancer. Arch. Otolaryng. 103 (1977) 232–234
[5] Kleinsasser, O.: Epidemiologie, Ätiologie und Pathogenese der Kehlkopfkrebse. In Berendes, J., R. Link, F. Zöllner: Hals-Nasen-Ohren-Heilkunde in Praxis und Klinik, Bd. IV/2. Thieme, Stuttgart New York 1983
[6] Marschik, H.: Sekundäre Laryngocele bei Carcinoma laryngis. Zbl. Hals.-Nas.- u. Ohrenheilk. 10 (1927) 104
[6a] Michaels, L., E. Hassmann: Ventriculosaccular carcinoma of the larynx. Clin. Otolaryng. 7 (1982) 165–173
[7] Micheau, C., B. Luboinski, P. Lanchi, Y. Cachin: Relationship between laryngoceles and laryngeal carcinomas. Laryngoscope (St. Louis) 88 (1978) 680–688
[8] Pietrantoni, L., D. Felisati, A. Finzi: Laryngocele and laryngeal cancer. Ann. Otol. (St. Louis) 68 (1959) 100–107
[9] Sesterhenn, K.: Laryngozele und Karzinom. Laryngol. Rhinol. Otol. 56 (1977) 521–528

Immunopathologie

Das Wachstum eines Tumors wird bestimmt von der dem Tumor eigenen Aggressivität und den Abwehrkräften des Wirtes. Das Resultat dieser Wechselwirkungen ist die durch Wachstumsgeschwindigkeit und Metastasierung bestimmte „Bösartigkeit" des Tumors.

Unbehandelt gebliebene Patienten mit Kehlkopfkrebsen überleben selten länger als 12 bis 18 Monate. Nur in ganz vereinzelten Fällen überlebten Patienten mit unbehandelten Larynxkarzinomen 6 bis 8 Jahre. Offenbar hatte sich in diesen Fällen ein immunologisches Gleichgewicht zwischen Tumor und Wirt über längere Zeit hin erhalten (17, 104). Spontane Remissionen von Larynxkarzinomen sind bisher noch nicht bekannt. Es wurde aber über einige Fälle berichtet, bei denen eine Rückbildung nach einer offensichtlich unzureichenden Therapie beobachtet wurde (73, 122).

Die immunologischen Aspekte der Onkologie werden zur Zeit sehr intensiv untersucht. Verständlicherweise konzentrieren sich die Untersuchungen auf die häufigeren Tumoren, seltener pauschal auf „Kopf- und Halstumoren", unter denen die Larynx- und Hypopharynxkarzinome nur vereinzelt hervorgehoben werden. Es vergeht zur Zeit fast kein Monat, ohne daß neue Befunde oder neue Interpretationen der Immunologie und immunpathologischer Prozesse bei Larynx- und Hypopharynxkarzinomen publiziert werden. Die folgende Darstellung kann daher nur eine Zusammenstellung von einzelnen Daten aus einem sich in rascher Bewegung befindlichen Forschungsgebiet sein.

Regionäre Immunreaktionen

Am Rande eines Karzinoms, teils auch zwischen den Tumorzellen und auch in den regionären Lymphknoten von Larynxkarzinomen finden sich „entzündliche" Gewebsveränderungen, die darauf hinweisen, daß sich Abwehrvorgänge gegen den Tumor abspielen. Viele dieser Veränderungen sind aber sicherlich auch ein Zeichen einer Abfuhr von Stoffwechsel- und Zerfallsprodukten des Tumors. Abwehr- und Abfuhrreaktionen sind also stets gemischt und kaum trennbar, so daß eine Deutung dieser Veränderungen mit vielen Ungewißheiten belastet ist.

Die peri- und intratumoralen Zellinfiltrate bestehen überwiegend aus immunkompetenten Zellen, wie kleinen T-Lymphozyten, Plasmazellen in oft großer Zahl, Histiozyten und Mastzellen (4, 99, 134). Bei kleinen Tumoren ist der Wall immunkompetenter Zellen um den Tumor meist breiter und dichter als die unvollständigen und oft schütteren Infiltrate bei fortgeschrittenen Tumoren. Diese Lymphozyten können, wie an Gewebekulturen von Kopf-Hals-Karzinomen zu demonstrieren ist, eine unmittelbare zytotoxische Aktivität gegen Tumorzellen entwickeln, die zur Zytolyse führt (1, 100, 108a). Die Plasmazellen in der Umgebung von Tumoren produzieren Immunglobuline, besonders das IgG, das durch immunfloreszenzmikroskopische Methoden nachgewiesen werden kann (33).

In den regionären Lymphknoten findet man schon vor dem Angehen von Metastasen oft deutliche „prämetastatische" Veränderungen. Diese bestehen in einer Sinushistiozytose, einer Hyperplasie der Keimzentren, Hypertrophie der parakortikalen Zone, Plasmazellinfiltraten und Mastzellvermehrungen, selten sogar in granulomartigen Veränderungen. Neben diesen Zeichen einer Stimulation eines regionären Lymphknotens gibt es auch an Lymphozyten verarmte, fibrosierte, offenbar völlig inaktive oder erschöpfte Lymphknoten („lymphoid depletion") (8, 27, 31, 79, 101, 102, 117, 118, 134).

Die prognostische Bedeutung dieser Veränderungen wird sehr unterschiedlich bewertet. Zur Zeit wird beim Grading die Dichte der lymphozytär plasmazellulären Infiltrate für die Bewertung des Malignitätsindexes mit berücksichtigt (vgl. S. 153). Stärkere Reaktionen in den Lymphknoten wurden als prognostisch günstiges Zeichen, eine lymphozytäre Depletion als Ausdruck eines zellulären Immundefizits betrachtet. Andere Untersucher konnten hingegen keinerlei sichere Beziehungen zwischen Prognose und histologisch erkennbaren Immunreaktionen finden (9, 13, 17a, 19, 49, 61, 64, 83, 87, 88, 89, 101, 108, 111a, 120, 130, 139).

Zelluläre Immunreaktionen

Die Träger der zellvermittelten (zellgebundenen) Immunreaktionen sind die kleinen T-Lymphozyten (Thymuslymphozyten), die sich in den tieferen Markschichten der Lymphknoten befinden, im Blut zirkulieren (etwa 60% aller Lymphozyten im Blut) und sich auch in der Lymphe finden. Die Proliferation der Lymphozyten kann durch von Monozyten produzierte Prostaglandine (PGE 2) gehemmt und damit eine Behinderung der Immunfunktion ausgeübt werden (11, 60a). Die T-Lymphozyten haben die Fähigkeit, Antigene zu erkennen, sich diese zu „merken" und sie bei neuerlichem Auftreten mittels löslicher Mediatoren zu zerstören. In venösem Blut, das aus dem Abflußgebiet von Kehlkopfkrebsen gesammelt wurde, sollen sich vermehrt T-Lymphozyten gefunden haben (126). Eine Lymphozytopenie im peripheren Blut Tumorkranker gilt allgemein als prognostisch schlechtes Zeichen (62). Die T-Zellen sind mittels des T-Zellen-Rosettentestes zu identifizieren. In vitro können T-Zellen mittels Mitogenen, z. B. Phytohämagglutinin (PHA), zur Lymphoblastentransformation stimuliert werden. Mittels intradermaler Injektion des starken Antigens 2,4-Dinitrochlorbenzol (DNCB) läßt sich die verzögerte Hypersensibilität als Ausdruck zellvermittelter (T-Zellen-)Immunreaktionen im Hauttest quantifizieren (20, 71).

Die Sensibilisierung von zirkulierenden Lymphozyten von Patienten mit Larynxkarzinomen läßt sich histochemisch durch den Nachweis verschiedener lysosomaler Enzyme, wie N-Acetyl-β-glucosaminidase, saurer Phosphatase, β-Glucuronidase usw., erkennen (39, 40, 41, 42, 43, 44, 45, 46, 47, 48, 63, 115). Das Ansteigen dieser Fermente wird als Ausdruck einer Stimulierung der Lymphozyten durch Tumorantigene und der einsetzenden Synthese von Antikörpern betrachtet. Die Prüfung der zellulären Immunreaktionen bei Patienten mit Larynx- bzw. Kopf- und Halskarzinomen zeigt, daß bei einer erheblichen Zahl der Patienten *Immundefekte* bzw. zelluläre Immundefizite oder eine gestörte Immunreaktivität vorliegen. So ist die Zahl der T-Zellen im Blut oft stark vermindert (37, 86, 97) und der DNCB-Test fällt vielfach negativ oder stark abgeschwächt aus (6, 14, 18, 21, 54, 60, 62, 67, 80, 82, 84, 127, 128, 129, 133). Oft ist auch die Blastentransformation behindert (22, 126), der Immunglobulinspiegel im Serum und die Gesamtzahl der Lymphozyten reduziert (62), die Lymphokinproduktion ebenso wie die Interferonaktivität reduziert (110, 131) und die Migrationsfähigkeit der Leukozyten und Monozyten vermindert (3, 24, 25, 28, 84, 85, 92). Makrophagen sollen die Inhibitoren für die zellulären Immundefekte bei Kopf- und Halskarzinomen darstellen (12). Alle diese Tests wurden benützt, um die Prognose von Patienten mit Larynx- und Hypopharynxkarzinomen abzuschätzen (26, 29, 30, 66, 66a, 109). In der Praxis sind diese Tests, die einem immunologischen „monitoring" oder einem immunologischen „grading" von Plattenepithelkarzinomen des Larynx dienen sollen, aber noch viel zu aufwendig und ungenau, um allgemein Anwendung zu finden. Zweifellos zeichnen sich aber Beziehungen zwischen mangelhaften zellulären Immunreaktionen und einer ungünstigen Prognose sowie dem Auftreten multipler Primärtumoren ab (5, 35, 52, 80).

Vereinzelt wurde auch über Patienten mit Immundefekten berichtet, die ein oder mehrere Karzinome im Kopf-Hals-Gebiet entwickelt hatten (51, 123).

Einen deutlichen, zellulär immundepressiven Effekt bewirken auch die Strahlentherapie und vielleicht auch größere chirurgische Eingriffe (14, 47, 60, 68, 72, 74, 106, 110a, 121). Der CEA-Spiegel im Plasma soll während einer Bestrahlung ansteigen (59).

Auch in zirkulierenden Leukozyten von Patienten mit Präkanzerosen und Karzinomen des Larynx fanden sich Veränderungen des Enzymmusters, wie Defizite von β-Glucuronidase und eine Vermehrung der alkalischen Phosphatase (10, 44, 56, 76, 77, 78).

Humorale Immunreaktionen

Jeder Tumor produziert Antigene, die mit den Antikörpern des Wirtes, den Immunglobulinen, reagieren können. Die Träger der humoralen Immunreaktionen sind die B-Lymphozyten (sogenannte *B*ursalymphozyten oder *B*one-Marrow-Lymphozyten). Diese Zellen sind meist stationär, finden sich in den Lymphknoten subkortikal und in den Follikeln. Sie vermitteln die humorale Immunabwehr, produzieren Immunglobuline und besitzen spezifische Oberflächenimmunglobuline, die mit den Tumorantigenen reagieren.

Die Serumimmunglobuline von Kranken mit Larynxkarzinomen zeigen nach den Angaben einiger Untersucher normale, zum Teil sogar erniedrigte Werte, manchmal aber auch starke Erhöhungen von IgA, IgC und IgM (2, 36, 42, 57, 62, 90, 96, 112, 113). Der IgE-Titer soll parallel zur Ausdehnung und zum Verschwinden eines Tumors ansteigen und sinken und damit für ein „tumormonitoring" brauchbar sein (58, 127).

Spezifische Leukozyten- und Thrombozytenantigene gehen bei Larynxkarzinomen häufig verloren (81). Veränderungen des γ-Globulinspiegels und der $α_1$- und $α_2$-Globuline sind bei Larynxkarzinomen offenbar unspezifisch und erlauben keine Schlußfolgerungen (95, 119). Prostaglandine B waren im Plasma von Patienten mit Larynxkarzinomen vermindert (7). IgA wurde übrigens auch reichlich im Sekret der Schleimdrüsen gesunder Kehlköpfe nachgewiesen. Der Larynx könnte somit ein immunologisch aktives Organ sein (93, 94).

Blutgruppenantigene, die sich an den Zellmembranen des Stimmlippenepithels nachweisen lassen (65), verschwinden vielfach schon im Epithel der Nachbarschaft von Karzinomen und sind in Zellen von Larynxkarzinomen nur noch selten nachzuweisen (32, 75, 114, 125).

Tumorassoziierte Antigene mit einer zum Teil hohen Antigenizität, aber noch nicht näher klassifizierbarer Natur, ließen sich bei Aufarbeitung von Larynx- und Hypopharynxkarzinomen gewinnen (15, 23, 69, 70, 105, 107, 111, 132, 136, 138). Die Immunogenität der Larynx- und Hypopharynxkarzinome dürfte aber, von wenigen Ausnahmen abgesehen, als sehr gering einzustufen sein (91).

Unter den tumorassoziierten Antigenen haben die „onkofetalen" Antigene, unter ihnen das karzinoembryonale Antigen (CEA), weniger das α-Fetoprotein (AFP), vor allem bei verschiedenen Adenokarzinomen praktische Bedeutung für ein „tumormonitoring" gewonnen. Der „Tumormarker" CEA wird auch von manchen Karzinomen im Kopf-Hals-Gebiet produziert, allerdings sind CEA-Spiegel von mehr als 5 ng/ml nur selten nachzuweisen (34, 53, 98, 103, 116, 124). Eine sichere Relation zwischen erhöhtem CEA-Serumspiegel und Prognose ließ sich bei Kopf-Hals-Karzinomen bisher noch nicht ermitteln (16, 38). Histochemisch läßt sich CEA übrigens im Gewebe von einzelnen Hypopharynxkarzinomen nachweisen (50, 112).

Praktische Bedeutung haben die Versuche zur Immuntherapie bei Larynx- und Hypopharynxkarzinomen z. B. durch Stimulierung des Immunsystems, durch Hemmung der Prostaglandinsynthese mit Indomethacin (55), durch die Kopplung von Antitumorantikörpern an Chemotherapeutika (138) usw. heute noch nicht gewonnen.

Literatur

1 Adelstein, E. H., W. E. Davis, R. W. Oxenhandler, J. W. Templer, B. A.-L. Barrett: Lymphocyte-tumor cell interaction in patients with head and neck tumors. Laryngoscope (St. Louis) 88 (1978) 575–581
2 Bagarry, D. R. Favre, J. Imbert, M. Jausseran, G. Meyer, J. C. D'Istria, X. Serafino: La surveillance immunitaire des cancers. ORL J. franç. Oto-rhinolaryng. 23 (1974) 852–859
3 Balm, F. J., H. A. Frexhage, M. E. van Blomberg, G. B. Snow: Mononuclear phagocyte function in head and neck cancer: NBT-dye reduction, maturation and migration of peripheral blood monocytes. Laryngoscope (St. Louis) 92 (1982) 810–814
4 Bandini, A., G. Stocchi: Le mastzellen nell'epitelioma del laringe. Boll. Mal. Orecch. 87 (1969) 400–404
5 Bartal, A., M. Goldsher, I. Eliachar, T. Mekori, E. Robinson: Cellular immunity in patients with laryngeal cancer developing additional primary malignant tumors. Ann. Otol. Rhinol. Laryngol. 88 (1979) 311–315
6 Behrens, K., K. Sesterhenn, A. Schutt: Periphere T-Lymphozyten im DNCB-Test nach operativer und radiologischer Behandlung von Plattenepithel-Karzinomen des Larynx im T(1)-Stadium. HNO (Berlin) 30 (1982) 250–255
7 Belliveau, R. E., N. R. Bachur: Prostaglandin B equivalents in human plasma. Prostaglandins 5 (1974) 241–248
8 Di Benedetto, G., F. Puppo, G. Cordone, F. Indiveri, C. Priolo, G. Corsini: Valutazione dell'immunità regionale e generale in soggetti affetti da neoplasia laringea. Boll. Soc. ital. Biol. 53 (1977) 792–798
9 Bennett, S. H., J. W. Futrell, J. A. Roth, R. C. Hoye, A. S. ketcham: Prognostic significance of histologic host response in cancer of the larynx or hypopharynx. Cancer 28 (1971) 1255–1265
10 Berlinger, N. T.: Inability of leukocytes from patients with head and neck squamous cell carcinoma to stimulate or respond in the mixed leukocyte reaction. Fed. Proc. 34 (1975) 991
11 Berlinger, N. T.: Deficient immunity in head and neck cancer due to excessive monocyte production of prostaglandines. Laryngoscope (St. Louis) 94 (1984) 1407–1410
12 Berlinger, N. T., E. Y. Hilal, H. F. Oettgen, R. A. Good: Deficient cell-mediated immunity in head and neck cancer patients secondary to autologous suppressive immune cells. Laryngoscope (St. Louis) 88 (1978) 470–483
13 Berlinger, N. T., V. Tsakraklides, K. Pollak, G. L. Adams, M. Yang, R. A. Good: Prognostic significance of lymph node histology in patients with squamous cell carcinoma of the larynx, pharynx or oral cavity. Laryngoscope (St. Louis) 86 (1976) 792–803
14 Bier, J., U. Nicklisch: Verlaufsuntersuchungen unspezifischer Immunparameter bei Patienten mit Kopf-Hals-Karzinomen. Acta Otorhinolaryng. 232 (1981) 145–163
15 Blume, N., D. Milatovic: Serologischer Nachweis von Tumorantikörpern bei Larynxkarzinomträgern. Laryngol. Rhinol. Otol. 60 (1981) 405–406
16 Bolla, M., C. Vrousos, O. Roux, C. Agnius-Delord, C. Junien-Lavillauroy, B. Lachet: L'antigène carcino-embryonnaire dans les cancers de la tête et du cou. Résultats préliminaires chez 72 patients. J. franç. Oto-rhinolaryng. 29 (1980) 309–314
17 Bruchmüller, W., G. Eggemann: Zur Prognose des unbehandelten Larynxkarzinoms. Z. Laryng. Rhinol. 48 (1969) 386–391
17a Brynes, R. K., R. L. Hunter, F. Vellins: Immunomorphologic changes in regional lymph nodes associated with cancer. Arch. Path. Lab. Med. 107 (1983) 217–221
18 Brunetti, F., P. Menzio, G. Cortesina, A. Sartoris, B. Morra, M. Bussi: Prospects and limitations of systematic monitoring in patients with laryngeal cancer. Acta otolaryng. (Stockh.) 87 (1979) 393–399
19 Cali, A., R. Vecchione, L. Palombini: The prognostic value of infiltration of immunocompetent cells in cancer of larynx. Ital. J. Immunol. Immunopath. 3 (1972) 9–18
20 Cavallo, G. P., F. Beatrice, E. Poggio, M. Bussi, V. di Fortunato, S. Rendine, A. Sartoris, G. Cortesina: Effect of cryopreservation on the production of leukocyte migration inhibition factor (lif) by lymphocytes from normal volunteers and patients with laryngeal carcinomas. Boll. Ist. Sieroter Milan. 59 (1980) 147–154
21 Check, I. J., R. L. Hunter, R. Lounsbury, K. Rosenberg, G. Matz: Prediction of survival in head and neck cancer based on leukocyte sedimentation rate in ficoll-hypaque gradients. Laryngoscope (St. Louis) 90 (1980) 1281–1290
22 Chretien, P. B., W. L. Crowder, M. R. Gertner: Correlation of preoperative lymphocyte reactivity with the clinical course of cancer patients. Surg. Gynec. Obstet. 136 (1973) 380–384
23 Cortesina, G., P. Busca, E. Cherubin: Su alcuni aspetti immunologici del carcinoma laringeo. Minerva otorinolaring. 18 (1968) 137–139
24 Cortesina, G., M. Bussi, B. Morra, F. Beatrice, G. P. Cavallo, V. Di Fortunato, E. Poggio, S. Redine, A. Sartoris, S. Landolfo: Specific LIF production in laryngeal cancer patients: evidence of suppressor activity exerted by adherent cells. Tumori 69 (1983) 497–502
25 Cortesina, G., G. P. Cavallo, F. Beatrice, A. Sartoris, M. Bussi, B. Morra, V. Di Fortunato, E. Poggio, S. Rentine: Production of leukocyte migration inhibition factor by lymphocytes of larynx cancer patients stimulated by laryngeal carcinoma solubilized membrane antigens. Tumori 68 (1982) 39–46
26 Cortesina, G., G. P. Cavallo, A. Sartoris, F. Beatrice, B. Morra, M. Bussi, E. Poggio: Esiste una reattivita immunitaria verso i carcinomi laringei umani? G. Batteriol. Virol. Immunol. 72 (1979) 169–190
27 Cortesina, G., F. Pia, P. Mancini, C. Boido, C. Giordano: Significato immunitario di alcuni aspetti morfologici dei linfonodi satelliti di carcinomi laringei. Cancro 27 (1974) 373–388
28 Cortesina, G., A. Sartoris, V. Di Fortunato, G. P. Cavallo, B. Morro, M. Bussi, F. Beatrice, E. Poggio, P. Marcato, S. Rendine: Natural killer-mediated cytotoxicity in patients with laryngeal carcinoma. Ann. Otol. Rhinol. Laryngol. 93 (1984) 189–191
29 Cortesina, G., A. Sartoris, B. Morra, M. Bussi, G. Tabaro, E. Poggio, G. Cavallo, F. Beatrice: Il problema della caratterizzazione immunologica dei pazienti portatori di carcinoma laringeo. Minerva Otorinolaringol. 29 (1979) 33–43
30 Cortesina, G., A. Sartoris, B. Morra, M. Bussi, G. Tabaro: Il monitoraggio immunologico sistematico nei pazienti portatori di cancro laringeo: prospettive e limiti. Ann. Laringol. Otol. Rinol. Faringol. 77 (1979) 77–80
31 Cottier, H., J. Turk, L. Sobin: A proposal for a standardized system of reporting human lymph node morphology in relation to immunological function. J. clin. Path. 26 (1973) 317
32 Dabelsteen, E., N. Mygind, B. Henriksen: Blood group substance A in carcinomas of the larynx. Acta oto-laryng. (Stockh.) 77 (1974) 360–367
33 Danielson, J. R., W. A. Franklin: Characterization of antibody-forming cells adjacent to laryngeal carcinoma. Arch. Otolaryng. 110 (1984) 327–328
34 Demard, F., P. Chauvel, J. Vallicioni, B. Krebs, C. Philip: Le dosage de l'antigène carcino-embryonnaire dans les cancers des voies aero-digestives supérieures. Ann. Otolaryngol. chir. cervicofac. 99 (1982) 367–374
35 Deneufbourg, J. M., C. Bouillenne: Correlation entre les groupes HLA et le cancer du larynx. Bull. Cancer (Paris) 67 (1980) 531–534
36 Dostálová, O., E. Schön, M. Wagnerová, J. Jelinek, V. Wagner: Serum immunglobulin levels in cancer patients. 1. Serum immunglobulins and primary tumor localisation. Neoplasma (Bratisl.) 22 (1975) 539–546
37 Eastham, R. J., J. M. Mason, B. R. Jennings, P. W. Belew, T. A. Maguda: T-Cell rosette test in squamous cell carcinoma of the head and neck. Arch. Otolaryng. 102 (1976) 171–175
38 Easty, D. M., G. C. Easty, R. L. Carter, P. Monaghan, L. J. Butler: Ten human carinoma cell lines derived from squamous carcinomas of the head and neck. Brit. J. Cancer 43 (1981) 772–785
39 Ellegaard, J., A. Toft: Lymphocyte ATPase activity in patients with carcinoma of the larynx. A follow-up study on 45 patients. Acta oto-laryng. (Stockh.) 89 (1980) 555–561
40 Filiaci, F., G. Luzi, G. Stirpe, A. di Gangi: Studio immunologico in alcuni di neoplasia laringea. Riv. Med. Aeronaut Spaz. 42 (1979) 186–193

41 Gierek, T., G. Astaldi, J. Lisiewicz, J. Pilch: N-acetyl-beta-glucosaminidase of peripheral blood lymphocytes in patients with cancer of the larynx. Tumori 62 (1976) 645–650

42 Gierek, T., J. Lisiewicz, G. Astaldi, J. Pilch: Lymphocytes, neutrophils and serum immunoglobulins in patients with precancerous states of the larynx. Laryngoscope (St. Louis) 89 (1979) 1145–1150

43 Gierek, T., J. Lisiewicz, W. Kusnierczyk, J. Pilch: Activity of beta-glucoronidase in peripheral blood lymphocytes of patients with cancer of the larynx. Folia haemat. (Lpz.) 104 (1977) 202–207

44 Gierek, T., J. Lisiewicz, W. Kusnierczyk, J. Pilch: Lymphocyte lysosomal acid phosphatase in patients with carcinoma of the larynx. Med. interne 15 (1977) 73–78

45 Gierek, T., J. Lisiewicz, J. Pilch: The intracellular enzymatic response of neutrophils and lymphocytes in patients with precancerous states and cancer of the larynx. J. maxillofac. Surg. 7 (1979) 172–176

46 Gierek, T., J. Lisiewicz, J. Pilch: Intracellular enzymatic response of lymphocytes and neutrophils in patients with cancer of the larynx. Folia haemat. (Lpz.) 104 (1977) 208–215

47 Gierek, T., J. Lisiewicz, J. Pilch, G. Namyslowski: Effect of radiotherapy on the neutrophil and the lymphocte enzymatic equipment and serum immunoglobulins in patients with cancer of the larynx. Folia haemat. (Lpz.) 106 (1979) 22–31

48 Gierek, T., J. Lisiewicz, J. Pilch, U. Y. Sasiadek, G. Namyslowski: The lymphocyte cytochemical equipment and serum immunoglobulins in patients with precancerous states of the larynx. Folia haemat. (Lpz.) 105 (1978) 640–645

49 Gilmore, B. B., D. A. Repola, J. G. Batsakis: Carcinoma of the larynx: lymph node reaction patterns. Laryngoscope (St. Louis) 88 (1978) 1333–1338

50 Goldenberg, D. M., R. M. Sharkey, F. J. Primus: Immunocytochemical detection of carcinoembryonic antigen in convernional histopathology specimens. Cancer 42 (1978) 1546–1553

51 Goldsher, M., A. Bartal, I. Eliachar, E. Robinson: Laryngeal carcinoma associated with multiple additional primary tumors. Immunologic studies. Arch. Otolaryng. 103 (1977) 550–552

52 Goldsher, M., I. Eliachar, T. Mekori, E. Robinson: Cellular immunity in patients with laryngeal cancer developing additional primary malignant tumors. Ann. Otol. Rhinol. Laryngol. 88 (1979) 311–315

53 Grossenbacher, R.: Stellenwert des CEA-Testes bei Malignomen im ORL-Bereich. Arch. Otorhinolaryng. 222 (1979) 23–27

54 Hasek, M., V. Holan, O. Sibl, M. Kousalova: Application of tube LAI assay in larynx cancer patients. Neoplasma 28 (1981) 685–688

55 Hirsch, B., J. T. Johnson, B. S. Rabin, P. B. Thearle: Immunostimulation of patients with head and neck cancer. In vitro and preliminary clinical experiences. Arch. Otolaryng. 109 (1983) 298–301

56 Holan, V., O. Sibl., M. Hasek: Monitoring of antitumor immunity in patients with larynx cancer by tube leukocyte adherence inhibition assay. Cancer Res. 39 (1979) 651–653

57 Horak, F., M. Hussarek: Serum-Immunglobulin-E bei Leukoplakiepatienten. HNO (Berlin) 27 (1979) 185–188

58 Horak, F., M. Hussarek-Heinlein: Ergebnisse laufender Ig E-Titerbestimmungen zur Frühdiagnostik bei Tumorerkrankungen im HNO-Bereich. Wien. klin. Wschr. 88 (1976) 657–660

59 Jakobsson, P. A., B. Wahren: Elevated plasms CEA during radiotherapy for glottic carcinoma of the larynx. Canad. J. Otolaryngol. 4 (1975) 46–50

60 Jenkins, V. K., C. M. Griffiths, P. Ray, R. R. Perry, M. H. Olson: Radiotherapy and head and neck cancer. Role of lymphocyte response and clinical stage. Arch. Otolaryng. 106 (1980) 414–418

60a Jung, T. T. K., N. T. Berlinger, S. K. Juhn: Prostaglandins in squamous cell carcinoma of the head and neck: a preliminary study. Laryngoscope (St. Louis) 95 (1985) 307–312

61 Kashima, H. K.: The characteristics of laryngeal cancer correlating with cervical lymph node metastasis. (Analysis based on 40 total organ sections.) In Alberti, P. W., D. P. Bryce: Workshops from the Centennial Conference on Laryngeal Cancer. Appleton-Century-Crofts, New York 1976 (pp. 268–272)

62 Katz, A. E.: Immunobiologic staging of patients with carcinoma of the head and neck. Laryngoscope (St. Louis) 93 (1983) 445–463

63 Keßler, L., J. Knothe, H. Irmscher: Zum immunologischen Tumornachweis im HNO-Gebiet. Laryngol. Rhinol. Otol. 60 (1981) 402–404

64 Koselnik-Glugla, B., A. Krygier-Stojalowska: Cellular reactions in the tissues surrounding laryngeal carcinoma. Otolaryngol. pol. 29 (1975) 17–21

65 Kovarik, S.: ABO-Antigens in cancer. Detection with the mixed cell agglutination reaction. Arch. Path. 86 (1968) 12

66 Krajina, Z., S. Bolanca: Recent theoretical and practical problems in the cell mediated immunological reactions in cases of laryngeal cancer. Acta oto-laryng. (Stockh.) 89 (1980) 195–201

66a Krajina, Z., S. Bolanča: Tumor antigens and immune complexes in laryngeal cancer. ORL J. Otorhinolaryngol. relat. Spec. 47 (1985) 119–122

67 Krajina, Z., F. Koskovic, S. Bolanca: Immunological investigations in laryngeal cancer. Acta oto-laryng. (Stockh.) 87 (1979) 388–392

68 Krajina, Z., F. Kosokovic, S. Bolanca, Z. Bumber: Einfluß von Operation, Zytostatika und Bestrahlung auf den immunbiologischen Zustand von Patienten mit Larynxkarzinom. Laryngol. Rhinol. Otol. (Stuttg.) 59 (1980) 341–343

69 Krause, C. J.: Characteristics of tumor associated antigens in squamous cell carcinoma. Laryngoscope (St. Louis) 89 (1979) 1105–1120

70 Krause, C. J., J. Nysather, B. F. MacCabe: Characterization of tumor antigen in epidermoid carcinoma. Ann. Otol. Rhinol. Laryngol. (St. Louis) 84 (1975) 787–792

71 Kryier-Stoja Owska, A., B. Koselnik-Glugla, I. Urasinski, E. Mozolewski, M. Madej, M. Chosia, M. Rakowska, M. Wasilewska, E. Kowalska: Defensive cellular reactions in carcinoma of larynx. Ann. Acad. Med. Stetin, Suppl. 15 (1978) 111–123

72 Kutzner, J., R. Goldhofer, R. Kreinberg, H. M. Lemmel: Untersuchungen zur Bestimmung der Immunlage bei Tumorpatienten in Abhängigkeit von der Strahlentherapie. Strahlentherapie 155 (1979) 341–346

73 Levine, M. I., H. E. Reidbord, S. N. Busis: Carcinoma of the larynx. A case of apparent regression after inadequate therapy. Arch. Otolaryng. 91 (1970) 385–386

74 Lisiewicz, J., T. Gierek, B. Piastucka, G. Namyslowski, J. Pilch: Effect of radiotherapy on lysosomal enzymes of neutrophils in patients with cancer of the larynx. Rev. Esp. Oncol. 25 (1978) 429–436

75 Lin, F., P. I. Liu, D. H. McGregor: Isoantigens A, B, and H in morphologically normal mucosa and in carcinoma of the larynx. Amer. J. clin. Path. 68 (1977) 372–376

76 Lisiewicz, J., T. Gierek, J. Pilch: N-acetyl-beta-glucosaminidase, beta-glucoronidase and acid phosphatase of peripheral blood neutrophils in patients with cancer of the larynx. Rev. esp. Oncol. 23 (1976) 233–239

77 Lisiewicz, J., T. Gierek, J. Pilch: Deficiency of beta-glucoronidase in neutrophils from patients with precancerous states of the larynx. Folia haemat. (Lpz.) 105 (1978) 194–199

78 Lisiewicz, J., T. Gierek, J. Pilch, B. Piastucka: The enzymatic equipment of neutrophils in patients with precancerous states of the larynx. Med. interne 16 (1978) 33–36

79 Madej, M., A. Krygier-Stojalowska, B. Koselnik-Glugla, M. Chosia: Concerning cellular defense in carcinoma of the larynx. Arch. immunol. Ther. Exp. 24 (1976) 69–76

80 Maisel, R. H., J. H. Ogura: Dinitrochlorobenzene skin sensitization and peripheral lymphocyte count. Predictors of survival in head and neck cancer. Ann. Otol. (St. Louis) 85 (1976) 517–522

81 Majsky, A., J. Jakoubkova: Verlust der spezifischen Thrombozytenantigene bei bösartigen Geschwülsten. Blut 15 (1967) 201–205

82 Makimoto, K., A. Tamada, S. Kishimoto, N. Kanoh, T. Hoshino: Obervations on immunologic parameters in laryngeal cancer patients. Arch. Otorhinolaryng. 238 (1983) 241–245

83 Malicka, K.: Attempt at evaluation of defensive activity of lymph nodes on the basis of microscopic and clinical studies in cases of laryngeal cancer. Pol. med. J. 10 (1971) 154–164

84 Mandel, M. A., C. L. Kiehm: The significance of delayed cutaneous reactivity in head and neck cancer patients. Plast. reconstr. Surg. 53 (1974) 72–76

85 Mantovani, G., M. A. Manca, F. Cossu, E. Proto, G. Taglieri, F. Mirigliani, Gaspardini: Evaluation of the specificity of the leukocyte migration inhibition test against histologically homologous and heterologous neoplastic antigens in cancer patients. Tumori 67 (1981) 169–175

86 Mason, M., Kitchens, R. J. Eastham, B. R. Jennings: T-lymphocytes and survival of head and neck squamous cell carcinoma. Arch. Otolaryng. 103 (1977) 223

87 McGavran, M. H., W. C. Bauer: Sinus histiocytosis and cervical lymph node metastases from transglottic epidermoid carci-

noma of the larynx. In Alberti, P. W., D. P. Bryce: Workshops from the Centennial Conference on Laryngeal Cancer. Appleton-Century-Crofts, New York 1976 (pp. 865–867)

88 McGavran, M. H., W. C. Bauer, J. H. Ogura: The incidence of cervical lymph node metastases from epidermoid carcinoma of the larynx and their relationship to certain characteristics of the primary tumor. Cancer 14 (1961) 55–66

89 Menzio, P., G. Cortesina, A. Sartorius, B. Morra, M. Bussi, G. Tabaro: Relationships between cervical node histological patterns and rosette test scores: possible prognostic value in laryngeal cancer. Laryngoscope (St. Louis) 90 (1980) 1032–1038

90 Michalski, H., H. Storch, R. Brandl, T. Fritsche: Immunglobulin-A-Bestimmung bei Patienten mit oralen und Larynxmalignomen. Stomatol. DDR 31 (1981) 413–419

91 Millek, J.: Immunologische Abwehr und Krebs. Edition Medizin, Weinheim 1984

92 Morra, B., F. Beatrice, G. P. Cavallo, M. Bussi, V. Di Fortunato, E. Poggio, M. Vercellino, M. Vercellino, G. Cortesina: Evaluation of blocking mechanism against immunological responses in patients with laryngeal carcinoma. Laryngoscope (St. Louis) 94 (1984) 825–828

93 Myers, E. M., J. H. Ogura: Stomal recurrences: A clinicopathological analysis and protocol for future management. Laryngoscope (St. Louis) 89 (1979) 1121–1128

94 Nettesheim, P., H. Schreiber: Advances in experimental lung cancer research. In Altmann, H. W., F. Büchner, H. Cottier, E. Grundmann, G. Holle, E. Letterer, W. Masshoff, H. Meessen, F. Roulet, G. Seifert, G. Siebert: Handbuch der allgemeinen Pathologie, Bd. VI/7. Springer, Berlin 1975

95 Nicoucar, G. R.: Modifications des protéines sanguines dans les cancers oto-rhino-laryngologiques. J. franç. Otorhinolaryng. 15 (1966) 987–996

96 Niksic, M., M. Balogh: Die Serumimmunglobuline bei Patienten mit Malignomen des Kehlkopfes und des Rachens. Laryngol. Rhinol. Otol. 55 (1976) 882–887

97 Olkowski, Z. L., A. Wilkins: T-lymphocyte levels in the peripheral blood of patients with cancer of the head and neck. Amer. J. Surg. 130 (1975) 440–444

98 Onizawa, S., S. Watanabe, T. Yagura, M. Yasutomi, Y. Yamamura: Radioimmunoassay of carcinoembryonic antigen and clinical significance of its level in plasma. Gann 67 (1976) 371–378

99 Orlandi, G.: Sulla presenza e sul significato delle mastzellen negli epiteliomi laringei. Arch. ital. Otol. 72 (1961) 397–405

100 Ottaviani, A., M. L. Villa: NK activity in patients with carcinoma of the larynx. UICC Conference on Clinical Oncology, Oxtober 28–31, 1981, Lausanne, Switzerland. International Union Against Cancer 1981 (131 pp.)

101 Pohris, E.: Beziehungen zwischen Überlebenszeit und histomorphologischen Reaktionen an regionären Lymphknoten bei Karzinomen des Kopf-Hals-Bereiches. Diss., Bonn 1982

102 Popa, G., G. Dobrescu, E. Hanganu: A peculiar lymph node anticarcinoma reaction. Folia haemat. (Lpz.) 104 (1977) 216–221

103 Popovic, D., L. Gill, G. Sisson, E. Applebaum, B. Anderson: Detection and localisation of tumor-associated immune components of head and neck squamous cell carcinomas. Trans. Amer. Acad. Ophthal. Otolaryng. 82 (1976) 119–130

104 Pratt, L. W.: Unusually long survival of patients with cancer. J. Maine med. Ass. 69 (1978) 33–34

105 Proto, E., G. Mantovani, V. Mallardi: La sensibilità cellomediata antineoplastica valutata con LMI (leukocytemigration-inhibition) test in pazienti con carcinoma della laringe. Specificità della risposta verso antigene neoplastico omologo ed eterologo. Minerva Otorinolaring. 30 (1980) 255–259

106 Rafla, S., S. J. Yang, F. Meleka: Changes in cell-mediated immunity in patients undergoing radiotherapy. Cancer 41 (1978) 1076–1086

107 Ricci, V., M. Russolo, T. Pannone: Ricerche immunologiche sul cancro della laringe (sul problema dei cosiddetti autoanticorpi neoplastici). Valsalva 43 (1967) 149–177

108 Sala, O., A. Ferlito: Morphological observations of immunobiology of laryngeal cancer. Evaluation of the defensive activity of immunocompetent cells present in tumour stroma. Acta otolaryng. (Stockh.) 81 (1976) 353–363

108a Sartoris, A., B. Morra, E. Poggio, G. Cortesina, V. di Fortunato, M. Bussi, P. Marcato, G. P. Cavallo, F. Beatrice, S. Rendine: Natural killer-mediated cytotoxicity in patients with laryngeal carcinoma. Ann. Otol. Rhinol. Laryngol. 93 (1984) 189–191

109 Sartoris, A., G. Cortesina, B. Morra, M. Bussi, G. Tabaro: Il monitoraggio immunologico sistematico nei pazienti portatori di cancro laringeo: L'immunità cellulo-mediata. Ann. Laringol. Otol. Rinol. Faringol. 77 (1979) 81–87

110 Sato, M., H. Yoshida, T. Yanagawa, Y. Yura, M. Urata, M. Atsumi, N. Furumoto, Y. Hayashi, Y. Takegawa: Interferon activity and its characterisation in the sera of patients with head and neck cancer. Cancer 54 (1984) 1239–1251

110a Schantz, S. P., M. M. Romsdahl, G. F. Babcock, K. Nishioka, H. Goepfert: The effect of surgery on natural killer cell activity in head and neck cancer patients: in vitro reversal of a postoperatively suppressed immunosurveillance system. Laryngoscope (St. Louis) 95 (1985) 588–594

111 Schimke, R., V. Holan, O. Sibl, M. Hasek, H. Ambrosius: Comparison of the hemocytometer and tube modifications of the leukocyte adherence inhibition assay. II. Application of both modifications for detection of antitumor immunity in man. Neoplasma 28 (1981) 257–264

111a Schuller, D. E.: An assessment of neck node immunoreactivity in head and neck cancer. Laryngoscope (St. Louis), Suppl. 35 (1984) 1–35

112 Seifert, G., A. Schröder: Morphologische Aspekte des Hypopharynxkarzinoms. Laryngol. Rhinol. Otol. (Stuttg.) 59 (1980) 699–709

113 Serrou, B., L. Karcenty, C. Romieu: Eléments pronostiques d'ordre immunologique en cancérologie O. R. L. J. franç. Otorhinolaryng. 21 (1972) 897–899

114 Sesterhenn, K., J. Sesterhenn: Nachweis von Blutgruppen-Isoantigenen in metaplastischem und tumorösem Larynxepithel. Arch. Otorhinolaryng. 231 (1981) 691–693

115 Siegel, G., H. D. Göring: Der Einfluß von Proteoglycanen auf die Proliferationsaktivität peripherer Lymphozyten bei Patienten mit Kehlkopfkarzinomen. HNO-Praxis (Lpz.) 6 (1981) 17–18

116 Silverman, N. A., J. C. Alexander, P. B. Chretin: CEA levels in head and neck cancer. Cancer 37 (1976) 2204–2211

117 Simon, H.: Regionäre Halslymphknoten und Primärtumor, 1. Mitteilung: Der metastatische Halslymphknotenbefall. Laryngol. Rhinol. Otol. (Stuttg.) 54 (1975) 997–1003

118 Simon, H.: Regionäre Halslymphknoten und Primärtumor, 2. Mitteilung: Die reaktive Halslymphknotenveränderung. Laryngol. Rhinol. Otol. (Stuttg.) 54 (1975) 1004–1011

119 Skonieczny, J.: Changes in serum proteins and glycoproteins in patients with carcinoma of the larynx. Mater med. Pol. 6 (1974) 53–57

120 Suceava, I., G. Simu: Le rapport entre le degré de dissémination des tumeurs pharyngolaryngées et les modifications immunologiques. Ann. Otolaryng. chir. cervicofac. 94 (1977) 83–93

121 Tarpley, J. L., C. Potvin, P. B. Chretien: Prolonged depression of cellular immunity in cured laryngopharyngeal cancer patients treated with radiation therapy. Cancer 35 (1975) 638–644

122 Temesrekasi, D.: Komplette Rückbildung von zwei nicht operierten Hypopharynxcarcinomen. Arch. klin. exp. Ohr.-Nas.- u. Kehlk.-Heilk. 194 (1969) 323–328

123 Tewfik, H. H., J. J. Ptacek, C. J. Krause, H. B. Latourette: Di George syndrome associated with multiple squamous cell carcinomas. Arch. Otolaryng. 103 (1977) 105–107

124 Troncone, L., D. Salvo, F. La Vecchia, F. Martino, G. Pastore: CEA assay in the follow-up of patients with extragastrointestinal malignancies. Bull. Cancer 63 (1976) 495–504

125 Tuncer, I.: Evaluation of blood group antigens A, B in laryngeal epidermoid carcinoma. Fifth European Immunology Meeting, June 1–4, 1982, Istanbul, Turkey, Turkish Society of Immunology 1982 (p. 354)

126 Urasinski, I., A. Krygier-Stojalowska, E. Mozolewski, B. Koselnikglugla, M. Wasilewska: Blastic transformation of blood lymphocytes in patients with laryngeal carcinoma. Pol. med. Sci. Hist. Bull. 15 (1976) 83–86

127 Veltri, R. W., P. M. Sprinkle, P. E. Maxim, A. N. Theofilopoulos, S. M. Rodman, C. L. Kinney: Immune monitoring protocol for patients with carcinoma of the head and neck. Preliminary report. Ann. Otol. (St. Louis) 87 (1978) 692–700

128 Wanebo, H. J.: Immunobiology of head and neck cancer: basic concepts. Head Neck Surg. 2 (1979) 42–45

129 Wig, U., A. S. Saini, V. K. Gupta: E-rosette forming cells (ERFC) in squamous cell carcinoma of the larynx and laryngopharynx. J. Laryngol. Otol. 97 (1983) 527–530

130 Wilke, J.: Über das Verhalten von Plasmazellen und Mastzellen in den metastasefreien Halslymphknoten beim Kehlkopf-

carcinom. Arch. Ohr.-, Nas.- u. Kehlk.-Heilk. 181 (1963) 458–466
[131] Wolf, G. T., E. J. Lovett, K. A. Peterson, M. L. Beauchamp, S. R. Baker: Lymphokine production and lymphocyte subpopulations in patients with head and neck squamous carcinoma. Arch. Otolaryng. 110 (1984) 731–735
[132] Wurzer, H., O. Schönberger: Untersuchung freier Aminosäuren bei verhornenden Carcinomen im HNO-Bereich. Arch. Otorhinolaryng. 235 (1982) 678–681
[133] Zastrow, V., H. R. Nitze: Der Einfluß der Therapie auf das Immunabwehrsystem von Kranken mit Kopf- und Halstumoren. Arch. Otorhinolaryng. 213 (1976) 397–398
[134] Zechner, G.: Histologische Untersuchungen an Lymphknoten aus dem Abflußgebiet von Larynxkarzinomen. Mschr. Ohrenheilk. 97 (1963) 536–542
[135] Zechner, G.: Morphologische Befunde zur Immunbiologie des Kehlkopfkrebses. Acta oto-laryng. (Stockh.) 79 (1975) 166–171
[136] Zenner, H. P., J. F. Herrmann: Tumorantigene induzieren humorale und zelluläre Immunantworten bei Larynxkarzinomen. Laryngol. Rhinol. Otol. (Stuttg.) 58 (1979) 865–870
[137] Zenner, H. P., J. F. Herrmann, A. Schimpl: Monoclonal antibodies against surface antigens of laryngeal carcinoma cells. A new experimental approach for the early diagnosis and immuntherapy. Excerpta Med. int. Congr. Ser. 582 (1982) 141–146
[138] Zenner, H. P., Th. Wustrow: Experimentelle Chemotherapie: selektiv-toxische Antikörper-Toxin-Hybride gegen Larynxcarcinomzellen. Arch. Otorhinolaryng. 235 (1982) 406–409
[139] Zoller, M., M. L. Goodman, C. W. Cummings: Guidelines for prognosis in head and neck cancer with nodal metastasis. Laryngoscope (St. Louis) 88 (1978) 135–140

Paraneoplastische Syndrome

Paraneoplastische Syndrome sind Krankheitsbilder, die in engem Zusammenhang mit einem Tumor auftreten. Die Pathogenese dieser Krankheiten und die Einzelheiten ihres Zusammenhanges mit dem sie verursachenden Tumorleiden sind noch weitgehend unklar. Paraneoplastische Krankheiten können schon vor der klinischen Manifestation eines Tumors oder seines Rezidives oder seiner Metastasen auftreten und damit auf den Tumor hinweisen. Nach erfolgreicher Behandlung eines Tumors verschwinden die paraneoplastischen Erscheinungen wieder spontan. In den meisten Fällen treten paraneoplastische Syndrome gleichzeitig mit der klinischen Manifestation eines Tumors oder erst später im Verlauf der Krankheit auf.

Paraneoplastische Syndrome sind bei fast allen Arten maligner Tumoren, besonders aber bei Lungenkarzinomen bekannt geworden. Über paraneoplastische Syndrome bei Kehlkopf- und Hypopharynxkrebsen ist bisher wenig publiziert worden. Dies liegt auch daran, daß die paraneoplastischen Syndrome wenig bekannt sind, daher vielfach unerkannt und unbeachtet bleiben oder nicht richtig gedeutet werden. Vermutlich werden künftig auch noch weitere Krankheiten dieser Art entdeckt werden. Allgemein werden kutane, nervöse, muskuläre, endokrine und hämatologische Formen paraneoplastischer Syndrome unterschieden.

Kutane paraneoplastische Syndrome

Zu den kutanen paraneoplastischen Syndromen zählen die *Acanthosis nigricans maligna*, verschiedene ichtyosiforme und keratotische Hautveränderungen, mehrere Eytheme (10a), besonders das *Erythema gyratum repens*, die *Dermatitis herpetiformis Duhring-Brocq* sowie verschiedene Haarkrankheiten und Pigmentstörungen. Eine zusammenfassende Darstellung findet sich bei HAGEDORN u. Mitarb. (16). Von diesen Autoren wird auf Einzelbeobachtungen von Kombinationen von Kehlkopfkarzinomen mit Erythema figuratum, Dermatomyositis und Lupus erythematodes hingewiesen. Die familiär gehäuft auftretende Tylosis palmaris et plantarum ist oft mit Ösophaguskarzinomen, selten auch mit Larynxkarzinomen kombiniert (18). Multiple Talgzelltumoren der Haut, kombiniert mit Kolonkarzinomen (37), kommen auch in der Gesellschaft von Larynxkarzinomen als sogenannte Tumorsyntropien vor (25, 30). Ein „Gelbe-Nägel-Syndrom" verschwand nach Exstirpation eines Larynxkarzinoms (14). Der Herpes zoster oticus wurde ebenfalls als paraneoplastisches Syndrom diskutiert (19). Vielleicht handelt es sich bei der Kombination multipler Keratoakanthome mit einem Plattenepithelkarzinom der Stimmlippe um eine ähnliche Syntropie (33).

Die häufigste paraneoplastische Krankheit der Haut, die *Akanthosis nigricans maligna*, tritt in Begleitung von Magen-, Darm- und Lungenkarzinomen auf, wurde aber auch schon in Kombination mit einem Hypopharynxkarzinom beschrieben (28). Die Krankheit beginnt mit symmetrischen, gelbbraunen bis braunschwarzen Verfärbungen der Haut der Achselhöhlen, der Ellenbogen, der Leisten- und Perigenitalregion, auch (in einem Viertel der Fälle) der Mundwinkel, der Lippen- und Mundschleimhaut. In diesem verfärbten Hautfeld bilden sich zunächst feinkörnige, multiple, später grieskornartige und wärzchenartige Wucherungen mit rauher, spröder Oberfläche. Dazu können Nageldystrophien und Haarausfall kommen. Die Erscheinungen verschwinden rasch nach erfolgreicher Therapie des Tumors.

Die *Akrokeratose Bazex* ist nach bisheriger Kenntnis das am häufigsten mit Hypopharynx- und Larynxkarzinomen kombinierte paraneoplastische Syndrom (4, 5, 6, 7, 8, 9, 12, 20, 23, 32, 35). Die Akrokeratose wurde mehrfach schon längere Zeit vor dem Nachweis des Karzinoms beobachtet oder zeigte das Auftreten von Metastasen an. Sie verschwindet regelmäßig nach erfolgreicher Tumortherapie. Die Hautveränderungen treten fast immer gleichzeitig und symmetrisch an Händen und Füßen, Nase und Ohren auf. Die betroffenen Akren zeigen eine rotviolette Verfärbung mit einer oft fleckigen, psoriasisähnlichen, gelblichen Keratose an Handflächen und Fußsohlen. Besonders auffällig ist das livide Erythem am Nasenrücken, der Nasenspitze und am freien Ohrmuschelrand und den Ohrläppchen. Diese Areale sind von einer feinen, adhärenten Keratose bedeckt. Dazu kommen Hyperkeratosen der Finger- und Zehennägel, oft vergesellschaftet mit Paronychie und Verlust der Nägel.

Neuromuskuläre paraneoplastische Syndrome

Zu den paraneoplastischen Störungen am Nervensystem gehören Groß- und Kleinhirnerkrankungen (Enzephalopathien), Rückenmarkerkrankungen (Myelopathien) und periphere Nervenerkrankungen (Neuropathien). Eine zusammenfassende Darstellung findet sich bei THOMAS u. Mitarb. (27).

Die Kleinhirnrindendegeneration (Dysarthrie, Nystagmus), häufiger in Kombination mit Bronchialkarzinomen, wurde auch schon in Verbindung mit Larynxkarzinomen beobachtet (13, 29). Neuromuskuläre Atrophien der Hand und Myelopathien mit Querschnittslähmung (ähnlich Halsmarkschädigung nach Bestrahlung des Larynx) wurden in Kombination mit Larynxkarzinomen nur vereinzelt beschrieben (17).

Das Lambert-Eaton-Syndrom (22) ist vor allem in Begleitung von Bronchialkarzinomen, selten auch von Larynxkarzinomen und auch bei einem Haferzellkarzinom beobachtet worden (11, 26). Bei dieser Krankheit besteht eine myasthenische Muskelermüdbarkeit mit Parästhesien und einer mangelnden Tränen- und Speichelsekretion.

Paraneoplastische Endokrinopathien

Tumorzellen können selbst fast alle bekannten Arten von Polypeptidhormonen produzieren. Die entstehenden Endokrinopathien sind demnach per definitionem eigentlich Folgeerscheinungen hormonproduzierender Tumoren und nicht paraneoplastische Syndrome. Zu den paraneoplastischen Endokrinopathien werden zur Zeit gezählt (36):
Ektopes ACTH-Syndrom: Überproduktion von adrenokortikotropen Hormonen mit Hyperplasie der Nebennierenrinde, gesteigerte Kortisolproduktion, Cushing-Syndrom, addisonähnliche Pigmentierung, Hyperkaliämie und Alkalose.
Hyperkalzämiesyndrom: Erhöhte Serumkalziumwerte von mehr als 10,5 mg/100 ml führen zu allgemeiner Lethargie, Brechreiz, Erbrechen, Eintrübung des Sensoriums, Polyurie und Polydipsie. Erhöhte Serumkalziumwerte in Verbindung mit erhöhten Parathormonspiegeln werden in 2 bis 4% der Tumoren im Kopf-Hals-Bereich gefunden (2, 3, 10, 34, 39). Das Hyperkalzämiesyndrom tritt allerdings oft erst im Terminalstadium der Krankheit auf. Differentialdiagnostisch ist in allen diesen Fällen auch an eine Hauptzellhyperplasie oder an ein Adenom der Nebenschilddrüsen zu denken (15). Verschiedene andere Formen endokriner paraneoplastischer Syndrome, wie sie hauptsächlich bei kleinzelligen Bronchialkarzinomen bekannt sind, wurden bei Kehlkopfkrebsen bisher nicht beschrieben.

Hämatologische paraneoplastische Syndrome

Veränderungen des Blutbildes sind relativ häufige Begleiterscheinungen maligner Tumoren. Bei Larynxkarzinomen finden sie aber bisher wenig Beachtung. Gerinnungsstörungen werden bei vielen Karzinomen, auch bei Kehlkopfkrebsen, gefunden.

Als paraneoplastisches Syndrom, das der Manifestation des Tumors öfter vorangeht, gilt die *Thrombophlebitis migrans sive saltans*. Bei dieser Krankheit treten – meist an den unteren Extremitäten – in kleinen oberflächlichen Venen verstreut Thrombophlebiten auf, die sich über Strecken von mehreren Zentimetern ausdehnen. Eine Ursache dieser besonders bei Pankreaskarzinomen auftretenden Krankheit, die gelegentlich auch bei Kehlkopfkrebsen beobachtet wird (31), ist die disseminierte intravaskuläre Koagulation.

Auch bei Larynxkarzinomen können in einem hohen Prozentsatz der Fälle Fibrinogenspaltprodukte erheblich vermehrt sein (1, 21, 24, 38).

Verbrauchskoagulopathien werden vermehrt auch bei Tumoren im Kopf-Hals-Bereich, besonders nach Strahlentherapie und Chemotherapie, beobachtet. Bei dieser Krankheit tritt die Blutungsneigung klinisch in den Vordergrund. Es kommt zu Blutungen lebensbedrohlichen Ausmaßes unter Haut und Schleimhäuten und in Magen und Darm. Die Thrombozytenzahl ist deutlich vermindert, die Thromboplastinzeit verlängert, ebenso sind die Fibrinogenspiegel und die anderen Gerinnungsfaktoren erniedrigt. Diesem Zustand gehen meist Phlebothrombosen und intravasale Gerinnungen voraus, bei denen die Gerinnungssubstanzen und Thrombozyten aufgebraucht werden.

Literatur

[1] Amorelli, A., D. Alinei: Variazioni della fibrinogenemia nel carcinoma della laringe. Arch. ital. Laring. 73 (1965) 213–220
[2] Angel, M. F., A. Stewart, M. Pensak, H. R. C. Pillsbury, C. T. Sasaki: Mechanisms of hypercalcemia in patients with head and neck cancer. Head Neck Surg. 5 (1982) 125–129
[3] Ariyan, S., L. R. Farber, B. P. Hamilton, R. J. Papac: Pseudohyperparathyroidism in head and neck tumors. Cancer 33 (1974) 159–166
[4] Bazex, A., A. Dupré, B. Christol, P. Cantala, J. M. Geerts: Acrokératose paranéoplasique. Bull. Soc. franç. Derm. Syph. 76 (1969) 537–538
[5] Bazex, A., R. Salvador, A. Dupré: Syndrome para-néoplasique à type d'hyperkératose des extrémités. Guérison aprés le traitement de l'épithélioma laryngé. Bull. Soc. franç. Derm. Syph. 72 (1965) 182
[6] Blancher, F., D. Leroy, P. Deschamps: Acrokératose paranéoplasique de Bazex. A propos de 8 cas. J. franç. Oto-rhinolaryng. 29 (1980) 165–169
[7] Bourgeois-Spinasse, J., R. Briche, C. Grupper: Acrokératose paranéoplasique de Bazex. Bull. Soc. franç. Derm. Syph. 83 (1976) 37–39
[8] Cabanieu, G., J. C. Boget, G. Ducombs: Acrokératose paranéoplasique des Bazex et Dupré. Bull. Soc. franç. Derm. Syph. 82 (1975) 433–434
[9] Colomb, D., M. C. Reboul, G. Mauduit, J. Y. Forestier: Forme diffuse d'acrokératose paranéoplasique de Bazex revelatrice d'une recidive et de métastases d'un cancer de l'épiglotte antérieurement traité. Ann. Dermatol. Venereol. 108 (1981) 885–888
[10] Dorman, E. B., C. W. Vaughan, M. S. Strong: The incidence of squamous cell carcinoma of the head and neck. Head Neck Surg. 7 (1984) 95–98
[10a] Faure, M., C. Bertrand, G. Mauduit, P. Souteyrand, J. Thivolet: Les erythrodermies paranéoplasiques: à propos d'un cas. Dermatologica (Basel) 170 (1985) 147–151
[11] Fontanel, J. P., M. J. Bétheuil, G. Sénéchal, M. Haguenau: Un cas de syndrome de Lambert-Eaton secondaire à un épithélioma laryngé. Ann. Otolaryng. chir. cervicofac. 90 (1973) 314–317
[12] Gaillard, J., J. P. Haguenauer, C. Dubreuil, P. Romanet: Acrokératose de Bazex, syndrome paranéoplasique révélateur d'une métastase d'un cancer de la vallécule guéri localment à trois ans. J. franç. Oto-rhinolaryng. 27 (1978) 353–357
[13] Garcin, R., J. Lapresle: Sur un cas d'atrophie cérébelleuse corticale subaigue en relation avec un épithélioma du larynx. Arch. Path. 62 (1956) 399–402
[14] Guin, J. D., J. H. Elleman: Yellow nail syndrome. Possible association with malignancy. Arch. Derm. 115 (1979) 734–735
[15] Haar, J. G., E. J. Boulos: Primary hyperparathyroidism and laryngeal carcinoma: a cause of associated hypercalcemia. Laryngoscope (St. Louis) 91 (1981) 1937–1940
[16] Hagedorn, M., G. F. Hauf, C. Thomas: Paraneoplasien, Tumorsyntropien und Tumorsyndrome der Haut. Springer, Wien 1978
[17] Haguenauer, J. P., J. Gaillard, B. Gignoux: A propos de trois observations de syndromes paranéoplasiques en O. R. L. J. franç. Oto-rhinolaryng. 23 (1974) 243–245
[18] Haines, D.: Primary carcinoma duplex associated with tylosis. J. roy. nav. med. Serv. 53 (1967) 75–78
[19] Hordijk, G. J.: The high-risk group in early glottic carcinoma. Arch. Otolaryng. 106 (1980) 621–622
[20] Jeune, R., J. Thivolet, G. Chabeau, L. Descos: L'acrokératose paranéoplasique de Basex et Dupré. Lyon méd. 241 (1979) 235–237
[21] Kosugi, T., I. Takagi, Y. Ariga, S. Okada, T. Morimitsu, H. Mihara: Fibrinolysis-coagulation system in patients with cancer of the head and neck. Arch. Otorhinolaryng. 236 (1982) 211–215
[22] Lambert, E., L. Eaton, E. Rooke: Defect of neuromuscular conduction associated with malignant neoplasm. Amer. J. Physiol. 187 (1956) 612
[23] Legros, M., B. Kalis, P. Brunetaud, A. Longuebray: Cancer pharyngo-laryngé et acrokératose de Bazex. Ann. Otolaryng. chir. cervicofac. 94 (1977) 47–52
[24] Leicher, H., F. Braun-Falco: Blutfibrinogengehalt und Blutkörperchensenkungsgeschwindigkeit bei malignen Tumoren im HNO-Bereich. Z. Laryng. Rhinol. 38 (1959) 369
[25] Leonard, D. D., W. R. Deaton: Multiple sebaceous gland tumors and visceral carcinomas. Arch. Derm. 110 (1974) 917–920
[26] Medina, J. E., M. E. Moran, H. Goepfert: Oat cell carcinoma of the larynx and Eaton Lambert Syndrome (meeting abstract). Otolaryngol. Head Neck Surg. 89 (1981) 146
[27] Micheau, C., B. Luboinski, H. Sancho, Y. Chachin: Modes of invasion of cancer of the larynx. A statistical, histological and radioclinical analysis of 120 cases. Cancer 38 (1976) 346–360
[28] Miller, T. R., J. Davis: Acanthosis nigricans occurring in association with squamous carcinoma of the hypopharynx. N. Y. St. J. Med. 54 (1954) 2333–2336
[29] Müller, E., O. Spanke, I. Lehmann: Neurogene Störungen bei extrazerebralen Malignomen. Med. Klin. 64 (1969) 1470–1475
[30] Muir, E. G., A. J. Y. Bell, K. A. Barlow: Multiple primary carcinomata of the colon, duodenum and larynx associated with kerato-acanthoma of the face. Brit. J. Surg. 54 (1967) 191–195
[31] Niksic, M., M. Balogh: Über Gerinnungsstörungen bei Kehlkopf- und Rachen-Malignomen. Laryng. Rhinol. 55 (1976) 414–419
[32] Puissant, A., M. Benveniste: Das Bazex-Syndrom. Ein neues paraneoplastisches Syndrom. Münch. med. Wschr. 114 (1972) 19–22
[33] Rossman, R. E., R. G. Freeman, J. M. Knox: Multiple keratoacanthomas. A case study of the eruptive type with observations on pathogenesis. Arch. Derm. 89 (1964) 374–381
[34] Stephens, R. J., H. H. Hansen, F. M. Muggia: Hypercalcemia in epidermoid tumors of the head and neck and esophagus. Cancer 31 (1973) 1487–1491
[35] Storck, H.: Kutane paraneoplastische Syndrome. Med. Klin. 71 (1976) 356–372
[36] Thomas, C., T. Windt, E. Grom: Hämatologische und endokrine Formen des paraneoplastischen Syndroms. Schattauer, Stuttgart 1974
[37] Torre, D.: Multiple sebaceous tumors. Arch. Derm. 98 (1968) 549–551
[38] Viry-Babel, F., C. Simon, B. Pincemaille, P. Alexandre, M. Wayoff: Les hypercoagulabilités dans les cancers pharyngolaryngés. J. franç. Oto-rhinolaryng. 31 (1982) 487–492
[39] Won, Ch., D. A. Decker, A. Drelichman, M. Al-Sarraf, M. L. Reed: Hypercalcemia in head and neck carcinoma: incidence and prognosis. Cancer 52 (1983) 2261–2263

Spezielle Morphologie

Präkanzerosen

Definition

Präkanzerosen sind *Epithelerkrankungen*, aus denen ein Karzinom entstehen *kann*. Entwickelt sich das Karzinom nur in einzelnen Fällen, so spricht man von *fakultativen Präkanzerosen*, entsteht ein Karzinom mit hoher Wahrscheinlichkeit, so handelt es sich um eine *obligate Präkanzerose* oder eine Präkanzerose im engeren Sinn.

Präkanzerosen können im Larynx in außerordentlich unterschiedlichen Erscheinungsformen auftreten: als kleinere oder größere umschriebene Tumoren mit flacher, höckeriger, warziger oder zottiger Oberfläche, die im klinischen Jargon Verruka, Keratose, Papillom usw. genannt werden. Es kann sich aber ebenso um rötliche, nichtverhornende Epithelveränderungen, sogenannte „Erythroplakien", oder um diffus ausgedehnte, von Hornschuppen („Leukoplakien") mehr oder weniger vollständig bedeckte Epithelverdickungen, sogenannte „Pachydermien", handeln.

Alle diese Bezeichnungen sagen nichts über die Natur und über die Prognose dieser Veränderungen aus. Mit freiem Auge kann man nicht entscheiden, ob es sich um eine gutartige Veränderung, eine Präkanzerose oder schon um ein invasives Karzinom handelt.

Die Voraussetzung einer sicheren histologischen Klassifikation ist, daß die Veränderung vollständig entfernt und *an Schnittserien* vollständig untersucht worden ist. Man kann nicht behaupten, man hätte z. B. ein Carcinoma in situ diagnostiziert und behandelt, wenn nur eine kleine Biopsie aus der Veränderung entfernt worden ist, denn in vielen Fällen würde sich in der Nachbarschaft des entfernten Bezirkes doch bereits ein infiltrierendes Karzinom gefunden haben. (Leider ist in vielen Publikationen diese Grundvoraussetzung der Bewertbarkeit einer Behandlungsserie nicht gegeben, und alle Resultate sind demnach mit entsprechendem Vorbehalt zu betrachten.)

Histopathologie und Klassifikation

Die Frage nach einer morphologisch definierbaren Form einer Präkanzerose des Larynx wurde schon 1923 von JACKSON diskutiert (20). Die ersten eingehenden Beschreibungen von „Präkarzinomen" des Kehlkopfes stammen von BENJAMINS 1928 (1) und KLESTADT 1928 (32, 33) sowie von dem Urheber der Bezeichnung „Carcinoma in situ" BRODERS 1932 (5). Später sind zahlreiche Einzelfälle publiziert worden, noch in der Annahme, man hätte es mit einer seltenen Krankheit zu tun. Verschiedene Fälle wurden auch als Morbus Bowen der Kehlkopfschleimhaut bezeichnet, in der Meinung, Morbus Bowen und Carcinoma in situ seien verschiedene Krankheiten. In den letzten beiden Jahrzehnten wurde man mit der Diagnose vertraut und es wurden immer häufiger größere Beobachtungsserien beschrieben (16, 28, 47).

Für die *histologische Klassifikation der Präkanzerosen* im Larynx ist eine große Zahl von Vorschlägen unterbreitet worden, die, z.T. unter Einbeziehung der mikroinvasiven Karzinome, zwei bis acht verschiedene Grade, Stadien oder Gruppen von Epithelveränderungen vorsehen. Die verschiedenen Einteilungsvorschläge stimmen teilweise überein oder weichen oft nur in Einzelheiten oder in der Terminologie voneinander ab (28). Die in der Gynäkopathologie verwendeten Termini für Epithelveränderungen der Cervix uteri sind von einzelnen Autoren auch für die Laryngopathologie übernommen worden (43, 48), so daß zur Zeit verschiedene Pathologen unterschiedliche Terminologien verwenden, wodurch bei jenen Laryngologen, die sich mit der Histopathologie nicht eingehender beschäftigt haben, Interpretationsschwierigkeiten der histologischen Befunde auftreten.

Von einer in der Praxis brauchbaren Einteilung muß man fordern, daß sie möglichst einfach ist. Je mehr Rubriken, Gruppen, Stadien oder Typen eine Einteilung der Epithelveränderungen aufweist, um so größer ist die Wahrscheinlichkeit subjektiver und falscher Interpretationen, um so häufiger werden Serien „reklassifiziert", um so unterschiedlicher sind die Diagnosen verschiedener Pathologen und vielleicht sogar des gleichen Pathologen am gleichen Präparat an verschiedenen Tagen.

Der Verfasser hat 1963 eine Einteilung der Epithelveränderungen in 3 Grade vorgeschlagen (25). Diese Einteilung unterscheidet nur aufgrund des Fehlens oder des Vorhandenseins von Kernatypien im Epithel zwischen einem Grad I und einem Grad III. Dazwischengeschoben ist als Grad II die (kleine) Gruppe jener Fälle, die nicht zweifelsfrei in Grad I oder Grad III einzuordnen sind.

Dieses „grading" der Plattenepithelveränderungen im Larynx, das im wesentlichen auf dem Ausmaß der Zellatypien beruht, ist von zahlreichen Pathologen übernommen worden und hat sich nun seit mehr als zwanzig Jahren in der Praxis

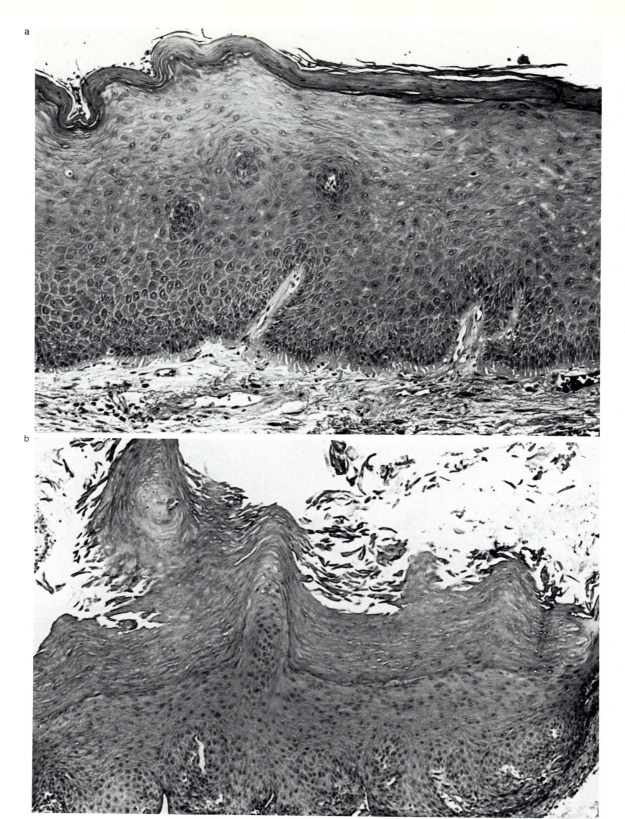

Abb. 27a Plattenepithelhyperplasie der Stimmlippe (Grad I). Das Plattenepithel ist stark verdickt, weist eine geringe Akanthose auf und ist oberflächlich von einer dünnen Hornschicht bedeckt. Von der regelmäßig geordneten basalen Zellreihe nach aufwärts findet eine gleichmäßige Differenzierung zu einer breiten Stachelzellschicht statt. Das Epithel ist regelmäßig geschichtet und weist keine Kernatypien und Mitosen auf (HE, Vergr. etwa 130fach).

Abb. 27b Warzig papilläre Plattenepithelhyperplasie (Grad I) einer Stimmlippe. Sogenanntes seniles Papillom. Das verdickte Plattenepithel bildet zottenartige Vorsprünge und ist von einer dicken, teilweise abschilfernden Hornschicht bedeckt. Die Epithellage selbst weist eine regelmäßige Ausdifferenzierung der Zellen auf, keine nennenswerten Atypen (HE, Vergr. etwa 60fach).

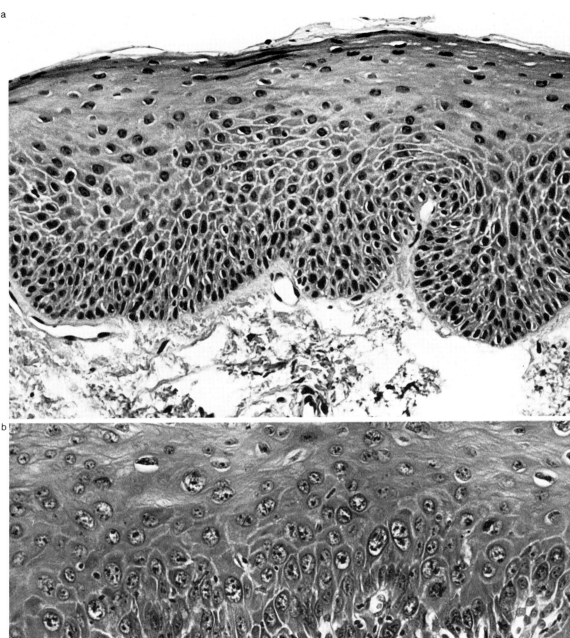

Abb. 28 Plattenepithelhyperplasie (Grad II) einer Stimmlippe.
a) Das Epithel ist besonders in den tieferen Lagen zellreich, während in den mittleren und oberen Zellagen eine regelmäßige Ausdifferenzierung erfolgt. In den tieferen Zellagen vereinzelt übergroße und besonders dunkle Zellkerne (HE, Vergr. etwa 200fach).
b) In den basalen Zellschichten in einem kleinen Bezirk atypische, zum Teil übergroße Zellkerne. Auch vereinzelte Mitosen. Normale Differenzierung und Schichtung in den oberen Zellagen (HE, Vergr. etwa 450fach).

bewährt (6, 16, 35, 38, 39, 42a, 42b). Morphologische und photometrische Messungen können den stets vorhandenen subjektiven Faktor bei der Beurteilung des Ausmaßes der Atypien reduzieren (15, 17, 42).

Grad I (Abb. 27):
synonyme Bezeichnungen: einfache Plattenepithelhyperplasie, einfache Dysplasie, auch einfach atypisches Epithel.

Die einfache Plattenepithelhyperplasie ist durch eine Verdickung des Epithels ohne Veränderung seines regelmäßigen inneren Aufbaues, durch das Fehlen von Zellatypien und Differenzierungsstörungen gekennzeichnet. Man erkennt ein oder zwei Reihen regelmäßig polar ausgerichteter Basalzellen, über denen sich die Stachelzellschichten entwickelt haben, die hauptsächlich zur Verdickung des Epithels beitragen. Mitosen sind bei Grad I selten zu sehen und laufen stets in normaler Form ab.

In fast allen Fällen besteht eine mehr oder weniger ausgeprägte Akanthose. Die Epitheloberfläche ist in der Mehrzahl aller Fälle von einer von Fall zu Fall unterschiedlich dicken Hornschicht bedeckt.

Dieses atypienfreie, regelmäßig geschichtete, verdickte Epithel kann den Überzug höckeriger oder warziger Tumoren („Verrukae", „Keratosen") oder sich verzweigender Zotten („Papillome") bilden. Es handelt sich hierbei um gutartige echte Tumoren, die am Anfang der Reihe von Übergängen zum Plattenepithelkarzinom stehen.

Hyperplastisches, atypienfreies Epithel vom Grad I entwickelt sich aber ebenso bei vielen entzündlichen oder reaktiven Prozessen, wie etwa als hautähnliches „Epidermisierungsepithel" bei chronisch hyperplastischer Laryngitis oder als Epithelüberzug von Kontaktpachydermien.

Grad II (Abb. 28):
synonyme Bezeichnungen: Epithelhyperplasien mit einzelnen Atypien, mäßige oder mittelgradige Dysplasie, manchmal auch „atypisches Epithel".

In dieser Gruppe werden alle jene Veränderungen zusammengefaßt, die vom gänzlich atypienfreien Grad I abweichen, bei denen das Ausmaß der Atypien und Differenzierungsstörungen des Epithels aber noch so gering ist oder so lokalisiert ist, daß man es noch nicht wagt, die Veränderung als sicher präkanzerös nach Grad III einzustufen. Mit dem Grad II ist dem Pathologen Raum gelassen für die Klassifizierung jener Veränderungen, bei denen er die oft schwierige Entscheidung zwischen noch gutartig oder schon bösartig nicht sicher zu treffen wagt. Gleichzeitig wird dem Kliniker signalisiert, daß er den betreffenden Patienten besonders genau im Auge behalten muß.

In den meisten Fällen des Grades II ist das Plattenepithel verdickt, in einzelnen Fällen kann es aber auch normal dick, sogar atrophisch sein. Auffällig sind eingestreute einzelne Zellkerne, die sich in Form und Größe von der übrigen Population unterscheiden. Meist sind sie besonders chromatinreich, manchmal aber auch besonders hell und „saftig". Störungen der Zellschichtung, Verlust der Polarität, einzelne monozelluläre Verhornungen und ähnliche Dyskeratosen sind für den Grad II charakteristisch. Alle diese Zellatypien sind aber nur vereinzelt zu finden und gering ausgeprägt.

Grad III (Abb. 29–32):
synonyme Bezeichnungen: Carcinoma in situ, präkanzeröses Epithel, hochgradige oder schwere Dysplasie, gesteigert atypisches Epithel, intraepitheliales Karzinom, Karzinom Stadium 0.

Die Bezeichnung Carcinoma in situ wird von manchem Pathologen nur für jene Fälle reserviert, bei denen die Zellatypien sich durch sämtliche Schichten des Epithels bis zur Oberfläche hin erstrecken (23, 30, 48). Der Verfasser ist hingegen der Meinung, daß eine weitere Untergliederung der Epithelveränderungen vom Grad III in hochgradige Dysplasie und Carcinoma in situ wenig sinnvoll ist, da es sich nur um Differenzierungsvarianten handelt, die keinen erkennbaren oder nachweisbaren Einfluß auf den Verlauf un-

Abb. 29 Undifferenzierte Formen von Carcinomata in situ der Stimmlippen.
a) Ausgesprochen basalzelliges Carcinoma in situ einer Stimmlippe. Die Epithellage besteht fast nur aus wenig ▶ ausgereiften basalzelligen Elementen, deren Schichtung weitgehend verlorengegangen ist. Das Carcinoma in situ dringt in den Ausführungsgang einer Schleimdrüse ein. Die Basalmembran ist jedoch an keiner Stelle durchbrochen (HE, Vergr. etwa 70fach).
b) Überwiegend basalzelliges Carcinoma in situ, das nur noch in den obersten Zellagen eine unvollkommene Ausdifferenzierung erkennen läßt. Die Basalmembran ist anscheinend intakt (HE, Vergr. etwa 150fach).
c) Etwas schräg angeschnittene Zapfen eines Carcinoma in situ. Dieser Tumor zeichnet sich durch besonders zahlreiche Atypien und übergroße dunkle Zellen aus. Die Veränderung erinnert an einen Morbus Bowen mit „clumping cells" (HE, Vergr. etwa 150fach).

Spezielle Morphologie 67

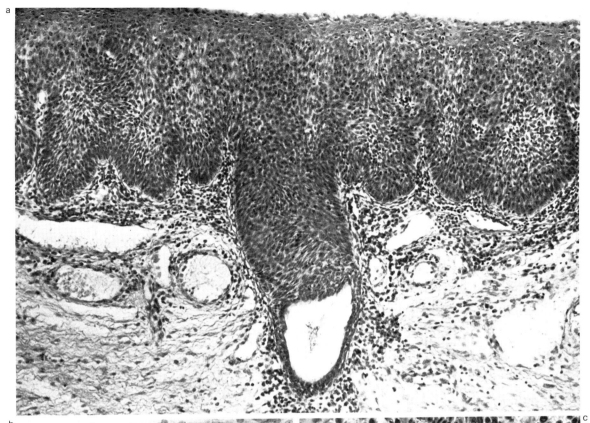

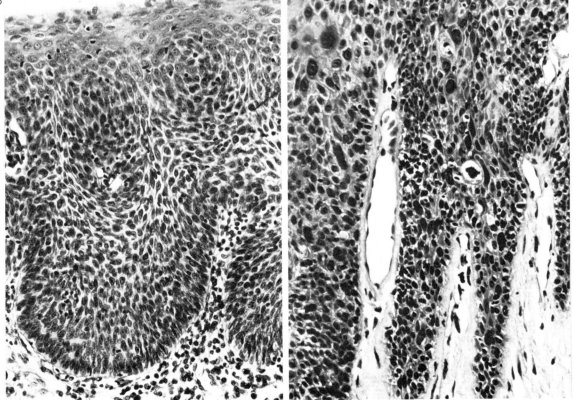

Abb. 29 a–c

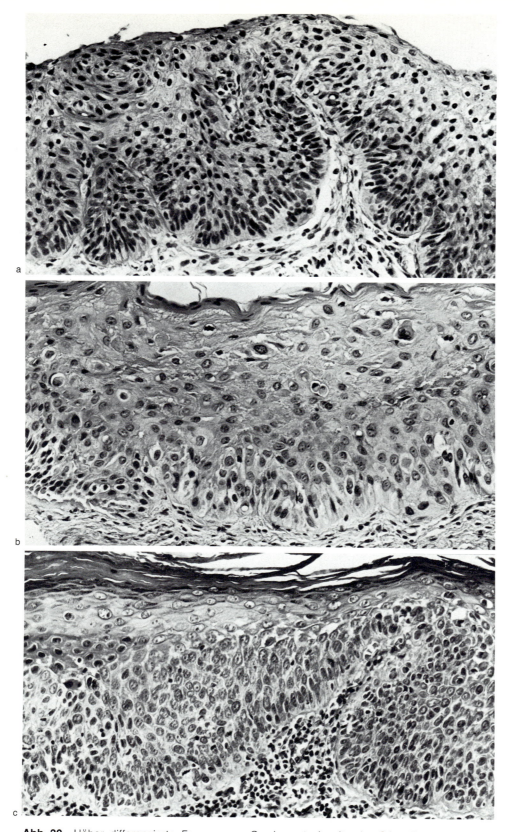

Abb. 30 Höher differenzierte Formen von Carcinomata in situ der Stimmlippen (HE, Vergr. etwa 150- bis 200fach).
a) Die Zellatypien beschränken sich auf die tieferen Zellschichten. Es besteht eine ausgesprochene Akanthose mit rundlichen, von Zellen prall gefüllten Kolben. Die Basalmembran ist intakt.
b) Hochdifferenziertes Carcinoma in situ. Deutliche Kernatypien in allen Lagen des Epithels mit einzelnen Dyskeratosen und hellen, manchmal aufgebläht wirkenden Basalzellen. Verlust der Stratifizierung des Epithels.
c) Stachelzellige Differenzierung nur in den obersten Zellagen. Die unteren Zellagen bestehen aus unreifen und unregelmäßig gelagerten Zellen.

behandelter Fälle haben. Ein weiteres Grading der Carcinomata in situ hat demnach keinen praktischen Wert (11, 16, 25, 52). Es ist daher zweckmäßiger, alle Varianten der Differenzierung im Epithel in einem Grad III zusammenzufassen, die auch in den Spielarten gewöhnlicher Plattenepithelkarzinome zu finden sind, also undifferenzierte und hochdifferenzierte, anaplastische, basalzellige, bowenoide Tumortypen usw.

Epithelveränderungen des Grades III finden sich eigenständig und allein, aber auch – in der Praxis viel häufiger – als oberflächliche Ausläufer eines infiltrierenden Karzinoms („karzinomatöser Randbelag" vgl. S. 27) oder auch als satellitäre Herde in der Umgebung eines infiltrierenden Karzinoms. Sie können demnach „Vorläufer", „Ausläufer" und „Mitläufer" eines Karzinoms sein. Präkanzeröse Epithelveränderungen zeigen sich meist in einem hyperplastischen Epithel, selten in einem normal dicken oder atrophen Plattenepithel. In vielen Fällen ist das Epithel warzig oder papillär gewuchert, bildet also ein verruköses oder papilläres Carcinoma in situ oder Papillom Grad III (Abb. 32). Bei den höher differenzierten Formen ist die Oberfläche der Veränderung meist von Hornlagen bedeckt, nicht hingegen bei den weniger differenzierten basalzelligen Formen, die makroskopisch als „Erythroplakie" imponieren. Als Voraussetzung der Diagnose Carcinoma in situ gilt, daß der Tumor „die Basalmembran noch nicht durchbrochen hat". Da die Basalmembran bei einem Carcinoma in situ häufig aufgesplittert, fragmentiert oder stellenweise überhaupt nicht nachweisbar ist, ist die Feststellung, ob es sich noch um ein In-situ-Karzinom handelt oder schon um ein mikroinvasives Karzinom, in Grenzfällen nicht immer sicher zu treffen (3, 5a, 29).

Die auffälligste, im Kehlkopf aber auch seltenste Art des Grades III ist das unreife, basalzellige, „klassische" Carcinoma in situ (Abb. 29). Von den basalen Zellschichten bis zur Oberfläche hin findet fast keine Ausreifung der Zellen zu Stachelzellen statt. Nur in den obersten Zellagen trifft man ab und zu auf einige stachelzellähnliche Elemente. Die ganze Dicke des Epithels wird eingenommen von dicht gedrängten, dunklen, ovalären bis rundlichen Zellkernen, unter denen stets besonders große und dunkle Zellen auffallen. Häufig findet man Mitosen, von denen einzelne atypisch in tri- und tetrapolaren Formen und als Bröckelmitosen ablaufen.

Häufiger sind die Formen des Grades III, bei denen Stachelzellen vorherrschen (Abb. 30, 31 u. 32). In diesen Fällen ist schon die polare Ausrichtung der Basalzellen gestört. Zwischen den dunklen, ovalen Basalzellen haben sich oft rundkernige, zytoplasmareiche stachelzellähnliche Zellen entwickelt. Die Hauptmasse des Epithels besteht aus Stachelzellen mit variablen Kerngrößen in unregelmäßiger Anordnung und Schichtung. Mitosen finden sich häufig, auch pathologische Mitosenabläufe sind zu erkennen. In manchen Fällen zeigen sich gehäuft besonders große, dunkle Zellen, entsprechend den „clumping cells" des Morbus Bowen der Haut. In anderen Fällen beschränken sich die Kernatypien vorwiegend auf die basalen und mittleren Schichten des Epithels, während sich an der Oberfläche noch eine recht gleichmäßige Lagerung der Zellen und eine gleichmäßige Differenzierung erkennen läßt.

Das Studium der Randzonen eines Carcinoma in situ läßt Schlüsse auf sein Wachstum zu. In manchen Fällen läßt sich zwischen dem Carcinoma in situ und dem benachbarten hyperplastischen Epithel eine scharfe, vertikal verlaufende Grenze erkennen. In anderen Fällen verläuft die Epithelgrenze schräg, wodurch man den Eindruck gewinnt, daß die vordringenden Tumorzellen „wie eine Pflugschar" (13) das benachbarte Epithel abdrängen und auf der Basalmembran „gleitend" auch in die Ausführungsgänge und Endstücke der Schleimdrüsen eindringen (Abb. 29). (Dieses „tapissement" der Drüsen kann an Schrägschnitten ein infiltrierendes Wachstum vortäuschen [4, 12, 30].) Diese Bilder lassen auch darauf schließen, daß das Carcinoma in situ durch Teilung des eigenen Zellbestandes aus sich heraus „interstitiell" wächst. In anderen Fällen findet aber ein sukzessiver Übergang von Grad III über Grad II zu Grad I statt, indem gegen die Peripherie hin die Zellatypien immer seltener und geringer werden (Abb. 31). Nicht selten sieht man an Schnittserien multiple, fleckförmig verteilte Carcinomata in situ – ein deutlicher Hinweis darauf, daß es sich hier um einen Kanzerisierungsprozeß in einem größeren Krebsfeld handelt oder um den Beginn eines „superficial spreading carcinoma". In diesen Fällen liegt offenbar ein „appositionelles" Wachstum vor: Es schließen sich immer mehr Basalzellen aus der Umgebung dem Wachstum des Carcinoma in situ an.

Über die Ultrastruktur des Carcinoma in situ des Kehlkopfes, das rasterelektronenmikroskopische Bild, das DNA-Muster im Verhältnis zum Atypienreichtum sowie einige andere histochemische Veränderungen liegen mehrere interessante Untersuchungen vor (10, 14, 18, 21, 36, 49, 51). Die Stellung des „warty dyskeratoma" (22) ist noch unklar. Weitere Berichte müssen zeigen, ob es sich um eine eigenständige Krankheit handelt.

Plattenepithelkarzinome

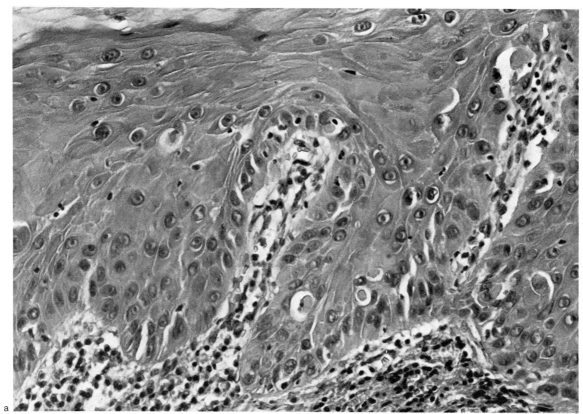

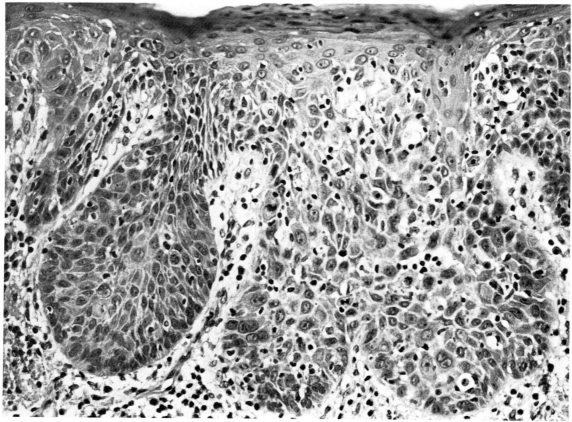

Abb. 31a–b

Verhalten

Die Beurteilung des natürlichen, ungestörten Verlaufes einer Epithelhyperplasie ist schwierig, da heute diese Veränderungen endoskopisch meist vollständig entfernt werden. Es werden daher wohl auch künftig nur wenige Fälle übrigbleiben, die nach Biopsie über Jahre hinweg unbehandelt beobachtet werden können.

Einige retrospektive Verlaufsbeobachtungen zeigen, daß die Keratosen und senilen Papillome ohne Zellatypien vom Grad I nur selten (in etwa 2–5% der Fälle) und nach meist langer Zeit in ein Karzinom übergehen. Man kann die Epithelveränderungen vom Grad I daher nur zu den fakultativen Präkanzerosen zählen (31, 37, 44, 45, 16, 28).

Eindeutig anders ist das Verhalten von Keratosen und Papillomen vom Grad III, den verrukösen und papillären Carcinomata in situ. Über den Verlauf bioptisch gesicherter und unzureichend behandelter Fälle liegen zahlreiche Berichte mit weitgehend übereinstimmenden Aussagen vor (7, 8, 9, 19, 23, 26, 28, 31, 40, 42a, 46, 47):

Ein nicht ausreichend behandeltes Carcinoma in situ geht mit hoher Wahrscheinlichkeit in ein infiltrierendes Karzinom über.

Im eigenen Beobachtungsgut der ersten Serie war dies in 19 von 20 Fällen der Fall (26). Im Durchschnitt dauerte es 5 bis 7 Jahre, bis aus einer Läsion des Grades III ein Karzinom wurde. Patienten mit einem Carcinoma in situ der Stimmlippen waren etwa 5 bis 7 Jahre jünger als Patienten mit infiltrierenden Stimmlippenkarzinomen (41, 47). Auch eine nach heutigen Maßstäben ausreichende Behandlung kann nicht immer die Progression eines Carcinoma in situ in ein infiltrierendes Karzinom verhindern.

Die präkanzerösen Epithelveränderungen des Grades III stellen, soweit man dies aus den bisherigen Beobachtungen schließen kann, biologisch verschiedene Krankheiten dar. Zum einen kann es sich um Veränderungen handeln, die, vielleicht über Jahre hinweg – ähnlich wie ein Morbus Bowen der Haut – weitgehend unverändert bleiben, bis eines Tages dann doch das infiltrierende Wachstum einsetzt. Man könnte spekulieren, daß es sich hierbei um „gebändigte Karzinome" handelt, deren weiteres Wachstum von den immunbiologischen Kräften des Körpers lange gehemmt wird.

Zum anderen finden sich die gleichen morphologischen Bilder aber auch dann, wenn es sich um ein vielleicht rasch durchlaufenes Frühstadium (Stadium 0 oder intraepitheliales Karzinom) eines kontinuierlich sich weiterentwickelnden Karzinoms handelt. In diesen Fällen kann das infiltrierende Wachstum schon wenige Tage später einsetzen.

Niemand kann demnach bis heute sicher sagen, *wann* das Carcinoma in situ in ein Karzinom übergeht. Die Konsequenz ist, daß man es *sofort* wie ein infiltrierendes Karzinom gleicher Größenausdehnung behandeln muß. Eine abwartende und beobachtende Haltung, vielleicht in der Hoffnung auf eine spontane Regression, ist daher nicht zu verantworten. Die Diskussion, ob sich ein Carcinoma in situ wieder spontan zurückbilden kann, ist in der Theorie zwar interessant, aber in der Praxis müßig. Ein Beweis für eine spontane Rückbildung ist nicht zu erbringen. Man kann ja ein kleines Carcinoma in situ schon mit der Biopsie zerstören und die Biopsie ist notwendig, um die Diagnose zu stellen. Niemand kann in solchen Fällen sagen, wie der weitere Verlauf gewesen wäre.

Klinischer Aspekt

Präkanzerosen findet man im Larynx fast immer an den Stimmlippen und nur ganz selten zufällig in anderen Kehlkopfabschnitten, wie etwa an der Epiglottis.

Ebenso wie die Plattenepithelkarzinome sind auch die Präkanzerosen im Beobachtungsgut des Verfassers bei Männern wesentlich häufiger als bei Frauen (Verhältnis von etwa 9:1). Am häufigsten finden sich Präkanzerosen zwischen dem 50. und 70. Lebensjahr.

◀ **Abb. 31a** Randbezirk eines hochdifferenzierten Carcinoma in situ. Das Epithel ist relativ zellarm, es findet allerorts eine Ausreifung zu Stachelzellen statt. Verschiedene monozelluläre, intraepitheliale Verhornungen, deutlich atypische Kerne auch in den mittleren und oberen Epithellagen. Würde man nur diesen Ausschnitt sehen, so wäre es schwierig zu entscheiden, ob man die Veränderung noch als Grad II oder bereits als Grad III einstuft (HE, Vergr. etwa 400fach).

Abb. 31b Ausgeprägt stachelzelliger Typ eines Carcinoma in situ mit zahlreichen Kernatypien. Die sehr ausgeprägte Akanthose, die zu plumpen, großen Zellkolben führt, läßt einen Übergang zu einem invasiven Wachstum nicht mehr ausschließen (HE, Vergr. etwa 250fach).

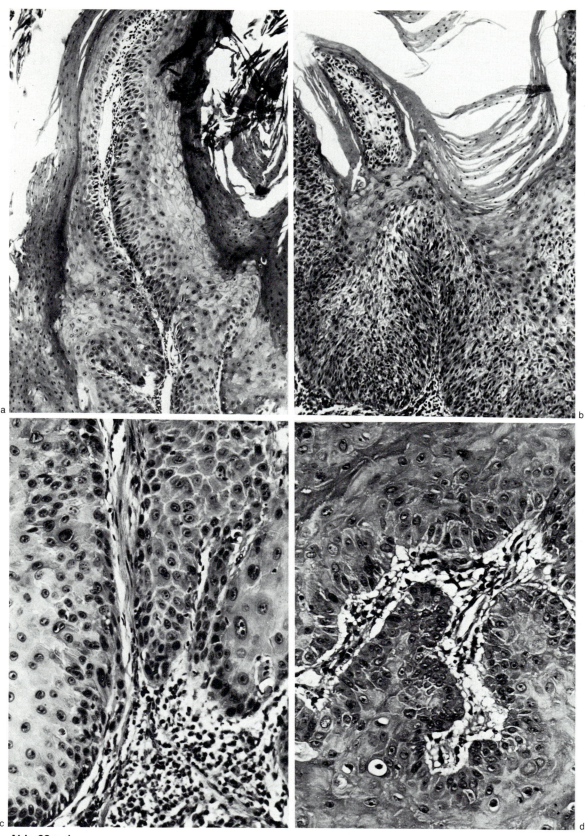

Abb. 32 a–d

Spezielle Morphologie

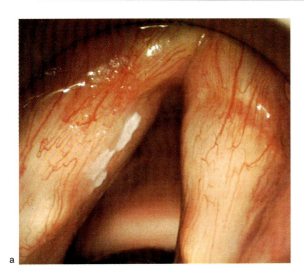

Abb. 33 Mikrolaryngoskopische Aufnahmen von Keratosen des Kehlkopfes.
a) Kleine, umschriebene, schuppenartige Hornauflagerungen auf einem gering verdickten Epithel nahe der vorderen Kommissur links. Histologisch Epithelhyperplasie Grad I.
b) Umschriebene warzige Keratose an der Mitte der linken Stimmlippe. In der Umgebung ist das Epithel dünn und durchscheinend. Histologisch Epithelhyperplasie Grad II.
c) Warzig-papilläre Epithelhyperplasie, deren vorderer Abschnitt von einer Hornkappe bedeckt ist. Sogenanntes adultes Papillom, histologisch Hyperplasie Grad II.

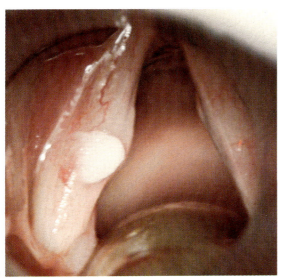
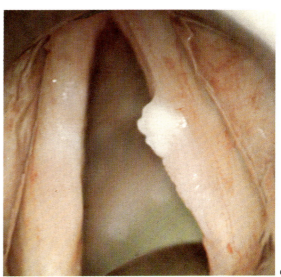

Bei der mikrolaryngoskopischen Untersuchung kann man zwischen scharf umschriebenen tumorartigen und mehr diffus ausgedehnten Formen von Präkanzerosen des Larynx unterscheiden.

Eine Serie von Abbildungen soll diese verschiedenen Bilder demonstrieren (Abb. 33–36). Weitere Abbildungen von Präkanzerosen finden sich in der Monographie des Verfassers über die Mikrolaryngoskopie (27).

◀ **Abb. 32** Ausschnitte aus papillären Carcinomata in situ der Stimmlippe.
a) Von einer dicken Hornlage überzogene Papillomzotte. Deutliche Kernatypien in den basalen Schichten (HE, Vergr. etwa 70fach).
b) Undifferenzierte Form eines papillären Carcinoma in situ. Dicke, oberflächliche Hornlage. Die gesamte Epithelschicht besteht aus gering differenzierten Zellen. Die Schichtung ist weitgehend verlorengegangen (HE, Vergr. etwa 70fach).
c) Ausschnitt aus dem in Bild a) gezeigten Fall. Erhebliche Kerndysplasien in den basalen Zellschichten mit einzelnen, besonders dunklen übergroßen Zellkernen (HE, Vergr. etwa 200fach).
d) Hochdifferenziertes Papillom (Grad II). Vor allem in den basalen Zellagen, deutliche Kerndysplasien, danach Ausreifung zu Stachelzellen (Flachschnitt, HE, Vergr. etwa 250fach).

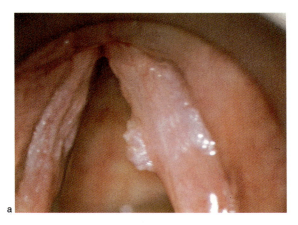
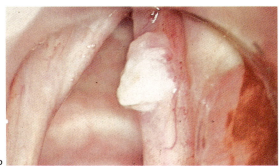
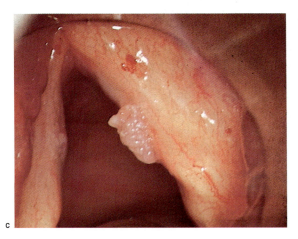

Abb. 34 Tumorartige, histologisch aber gutartige (Grad I) Keratosen der Stimmlippe.
a) Kleiner warziger Tumor an der Mitte der rechten Stimmlippe. An der Gegenseite kleine Delle in der Stimmlippe. Geringgradige hyperplastische Veränderungen beiderseits im Plattenepithel.
b) Von einer Hornkappe verdeckter, wenig umschriebener kleiner Tumor der rechten Stimmlippe. Histologisch Grad I, kein Hinweis für Malignität.
c) Papillär warzige Keratose, einem sogenannten senilen Papillom entsprechend, an der rechten Stimmlippe. Histologisch Grad II.

In den meisten Fällen finden sich die stets verdächtigen weißen Hornauflagerungen an der Oberfläche der Veränderung. Diese „Keratosen" oder „Leukoplakien" können wie ein kleiner, warziger, weißer Tumor aussehen oder sich mehr spritzerartig in ungleichmäßiger Dicke ausdehnen. Wenn nicht die ganze Oberfläche von Horn bedeckt ist, finden sich bei Grad-III-Veränderungen meist auch einige adaptive Gefäßhyperplasien in Form von plötzlichen Kaliberschwankungen der Kapillaren, U-formen, Hakenformen und kleinen submukösen Blutungen, ähnlich wie sie die Gynäkologen an Karzinomen der Cervix uteri mit Hilfe des Kolposkopes sehen (24). Kleine, nabelförmige Einziehungen des Epithels oder kleine Ulzera weisen darauf hin, daß bereits ein infiltrierendes Wachstum vorliegt. Carcinomata in situ sind (ebenso wie Mikrokarzinome!) auf der Oberfläche des Stimmlippenkörpers bei Palpation noch gut zu verschieben. Die Mehrzahl der Präkanzerosen dehnt sich über den freien Stimmlippenrand hinweg auf den subglottischen Abhang der Stimmlippe aus. Weniger häufig ist eine Entstehung und Ausdehnung an der Oberfläche der Stimmlippe in Richtung auf den Boden des Morgagnischen Ventrikels.

Längst nicht jede Präkanzerose besitzt aber die ohnehin verdächtige Verhornung der Oberfläche. In fast einem Drittel der Fälle tritt das Carcinoma in situ als Erythroplakie („Pachydermie rouge") auf (Abb. 35). Die Differentialdiagnose kann schwierig sein, da die Veränderungen einer unspezifischen subakuten Entzündung, einer Stimmlippentuberkulose, manchmal auch einem harmlosen Polypen gleichen. Die feine Körnung des Epithels, die starke Kapillarisierung, selten auch warzig rötliche Wucherungen an der Oberfläche erleichtern die richtige Diagnose.

Der Verfasser hat noch nie eine gutartige „Erythroplakie" im Kehlkopf beobachtet. Alle erythroplakisch wirkenden Veränderungen waren bereits Carcinomata in situ oder nichtverhornende Karzinome. Hingegen gibt es als gutartige Varianten zum verhornenden Plattenepithelkarzinom Keratosen und verhornende „adulte" Papillome ohne jegliche Epithelatypien.

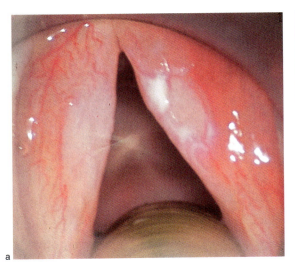
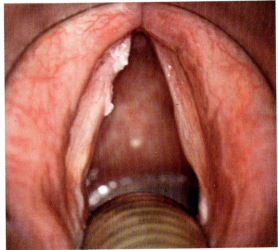
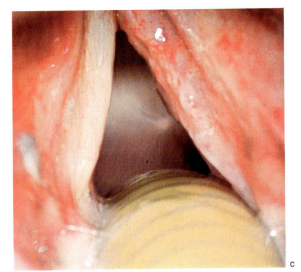

Abb. 35 Carcinomata in situ der Stimmlippe.
a) Diffuse Rötung und Auflockerung beider Stimmlippen. An der rechten Stimmlippe ein Feld etwas verdickten Epithels mit einer spritzerartigen Verhornung. Histologisch unscharf begrenztes Carcinoma in situ.
b) Kleines warziges Carcinoma in situ der vorderen Abschnitte der Stimmlippe. Dünner Hornüberzug auf dem Tumor.
c) Nichtverhornendes Carcinoma in situ, das die gesamte rechte Stimmlippe überzieht. Am Exzisionspräparat war an keiner Stelle ein infiltrierendes Wachstum nachweisbar.

Die präkanzerösen Veränderungen können sich über eine ganze oder sogar über beide Stimmlippen diffus ausdehnen, sei es in der keratotischen Form oder in der erythroplakischen Form. Die Verhornung kann sich in größeren und kleineren Hornschüppchen äußern, in anderen Fällen ist das betroffene Areal von einem geschlossenen höckerigen Hornbelag überzogen. Die Differentialdiagnose zur chronisch hyperplastischen Laryngitis ist bei diesen diffusen Veränderungen ohne eingehende histologische Untersuchung oft nicht zu stellen. Die Kanzerisierung einer chronischen Laryngitis äußert sich oberflächlich nur manchmal in Form feiner Höckerchen oder Wärzchen auf dem Epithel – meist wird sie aber erst bei der histologischen Untersuchung der Streifenexzisate erkannt. Die kanzerisierte chronische Laryngitis unterscheidet sich von der diffusen Krebsentstehung in Form des „superficial spreading carcinoma" bzw. des tapetenförmig ausgedehnten Carcinoma in situ darin, daß letztere in der Umgebung meist keine entzündlichen Veränderungen zeigen. Bei der chronisch hyperplastischen Laryngitis erstrecken sich die Veränderungen oft nicht nur auf die Stimmlippen, sondern nehmen das Innere des Larynx weithin ein.

Die Behandlung der Präkanzerosen wird im Zusammenhang mit der Behandlung der Karzinome besprochen.

Plattenepithelkarzinome

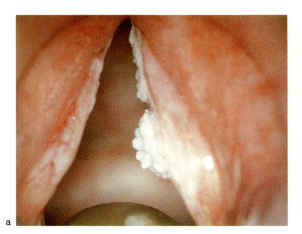
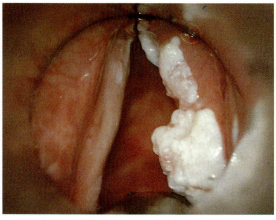
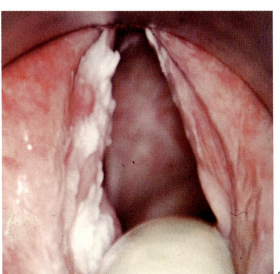

Abb. 36 Carcinomata in situ der Stimmlippe.
a) Hahnenkammartige, warzig papilläre keratotische Form eines Carcinoma in situ der rechten Stimmlippe. Geringgradige keratotische Veränderungen an der linken Stimmlippe. Kein infiltrierendes Wachstum, sogenanntes seniles Papillom.
b) Ausgesprochen exophytisch verruköse, stark verhornende Veränderung. Histologisch Carcinoma in situ der gesamten rechten Stimmlippe. An keiner Stelle infiltrierendes Wachstum.
c) Flächenhafte Kanzerisierung der linken Stimmlippe und größerer Abschnitte der rechten Stimmlippe. An den Operationspräparaten kein infiltrierendes Wachstum.

Literatur

[1] Benjamins, C. E.: Aandoeningen van de stembanden in verband met de herkomst van het epitheel; tevens bijdrage tot de kennis van het praecarcinom. Ned. T. Geneesk. 2 (1928) 5050–5064
[2] Bjelkenkrantz, K., J. Lundgren, J. Olofsson: Single-cell DNA measurement in hyperplastic, dysplastic and carcinomatous laryngeal epithelia, with special reference to the occurrence of hypertetraploid cell nuclei. Anal. Quant. Cytol. 5 (1983) 184–188
[3] Braun-Falco, F.: Beitrag zum Verhalten der Basalmembran bei benignen und malignen epithelialen Larynxtumoren. Laryngol. Rhinol. Otol. (Stuttg.) 39 (1960) 789–795
[4] Bridger, G. P., V. H. Nassar: Carcinoma in situ involving the laryngeal mucous glands. Arch. Otolaryng. 94 (1971) 389–400
[5] Broders, A. C.: Carcinoma in situ contrasted with benign penetrating epithelium. J. Amer. med. Ass. 99 (1932) 1670–1674
[5a] Cam, Y., T. Caulet, G. Bellon, G. Poulin, M. Legros, M. Pytlinska: Immunohistochemical localization of macromolecules of the basement membrane and the peritumoral stroma in human laryngeal carcinomas. J. Path. 144 (1984) 35–44
[6] Delemarre, J. F. M.: De betekenis van de plaveiselcellige hyperplasie van het larynxepitheel. Academic Proefschr., Amsterdam 1970
[7] Derout, J., J. de Brux, J. Leroux-Robert: Circonstances d'apparition morphologice et potentiel évolutif des lésions précancéreuses du larynx. J. franç. Oto-rhinolaryng. 20 (1971) 1057–1058
[8] Fisher, H. R.: The delineation of carcinoma in situ of the larynx: In Alberti, P. W., D. P. Bryce: Workshops from the Centennial Conference on Laryngeal Cancer. Appleton-Century-Crofts, New York 1976 (pp. 116–119)
[9] Friedberg, S. A., R. Stagman, G. M. Hass: Papillary lesions of the larynx in adults. A pathologic study. Ann. Otol. (St. Louis) 80 (1971) 683–692
[10] Giarelli, L., F. Silvestri, G. Antonutto, G. Stanta: Observations of the pathologist on precancerous lesions of the larynx. Integrated with histological data and quantitative analysis of nuclear DNA-content. Acta oto-laryng. (Stockh.), Suppl. 334 (1977) 7–18
[11] Grundmann, E.: Die Bedeutung der präcancerösen Zell- und Gewebeveränderungen in Experiment und Klinik. Arch. klin exp. Ohr.-, Nas.- u. Kehlk.-Heilk. 205 (1973) 55–67
[12] Grynsztajn, A., J. Laciak, O. Mioduszowska: Diagnostic des états précancéreux et de l'épithélioma intraépithélial du larynx d'après les examens histopathologiques. Ann. Otolaryng. (Paris) 79 (1962) 832–846
[13] Hamperl, H.: Praecancerose and Carcinoma in situ. In Altmann, H. W., F. Büchner, H. Cottier, E. Grundmann, G. Holle, E. Letterer, W. Masshoff, H. Meessen, F. Roulet, G. Seifert, G. Siebert: Handbuch der allgemeinen Pathologie, Bd. VI/5. Springer, Berlin 1974

14 Hanson, J., W. Bruchmüller: Rasterelektronenmikroskopische Schleimhautstudien an Larynx-Präkanzerosen. HNO (Berlin) 31 (1983) 359–365
15 Hellquist, H., J. Olofsson: Photometric evaluation of laryngeal epithelium exhibiting hyperplasia, keratosis and moderate dysplasia. Acta oto-laryng. (Stockh.) 92 (1981) 157–165
16 Hellquist, H., J. Lundgren, J. Olofsson: Hyperplasia, keratosis, dysplasia and carcinoma in situ of the vocal cords – a follow-up study. Clin. Otolaryngol. 7 (1982) 11–27
17 Hellquist, H., J. Olofsson, O. Gröntoft: Carcinoma in situ and severe dysplasia of the vocal cords. A clinico pathological and photometric investigation. Acta oto-laryng. (Stockh.) 92 (1981) 543–555
18 Herrmann, J. F., A. Schauer, H. Finsterer: Zur Erkennung präneoplastischer Veränderungen am Larynx. Laryngol. Rhinol. Otol. (Stuttg.) 52 (1973) 655–660
19 Holinger, P. H., J. A. Schild: Carcinoma in situ of the larynx. In Alberti, P. W., D. P. Bryce: Workshops from the Centennial Conference on Laryngeal Cancer. Appleton-Century-Crofts, New York 1976 (pp. 143–144)
20 Jackson, C.: Cancer of the larynx: is it preceeded by a recognizable precancerous condition? Ann. Surg. 77 (1923) 1–14
21 Kambič, V., J. Lenart: Histochemische und serologische Untersuchungen bei Präcancerosen des Kehlkopfes. HNO (Berlin) 13 (1965) 268–272
22 Kambič, V., N. Gale, Z. Radšel: Warty dyskeratoma of the vocal cord. Arch. Otolaryng. 108 (1982) 385–387
23 Kleinsasser, O.: Über die verschiedenen Formen der Plattenepithelhyperplasien im Kehlkopf und ihre Beziehungen zum Carcinom. Arch. Ohr-, Nas.- u. Kehlk.-Heilk. 174 (1959) 290–313
24 Kleinsasser, O.: Die Laryngomikroskopie (Lupenlaryngoskopie) und ihre Bedeutung für die Erkennung der Vorerkrankungen und Frühformen des Stimmlippencarcinoms. Arch. Ohr-, Nas.- u. Kehlk.-Heilk. 180 (1962) 724–727
25 Kleinsasser, O.: Die Klassifikation und Differentialdiagnose der Epithelhyperplasien der Kehlkopfschleimhaut auf Grund histomorphologischer Merkmale. Laryngol. Rhinol. Otol. (Stuttg.) 42 (1963) 339–362
26 Kleinsasser, O.: Über den Krankheitsverlauf bei Epithelhyperplasien der Kehlkopfschleimhaut und die Entstehung von Karzinomen. Laryngol. Rhinol. Otol. (Stuttg.) 42 (1963) 541–558
27 Kleinsasser, O.: Microlaryngoscopy and Endolaryngeal Microsurgery, 2nd ed. University Park Press, Baltimore 1978
28 Kleinsasser, O.: Pathologie und Biologie der Plattenepithelkarzinome. In Berendes, J., R. Link, F. Zöllner: Handbuch Hals-Nasen-Ohren-Heilkunde in Praxis und Klinik, Bd. IV/2, 2. Aufl. Thieme, Stuttgart 1983 (S. 12.38 – 12.140)
29 Kleinsasser, O., H. Glanz: Microcarcinoma and microinvasive carcinoma of the vocal cords. Clin. Oncol. 1 (1982) 479–487
30 Kleinsasser, O., K. H. Heck: Über das sogenannte Carcinoma in situ des Kehlkopfes. Arch. Ohr-, Nas.- u. Kehlk.-Heilk. 174 (1959) 210–242
31 Kleinsasser, O., G. A. Oliveira e Cruz: „Juvenile" und „adulte" Kehlkopfpapillome. HNO (Berlin) 21 (1973) 97–106
32 Klestadt, W.: Beitrag zur Frage hyperkeratotischer und praecanceröser Bildungen im Kehlkopf. Z. Hals-, Nas.- u. Ohrenheilk. 19 (1928) 500–504
33 Klestadt, W.: Zur Frage der Pachydermia laryngis als Vorkrankheit des Carcinoms. Laryngol. Rhinol. Otol. (Stuttg.) 20 (1931) 30–33
34 Lepage, G.: Hyperplasies et états précancéreux du larynx. Acta oto-rhinolaryng. belg. 19 (1965) 5–207
35 Lubsen, H.: Classification of premalignant lesions and carcinoma in situ of the larynx. Excerpta Med. int. Congr. Ser. 582 (1982) 95–98
36 Lundgren, J., J. Olofsson, H. Hellquist, L. Gröntoft: Scanning electron microscopy of vocal cord hyperplasia, keratosis, papillomatosis, dysplasia and carcinoma. Acta oto-laryng. 96 (1983) 315–327
37 Maguire, A. J.: Leukoplakia laryngis: problems in management. Canad. J. Otolaryngol. 3 (1974) 70–73
38 Michaels, L.: Precancerous changes in the larynx. Clin. Otolaryng. 7 (1982) 1–2
39 Michaels, L.: Pathology of the Larynx. Springer, Berlin 1984
40 Miller, A. H.: Carcinoma in situ of the larynx – clinical appearance and treatment. In Alberti, P. W., D. P. Bryce: Workshops from the Centennial Conference on Laryngeal Cancer. Appleton-Century-Crofts, New York 1976 (pp. 161–166)
41 Miller, A. H., H. R. Fisher: Clues to the life history of carcinoma in situ of the larynx. Laryngoscope (St. Louis) 81 (1971) 1475–1480
42 Olde Kalter, P., H. Lubsen, J. F. M. Delemarre, C. L. Alons, R. W. Vlldhuizen, C. J. L. M. Meyer, G. B. Snow: Morphometry of squamous cell hyperplasia of the larynx. J. clin. Path. 38 1985 489–495
42a Olofsson, J.: Histologic grading – early lesions. In Wigand, M. E., W. Steiner, P. M. Stell: Functional Partial Laryngectomy: Conservation Surgery for Carcinoma of the Larynx. Springer, New York 1984 (p. 37–38)
42b Perrin, C., F. X. Long, Ph. Mariel, A. Barthelme, J. D. Prokopik: Leucoplasies et dysplasies des cordes vocales. J. franç. Oto-rhinolaryng. 32 (1983) 487–491
43 Pesch, H. J., W. Steiner: Die Bedeutung der Dysplasien in der Kehlkopfschleimhaut. Verh. dtsch. Ges. Path. 63 (1979) 105–111
44 Quade, R., L. P. Loebe: Klinik und Therapie von Schleimhautpapillomen im HNO-Bereich. Laryngol. Rhinol. Otol. (Stuttg.) 58 (1979) 490–494
45 Quante, M., P. Strauss, W. Korte, D. Edinger: Verlaufsbeobachtung der Leukoplakie im Kehlkopf. Laryngol. Rhinol. Otol. (Stuttg.) 55 (1976) 99–102
46 Robbett, W. F.: Premalignant changes in the vocal cord. Laryngoscope (St. Louis) 82 (1972) 1007–1012
47 Seiferth, L. B., H. Glanz: Carcinoma in situ laryngis. Klinik und Pathologie. Laryngol. Rhinol. Otol. (Stuttg.) 50 (1971) 827–854
48 Shanmugaratnam, K., L. H. Sobin: Histological Typing of Upper Respiratory Tract Tumors, vol. 19. International Histological Classification of Tumours. WHO Geneva 1978
49 Sugar, J., L. Farago: Ultrastructure of laryngeal precanceroses. Acta oto-laryng. (Stockh.) 62 (1966) 319–332
50 Sugar, J., E. Horak: Histology and histopathology of various premalignant alterations and carcinoma in situ of the larynx. Excerpta Med. int. Congr. Ser. 582 (1982) 133–136

Anatomie des Larynx und Tumorwachstum

Die Richtung, in die Kehlkopfkrebse wachsen, und die Ausdehnung, die sie in bestimmten Regionen erreichen können, sind abhängig von örtlichen anatomischen Gegebenheiten. Bindegewebige Membranen und das Perichondrium des Kehlkopfskeletts können die Ausdehnung des Tumors behindern oder in eine andere Richtung lenken. Muskeln, lockeres Bindegewebe, Fettgewebe, Gefäß- und Nervenscheiden dienen hingegen manchmal als Gleitbahnen und leiten die Tumoren in bestimmte Regionen. Bei gleichem Entstehungsort und somit gleichen anatomischen Verhältnissen findet man daher oft weitgehend ähnliche Ausbreitungsmuster der Karzinome. Eine Untergliederung der Plattenepithelkarzinome des Kehlkopfes nach regionären Gesichtspunkten, die über die altbekannte Teilung in glottische, subglottische und supraglottische Krebse hinausgeht, erscheint notwendig, wenn man eine dem einzelnen Tumor möglichst angepaßte Behandlung ausführen will.

Der Larynx wird traditionell in drei anatomische „Etagen" eingeteilt: die supraglottische Region, die Glottis und die subglottische Region. Dementsprechend unterscheiden bisher alle Einteilungen der Larynxkarzinome zwischen supraglottischen, glottischen und subglottischen Karzinomen.

Diese Einteilung wird weder durch die Embryologie des Larynx noch durch die Anatomie begründet.

Nach HAST entsteht der Kehlkopf aus den Produkten von 2 Viszeralbögen („Kiemenbögen"), dem IV. und dem VI. Der V. Viszeralbogen wird beim menschlichen Embryo nicht entwickelt oder ist rudimentär. Vielleicht entsteht die kaudale Hälfte des Schildknorpels aus einem rudimentären V. Bogen. Aus dem IV. Bogen entstehen der Schildknorpel, die Cartilago cuneiformis, die Taschenfalten, die aryepiglottischen Falten und Teile der Epiglottis. (Die kraniale Hälfte der Epiglottis und das Zungenbein sind Abkömmlinge des III. Viszeralbogens bzw. der Eminentia hypopharyngea.) Der Ringknorpel, die Aryknorpel, die Cartilago corniculata, ebenso wie die Stimmlippenmuskulatur entstehen aus dem VI. Viszeralbogen. Die Strukturen, die heute meist als „Supraglottis" zusammengefaßt werden, entstammen demnach ebenso wie der Schildknorpel der bukkopharyngealen Anlage. Ringknorpel und Aryknorpel gehören hingegen zur Lungenanlage.

Über die anatomischen Grenzen der Glottis bestehen keine einheitlichen Meinungen. Die einen nennen nur den Bereich der bei Phonation sich berührenden Ränder der Stimmlippen Glottis. Andere betrachten den von Plattenepithelstreifen auf den Stimmlippen eingenommenen Bezirk als „glottische Region". Die Grenze dieser Region zur Subglottis liege dann unter dem vorderen Stimmlippendrittel etwa 3 mm und im Bereich der Stimmlippenmitte etwa 5 mm kaudal vom Stimmlippenrand. Andere Autoren verlegen die Grenzen der Glottis 10 mm kaudal vom freien Stimmlippenrand und kranial in die „laterale Ecke" des Ventikels. Wieder andere Verfasser betrachten als Grenze zur subglottischen Region die Bindegewebsmembran des Conus elasticus in der Tiefe des Gewebes (20, 26, 34, 35, 38).

Die traditionelle 3-Etagen-Einteilung scheint dem Verfasser weder aus embryologischen noch aus anatomischen, funktionellen oder onkologischen Gründen sinnvoll. Es würde den Gegebenheiten viel besser entsprechen, wenn man auf die Teilung in Glottis und Subglottis gänzlich verzichtete und den Kehlkopf nur in 2 „Etagen", Glottis und Supraglottis, teilen würde. Die Grenze zwischen Supraglottis und Glottis wäre dann von einer Ebene markiert, die unmittelbar oberhalb der vorderen Kommissur beginnt („Ebene 0") (2) am „Dach" des Ventrikels verläuft, hinten an den Aryknorpeln über die Prozessus vocales etwas ansteigt und am oberen Rand der „hinteren Kommissur" endet. Beide Sphinktersysteme des Kehlkopfes, der obere „supraglottische Sphinkter" und der untere „glottische Sphinkter" haben ihre eigene Innervation, Vaskularisation und auch ihr eigenes Lymphsystem. Der supraglottische Sphinkter wird von den Nn. laryngei craniales (die auch einen Anteil an motorischen Fasern enthalten!) und den beiden Aa. laryngeae craniales versorgt. Die Aufgabe dieses Spinkters ist vor allem der Abschluß des Speiseweges gegen den Luftweg.

Der glottische Sphinkter stellt die obere Grenze des eigentlichen Luftweges dar und dient beim Menschen der Phonation. Seine Nerven sind die Nn. recurrentes, seine Gefäße die unteren und vorderen Larynxarterien, seine Muskeln bilden die Stimmlippen, sein unterer Rand entspricht dem Unterrand des Ringknorpels. Aus den dargelegten Gründen ergibt sich, daß man auf eine Sonderstellung von „subglottischen" Karzinomen durchaus verzichten kann und diese seltenen, primär etwas mehr kaudal vom freien Stimmlippenrand entstehenden Krebse durchaus den Karzinomen der Glottis zurechnen kann.

Zwei Räume haben im Kehlkopf für die Ausdehnung von Tumoren besondere Bedeutung. Der erste wird *Spatium praeepiglotticum* oder *Spatium hyothyreoepiglotticum* genannt (7, 8, 14, 15, 18, 19, 39). Dieser Raum wird kranial vom Lig. hyoepiglotticum (submukös in der Vallecula glossoepiglottica) und vom Zungenbein, ventral von der Membrana thyreohyoidea und einem Teil des Schildknorpels und dorsal vom Epiglottisknorpel begrenzt. Kaudal geht dieser Raum mit hufeisenförmigen Ausläufern lateral um den Petiolus der Epiglottis herum nach dorsal in die Taschenfaltenregion über („periepiglottischer Raum") (21). Der präepiglottische Raum ist überwiegend mit lockerem Bindegewebe und Fettgewebe gefüllt. Das „Corpus adiposum laryngis" läßt sich gut im Zusammenhang präparieren. Es erfüllt eine ähnliche Funktion wie der Bichatsche Fettpfropf in der Wange oder der Ostmannsche Fettkörper am pharyngealen Tubenostium, indem es den Abschluß des Larynx beim Schluckakt unterstützt. Der präepiglottische Raum ist frei von Lymphknötchen, wird aber von zahlreichen Lymphgefäßen durchzogen. Die Blutgefäße verlaufen vorwiegend in kranial-kaudaler Richtung (39). Reste des Ductus thyreoglossus finden sich häufig nahe dem Zungenbein (25).

Der zweite, für die Ausdehnung von Tumoren wichtige Bereich wird paraglottischer Raum genannt (39). Dieser wird vom Conus elasticus, der Membrana cricothyreoidea und dem Schildknorpel umschlossen, dorsal von der Mukosa des Sinus piriformis und kranial von der Membrana quadrangularis begrenzt. Dieser Raum umschließt somit auch den Ventrikel und dessen

Sacculus. Kranial geht er ohne scharfe Grenze in den peri- bzw. präepiglottischen Raum über. Im kaudalen Abschnitt wird er weitgehend von der Stimmlippenmuskulatur ausgefüllt und ist reich an Gefäßen (27).

Der Bereich der vorderen Kommissur der Stimmlippen hat besondere Beachtung erfahren. Die Ligg. vocalia verdicken sich hier zu den Maculae flavae, die besonders mikrolaryngoskopisch gut zu erkennen sind. Ventral der Makulae verschmelzen die Ligamente zur Broylesschen Sehne, die im Schildknorpel inseriert (3, 5, 24, 40). In diesem Bereich sollen Karzinome entlang den Bindegewebsfasern besonders leicht in den Schildknorpel einwachsen. Der Conus elasticus ist in den vordersten Stimmlippenabschnitten kaum ausgebildet (13). Unmittelbar kranial der vorderen Kommissur liegt eine Mulde, die oben vom Petiolus der Epiglottis und ventral vom Lig. thyreoepiglotticum begrenzt wird. Diese „Ebene 0" stellt den vordersten Abschnitt der Grenze zwischen glottischer und supraglottischer Region dar (2).

Die vorderen Abschnitte der Taschenfalten fusionieren hier nicht vollständig, sondern gehen in das Lig. thyreoepiglotticum über. Auch in diesem Bereich liegt die Larynxschleimhaut besonders nahe am Kehlkopfskelett.

Mit Hilfe von Farbstoffinjektionen in den Kehlkopf ließen sich in den Kehlkopfweichteilen verschiedene, teils submuköse, teils tiefer gelegene, durch Bindegewebsbarrieren begrenzte „compartements" abgrenzen (29). Der supraglottische Bereich ist durch Bindegewebssepten wabenartig gegliedert, wodurch die Ausdehnung von Tumoren behindert werden könnte. In den Waben liegen die Schleimdrüsen (41). Lateral, an den Recessus ventriculi Morgagni und am Petiolus epiglottidis sollen diese Bindegewebsbarrieren allerdings größere Lücken aufweisen (4). Weitere Compartements soll es an den Ventrikeln, den Stimmlippen und subglottisch geben. Zwischen den Compartements beider Kehlkopfhälften besteht infolge einer Raphenbildung entlang der Schildknorpelmitte eine „Mittellinienschranke" (31). Ob diese Bindegewebsbarrieren im Kehlkopf tatsächlich die Tumorausdehnung wesentlich behindern, erscheint dem Verfasser nach dem Studium von Schnittserien allerdings besonders bei wenig differenzierten diffus infiltrierenden Karzinomen sehr fraglich.

Die *Blutgefäßversorgung des Larynx* geschieht auf dem bekannten Weg über die Aa. und Vv. laryngeales craniales und caudales (12, 27, 36). Die kaudalen Larynxarterien bilden bilaterale kaudo-posteriore Stämme sowie 3 bis 4 anterior-inferiore Stämme. Diese letzteren („A. laryngea anterior") perforieren paramedian das Lig. cricothyreoideum und verlaufen entlang des Oberrandes des Ringknorpels schräg ansteigend nach dorsal. Der mediane Stamm („vorderer unterer Gefäßstiel") versorgt die vordere Kommissur und die subglottische Region, die paramedianen Äste versorgen von unten her die Stimmlippen (1, 10, 12, 27, 28, 37).

Die Anordnung der *Lymphgefäße im Kehlkopf* läßt sich durch Farbstoffinjektionen an Leichenpräparaten ermitteln. Es stellt sich ein oberflächliches, feinmaschiges, submuköses Lymphgefäßnetz dar, das mit einem tiefgelegenen System in Verbindung steht. Glottis und Supraglottis sollen weitgehend voneinander getrennte Lymphgefäßsysteme haben (9, 17, 22, 30, 39, 42, 44, 45). Vom submukösen System bleibt bei Farbstoffinjektionen der Reinkesche Raum unter dem Plattenepithel der Stimmlippen ausgespart (32). Szintigraphische Untersuchungen haben gezeigt, daß das Lymphgefäßsystem der Stimmlippen zwar unterschiedlich dicht, aber keineswegs, wie immer wieder zu lesen ist, spärlich ist (11). Ob die Mittellinie des Kehlkopfes auch für den Lymphabfluß eine Schranke darstellt (31), ist zweifelhaft. Bei Injektionsversuchen mit Farbstoffen und Radiogold erscheint das Kontrastmittel zwar zum größten Teil sehr rasch in den homolateralen Lymphknoten des Halses, wird aber zu einem geringeren Teil stets auch zur Gegenseite transportiert (44, 43). Nahe der Mittellinie injiziertes Material wird stets zu fast gleichen Teilen nach beiden Seiten abtransportiert (42). Tumoren, Entzündungen und Ödeme, Operationen und Bestrahlungen und andere Veränderungen im Quellgebiet können den Lymphfluß im Larynx und den Lymphabfluß aus dem Larynx stark verändern. Injektionen von radioaktiven Materialien in Larynxkarzinome ließen sehr häufig einen bilateralen und meist ganz irregulären Lymphabfluß erkennen. Bestrahlte Lymphgefäße obliterieren nicht (6, 23, 45).

Die Lymphe aus dem Vestibulum laryngis und der Stimmlippenmuskulatur sammelt sich über größere Äste in einem Kollektor, der die Membrana thyreohyoidea durchdringt und an die Lymphonoduli cervicales profundi craniales Anschluß findet. Ein zweiter Abfluß – er wird nirgendwo näher beschrieben – zieht nach kaudal und lateral, vermutlich durch die Membrana cricothyreoidea, zu den mittleren Knoten der Jugulariskette. Aus dem vorderen, subglottischen Bereich führen Lymphgefäße im „vorderen unteren Gefäßstiel" zu den prälaryngealen Lymphknoten. Subglottisch findet sich ein submuköses feines Netz von Lymphkapillaren, die am Unterrand des Kehlkopfes durch ein Compartement abgeschlossen sein sollen (31). Eigene Beobachtungen einer Lymphangosis carcinomatosa zeigen allerdings, daß das submuköse laryngeale Geflecht ohne erkennbare Trennung in das submuköse tracheale übergeht.

Erscheinungsformen und Wachstum der einzelnen Typen von Plattenepithelkarzinomen des Larynx und Hypopharynx

Leroux-Robert (32) hat 1936 erstmals Schnittserienuntersuchungen von Kehlkopfkrebsen ausgeführt, die zahlreiche neue Erkenntnisse brachten und die Grundlage zu einer Subklassifikation in einzelne Tumortypen legten. Diese Untersuchungen sind in den letzten Jahrzehnten von vielen Autoren ergänzt und erweitert worden (10, 14, 18, 21, 23, 30, 33, 35, 46, 51). Die folgenden Darlegungen und Abbildungen stützen sich zum großen Teil auf die Untersuchungsergebnisse von H. Glanz am Marburger Beobachtungsgut (14).

Dieser Monographie sind auch ein größerer Teil der Zeichnungen von Schnittserien entnommen.

Stimmlippenkarzinome
Frühstadien

Stimmlippenkarzinome entstehen fast ohne Ausnahme im Bereich der vorderen Hälfte der Stimmlippen aus dem Epithel der Pars membranacea. Karzinome, die dorsal von der Spitze des Processus vocalis des Aryknorpels oder gar im Plattenepithel der Interarytänoidregion entstanden sind, fehlen im eigenen Untersuchungsgut vollständig. Nach der Kenntnis des Verfassers gibt es bisher nur eine Publikation von Shaheen 1959 über zwei Larynxkarzinome, die im Bereich der hinteren Kommissur entstanden waren (48).

Nur ein kleinerer Teil der Mikrokarzinome der Stimmlippen präsentiert sich als umschriebener „unizentrischer Tumor" von nur wenigen Millimetern Durchmesser (Abb. 37 u. 38). In der Mehrzahl der Fälle sind selbst die jungen Krebse zur Zeit der Diagnose schon mehr beetartig aus-

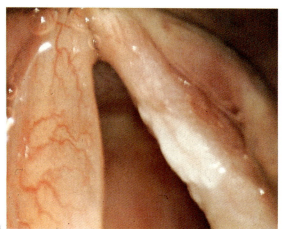

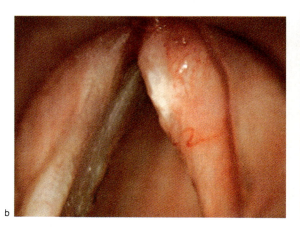

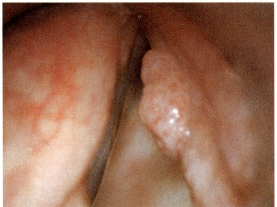

Abb. 37 Mikrokarzinome der Stimmlippe.
a) Umschriebenes, aber bereits mikroinvasives Karzinom von kaum 10 mm Durchmesser am freien Rand der rechten Stimmlippe. Kontralaterale Schwellung der Stimmlippe in Form eines Reinke-Ödems.
b) Kolbenförmige Auftreibung der rechten Stimmlippe mit seichter Exulzeration an der Oberfläche und Kapillaratypien. Tumordurchmesser weniger als 10 mm.
c) Kleines, warziges, nicht verhornendes Karzinom mit blumenkohlartiger Oberfläche und deutlichen Kapillaratypien der rechten Stimmlippe.

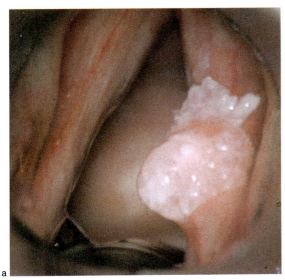
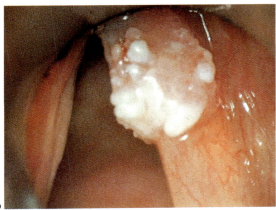
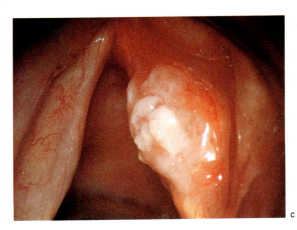

Abb. 38 Kleine Stimmlippenkarzinome.
a) Stark exophytischer, kleiner Tumor mit geringer Verhornung in der Umgebung.
b) Bis in die vordere Kommissur reichendes, überwiegend exophytisches Stimmlippenkarzinom. Tumordurchmesser ca. 10 mm.
c) Stärker infiltrierendes Karzinom der Stimmlippenmitte rechts. Geringe Verhornung an der Oberfläche. Deutliche Kapillaratypien auf dem Tumor.

gedehnt und überziehen größere Teile des Stimmlippenkörpers (Abb. 39). Alle von uns beobachteten kleinen Stimmlippenkarzinome lagen innerhalb der Grenzen des Plattenepithelüberzuges der Stimmlippen. Sie waren vielfach noch allseits von Plattenepithel umgeben oder überschritten die Plattenepithelzone in Richtung zum Zylinderepithel nur wenig. Bei mehreren kleineren Karzinomen war zu beobachten, daß sie in der Grenzzone von Plattenepithel zum Zylinderepithel entstanden waren, besonders häufig an der subglottischen Linea arcuata inferior (5, 26). Die Grenzzone vom Plattenepithel zum Zylinderepithel kann sich allerdings im Rahmen metaplastischer Prozesse erheblich nach kaudal verschieben (26, 41). Damit kann sich auch der Entstehungsort von Karzinomen mehr nach kaudal verlagern. Der Verfasser hat bisher noch kein einziges junges Karzinom gefunden, das primär inmitten des Zylinderepithels des subglottischen Raumes oder im Ventrikel entstanden wäre. Dieses Ereignis ist allerdings theoretisch denkbar, denn einzelne histologische Befunde zeigen, daß im Rahmen eines Kanzerisierungsprozesses auch aus den Basalschichten des Zylinderepithels Karzinome entstehen können (vgl. S. 26). Es ist auch bisher noch kein einziges sogenanntes subglottisches Karzinom durch Schnittserien eindeutig nachgewiesen worden, bei dem keine Verbindung des Tumors mit dem Plattenepithelüberzug der Stimmlippe bestanden hätte. Im Frühstadium spielt sich in den meisten Fällen die Karzinomausbreitung an der Oberfläche ab (26, 41). Das Karzinom gewinnt durch „Anbau" an den Seiten an Fläche, weniger durch sein Wachstum in die Tiefe an Masse. Die bevorzugte Wachstumsrichtung ist von Tumor zu Tumor unterschiedlich. In größeren Serien untersuchter Fälle findet man zwar immer wieder sehr ähnliche bevorzugte Wachstumsrichtungen, doch lassen sich diese nur sehr schwer schematisieren. Die einen Stimmlippenkarzinome wachsen mehr nach kaudal, subglottisch, andere mehr in Richtung auf den Ventrikelboden, wieder andere horizontal nach hinten oder

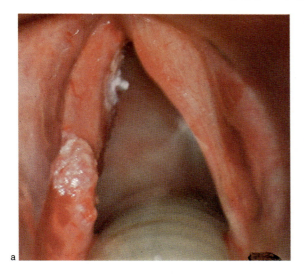

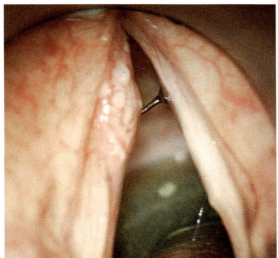

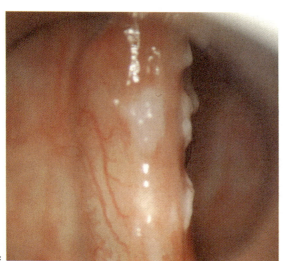

aber über die vordere Kommissur hinweg zur Gegenseite.

Bei Mikrokarzinomen und mikroinvasiven Karzinomen (28) deckt das Krebsfeld an der Oberfläche die Region, in der der Tumor in die Tiefe wächst, weitgehend ab. Versteckte submuköse Krebsausläufer im Reinkeschen Raum, die von vielen Autoren befürchtet werden (46), fanden sich im Untersuchungsgut des Verfassers nur selten. Das Lig. vocale und der Conus elasticus können vorübergehend das Tiefenwachstum der Tumoren am subglottischen Stimmlippenabhang hemmen (41). Im Bereich der vorderen Kommissur gibt es auch keine „Mittellinienschranke". Die Karzinome wachsen vielmehr am subglottischen Abhang der vorderen Kommissur an der Oberfläche des Epithels ohne erkennbare Hemmung zur Gegenseite hinüber. Etwa 25% aller jungen Karzinome des eigenen Beobachtungsgutes erstreckten sich mehr oder weniger symmetrisch beiderseits der vorderen Kommissur der Stimmlippen (Abb. 40). Bei weiter fortgeschrittenen Krebsen steigt der Prozentsatz bilateraler Tumoren noch weiter an. Multizentrische Karzinome und echte bilaterale multiple Karzinome sind im Stimmlippenbereich relativ oft zu finden, ebenso wie oft sehr ausgedehnte karzinomatöse Randbeläge.

Einzelne Stimmlippenkarzinome sind an der Stimmlippenoberfläche kaum erkennbar. Man sieht dann nur eine diffuse Rötung oder einige Kapillaratypien im glatten Epithel (Abb. 41).

Abb. 39 Mikroinvasive Stimmlippenkarzinome.
a) „Klassisch" blumenkohlartiges Karzinom an der Mitte der linken Stimmlippe. Der Tumor erstreckt sich subglottisch weiter nach vorne bis in die vordere Kommissur.
b) Kleines Stimmlippenkarzinom links mit geringer oberflächlicher Verhornung, einige Kapillaratypien. Invasionstiefe etwa 3 mm.
c) Mikroinvasives Karzinom, das die gesamte linke Stimmlippe überzieht. Kleine Hornschuppen zeigen sich als einzige Hinweise auf den ausgedehnten Tumor.

Abb. 40 Verschiedene Karzinome der vorderen Kommissur.
a) Stark verhornendes Plattenepithelkarzinom der linken Stimmlippe sowie des vordersten Abschnittes der rechten Stimmlippe.
b) Bilateral ausgedehntes, in geringem Maße verhornendes Karzinom, das die gesamte linke Stimmlippe überzieht und sich über die vordere Kommissur übergreifend bis zur Mitte der rechten Stimmlippe nach dorsal erstreckt. Deutlich erkennbarer karzinomatoser Handbelag an den mittleren Abschnitten der rechten Stimmlippe.
c) „Hufeisenförmiges" Karzinom beider Stimmlippen. Links nicht oder nur wenig verhornend, rechts stärker verhornend.

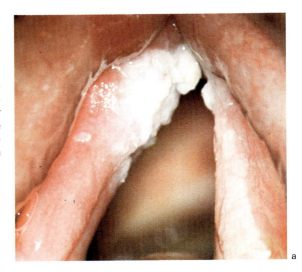
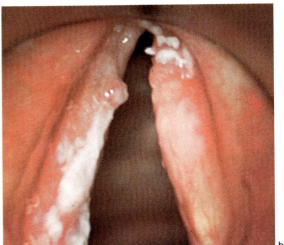
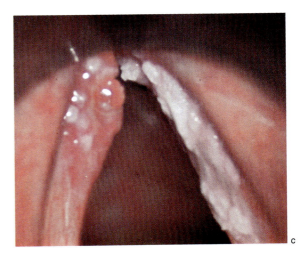

Plattenepithelkarzinome

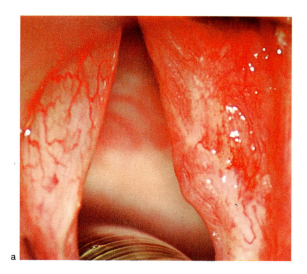

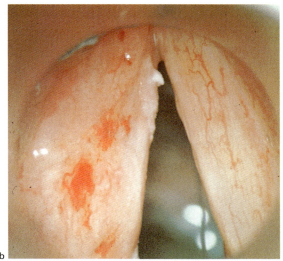

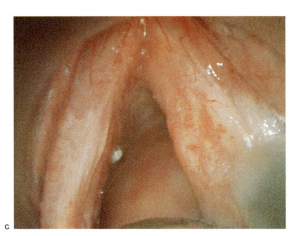

Abb. 41 Beispiele für flächenhafte Kanzerisierung der Stimmlippen ohne deutliche Veränderungen des Epithels.
a) Die rechte Stimmlippe ist mit einem dichten Netz atypischer Kapillaren bedeckt. Keine Verhornung. Histologisch ist fast das gesamte Stimmlippenepithel im Sinne eines Carcinoma in situ umgewandelt.
b) Karzinom der linken Stimmlippe. Abgesehen von einer kleinen Hornschuppe nahe der vorderen Kommissur, erkennt man an der Stimmlippe nur ein unregelmäßiges Muster atypischer Kapillaren mit Kaliberschwankungen, U- und Hakenformen. Der Tumor infiltrierte bereits die Muskulatur der Stimmlippe.
c) Dieser Tumor bei einer jungen Frau war bei der Spiegeluntersuchung nur durch eine geringgradige Rötung und Verdickung der frei beweglichen Stimmlippe zu erkennen. Mikrolaryngoskopisch atypische Kapillaren, an der Oberfläche keine Verhornungen, keine Tumorwärzchen. Histologisch tief infiltrierendes Karzinom.

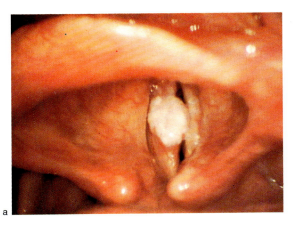
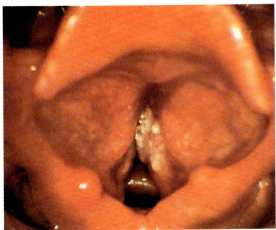
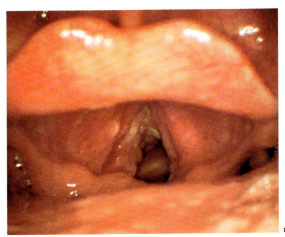

Abb. 42 Übersichtsaufnahmen von Stimmlippenkarzinomen (lupenlaryngoskopische Aufnahmen).
a) Exophytisch hyperkeratotisches Karzinom der Stimmlippe. Bei Phonation kein Glottisschluß mehr möglich.
b) Karzinom im Bereich der vorderen Kommissur mit einer Ausdehnung in die subglottische Region.
c) Weit subglottisch ausgedehntes Stimmlippenkarzinom links, das die vordere Kommissur überschritten hat.

Fortgeschrittene Stimmlippenkarzinome

Bei der laryngoskopischen Untersuchung sind größere Stimmlippenkarzinome meist unschwer zu erkennen (Abb. 42, 43, 44). Größere Stimmlippenkrebse wachsen in der Tiefe der Stimmlippenmuskulatur. In früheren Stadien kann in der Tiefe des Gewebes der Conus elasticus das Wachstum des Tumors lenken, entweder nach lateral in den paraglottischen, von Muskulatur erfüllten Raum, oder nach medial submukös in subglottische Richtung. Viele Stimmlippenkarzinome „reiten" auf dem Conus elasticus und dehnen sich in beide Richtungen aus. Die Bindegewebsplatte des Konus wird aber meist bald fragmentiert und ist im Tumor nur noch in Rudimenten zu erkennen (Abb. 46, 47). Die am häufigsten eingehaltene Hauptwachstumsrichtung der Stimmlippenkarzinome geht nach lateral und kaudal in den Bereich des Spatium cricothyreoideum, dessen abschließende Membrana cricothyreoidea dem aus dem Larynx hinauswachsenden Tumor kaum Widerstand entgegensetzt. Tumoren, die in das Spatium cricothyreoideum vorgedrungen sind, brechen vielfach auch entlang der im Knorpel inserierenden Bindegewebsfasern der Membran sowohl in den Oberrand des Ringknorpels als auch in den Unterrand des Schildknorpels ein (40, 43, 50, Abb. 48). Dringt der Tumor in dieser Richtung weiter nach außen vor, so wächst er kontinuierlich in die Schilddrüse ein (8, 13, 21a, 46, 47).

Besonders häufig kann man beobachten, daß Stimmlippenkarzinome horizontal nach dorsal wachsen und submukös medial vom Aryknorpel, vor allem aber auch lateral vom Aryknorpel sich in der Tiefe der Muskulatur ausdehnen (21a). (In diesem Bereich findet man besonders häufig Gefäßeinbrüche, Tumoremboli in Lymphgefäßen und perineurale Tumormanschetten.) Das weitere Wachstum erfolgt häufig lateral vom Processus vocalis des Aryknorpels nach kranial in die Taschenfalte und gegen die aryepiglottische Falte. Diese Tumoren erreichen bald die Submukosa des Sinus piriformis. Manchmal wird der Aryknorpel vom Tumor eingemauert, seltener auch das Krikoarytänoidgelenk infiltriert (Abb. 45, 47, 48).

Plattenepithelkarzinome

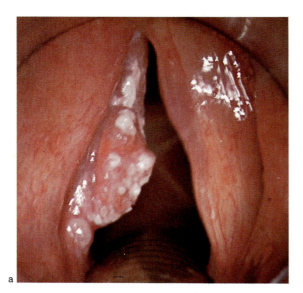

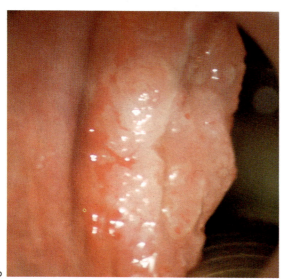

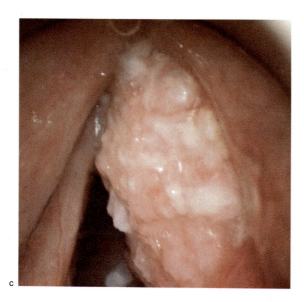

Abb. 43 Größere Stimmlippenkarzinome.
a) Teilweise exophytisch warziger Tumor mit Hornauflagerungen. Dies ist wohl ein besonders typisches Bild für ein Karzinom.
b) Stärkere Vergrößerung der linken Stimmlippe bei nicht verhornendem Karzinom. Glasig durchscheinende Strukturen. Feine punktförmige Scheitelkapillaren.
c) Warziges, stärker verhornendes Karzinom der rechten Stimmlippe. Die gesamte Stimmlippe ist durch den Tumor aufgetrieben. Der Tumor erstreckt sich sowohl in den Ventrikel als auch in die subglottische Region.

Abb. 44 Größere Stimmlippenkarzinome.
a) Karzinom der rechten Stimmlippe, das sich nach vorne lateral in den Ventrikel erstreckt. Taschenfalte nach lateral abgedrängt.
b) Großes Karzinom der rechten Stimmlippe, das weit in den Ventrikel eingewachsen ist und sich auch subglottisch ausdehnt.
c) Ausgedehntes, teilweise bilaterales Stimmlippenkarzinom, das sich sowohl in die supraglottische als auch in die subglottische Richtung ausdehnt (sogenanntes transglottisches Karzinom).

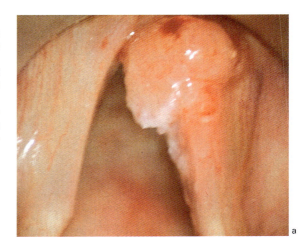
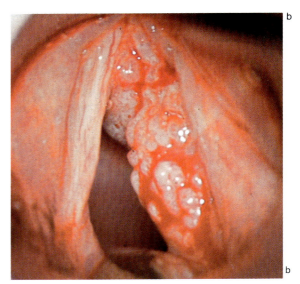
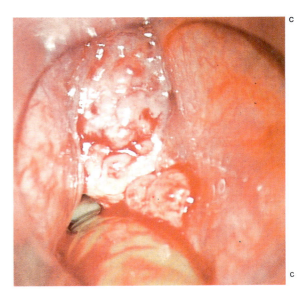

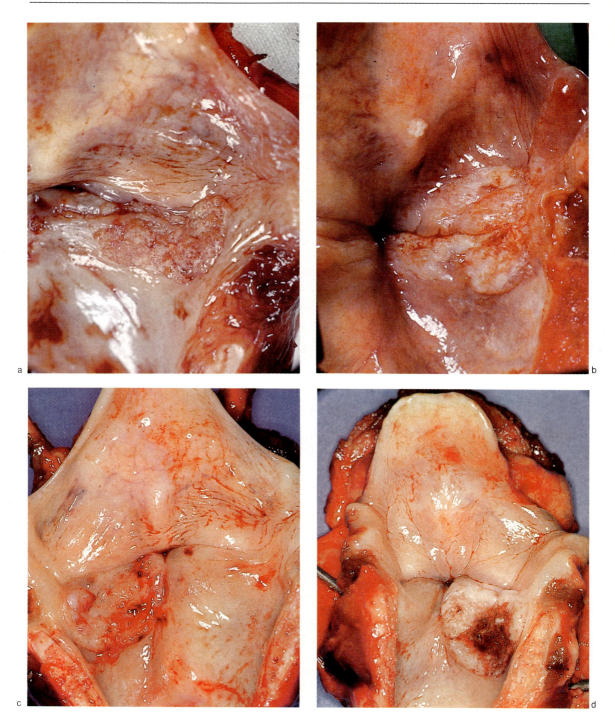

Abb. 45 Abbildungen von Laryngektomiepräparaten.
a) Bereits tief infiltrierendes Stimmlippenkarzinom, das an der medialen Seite des rechten Aryknorpels nach kranial gewachsen ist.
b) Stimmlippenkarzinom. Der Tumor hat die gesamte rechte Stimmlippe infiltriert und ist hinten um den Ventrikel herum tief in die Taschenfalte eingewachsen.
c) Stimmlippenkarzinom, etwa 10 mm subglottisch reichend, die gesamte Länge der Stimmlippe einnehmend. Histologisch Einbruch in den Ringknorpel nachgewiesen.
d) Vorwiegend in subglottischer Richtung ausgedehntes Stimmlippenkarzinom. Fixation des Aryknorpels.

Spezielle Morphologie 89

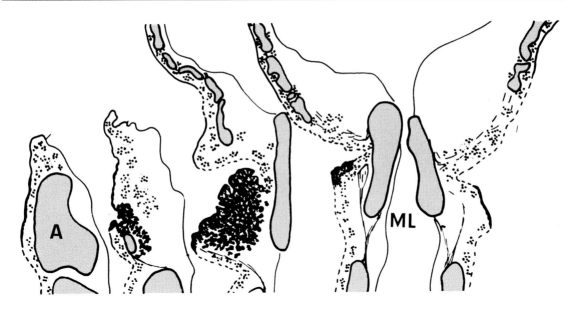

Abb. 46 Karzinom der linken Stimmlippe. Der Tumor hat sich hauptsächlich in den mittleren Abschnitten der linken Stimmlippe entwickelt. Er liegt mit seiner Hauptmasse oberhalb des Conus elasticus. Vorn erreicht er die vordere Kommissur, dorsal ist er median von der Spitze des Processus vocalis des Aryknorpels (A) in die lateralen Weichteile vorgewachsen. Dies ist eine sehr charakteristische Ausbreitungsrichtung der Stimmlippenkarzinome.
ML = Mittellinie

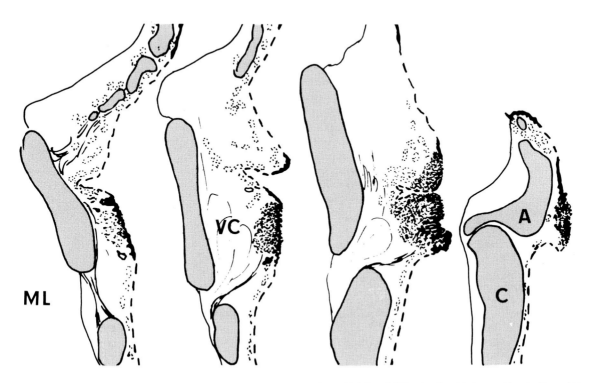

Abb. 47 Sehr kleinsträngig infiltrierendes Karzinom der rechten Kehlkopfhälfte. In den hinteren Abschnitten der Stimmlippe wächst der Tumor um den Ventrikel herum nach oben auf die Taschenfalte. Tumor auch median dem Aryknorpel anliegend. Nach vorn reicht der Tumor bis an die vordere Kommissur.
A = Aryknorpel, C = Krikoid, ML = Mittellinie, VC = Stimmlippe

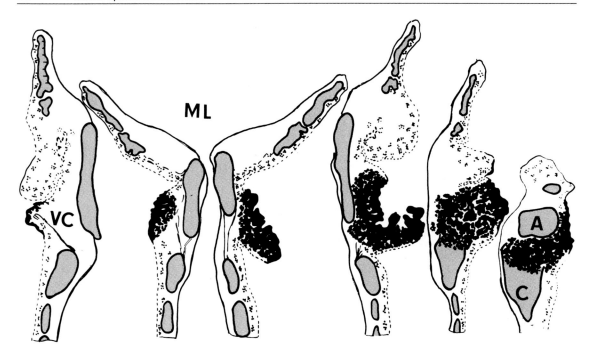

Abb. 48 Bilateral ausgedehntes Stimmlippenkarzinom hauptsächlich der rechten Kehlkopfhälfte. Tiefe Exulzeration im Bereich der rechten Stimmlippe. Der Tumor ist hier von oben her in breiter Front in die Ringknorpelplatte eingebrochen und wächst nun auch lateral vom Aryknorpel aus den Kehlkopfweichteilen hinaus in Richtung Sinus piriformis. Vorn hat der Tumor im Bereich der vorderen Kommissur die Mittellinie überschritten und reicht bis in das vordere Drittel der linken Stimmlippe.
A = Aryknorpel, C = Krikoid, ML = Mittellinie, VC = Stimmlippe

Eine Einschränkung der Beweglichkeit einer Stimmlippe oder gar deren Fixation bedeutet in fast allen Fällen eine tiefe Infiltration des Tumors in den Muskelkörper. Es ist allerdings darauf hinzuweisen, daß auch bei ausgedehnten Stimmlippenkarzinomen, die schon weit in den M. vocalis vorgedrungen sind, die Stimmlippenabduktion oft noch nicht oder nur wenig behindert ist. Dies gilt besonders bei weit vorne liegenden und sich mehr nach subglottisch ausdehnenden Tumoren. Das Merkmal der frei beweglichen, vermindert beweglichen oder fixierten Stimmlippe ist demnach ein sehr unzuverlässiger Parameter zur Beurteilung der Tumorausdehnung.

Karzinome der vorderen Kommissur

Plattenepithelkarzinome im Bereich der vorderen Kommissur haben besondere Beachtung gefunden, da sie sowohl durch Teilresektionen als auch durch Bestrahlung nur mit besonderen Schwierigkeiten zu beherrschen sind (1, 2, 24, 36, 45, 53). Die Definition der „Karzinome der vorderen Kommissur" ist allerdings nicht sehr präzise. Manche Autoren zählen zu diesen Tumoren Karzinome, die bis in die vordere Kommissur hineinreichen, ohne sie zu überschreiten. Andere rechnen nur deutlich bilateral ausgedehnte Stimmlippenkarzinome dazu, die sich mehr oder weniger symmetrisch über die vordere Kommissur hinweg „schmetterlingsförmig" oder „hufeisenförmig" ausdehnen (Abb. 40, 49). Der größte Teil der Vorderen-Kommissur-Karzinome dehnt sich subglottisch bilateral aus (Abb. 52). Seltener ist eine bilaterale Ausdehnung dicht oberhalb der vorderen Kommissur unterhalb des Petiolus der Epiglottis entlang den Ventrikelböden (Abb. 50).

Den Karzinomen der vorderen Kommissur wird nachgesagt, daß sie entlang den Fasern der Broylesschen Sehne besonders häufig in den Schildknorpel einwachsen. Da in diesem Bereich die Mukosa dicht am Knorpel liegt, erreichen auch relativ kleine Tumoren bald den Knorpel (35a, 45a). Im eigenen Untersuchungsgut war aber viel häufiger zu bemerken, daß die Karzinome der vorderen Kommissur vor allem nach kaudal wuchsen und am Unterrand des Schildknorpels, diesen manchmal infiltrierend, nach vorne durch das Lig. cricothyreoideum aus dem Kehlkopf ausbrechen. In solchen Fällen wird der prälaryngeale Lymphknoten manchmal vom kontinuierlich wachsenden Tumor erreicht, ebenso wie ein Lobus pyramidalis der Schilddrüse.

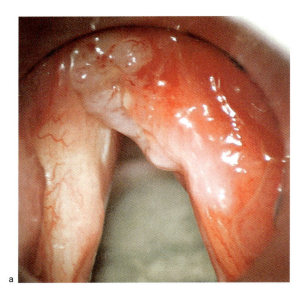
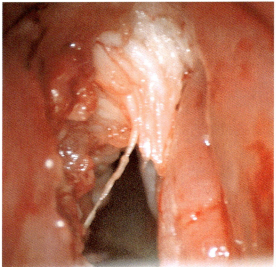
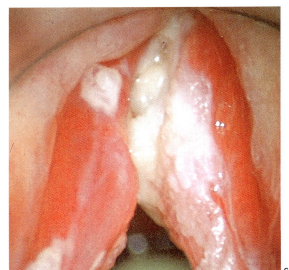

Abb. 49 Größere Karzinome der vorderen Kommissur.
a) Nicht verhornendes Karzinom, dessen Hauptmasse direkt in der vorderen Kommissur liegt.
b) Extrem stark verhornendes Karzinom mit Hornstacheln an der Oberfläche, bilateral an der vorderen Kommissur ausgedehnt.
c) Karzinom der vorderen Kommissur, hauptsächlich subglottisch ausgedehnt, stark exulzeriert.

Subglottische Karzinome

Karzinome, die am subglottischen Abhang der Stimmlippen entstehen und sich von hier aus ganz überwiegend subglottisch in Richtung Trachea ausdehnen, werden von vielen Autoren als eine Sonderform der Kehlkopfkrebse aufgefaßt. Bisher ist allerdings nie eine klare Definition dieser Tumorkategorie erfolgt, und es werden daher auch zwischen 0 und 8% aller Kehlkopfkrebse zu den subglottischen Krebsen gerechnet (12, 19, 42, 47a, 49). Aus den vorhin erläuterten Gründen (vgl. S. 77) zieht es der Verfasser vor, die sogenannten subglottischen Karzinome nur als eine Unterart der Stimmlippenkarzinome zu klassifizieren und nur jene Stimmlippenkarzinome zu dieser Unterart zu zählen, die sich mehr als 15 mm vom freien Stimmlippenrand nach kaudal ausdehnen. Dem Verfasser ist bisher kein histologisch gesichertes Karzinom bekannt, das primär subglottisch entstanden wäre. Rezidivtumoren nach Bestrahlung (2a) sind nicht beweiskräftig.

Subglottische Karzinome können einseitig am kaudalen Abschnitt der Stimmlippen entstehen (Abb. 51). Viele subglottische Karzinome dehnen sich unterhalb der vorderen Kommissur an der Vorderwand des Kehlkopfes aus (Abb. 52). Eine sogenannte Mittellinienschranke existiert hier nicht. Bei den subglottischen Karzinomen der Kehlkopfvorderwand übertrifft die Flächenausdehnung relativ häufig die Tiefenausdehnung. Karzinomatöse Randbeläge, exophytische Tumorformen und satellitär vom Haupttumor ge-

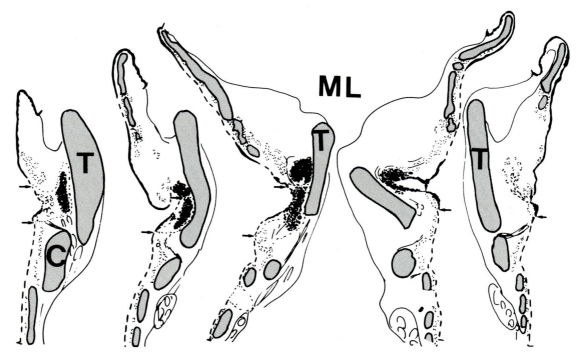

Abb. 50 Bilateral ausgedehntes Stimmlippenkarzinom. Der Tumor hat sich vor allem in der Tiefe des Ventrikels entwickelt. Rechts noch Tumorausläufer bis zur Mitte der Stimmlippe. Links ist der Tumor an der Innenfläche der Schildknorpelplatte nach kranial und kaudal gewachsen. Links dorsal reicht der Tumor bis zum Boden des Sinus piriformis. C = Krikoid, ML = Mittellinie, T = Thyreoid

trennte Krebsherde sind bei diesem Tumortypen mehrfach gefunden worden (12). Bei den kleinen subglottischen Karzinomen spielt der Conus elasticus kurz eine Rolle, da er das Wachstum des Karzinoms nach medial lumenwärts lenken kann (Abb. 53a u. 54b). Bei größeren Tumoren wird diese Bindegewebsmembran bald zerstört. Die größeren subglottischen Karzinome wachsen in etwa der Hälfte der Fälle im Bereich der Membrana cricothyreoidea aus dem Kehlkopf hinaus (Abb. 54a). Häufig dehnen sie sich auch im Bereich der Hinterwand des Kehlkopfes nach oben bis in die Aryregion hinauf aus (Abb. 53a, b) und bilden damit Übergangsformen zu den sogenannten transglottischen Karzinomen. Bei einzelnen subglottischen Karzinomen kann man eine flächenhafte Ausdehnung des Tumors, der zirkulär fast das ganze Lumen einnimmt, erkennen. In einem unserer Fälle wuchs der Tumor bis zum 5. Trachealring nach kaudal. In mehreren unserer Fälle war zu erkennen, daß der Tumor dorsal die Mittellinie überschritten hatte.

Ventrikelkarzinome und sogenannte transglottische Karzinome

Als Ventrikelkarzinome oder ventrikulosakkuläre Karzinome (15, 37) werden Tumoren bezeichnet, die sich schlecht sichtbar vor allem in der Tiefe des Morgagnischen Ventrikels ausdehnen (Abb. 55). Ihre wahre Ausdehnung erkennt man erst am Computertomogramm oder an der Schnittserie. Da diese Tumoren in der Regel sowohl nach oben in die supraglottische Region als auch nach unten in die glottische Region wachsen, wurden sie oft auch zu den transglottischen Karzinomen gezählt (55). Es handelt sich um große Karzinome, die die glottische und supraglottische Region einnehmen. Manche Autoren zählen auch supraglottische, nach kaudal gewachsene Krebse zu den transglottischen Karzinomen. Andere sprechen in diesen Fällen von „3-Etagen-Karzinomen" oder „panlaryngealen Karzinomen". Aufgrund von Schnittserienpräparaten und eigenen Beobachtungen ist der Verfasser der Ansicht, daß die sogenannten Ventrikelkarzinome ein Pendant zu den subglottischen Krebsen darstellen. Es handelt sich überwiegend um Tumoren, die vom Bereich der Linea arcuata superior am Boden des Ventrikels ausgehen und damit eigentlich noch zu den Stimmlippenkrebsen zählen. Von hier aus wachsen sie submukös und wachsen um den Ven-

Spezielle Morphologie   93

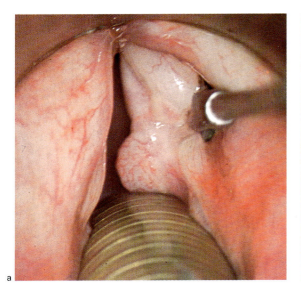
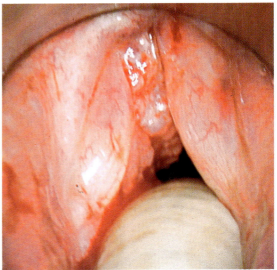
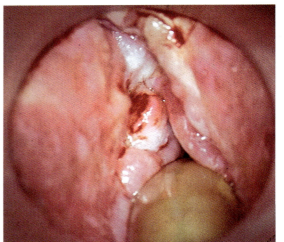

Abb. 51 Mikrolaryngoskopische Bilder von subglottisch wachsenden Stimmlippenkarzinomen.
a) Kleines Karzinom der rechten Stimmlippe. Die Stimmlippe ist mit einem Instrument etwas zur Seite gedreht, so daß der am subglottischen Abhang der Stimmlippe wachsende Tumor zum Vorschein kommt.
b) Großes, subglottisch wachsendes Karzinom der linken Stimmlippe und der vorderen Kommissur. Der Tumor wird zum Teil durch die ödematös geschwollenen Stimmlippen verdeckt.
c) Ausgedehntes, bilaterales, überwiegend subglottisch wachsendes Karzinom.

trikel herum nach oben bis weit in die Taschenfalte vor. Die Entwicklung dieser Tumoren erfolgt auch weit bis in den subglottischen Raum hinab. In keinem unserer Fälle war aber mit Sicherheit ein Nachweis der Tumorentstehung aus dem respiratorischen Epithel in der Tiefe des Ventrikels zu erbringen. In den meisten Fällen war das Ventrikel- und auch das Sacculusepithel, soweit es betroffen war, vom Tumor nur unterschichtet (Abb. 56). Weiter fortgeschrittene transglottische Karzinome können sowohl im Stimmlippenbereich als auch supraglottisch exulzerieren. Es ist immer wieder überraschend, welche riesige Tumorausdehnungen (Abb. 57, 58, 59) an Schnittserien zu erkennen sind, ohne daß das endolaryngeale Epithel exulzeriert ist. Bei Tumoren dieser Größe sind allerdings oft nur noch Vermutungen über ihren Ursprung erlaubt, sichere Hinweise gewinnt man auch bei genauen mikroskopischen Untersuchungen nicht mehr.

94 Plattenepithelkarzinome

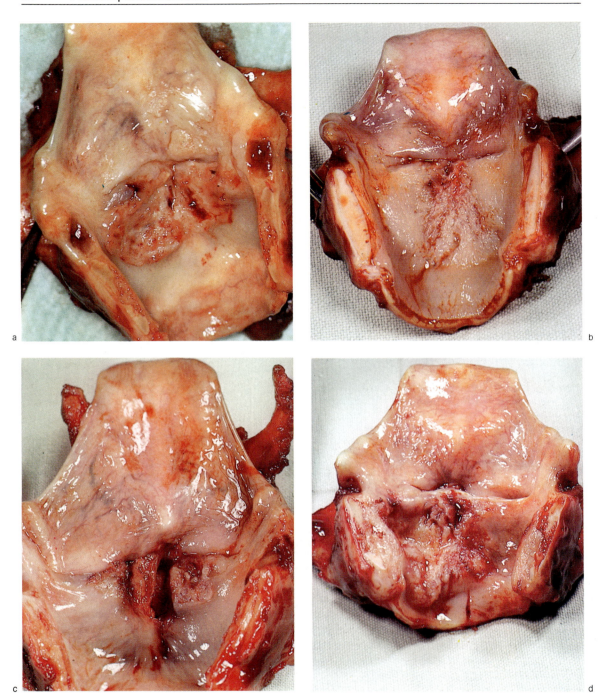

Abb. 52 Exstirpationspräparate von Kehlköpfen mit subglottisch wachsenden Stimmlippenkarzinomen.
a) Typische, sogenannte schmetterlings- oder hufeisenförmige subglottische Ausbreitung eines bilateralen Stimmlippenkarzinoms.
b) Zirkulär den gesamten subglottischen Raum erfassender, ausgesprochen papillärer Tumor, der bis an den Unterrand des Kehlkopfes reicht (24 Jahre alte Frau).
c) Sogenannter Vordere-Kommissur-Tumor, tief exulzerierend, in subglottischer Richtung ausgedehnt.
d) Bis an den Unterrand des Kehlkopfes in subglottischer Richtung ausgedehntes Karzinom, vorwiegend exophytisch wachsend.

Spezielle Morphologie

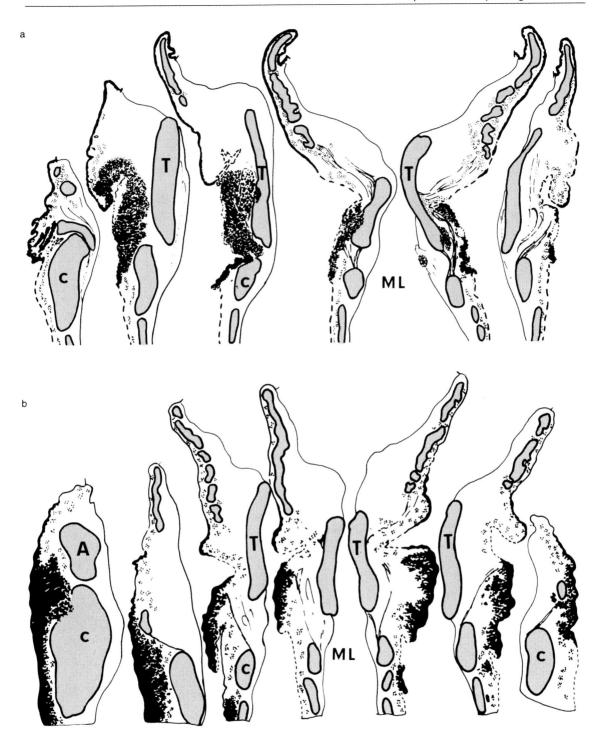

Abb. 53 Schnittserien durch exstirpierte Kehlköpfe bei subglottisch wachsenden Karzinomen.
a) Ausgedehnter, bilateraler, kleinsträngig wachsender Tumor, der median vom Conus elasticus gelegen bis an den Unterrand des Ringknorpels heranreicht. Der Schildknorpel ist in der Tiefe schon an einigen Stellen vom Tumor arrodiert. Links hinten greift der Tumor nach oben auf die Taschenfalte über.
b) Bilateraler, nahezu zirkulär ausgedehnter, subglottisch wachsender Tumor. An der rechten Kehlkopfhälfte reicht der Tumor bis an den Aryknorpel. Links ist er über den Unterrand des Ringknorpels hinab in die Trachea vorgewachsen und ist hier nicht mehr vollständig entfernt. Links Einbruch des Tumors in den Oberrand des Ringknorpels.
A = Aryknorpel, C = Ringknorpel, ML = Mittellinie, T = Schildknorpel

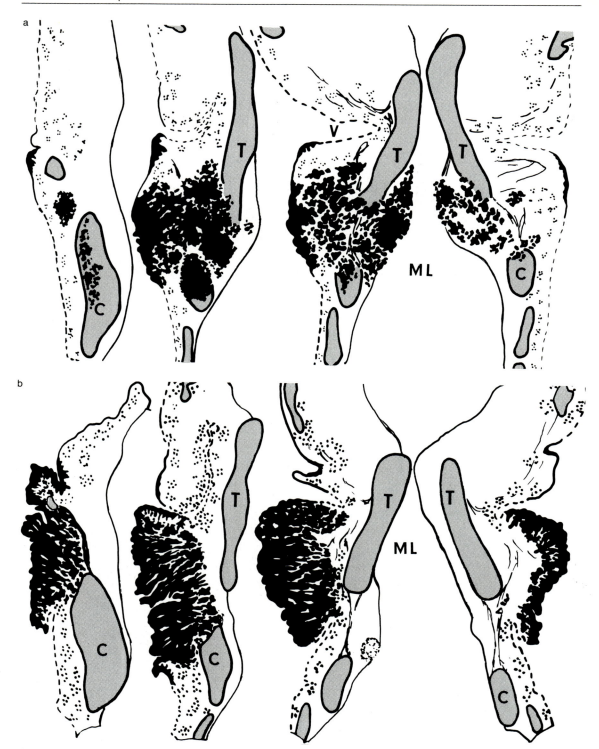

Abb. 54 Schnittserien durch exstirpierte Kehlköpfe bei sogenannten subglottischen Karzinomen.
a) Dieser Tumor ist offensichtlich am Unterrand der Stimmlippe entstanden, etwa in der Region des Überganges vom Plattenepithel in Flimmerepithel. Der freie Stimmlippenrand ist noch tumorfrei. Der Tumor ist von hier tief in die Weichteile infiltriert, hat in die obere Hälfte der Ringknorpelspange zerstört und ist in die prälaryngeale Region hinausgewachsen. Infiltration der Ringknorpelplatte links dorsal.
b) Ausgesprochen papillär exophytisch in subglottische Richtung wachsendes Stimmlippenkarzinom. Der Tumor reicht bis nahe an den Unterrand des Ringknorpels im Bereich der linken Kehlkopfhälfte. An allen Stellen liegt dieser Tumor noch lateral vom Conus elasticus.
C = Ringknorpel, ML = Mittellinie, T = Schildknorpel

Spezielle Morphologie

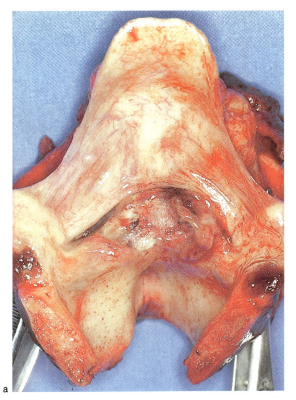
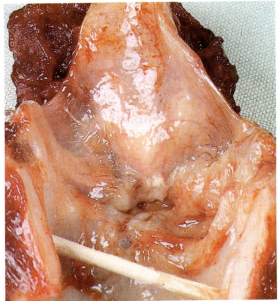
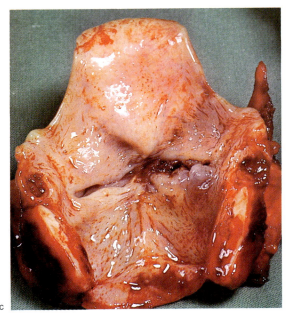
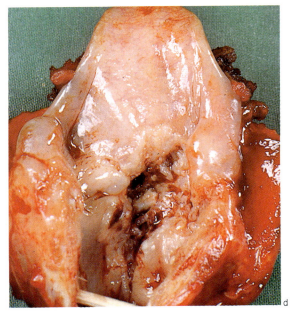

Abb. 55 Exstirpationspräparate bei Ventrikelkarzinomen.
a) Sich bilateral im Ventrikel und auch im Petiolus ausdehnendes Karzinom.
b) Ausgedehntes Stimmlippenkarzinom, das, über den Ventrikel und die vordere Kommissur übergreifend, die Taschenfalte und den Petiolus der Epiglottis erreicht.
c) Ventrikelkarzinom. Der Tumor tritt an der Oberfläche der rechten Stimmlippe noch relativ wenig in Erscheinung, hat aber den gesamten Ventrikel umwachsen und von innen her die Taschenfalte infiltriert.
d) Sogenanntes transglottisches Karzinom. Ausdehnung weit nach kaudal in die subglottische Region und nach kranial in die Basis der Epiglottis und auf die Taschenfalte. Nach hinten reicht der Tumor bis an die Kehlkopfhinterwand, vorne überschreitet er die Mittellinie.

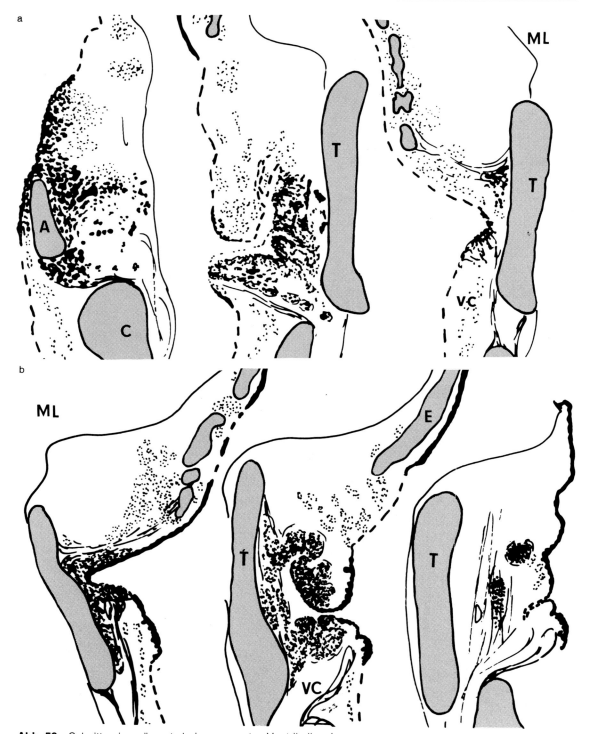

Abb. 56 Schnittserienpräparate bei sogenannten Ventrikelkarzinomen.
a) Dieser Tumor ist an der Oberfläche der linken Stimmlippe entstanden und kleidet den Ventrikel in den vorderen Kehlkopfabschnitten aus. Nach dorsal wächst er lateral vom Aryknorpel bis hoch hinauf in die aryepiglottische Falte. In der Mitte der Stimmlippe wächst der Tumor entlang dem Conus elasticus in das Spatium cricothyreoideum.
b) Tumor, der offensichtlich an der kranialen Übergangslinie von Plattenepithel und Zylinderepithel am Boden des Ventrikels rechts entstanden ist. Tumorausdehnung entlang der Schildknorpelplatte nach kranial und kaudal. Die innere Oberfläche der Taschenfalte ist vom Tumor überzogen. Nach dorsal Ausdehnung des Tumors bis unter den Boden des Ventrikels.
A = Aryknorpel, C = Ringknorpel, E = Epiglottis, ML = Mittellinie, T = Schildknorpel, VC = Stimmlippe

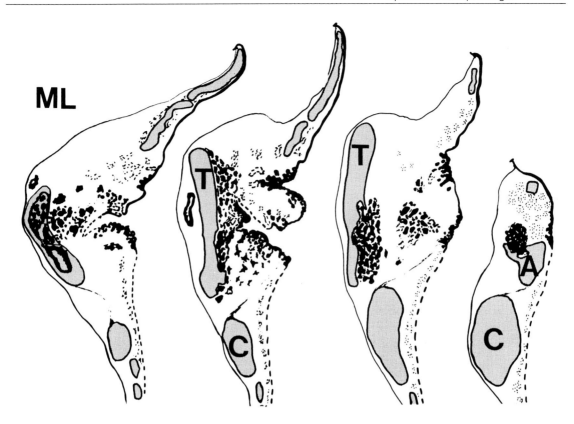

Abb. 57 Rechtsseitiges Karzinom des Ventrikelbodens, das in breiter Front in den Schildknorpel eingebrochen ist und nach kranial und kaudal wächst. Kaudal wird das Spatium cricothyreoideum erreicht, kranial der periepiglottische Raum, dorsal Einbruch in den Aryknorpel (A).
C = Krikoid, ML = Mittellinie, T = Schildknorpel

Supraglottische Karzinome

Im Vestibulum laryngis können an allen Stellen Karzinome entstehen, die aber regionär sich durch verschiedene Ausbreitungswege und verschiedenes Verhalten in mehrere Typen unterteilen lassen.

Über das Wachstum und die Ausbreitung supraglottischer Krebse liegen eine Reihe histologischer Untersuchungen vor (5, 6, 17, 23a, 34, 38, 44, 45b, 46, 46a, 52, 55). Die folgende Darstellung geht auf ältere eigene, zusammen mit J. HOFMANN ausgeführte Untersuchungen an einer fortlaufenden Serie von 60 Laryngektomiepräparaten supraglottischer Karzinome der Kölner Klinik zurück (20, 27). Diese Serie wurde ergänzt durch histologische Untersuchungen an der Marburger Klinik durch GLANZ u. SCHULER.

In der Kölner Serie wurden 20 Fälle als „Winkelkarzinome", 14 als zentrale Epiglottiskarzinome, 3 als „Petioluskarzinome", 5 als Taschenfaltenkarzinome und 3 als Karzinome der Aryregion klassifiziert. In 15 Fällen handelte es sich um multiregionale supraglottische Krebse.

Zentrale Epiglottiskarzinome

Als zentrale Epiglottiskarzinome bezeichnen wir jene, die etwa im Mittelpunkt der laryngealen Epiglottisfläche entstehen und sich von hier nach allen Richtungen ausdehnen (Abb. 60, 61 u. 62). Die Ausdehnung der zentralen Epiglottiskarzinome erfolgt meist annähernd symmetrisch über die laryngeale Epiglottisfläche. Bei den meisten dieser Tumoren findet man zumindest im Frühstadium eine rasenartige, zunächst oberflächliche exophytische Struktur. In vereinzelten Fällen finden sich auch multiple Krebsherde auf der Epiglottis (20). Größere Karzinome dieser Region breiten sich auf die Taschenfalten und die aryepiglottischen Falten meist beider Seiten aus. Einzelne, sehr fortgeschrittene zentrale Epiglottiskarzinome reichen dorsal sogar bis zur Aryregion und auch lateral über die Plica pharyngoepiglottica bis in den Hypopharynx. Das Tiefenwachstum erfolgt zunächst durch die Foramina im Epiglottisknorpel, dann aber auch lateral um den Petiolus herum oder nach breitflächiger Zerstörung des Knorpels nach vorne in den präepiglottischen Raum hinein (7, 11, 31, 32). Eine Destruktion des

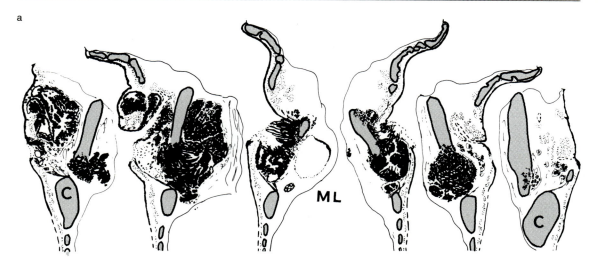

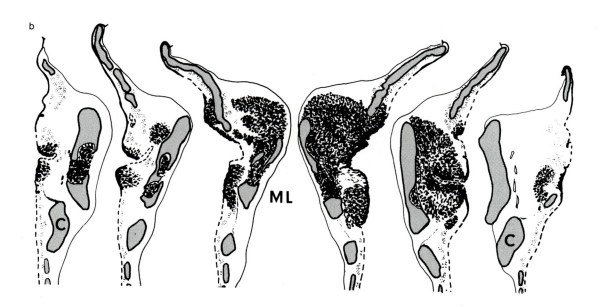

Abb. 58 Schnittserien durch exstirpierte Kehlköpfe. Sehr ausgedehnte, sogenannte transglottische Karzinome.
a) Der Ursprung des Tumors dürfte an der linken Stimmlippe zu suchen sein. Der Tumor hat von hier in breiter Front den Schildknorpel durchbrochen und ist in den prälaryngealen Weichteilen vorgewachsen. Ein prälaryngealer Lymphknoten ist durch das kontinuierliche Tumorwachstum mitergriffen. Große, von nekrotischen Massen erfüllte Tumorzyste vor dem Larynx. Auch die rechte Schildknorpelhälfte ist weithin zerstört. Nach kranial und dorsal ausgedehnte Tumorinfiltration in den rechten hinteren Stimmlippenabschnitten sowie links vorn in der Taschenfalte.
b) Stimmlippenkarzinom, das an der linken Stimmlippe noch relativ oberflächlich wächst. Rechts und im Bereich der vorderen Kommissur ausgedehntes Tumorwachstum nach oben in den präepiglottischen Raum mit Destruktion der Epiglottis und des Schildknorpels. Tumor auch lateral von der Spitze des Processus vocalis rechts.
C = Ringknorpel, ML = Mittellinie

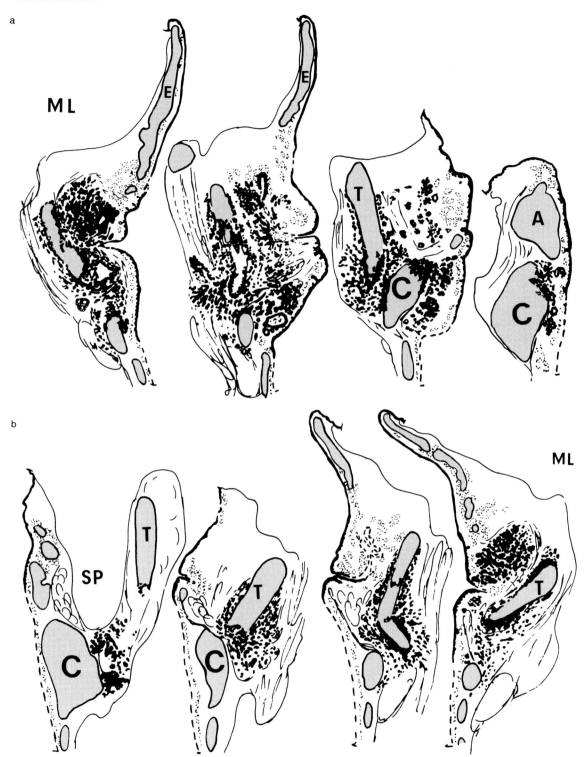

Abb. 59 Zwei Beispiele weit ausgedehnter Larynxkarzinome, die offenbar am Boden des Ventrikels an der oberen Hälfte der Stimmlippe entstanden sind.
a) Tiefe, submuköse Infiltration der gesamten Stimmlippe und der Taschenfalte. Zerstörung des Schildknorpels in breiter Form. Infiltration in den Ringknorpel (rechte Kehlkopfhälfte).
b) Ein ähnlicher Tumor, der bis unter den Boden des Sinus piriformis (SP) vorgedrungen ist und den Schildknorpel weithin zerstört hat. Auch hier supraglottische und subglottische Ausdehnung. Prä- und paralaryngeale Weichteile ergriffen.
A = Aryknorpel, C = Ringknorpel, E = Epiglottis, ML = Mittellinie, T = Schildknorpel

Plattenepithelkarzinome

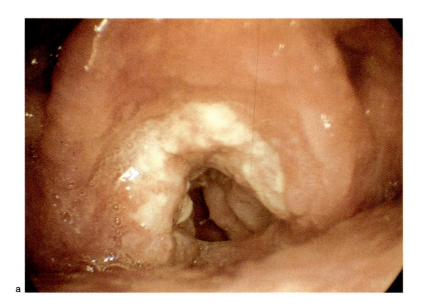

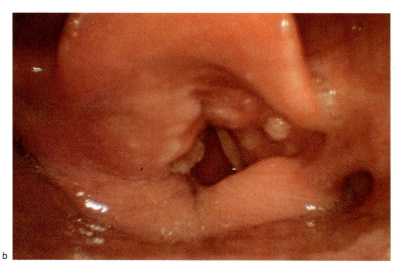

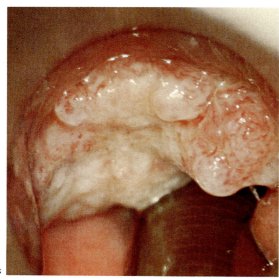

Abb. 60a Lupenlaryngoskopisches Bild eines ausgedehnten, zentralen Epiglottiskarzinoms.

Abb. 60b Lupenlaryngoskopische Aufnahme eines großen, vorwiegend linksseitigen Winkelkarzinoms.

Abb. 60c Mikrolaryngoskopische Aufnahme eines nicht verhornenden, papillär wachsenden, ausgedehnten Epiglottiskarzinoms.

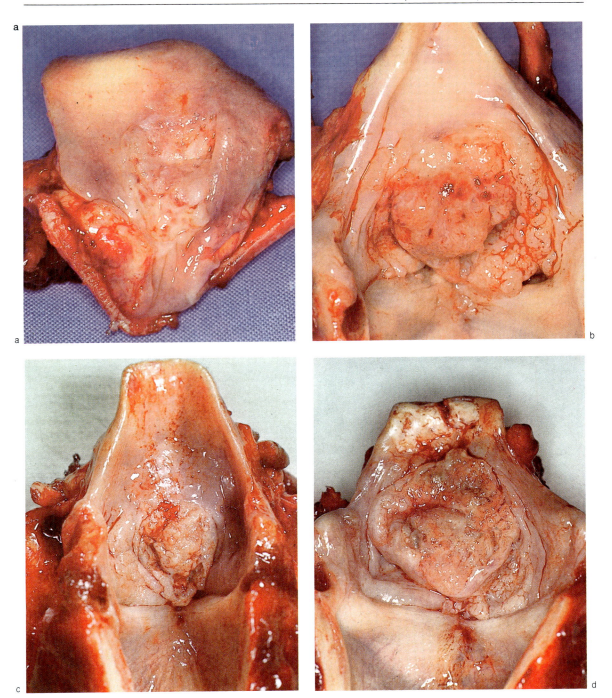

Abb. 61 Operationspräparate von zentralen Epiglottiskarzinomen.
a) Relativ kleines, auf die Mitte der laryngealen Epiglottisfläche beschränktes Karzinom, das aber schon durch den Epiglottisknorpel in die präepiglottische Loge durchgebrochen war (Präparat nach supraglottischer Laryngektomie).
b) Ausgedehntes, median auf der Epiglottis entstandenes Karzinom mit papillärer Oberfläche, das beiderseits auf die Taschenfalten übergegriffen hat und im Bereich der vorderen Kommissur auch die Stimmlippenregion erreicht.
c) Karzinom der Petiolusregion in der unteren Hälfte der Mitte der laryngealen Epiglottisfläche („infrahyoidales" Epiglottiskarzinom).
d) Ausgedehntes, exophytisch wachsendes Karzinom, das fast die gesamte laryngeale Epiglottisfläche einnimmt und die Taschenfalten vor sich her schiebt.

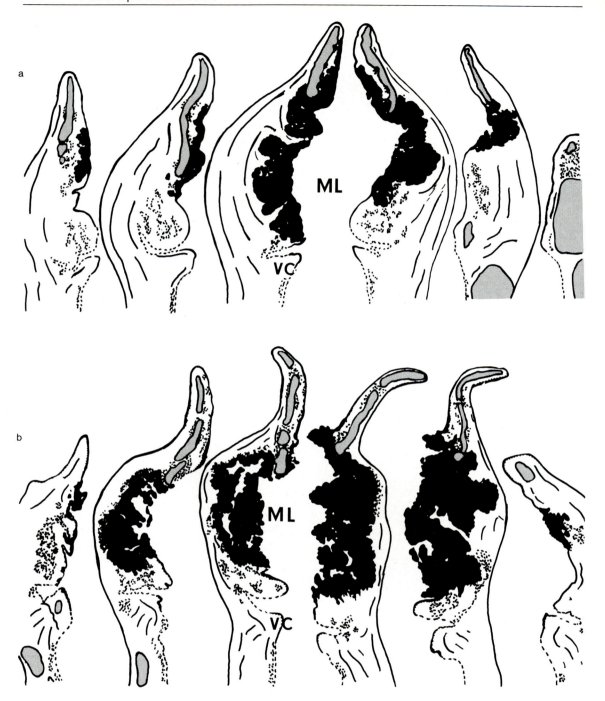

Abb. 62 Schnittserienpräparate von zentralen Epiglottiskarzinomen.
a) Mittelgroßes, zentrales Epiglottiskarzinom, das den Epiglottisknorpel etwa in der Mittellinie durchbrochen hat und sich in den präepiglottischen Raum hinein erstreckt. Beiderseits Ausdehnung in die lateralen Abschnitte der Epiglottis. Linke Taschenfalte vorn mitbetroffen, rechte Taschenfalte frei.
b) Ausgedehntes, zum Teil im Zentrum zystisch zerfallendes zentrales Epiglottiskarzinom. Der Tumor hat in breiter Front den Epiglottisknorpel durchbrochen. Rechts ist der obere Abschnitt der Taschenfalte mitbetroffen. Links ist die Taschenfalte noch weitgehend frei. Beiderseits Tumorausdehnung in den Bereich der aryepiglottischen Falten.
ML = Mittellinie, VC = Stimmlippe

Epiglottisknorpels fanden wir in 8 von 14 Fällen zentraler Karzinome. Im präepiglottischen Raum breiten sich diese Tumoren dann nach allen Richtungen aus, wobei sie aber selten die Membrana hyothyreoidea nach ventral durchdringen. Einzelne dieser Karzinome wachsen dorsal vom Zungenbein unter dem Epithel der Vallecula glossoepiglottica in die Zungenwurzel hoch.

Hervorzuheben ist für diesen Typ der „zentralen" supraglottischen Karzinome – aber auch nur für diesen – daß er in aller Regel die immer wieder zitierte „embryologisch-biologische" kaudale Grenze zur Glottis respektiert (3, 9, 25, 32, 44, 54). Auch der Schildknorpel wird von diesen Tumoren nur selten infiltriert. Die Metastasierung der zentralen Karzinome erfolgt ihrer medianen Lage wegen häufig doppelseitig.

Petioluskarzinome

Dieser relativ seltene Tumortyp – 5% in unserer Serie supraglottischer Krebse – zeigt eine Reihe von Besonderheiten und bedarf deswegen einer gesonderten Besprechung. Diese Karzinome entstehen etwa im Bereich der vorderen Kommissur der Taschenfalten, dicht über der vorderen Kommissur der Stimmlippen (Abb. 63). Die versteckt gelegenen Karzinome weisen an der Larynxinnenfläche meist nur eine sehr geringe Ausdehnung auf, sind aber häufig schlitzförmig exulzeriert und breiten sich weit nach ventral in die Tiefe des präepiglottischen Raumes und auch seitlich in die Taschenfalten aus. In vielen Fällen wird die Oberkante des Schildknorpels infiltriert. Die meisten der Petioluskarzinome wachsen, ohne die „biologisch-embryologische" Grenze zu respektieren, über die vordere Kommissur der Stimmlippen nach kaudal. (Sie wären demnach eine Sonderform der „transglottischen" Krebse.) Manche Autoren teilen die Epiglottiskrebse in supra- und infrahyoidale oder epilaryngeale Formen ein (5). Die infrahyoidale Form entspricht etwa unserem Petioluskarzinom. Auch Petioluskarzinome metastasieren oft bilateral.

Winkelkarzinome

Als Winkelkarzinome haben wir jene Form bezeichnet, die lateral von der Mittellinie im „Winkel" zwischen Taschenfalte und Epiglottis entsteht (Abb. 64 u. 65). Diese Form ist mit etwa 30 bis 40% aller Fälle die häufigste aller supraglottischen Krebse (22). Der „Winkel" bildet sich beim Schluckakt, wenn die Epiglottis über das Vestibulum laryngis nach hinten gedrückt wird. Vielleicht ist die mechanische Beanspruchung, der diese Region beim Schluckakt ausgesetzt wird, die Ursache, warum fast alle Krebse an dieser Stelle ein tiefes, schlitzförmiges Ulkus aufweisen.

Während sich die zentralen Epiglottiskrebse vorwiegend flächenhaft ausdehnen, wachsen die Winkelkarzinome überwiegend invasiv. Karzinomatöse Randbeläge sind bei diesem Tumortyp oft nicht erkennbar oder sehr schmal. Charakteristisch ist für diese Tumoren, daß die Tiefenausdehnung in aller Regel wesentlich größer ist, als es die Ausdehnung an der Oberfläche annehmen läßt. Die Winkelkarzinome haben zwei Hauptausbreitungsrichtungen: Die eine führt nach vorne oben in den präepiglottischen Raum, der in etwa zwei Drittel aller Fälle betroffen ist. In vielen Fällen ist auch ein lateraler Teil des Epiglottisknorpels zerstört, und die Epiglottis ist dann meist verzogen (Abb. 65). Einzelne Winkelkarzinome erreichen, über den präepiglottischen Raum hochwachsend, die Vallekula und die Zungenwurzel. Die zweite Hauptwachstumsrichtung dieser Krebse führt nach dorsal und kaudal. Hier infiltrieren sie submukös die Taschenfalten und die Aryregion. In dieser Region ist die submuköse Ausdehnung des Tumors am größten und setzt sich vielfach in den Sinus piriformis fort. In etwa der Hälfte der Fälle waren diese Tumoren im paraglottischen Raum lateral vom Ventrikel bis in die subglottische Region gewachsen. In einzelnen Fällen wurde submukös die Interarytänoid- oder sogar die Postkrikoidregion erreicht und zur Gegenseite hin überschritten. Nach kaudal vorwachsende Tumorausläufer können auch im Spatium cricothyreoideum den Kehlkopf verlassen und kontinuierlich in die Schilddrüse einwachsen. Von verschiedenen Autoren werden diese weit fortgeschrittenen supraglottischen Karzinome, die in den glottischen Sphinkter einwachsen, zu den transglottischen Krebsen gezählt.

Bezüglich der Entstehung dieser Tumoren haben MICHEAU u. Mitarb. (39) die Meinung vertreten, daß viele der Krebse dieser Region aus Laryngozelen entstehen und erst sekundär in das Vestibulum laryngis durchbrechen (vgl. S. 52). Im gesamten Marburger und Kölner Untersuchungsgut fand der Verfasser aber keinen einzigen Fall, bei dem histologisch die Entstehung des Tumors aus dem Flimmerepithel des Ventrikels bzw. aus einem Sacculus nachweisbar gewesen wäre (15).

Metastasen von Winkelkarzinomen liegen in der Regel homolateral, viel seltener sind bilaterale Metastasen.

106 Plattenepithelkarzinome

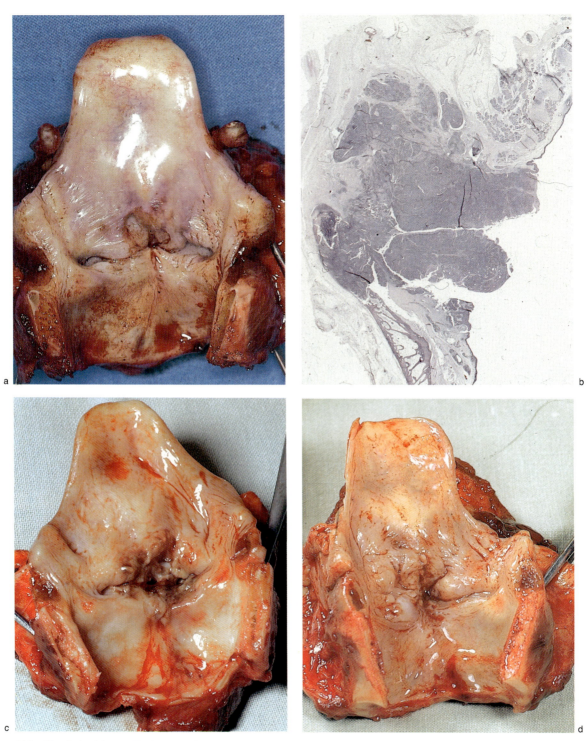

Abb. 63 Beispiele von Petioluskarzinomen.
a) Charakteristisches Petioluskarzinom der Epiglottis. Vordere Kommissur der Stimmlippen scheinbar frei. Der Tumor hatte sich weit im präepiglottischen Bereich ausgedehnt und die Vorderkante des Schildknorpels zerstört.
b) Vertikaler Schnitt durch die vordere Kommissur bei einem Petioluskarzinom. An der Larynxinnenseite (rechte Bildseite) erkennt man nur einen relativ kleinen Tumor. Dieser Tumor ist in den Schildknorpel eingebrochen und erstreckt sich nach oben bis an den präepiglottischen Fettkörper.
c) Größeres, oberflächlich bereits etwas exulzeriertes Petioluskarzinom.
d) Petioluskarzinom mit Übergreifen auf die linke Stimmlippe.

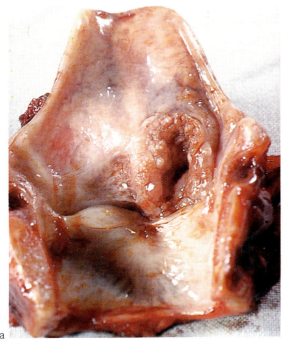
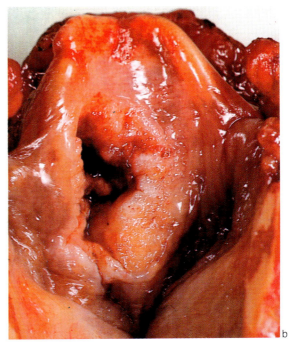
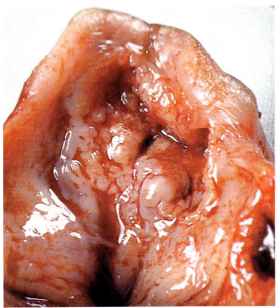
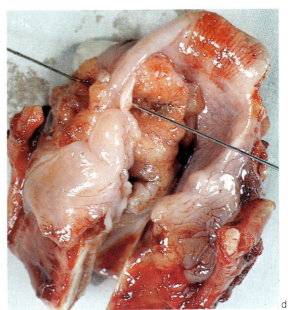

Abb. 64 Operationspräparate von „Winkelkarzinomen".
a) Rechtsseitiges Winkelkarzinom, das die rechten lateralen Abschnitte der Epiglottis und die rechte Taschenfalte einnimmt. In der Mitte tiefe schlitzförmige Exulzeration.
b) Linksseitiges Winkelkarzinom mit einem tiefen zentralen Ulkus. Zerstörung der linken Epiglottishälfte und der linken Taschenfalte. Der Tumor reicht bis an die Stimmlippe heran.
c) Ausgedehntes rechtsseitiges Epiglottiskarzinom mit zentraler Exulzeration. Durchbruch in den präepiglottischen Raum.
d) Ausgedehntes Winkelkarzinom, das in den Sinus piriformis durchgebrochen ist. Infiltration der aryepiglottischen Falte und Aryregion sowie Tumorausdehnung bis in den subglottischen Kehlkopfbereich.

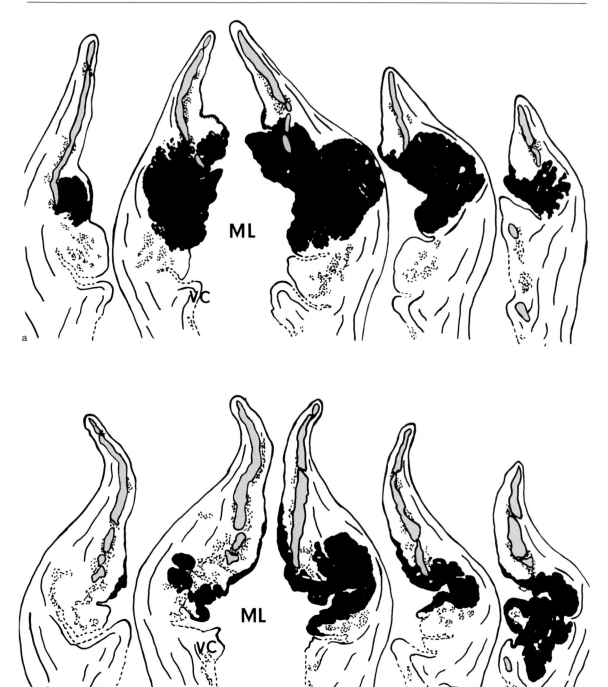

Abb. 65 Schnittserien bei Winkelkarzinomen.
a) Charakteristisches Winkelkarzinom, das hauptsächlich im Bereich der rechten Taschenfalte und rechten Epiglottishälfte entstanden ist, im Zentrum exulzeriert, nach lateral vorn in den prä- und periepiglottischen Raum vorgewachsen ist. Dorsal hat sich der Tumor im Ventrikelbereich bis an die Aryregion vorgeschoben.
b) Winkelkarzinom der rechten Kehlkopfhälfte. Ausdehnung von einem tiefen, schlitzförmigen Ulkus aus in den präepiglottischen Raum nach lateral und dorsal Infiltration der Stimmlippe.
ML = Mittellinie, VC = Stimmlippe.

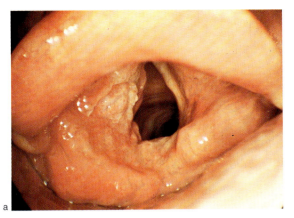
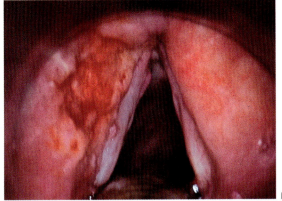

Abb. 66 Taschenfaltenkarzinome.
a) Lupenlaryngoskopisches Bild eines nicht verhornenden, ausgedehnten Karzinoms der linken Taschenfalte.
b) Kleines Karzinom der linken Taschenfalte, nicht verhornend, exulzerierend.
c) Stärkere Vergrößerung eines Karzinoms, das die gesamte rechte Taschenfalte ergriffen hat.

Taschenfaltenkarzinome

Von den Taschenfalten ausgehende Krebse sind in allen Serien recht selten (Abb. 66 u. 67). Diese Tumoren können relativ oberflächlich tapetenartig wachsen, infiltrieren aber bald und führen zu einer wulstigen Auftreibung der Taschenfalte. Das Wachstum erfolgt wie bei den Winkelkarzinomen um den Ventrikel herum nach dorsal und kranial. In manchen Fällen überschreiten die Tumoren auch den freien Kehlkopfrand und dehnen sich bis in den Sinus piriformis bzw. in die Postkrikoidregion aus.

Karzinome des Kehlkopfrandes

Einzelne Krebse des Vestibulum laryngis „reiten" auf dem freien Rand der Epiglottis, auf der aryepiglottischen Falte oder haben sich auf der Kuppe des Aryhöckers angesiedelt. Diese Tumoren des freien Oberrandes des Kehlkopfes werden auch „marginale Karzinome" genannt. Seltener sind neben den lateralen marginalen Karzinomen mediale Karzinome am freien Epiglottisrand (Abb. 68).

Karzinome der aryepiglottischen Falten wachsen sowohl nach ventral medial zum Spatium hyoepiglotticum als auch über den sogenannten „Dreifaltenstern" der Plica glossoepiglottica, pharyngoepiglottica sowie aryepiglottica in die Zungenwurzel. Karzinome auf der Kuppe der Aryhöcker wachsen meist in den Sinus piriformis und in die Postkrikoidregion hinab, können sich aber auch nach ventral in die Taschenfalte und die aryepiglottische Falte ausdehnen.

Die Karzinome der Epiglottisspitze wachsen bei entsprechender Größe vielfach submukös über die Vallekula in die Zungenwurzel ein (29).

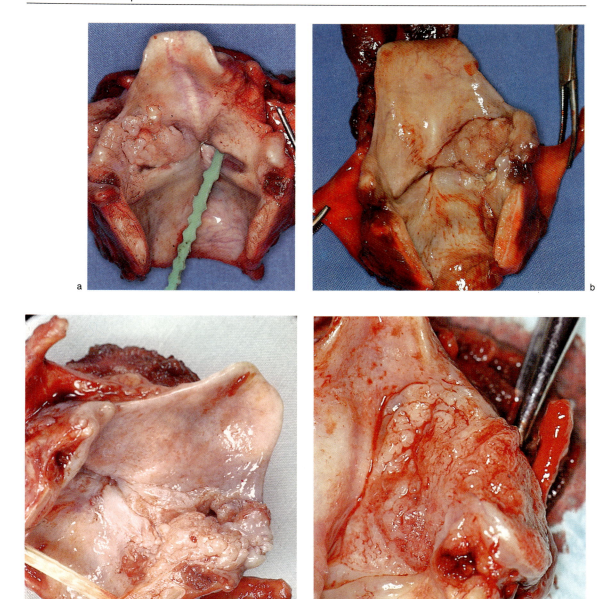

Abb. 67 Karzinome der Taschenfalte und der aryepiglottischen Region.
a) Karzinom der linken Taschenfalte, übergreifend auf die aryepiglottische Falte. In den Ventrikel rechts ist eine Sonde eingeschoben, um eine große Laryngozele zu demonstrieren.
b) Großes, nichtverhornendes Karzinom der Taschenfalten und Aryregion rechts.
c) Karzinom der linken Taschenfalte und der aryepiglottischen Falte, übergreifend auf die Aryregion.
d) Karzinom der aryepiglottischen Falte, auf die Taschenfalte und den Sinus piriformis übergreifend.

Spezielle Morphologie 111

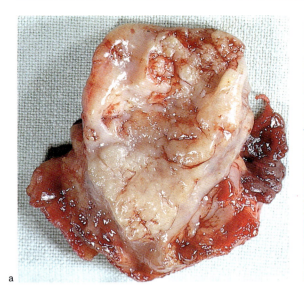
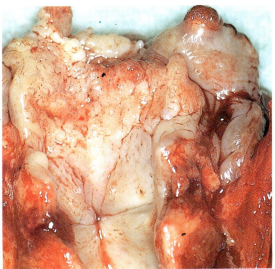
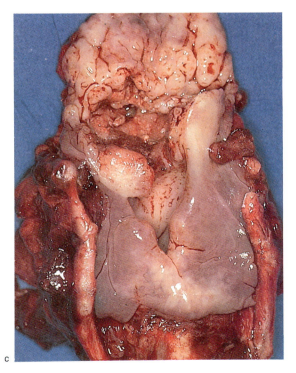
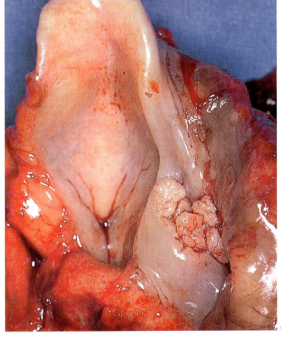

Abb. 68 Karzinome des Kehlkopfrandes.
a) Ausgedehntes Epiglottiskarzinom, das die Spitze der Epiglottis überschreitet.
b) Destruktion der Epiglottisspitze.
c) Karzinom, das den gesamten freien Abschnitt der Epiglottis einnimmt.
d) Karzinom des freien Epiglottisrandes. Die gesamte Spitze der Epiglottis ist zerstört. Der Tumor greift auf die Vallecula glossoepiglottica über.

Multiregionäre Karzinome des Vestibulum laryngis

In 18% unserer Serie von 60 histologisch untersuchten supraglottischen Karzinomen waren die Tumoren so ausgedehnt, daß sie zirkulär fast die gesamte supraglottische Region einnahmen und vielfach auch in die glottische Region und in den Hypopharynx wuchsen (Abb. 69). In der Mehrzahl dieser Krebse handelt es sich um ausgesprochene „Tapetenkarzinome", meist nicht verhor-

Plattenepithelkarzinome

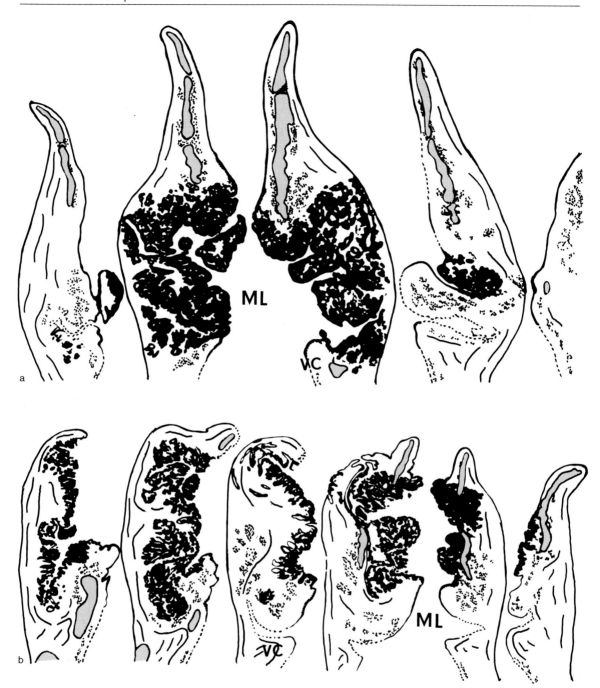

Abb. 69 Beispiele von multiregionären supraglottischen Karzinomen.
a) Ausgedehntes, teilweise papillär wachsendes Karzinom, das beide Taschenfalten infiltriert hat, in breiter Front in den präepiglottischen Raum durchgebrochen ist und auf beiden Seiten auf die Stimmlippen übergegriffen hat.
b) Auffällig papillär gewachsenes Karzinom, das praktisch die ganze supraglottische Region beider Kehlkopfhälften einnimmt, links hinten aber auch auf die Stimmlippenregion übergegriffen hat. Destruktion des Epiglottisknorpels in breiter Fläche.
ML = Mittellinie, VC = Stimmlippe.

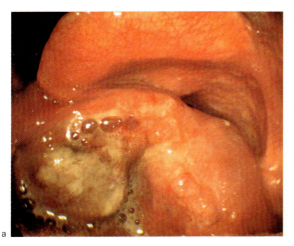
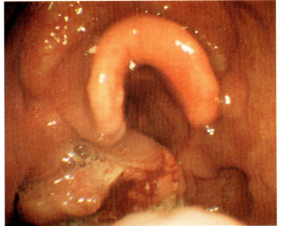
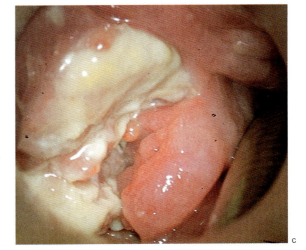

Abb. 70 Karzinome des Sinus piriformis.
a) Großes, zentral exulzeriertes Karzinom, das den gesamten linken Sinus piriformis einnimmt, die aryepiglottische Falte auftreibt und auch in das Vestibulum laryngis eingebrochen ist.
b) Karzinom des linken Sinus piriformis. Der Tumor greift auf die Postkrikoidregion und die Aryregion über und erfaßt auch einen Teil der Hinterwand des Hypopharynx.
c) Mikrolaryngoskopische Aufnahme eines weithin exulzerierten, von Fibrin bedeckten Karzinoms, das den gesamten linken Sinus piriformis einnimmt.

nende Krebse mit oberflächlich gering papillärem Wachstum und geringem Differenzierungsgrad und einem Wechsel von In-situ-Abschnitten mit mikroinvasiven und makroinvasiven Partien. Bei einigen anderen Fällen bestand eine hohe Differenzierung und ausgesprochen verrukös papilläre Formationen. Die Differenzierung war in manchen Fällen so hoch, daß die Differentialdiagnose zu einem gutartigen Papillom schwierig wurde. Im Gegensatz zum sogenannten verrukösen Karzinom („verrukösen Akanthose") bestand aber in allen diesen Fällen ein infiltrierendes, destruierendes Wachstum, und es traten auch Metastasen auf.

Hypopharynxkarzinome

Die Region Hypopharynx wird unterteilt in die Sinus piriformes, die Postkrikoidregion und die Hypopharynxhinterwand. Der Sinus piriformis mündet mit seinem Apex in den Ösophagus, wird medial und kranial von der aryepiglottischen Falte, lateral etwa vom Oberrand des Schildknorpels und ventral-kranial von der Plica pharyngoepiglottica begrenzt. Als Postkrikoidregion wird die dorsale Fläche der Larynxhinterwand bezeichnet, die lateral an die Sinus piriformes grenzt, kaudal mit dem unteren Rand der Ringknorpelplatte und kranial mit der Spitze der Aryknorpel endet.

Karzinome des Sinus piriformis

Da die Mehrzahl aller Karzinome des Sinus piriformis erst in einem weit fortgeschrittenen Stadium zur Beobachtung gelangt, ist auch an Schnittserienuntersuchungen der Ausgangspunkt dieser Tumoren selten genauer festzustellen (1a, 18a, 19a, 22a, 33, 46, Abb. 70 u. 71). Ausgedehnte Sinus-piriformis-Karzinome wachsen oft mehrere Zentimeter in den zervikalen Ösophagus vor oder auch über die aryepiglottische Falte hinweg in das Kehlkopfinnere.

Plattenepithelkarzinome

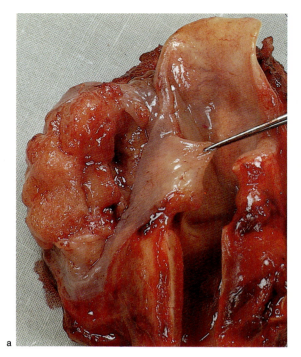
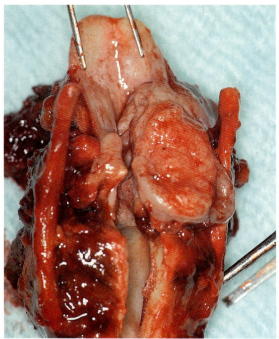
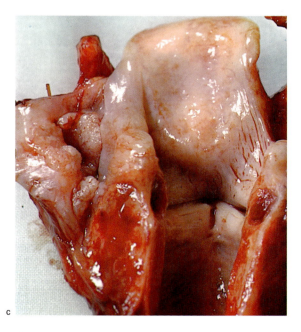
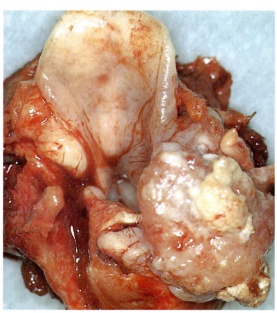

Abb. 71 Operationspräparate von Karzinomen des Sinus piriformis.
a) Karzinom der lateralen Wand des Sinus piriformis.
b) Karzinom der medialen Wand des rechten Sinus piriformis.
c) Karzinom des Sinus piriformis, das beide Wände einnimmt.
d) Karzinom des Sinus piriformis und der Aryregion. Polypös exophytisch wachsender Tumor, histologisch zum Teil Pseudosarkom.

Die Schnittserienuntersuchungen zeigen, daß Sinus-piriformis-Karzinome häufig nach medial in den Larynx einwachsen. Sie umwachsen dort dorsal und lateral den Aryknorpel, dringen in das Krikoarytänoidgelenk ein und infiltrieren die aryepiglottische Falte und die Stimmlippe. Im Larynxinneren breiten sie sich submukös lateral vom Ventrikel im paraglottischen Raum in die

Stimmlippe aus und können sogar von hier aus durch das Spatium cricothyreoideum den Kehlkopf wieder verlassen. In fast der Hälfte der Fälle der Sinus-piriformis-Karzinome ist zur Zeit der Diagnose auch bereits eine Stimmlippe fixiert. An der Hinterwand des Larynx infiltrieren diese Tumoren submukös die Muskulatur, nach kranial wachsen sie häufig bis in die Zungenwurzel hoch, in manchen Fällen bis zur Tonsille, ja sogar nach lateral bis zur Glandula submandibularis. Lateral und kaudal erreichen nicht wenige Sinus-piriformis-Karzinome den oberen Pol des Schilddrüsenseitenlappens. Hier dringen sie in Lymphspalten und Venen der Schilddrüse ein. Perineurale Infiltrate um den Stamm des N. recurrens sowie dessen R. dorsalis sind an Schnittserien öfter zu erkennen. Eine laterale Ausdehnung über den Schildknorpel hinaus wurde in etwa 25% der Fälle festgestellt. In etwa der Hälfte der Fälle, besonders dann, wenn der Tumor sich in den Apex des Sinus piriformis hinein ausdehnt, ist das Larynxskelett partiell vom Tumor zerstört. Am häufigsten werden die obere und hintere Hälfte des Schildknorpels um das Oberhorn herum, vielfach auch der Oberrand der Ringknorpelplatte vom Tumor destruiert (22a, 46).

Die Metastasierung der Sinus-piriformis-Karzinome erfolgt sowohl nach lateral in die Lymphonoduli jugulares profundi als auch in vielen Fällen unmittelbar nach kaudal in die Rekurrenskette.

Karzinome der Postkrikoidregion

Über das Wachstum der Postkrikoidkarzinome wurden bisher nur wenige anatomische Untersuchungen publiziert (19a, 46). In vielen Fällen war die Ringknorpelplatte vom Tumor infiltriert. In Einzelfällen wachsen diese Tumoren über den Bereich des M. cricoarytaenoideus posterior hinaus in die Schilddrüse und die Trachea vor. Perineurale Infiltrate um Äste des N. recurrens und Gefäßeinbrüche sind relativ häufig. Bei größeren Tumoren der Retrokrikoidregion ist die Beweglichkeit der Stimmlippen daher häufig vermindert. Beim Patterson-Brown-Kelly-Syndrom wird die gesamte pharyngoösophageale Schleimhaut als eine Art Krebsfeld betrachtet (19a).

Karzinome der Hinterwand des Hypopharynx
(Abb. 72 u. 73)

Systematische Untersuchungen über das Wachstum der primär an der Hinterwand des Hypopharynx entstehenden Karzinome liegen bisher nicht vor. Ebenso fehlen genauere Statistiken über Häufigkeit und Wege der Metastasierung dieser doch seltenen Tumoren. Ausgedehnte „multiregionale" Hypopharynxkrebse greifen, ebenso wie manche Tonsillen- und Oropharynxkarzinome, gelegentlich auf die Region über.

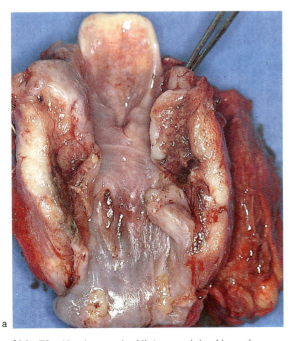
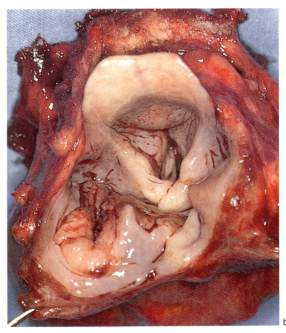

Abb. 72 Karzinome der Hinterwand des Hypopharynx.
a) Großes, zirkulär wachsendes, tief exulzeriertes Karzinom der Hypopharynxhinterwand. Beiderseits bis in den Sinus piriformis reichend.
b) Karzinom der Hypopharynxhinterwand und der Postkrikoidregion links (zirkuläre Pharyngolaryngektomie).

Plattenepithelkarzinome

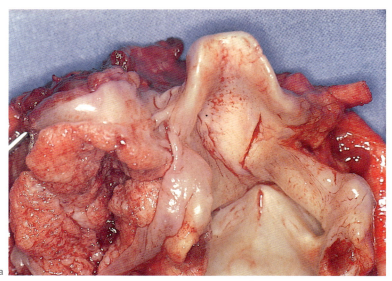

Abb. 73a Ausgedehntes Karzinom des Sinus piriformis und der Hypopharynxhinterwand links.

Abb. 73b Karzinom der Hinterwand des Hypopharynx. Zirkuläre Pharyngolaryngektomie. Der Larynx ist von vorne her sagittal aufgeschnitten.

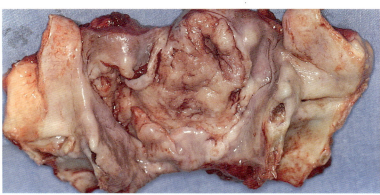

Multiregionäre Hypopharynxkarzinome

Ein nicht unerheblicher Anteil der Hypopharynxkarzinome ist so ausgedehnt, daß nicht mehr sicher zu entscheiden ist, von wo sie ausgegangen sind. Charakteristisch für diese Tumoren ist, daß sie die Tendenz haben, wie ein Ring den gesamten Hypopharynx zu umwachsen. Meist unterbricht nur noch ein schmaler Schleimhautstreifen den vollständigen Schluß dieser Tumormanschette im Hypopharynx. Bei den multiregionalen Tumoren ist auch relativ häufig zu beobachten, daß sie an keiner Stelle weit in die Tiefe vordringen, sie sich vielmehr rasen- oder tapetenartig ausdehnen. Die Karzinome dieses Typs gehören auch meist den histologisch undifferenzierten Spielarten an. Dieses „superficial spreading carcinoma" des Hypopharynx kann dem Tapetenkarzinom des Endolarynx und der Epiglottis an die Seite gestellt werden (vgl. S. 33).

Literatur

1 Aliprandi, G., C. Jucker: La varietà commissurale anteriore del cancro laringeo, studio anatomo-radiografico. Otorinolaring. ital. 32 (1963) 262–279

1a Aguado, D. L.: Wachstum und Ausdehnung der Geschwülste des Sinus piriformis. Arch. Otorhinolary. 225 (1979) 87–95
2 Bagatella, F., L. Bignardi: Behavior of cancer at the anterior commissure of the larynx. Laryngoscope (St. Louis) 93 (1983) 353–356
2a Berger, G., A. R. Harwood, D. P. Bryce, A. W. P. van Nostrand: Primary subglottic carcinoma masquerading clinically as T1 glottic carcinoma – a report of nine cases. J. Otolaryngol. 14 (1985) 1–6
3 Bocca, E., O. Pignataro, O. Mosciaro: Supraglottic surgery of the larynx. Ann. Otol. (St. Louis) 77 (1968) 1005–1026
4 Bryce, D. P., A. W. van Nostrand, I. Brodarec: Growth and spread of laryngeal cancer. Advanc. Otorhinolaryng. 29 (1983) 9–23
5 Cachin, Y., R. Gérard-Marchant, C. Micheau: Les modalités de l'extension tumorale dans les épithéliomas du larynx: déductions thérapeutiques. Probl. act. Otorhinolaryng. (1973) 163–183
6 Cervellera, G., F. Salonna: Sulla diffusione del cancro laringeo in riferimento al trattamento chirurgico conservativo. Valsalva 45 (1969) 176–186
7 Cortesi, A., G. B. Leonardelli, M. Magri: Le metastasi a distanza nel cancro laringeo. Arch. ital. Otol. 75 (1964) 93–110
8 Costa, F.: Diffusione di epitelioma laringo nella tiroide. Arch. ital. Laring. 6 (1958) 281–286
9 Coutard, H., A. Valat: Considérations sur le cancer de la bande et de la cavité ventriculaires du larynx. Ann. Mal Oreil. Larynx 46 (1927) 469–512
10 Deka, R. C., S. K. Kacker, P. P. Gosh, S. Roy: Whole-organ sections of the larynx and hypopharynx. Ear, Nose, Thr. J. 59 (1979) 173–180
11 Delahunty, J. E., V. H. Nassar: Application of total organ laryngeal section. Arch. Otolaryng. 90 (1969) 342–346
12 Fleischer, I.: Morphologische Untersuchungen an subglottischen Kehlkopfcarcinomen. Diss., Marburg 1977

[13] Gammarrota, V.: Sulla diffusione del carcinoma laringeo alla ghiandola tiroidea. Arch. De Vecchi. Anat. pat. 46 (1965) 793–801
[14] Glanz, H.: Wachstum, p-Klassifikation und Grading von Plattenepithelkarzinomen der Stimmlippen. Habil., Marburg 1981
[15] Glanz, H.: Zur Frage der Entstehung von Karzinomen im Morgagnischen Ventrikel und in Laryngocelen. Arch. Otorhinolaryng. (N. Y.) 223 (1979) 417
[17] Günnel, F.: Histologische Untersuchungen zur Frage der Entwicklung und Ausbreitungstendenz von bösartigen Geschwülsten des Kehlkopfeinganges. Arch. Ohr.-, Nas.- u. Kehlkopf-Heilk. 176 (1960) 747–754
[18] Günnel, F., W. Baerthold: Zur Frage der Teilresektion bei Kehlkopfkrebsen (feingewebliche Untersuchungen an Stufenschnittserien). Arch. klin. exp. Ohr-, Nas.- u. Kehlk.-Heilk. 189 (1967) 195–209
[18a] Günnel, F., W. Baerthold: Das Karzinom des Recessus piriformis und sein Verhalten zum Kehlkopf. Laryng. Rhinol. Otol. 50 (1971) 112–126
[19] Harrison, D. F. N.: The pathology and management of subglottic cancer. Ann. Otol. 80 (1971) 6–12
[19a] Harrison, D. F. N.: Pathology of hypopharyngeal cancer in relation to surgical management. J. Laryng. 84 (1970) 349–367
[20] Hoffmann, I.: Morphologische Untersuchungen an 60 Kehlkopfkarzinomen. Diss., Köln 1968
[21] Hommerich, K. W.: The micromorphology of the spread tendency of larynx and hypopharynx tumors and their importance for operative indications. Excerpta Med. Int. Congr. Ser. 582 (1982) 67–74
[21a] Hommerich, K. W.: Histomorphological behaviour of the tumour growth in the glottic region. In Wigand, M. E., W. Steiner, P. M. Stell: Functional Partial Laryngectomy: Conservation Surgery for Carcinoma of the Larynx. Springer, Berlin 1984 (pp. 134–138)
[22] Hommerich, K. W., H. Sauer, W. Weede: Zur Wachstumstendenz von Larynxtumoren. Arch. klin. exp. Ohr-, Nas.- u. Kehlk.-Heilk. 199 (1971) 748–752
[22a] Kirchner, J. A.: Pyriform sinus cancer: A clinical and laboratory study. Ann. Otol. (St. Louis) 84 (1975) 793–804
[23] Kirchner, J. A.: Two hundred laryngeal cancers: Patterns of growth and spread as seen in serial sections. Laryngoscope (St. Louis) 87 (1977) 474–482
[23a] Kirchner, J. A.: Posttherapeutic histology and microstaging in horizontal partial laryngectomy: horizontal partial resections of the larynx-posttherapeutic histology and microstaging. In Wigand, M. E., W. Steiner, P. M. Stell: Functional Partial Laryngectomy: Conservations Surgery for Carcinoma of the Larynx. Springer, Berlin 1984 (pp. 209–211)
[24] Kirchner, J. A., J. J. Fischer: Anterior commissure cancer – a clinical and laboratory study of 39 cases. In Alberti, P. W., D. P. Bryce: Workshops from the Centennial Conference on Laryngeal Cancer. Appleton-Century-Crofts, New York 1976 (pp. 645–651)
[25] Kirchner, J. A., M. L. Som: Clinical and histological observations on supraglottic cancer. Ann. Otol. (St. Louis) 80 (1971) 638–646
[26] Kleinsasser, O.: Über die Histogenese und das Wachstum junger Kehlkopfkrebse. Z. Laryng. Rhinol. 42 (1963) 499–520
[27] Kleinsasser, O.: Wachstumsformen der Kehlkopfeingangscarcinome und Indikation zur Teilresektion. Wiss. Z. Karl-Marx-Univ. 16 (1967) 723–725
[28] Kleinsasser, O., H. Glanz: Microcarcinoma and microinvasive carcinoma of the vocal cords. Clin. Oncol. 1 (1982) 479–487
[29] Laccourreye, H., D. Brasnu, P. Beutter, M. Bodard: Les épithéliomas de la margelle laryngée. Définition, classification, extension. Ann. Otolaryng. Chri. Cervicofac. 97 (1980) 963–976
[30] Lam, K. H.: Extralaryngeal spread of cancer of the larynx: a study with whole-organ sections. Head Neck Surg. 5 (1983) 410–424
[31] Leonardelli, G. B., C. Cis: Le strutture dell'epiglottide nel cancro epiglottideo (studio istopatologico e considerazioni cliniche). Arch. ital. Otol. 75 (1964) 553–566
[32] Leroux-Robert, J.: Les épithéliomas intra-laryngés. Formes anatomo-cliniques, voies d'extension. Doin, Paris 1936
[33] López Aguado, D.: Estudio histotopografico del cancer glotico. An. Oto-rhino-laring. ibero-amer. 2 (1975) 11–42
[34] McDonald, T. J., L. W. Desanto, L. H. Weiland: Supraglottic larynx and its pathology as studied by whole laryngeal sections. Laryngoscope (St. Louis) 86 (1976) 635–648
[35] Meyer-Breiting, E.: Zur Histopathologie bestrahlter und unbestrahlter Plattenepithelkarzinome des Kehlkopfes. Habil., Frankfurt 1981
[35a] Meyer-Breiting, E.: Squamous cell carcinomas of the anterior wall of the larynx. In Wigand, M. E., W. Steiner, P. M. Stell: Functional Partial Laryngectomy: Conservation Surgery for Carcinoma of the Larynx. Springer, Berlin 1984 (pp. 140–143)
[36] Meyer-Breiting, E., B. Schneider: Plattenepithelkarzinome an der vorderen Kommissur und Penetration des Kehlkopfgerüstes. Laryngol. Rhinol. Otol. (Stuttg.) 60 (1981) 89–95
[37] Michaels, L., E. Hassmann: Ventriculosaccular carcinoma of the larynx. Clin. Otolaryng. 7 (1982) 165–173
[38] Micheau, C., G. B. Leonardelli, R. Gérard-Marchant, Y. Cachin: Modalités d'envahissement des tumeurs du vestibule laryngé: aspects histopathologiques et statistiques. Nouvo Arch. ital. Otol. 1 (1973) 279–291
[39] Micheau, C., B. Luboinski, P. Lanchi, Y. Cachin: Relationship between laryngocele and laryngeal carcinoma. Laryngoscope (St. Louis) 88 (1978) 680–688
[40] Moser, F.: Über die Ausbreitungsformen des Kehlkopf-Karzinoms. Wiss. Z. Karl,Marx-Univ., Math.-Nat. Reihe, H. 2, 1963
[41] Müller, E.: Die Frühformen des Stimmlippenkarzinoms und deren Diagnose. Z. Laryng. Rhinol. Otol. 35 (1956) 174–183
[42] Müller, E.: Untersuchungen über das subglottische Wachstum innerer Kehlkopfkrebse. Arch. Ohr.-, Nas.- u. Kehlk.-Heilk. 168 (1958) 188–214
[43] Müller, E.: Über den Befall des Gerüstes beim inneren Kehlkopfkarzinom. Z. Laryng. Rhinol. Otol. 45 (1966) 512–523
[44] Orlandi, G.: Considerazioni anatomo-istologiche e anatomo-chirurgiche sui carcinomi vestibolo-epiglottici. Arch. ital. Otol. 73 (1962) 677–725
[45] Olofsson, J.: Specific features of laryngeal carcinoma involving the anterior commissure and subglottic region. In Alberti, P. W., D. P. Bryce: Workshops from the Centennial Conference on Laryngeal Cancer. Appleton-Century-Crofts, New York 1976 (pp. 626–644)
[45a] Olofsson, J.: Glottic carcinoma – with special reference to tumors involving the anterior commissure and subglottis: posttherapeutic histology. In Wigand, M. E., W. Steiner, P. M. Stell: Functional Partial Laryngectomy: Conservation Surgery for Carcinoma of the Larynx. Springer, Berlin 1984 (pp. 131–134)
[45b] Olofsson, J.: Supraglottic carcinoma – posttherapeutic histology. In Wigand, M. E., W. Steiner, P. M. Stell: Functional Partial Laryngectomy: Conservation Surgery for Carcinoma of the Larynx. Springer, Berlin 1984 (pp. 211–214)
[46] Olofsson, J., A. W. van Nostrand: Growth and spread of laryngeal and hypopharyngeal carcinoma with reflections on the effect of preoperative irradiation. 139 cases studied by whole organ serial sectioning. Acta oto-laryng. (Stockh.), Suppl. 308 (1973) 1–84
[46a] Robbins, K. T., L. Michaels: A study of whole organ cancerous larynges to determine resectability by conservation surgery. Head Neck Surg. 7 (1984) 2–7
[47] Rucco, B., M. Perilli: Contributo allo studio della diffusione del carcinoma laringeo alla ghiandola tiroide. (A proposito di una casistica personale). Arch. ital. Otol. 81 (1970) 95–103
[47a] Shaha, A. R., J. P. Shah: Carcinoma of the subglottic larynx. Amer. J. Surg. 144 (1982) 456–458
[48] Shaheen, O. H.: Two cases of laryngeal carcinoma at the posterior commissure. J. Laryng. 73 (1959) 838–842
[49] Stell, P. M., K. E. Tobin: The behaviour of cancer affecting the subglottic space. Canad. J. Otolaryng. 4 (1975) 612–617
[50] Szlezak, L.: Histological serial block examination of 57 cases of laryngeal cancer. Morphological and clinical correlations. Oncologia (Basel) 20 (1966) 178–194
[51] Tucker, G. F.: Some clinical inferences from the study of serial laryngeal sections. Laryngoscope (St. Louis) 73 (1963) 728–748
[52] Tucker, G. F.: The anatomy of laryngeal cancer. In Alberti, P. W., D. P. Bryce: Workshops from the Centennial Conference on Laryngeal Cancer. Appleton-Century-Crofts, New York 1976 (pp. 11–25)
[53] Tucker, G. F., W. A. Alonso, J. A. Tucker, M. Cowan, N. Druck: The anterior commissure revisited. Ann. Otol. (St. Louis) 82 (1973) 625–636
[54] Urbano, U., P. L. Ghilardi, F. Vaglini: Parametri della infiltrazione nel cancro dell'epiglottide e laringectomia orizontale sopraglottica. Tumori 60 (1974) 237–249
[55] Weede, W.: Histologische Untersuchungen über die Wachstumstendenzen supraglottischer Kehlkopftumoren. Diss., Berlin 1974

Metastasen

Entstehung von Metastasen

Die Entstehung von Metastasen setzt voraus, daß sich aus einem Tumor – sei es ein Primärtumor oder eine Metastase – Zellen ablösen und an anderer Stelle ansiedeln und vermehren. Je nach Art des Transportvehikels der Tumorzellen werden verschiedene Arten der Metastasierung unterschieden.

An *„Abklatschmetastasen"*, *„Kontaktkrebse"* oder *„kissing cancers"* wurde früher gedacht, wenn zwei Krebsherde an zwei sich berührenden Schleimhautflächen entstanden. Heute würde man diese Fälle als synchron multiple Krebse erklären. An *„aerogene Metastasen"* oder *„Aspirationsmetastasen"* wurde gedacht, wenn neben Larynxkarzinomen auch Bronchialkarzinome entstanden waren. Man vermutete, die Bronchialkarzinome seien aus abgerissenen Partikeln eines Larynxkarzinoms hervorgegangen. Diese Fälle werden heute als Doppelkarzinome interpretiert. Manche Laryngologen befürchteten, daß mit dem Narkosekatheter Tumorpartikel abgerissen und in den tieferen Luftwegen *„Inokulationsmetastasen"* oder *„Implantationsmetastasen"* entstehen könnten. Aufgrund dieser Überlegungen wurde vor einer translaryngealen Intubationsnarkose bei Larynxkarzinomen ebenso gewarnt wie vor Bronchoskopien. Es wurden zwar Tumorzellen im Schleim auf der Oberfläche eines Intubationskatheters nachgewiesen, doch bedeutet dies noch keineswegs, daß aus diesen Zellen auch Metastasen entstehen können (44). Eigene Erfahrungen mit Mikrolaryngoskopien bei Larynxkarzinomen zeigen, daß das Risiko einer Tumorzellimplantation mittels des Narkosekatheters, wenn es überhaupt besteht, minimal ist. Nach der Ansicht des Verfassers besteht demnach kein Grund, Intubationsnarkosen bei Larynxkarzinomen nicht auszuführen, weil der Narkosekatheter mit dem Tumor in engen Kontakt kommen könnte.

Eine *Kontamination des Operationsfeldes* mit Tumorpartikeln ist auch bei Kehlkopfkrebsen möglich, wenn die üblichen Vorsichtsmaßnahmen, die jeder Chirurg kennen sollte, nicht beachtet werden. Auch bei der Entstehung peristomaler Metastasen wurde eine Kontamination der Wundränder auf vielleicht aerogenem Wege diskutiert (51, 54).

Die *lymphogene und hämatogene Metastasierung* ist ein außerordentlich komplexer, von vielen Faktoren einer Interaktion zwischen Tumor und Wirt beeinflußter Vorgang, der nicht in allen Einzelheiten erforscht ist. Es gibt offenbar besondere Subpopulationen von Tumorzellen, die zu einer Invasion und damit einer Metastasierung fähig sind (106). An der Invasionsfront eines Tumors findet eine Entdifferenzierung statt, die die Voraussetzung der Dissoziation von Zellen aus dem Zellverband ist. Die Tumorzellen bewegen sich durch aktive Lokomotion mit Hilfe ihrer Mikrofilamente im peritumoralen, durch Ödeme aufgelockerten Gewebe fort (40, 61). Die Tumorzellen gelangen in eines der beiden geschlossenen Gefäßsysteme durch „passive Intravasation" oder „aktive Permeation", d. h. mittels fermentativer Andauung von Gefäßwänden.

Da zwischen dem Lymphgefäßsystem und dem Blutgefäßsystem zahlreiche lymphovenöse Verbindungen, vermutlich schon im Ursprungsgebiet, sicher in den Lymphknoten und nicht zuletzt am Ductus thoracicus und Truncus jugularis bestehen und außerdem Lymphknoten auch hämatogen besiedelt werden können (122), hat man die einst scharfe Unterscheidung zwischen lymphogenen und hämatogenen Metastasen heute vielfach aufgegeben.

Schon kleine Tumoren geben Tumorzellen in die Blutbahn ab. Die Abgabe erfolgt offenbar nicht kontinuierlich, sondern schubweise. Je älter und größer der Tumor ist, um so mehr Tumorzellen streut er. Manipulationen am Tumor, wie Operation, selbst Palpation können zu einer temporären erheblichen Vermehrung der Tumorzellen im strömenden Blut beitragen (69). Eine Biopsie aus einem besiedelten Halslymphknoten soll allerdings keine nachteiligen Folgen haben, wenn eine adäquate Chirurgie (Neck dissection) bald folgt (98). Bei Kehlkopfkrebsen wurden in bis zu 64% der Fälle Tumorzellen im Venenblut gefunden. Trotzdem ist bei den Larynxkarzinomen eine Aussage über die Prognose aufgrund der Zahl der im Blut zirkulierenden Tumorzellen nicht möglich (19, 42, 66). Es werden ja nur unter besonderen Umständen einige dieser Tumorzellen zu Metastasen anwachsen.

Die Lymphknoten stellen Filter und Abwehrstation im Abflußsystem dar. Sie erfüllen diese Aufgabe allerdings keineswegs immer. So können die Tumorzellen in der Lymphe in großer Zahl über die Randsinus und Marksinus binnen weniger Stunden die Lymphknoten durchfließen. Nur wenige von Millionen Tumorzellen werden zur Metastase (47). Erst wenn Tumorantigene oder auch Stoffwechselprodukte der Tumorzellen und deren Abbauprodukte ihre Wirkung zeigen, werden die zellulären Abwehrvorgänge im Lymphknoten aktiviert. Damit eine Metastase nun auch wächst, bedarf es des Zusammenwirkens vieler Faktoren. Veränderungen der Blut- und Lymphströmungsgeschwindigkeit (114) oder der Blutzusammensetzung (Dysproteinämie, Thromboseneigung usw.), eine Mindestzahl von etwa 500–1000 Tumorzellen, begünstigende lokale immunologische Verhältnisse und vermutlich noch eine Reihe weiterer unbekannter Faktoren sind erforderlich, damit Tumorzellen zur Metastase werden. Eine Traumatisierung einer Region kann die Ansiedelung von Metastasen begünstigen (20). Sind die lokalen Voraussetzungen zur Absiedelung gegeben, bedarf es auch bestimmter Eigenschaften der Tumorzellen, damit eine Metastase zustandekommt (106). Die den Tumorzellen eigene Klebrigkeit („stickiness") und Fähigkeit, an Oberflächen zu haften („adhesiveness"), begünstigt die Haftung der Tumorzellen am Endothel von Gefäßen (21). Die Tumorzellen scheiden Thrombokinasen ab, sind von einem Fibrinfilm umgeben, bewirken eine Aggregation von Thrombozyten und die Ausbildung eines Tumorzellthrombus (7, 42, 69). Erst in diese Thromben sprießen Kapillaren ein (Angiogenese), die das Gefäßgerüst der Metastase bilden. Aus dem Zustand der „subklinischen" Metastase entsteht nun durch weiteres Wachstum die manifeste Metastase.

Sogenannte *Spätmetastasen,* 5 und mehr Jahre nach der Behandlung des Ersttumors, sind bei Kehlkopfkrebsen außerordentlich selten (24, 72). Warum das Wachstum der „schlummernden" Tumorzellen nicht vorangeht, sondern sich auf viele Jahre hin offenbar ein Gleichgewicht zwischen Tumorwachstum und Wachstum der gesunden Zellen eingestellt hat, ist bisher unbekannt. Beweiskräftig sind Spätmetastasen nur, wenn ein zweiter Primärtumor sicher ausgeschlossen werden kann.

Verschiedene Untersuchungen bestätigen, daß Plattenepithelkarzinome des Kehlkopfes früher und häufiger metastasieren, wenn sie einen geringen histologischen Differenzierungsgrad aufweisen (10, 39, 45, 59, 63, 67, 79, 81). Diese pauschale Aussage ist allerdings dahingehend einzuschränken, daß diese undifferenzierten Tumoren vielfach zur Zeit der Diagnose auch schon ungewöhnlich groß sind. Auch die Größe des Primärtumors steht in Beziehung zur Metastasierungshäufigkeit: Bei Tumoren von weniger als 2 cm Durchmesser sind Metastasen noch selten, bei größeren Tumoren werden sie zunehmend häufiger (63, 79). Tumoren mit aufgesplitterten „infiltrierenden" Rändern (dies sind meist undifferenzierte Tumoren) metastasieren häufiger und früher als die mehr verdrängend kompakt wachsenden Karzinome (40, 45, 59, 79). Eine Reihe von Untersuchungen bestätigen, daß die Prognose deutlich schlechter wird, wenn die Lymphknotenkapsel von der Metastase durchbrochen ist und wenn sich Tumorzellthromben in den Lymphgefäßen finden (105).

Wege der Metastasierung

Fast alle Darstellungen der Topographie des lymphatischen Apparates am Hals beziehen sich auf die grundlegenden Untersuchungen von H. ROUVIERE (102) aus dem Jahr 1932, denen eine bemerkenswerte Genauigkeit attestiert wurde (80). Eine mit Abbildungen von C. R. FEIND ausführlich illustrierte Darstellung der Lymphwege am Hals findet sich in der Monographie von HAAGENSEN (32). FISCH hat die mittels Lymphographie und Lymphszintigraphie erworbenen Kenntnisse über die Lymphströmungen am Hals zusammengestellt (37).

Das Lymphgefäßsystem am Hals ist ein alle Schichten und Strukturen durchziehendes Netzwerk von Kanälen unterschiedlichen Kalibers, die aus feinsten Wurzeln gespeist werden. In diesem Kanalsystem gibt es „schnelle" und „langsame" Routen (80), Parallelstraßen, Seitenpfade und Umleitungen, die unzählige Varianten des Lymphabflusses ermöglichen. Eingebaut in dieses System der „Abfuhrkanäle" sind die „Abwehrstationen" der Lymphknoten. Sie finden sich zwar in bestimmten Regionen gehäuft und sind in Ketten geordnet, doch liegen manche von ihnen an Nebenanschlüssen oder Parallelstraßen und können bei der Metastasierung durchaus übersprungen werden (76, 89).

Der Lymphabfluß findet einigermaßen geregelt statt, solange nicht Lymphknoten operativ entfernt wurden oder Entzündungen oder Bestrahlungen den Lymphtransport beeinträchtigen. Es kommt daher nur sehr selten vor, daß Kehlkopfkarzinome einer Seite primär „kontralateral" metastasieren, während die homolateralen Lymphknoten frei bleiben (9, 100).

Primär bilaterale Metastasen entstehen bei primär bilateral ausgedehnten Primärtumoren im Kehlkopf.

Zwar lassen sich auch durch intensive Strahleneinwirkungen Lymphgefäße nicht „verlöten" (sondern nur Lymphknoten weitgehend zerstören), doch erfolgt nach Bestrahlung temporär nicht selten ein irregulärer Lymphabfluß. Nach Entfernung der Halslymphknoten bildet sich im Verlauf eines Jahres meist ein neues Netz von Lymphgefäßen (110). Eine Störung des Lymphabflusses kann auch durch Metastasen erfolgen. Es bedarf zwar einer großen Tumormasse, bis ein Lymphknoten völlig blockiert ist, eine Umleitung des Lymphstromes findet aber alsbald statt. Meist nur dann, wenn schon Metastasen an „typischen" Stellen vorliegen oder therapeutische Interventionen erfolgt sind, werden auch Metastasen an für Kehlkopfkrebse ungewöhnlichen Stellen, z. B. „retrograde" Metastasen an der Schädelbasis oder submandibuläre Metastasen sowie Absiedelungen im seitlichen Halsdreieck oder kontralaterale Metastasen, manifest (33, 119, 124).

Der von Kehlkopfkrebsen am häufigsten benützte Lymphkollektor führt nach lateral zur Kette der Lymphonoduli cervicales profundi, die auf, hinter oder vor der V. jugularis interna angeordnet sind. Am häufigsten ist der etwas größere Lymphknoten an der Einmündung der V. facialis in die V. jugularis interna („oberer Venenwinkel") die erste Station. Die „Jugulariskette" der Lymphknoten wird in drei Drittel, manchmal auch in zwei gleich große Hälften unterteilt. Die teilweise unter, teilweise hinter dem M. sternocleidomastoideus, etwa entlang des N. accessorius („Assessoriuskette") angeordnete Lymphknotenreihe – ebenso wie die transversale supraklavikuläre Kette („Subklaviakette"), die mit der Jugulariskette am „unteren Venenwinkel" zusammentrifft – ist in der Regel erst eine zweite oder dritte Station der Metastasierung der Kehlkopfkrebse, wenn die Jugulariskette blockiert ist. Supraklavikuläre Metastasen ohne Besiedelung der Jugulariskette stammen nur selten von Kehlkopfkrebsen, meist von Lungenkarzinomen (77). Eine Ausräumung der submandibulären Loge und des lateralen Halsdreieckes bei Kehlkopfkrebsen erbringt meist nur dann besiedelte Lymphknoten, wenn sich auch an der V. jugularis interna Metastasen finden (35, 73, 80, 111). Wenn Lymphknoten an der Akzessoriuskette befallen sind, so sind dies die am weitesten kranial gelegenen (108).

Der „prälaryngeale Lymphknoten", der allerdings nur bei jedem zweiten Erwachsenen zu finden sein soll (84), gehört zur Gruppe der prätrachealen und der paratrachealen Lymphknoten („Rekurrenskette"), die in den Truncus jugularis und den Ductus thoracicus münden (120). Die „laterale" Lymphknotenkette (120) gliedert sich in einen zervikalen deszendierenden und thorakalen aszendierenden Abschnitt.

Nicht vergessen werden sollte, daß auch die Schilddrüse ein reiches Netz von Lymphgefäßen enthält (31, 68). Wenn Kehlkopfkrebse Kontakt mit der Schilddrüse gewinnen, breiten sie sich nicht selten in deren Lymphspalten aus (Abb. 15b).

Die Lymphkollektoren aus der Schilddrüse sammeln sich median in einem „supraisthmischen" und einem „infraisthmischen" Stamm. Der supraisthmische Stamm führt zum sogenannten „delphischen Knoten", der mit dem „prälaryngealen Knoten" identisch ist. Der infraisthmische Stamm führt über den „Bartelschen Knoten" zum Mediastinum. Die lateralen Abschnitte der Schilddrüse drainieren zur Jugulariskette, die dorsalen zur Rekurrenskette. Zwischen den Lymphgefäßen der Schilddrüse, der Trachea und dem Larynx bestehen demnach zahlreiche Verbindungen und gemeinsam genützte Kanäle (68). Auch wenn im Parenchym der Schilddrüse nur selten Absiedelungen von Kehlkopfkrebsen gefunden werden (41), sind die durch die Schilddrüse führenden Transportbahnen auch bei der Behandlung der Kehlkopfkrebse zu berücksichtigen.

Zwischen der Rekurrenskette, der Jugulariskette und der Subklaviakette bestehen im Bereich des unteren Venenwinkels und der Einmündung des Ductus thoracicus zahlreiche Querverbindungen. Die Truncus jugularis und subclavius münden häufig unabhängig vom Ductus thoracicus in die Venenstämme (75, 121).

Einen relativ selten begangenen Weg der Tumorausbreitung aus dem Kehlkopf heraus bietet schließlich das submuköse Lymphnetz der Trachea. Einzelne Fälle einer Lymphangiosis carcinomatosa mit multiplen „Schleimhautmetastasen" bis zur Karina hinab markieren dieses Lymphgefäßnetz. Das System der oberflächlichen, meist auf dem Platysma gelegenen Halslymphknoten läßt nur eine grobe anatomische Teilung zu und wird in der Regel sekundär besiedelt – z. B. von Metastasen am Tracheostoma aus. Dieses oberflächliche Lymphgefäß- und Lymphknotensystem ist mit dem der Brusthaut, der Mammae, der Axillae und der Subklaviakette verbunden. Eine Lymphangiosis carcinomatosa mit multiplen subkutanen Metastasen am Hals und an der Brust, manchmal bis zur Axilla hin, wie man sie im Terminalstadium mancher Patienten beobachten kann, markiert dieses oberflächliche Lymphsystem (Abb. 74a, b).

Regionäre Metastasen

Bei vielen Tumoren verschiedener Organe besteht ein typisches Metastasierungsmuster (30). Bei den Larynx- und Hypopharynxkarzinomen treten mit großer Regelmäßigkeit zuerst Halslymphknotenmetastasen und erst dann Fernmetastasen in der Lunge, der Leber und im Knochenmark auf.

Alle Metastasen von Larynx- und Hypopharynxkarzinomen, die sich am Hals entwickeln, werden zu den „regionären Metastasen" gezählt. Regionäre Metastasen sind demnach nicht nur Metastasen im ersten Lymphknoten nach dem Austritt des Lymphkollektors aus dem Kehlkopf, sondern auch deren „orthograde", „retrograde", „kontralaterale" oder „peristomale" Tochter- oder Enkelgeschwülste, die vielleicht sogar auf dem Blutweg an ihren Ansiedlungsort am Hals gelangten.

Das am häufigsten zu beobachtende Bild regionärer Metastasen ist ein großer, besiedelter Lymph-

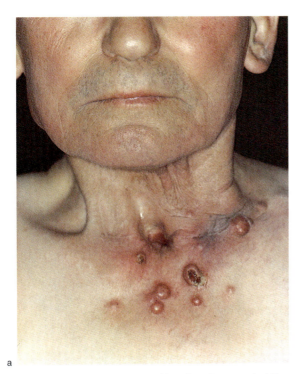
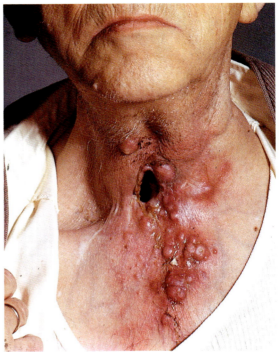

Abb. 74a Hautmetastasen über dem Sternum bei Zustand nach Laryngektomie und Neck dissection links.
Abb. 74b Sogenanntes Rezidiv am Tracheostoma. Multiple Hautmetastasen am Hals und über dem Sternum.

knoten – meist am oberen Venenwinkel – dem kaudal, seltener auch kranial, ein oder mehrere wesentlich kleinere Metastasen anliegen. Viel seltener als diese „steile Metastasierungswelle" (80) – aber prognostisch ungünstiger – ist eine Kette von kleinen Metastasen, die sich oft bis in das Mediastinum hinab fortsetzen. Nur selten findet man mehr als 10 besiedelte Lymphknoten an einer Halsseite. Kapselsprengungen der Lymphknoten durch Metastasen, die man in 50 bis 60% aller Fälle von Metastasen von etwa 10 bis 20 mm Durchmesser an aufwärts findet, sowie mehr als 10 besiedelte Halslymphknoten sind prognostisch sehr ungünstige Zeichen (17, 18, 43, 57, 105, 109, 125).

Der große, besiedelte Lymphknoten am oberen Venenwinkel ist es auch meist, der mit den Wänden der V. jugularis interna, des Karotisbulbus und der Carotis externa verwächst. Die dicken Karotiswände werden meist oberflächlich infiltriert, aber nur sehr selten penetriert. Ein Einbruch in das Lumen der V. jugularis interna findet sich hingegen häufig. Ein Tumorthrombus in der Jugularis kann die Quelle hämatogener Metastasen sein. Allgemein bedeutet ein Einbruch in die V. jugularis eine gravierende Verschlechterung der Prognose. Es ist aber keineswegs immer bei einem Veneneinbruch mit hämatogenen Metastasen zu rechnen.

Das Vorkommen oder Fehlen von regionären Metastasen ist für das Schicksal des Patienten von entscheidender Bedeutung. Pauschale Feststellungen, wie etwa „in 30% aller Fälle von Kehlkopfkrebs bestehen regionäre Metastasen", sind wenig hilfreich, wenn es um die Entscheidung geht, welche Therapie im Einzelfall vorzuziehen ist. Da bis zu 40% der tastbar vergrößerten Lymphknoten nicht besiedelt sind, sondern nur reaktiv geschwollen („falsch positiv"), und in bis 40% der Fälle die besiedelten Lymphknoten nicht tastbar vergrößert sind („falsch negativ"), manche Metastasen, z. B. paratracheale, praktisch nicht tastbar sind, lassen sich keine auch nur annähernd genauen Daten über die Metastasenfrequenz mittels Palpation gewinnen (43, 56, 105). Auf eine bei Klinikern verbreitete terminologische Gedankenlosigkeit soll hier noch hingewiesen werden: Wenn z. B. erst nach einer Laryngektomie Metastasen am Hals manifest werden, wird häufig von einem „Rezidiv" gesprochen, ohne zu bedenken, daß diese Metastasen schon zur Zeit der Laryngektomie bestanden haben müssen und eben erst später manifest wurden.

Häufigkeit regionärer Metastasen bei einzelnen Tumortypen

Genauere Daten über die Frequenz regionärer Metastasen lassen sich nur aus Untersuchungsserien von nichtbestrahlten Patienten gewinnen, die über längere Zeit hin beobachtet wurden und deren Operationspräparate genau untersucht wurden – vielleicht mittels Clearing Technik oder mit dem Nachweis von Antikörpern gegen epitheliale Antigene (99). Die Zahl dieser Untersuchungen ist bis heute klein, die Daten über die Metaseninzidenz bei den verschiedenen Typen der Larynx- und Hypopharynxkarzinome sind demnach noch lückenhaft.

Bei einem Carcinoma in situ der Stimmlippen ist bisher noch nie eine Metastase gefunden worden und auch nicht zu erwarten, da die Voraussetzung der Metastasierung, die Invasion, fehlt.

Bei Stimmlippenkarzinomen der Kategorie T1 sind regionäre Metastasen außerordentlich selten (34). In solchen Fällen wäre zu überprüfen, ob es sich tatsächlich um ein T-1-Karzinom gehandelt hat und nicht um einen bereits tiefer infiltrierenden Tumor, der die Stimmlippenbeweglichkeit nicht behinderte.

Bei größeren Stimmlippenkarzinomen steigt die Metastasenfrequenz steil an. Hat der Tumor noch weniger als 2 cm Durchmesser, finden sich bis zu 14% Metastasen. Bei Tumoren von mehr als 2 cm steigt die Metastasenfrequenz bis auf 40% an (63, 79). Bei Fixation einer Stimmlippe wurden in 14 bis 32% der Fälle regionäre Metastasen beobachtet (9).

Bei der unscharf definierten Gruppe der „transglottischen Karzinome" wurden regionäre Metastasen in bis zu 52% aller Fälle gefunden (79). Bei überwiegend einseitigen Karzinomen ist eine Besiedelung der Gegenseite bei fehlenden homolateralen Metastasen sehr selten (9, 100).

Die Metaseninzidenz bei subglottisch wachsenden Stimmlippenkarzinomen steht in deutlichem Zusammenhang mit der Tumorgröße. War der Tumor nicht weiter als 20 mm vom freien Stimmlippenrand in subglottische Richtung vorgedrungen, fanden sich im eigenen Beobachtungsgut keine Metastasen (38). War der Tumor weiter als 20 mm kaudal ausgedehnt, so waren zur Zeit der Diagnose bereits in 30 bis 40% regionäre Metastasen zu verzeichnen. Es ist allerdings immer wieder festzustellen, daß auch manche sehr große Karzinome noch keine, andere viel kleinere hingegen bereits multiple Absiedelungen gesetzt hatten.

Die subglottischen Karzinome metastasierten fast ohne Ausnahme in die paratrachealen Lymphknoten der Rekurrenskette (52). Der prälaryngeale Lymphknoten („delphischer Knoten") war nur in wenigen Einzelfällen besiedelt, auch wenn der Tumor kontinuierlich wachsend bis an diesen Lymphknoten heranreichte. Nur wenn subglottische Karzinome, meist in den dorsalen Larynxabschnitten, auch in die supraglottische Region hochwuchsen, fanden sich auch Metastasen in den Lymphknoten des oberen Venenwinkels (38).

Für die „Ventrikelkarzinome" gilt die gleiche hohe Metastasenhäufigkeit wie für die vorhin erwähnten und mit ihnen weitgehend identischen „transglottischen Karzinome".

Für die supraglottischen Karzinome wird pauschal angegeben, daß etwa 35 bis 45% zur Zeit der Diagnose bereits metastasiert hatten (48, 79, 82, 95, 96, 115). Bei supraglottischen Karzinomen der Kategorie T2 wurden in 43% der Fälle Metastasen gefunden (23). Bei den „zentralen Epiglottiskarzinomen" sowie den „Petioluskarzinomen" erfolgt häufig eine bilaterale Metastasierung. Bestehen auf einer Seite bereits Metastasen, so ist damit zu rechnen, daß auch auf der Gegenseite oft okkulte Metastasen vorliegen, die innerhalb von 1 bis 2 Jahren in 40 bis 50% der Fälle manifest werden (9, 33, 112). Bei den „Winkelkarzinomen" lag die Frequenz der Metastasen in unserem Beobachtungsgut bei etwa 50%.

Einzelne, bis in die subglottische Region oder in den Sinus piriformis vorgedrungene Winkelkarzinome können auch in die paratrachealen Lymphknoten metastasieren. In der Regel erfolgt die Metastasierung in den Bereich des oberen Venenwinkels. Bei hochsitzenden supraglottischen Karzinomen ist in Einzelfällen eine Metastasierung in die der Glandula submandibularis anliegenden Lymphknoten zu beobachten.

Marginale Larynxkarzinome verhalten sich sehr ähnlich wie die Hypopharynxkarzinome. Die Metastasenhäufigkeit zur Zeit der Diagnose liegt bei 60% (94, 96). Metastasen finden sich meist in der Jugulariskette, manchmal auch in der Rekurrenskette.

Bei den Sinus-piriformis-Karzinomen bestehen zur Zeit der Diagnose bereits in 70 bis 85% der Fälle Metastasen, meist in der mittleren Jugulariskette (3, 53, 62, 96, 115). Kontralaterale Metastasen finden sich bei Sinus-piriformis-Karzinomen in weniger als 10% der Fälle (9). Selbst die im Sinus piriformis seltenen T-1- und T-2-Karzinome haben oft schon metastasiert (3, 62). Bei Sinus-piriformis-Karzinomen findet man besonders große und fixierte Metastasen. Die Halslymphknoten sind in 60 bis 70% der Fälle tastbar vergrößert, aber 50% der Patienten mit Sinus-piriformis-Karzinomen haben bereits nichttastbare regionäre

Metastasen (3). Karzinome des Sinus piriformis metastasieren nicht nur in die Jugulariskette, sondern relativ häufig auch in die Rekurrenskette.

Über die Metastasierung der Karzinome der Pharynxhinterwand liegen wenig Angaben vor, ebenso über die der Postkrikoidkarzinome. Die Häufigkeit der Metastasen von Pharynxhinterwandkarzinomen soll bei etwa 80% liegen (9, 53, 101).

Metastasen und Residualtumoren am Tracheostoma

Sogenannte Rezidive am Tracheostoma nach Laryngektomie („stomal recurrence") bedeuten in den meisten Fällen, daß das Leben des Patienten nicht mehr zu retten ist.

Das klinische Erscheinungsbild ist unterschiedlich: In einigen Fällen wird das sogenannte Rezidiv schon binnen weniger Monate manifest, meist dauert es aber 1–2 Jahre, sehr selten länger als 3 bis 4 Jahre (13, 85). In einem kleineren Teil der Fälle bilden sich, vorwiegend am seitlichen Rand des Tracheostomas, granulomartig erscheinende Tumoren etwa an der Haut-Schleimhaut-Grenze (Abb. 75a). In der Mehrzahl der Fälle entwickelt sich ein Knoten, der, zunächst unter der Haut gelegen, das Lumen des Tracheostomas von der Seite her einengt (Abb. 75b). In einzelnen Fällen entstehen auch unscharf begrenzte, wulstige Verdickungen der Ränder des Stomas. Aus den zunächst granulomähnlichen Veränderungen entstehen ausgedehnte Tumoren, die die Trachea oft weit hinab auskleiden und einengen. Es wird nun immer schwieriger, durch die zerfallenden, blutenden Tumormassen einen Weg für die Trachealkanüle zu bahnen. Die zunächst tiefgelegenen Knoten am Rande des Tracheostomas exulzerieren in das Tracheallumen und umgeben wie ein Ring die eingeengte Öffnung. In einzelnen Fällen entwickelt sich zusätzlich eine Lymphangiosis carcinomatosa mit multiplen Hautmetastasen am Hals, an der Vorderseite der Brust und sogar in der Axilla. Ösophagotracheale Fisteln und zunächst kleinere und schließlich massive Blutungen beenden das Leben des Patienten.

Die Angaben über die Häufigkeit sogenannter Rezidive am Tracheostoma liegen zwischen 3 bis 15% aller Laryngektomien, im Mittel bei etwa 7% (11, 12, 13, 16, 60, 64, 78, 85, 86, 88, 107, 118).

Die *Pathogenese der sogenannten Rezidive* am Stoma wird unterschiedlich gedeutet und ist vermutlich auch unterschiedlich. Weitgehend über-

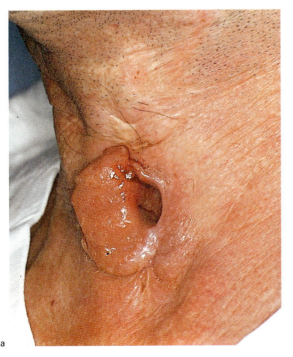
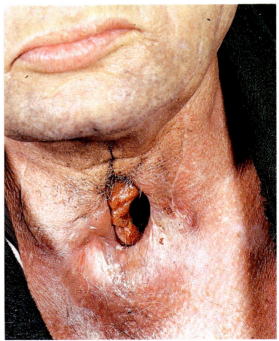

Abb. 75 Sogenannte Rezidive am Tracheostoma.
a) Zustand nach Laryngektomie. Granulomartiger Rezidivtumor, der aus dem Tracheostoma herauswächst.
b) Sogenanntes Rezidiv am Tracheostoma, bestehend aus Metastasen, die in das Stoma hinein durchgebrochen sind.

einstimmend wird angegeben, daß in bis zu 80% aller Fälle der Tumor im Larynx ein sich mehr oder weniger weit subglottisch ausdehnendes Karzinom war. In den restlichen Fällen handelt es sich meist um Sinus-piriformis-Karzinome, marginale supraglottische Karzinome oder Rezidive nach vertikalen Teilresektionen (8, 26, 27, 64, 88, 104, 117). Der Tumor im Larynx war also zur Zeit der Diagnose meist schon sehr groß. Es ist daher nicht verwunderlich, daß bei manchen dieser Fälle eine Nottracheotomie erforderlich war, der erst in einem mehr oder weniger langen Zeitabstand die Laryngektomie folgte. Je größer der Zeitabstand zwischen Tracheotomie und Laryngektomie, um so häufiger entstanden Rezidive am Tracheostoma (86). In der Annahme, daß ein ursächlicher Zusammenhang zwischen Nottracheotomie und Rezidiv am Tracheostoma besteht, haben einzelne Autoren empfohlen, anstelle der Nottracheotomie eine sofortige „Notlaryngektomie" vorzunehmen (4, 26, 55, 88, 113). Der Verfasser ist der Meinung, daß man in solchen Fällen besser bei der späteren Laryngektomie das endgültige Stoma einige Trachealringe tiefer neu anlegt.

Bei einigen sogenannten Rezidiven am Tracheostoma handelt es sich, wie eigene histologische Untersuchungen gezeigt haben, sicherlich um nichts anderes als Karzinomreste, die bei der Laryngektomie nicht vollständig entfernt worden sind. In solchen Fällen fanden sich z. B. bei der histologischen Aufarbeitung des Laryngektomiepräparates Hinweise auf Tumoranteile, die zurückgeblieben waren. Vereinzelt sah der Verfasser auch Tumorzellthromben in submukösen Lymphgefäßen der Trachea, die dem Bild einer Lymphangiosis carcinomatosa entsprachen. Diese „Rezidive" am Tracheostoma wurden sehr rasch, binnen weniger Monate manifest und zeichneten sich dadurch aus, daß sie sich meist röhrenförmig in der Wand der Trachea weiter ausbreiteten.

Am häufigsten sind aber die knotigen, zunächst extramuralen „Rezidive" am Tracheostoma. Diese erwiesen sich bei histologischen Untersuchungen fast regelmäßig als Metastasen in paratrachealen Lymphknoten sowie als Tumorwucherungen in Schilddrüsenresten. Da die subglottisch wachsenden Krebse sowie manche marginalen und hypopharyngealen Karzinome in die Rekurrenskette metastasieren und die Metastasen in dieser Region zunächst verborgen liegen, ist anzunehmen, daß in der Mehrzahl der Fälle schon vor der Laryngektomie diese Metastasen bestanden haben, aber erst später als Rezidiv am Tracheostoma manifest wurden. Da bei Metastasen in der Jugulariskette häufig (retrograd?) auch die paratrachealen Lymphknoten mit besiedelt werden, ist zur Vermeidung eines Rezidivs am Tracheostoma bei einer radikalen Neck dissection immer angezeigt, die paratrachealen Lymphknoten zusammen mit der gleichseitigen Schilddrüsenhälfte zu entfernen, um einem sogenannten Rezidiv am Tracheostoma vorzubeugen.

Fernmetastasen

Zu den Fernmetastasen zählen alle Absiedelungen von Larynxkarzinomen, die sich nicht in den „regionären" Halslymphknoten finden. Die Metastasen in den mediastinalen und abdominalen paraaortalen Lymphknoten werden zu den Fernmetastasen gezählt, obwohl sie sich sicherlich manchmal kontinuierlich von jugularen oder paratrachealen Lymphknotenmetastasen herleiten. Das gleiche gilt für die lymphogenen Hautmetastasen am Hals und an der Brust. Fernmetastasen entstehen vielfach durch hämatogene Verschleppung von Tumorzellen, wie etwa die Knochenmetastasen. Manche fernab gelegene Metastase kann aber ebenso lymphogen entstanden sein – als Enkel oder Urenkel anderer Metastasen.

Die Angaben über die Häufigkeit der Fernmetastasen der Larynxkarzinome schwanken außerordentlich. Selbst bei genauer Untersuchung mit Röntgenstrahlen, Szintigraphie, Ultraschall, Laborchemie usw. wird immer ein großer Teil der Metastasen verborgen bleiben. Auch bei einer Autopsie bleiben noch manche Herde unentdeckt. Die eingehende klinische Untersuchung – auf die sich dann die Publikationen stützen – findet meist frühzeitig bei Beginn der Krankheit statt – die Autopsie oft erst 2 Jahre später, wenn alle Behandlungsversuche fehlgeschlagen sind. So werden etwa 75% der bei der Autopsie schließlich gefundenen Metastasen zu Lebzeiten des Patienten nicht erkannt (70).

Nach Statistiken, die sich auf klinische Untersuchungen beziehen (oft durchmischt mit einigen Autopsieberichten), wurden bei Patienten mit Larynxkarzinomen Fernmetastasen in 7,5 bis 12% aller Fälle gefunden (2, 71, 90, 93, 123). Bei Autopsien von Patienten, die an den Folgen von Larynxkarzinomen gestorben waren (meist relativ kleine Serien), wurden in 34–88% aller Fälle Fernmetastasen festgestellt (1, 28, 29, 50, 87, 92). Im Autopsiegut war im übrigen die Häufigkeit von Fernmetastasen supraglottischer Krebse gleich der von glottischen Krebsen (11).

Die Häufigkeit der Fernmetastasen supraglottischer Krebse ist relativ größer, da diese Krebse vielfach spät diagnostiziert werden, lange von einer Therapie ungestört bleiben und damit häufiger metastasieren können. Eine statistisch zu sichernde Relation zwischen der Häufigkeit von Fernmetastasen und dem Differenzierungsgrad des Tumors war nicht immer zu ermitteln. Es ist bisher auch keine Beziehung zwischen der Art der Therapie und der Häufigkeit von Fernmetastasen gefunden worden (123). Ein sehr großer Teil der Patienten, die an den Folgen von Larynxkarzinomen sterben, bekommt demnach nie Fernmetastasen. Sie sterben vielmehr an den Folgen der lokalen Tumorausdehnung am Hals, an Blutungen, Pneumonien und kardialer Insuffizienz. *Fernmetastasen bei Larynxkarzinomen treten nur sehr selten auf, wenn nicht auch regionäre Metastasen am Hals bestehen bzw. bestanden haben.* Der Ablauf der Metastasierung erfolgt offenbar meist „kaskadenartig" von den Halslymphknoten über die Lunge zu weiteren Organen (116).

Sobald einmal Fernmetastasen diagnostiziert wurden, war die Überlebenszeit im Durchschnitt nicht viel mehr als 1 Jahr, meist geringer, selten länger (bis zu 4 Jahren (1, 91). Bei etwa 10% aller obduzierten Patienten, die an Kehlkopfkrebs gelitten hatten, wurden zweite Primärtumoren gefunden (1, 91, vgl. S. 10).

Lungenmetastasen sind in 50–80% aller Fälle mit Fernmetastasen nachzuweisen. Fast alle Patienten, die Metastasen auch in anderen inneren Organen haben, haben auch Lungenmetastasen. Die Lungenmetastasen der Larynxkarzinome sind multipel und klein. Sie haben manchmal unter 3 mm Durchmesser und sind bei den Patienten, die ohnehin meist auch an einem Emphysem und einer Bronchitis leiden, röntgenologisch schwer zu erfassen. Bei Hypopharynxkarzinomen werden die Lungenmetastasen meist schon binnen 18 Monaten, bei Larnyxkarzinomen innerhalb von etwa 30 Monaten manifest (83). Bei endolaryngealen Karzinomen sind meist die mediastinalen Lymphknoten mitbetroffen, und es bestehen vielfach auch Pleuraergüsse (49). Seltener treten die Lungenmetastasen unter dem Bild isolierter Rundherde, von Atelektasen oder einer Lymphangiosis carcinomatosa der Lunge auf (83). Größere Rundherde oder Atelektasen in der Lunge können auch simultane Bronchialkarzinome sein. Keinesfalls ist – wie dies häufig geschieht – ein Rundherd in der Lunge bei einem Patienten, der an einem Kehlkopfkrebs gelitten hat, gleich als Metastase des Kehlkopfkrebses zu deuten (36, 49, 97).

Mediastinale und – viel seltener – abdominale paraaortale Lymphknotenmetastasen werden in 30 bis 60% aller Fälle, fast immer in Verbindung mit Lungenmetastasen, nachgewiesen. Die Metastasen im Lungenhilus können regionäre Absiedelungen („Enkel") von Lungenmetastasen sein oder aber kontinuierlich von den Halslymphknoten fortgeleitet worden sein.

Knochenmetastasen sind regelmäßig vom osteolytischen Typ, sehr selten osteosklerotisch (74). Knochenmetastasen sollen 10 bis 35% aller Fälle der Fernmetastasen sein. Meist werden sie frühzeitig, binnen eines Jahres manifest und treten fast regelmäßig in Verbindung mit Lungen- und Lebermetastasen auf (14, 22). Sind einmal Knochenmetastasen zu erkennen, so beträgt die Überlebenszeit nicht viel mehr als einige Monate. Die häufigsten Lokalisationen sind die untere Brustwirbelsäule, die Lendenwirbelsäule und die Rippen. Es liegt eine Reihe von Berichten über Larynxkarzinome vor, die in den Femur, die Tibia, das Keilbein, das Schläfenbein (mit Fazialisparese), die Fingerknochen usw. metastasiert hatten (65).

Lebermetastasen werden in etwa 30% der Fälle gefunden. Auch sie sind klein und multipel (6). Die Leberfunktion wird nur wenig gestört, pathologische „Leberwerte" sind entsprechend selten.

Herzmetastasen werden auffällig häufig – in nahezu 10% aller Fälle – beobachtet. Herzmetastasen sind im Myokard lokalisiert, können aber auch in einen Vorhof oder Ventrikel einwachsen (5, 15). Bei einigen Patienten wurden trotz relativ großer Metastasen lange keine Veränderungen im Elektrokardiogramm festgestellt. Bei einigen Patienten traten Arrhythmien auf, bei anderen beendete ein infarktartiges Geschehen das Leben (50, 58, 92).

Hautmetastasen sind klein, multipel, liegen als Knoten unter glatter Haut und sind an der Hals- und Brusthaut, vielfach in der Umgebung von Metastasen am Tracheostoma lokalisiert. Diese Form ist auf eine lymphatische Ausbreitung zurückzuführen (103). In einzelnen Fällen wurden aber auch fernab, z. B. am Rücken, den Extremitäten, an Fingerspitzen, Hautmetastasen von Larynxkarzinomen beobachtet (65).

Metastasen in anderen inneren Organen (Nebennieren, Milz, Darm, Nieren, Hirn, Hirnhäute usw.) werden nur zufällig bei Obduktionen gefunden (25).

Literatur

[1] Abramson, A. L., S. C. Parisier, M. J. Zamansky, M. Sulka: Distant metastases from carcinoma of the larynx. Laryngoscope (St. Louis) 81 (1971) 1503–1511

[2] Alonso, J. M.: Metastasis of laryngeal and hypopharyngeal carcinoma. Acta oto-laryng. (Stockh.) 64 (1967) 353–360

[3] André, P., J. Pinel, H. Laccourreye: Fréquence et prognosis des adénopathies du cancer du sinus piriforme. J. franç. Otorhinolaryng. 26 (1977) 419–431

[4] Baluyot, S. T., D. A. Shumrick, E. C. Everts: „Emergency" laryngectomy. Arch. Otolaryng. 94 (1971) 414–417

[5] Barton, R. P. E., P. C. A. Taylor: Cardiac metastases from primary carcinoma of the larynx. J. Laryng. 93 (1979) 833–834

6 Batsakis, J. G., R. Hybels, D. H. Rice: Laryngeal carcinoma: Stomal recurrences and distant metastases. In Alberti, P. W., D. P. Bryce: Workshops from the Centennial Conference on Laryngeal Cancer. Appleton-Century-Crofts, New York 1976
7 Becker, W., C. Herberhold: Klinik der Krankheiten des zervikalen Lymphknotensystems. In Berendes, J., R. Link, F. Zöllner: Hals-Nasen-Ohrenheilkunde in Praxis und Klinik. Bd. III. Thieme, Stuttgart 1978
8 Bignardi, L., C. Gavioli, A. Staffieri: Tracheostomal recurrences after laryngectomy. Arch. Otorhinolaryng. 238 (1983) 107–113
9 Biller, H. F., W. H. Davis, J. H. Ogura: Delayed contralateral cervical metastases with laryngeal and laryngopharyngeal cancers. Laryngoscope (St. Louis) 81 (1971) 1499–1502
10 Bocca, E., C. Calearo, I. de Vincentiis, T. Marullo, G. Motta, A. Ottaviani: Occult metastases in cancer of the larynx and their relationship to clinical and histological aspects of the primary tumor. Laryngoscope (St. Louis) 94 (1984) 1086–1090
11 Boccuzzi, V., L. Tomasetti: Sulle recidivi reali ed apparenti alla stomia tracheali dopo laringectomia totale. Boll. Mal. Orecch. 79 (1961) 179–187
12 Bolla, A., R. Scolari: Le recidive peristomali del cancro laringeo. Minerva otorinolaring. 17 (1967) 157–160
13 Bonneau, R. A., R. H. Lehmann: Stomal recurrence following laryngectomy. Arch. Otolaryng. 101 (1975) 408–412
14 Bouvier, M. E. Lejeune, J. Jeanneret, F. Vergnon: Les métastases osseuses des cancers de le sphère. O. R. L. Rev. Rhum. 39 (1972) 197–203
15 Brown, K. N., P. M. Stell: Incidence of visceral metastases from squamous carcinomas of the upper respiratory tract. J. Laryngol. 85 (1971) 613–620
16 Burnam, J. A., W. R. Hudson: Stomal recurrence of malignancy: An evaluation and its significance in the post-laryngectomy patient. Sth. med. J. (Bgham, Ala.) 60 (1967) 823–826
17 Cachin, Y.: Valeur pronostique de l'envahissement ganglionnaire cervical dans les carcinomes des voies aérodigestives supérieures. J. Otolaryngol. 1 (1972) 116–128
18 Cachin, Y., S. Hamel, R. Gérard-Marchant, H. Sancho, C. Micheau, J. L. Caen: Les métastases ganglionnaires cervicales à nombre élevé de ganglions envahis au cours des carcinomes des voies aéro-digestive supérieures. Ann. Otolaryngol. chir. cervicofac. 88 (1971) 547–554
19 Carter, R. L.: Metastasis. In Ambrose, E. J., D. E. Horwood: Biology of Cancer. Wiley, New York 1975
20 Cohen, H. J., J. Laszlo: Influence of trauma on the unusual distribution of metastases from carcinoma of the larynx. Cancer 29 (1972) 466–471
21 Coman, D. R.: Adhesivness and stickiness: Two independent properties of the cell surface. Cancer Res. 21 (1961) 1436–1438
22 Cotin, G., C. G. Toubiana, J. Losson: Les métastases osseuses à distance dans les cancers des voies aérodigestives supérieures. Ann. Oto-laryng. (Paris) 87 (1970) 241–260
23 Cummings, C. W.: Incidence of nodal metastases in T2 supraglottic carcinoma. Arch. Otolaryng. 99 (1974) 268–269
24 Curi, L.: Metastasi linfonodali cervicali a sedici anni dalla laringectomia. Valsalva 41 (1965) 37–43
25 David, J. M., D. Vigneau, J. J. Pessey, V. Lacomme: Les métastases dans les epithelioma epidermoides des voies aérodigestive supérieures. A propos d'un cas de métastase duremerienne cervicale. Rev. Laryngol. Otol. Rhinol. (Bordeaux) 104 (1983) 445–447
26 Davis, R. K., S. M. Shapshay: Peristomal recurrence: pathophysiology, prevention, treatment. Otolaryng. Clin. North Amer. 13 (1980) 499–508
27 Debain, J. J., J. Siardet, J. Andrieu-Guitrancourt: Les récidives péritrachéales après laryngectomie totale. Ann. Otolaryng. (Paris) 82 (1965) 382–384
28 Deneufbourg, J. M., C. Bouillenne: Correlation entre les groupes HLA et le cancer du larnyx. Bull. Cancer (Paris) 67 (1980) 531–534
29 Denis, J., F. Mignon, M. P. Ramée, L. Morel-Maroger, G. Richet: Glomérulites extra-membraneuses associées aux tumeurs viscérales. Etude clinique et histologique à propos de 10 cas et revue de la littérature. Nouv. Presse méd. 7 (1978) 991–996
30 Eder, M.: Die Metastasierung: Fakten und Probleme aus humanpathologischer Sicht. Verhandl. dtsch. Ges. Path. 68 (1984) 1–12
31 Eickhoff, W., C. Herberhold: Lymphbahnen der menschlichen Schilddrüse. Springer, Berlin 1968

32 Feind, C. R.: The head and neck. In Haagensen, C. D.: The Lymphatics in Cancer. Saunders, Philadelphia 1972
33 Feind, C. R., R. M. Cole: Contralateral spread of head and neck cancer. Amer. J. Surg. 118 (1969) 660–665
34 Feinmesser, M., I. Gay: An unusual case of carcinoma of the larynx. J. Laryngol. 73 (1959) 772–774
35 Feldman, D. E., E. L. Applebaum: The submandibular triangle in radical neck dissection. Arch. Otolaryng. 103 (1977) 705–706
36 Ferraro, G., R. Filipo: Sulle metastasi broncopolmonari del cancro della laringe. Ann. Laring. (Torino) 71 (1972) 469–484
37 Fisch, U.: Lymphographische Untersuchungen über das zervikale Lymphsystem. Fortschr. Hals-Nas.-Ohrenheilk. 14 (1966)
38 Fleischer, I.: Morphologische Untersuchungen an subglottischen Kehlkopfcarcinomen. Diss., Marburg 1977
39 Futrell, J. W., S. H. Bennett, R. C. Hoye, J. A. Roth, A. S. Ketcham: Predicting survival in cancer of larynx and hypopharynx. Amer. J. Surg. 122 (1971) 451–457
40 Gabbert, H.: Invasionsmechanismen maligner Tumoren. Verhandl. dtsch. Ges. Path. 68 (1984) 18–33
41 Gammert, C., M. Weidenbecher, H. J. Pesch, A. Thyrolf: Ist die prophylaktische Hemithyreoidektomie bei der radikalen Halslymphknotenausräumung notwendig? Laryngol. Rhinol. Otol. 57 (1978) 19–21
42 Gastpar, H.: Beziehung zwischen positiven Tumorzellbefunden im peripheren Venenblut, Fernmetastasierung und thromboembolischen Ereignissen bei Patienten mit Karzinomen verschiedener Lokalisation. Laryngol. Rhinol. Otol. 55 (1976) 70–81
43 Gérard-Marchant, R.: Aspects histopathologiques et statistiques des ganglions latérocervicaux dans le cancer du larynx. Tumori 60 (1974) 557–565
44 Glaninger, J., I. Mayer-Obiditsch: Der Nachweis von Geschwulstzellen am Trachealtubus. Mschr. Ohrenheilk. 94 (1960) 236–243
45 Glanz, H.: Growth, p-classification and grading of vocal cord carcinomas. Advanc. Otorhinolaryng. 32 (1984) 1–123
47 Grundmann, E.: Die lymphogene Metastasierung. Verhandl. dtsch. Ges. Path. 68 (1984) 33–47
48 Gudziol, H., E. Beleites: Über die Häufigkeit regionärer Metastasen beim supraglottischen Karzinom. Laryngol. Rhinol. Otol. 62 (1983) 35–37
49 Haguet, J. F., J. P. Poulichet, D. Brasnu: Cancers pharyngolaryngés, métastases pulmonaires et cancers bronchiques primitifs. Ann. Otolaryng. chir. cervicofac. 94 (1977) 583–597
50 Harrer, W. V., P. L. Lewis: Carcinoma of the larynx with cardiac metastases. Arch. Otolaryng. 91 (1970) 382–384
51 Harris, A. H., R. R. Smith: Operative wound seeding with tumor cells: Its role in recurrence of head and neck cancers. Ann. Surg. 151 (1960) 330–334
52 Harris, H. H., E. Butler: Surgical limits in cancer of the subglottic area. Arch. Otolaryng. 87 (1968) 64–67
53 Harrison, D. F. N.: Pathology of hypopharyngeal cancer in relation to surgical management. J. Laryngol. 84 (1970) 349–367
54 Hilding, A. C.: Letter: Stomal recurrence following laryngectomy. Arch. Otolaryng. 102 (1976) 384
55 Hoover, W. B., B. D. King: Emergency laryngectomy. Arch. Otolaryng. 59 (1954) 431–433
56 Von Ilberg, C., W. Arnold: Halslymphknotenbeteiligung beim Larynxkarzinom. Z. Laryngol. Rhinol. 51 (1972) 258–262
57 Johnson, J. T., E. L. Barnes, E. N. Myers, V. L. Jr. Schramm, D. Borochovitz, B. A. Sigler: The extracapsular spread of tumors in cervical node metastasis. Arch. Otolaryng. 107 (1981) 725–729
58 Jordaens, L., L. van Kerckvoorde, R. Byrs, R. De Keyser: A metastatic tumor to the heart. Acta cardiol. (Brux.) 38 (1983) 61–67
59 Kashima, H. K.: The characteristics of laryngeal cancer correlating with cervical lymph node metastasis. (Analysis based on 40 total organ sections.) In Alberti, P. W., D. P. Bryce: Workshops from the Centennial Conference on Laryngeal Cancer. Appleton-Century-Crofts. New York 1976 (pp. 855–864)
60 Keim, W. F., M. J. Shapiro, H. D. Rosin: Study of postlaryngectomy stomal recurrence. Arch. Otolaryng. 81 (1965) 183–186
61 Kellner, B.: Die Ausbreitung des Krebses. Invasion und Metastasierung. Urban & Schwarzenberg, Wien 1971
62 Kirchner, J. A.: Pyriform sinus cancer: A clinical and laboratory study. Ann. Otol. (St. Louis) 84 (1975) 793–804

63 Kirchner, J. A., J. L. Cornog, R. E. Holmes: Transglottic cancer. Its growth and spread within the larynx. Arch. Otolaryng. 99 (1974) 247–251
64 Kleinsasser, O., S. Madjd: Rückblick auf die Ergebnisse von 224 Totalexstirpationen des Kehlkopfes. Z. Laryngol. Rhinol. 48 (1969) 161–178
65 Kleinsasser, O.: Pathologie und Biologie der Plattenepithelkarzinome. In Berendes, J., R. Link, F. Zöllner: Hals-Nasen-Ohren-Heilkunde in Praxis und Klinik, Bd. IV/2. Thieme, Stuttgart 1983
66 Klonowski, S. Cancer cells in the circulating blood of patients with larynx cancer. Part II. Results – clinical groups B and C. Ann. Univ. Curie-Sklodowska, D 30 (1975) 65–71
67 Kuhn, A. J., K. D. Devine, J. R. McDonald: Cervical metastases from squamous cell carcinoma of the larynx. Laryngoscope (St. Louis) 67 (1957) 169–180
68 Lassau, J. P., G. Hidden, J. Hureau: Les collecteurs lymphatiques du corps thyroide de l'adulte. Arch. Anat. path. 15 (1967) 107–109
69 Leicher, H.: Zur Entstehung bösartiger Geschwülste. 2. Entstehung von Metastasen. Laryngol. Rhinol. Otol. 57 (1978) 751–768
70 Lerinck, P., A. Jortay, S. Gilliavod, R. Heimann: Les métastases à distance dans les cancers des voies aérodigestives supérieures. Acta chir. belg. 75 (1976) 200–211
71 Leroux-Robert, J.: Les métastases à distance dans les cancers du larynx et de l'hypopharynx. Ann. Oto-laryng. (Paris) 76 (1959) 567–600
72 Leroux-Rober, J.: Le problème ganglionaire dans la chirurgie des cancers du larynx et de l'hypopharynx (à propos de 1000 cas personnels opérés depuis plus de 5 ans. Mém. Acad. Chir. 91 (1965) 402–421
73 Lindberg, R.: Distribution of cervical lymph node metastases from squamous cell carcinoma of the upper respiratory and digestive tracts. Cancer 29 (1972) 1446–1449
74 Loughran, C. F.: Bone metastases from squamous-cell carcinoma of the larynx. Clin. Radiol. 34 (1983) 447–450
75 Ludwig, J.: Die Lymphgefäßverbindungen zwischen Ductus thoracicus und supraclaviculären Lymphknoten und ihre Bedeutung für die Krebsmetastasierung. Frankfurt Z. Path. 71 (1961) 436–442
76 Ludwig, J.: Über Kurzschlußwege der Lymphbahnen und ihre Beziehungen zur lymphogenen Krebsmetastasierung. Path. et Microbiol. (Basel) 25 (1962) 329–334
77 Lundmark, G. J., M. J. Acquarelli: Unusual supraclavicular masses. Arch. Otolaryng. 91 (1970) 529–533
78 Mantravadi, R., A. M. Katz, E. M. Skolnik, St. Becker, D. J. Freehling, M. Friedman: Stomal recurrence. A critical analysis of risk factors. Arch. Otolaryng. 107 (1981) 735–738
79 McGavran, M. H., W. C. Bauer, J. H. Ogura: The incidence of cervical lymph node metastases from epidermoid carcinoma of the larynx and their relationship to certain characteristics of the primary tumor. Cancer 14 (1961) 55–66
80 McKelvie, P.: Metastatic routes in the neck. In Alberti, W. P., D. P. Bryce: Workshops from the Centennial Conference on Laryngeal Cancer. Appleton-Century-Crofts, New York 1976
81 Meyer-Breiting, E.: Zur Histopathologie bestrahlter und unbestrahlter Plattenepithelkarzinome des Kehlkopfes. Habil., Frankfurt 1981
82 Meyer-Breiting, E., C. von Ilberg: Spread and mode of metastases of supraglottic laryngeal carcinoma. ORL J. Otorhinolaryngol. relat. Spec. 41 (1979) 288–300
83 Milanesi, I.: Il problema delle metastasi a distanza nelle neoplasie epiteliali della laringe. Ann. Laring. (Torino) 65 (1966) 73–106
84 Minnigerode, B.: Klinische und anatomische Untersuchungen zur Frage der Häufigkeit und diagnostischen Bedeutung praelaryngealer Lymphknotenmetastasen bei primären Kehlkopfkarzinom. Z. Laryngol. Rhinol. Otol. 43 (1964) 599–604
85 Modlin, B., J. H. Ogura: Post-laryngectomy tracheal stomal recurrences. Laryngoscope (St. Louis) 79 (1969) 239–250
86 Molinari, R., B. Rucco: Importanza della tracheotomia preventiva a lunga permanenza quale fattore determinante l'insorgenza di recidive al tracheostoma in laringectomizzati per carcinoma. Tumori 53 (1967) 575–580
87 Mumma, C. S., L. A. Chusid: Distant metastases from primary malignancies of the endolarynx. Laryngoscope (St. Louis) 71 (1961) 524–529
88 Myers, E. M. J. H. Ogura: Stomal recurrences: A clinicopathological analysis and protocol for future management. Laryngoscope (St. Louis) 89 (1979) 1121–1128

89 Nickol, H. J.: Metastasierungswege der Larynxtumoren mit erforderlicher Behandlung. HNO (Berlin) 14 (1966) 105–107
90 Nicoucar, G. R.: Métastases à distance des cancers du larynx et de l'hypopharynx. Pract. oto-rhino-laryng. (Basel) 28 (1966) 275–281
91 O'Brien, P. H., R. Carlson, E. A. Steubner, C. T. Staley: Distant metastases in epidermoid cell carcinoma of the head and neck. Cancer 27 (1971) 304–307
92 Palmer, B. W., M. Reynders: Cardiac metastases in carcinoma of the laryngopharynx. Arch. Otolaryng. 79 (1964) 172–175
93 Papac, R. J.: Distant metastases from head and neck cancer. Cancer 53 (1984) 342–345
94 Pietrantoni, L., C. Agazzi, R. Fior: Le problème ganglionaire dans le traitement des cancers du larynx et de l'hypopharynx. Indications et résultats après 5 ans. Fortschr. Hals-Nas.-Ohrenheilk. 9 (1961) 275–323
95 Piquet, J. J.: L'envahissement ganglionaire contrôlé par l'histologie dans les cancers des larynx et du pharynx. Etude statistique. Ann. Oto-laryng. (Paris) 80 (1963) 581–584
96 Piquet, J. M., Pilliaert, M. Madaelain, A. Desaultry, F. M. van Eeclo, G. Decroix: L'adénopathie dans les cancers du larynx et du pharynx. Valeur pronostique et traitement. Acta oto-rhinolaryng. belg. 28 (1974) 262–273
97 Poirier, R., J. P. Kleisbauer, J. M. Paoli, M. Jausseran, J. P. Pradoura, J. Colonna d'Istria, P. Laval: Diagnostic, évolution et traitement des métastases pulmonaires isolées des cancers lyngés. Intérêt du temps de doublement. J. franç. Oto-rhinolaryng. 23 (1974) 9–10
98 Razak, M. S., K. Sako, F. C. Marchetta: Influence of initial neck node biopsy on the incidence of recurrence in the neck and survival in patients who subsequently undergo curative resectional surgery. J. Surg. Oncol. 9 (1977) 347–352
99 Redding, W. et al.: Detection of micrometastases in patients with primary breast cancer. Lancet 1983/II, 1271
100 Reed, G. F., W. Mueller, J. B. Snow: Radical neck dissection. A clinico-pathological study of 200 cases. Laryngoscope (St. Louis) 69 (1959) 702–743
101 Regules, P.: I linfonodi cervicali nel cancro laringeo. Arch. ital. Otol., Suppl. 38 (1959) 97–110
102 Rouvière, H.: Anatomie des lymphatiques de l'homme. Masson, Paris 1932
103 Rubenfeld, S., G. Kaplan: Carcinoma of the larynx with distant lymphatic metastases. Arch. Otolaryng. 56 (1952) 255–261
104 Rucco, G. Amatulli: Le recidive stomali e le adenopatie metastatiche del mediastino superiore nelle neoplasie della laringe. Arch. ital. Otol. 78 (1967) 208–218
105 Sancho, H., G. Hauss, D. Saravane: Metastatic cervical adenopathies: Study of the histologic-clinical correlations and consequences on the prognosis. Tumori 63 (1977) 259–266
106 Schirrmacher, V.: Eigenschaften von Tumorzellen als Voraussetzung der Metastasierung: Untersuchungen zum metastatischen Phänotyp. Verhandl. dtsch. Ges. Path. 68 (1984) 12–18
107 Schneider, J. J., R. D. Lindberg, R. H. Jesse: Prevention of tracheal stoma recurrences after total laryngectomy by postoperative irradiation. J. Surg. Oncol. 7 (1975) 187–190
108 Schuler, D. E., C. E. Platz, C. E. Krause: Spinal accessory lymph nodes: A prospective study of metastatic involvement. Laryngoscope (St. Louis) 88 (1978) 439–450
109 Snow, G. B., A. A. Annyas, E. A. van Slooten, H. Bartelink, A. A. M. Hart: Prognostic factors of neck node metastasis. Clin. Otolaryng. 7 (1982) 185–192
110 Stiegl, H., H. Wascher: Die Szintigraphie der zervikalen Lymphbahnen. Mschr. Ohrenheilk. 101 (1967) 409–417
111 Skolnik, E. M., K. F. Yee, M. Friedman: The posterior triangle in radical neck surgery. Arch. Otolaryng. 102 (1976) 1–4
112 Som, M.: Conservative surgery for carcinoma of the supraglottis. J. Laryng. 84 (1970) 655–678
113 Stell, P. M., P. van den Broek: Stomal recurrence after laryngectomy: Aetiology and management. J. Laryng. 85 (1971) 131–140
114 Tocker, C.: Some observations on the deposition of metastatic carcinoma within the cervical lymph nodes. Cancer 16 (1963) 364–374
115 Trotoux, J., M. Couturier, J. P. Senechaux, P. Contencin, B. Margoloff, J. Pinelle: Etude comparative de la signification des adenopathies dans les cancers de l'hypopharynx, du larynx et de la margelle. A propos de 574 dossiers. Ann. Otolaryngol. chir. cervicofac. 99 (1982) 345–348
116 Viadana, E.: The metastatic spread of „head and neck" tumors in men. (An autopsy study of 371 cases.). Z. Krebsforsch. 83 (1975) 293–304

[117] Weede, W.: Histologische Untersuchungen über die Wachstumstendenzen supraglottischer Kehlkopftumoren. Diss., Berlin 1974

[118] Weisman, R. A., M. Colmar, P. H. Ward: Stomal recurrences following laryngectomy: a critical evaluation. Ann. Otol. Rhinol. Laryngol. (Stuttg.) 88 (1979) 855–860

[119] Welsh, L. W., J. J. Welsh: Cervical lymphatics: pathologic conditions. Ann. Otol. (St. Louis) 75 (1966) 176–191

[120] Winckler, G.: Les chaînes ganglionnaires latéro-trachéales. Bull. Ass. Anat. (Nancy) 144 (1969) 1759–1768

[121] Wirth, W., H. Frommhold: Der Ductus thoracicus und seine Variationen. Lymphographische Studie. Fortschr. Röntgenstr. 112 (1970) 450–459

[122] Zechner, G.: Histologische Untersuchungen an Lymphknoten aus dem Abflußgebiet von Larynxkarzinomen. Mschr. Ohrenheilk. 97 (1963) 536–542

[123] Zechner, G., S. Lauerma: Larynxkarzinom und Fernmetastasen. Mschr. Ohrenheilk. 101 (1967) 431–440

[124] Zeidman, J.: Experimental studies on the spread of cancer in the lymphatic system. IV retrograde spread. Cancer Res. 19 (1959) 1114–1119

[125] Zoller, M., M. L. Goodman, C. W. Cummings: Guidelines for prognosis in head and neck cancer with nodal metastasis. Laryngoscope (St. Louis) 88 (1978) 135–140

Diagnostische Maßnahmen und Dokumentation der Befunde

Allgemeine Symptomatologie

Das Leitsymptom der *Stimmlippenkarzinome* ist die Stimmstörung. Eine brüchige, zeitweise rauhe Stimme, ein Zwang sich zu räuspern, ein Umschlagen der Stimme nach wenigen Worten und das Gefühl eines trockenen, rauhen Halses gehen der deutlich anhaltenden Stimmstörung oft monatelang voraus. Da die Veränderung der Stimme im Frühstadium der Erkrankung oft noch inkonstant ist, wird sie längere Zeit nicht genügend beachtet. Besteht hingegen eine Vorerkrankung, etwa in Form einer chronisch hyperplastischen Laryngitis oder einer Keratose, so ist die Stimmstörung schon jahrelang vorhanden, bis eines Tages das Karzinom manifest wird. Dieses erste Stadium des Mißbehagens und der temporären Stimmstörungen geht allmählich in das Stadium der anhaltenden Heiserkeit über, die bis zur Aphonie fortschreitet. Manche Patienten berichten über ein akutes Einsetzen der Heiserkeit anläßlich einer Erkältung. Die Erkältung sei später abgeklungen, die Heiserkeit aber hätte angedauert. Die Größe des Tumors zur Zeit der Diagnose steht nicht immer in Relation zur Intensität der Stimmstörung. Nur wenige Millimeter große Karzinome können schon zu starker Heiserkeit führen, ausgedehnte Stimmlippentumoren, besonders wenn sie subglottisch oder in den Ventrikel hineinwachsen, führen hingegen zu oft erstaunlich geringen Stimmstörungen. Eine Aphonie, Stridor bei körperlicher Belastung und schließlich Ruhestridor sind die Zeichen größerer, stenosierender Tumoren.

Bei *supraglottischen Karzinomen* treten die objektiven Symptome spät auf. Trockenheitsgefühl im Hals, uncharakteristische Schluckstörungen, Husten beim Schlucken, Völlegefühl im Hals, Globusgefühl, Kratzen im Hals und Schmerzen beim Sprechen sind Symptome, die auf ein supraglottisches Karzinom hindeuten. Die zum Ohr ausstrahlenden Schmerzen sind fast immer schon Zeichen eines weit fortgeschrittenen Tumors. Eine Stimmveränderung tritt bei supraglottischen Krebsen meist erst im Spätstadium ein. In einzelnen Fällen klingt bei Epiglottiskarzinomen die Stimme etwas „kloßig". In vielen Fällen geben erst die am Hals tastbar und sichtbar werdenden Metastasen Anlaß zu einer laryngologischen Untersuchung.

Bei *Hypopharynxkarzinomen* steht die Schluckstörung im Vordergrund. Die Patienten berichten über Schwierigkeiten beim Schlucken von Speichel, über das Gefühl, daß Nahrungsteile steckenbleiben, über Schmerzen beim Schlucken, über Aspiration und schließlich über zum Ohr ausstrahlende Schmerzen und Knotenbildung am Hals. Größere Hypopharynxkarzinome können in den Kehlkopf einwachsen und verursachen Stimmlippenfixationen mit entsprechenden Stimmstörungen.

Vorsorgeuntersuchungen und Frühdiagnose

Das Ziel von *Vorsorgeuntersuchungen* ist es, Karzinome zu erfassen, die noch keine Symptome verursachen, sich also noch in der „stummen" oder „präklinischen" Phase ihrer Entwicklung befinden.

Durch eine *Frühdiagnose* sollen Karzinome, Präkanzerosen oder Vorerkrankungen („Vorfelddiagnose") gefunden werden, die sich noch in einem frühen Entwicklungsstadium befinden, aber bereits Symptome hervorrufen.

Vorsorgeuntersuchungen sind wirtschaftlich nur vertretbar, wenn die Tumoren, nach denen gefahndet wird, genügend häufig vorkommen, so daß größere Untersuchungsreihen eine nennenswerte Ausbeute erwarten lassen. Bei den Larynx- und Hypopharynxkarzinomen ist diese Voraussetzung nicht gegeben, denn selbst wenn man gleichzeitig nach Mundhöhlen- und Pharynxtumoren fahndet, wird auch bei einem umfangreichen „screening" einer Bevölkerungsgruppe wohl nur sehr selten ein Karzinom entdeckt werden, das noch keine Symptome hervorgerufen hat. Selbst wenn man den Kreis der zu Untersuchenden auf Menschen mit einem erhöhten Larynxkrebsrisiko einschränkt, also auf Männer, die mehr als 40 Jahre alt sind, auf Raucher und auf Alkoholiker, bezweifelt der Verfasser, daß sich nennenswerte Ausbeuten erzielen lassen, die den enormen wirtschaftlichen und zeitlichen Aufwand dieser Untersuchungen rechtfertigen würden (1, 3, 4, 8, 9, 10).

Eine *Frühdiagnose* ist nur möglich, wenn der Patient, sobald er die ersten Symptome bemerkt, auch rasch einen Arzt aufsucht.

Die vom Patienten verursachte *Verschleppungszeit* bis zum Beginn der Therapie ist bei vielen Larynx- und Hypopharynx-Karzinomen noch immer sehr hoch. Nach einer eigenen älteren Untersuchung war fast ein Drittel der Patienten mit Stimmlippenkarzinomen schon länger als ein Jahr heiser (6). Eine neuere Untersuchung zeigte, daß bei 51% der Laryngektomierten mehr als 3 Monate bis zur Diagnose „Karzinom" verstrichen waren (2).

Die lange Vorgeschichte bedeutet allerdings nicht unbedingt, daß der Patient sich zur Zeit der Diagnose schon in einem späten Stadium der Krankheit befindet. Die Wachstumsgeschwindigkeit des Tumors und seine eventuelle Entwicklung über eine Vorerkrankung entscheiden über die Tumorgröße zur Zeit der Diagnose. Eine lange Vorgeschichte kann sogar ein Hinweis auf eine günstige Prognose sein (5, 7).

Die patientenbedingte Verzögerung kann nur verkürzt werden durch eine intensive Aufklärung der Bevölkerung mit Hilfe aller moderner propagandistischer Mittel. Dies ist nach wie vor eine der wichtigsten Aufgaben staatlicher Gesundheitserziehung. In den Industrieländern gibt es wohl kaum mehr Menschen, die noch nicht davon gehört haben, daß Rauchen und Trinken schädlich ist und Heiserkeit und Schluckstörungen ein Zeichen von Krebs sein können, doch ist der Kreis der Indolenten, an denen jede Belehrung abprallt, immer noch groß. Gerade unter den Menschen, die an Kehlkopf- und Hypopharynxkrebsen erkranken, sind viele aus den unteren sozioökonomischen Schichten der Bevölkerung, viele sind Alkoholiker, und die Mehrzahl befindet sich in einem fortgeschrittenen Lebensalter.

Eine *Frühdiagnose* ist aber auch nur dann möglich, wenn der Arzt, den der Patient aufsucht, das Karzinom oder die Präkanzerose auch sofort erkennt. Dies ist heute in der Mehrzahl der Fälle infolge einer verbesserten Fortbildung der Ärzte gewährleistet. Eine verschleppte Diagnose durch Schuld des Arztes ist meist darauf zurückzuführen, daß gar nicht an einen Tumor gedacht wurde und manche Patienten oft über Monate hinweg mit Inhalationen und Medikamenten behandelt wurden, ohne daß je eine gründliche laryngoskopische Untersuchung erfolgt wäre.

In einem kleineren Teil der Fälle wird durch eine unzureichende Untersuchung ein versteckt liegendes Karzinom, etwa in den subglottischen Abschnitten des Kehlkopfes, im Ventrikel oder am Petiolus der Epiglottis nicht gesehen. Schließlich kommt es manchmal vor, daß ein Karzinom als gutartige Veränderung, z. B. als chronische Laryngitis, fehlgedeutet wird.

Im Bereich des Verfassers haben sich die Dinge in Hinblick auf die Frühdiagnose wesentlich verbessert. Seit Jahren kommen nun konstant etwa 45 bis 50% aller Stimmlippenkarzinome im Stadium Tis und T1 zur Behandlung. Bei dieser Zahl stagniert allerdings nun die Quote der Frühdiagnosen. Dies ist wohl darauf zurückzuführen, daß nur ein Teil der Stimmlippenkarzinome früh zu erfassen ist, nämlich jene, die über eine Präkanzerose auf einem relativ langen Entwicklungsweg das Stadium des invasiven Wachstums erreichen. Ein Teil der Stimmlippenkarzinome entsteht sozusagen „über Nacht" aus einem makroskopisch unveränderten Epithel und wird somit erst in einem invasiven, weiter fortgeschrittenen Stadium Symptome hervorrufen, die eine Diagnose ermöglichen.

Die supraglottischen Karzinome und die Hypopharynxkarzinome, die sich lange Zeit im Verborgenen entwickeln, kommen nach wie vor erst in einem fortgeschrittenen Zustand zur Diagnose und werden nur selten und zufällig in Frühstadien erfaßt.

Literatur

1 Brandt, R. H., I. Weidner: Frühzeitige Diagnostik des Kehlkopfkrebses durch Endoskopie und Histologie im Risikogruppendispensaire. Z. ärztl. Fortbild. 78 (1984) 763–766
2 Bremerich, A., W. Stoll: Die Rehabilitation nach Laryngektomie aus der Sicht der Betroffenen. HNO (Berlin) 33 (1985) 220–223
3 Ganzer, U.: Krebsvorsorge und -nachsorge im HNO-Gebiet. Laryngol. Rhinol. Otol. 62 (1983) 135–139
4 Ganzer, U., K. H. Vosteen: Vorsorgeuntersuchung beim Kehlkopfkrebs – effektiv oder ineffektiv? Dtsch. Ärztebl. (1981) 1988–1990
5 Higginson, J.: Patient delay with reference to stage of cancer. Cancer 15 (1962) 50–56
6 Kleinsasser, O.: Eine Analyse der Vorgeschichte von Kehlkopfkrebskranken (welche Möglichkeiten bestehen, die Frühdiagnose zu verbessern, und welche Rolle spielen die „Leukoplakie", die „Papillom", "chronische Laryngitis" usw. genannten Vorerkrankungen?). Z. Laryngol. Rhinol. Otol. 42 (1963) 14–31
7 Laccourreye, R., P. André: Valeur prognostique du temps d'évolution de symptomatologie clinique dans les épithéliomas du pharyngo-larynx. Ann. Oto-Laryngol. (Paris) 95 (1978) 111–117
8 Steiner, W.: Krebsvorsorge und Früherkennung im oberen Aero-Digestivtrakt. Ergebnisse und Folgerungen aus zwei Erlanger Feldstudien. Fortschr. Med. 102 (1984) 529–533
9 Steiner, W., F. Bierl, R. Koestler, M. P. Jaumann, R. Panis: Krebsfrüherkennung im Mund-, Rachen- und Kehlkopf-Bereich. Analyse eines regionalen Vorsorgemodells. Laryngol. Rhinol. Otol. 55 (1976) 918–922
10 Wilke, J.: Laryngological screening of industrial workers (galvanizers, spray pinters, enamelers). In Wigand, M. E., W. Steiner, P. M. Stell: Functional Partial Laryngectomy: Conservation Surgery for Carcinoma of the Larynx. Springer, Berlin 1984 (pp. 42–43)

Spiegeluntersuchung, Lupenlaryngoskopie und Glasfaserlaryngoskopie

Die Spiegeluntersuchung ist die einfachste und zugleich aufschlußreichste diagnostische Methode zur Erkennung von Larynx- und Hypopharynxtumoren. Ein gründlicher und erfahrener Untersucher kann allein mit Hilfe des Kehlkopfspiegels in der überwiegenden Mehrzahl aller Fälle ein Karzinom im Larynx oder Hypopharynx erkennen und dessen Ausdehnung abschätzen. Der nächste diagnostische Schritt ist die sogenannte Lupenlaryngoskopie, um mit einer noch geringen Vergrößerung Detailstrukturen im Bereich des Tumors zu erkennen.

Die schon seit den dreißiger Jahren bekannten Teleskope mit rechtwinkeliger Blickrichtung zur endoskopischen Untersuchung des Larynx wurden durch Verbesserungen der optischen Systeme und Beleuchtungseinrichtungen zu sehr brauchbaren Instrumenten weiter entwickelt (2, 17). Da diese Instrumente ohne Schwierigkeiten in den Pharynx eingeführt werden können, einen guten Einblick bei hervorragender Beleuchtung und geringer Vergrößerung gewährleisten und diese Untersuchung die Patienten nur wenig belästigt, werden sie heute routinemäßig neben der Spiegeluntersuchung verwendet (Abb. 76).

Die klassische direkte Laryngoskopie mit Laryngoskopen verschiedenster Konstruktionen gilt heute vielenorts noch als unerläßliche prätherapeutische Untersuchung (5). Der Verfasser ist der Meinung, daß diese in Schleimhautanästhesie ausgeführte Untersuchung eine für den Patienten so unangenehme Prozedur darstellt, daß ihre Anwendung nur noch unter besonderen Umständen gerechtfertigt ist. Dies wäre etwa der Fall, wenn der Allgemeinzustand des Patienten eine Narkose nicht erlaubt, die anatomischen Verhältnisse keinen genügenden Einblick auf Larynx und Hypopharynx zulassen, man den Tumor aber darstellen muß, um wenigstens eine Biopsie gewinnen zu können.

An die Stelle der direkten Laryngoskopie bei anatomisch schlecht zugängigen Kehlköpfen ist heute die Laryngoskopie mit Glasfaseroptiken getreten (8, 14, 19, 21). Die Glasfaserlaryngoskope mit einem Durchmesser von 3 oder 4 mm werden nach Anästhesie der Nasenschleimhaut transnasal in den Pharynx eingeführt. Sie können nun unschwer auch an einer dicken Zungenwurzel, an einer überhängenden Epiglottis oder an einem Epiglottistumor vorbei bis vor die Glottis geschoben werden oder auch die Glottis passieren und bis in die Trachea eingeführt werden (3, 4, 10, 20). Die Bildqualität der Glasfaserlaryngoskopie ist bisher zwar noch nicht zu vergleichen mit der von modernen Teleskopen, doch ist dieses Gerät vor allem für die Untersuchung schwer zu spiegelnder Patienten unentbehrlich geworden. Darüber hinaus leisten die Glasfaserlaryngoskope auch für funktionelle Studien, für die Untersuchung stenosierter Kehlköpfe sowie anstelle eines Bronchoskopes bei den Nachsorgeuntersuchungen laryngektomierter Patienten wertvolle Hilfe (13, 18).

Detailstrukturen im Kehlkopf mit einer bis zu etwa 10fachen Vergrößerung können auch bei Betrachtung des Spiegelbildes durch ein Operationsmikroskop mit einem 300–400-mm-Objektiv erkennbar sein. Diese Untersuchung setzt einen für den Spiegel gut übersichtlichen Kehlkopf und die Verwendung eines möglichst großen Kehlkopfspiegels voraus und erfordert einige Übung („indirekte Mikrolaryngoskopie").

Der Schwingungsablauf der Stimmlippen läßt sich genauer mit Hilfe eines Stroboskopes beurteilen, wobei eine Hemmung der Randkantenverschiebung, ein „phonatorischer Stillstand" oder ein totaler Stillstand Hinweise auf einen infiltrierenden Prozeß darstellen. Auch das stroboskopische Bild kann durch ein Operationsmikroskop betrachtet werden, wodurch Einzelheiten des Befundes deutlicher werden können („Mikrostroboskopie") (9, 12, 15). Breitere Anwendung haben die Stroboskopie und die Mikrostroboskopie zur Diagnose von Stimmlippenkarzinomen bisher nicht gefunden, da sie nur selten zusätzliche, für die Therapie wichtige Aussagen zu liefern vermögen.

Die invasive Form der endoskopischen Diagnostik in der Laryngoskopie ist die sogenannte *Transkonioskopie*. Dieses auf EULER (1954, [7]) zurückgehende Verfahren wurde vor allem von MÅRTENSSON weiter entwickelt und propagiert (1, 6, 11, 16). Nach Lokalanästhesie wird ein etwa 4 mm dicker Trokar durch das Lig. cricothyreoideum oder das Ringband oberhalb des ersten Trachealringes in den Larynx eingestochen. Mit einem dünnen Teleskop kann nun der gesamte subglottische Bereich und bei geöffneter Glottis auch die laryngeale Epiglottisfläche und die vordere Kommissur inspiziert werden. Das Verfahren soll vor allem dazu dienen, die subglottische Ausdehnung von Stimmlippentumoren zu überprüfen. Die Transkonioskopie hat wohl keine weitere Verbreitung gefunden, da die gewünschten Informationen auch auf einfachere Weise gewonnen werden können.

132 Plattenepithelkarzinome

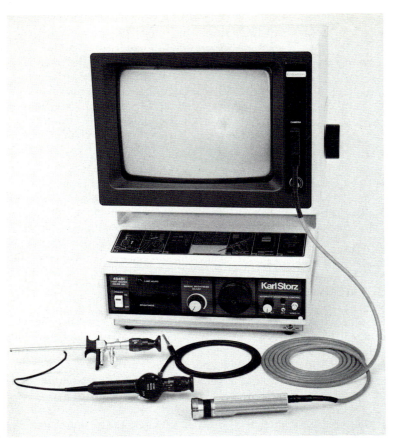

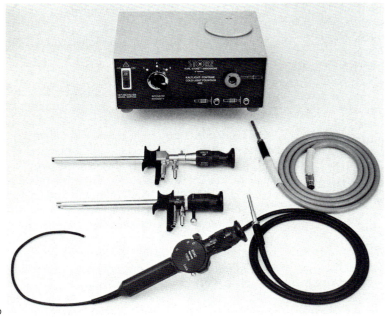

Abb. 76 Laryngologisches Instrumentarium zur Diagnostik und zur Videodarstellung und Aufzeichnung der Befunde (K. Storz, Tuttlingen): Lupenlaryngoskope 90° mit verstellbarem Fokus und Fixfokus (b, d). Faserglaslaryngoskop (c). Lichtquelle mit automatischer Intensitätssteuerung für Videoaufzeichnung, 1-Röhren-Videokamera (Endovision 533), Bildschirm (a). (Nicht abgebildet: Videorecorder).

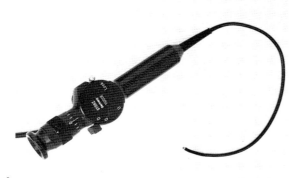
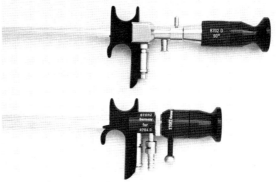

Abb. 76 c–d

Literatur

1. Bartholomé, W., A. Karduck: 10-Jahres-Erfahrung mit der Transkonioskopie in der laryngologischen Diagnostik. HNO (Berlin) 25 (1977) 273–275
2. Berci, G., T. Calcaterra, P. M. Ward: Advances in endoscopic techniques for examination of the larynx and nasopharynx. In Alberti, P. W., D. P. Bryce: Workshops from the Centennial Conference on Laryngeal Cancer. Appleton-Century-Crofts, New York 1976 (pp. 748–754)
3. Davidson, T. M., R. C. Bone, A. M. Nahum: Flexible fiberoptic laryngobronchoscopy. Laryngoscope (St. Louis) 84 (1974) 1876–1882
4. Dellon, A. L., C. A. Hall, P. B. Chretien: Fiberoptic endoscopy in the head and neck region. Plast. reconstr. Surg. 55 (1975) 466–471
5. Dubin, J., V. Darsonval, J. Desno: Place de la laryngoscopie directe dans le diagnostic des cancers pharyngo-laryngés. J. franç. Oto-rhinolaryng. 27 (1978) 87–90
6. Edens, E. Th.: Transconioscopy. ORL J. Otorhinolaryngol. relat. Spec. 36 (1974) 111
7. Euler, H. E.: Pertracheales Tracheo-Laryngoskop. Z. Laryng. Rhinol. 33 (1954) 57–59
8. Gaafar, H. A.: The fibreoptic bronchoscope in the diagnosis and investigation of laryngeal disorders. Clin. Otolaryngol. 8 (1983) 103–107
9. Haas, E., P. Bildstein: Die Bedeutung der Stroboskopie für die Früherkennung des Stimmlippenkrebses. Laryngol. Rhinol. Otol. 53 (1974) 169–172
10. Holinger, P. H.: Presentation of instruments. Fiber-optic laryngoscopes, bronchoscopes and esophagoscopes. Ann. Otol. (St. Louis) 74 (1965) 1164–1167
11. Mårtensson, B.: Transconioscopy in cancer of the larynx, with special reference to the detection of subglottic extension. Acta oto-laryng. (Stockh.), Suppl. 224 (1966) 476
12. Prečechtel, A.: Stroboscopy in laryngeal keratosis and its cancerisation. Acta oto-laryng. (Stockh.), Suppl. 183 (1963) 117–119
13. Rodriguez, E., J. Castella, C. Puzo, L. de Andres, R. Cornudella: Lung cancer in patients with tracheostomy due to cancer of the larynx. Respiration 46 (1984) 323–327
14. Saito, S., H. Fukuda, S. Kitahara, Y. Isogai: Curved laryngotelescope. Laryngoscope (St. Louis) 94 (1984) 1103–1105
15. Schönhärl, E.: Zur klinischen Bedeutung der Stroboskopie. Z. Laryng. Rhinol. Otol. 41 (1962) 568–573
16. Sørensen, H.: Transconioscopy in laryngeal carcinoma. Arch. Otolaryng. 92 (1970) 28–31
17. Stuckrad, H. v., I. Lakatos: Über ein neues Lupenlaryngoskop (Epipharyngoskop). Laryngol. Rhinol. Otol. 54 (1975) 336–340
18. Verhulst, J.: L'examen dynamique des cordes vocales: comparison entre la laryngostroboscopie avec endoscope rigide et la fibroscopie. Rev. Laryngol. 105 (1984) 437–439
19. Welch, A. R.: The practical and economic value of flexible system laryngoscopy. J. Laryngol. Otol. 96 (1982) 1125–1129
20. Williams, G. T., I. M. Farquharson, J. Anthony: Fiberoptic laryngoscopy in the assessment of laryngeal disorders. J. Laryng. 89 (1975) 299–316
21. Yamashita, K., J. Mertens, H. Rudert: Die flexible Fiberendoskopie in der HNO-Heilkunde. HNO (Berlin) 32 (1984) 378–384

Mikrolaryngoskopie

Die Mikrolaryngoskopie erlaubt ein genaues Studium der Oberfläche und Ausdehnung eines Tumors.

Durch Palpation kann man einen Eindruck gewinnen, ob der Tumor tiefer oder weniger tief in das unterliegende Gewebe eingedrungen ist.

Eine Biopsie kann von beliebiger, genau ausgesuchter Stelle in entsprechender Größe entnommen werden.

Kleinere Tumoren können sofort vollständig entfernt werden.

Die Mikrolaryngoskopie erlaubt nicht, mit letzter Sicherheit zu unterscheiden, ob es sich um einen malignen Tumor oder eine gutartige Veränderung handelt. Der Erfahrene wird zwar mit großer Sicherheit ein Karzinom erkennen, für die Diagnose entscheidend ist aber allein der histologische Befund. Tuberkulosen, Leishmaniosen, Aspergillosen, Blastomykosen und ähnliche tumorartige Granulome erzeugende Krankheiten können einem Karzinom auch mikrolaryngoskopisch sehr ähnlich sein (3, 4, 7, 10, 20, 22).

Der mikrolaryngoskopische Befund allein erlaubt auch nicht zu entscheiden, ob es sich um einen noch nicht (in situ) infiltrierenden Tumor oder um einen bereits infiltrierenden (mikroinvasiven) Tumor handelt.

Über die submuköse Ausdehnung des Tumors sagt die alleinige Betrachtung der Schleimhautoberfläche nichts aus.

Die Mikrolaryngoskopie ist die heute weltweit angewendete Standardmethode zur Erkennung von Präkanzerosen und jungen Karzinomen sowie zur Feststellung der oberflächlichen Tumorausdehnung und Gewinnung von Biopsien aus weiter fortgeschrittenen Karzinomen. Nach der Auffassung des Verfassers gehört die Mikrolaryngoskopie nach der Spiegeluntersuchung zur nächsten obligaten diagnostischen Maßnahme vor der histologischen Untersuchung bei allen Larynx- und Hypopharynxtumoren.

Kontraindikationen gegen eine Mikrolaryngoskopie ergeben sich, wenn der Allgemeinzustand des Patienten erhebliche Bedenken gegen eine Allgemeinnarkose erweckt. Dies ist besonders der Fall bei schwerwiegenden Herzrhythmusstörungen, Bradykardien, Koronarstenosen bzw. Zuständen nach Koronarinfarkten.

Aus anatomischen Gründen können bei einem kurzen steifen Hals, dicker Zungenwurzel, langen vorstehenden Zähnen oder Verziehungen im Larynx nach Operationen oder Bestrahlungen mikrolaryngoskopische Untersuchungen sehr erschwert oder unmöglich sein. Bei korrekter Untersuchungstechnik (12) sind dies allerdings nach der Erfahrung des Verfassers seltene Ausnahmefälle.

Der Laryngologe muß den Anästhesisten immer auf die besonderen Verhältnisse aufmerksam machen, wenn der Larynx durch einen Tumor – vor allem durch einen Epiglottistumor – bereits stark eingeengt ist. Falls die Intubation nicht gelingt, ist es oft noch möglich, daß der Laryngologe mit einem dünnen Bronchoskop intubiert. In diesen Fällen empfiehlt es sich, zunächst zu tracheotomieren, durch das Tracheostoma zu intubieren und erst dann die Mikrolaryngoskopie und Biopsie auszuführen. Auch bei starker Stenosierung des Larynx durch große Tumoren ist es manchmal zweckmäßig, vor der Extubation zu tracheotomieren, um postoperative Komplikationen durch einen zuschwellenden Larynx zu vermeiden.

Die technischen Einzelheiten der Mikrolaryngoskopie wurden vom Verfasser bereits an anderer Stelle zusammenfassend im Rahmen einer Monographie beschrieben (12). In dieser Monographie sowie bei LEHMANN u. Mitarb. (13) findet sich

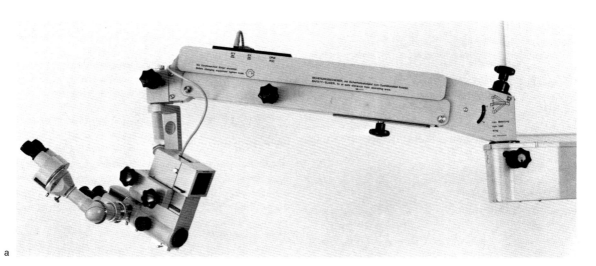

a

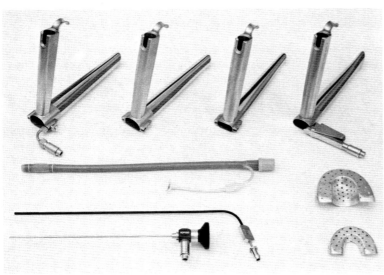

b

Abb. 77 Instrumentarium zur Mikrolaryngoskopie (K. Storz, Tuttlingen): Operationslaryngoskope verschiedener Größe, Bruststütze, Sauger, Zahnschutz, Woodbridge-Spiralkatheter, Winkelobjektiv 30° zur Inspektion der seitlichen Kehlkopfwände. Operationsmikroskop ZEISS mit handbetriebenem Zoomobjektiv und Mitbeobachtertuben.

auch eine größere Zahl mikrolaryngoskopischer Abbildungen von endolaryngealen und hypopharyngealen Tumoren. Das zur Mikrolaryngoskopie erforderliche Instrumentarium ist in Abb. 77 dargestellt.

Zur Untersuchungstechnik ist noch anzuführen, daß naturgemäß die Stimmlippenkarzinome ebenso wie die Hypopharynxkarzinome am besten zu erkennen sind, wenn man gerade auf die Tumoroberflächen sieht.

Die subglottische Ausdehnung von Stimmlippenkarzinomen – auf die man in diesem Bereich ja nur tangential sieht – wird bei kleineren Tumoren erst in vollem Umfang sichtbar, wenn man die Stimmlippe mittels eines Instrumentes dreht. Besseren Einblick gewinnt man, wenn man den Larynx von außen kaudal etwas zur Seite drückt, um ein weniger tangentiales Bild des subglottischen Raumes zu gewinnen. Auch mittels eines kleinen Spiegels, den man in den subglottischen Raum vorschiebt, oder eines Teleskopes mit seitlicher Blickrichtung (18) läßt sich der subglottische Raum in aller Regel gut übersehen. Bei schwer einstellbaren Kehlköpfen kann man die vordere Kommissur manchmal nicht ganz überblicken. In diesen Fällen kann man ein Laryngoskop mit etwas elevierter Spitze („Vordere-Kommissur-Laryngoskop") benützen oder die vordere Kommissur mit einem Spiegelchen oder einer flexiblen Laryngoskopoptik betrachten. In vielen Fällen genügt es, wenn man von außen auf den Larynx drückt und damit die vordere Kommissur, ohne den Druck des Laryngoskopes stärker zu erhöhen, in das Blickfeld rückt.

Schwierig ist es stets, in den Ventrikel hineinzusehen. Auf den Ventrikelboden sieht man, wenn man die Laryngoskopspitze gegen die Taschenfalte nach lateral preßt, so daß die Stimmlippe mehr in das Lumen vorspringt. Es besteht noch die Möglichkeit, mit einer Rechtwinkeloptik Einblick zu gewinnen, nachdem man die Taschenfalte mit einem Haken etwas angehoben hat. In die tieferen Abschnitte des Ventrikels hinein gewinnt man aber endoskopisch eigentlich nie einen besseren Einblick.

In der tangentialen Blickrichtung ist die laryngeale Epiglottisfläche meist schlecht zu übersehen. Dieser Bereich kann erst untersucht werden, nachdem das Laryngoskop aus dem Kehlkopf hochgezogen wurde und mit der Spitze in der Vallekula plaziert wurde. Nun kann man den Larynx von außen nach hinten drücken, um damit die Epiglottis an ihrer Basis nach dorsal zu verlagern und einen Tumor etwas weniger tangential zur Darstellung bringen. In manchen Fällen ist es auch möglich, mit einer kleinen Zange die Epiglottis in das Lumen des Laryngoskopes zu ziehen. Es sei ausdrücklich darauf hingewiesen, daß man bei der mikrolaryngoskopischen Untersuchung bei nicht genügend sorgfältigem Vorgehen ein Karzinom der laryngealen Epiglottisfläche besonders leicht übersehen kann.

Die Rückwand des Kehlkopfes kann man gut einsehen, wenn man den Intubationskatheter in die vordere Kommissur schiebt. In dieser Position kommt auch die Postkrikoidregion meist gut zur Darstellung. Karzinome des Sinus piriformis oder der Pharynxhinterwand sind besonders leicht einzustellen.

Karzinome und Carcinomata in situ weisen die bekannte kleinhöckerige „blumenkohlartige" oder warzig-papilläre Oberfläche auf, die in den Abb. 33 bis 40 dargestellt ist. In der Mehrzahl aller Fälle findet eine mehr oder weniger ausgeprägte Verhornung der Tumoroberfläche statt.

Es sei jedoch ausdrücklich darauf hingewiesen, daß einzelne Karzinome, besonders vom „Tapetenkarzinomtyp" (superficial spreading type), eine ausgesprochen glatte Oberfläche ohne jegliche Verhornung aufweisen können und in diesen Fällen nur eine diffuse, vermehrte Rötung des Gebietes auf das infiltrierende Karzinom hinweist. In den meisten dieser Fälle sind auch Kapillaratypien in Form von U- und Hakenformen, plötzlichen Kaliberschwankungen und korkenzieherartigen Schlängelungen zu erkennen (11).

Kleine Ulzerationen weisen darauf hin, daß der Tumor bereits infiltriert und an seiner Oberfläche, wo er nicht mehr genügend durchblutet ist, zu zerfallen beginnt.

Besonders schwierig kann die Erkennung einer Kanzerisierung einer chronisch hyperplastischen Laryngitis sein. Das ohnehin stark veränderte und dicke Epithel weist dann vermehrt kleine Höckerchen und blumenkohlartige Auswüchse oder Ulzera auf. Erst die histologische Untersuchung kann zur richtigen Diagnose beitragen.

Zur leichteren Identifizierung von Tumorgewebe während der Endoskopie wurden auch fluoreszierende Stoffe verwendet. Intravenös appliziertes Tetracyclin oder Haematoporphyrinderivate werden selektiv im Tumor gespeichert und fluoreszieren in blauviolettem Licht. Wegen des hohen Aufwandes haben diese Untersuchungen allerdings keine weitere Anwendung erfahren (6, 14, 21).

Eine selektive Darstellung von Tumorgewebe mit Hilfe der Lugolschen Lösung (Schillersche Jodprobe) brachte in eigenen Versuchen im Larynx keine verläßlichen Resultate, da der Glykogengehalt der Larynxepithelien zu ungleich ist, um aus "jodpositiven" oder "jodnegativen" Bezirken Schlüsse ziehen zu können. Auch die Supravitalfärbung des Epithels mit Toluidinblau stellt nach der Erfahrung des Verfassers keine brauchbare Hilfe zur Differenzierung von karzinomatösem und normalem Epithel dar.

In Hinblick auf die relative Häufigkeit von multiplen Karzinomen (vgl. S. 10) wurde auch mehrfach empfohlen, im Rahmen der Mikrolaryngoskopie unter Ausnützung derselben Narkose auch gleich eine Bronchoskopie und Ösophagoskopie auszuführen. Man hat in diesen Fällen von einer *Panendoskopie* gesprochen (1, 2, 5, 8, 9, 13a, 15, 16, 17, 19). Diese systematische Endoskopie oder auch Dreifachendoskopie bedeutet eine geringe Belastung des Patienten und wenig zusätzliche Kosten neben der Mikrolaryngoskopie, bringt in der Praxis allerdings auch eine recht geringe Ausbeute. Der Verfasser ist sich über den Wert der systematischen Endoskopie noch nicht im klaren und führt sie heute nur dann durch, wenn anamnestische oder röntgenologische Hinweise auf einen weiteren Tumor im Ösophagus oder im Bronchialsystem vorliegen (19). Eine genaue Inspektion der Mundhöhle und des Oropharynx, also der Bereiche, in denen am häufigsten weitere Primärtumoren sitzen, gehört ohnehin zu den Selbstverständlichkeiten jeder prätherapeutischen Untersuchung.

Literatur

[1] Atkins, J. P., W. M. Keane, K. A. Young, L. D. Rowe: Value of panendoscopy in determination of second primary cancer. A study of 451 cases of head and neck cancer. Arch. Otolaryng. 110 (1984) 533–534
[2] Black, R. J., J. L. Gluckman, D. A. Shumrick: Multiple primary tumours of the upper aerodigestive tract. Clin. Otolaryng. 8 (1983) 277–281
[3] Bull, T. R.: Tuberculosis of the larynx and pharynx. Ear Nose Throat J. 61 (1982) 552–556
[4] Chobaut, J. C., J. M. Badet, A. Cantenot, J. C. Lafon: Les formes "pseudo-tumorales" de la tuberculose des voies aérodigestives supérieures et de leur territoire lymphatique de drainage. J. franç. Oto-rhinolaryng. 31 (1982) 157–168
[5] Colonna d'Istria, J., J. P. Pradoura, S. Zakarian, M. Jausseran, Y. Musarella, J. Y. Coquin: Les doubles localisations néoplastiques en O. R. L. Rôle de l'endoscopie. J. franç. Otorhinolaryng. 29 (1980) 249–256
[6] Dunn, R. J., K. D. Devine: Tetracycline-induced fluorescence of laryngeal, pharyngeal, and oral cancer. Laryngoscope (St. Louis) 82 (1972) 189–198
[7] Dupont, J. L., J. C. Chobaut, T. Barale, C. Billerey, H. Mallet, L. Pretot, R. Leconte des Floris: Leishmaniose laryngée chez un Jurassien. Cause insolite de granulomatose épithelioide et giganto-cellulaire. Presse méd. 13 (1984) 149–151
[8] Geyer, G., G. Wisser: Die Bedeutung der Panendoskopie bei der Primärtumorsuche zervikaler Metastasen. Laryngol. Rhinol. Otol. 62 (1983) 359–362
[9] Grossman, T. W., R. J. Toohill, J. A. Duncavage, R. H. Lehman, Th. C. Malin: Role of esophagoscopy in the evaluation of patients with head and neck carcinoma. Ann. Otol. Rhinol. Laryngol. 92 (1983) 369–372
[10] Kheir, S. M., A. Flint, J. A. Moss: Primary aspergillosis of the larynx simulating carcinoma. Hum. Path. 14 (1983) 184–186
[11] Kleinsasser, O.: Die Laryngomikroskopie (Lupenlaryngoskopie) und ihre Bedeutung für die Erkennung der Vorerkrankungen und Frühformen des Stimmlippencarcinoms. Arch. Ohrenheilk. 180 (1962) 724–727
[12] Kleinsasser, O.: Mikrolaryngoskopie und endolaryngeale Mikrochirurgie. Technik und typische Befunde, 2. Aufl. Schattauer, Stuttgart 1976
[13] Lehmann, W., J. M. Pidoux, J. J. Widmann: Larynx. Microlaryngoscopy and Histopathology. Inpharzam Medical Publications, Cadempino 1981
[13a] Leipzig, B., J. E. Zellmer, D. Klug: The role of endoscopy in evaluating patients with head and neck cancer. Arch. Otolaryng. 111 (1985) 589–594
[14] Leonard, J. R., W. L. Beck: Hematoporphyrin fluorescence: An aid in diagnosis of malignant neoplasms. Laryngoscope (St. Louis) 81 (1971) 365–372
[15] Maisel, R. H., H. Vermeersch: Panendoscopy for second primaries in head and neck cancer. Ann. Otol. Rhinol. Laryngol. 90 (1981) 460–464
[16] McGuirt, W. F.: Panendoscopy as a screening examination for simultaneous primary tumors in head and neck cancer: a prospective sequential study and review of the literature. Laryngoscope (St. Louis) 92 (1982) 569–576
[17] McGuirt, W. F., B. Matthews, J. A. Koufman: Multiple simultaneous tumors in patients with head and neck cancer. A prospective, sequential panendoscopic study. Cancer 50 (1982) 1195–1199
[18] Müller, E.: Über ein neuartiges Larynxendoskop. Laryngol. Rhinol. Otol. 33 (1954) 379–383
[19] Neel, H. B.: Routine panendoscopy – is it necessary every time? Arch. Otolaryng. 110 (1984) 531–532
[20] Payne, J., Ch. F. Koopmann: Laryngeal carcinoma – or is it laryngeal blastomycosis? Laryngoscope (St. Louis) 94 (1984) 608–611
[21] Russo, C. F. Zibordi: Il test della fluorescenza da tetraciclina nei carcinomi laringei. Ann. Laring. (Torino) 65 (1966) 747–753
[22] Yarnal, J. R., J. A. Golish, F. van der Kuyp: Laryngeal tuberculosis presenting as carcinoma. Arch. Otolaryng. 107 (1981) 503–505

Röntgendiagnose

Eine Vielzahl röntgendiagnostischer Methoden steht heute zur Verfügung, um einen Larynx- oder Hypopharynxtumor zur Darstellung zu bringen und sich einen Eindruck von seiner Ausdehnung zu verschaffen. Vielerorts wird grundsätzlich für jedes Larynx- und Hypopharynxkarzinom eine ausgedehnte radiologische Untersuchung gefordert, sogar bevor endoskopische Untersuchungen ausgeführt werden (26). Ein Laryngologe wird allerdings nicht damit zufrieden sein, wenn von manchen Autoren z. B. die Kombination der einfachen Spiegeluntersuchung des Kehlkopfes mit einem Computertomogramm ohne weitere endoskopische Untersuchung als optimale diagnostische Methode bezeichnet wird (5). Nach der Auffassung des Verfassers ist die Röntgendiagnostik eine außerordentlich wertvolle *adjuvante* Methode, die bei bestimmten Larynx- und Hypopharynxkarzinomen wichtige ergänzende Befunde vermitteln kann. *Im Ablauf einer rationellen Diagnostik ist eine radiologische Untersuchung des Larynx nur dann indiziert, wenn die zu erwartenden Befunde für die Klassifikation und die Therapie von Bedeutung sind.* Es ist z. B. keineswegs sinnvoll, Röntgenuntersuchungen bei Carcinomata in situ und kleinen Stimmlippenkarzinomen der Kategorie T 1 und T 2 durchzuführen (und dies sind fast 50% aller Stimmlippenkarzinome), wenn man bei der Spiegeluntersuchung und der Endoskopie sich ohnehin genauestens über die Ausdehnung des Tumors informieren kann. Fraglich erscheint auch, ob es unbedingt notwendig ist, ein Computertomogramm anzufertigen, wenn der Tumor schon so groß ist, daß ohnehin nur noch eine Laryngektomie in Frage kommt. Schließlich ist es sicher auch nicht zulässig, die Entscheidung, ob eine Teilresektion des Larynx ausgeführt werden kann, allein auf computertomographische Befunde zu stützen (29). Es ist auch fraglich, ob man die Auswirkungen einer Strahlenbehandlung im Hinblick auf den Wachstumstillstand oder die Verkleinerung eines Tumors oder das Bestehen von Tumorresten allein radiologisch kontrollieren kann (8, 13, 35).

Die wichtigste Aussage der Röntgenuntersuchung, die prätherapeutisch mit keiner anderen Methode erreicht werden kann, bleibt demnach die Feststellung der Eindringtiefe des Tumors und seiner Ausbreitung in das submuköse Gewebe.

In diesem Abschnitt sollen die Untersuchungstechniken nicht rekapituliert werden, sondern nur die heute routinemäßig angewendeten Methoden und ihre Bedeutung kurz zusammengefaßt werden, ohne viele weitere Bildbeispiele zu bringen.

Erste Röntgenbilder des Larynx wurden bereits 1896 von MAX SCHEIER demonstriert (28). Die seitliche Aufnahme des Larynx bringt die Vallekula, die Epiglottis, die Aryregion, den Ventriculus Morgani und die obere Trachea zur Darstellung. Diese Aufnahmerichtung ist sozusagen der Einstieg in die Radiodiagnostik des Larynx. Mit der seitlichen Aufnahme sollen vor allem Epiglottistumoren dargestellt werden. Mittels einiger technischer Tricks, wie durch Aufblähen des Hypopharynx („modifizierter Valsalva") kommt auch die Postkrikoidregion gut zur Darstellung (38). Weichteilaufnahmetechniken erlauben, den Hypopharynx und den präepiglottischen Raum etwas besser zu beurteilen (11, 39).

Die anterior-posteriore Aufnahme bringt nur selten brauchbare Aufschlüsse, da die Halswirbelsäule den Larynx überlagert, und ist in den meisten Fällen überflüssig.

Zur besseren Darstellung von Oberflächenkonturen kann das *Subtraktionsverfahren* dienen (37).

Mit Hilfe der *Xeroradiographie* lassen sich die örtlichen Grenzlinien zwischen Gewebsstrukturen besonders gut hervorheben. Dieses Verfahren liefert unter Umständen in Kombination mit der Tomographie (Xerotomographie) sehr plastische und daher einfach zu beurteilende Bilder. Der gravierende Nachteil ist die erhebliche Strahlenbelastung des Patienten, so daß sich nach Einführung der Computertomographie die Xeroradiographie des Larynx in der Praxis wohl nicht weiter durchsetzen wird (15).

Die *Laryngographie* wurde von IGLAUER 1926 (14) erstmals ausgeführt. Das Kontrastmittel wird in der Regel nach vorangehender Sekretionshemmung mit Atropin und nach Oberflächenanästhesie in den Larynx eingesprüht oder in Form eines Aerosols eingeatmet. Es ist darauf hinzuweisen, daß eingesprühtes und eingeatmetes Kontrastmittel immer auch teilweise in die Lunge gelangt (36) und es oft Tage dauert, bis es wieder vollständig ausgehustet wird. Vor jeder Laryngographie sollte daher eine Röntgenaufnahme des Thorax angefertigt werden (6). Bei stenosierenden Tumoren kann es als Folge der Laryngographie auch zum plötzlichen Verschluß der Luftwege und zu dramatischen Situationen auf dem Röntgentisch kommen. Bei einer technisch gut durchgeführten Laryngographie sind die oberflächlichen Tumorgrenzen im Laryngogramm und im Histogramm weitgehend identisch (4, 12, 24, 25). Nach der Einführung der Computertomographie hat die Laryngographie, die bis dahin die aufschlußreichste Methode zur Röntgenuntersuchung von Larynx- und Hypopharynxtumoren war, weitgehend an Bedeutung verloren, da das Computertomogramm der Laryngographie an Aussagekraft deutlich überlegen ist (1, 9).

Wenn ein Computertomograph nicht zur Verfügung steht, ergibt immerhin die *einfache Tomographie* noch recht aufschlußreiche Bilder. Die ap-Laryngotomogramme sind auch den koronaren Rekonstruktionen des Computertomogrammes bisher an Aussagekraft überlegen (30, 33).

Die *Tomographie* des Larynx und des Hypopharynx wurde 1937 von GUNSETT eingeführt (10). Die konventionelle Tomographie wird in der Regel linear in anterio-posteriorer Richtung ausgeführt. Zur besseren Darstellung von Tumoren konnten Tomogramme bei Inspiration, Phonation, bei entfalteten Ventrikeln (inspiratorische Phonation) und bei ballonierten subglottischem Konus (Valsalva und modifizierter Valsava) ausgeführt werden. (Diese Techniken können auch bei der Anfertigung von Computertomogrammen angewendet werden [7, 40].) Auf dem konventionellen Tomogramm lassen sich eine subglottische Tumorausdehnung sowie auch gröbere Destruktionen im Larynxgerüst in der Regel recht gut darstellen.

Die *Computertomographie* (CT) ist an vielen Orten an die Stelle der konventionellen Tomographie getreten. Besonders mit den Hochauflösungsverfahren und dem Dünnschnittverfahren lassen sich Bilder erzielen, die bisher mit keiner anderen Technik erreicht werden konnten (23, 23a, 35, 35a).

Vergleichsuntersuchungen zwischen computertomographischen Bildern und histologischen Bildern zeigten eine bemerkenswert hohe Übereinstimmung der histologisch ermittelten Eindringtiefe mit der im Computertomogramm feststellbaren Tumorausdehnung (2, 3, 9, 13, 16, 18, 21, 27, 29, 32, 34).

Im Computertomogramm lassen sich bei Larynxkarzinomen die Tumorausdehnung im präepiglottischen Raum, im paraglottischen Raum, besonders im Gebiet lateral vom Aryknorpel, und auch in subglottischer Richtung meist sehr gut darstellen (19).

Größere Knorpeldestruktionen im Larynxskelett kommen gut zur Darstellung, bei kleineren Destruktionen werden die Aussagen zunehmend weniger verläßlich, es gibt dann falsch-positive und falsch-negative Resultate (2, 4a, 9, 13, 14a, 17, 21, 22, 29, 31a).

Etwas problematisch bleibt die Beurteilung der vorderen Kommissur (16), des oft asymmetrischen Sinus piriformis und des Ventrikels (27).

Zur Feststellung einer Tumorausdehnung nach einer Bestrahlung oder eines Rezidives nach einer Bestrahlung ist die Computertomographie weniger geeignet (8, 13). Über den Wert der Computertomographie zur Metastasensuche vgl. S. 139.

Auch die Beurteilung der computertomographischen Bilder setzt eine genaue Kenntnis der normalen Anatomie des Larynx (31) und Erfahrung in der Bewertung von Tomogrammen voraus. Die Dichte der Gewebe kann auf beiden Larynxseiten auch im normalen Kehlkopf unterschiedlich sein, und Asymmetrien, z. B. im Bereich des Sinus piriformis oder der Ventrikel, können einen Tumor vortäuschen (2).

Die *Kernspintomographie* (NMR) des Larynx wird zur Zeit an verschiedenen Stellen erprobt. Es ist noch nicht abzusehen, ob dieses Verfahren, wenn es einmal technisch ausgereift ist, eines Tages für die Larynxdiagnostik generell zur Anwendung kommen wird (20).

Literatur

[1] Archer, C. R., S. S. Sagel. V. L. Yeager, S. Martin, W. H. Friedman: Staging of carcinoma of the larynx: comparative accuracy of CT and laryngography. Amer. J. Roentgenol. 136 (1981) 571–575

[2] Archer, C. L., V. L. Yaeger: Computed tomography of laryngeal cancer with histo-pathological correlation. Laryngoscope (St. Louis) 92 (1982) 1173–1180

[3] Archer, C. R., V. L. Yaeger, D. R. Herbold: Computed tomography vs. histology of laryngeal cancer: their value in predicting laryngeal cartilage invasion. Laryngoscope (St. Louis) 93 (1983) 140–147

[4] Cruz, N. A., J. Quadros: La valeur de l'examen radio-tomographique dans les carcinomes du larynx. Ann. Otolaryng. Chir. Cervico-fac. 95 (1978) 569–575

[5] de Becker, E., D. Baleriaux, M. Stienon, L. Jeanmart: Tomodensitométrie du larynx: aspect normal et pathologique tumoral; évaluation de l'apport spécifique de la méthode. Rev. Laryngol. Otol. Rhinol. (Bordeaux) 104 (1983) 227–230

[6] Forrest, J. V.: Chest film before laryngography (letter). Amer. J. Roentgenol. 130 (1978) 588

[7] Gamsu, G., W. R. Webb, J. B. Shallit, A. A. Moss: CT in carcinoma of the larynx and pyriform sinus: value of phonation scans. Amer. J. Roentgenol. 136 (1981) 577–584

[8] Garand, G., G. Loubrieu, J. Keruhel, F. Fetissof, D. Dauphin, D. Goga, J. Laffont, P. Roulleau: Cancer du larynx et examen tomo-densitométrique: exploration de la loge hyo-thyro-épiglottique et de l'espace para-glottique. Ann. Otolaryngol. Chir. Cervico-fac. 101 (1984) 277–281

[9] Gregor, R. T., G. A. Lloyd, L. Michaels: Computed tomography of the larynx: a clinical and pathologic study. Head Neck Surg. 3 (1981) 284–296

[10] Gunsett, A.: Über die Anwendungsmöglichkeit der Planigraphie bei Erkrankungen des Kehlkopfinneren, insbesondere beim Karzinom des Endolarynx. Fortschr. Röntgenstr. 56 (1937) 705

[11] Hemmingsson, A.: Current advances in radiological diagnosis of laryngeal cancer. Optimum method, exposure data, projection. In Alberti, P. W., D. P. Bryce: Workshop from the Centennial Conference on Laryngeal Cancer. Appleton-Century-Crofts, New York 1976 (pp. 220–226)

[12] Hommerich, K. W.: Röntgenbefunde und mikroskopisches Wachstum von malignen Larynxtumoren. Laryngol. Rhinol. Otol. 53 (1974) 845–855

[13] Hoover, L. A., T. C. Calcaterra, G. A. Walter, S. G. Larrson: Preoperative CT scan evaluation for laryngeal carcinoma: correlation with pathological findings. Laryngoscope (St. Louis) 94 (1984) 310–315

[14] Iglauer, S.: Use of injected iodized oil in roentgen-ray diagnosis of laryngeal tracheal and bronchopulmonary conditions. J. Amer. med. Ass. 86 (1926) 1879

[14a] Kavanagh, K. T., J. E. Salazar, R. W. Babin: Bone marrow expansion of the thyroid cartilage: a source of confusion with malignant invasion in CT studies. J. Comput. assist. Tomogr. 9 (1985) 177–179

[15] Kleinsasser, O.: Diagnostik der malignen Larynx- und Hypopharynxtumoren. In Berendes, J., R. Link, F. Zöllner: Hals-Nasen-Ohren-Heilkunde in Praxis und Klinik, Bd. IV/II. Thieme, Stuttgart 1983

[16] Laccourreye, H., P. Beutter, D. Brasnu, J. Lacau-Saint-Guily, P. Candau, M. Laval-Jeantet, J. N. Buy: Intérêt de la tomodensitometrie dans les tumeurs du pharyngo-larynx. Ann. Otolaryngol. Chir. Cervico-fac. 100 (1983) 341–345

[17] Lloyd, G. A. S., L. Michaels, P. D. Phelps: The demonstration of cartilaginous involvement in laryngeal carcinoma by computerized tomography. Clin. Otolaryng. 6 (1981) 171–177

[18] Mafee, M. F., J. A. Schild, G. E. Valvassori, V. Capek: Computed tomography of the larynx: Correlation with anatomic and pathologic studies in cases of laryngeal carcinoma. Radiology 147 (1983) 123–128

[19] Mancuso, A. A., W. N. Hanafee, J. F. Juillard, J. Winter, T. C. Calcaterra: The role of computed tomography in the management of cancer of the larynx. Radiology 124 (1977) 243–244

[20] Mees, K., Th. Vogl, M. Bauer: Kernspin-Tomographie in der Hals-Nasen-Ohrenheilkunde. II. Diagnostische Möglichkeiten. Laryngol. Rhinol. Otol. 64 (1985) 177–180

[21] Meyer-Breiting, E., A. Halbsguth, G. Opritoiou, W. Schwab, K. Hofmann, K. W. Hommerich: Die Bedeutung der Computertomographie für Diagnostik und Therapieplanung fortgeschrittener Kehlkopfcarcinome. Arch. Otorhinolaryng. 235 (1982) 689–693

[22] Nathan, M. D., T. el Gammal, J. H. Hudson: Computerized axial tomography in the assessment of thyroid cartilage invasion by laryngeal carcinoma: a prospective study. Otolaryngol. Head Neck Surg. 88 (1980) 726–733

[23] Noyek, A. M., H. S. Shulman, M. I. Steinhardt: Contemporary laryngeal radiology – a clinical perspective. J. Otolaryng. 11 (1982) 178–185

[23a] Olofsson, J.: Computed tomography in the diagnosis of laryngeal carcinoma. In Wigand, M. E., W. Steiner, P. M. Stell: Functional Partial Laryngectomy: Conservation Surgery for Carcinoma of the Larynx. Springer, Berlin 1984 (pp. 66–68)

[24] Olofsson, J., A. P. Freeland, H. Sokjer, J. H. Renouf, A. W.

van Nostrand, O. Grontoft: Radiologic-pathologic correlations in laryngeal carcinoma. Canad. J. Otolaryng. 4 (1975) 86–97
25 Olofsson, J., J. H. Renouf, A. W. Nostrand: Laryngeal carcinoma: Correlation of roentgenography and histopathology. A study based on whole organ, serially sectioned laryngeal carcinoma specimens. Amer. J. Roentgenol. 117 (1973) 526–539
26 Olofsson, J., H. Soekjer: Radiologic assessment of laryngeal carcinoma. A clinico-pathologic comparison based on whole-organ serial sections. Acta radiol. diagn. (Stockh.) 20 (1979) 789–814
27 Rieux, D., J. Dubin, H. Francois, P. Crosnier, J. Desnos, C. Caron-Poitreau: Place de la tomodensitométrie dans le bilan d'extension des cancers pharyngo-laryngés. Rev. Laryngol. 104 (1983) 233–239
28 Scheier, M.: Weitere Mitteilungen über die Anwendung der Röntgenstrahlen in der Rhino- und Laryngologie. Fortschr. Röntgenstr. 1 (1899) 59
29 Schild, J. A., M. F. Mafee, G. E. Valvassori, W. Bardawil: Laryngeal malignancies and computerized tomography. A correlation of tomographie and histopathologic findings. Ann. Otol. Rhinol. Laryngol. 91 (1982) 571–575
30 Scott, M., D. H. Forsted, C. J. Rominger, M. Brennan: Computed tomographic evaluation of laryngeal neoplasms. Radiology 140 (1981) 141–144
31 Shulman, H. S., A. M. Noyek, M. I. Steinhardt: CT of the larynx. J. Otolaryng. 11 (1982) 395–406
31a Silverman, P. M.: Medullary space involvement in laryngeal carcinoma. Arch. Otolaryng. 111 (1985) 541–542
32 Silverman, P. M., E. H. Bossen, S. R. Fisher, T. B. Cole, M. Korobkin, R. A. Halvorsen: Carcinoma of the larynx and hypopharynx: computed tomographic-histopathologic correlations. Radiology 151 (1984) 697–702
33 Silverman, P. M., G. A. Johnson, M. Korobkin: High-resolution Sagittal and coronal reformatted CT images of the larynx. Amer. J. Roentgenol. 140 (1983) 819–822
34 Sokjer, H., J. Olofsson: Computed tomography in carcinoma of the larynx and piriform sinus. Clin. Otolaryng. 6 (1981) 335–343
35 Sopko, I., A. Nidecker, K. Tan, W. Wey: Die Bedeutung der Computer-Tomographie für die Beurteilung des Larynxkarzinoms. Aktuelle Probl. ORL J. Otorhino-laryngol. relat. Spec. 6 (1983) 206–214
35a Strupler, W.: Radiological diagnosis: radiology of the larynx. In Wigand, M. E., W. Steiner, P. M. Stell: Functional Partial Laryngectomy: Conservation Surgery for Carcinoma of the Larynx. Springer, Berlin 1984 (pp. 59–62)
35b Swartz, J. D., A. Lansman, F. I. Marlowe, G. L. Popky, A. S. Berger: High resolution computed tomography: Part. 3. The larynx and hypopharynx. Head Neck Surg. 7 (1985) 231–242
36 Tegtmeyer, C. J., N. J. Smith, A. M. El-Mahdi, G. S. Fitz-Hugh, W. C. Constable: The value of tantalum powder as a contrast medium in laryngography. In Alberti, P. W., D. P. Bryce: Workshops from the Centennial Conference on Laryngeal Cancer. Appleton-Century-Crofts, New York 1976 (pp. 249–253)
37 Vignaud-Pasqhier, J., J. Danic, J. Sukarda: La méthode de soustraction. Application à la radiographie en O. R. L. Rev. Laryngol. (Bordeaux), Suppl. 1963, 865
38 Voegeli, E.: Die Röntgenuntersuchungen bei Hypopharynxtumoren mit dem modifizierten Valsalvatest. Fortschr. Röntgenstr. 109 (1968) 740–751
39 Woods, R. R., O. Chance: Soft tissue radiography in the diagnosis of hypopharyngeal tumours. J. Irish med. Ass. 57 (1965) 156–158
40 Zaunbauer, W., M. Haertel: Zur computertomographischen Diagnostik maligner Larynxtumoren. Fortschr. Röntgenstr. 136 (1982) 694–699

Diagnose von Metastasen

Der Nachweis oder der Ausschluß von Metastasen eines Larynx- oder Hypopharynxkarzinoms gehört zu den wichtigsten prätherapeutischen Aufgaben. So gut wir heute in der Lage sind, ein Larynx- oder Hypopharynxkarzinom zu erkennen und seine Ausdehnung festzustellen, so schwer ist es, Metastasen in den Halslymphknoten nachzuweisen oder auszuschließen. Hier liegt ein großes diagnostisches Defizit vor.

Zum Nachweis von Halslymphknotenmetastasen steht die *Palpation der Halsweichteile* nach wie vor im Vordergrund. Bei der Palpation des Halses ist es zweckmäßig, wenn man sich ein bestimmtes systematisches Vorgehen angewöhnt. Der Untersucher steht dabei zunächst vor, dann hinter dem Patienten und tastet den Hals in Streckstellung sowie in nach vorne gebeugter, gelockerter Position ab. In der Regel wird zunächst die Gefäßscheide des Halses und Submandibularregion ausgetastet, danach das laterale Halsdreieck und die Supraklavikularregion.

Nur bei dünnen Hälsen gelingt es, Metastasen mit einem Größendurchmesser von etwa 1,5 cm einigermaßen sicher zu tasten. Bei dickeren, kurzen Hälsen werden selbst große Metastasen oft nicht getastet. Im allgemeinen wächst die Sicherheit des Palpationsbefundes mit der Größe der Metastase. Wenn man eine Metastase erst tasten kann, kann man sie auch mit fast allen anderen diagnostischen Methoden darstellen. Der Anteil an sogenannten falsch-positiven und falsch-negativen Befunden wird von manchen Autoren mit 30 bis 40% angegeben.

Röntgenologische Methoden, vor allem die *Computertomographie* des Halses (1a, 7, 12, 13a), lassen Metastasen in der Gefäßscheide von einem Durchmesser von mehr als 10 bis 15 mm mit einiger Sicherheit erkennen (Abb. 78). Die Differentialdiagnose zwischen reaktiv vergrößerten und metastatisch besiedelten Lymphknoten ist auch mit Hilfe des Computertomogramms praktisch nicht möglich. Die Untersuchungskosten dieser CT-Untersuchung des gesamten Halses sind hoch (2). Nach Laryngektomie können Computertomogramme des Halses besonders schwierig zu deuten sein (3a).

Die *Feinnadelbiopsie* ist auch nur durchführbar, wenn die Metastase durch Palpation bereits lokalisiert worden ist. Gegebenenfalls kann die Nadel mittels des Sonographen geführt werden (5).

Die *Szintigraphie* mit verschiedenen radiopharmazeutischen Substanzen, wie z. B. 67-Gallium-Citrat, Kobalt-Bleomycin usw., führte zur Darstellung vereinzelter, meist aber ebenfalls nur größerer Metastasen (3, 13, 13b). Auch zur Suche nach Fernmetastasen von Larynxkarzinomen hat sich eine routinemäßige *Szintigraphie* von Leber und Skelett nicht bewährt (1, 6, 8).

Mit Hilfe der hochauflösenden Real-time-Sonographiegeräte (B-Scanner) lassen sich Halslymphknotenmetastasen, auch wenn sie relativ tief gelegen sind, darstellen (Abb. 79). Vergleichende

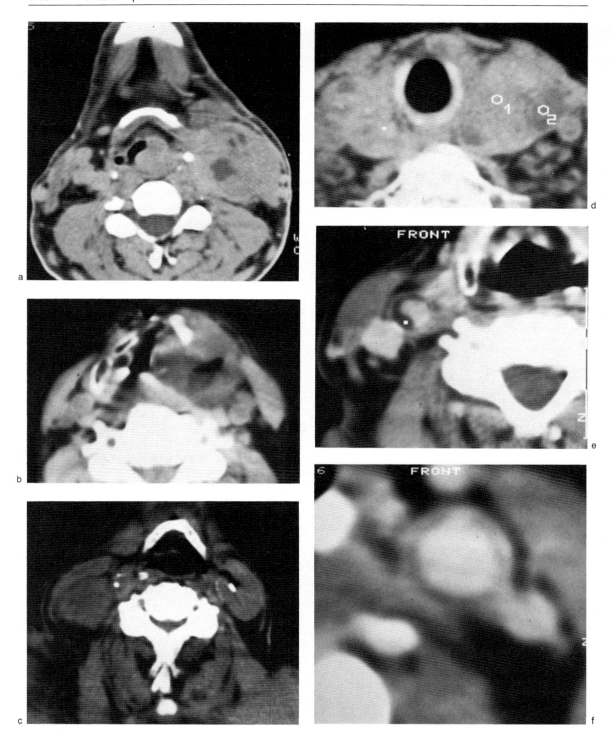

Abb. 78 Darstellung von Halslymphknotenmetastasen im Computertomogramm.
a) Große, zentral eingeschmolzene Metastase bei einem Hypopharynxkarzinom.
b) Zentral nekrotische Metastase bei einem supraglottischen Karzinom.
c) bilaterale Metastasen bei einem supraglottischen Karzinom.
d) Paratracheale Metastase bei einem Hypopharynxkarzinom.
e) Der A. carotis communis anliegende Metastase.
f) Detailvergrößerung von 78b).

Diagnostische Maßnahmen und Dokumentation der Befunde 141

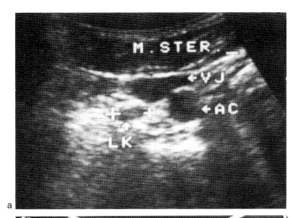
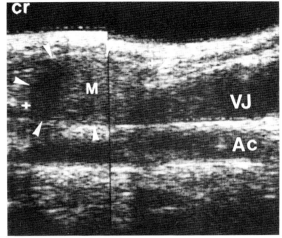
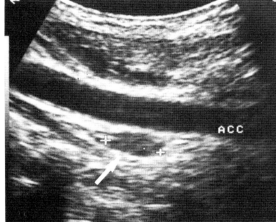
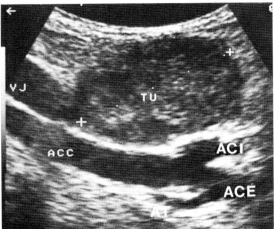
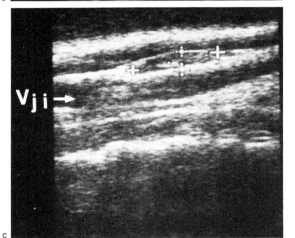
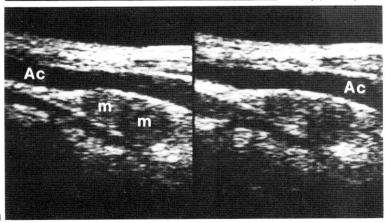

Abb. 79 Ultraschallbilder bei Metastasen in den Halslymphknoten (mit freundlicher Genehmigung von Priv.-Doz. Dr. *Schwerk, Dr. Schroeder, Dr. Eichhorn*).
a) 5 × 10 mm große Lymphknotenmetastase an der rechten Halsseite lateral der A. carotis communis (5 MHz).
M. STER. = M. sternocleidomastoideus, VJ = V. jugularis interna, AC = A. carotis communis, LK = Lymphknoten.
b) Lymphknotenmetastase von 6 × 14 mm Ausdehnung dorsal der A. carotis communis (ACC) (5 MHz).
c) 5 × 24 mm große Metastase zwischen M. sternocleidomastoideus und V. jugularis interna (Vji) (7,5 MHz).
d) Zwei nebeneinanderliegende Metastasen (m, m) zwischen A. carotis communis (Ac) und Skalenusmuskulatur (5 MHz).
e) Kompression der V. jugularis interna (VJ) durch eine Metastase (M) von 34 mm Durchmesser. Dorsal davon die A. carotis communis (Ac) (7 MHz).
f) 42 mm große Metastase (TU) mit Kompression der V. jugularis interna (Vj) in Höhe der Karotisgabel (5 MHz). ACC = A. carotis communis, ACI und ACE = ga carotis interna bzw. emterna
AT = A. thyreoidea superior.

Untersuchungen von Sonogrammen und histologischen Präparaten zeigen, daß mit der Echographie 20% mehr Metastasen erfaßt werden als sich allein durch die Palpation aufdecken lassen (hohe Sensität der Methode) (4a, 4b). Der Wert der sonographischen Untersuchungen wird dadurch eingeschränkt, daß besiedelte und nicht metastatisch befallene Lymphknoten auch mittels Ultraschall nicht sicher voneinander unterschieden werden können (geringe Spezifität). Hingegen sind Hinweise auf eine Einengung oder einen Verschluß der Jugularvenen fast immer zu erhalten ebenso wie sich die topographischen Beziehungen vergrößerter Lymphknoten zu den großen Gefäßen im Sonogramm erkennen lassen. Auch im Rahmen der postoperativen Kontrolle bereits behandelter Tumorpatienten, bei der die Tastuntersuchung häufig durch Vernarbungen, Lymphödeme und gegebenenfalls Strahlenfibrose erheblich eingeschränkt sein kann, hat sich die Sonographie als ergänzende Methode für die Metastasensuche besonders bewährt.

Die *Arteriographie, Venographie, Lymphangiographie* und *Thermographie* (9) zum Nachweis oder Ausschluß von regionären Metastasen haben sich in der Praxis bisher nicht durchgesetzt (11). Die Kernspintomographie des Halses steht zur Zeit (1985) noch in den Anfängen (14, 15).

Literatur

[1] Belson, T. P., R. H. Lehman, S. L. Chobanian, T. C. Malin: Bone and liver scans in patients with head and neck carcinoma. Laryngoscope (St. Louis) 90 (1980) 1291–1296
[1a] Bähren, W., M. Lenz, St. Haase, G. Ranzinger: Wertigkeit der Computertomographie beim Nachweis regionärer Lymphknotenmetastasen, von malignen Tumoren im Kopf-Hals-Bereich. HNO (Berlin) 32 (1984) 498–501
[2] Cantrell, R. W.: Computed tomography for cervical adenopathy. Does the cost justify the results? Arch. Otolaryng. 110 (1984) 441–442
[3] Cummings, C. W., St. M. Larson, R. A. Dobie, E. A. Weymuller, T. G. Rudd, A. Merello: Assessment of cobalt 57 tagged bleomycin as a clinical aid in staging of head and neck carcinoma. Laryngoscope (St. Louis) 91 (1981) 529–537
[3a] DiSantis, D. J., D. M. Baife, R. E. Hayden, S. S. Sagel, D. Sessions, J. K. Lee: The neck after total laryngectomy. CT study. Radiology 153 (1984) 713–717
[4a] Eichhorn, Th., W. Schwerk, H.-G. Schroeder: Hochauflösende Real-time Sonographie von Tumoren der Halsweichteile. Laryngol. Rhinol. Otol. 64 (1985) 506–512
[4b] Eichhorn, Th., H.-G. Schroeder, H. Glanz, W. B. Schwerk: Histologisch kontrollierter Vergleich von Palpation und Sonographie bei der Diagnose von Halslymphknotenmetastasen. Laryng. Rhinol. Otol. 66 (1988)
[5] Feldman, P. S., M. J. Kaplan, M. E. Johns, R. W. Cantrell: Fine-needle aspiration in squamous cell carcinoma of the head and neck. Arch. Otolaryng. 109 (1983) 735–742
[6] Frey, K. W., H.-M. Theopold, H. v. Lieven, M. Schober: Die Skelettszintigraphie in der Diagnostik und Nachsorge von malignen Geschwülsten im Kopf-Hals-Bereich. Laryngol. Rhinol. Otol. (Stuttg.) 60 (1981) 289–293
[7] Friedman, M., V. K. Shelton, M. Mafee, Ph. Bellity, V. Grybauskas, E. Skolnik: Metastatic neck disease. Evaluation by computed tomography. Arch. Otolaryng. 110 (1984) 443–447
[8] Front, D., R. Hardoff, E. Robinson: Bone scintigraphy in primary tumors of the head and neck. Cancer 42 (1978) 111–117
[9] Iengo, M., M. Salafia, P. Rocco, M. Cimmino, V. Pucci: La teletermografia dinamica nelle neoplasie della laringe. Rass. Int. Clin. Ter. 60 (1980) 1617–1627
[10] Keßler, L., D. Tölle, W.-G. Franke: Nachweis maligner Halslymphknotenveränderungen mit Hilfe der Szintigraphie. Laryngol. Rhinol. Otol. (Stuttg.) 60 (1981) 299–303
[11] Kleinsasser, O.: Diagnostik der malignen Larynx- und Hypopharynxtumoren. In Berendes, J., R. Link, F. Zöllner: Hals-Nasen-Ohrenheilkunde in Praxis und Klinik, Bd. IV/2. Thieme, Stuttgart 1983
[12] Martinez, C. R., H. Kashima, B. W. Gayler, S. Siegelman: Computed tomography of the neck. Ann. Otol. Rhinol. Laryng. (St. Louis) 91 (1982) Suppl. 99
[13] Salvatore, M., G. Avitabile, V. Muto: Scintigraphy in the problem of metastases from cancer of the larynx. Rev. Laryngol. Otol. Rhinol. 102 (1981) 535–541
[13a] Stevens, M. H., H. R. Harnsberger, A. A. Macuso, R. K. Davis, L. P. Johnson, J. L. Parkin: Computed tomography of cervical lymph nodes. Arch. Otolaryng. 111 (1985) 735–739
[13b] Swartz, J. D., H. Korsvik, P. H. Saluk, G. L. Popky: High resolution computed tomography. Part 1: Soft tissues of the neck. Head Neck Surg. 7 (1984) 73–80
[14] Türk, R., M. Grasl, P. Hajek, D. Tscholakoff: Die Aussagekraft der Ultraschalluntersuchung bei Lymphomen im Halsbereich. Laryngol. Rhinol. Otol. (Stuttg.) 64 (1985) 185–187
[15] Vogl, Th., K. Mees: Kernspintomographie bei zervikalen Lymphknotenschwellungen. Digit. Bilddiagn. 4 (1984) 132

Gewinnung und histologische Untersuchung von Biopsien und Operationspräparaten

Die histologische Diagnose ist die Voraussetzung jeder Therapie und kann durch kein anderes Verfahren ersetzt werden.

Wichtig ist, daß derjenige, der den Patienten später auch operiert, die Biopsie möglichst selbst vornimmt. Es ist außerordentlich schwierig, die Größe eines Tumors oder die Beweglichkeit einer Stimmlippe abzuschätzen, wenn von anderer Hand aus dem Tumor bereits Stücke entnommen worden sind.

Die meisten Biopsien werden heute im Rahmen der Mikrolaryngoskopie mit scharf schneidenden Instrumenten durchgeführt. Schon bei der Entnahme soll dringend darauf geachtet werden, daß das Gewebe nicht gequetscht, koaguliert oder auf sonstige Weise mißhandelt wird.

Eine Indikation zur *Schnellschnittuntersuchung an Gefrierpräparaten* ist nur dann gegeben, wenn vom Resultat der Untersuchung das unmittelbare weitere Vorgehen abhängt. Denkbar wäre z. B., daß überraschend ein vermutlich besiedelter Lymphknoten gefunden wird und entschieden werden muß, ob noch eine Neck dissection stattfinden soll. Ein anderes Beispiel wäre, daß der Tumor sich in die Zungenwurzel ausdehnt und man feststellen muß, ob er vollständig entfernt wurde. Man sollte von Gefrierschnittuntersuchungen möglichst wenig Gebrauch machen und lieber auf die histologische Untersuchung des in Paraffin eingebetteten Materials warten (1, 2, 3, 5, 30).

Relativ wenig Gebrauch wird auch von der *Grobnadelbiopsie* gemacht, mit deren Hilfe man ggf. eine Tumorausdehnung in die Zungenwurzel nachweisen – aber nicht ausschließen (!) – kann (37). Diese relativ wenig traumatisierende Methode kann auch nach einer Bestrahlung angewandt werden, wobei auch hier stets die Frage offenbleibt, ob man die in der Tiefe des Gewebes gelegenen Tumorresiduen bei der Punktion auch findet. Die *Aspirationsbiopsie,* meist als Feinnadelbiopsie aus Halslymphknoten, zur Feststellung von Metastasen (8, 10, 11) hat sich bisher noch nicht allgemein durchgesetzt. Man kann auch nur aus ohnehin tastbaren Knoten biopsieren, nicht aber aus okkulten Metastasen. Immerhin gewährt die Feinnadelbiopsie eine Entscheidungshilfe bei unklaren Knoten am Hals.

Zytologische Untersuchungen von Abstrichmaterial, das entweder indirekt mit einem Wattetäger oder direkt im Rahmen einer Mikrolaryngoskopie gewonnen wurde, werden heute von vielen Autoren sehr empfohlen (20). Es sei hier daran erinnert, daß beim damaligen Kronprinzen von Preußen, dem späteren Kaiser Friedrich III., R. VIRCHOW anhand dreier von MORELL MACKENZIE gewonnenen Biopsien die Diagnose Karzinom nicht stellen konnte. Erst als der Patient Tumormaterial abhustete, konnte der Anatom WALDEYER in VIRCHOWS Vertretung aus dem Sputum „zytologisch" die Karzinomzellen nachweisen.

Ein Problem der Larynxzytologie liegt in der Materialgewinnung. Der Kehlkopf wird stets durch einen mit orkanartiger Geschwindigkeit hindurchstreichenden Luftstrom „gereinigt". Es ist daher notwendig, daß man das Untersuchungsmaterial direkt von der Oberfläche des Tumors abwischt oder abschabt, womit man bereits die gleichen Vorbereitungen zu treffen hat, die für eine Biopsie nötig sind. Die Zytologie kann aber gewiß die Histologie nicht ersetzen, denn es gibt zu viele (15 bis 44%!) falsch-negative Befunde (12, 16, 25, 38). Präkanzeröse Epithelveränderungen sind zytologisch nicht vom invasiven Karzinom zu unterscheiden (3a).

„Positive" zytologische Befunde weisen eine weitgehende Übereinstimmung mit den histologischen Befunden auf (34). Falsch-positive zytologische Befunde sind bei erfahrenen Untersuchern selten. Im übrigen unterscheiden sich die mikroskopischen Bilder des Abstriches von Plattenepithelkarzinomen im Kehlkopf nicht von denen von Plattenepithelkarzinomen anderer Organe.

Die Zytologie ist wegen ihrer schwierigen Anwendbarkeit und der vielen falsch-negativen Befunde auch nicht als Screening-Methode bei Vorsorgeuntersuchungen geeignet.

Sicher ist es unzulässig und fahrlässig, etwa allein aufgrund positiver zytologischer Befunde ohne histologische Sicherungen größere Operationen im Larynx auszuführen oder diagnostisch unklare Veränderungen versuchsweise antibiotisch zu behandeln und sie in dieser Zeit nur zytologisch zu kontrollieren (13, 14, 40).

Bei der Kontrolle bestrahlter Kehlköpfe, aus denen man wegen der oft schlechten Wundheilung Biopsien nicht gerne entnimmt, kann man zwar oberflächliche Tumorresiduen zytologisch erfassen (24), sicher aber nicht Krebsreste in der Tiefe der Gewebe.

Die Exfoliativzytologie findet daher nach Meinung des Verfassers zu Recht nur wenig Anwendung in der Laryngologie.

Die *histologische Aufarbeitung von Biopsiepräparaten* erfordert große Sorgfalt. Sie ist nur möglich, wenn das Gewebe schonend entnommen, gut durchfixiert, richtig orientiert, ausreichend groß und ausreichend beschriftet ist. In Formalin geschrumpftes, teilweise koaguliertes, vom falschen Ort entnommenes, im Zentrum oft schon faules und unzureichend beschriftetes Gewebe gestattet bestenfalls eine bloße Diagnose ohne weitere Aussagen über den Tumor (22, 31). Dem Kliniker muß daran gelegen sein, daß der Pathologe ihm auch Aussagen über den Differenzierungsgrad des Tumors, über vorhandene Gefäßeinbrüche, über die Formationen an der Invasionsfront usw. Auskunft gibt und ein Grading des Tumors ausführt, denn alle diese Aussagen spielen unter Umständen eine wichtige Rolle bei der Wahl der Therapie.

Eine unzureichende histologische Kontrolle eines Operationspräparates ist eine grobe Fahrlässigkeit (7, 22). Mit einigen Schnitten durch ein größeres Gewebsstück ist es heute nicht mehr getan. Eigentlich dürfte es gar keine Lokalrezidive geben, wenn ein Tumor, wie manche so euphemistisch zu sagen pflegen, „weit im Gesunden" entfernt worden ist. Es gibt aber doch häufig Lokalrezidive, die nur aus übersehenen Residuen des Primärtumors entstanden sein können. Dies wäre zu vermeiden, wenn die histologische Untersuchung des Operationspräparates ausreichend genau erfolgt wäre.

Wir spannen kleinere Operationspräparate und auch Biopsiepräparate sofort auf einem saugfähigen Karton auf und fixieren das Präparat an den Ecken mit Nadeln. Auf dem Karton werden die Seiten markiert und im Begleitschreiben wird der Pathologe informiert, wie er das Präparat in etwa 2 bis 3 mm dicke Scheiben anschneiden soll (Abb. 80).

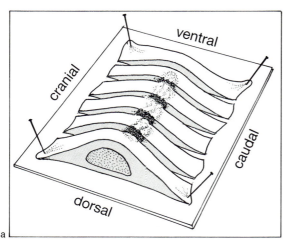
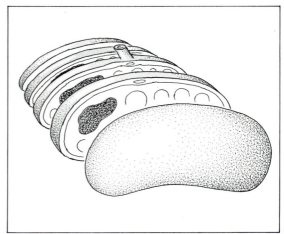
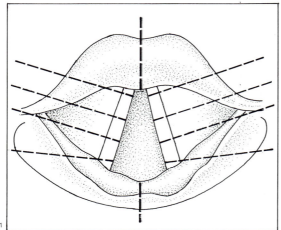

Abb. 80 Bearbeitung von Operationspräparaten zur histologischen Untersuchung.
a) Resektionspräparat einer Stimmlippe, aufgespannt auf einem Korkplättchen.
b) Lamellierung eines Halslymphknotens. Jede Lamelle wird gesondert untersucht.
c) 1 + c) 2 Die vom Verfasser bevorzugte Methode der vertikalen Zerlegung eines exstirpierten Kehlkopfes in Sektoren. (AC = vordere Kommissur).

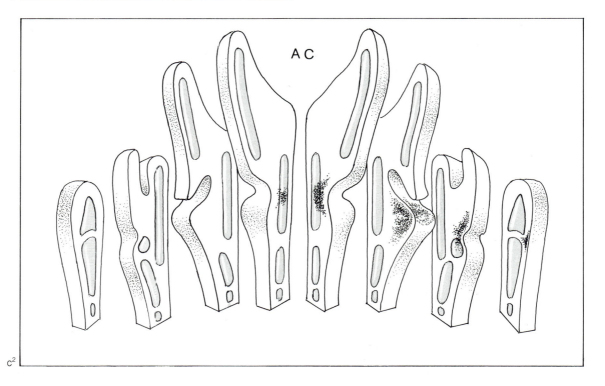

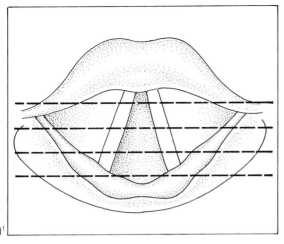
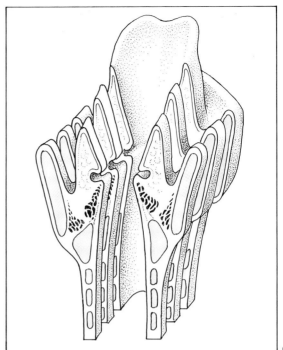

Abb. 80 d–e

d) 1 + d) 2 Sogenannte koronale Schnittführung. Diese Schnittführung wird vor allem angewendet, wenn die Kehlköpfe in einem Stück Celloidin eingebettet worden sind.

e) 1 + e) 2 Horizontale Zerlegung eines Kehlkopfes, besonders geeignet für das Studium von Hypopharynxkarzinomen.

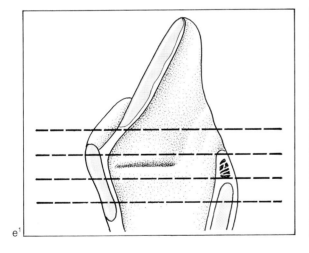
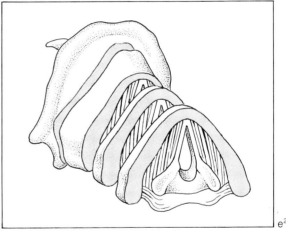

Die histologisch ermittelte Tumorausdehnung sollte vom Pathologen in einer Skizze festgehalten werden. Ergibt die Untersuchung, daß der Tumor die Schnittgrenze erreicht hat oder sehr nahe an die Schnittgrenze heran reicht, so muß nachoperiert werden, trotz der häufig vorhandenen psychologischen Schwierigkeiten, dies dem Patienten zu erläutern.

Anstelle von saugfähigem Karton empfehlen HoLINGER u. MILLER (18) dehydrierte, in absolutem Alkohol aufbewahrte Gurkenstücke, auf denen die Biopsiepräparate mit Eiweiß festgeklebt werden. Das Präparat wird in toto (zusammen mit dem Gurkenstück) fixiert, eingebettet, geschnitten und gefärbt.

Größere Operationspräparate, meist ganze Kehlköpfe, müssen in reichlich Formol schwimmend gut fixiert werden. Die Entkalkung wird mit Ameisensäure, Salpetersäure, anderen Entkalkungsmitteln (18a) oder am besten und raschesten elektrisch vorgenommen. Das Ausmaß der Entkalkung kann gegebenenfalls röntgenologisch vor der weiteren Verarbeitung geprüft werden (16). Die Einbettung wird mit Celloidin, Celloidinparaffin oder Paraplast vorgenommen (6, 9, 26, 28, 29, 32, 39). Die Kehlköpfe werden frontal („koronal"), seltener sagittal, horizontal oder kombiniert (35a) geschnitten (Abb. 80). Ein vollständig aufgearbeiteter Kehlkopf liefert mindestens 1500 Schnitte, von denen verständlicherweise nur eine Auswahl gefärbt und untersucht werden kann. Der Verfasser zieht es vor, den entkalkten Kehlkopf in 8–12 vertikale Sektoren zu zerlegen und in Paraplast einzubetten (4, 19, vgl. Abb. 80c). Die Verwendung eines Einbettungs-, eventuell auch eines Färbeautomaten verringert den Arbeitsaufwand wesentlich. Wir können heute binnen einer Woche, also noch während der Patient in der Klinik ist, an einem Laryngektomiepräparat die Tumorausdehnung kontrollieren und ein exaktes Grading ausführen. Von den einzelnen Schnitten kann man mit Hilfe eines photographischen Vergrößerungsapparates Skizzen anfertigen oder in einem Kehlkopfschema die Oberflächenausdehnung des Tumors einzeichnen. Auf diese Weise gewinnt man einen guten Überblick über die Ausdehnung eines Larynxkarzinoms in allen Dimensionen. Werden weitere Details gewünscht, so ist es jederzeit möglich, von den einzelnen Blöcken weitere Schnitte anzufertigen.

Neck-dissection-Präparate sollten auf Korkplatten aufgespannt werden und die Regionen markiert werden. Die Fixierung erfolgt in einer größeren Menge (mindestens 1000 ml) Formol. Es ist außerordentlich wichtig, daß schon der Operateur am Präparat Kennzeichen anbringt, die die anatomische Einordnung ermöglichen. Das fixierte Präparat wird gegebenenfalls mit einer Lupenbrille untersucht, die Lymphknoten werden einzeln entfernt und nach einem „Rouvière-Schema" in Gruppen geordnet zusammengelegt und untersucht. Kleine Lymphknoten werden einmal, größere mehrmals durchgeschnitten (vgl. Abb. 80b). Um alle Mikrometastasen zu finden, müßte man allerdings jeden Lymphknoten in Stufenserienschnitte zerlegen (33). Zur Erleichterung der Präparation kann man auch die fixierten Operationspräparate mit Wintergrünöl oder Zedernholzöl aufhellen, wodurch auch kleinste Lymphknoten besser zur Darstellung kommen (35). Kleinste Metastasen können schließlich durch den Nachweis von Antikörpern gegen Tumorepithelien erkannt werden. Es sind auch schon ganze Neck-dissection-Blöcke in Celloidin gebettet und in Serien geschnitten worden, ein Verfahren, das für die Praxis wohl zu aufwendig ist (17). Insgesamt soll etwa ein Drittel der Lymphknoten des menschlichen Körpers am Hals zu finden sein (27). In der Praxis findet man bei sorgfältiger Aufarbeitung von Neck-dissection-Präparaten makroskopisch 30 bis 50 Lymphknoten von mehr als 2 mm Durchmesser.

Die Aufarbeitung und Untersuchung des Neck-dissection-Präparates, auch die eines gesamten Kehlkopfes, nimmt mehrere Stunden Zeit in Anspruch. Dies sind Leistungen, die im Routinebetrieb eines pathologischen Instituts nur schwer zu erbringen sind. Für die klinische Praxis sind aber diese detaillierten Untersuchungen so wichtig geworden, daß man nicht länger darauf verzichten kann. Es werden sich daher in Zukunft wohl mehr Pathologen auf diese sehr vernachlässigte Frage der Hals-Nasen-Ohren-Pathologie spezialisieren müssen, wenn nicht, wie dies schon an einigen Kliniken, z. B. in Villejuif (Paris), in London oder in St. Louis, der Fall ist, diese Untersuchungen durch „hauseigene" Pathologen ausgeführt werden. Dies wäre eine Parallelentwicklung, eine Aufsplitterung der klinischen Pathologie wie sie sich schon in der Dermatologie, Gynäkologie, Augenheilkunde, Neurochirurgie, manchenorts auch in der Gastroenterologie vollzogen hat und für die Weiterentwicklung einzelner Fächer wissenschaftlich außerordentlich fruchtbringend gewesen ist. Ein gangbarer Mittelweg wäre es aber auch, daß in pathologischen Instituten ein erfahrener Mitarbeiter gewonnen wird, der sich intensiver in die fachspezifischen Fragen einarbeitet. Auf jeden Fall sollte aber das Untersuchungsmaterial an den Kliniken archiviert werden, damit es für spätere Forschungsarbeiten erhalten und zugänglich bleibt. Letztlich sollte der Pathologe dem Chirurgen regelmäßig die histologischen Präparate demonstrieren, denn mikroskopische Präparate sind die besten Lehrmeister der Chirurgen.

Literatur

[1] Ackermann, L. V.: The indications for and limitations of frozen section diagnosis. Brit. J. Surg. 46 (1959) 336–350
[2] Barney, P. L.: Histopathologic problems and frozen section diagnosis in diseases of the larynx. Otolaryngol. Clin. N. Amer. 3 (1970) 493–515
[3] Bauer, W. C.: The use of frozen sections in otolaryngology. Trans. Amer. Acad. Ophthal. Otolaryngol. 78 (1974) 88–97
[3a] Bichler, E., G. Mikuz, N. Zingerle: A comment on laryngeal cytology. Arch. Otorhinolaryng. 241 (1985) 209–211
[4] Browning, G. G., A. Busuttil, A. McLay: An improved method of reporting on laryngectomy specimens. J. Path. Bact. 119 (1976) 101–103
[5] Byers, R. M., K. I. Bland, B. Borlase, M. Luna: The prognostic and therapeutic value of frozen section determinations in the surgical treatment of squamous carcinoma of the head and neck. Amer. J. Surg. 136 (1978) 525–528
[6] Carbone, A., C. Micheau, J. M. Caillaud, J. Bosq, C. Vandenbrouck: Superficial extending carcinoma of the hypopharynx: report of 26 cases of an underestimated carcinoma. Laryngoscope (St. Louis) 93 (1983) 1600–1606
[7] Davidson, T. M., A. M. Nahum, P. Haghighi, R. Astarita, S. L. Saltzstein, S. Seagren: The biology of head and neck cancer. Detection and control by parallel histologic sections. Arch. Otolaryng. 110 (1984) 193–196
[8] Davis, G. L., D. G. Sessions: Silverman needle biopsy in the diagnosis of head and neck lesions. Laryngoscope (St. Louis) 77 (1967) 376–385
[9] Ekem, J. K.: Improved histological technique for the study of laryngeal carcinoma. Canad. J. Med. Technol. 34 (1972) 228–234
[10] Engzell, U., P. A. Jakobson, A. Sigurdson, J. Zajicek: Aspiration biopsy of metastatic carcinoma in lymph nodes of the neck. Arch. Otolaryng. 72 (1971) 138–147
[11] Feldman, Ph. S., M. J. Kaplan, M. E. Johns, R. W. Cantrell: Fine needle aspiration in squamous cell carcinoma of the head and neck. Arch. Otolaryng. 109 (1983) 735–742

12 Frable, W. J., M. A. Frable: Cytologic diagnosis of carcinoma of the larynx by direct smear. Acta cytol. (Balt.) 12 (1968) 318–324
13 Franz, B.: Unsere bisherigen Erfahrungen über den Stellenwert der Kehlkopfzytologie. Arch. Oto-Rhinolaryngol. 219 (1978) 378–379
14 Franz, B., O. G. Neumann: Verbesserte Differenzierungsmöglichkeiten verdächtiger chronischer Stimmlippenveränderungen durch kurzzeitig hochdosierte Antibiotikatherapie und vergleichende Zytologie. Laryngol. Rhinol. Otol. (Stuttg.) 56 (1977) 432–436
15 Franz, B., M. Wetzel: Zytologie des frühinvasiven Larynxkarzinoms. Laryngol. Rhinol. Otol. (Stuttg.) 59 (1980) 401–405
16 Frühwald, H.: Zum Wert der Larynxzytologie als Screening-Untersuchung. Laryngol. Rhinol. Otol. (Stuttg.) 58 (1979) 698–699
17 Goldman, J. L., B. S. Bloom, F. G. Zak, W. H. Friedman, M. J. Gunsberg, S. M. Silverstone: Serial microscopic studies of radical neck dissections. Studies in a combined radiation and surgery program for advanced cancer of the larynx. Arch. Otolaryng. 89 (1969) 620–628
18 Holinger, L. D., A. W. Miller: A specimen mounts for small laryngeal biopsies. Laryngoscope (St. Louis) 92 (1982) 524–526
18a Hommerich, Ch. P., O. Bull: Eine Schnellentkalkungsmethode zur Herstellung von Kehlkopfserienschnitten. Laryngol. Rhinol. Otol. 64 (1985) 311–313
19 Kleinsasser, O.: Wachstumsformen der Kehlkopfeingangscarcinome und Indikation zur Teilresektion. Wiss. Z. Karl-Marx-Univ. 16 (1967) 723–725
20 Kleinsasser, O.: Diagnostik der malignen Larynx- und Hypopharynxtumoren. In Berendes, J., R. Link, F. Zöllner: Hals-Nasen-Ohrenheilkunde in Praxis und Klinik, Bd. IV/2. Thieme, Stuttgart 1983
21 Kleinsasser, O., H. Glanz: Microcarcinoma and microinvasive carcinoma of the vocal cords. Clin. Oncol. 1 (1982) 479–487
22 Kleinsasser, O., H. Glanz: Histologisch kontrollierte Tumorchirurgie. HNO (Berlin) 32 (1984) 234–236
24 Lineham, J. J., D. H. Melcher, P. V. Wadsworth: Laryngeal cytology. Acta cytol. (Balt.) 23 (1979) 517
25 Lindgren, J., J. Olofsson, H. B. Hellquist, J. Strandh: Exfoliative cytology in laryngology: Comparison of cytologic and histologic diagnoses in 350 microlaryngoscopic examinations – a prospective study. Cancer 47 (1981) 1336–1343
26 McDonald, T. J., L. H. Weiland, L. W. Desanto: A method for processing and sectioning whole laryngeal specimens. J. Laryngol. 91 (1977) 379–382
27 McKelvie, P.: Metastatic routes in the neck. In Alberti, W. P., D. P. Bryce: Workshops from the Centennial Conference on Laryngeal Cancer. Appleton-Century-Crofts, New York 1976
28 Meyer-Breiting, E., S. E. Meyer: Zur Herstellung von Kehlkopfgroßserienschnitten. Beitr. path. Anat. 160 (1977) 407–410
29 Meyer-Breiting, E., D. Weith: A whole-organ serial-sectioning technique for histologic examination of laryngeal specimens. Arch. Otorhinolaryng. 237 (1982) 7–15
30 Michaels, L.: Laboratory diagnosis of laryngeal disease. Laryngoscope (St. Louis) 85 (1975) 1689–1697
31 Michaels, L.: Pitfalls in the histological diagnosis of premalignant lesions and carcinoma in situ of the larynx. Excerpta Med. Int. Congr. Ser. 582 (1982) 99–102
32 Michaels, L., R. T. Gregor: Examination of the larynx in the histopathology laboratory. J. clin. Path. 33 (1980) 705–710
33 Orlandi, H.: Contributo anatomoistologico allo studio delle micrometastasi linfatiche nei tumori maligni della laringe. Arch. ital. Otol. 72 (1962) 505–512
34 Schauer, A., I. Herrman, H. Finsterer: Zytologische Untersuchungen zur Erkennung präneoplastischer und neoplastischer Larynxveränderungen. Verh. dtsch. Ges. Path. 57 (1973) 370–373
35 Schmitz-Moormann, P., C. Thomas, C. Pohl, R. Stöhl: Pathoanatomical demonstration of lymphnode metastases in a surgical specimen. Path. Res. Pract. 174 (1982) 403
35a Serafini, I.: Histological examination of the excised specimen after supraglottic laryngectomy. In Wigand, M. E., W. Steiner, P. M. Stell: Functional Partial Laryngectomy: Conservation Surgery for Carcinoma of the Larynx. Springer, Berlin 1984 (pp. 214–218)
36 Shaw, H. J.: Early diagnosis of cancer in the head and neck. Brit. med. J. 1976/I, 379–383
37 Steiner, W., M. P. Jaumann, H. J. Pesch: Endoskopische Grobnadelbiopsie in Rachen und Kehlkopf. Arch. Oto-rhinolaryng. 219 (1978) 376–378
38 Thomsen, J., J. Olsen, K. A. Thomsen: Exfoliative cytology in the diagnosis of laryngeal malignancy. J. Laryng. 89 (1975) 281–287
39 Tucker, G. F.: A histological method for the study of the spread of carcinoma within the larynx. Laryngoscope (St. Louis) 71 (1961) 1572–1573
40 Wetzel, M., O. Franz, G. Neumann: Vergleichende Wertung verschiedener in der HNO-Praxis durchführbarer diagnostischer Methoden bei der laryngologischen Krebsfrüherkennung. Oto-Rhino-Laryngol. 219 (1978) 378–379

TNM-Klassifikation und Staging

Die Einteilung maligner Tumoren nach Stadien, schon vor Beginn der Behandlung, hat nach der Definition der Unio Internationalis Contra Cancrum (UICC) folgende Ziele:

– dem Kliniker bei der Behandlungsstrategie zu helfen,
– Hinweise auf die Prognose zu geben,
– zur Auswertung der Behandlungsergebnisse beizutragen,
– den Informationsaustausch zwischen Behandlungszentren zu erleichtern,
– zur kontinuierlichen Erforschung der menschlichen Krebserkrankungen beizutragen.

Es ist ein besonderes Verdienst von PIERRE DENOIX (1944), erstmals ein Klassifikationssystem für maligne Tumoren vorgeschlagen zu haben (5). Dieses System wurde von verschiedenen Autoren auf die meisten Tumoren der verschiedenen Organe des menschlichen Körpers ausgedehnt und mehrfach überarbeitet und revidiert.

Die prätherapeutische TNM-Klassifikation der Larynx- und Hypopharynxkarzinome (T = Tumor, N = Node, M = Metastasis) wurde 1985 durch eine ausführlich erläuterte posttherapeutische Klassifikation aufgrund histologischer Untersuchungen ergänzt (postoperative histopathologische Klassifikation = pTN) (17). Diese Einteilung ist zur Zeit noch gültig.

In jüngster Zeit (1985) wurde die TNM-Klassifikation der UICC (18) und des American Joint Committee für Cancer Staging and End-Result Reporting (AJC) (1) in Übereinstimmung gebracht, um eine weltweit gültige TNM-Klassifikation zu erstellen (19).

TNM-Klassifikation 1987:

I. Larynx (ICD 161) anatomische Regionen und Bezirke:

1. Supraglottis (ICD 161.1)
   Epilarynx (einschließlich Marginalzone)
   a) Suprahyoidale Epiglottis einschließlich der Spitze der Epiglottis
   b) Aryepiglottische Falte
   c) Arytänoid

Supraglottis (ohne Epilarynx)
a) Infrahyoidale Epiglottis
b) Taschenfalten
c) Morgagni-Ventrikel
2. Glottis (ICD 161.0)
a) Stimmlippen
b) Vordere Kommissur
c) Hintere Kommissur
3. Subglottis (ICD 161.2)

T – Primärtumor:

Supraglottis:

TX: Die Minimalerfordernisse zur Bestimmung des Primärtumors liegen nicht vor.
T0: Keine Evidenz für einen Primärtumor vorhanden.
Tis: Präinvasives Karzinom (Carcinoma in situ).
T1: Tumor beschränkt sich auf eine Unterregion (s. oben) mit normaler Beweglichkeit der Stimmlippe.
T2: Tumor greift auf benachbarte Unterregion oder auf die Glottis über, mit normaler Beweglichkeit der Stimmlippen.
T3: Tumor beschränkt sich auf den Larynx mit Fixation der Stimmlippen und/oder Beteiligung der Postkrikoidregion, der medialen Wand des Sinus piriformis oder des präepiglottischen Gewebes.
T4: Tumor überschreitet den Larynx durch den Schildknorpel oder dringt in den Oropharynx oder in die Halsweichteile ein.

Glottis:

TX: Die Minimalerfordernisse zur Bestimmung des Primärtumors liegen nicht vor.
T0: Keine Evidenz für einen Primärtumor vorhanden.
Tis: Präinvasives Karzinom (Carcinoma in situ).
T1: Tumor beschränkt sich auf eine oder beide Stimmlippen, kann auch die hintere oder vordere Kommissur ergreifen, Stimmlippen normal beweglich.
    T1a: Tumor ist auf eine Stimmlippe beschränkt.
    T1b: Tumor hat beide Stimmlippen befallen.
T2: Tumor dehnt sich auf die Supraglottis und/oder subglottische Region aus, und/oder mit normaler oder eingeschränkter Beweglichkeit der Stimmlippen.
T3: Tumor ist auf den Larynx beschränkt mit Stimmlippenfixation.
T4: Tumor überschreitet den Larynx durch den Schildknorpel oder dringt in den Oropharynx oder in die Weichteile des Halses vor.

Subglottis:

TX: Die Minimalerfordernisse zur Bestimmung des Primärtumors liegen nicht vor.
T0: Keine Evidenz für einen Primärtumor vorhanden.
T1: Tumor beschränkt sich auf die Subglottis.
T2: Tumor dehnt sich auf eine oder beide Stimmlippen bei normaler oder eingeschränkter Beweglichkeit aus.
T3: Tumor beschränkt sich auf den Larynx bei Stimmlippenfixation.
T4: Tumor überschreitet den Larynx durch den Schildknorpel oder dringt in den Oropharynx oder in die Weichteile des Halses vor.

II. Hypopharynx (ICD 148), anatomische Regionen und Unterbezirke:

1. Pharyngo-ösophageale Grenze (Postkrikoidregion, ICD 148.0). Erstreckt sich von der Höhe der Aryknorpel mit Verbindungsfalten bis zum Unterrand des Ringknorpels.
2. Sinus piriformis (ICD 148.1). Erstreckt sich von der pharyngoepiglottischen Falte bis zum oberen Ende des Ösophagus. Er wird lateral vom Schildknorpel, medial von der Oberfläche der aryepiglottischen Falte (ICD 148.2) sowie vom Ary- und Ringknorpel begrenzt.
3. Hinterwand des Hypopharynx (ICD 148.3). Erstreckt sich zwischen der Ebene des Bodens der Vallekula bis zu Ebene der Krikoarytänoidgelenke.

T-Primärtumor:

TX: Die Minimalerfordernisse zur Bestimmung des Primärtumor liegen nicht vor.
T0: Keine Evidenz für einen Primärtumor vorhanden.
Tis: Präinvasives Karzinom (Carcinoma in situ).
T1: Tumor ist auf einen Unterbezirk beschränkt (s. oben).
T2: Tumor zeigt Ausdehnung auf benachbarten Unterbezirk ohne Fixation des Hemilarynx (s. oben).
T3: Tumor dehnt sich auf benachbarte Unterbezirke aus mit Fixation des Hemilarynx.
T4: Tumor zeigt Ausdehnung auf benachbarte Strukturen, z. B. Knorpel oder Weichteile des Halses.

N-Regionäre Lymphknoten (gleich für Larynx und Hypopharynxkarzinome):

NX: Minimalerfordernisse zur Beurteilung der regionären Lymphknoten sind nicht gegeben.
N0: Kein Hinweis auf regionäre Lymphknotenmetastasen vorhanden.
N1: Hinweise vorhanden auf Metastase in einem einzelnen ipsilateralen Lymphknoten von weniger als 3 cm größtem Durchmesser.
N2: Hinweise vorhanden auf Metastase in einem einzelnen ipsilateralen Lymphknoten

von mehr als 3, aber nicht mehr als 6 cm im größten Durchmesser *oder* multiple ipsilaterale Lymphknotenmetastasen, keine größer als 6 cm im größten Durchmesser, *oder* bilaterale *oder* kontralaterale Lymphknotenmetastasen, keine mehr als 6 cm im größten Durchmesser.

- N 2a: Einzelne, ipsilaterale Lymphknotenmetastase von mehr als 3, aber nicht mehr als 6 cm im größten Durchmesser vorhanden.
- N 2b: Multiple ipsilaterale Lymphknotenmetastasen vorhanden, keine mehr als 6 cm im größten Durchmesser.
- N 2c: Bilaterale oder kontralaterale Lymphknotenmetastasen vorhanden, keine mehr als 6 cm im größten Durchmesser.

N 3 Hinweis auf Metastasen von mehr als 6 cm im größten Durchmesser vorhanden.

M-Fernmetastasen:

M X Die Minimalerfordernisse zur Feststellung von Fernmetastasen liegen nicht vor.
M 0 Keine Evidenz für Fernmetastasen vorhanden.
M 1 Fernmetastasen vorhanden.

Aus der Kombination der einzelnen TNM-Kategorien wird das eigentliche „Stadium des Tumors" ermittelt (Staging). Für Larynx- und Hypopharynxkarzinome gilt die gleiche Stadieneinteilung.

Stadieneinteilung:

Stadium I:	T1	N0	M0
Stadium II:	T2	N0	M0
Stadium III:	T3	N0	M0
	T1, T2, T3	N1	M0
Stadium IV:	T4	N0, N1	M0
	Jedes T	N2, N3	M0
	Jedes T	Jedes N	M1

Für die Klassifikation und Stadieneinteilung sind von verschiedenen Autoren weitere Varianten angegeben, die sich besonders auf computertomographische Untersuchungen der Tumorausdehnung stützen (2, 6, 12).

Das TNM-System für die Larynx- und Hypopharynxkarzinome ist zu Recht bereits verschiedentlich kritisiert worden und ist nach meiner Meinung auch in seiner neuesten Variante mit so großen Fehlern behaftet, daß es schlicht als unbrauchbar zu bezeichnen ist.

Besonders postoperative histologische Kontrollen von Operationspräparaten zeigten, daß trotz sorgfältigster präoperativer Untersuchung bei größeren Karzinomen 50 bis 60% der Tumoren falsch klassifiziert worden waren (7a, 11, 13, 16). Die heute publizierten Statistiken, die mit Hilfe des TNM-Systems aufgestellt worden sind, haben somit zwangsläufig schon bei den Ausgangsdaten eine enorm hohe Fehlerquote. Ein Vergleich der Ergebnisse verschiedener Behandlungszentren ist demnach nicht viel mehr als ein Vergleich falsch klassifizierter Fälle. Das zur Zeit (1987) vorliegende TNM-Klassifikationssystem ist demnach in vieler Hinsicht einer Überarbeitung und Korrektur dringend bedürftig (4, 8, 9, 13). Die Hauptfehler des Systems liegen darin, daß die anatomischen Regionen nie genau definiert worden sind und man darauf verzichtet hat, die Tumorgrößen in Millimeter und Zentimeter anzugeben wie in anderen Organen. Auf diese Weise kann z. B. ein T-1-Tumor der Epiglottis durchaus einen Durchmesser von 5 cm aufweisen, während ein T-1-Tumor einer Stimmlippe maximal 20 mm groß sein darf, um noch in diese Kategorie zu fallen. Auch die Begriffe „eingeschränkte Beweglichkeit" und „Fixation einer Stimmlippe", „der Supraglottis" oder „Fixation des Hemilarynx" sind so unscharf, daß sie nicht zur Verbesserung der Klassifikation beitragen können. Ein Bezirk ist überhaupt nicht von den Regionen erfaßt, nämlich der untere Abschnitt der Hypopharynxhinterwand. Die Hypopharynxhinterwand reicht nach TNM kaudal nur bis zur Höhe der Arygelenke, während die Postkrikoidregion bis zum Unterrand des Ringknorpels reicht. Tumoren der Hypopharynxhinterwand in der Höhe des Larynx werden damit praktisch nicht erfaßt.

Das Sinus-piriformis-Karzinom erstreckt sich „bis zum oberen Ende des Ösophagus", dieses „obere Ende" ist aber nicht definiert.

Dem Verfasser scheint es überflüssig, eine eigene Region Subglottis zu führen. Wie an anderer Stelle erläutert (13), besteht der Pharynx aus zwei Sphinktersystemen, einem glottischen Sphinkter, der dem oberen Abschluß der Lungenanlage und der Phonation dient, und dem supraglottischen Sphinkter, der die Pharynxanlage nach unten gegenüber der Lungenanlage abschließt. Beide Sphinkter stammen aus verschiedenen Viszeralbögen und haben jeder ein eigenes System von Gefäßen, Nerven und Lymphbahnen. Dem Verfasser ist bisher noch kein Fall eines durch Schnittserien histologisch gesicherten, im Flimmerepithel der subglottischen Region primär entstandenen Karzinoms bekannt. Residualkarzinome bzw. Rezidive nach erfolgloser Bestrahlung (3) sind kein Beweis für primär subglottische Krebse. Das besondere biologische Verhalten und die paratracheale Metastasierung von sich nach subglottisch ausdehnenden Tumoren wird S. 91 dargestellt. Auch die meisten sogenannten Ventrikelkarzinome (s. S. 92) sind ursprünglich in der glottischen Region entstanden.

Die Änderungsvorschläge in Hinblick auf die regionäre Begrenzung von Glottis und Supraglottis sind in Tab. 3 und 4 zusammengefaßt.

Bezüglich der T-Kategorien der Larynxkarzinome ist der Verfasser der Meinung, daß man sie nach größter Oberflächenausdehnung und nach Gruppen prognostisch sich annähernd gleichartig verhaltender Fälle bzw. von Fällen mit etwa gleichen Behandlungsresultaten einteilen sollte.

Ein T-1-Tumor der Stimmlippen sollte keinen größeren maximalen Durchmesser an der Oberfläche als 15 Millimeter aufweisen. Er soll nicht tiefer infiltrieren, also die Bewegung der Stimmlippen nicht beeinträchtigen, und sollte nur eine Stimmlippe befallen haben. Die Länge einer Stimmlippe von der vorderen Kommissur bis zur Spitze des Processus vocalis beträgt durchschnittlich 15 bis maximal 20 mm, wobei 20 mm einem sehr großen Männerkehlkopf entspricht. Man hat zur Abschätzung der Tumorausdehnung bei der Laryngoskopie also einen recht brauchbaren Maßstab „vor Ort". In die Kategorie T 1 sind nach den Vorstellungen des Verfassers damit alle kleinen Karzinome, Mikrokarzinome und mikroinvasiven Karzinome einer Stimmlippe zusammengefaßt, bei denen mittels Chirurgie oder Bestrahlung Dauerheilungsziffern von etwa 90 bis 95% erzielt werden.

In die Kategorie T 1b wurden bisher Stimmlippenkarzinome eingeordnet, die sich ohne Beeinträchtigung der Beweglichkeit dieser Stimmlippe über die vordere Kommissur hinweg über beide Stimmlippen ausdehnen. Bei dieser Kategorie wurden meist nur 75 bis 80% Dauerheilungen mittels Bestrahlung erzielt (vgl. S. 265). Etwa gleiche Bestrahlungsergebnisse werden aber auch bei einem Teil der von der UICC als T2 zu klassifizierenden Tumoren erreicht, nämlich bei jenen, die sich bei normaler Beweglichkeit der Stimmlippen schon auf die Supraglottis oder die subglottische Region ausgedehnt haben. Dies sind „superficial spreading carcinomas" oder Tapetenkarzinome, die sich über größere Epithelflächen ausdehnen, ohne vorerst weiter in die Tiefe einzudringen. Es scheint zweckmäßig, die bisherige Kategorie T 1b und diesen Teil der Tumoren der Kategorie T 2 in einer neuen Kategorie T 2 mit etwa gleicher Prognoserelevanz zusammenzufassen. Diese neue Kategorie T 2 umfaßt alle Karzinome, die nicht zur Einschränkung der Stimmlippenbeweglichkeit geführt haben, sich aber nach dorsal über die Spitze des Processus vocalis

Tabelle 3 Änderungsvorschlag zur regionären Klassifikation und T-Klassifiaktion der Stimmlippenkarzinome.

Glottis: Vom Unterrand des Ringknorpels über die Stimmlippen und die laterale Wand bis zum Fundus des Morgagnischen Ventrikels einschließlich der ventralen Abschnitte der Aryknorpel und bis zum Rand der Plica interarytaenoidea.

Tis	Carcinoma in situ bis 15 mm größter Oberflächenausdehnung, auf eine Stimmlippe beschränkt.
Tis 2	Carcinoma in situ mit mehr als 15 mm größter Oberflächenausdehnung und/oder bilateraler Ausdehnung.
T 1	Tumor mit größter Oberflächenausdehnung bis 15 mm, beschränkt auf eine Stimmlippe mit normaler Beweglichkeit.
T 2	Tumor mit größter Oberflächenausdehnung von 15 bis 30 mm und/oder Tumor überschreitet vordere Kommissur oder Processus vocalis nach dorsal; normale Beweglichkeit der Stimmlippen aber erhalten.
T 3	Einseitig verminderte oder aufgehobene Stimmlippenbeweglichkeit und/oder Tumorausdehnung mehr als 30 mm.
T 4	Tumor mit bilateraler Verminderung oder Aufhebung der Stimmlippenbeweglichkeit; Tumor, der das Larynxskelett penetriert; Tumor, der mehr als 10 mm auf die Supraglottis übergreift; Tumor, der in den Hypopharynx eindringt oder auf die Trachea übergreift.

Tabelle 4 Änderungsvorschlag zur regionären Klassifikation und T-Klassifikation der supraglottischen Karzinome

Supraglottis: Taschenfalten einschließlich medialer Wand des Sinus Morgagni bis zum vorderen Abhang der Aryknorpel, Epiglottis, aryepiglottischen Falten bis zur Spitze der Aryhöcker und freier Kehlkopfrand bis 10 mm auf dem Abhang gegen den Hypopharynx und den Oropharynx.

Tis 1	Carcinoma in situ bis 15 mm größter Oberflächenausdehnung.
Tis 2	Carcinoma in situ mit mehr als 15 mm größter Oberflächenausdehnung.
T 1	Tumor bis 15 mm größter Oberflächenausdehnung ohne erkennbare tiefe Infiltration.
T 2	Tumor von 15 bis 30 mm größter Oberflächenausdehnung ohne erkennbare tiefe Infiltration.
T 3	Tumor auf die supraglottischen Strukturen beschränkt mit mehr als 30 mm größter Oberflächenausdehnung und/oder erkennbar Infiltration (tiefe Exulzeration, Fixation der Epiglottis).
T 4	Tumor greift auf den Hypopharynx und/oder die Zungenwurzel über und/oder durchbricht die Membrana hyothyreoidea und/oder Tumor greift auf den glottischen Sphinkter über.

in die Pars cartilaginea der Glottis ausdehnen und/ oder die vordere Kommissur überschreiten und/ oder in kraniokaudaler Richtung eine Ausdehnung von mehr als 15 bis maximal 30 mm gewonnen haben.

Der Kategorie T2 der UICC gehören zur Zeit auch Karzinome an, die die Beweglichkeit der Stimmlippen beschränken, also tiefer infiltrieren. Mittels Bestrahlung werden bei diesen Tumoren nicht mehr als etwa 50% Heilungen erzielt (vgl. S. 265 [10, 15]).

Diese Resultate entsprechen etwa denen, die mittels Bestrahlung bei Karzinomen erzielt werden, die bereits zur vollständigen Fixation einer Stimmlippe geführt haben, also der Kategorie T3 zugezählt werden. Die histologischen Untersuchungen zeigen, daß das Ausmaß der Bewegungseinschränkung nur wenig über das Ausmaß der Infiltration des Tumors aussagt. Selbst bei Karzinomen, die die Stimmlippenmuskulatur weithin durchsetzt haben oder sich weit nach subglottisch, ja sogar extralaryngeal ausgedehnt haben, kann die Stimmlippe immer noch etwas beweglich sein.

Es wäre daher zweckmäßiger, wenn man alle Tumoren, bei denen klinisch festzustellen ist, daß die Stimmlippe nicht mehr frei schwingt, zur Kategorie T3 zählt, ebenso wie jene Tumoren, die mehr als 30 mm größter Oberflächenausdehnung aufweisen.

Die Kategorie T4 wurde bisher diagnostiziert, wenn der Tumor „den Larynx überschreitet". Das kann man präoperativ nur tomographisch feststellen, palpatorisch nur bei übergroßen Tumoren. Bisher wurde damit auch nur die laterale Ausdehnung des Tumors durch den Schildknorpel berücksichtigt, nicht aber die ebenso wichtige vertikale Expansion. Zur Kategorie T4 der Stimmlippenregion sollte man aber auch Tumoren zählen, die zu einer Bewegungseinschränkung *beider* Stimmlippen geführt haben, ebenso wie jene Tumoren, die mehr als 10 mm auf die supraglottische Region übergreifen (sogenannte transglottische Karzinome) oder Karzinome, die sich subglottisch bis in die Trachea ausdehnen oder aber in den Hypopharynx vorgedrungen sind. Diese Tumoren haben in aller Regel eine maximale Ausdehnung von mehr als 30 mm.

Da es in der Tis-Kategorie Tumoren gibt, deren größte Ausdehnung mehr als 15 mm beträgt (bilaterale Carcinomata in situ), wäre es logisch, die Kategorie in Tis 1 und Tis 2 zu unterteilen. (Das Carcinoma in situ der Stimmlippen kann man sicher nur nach vollständiger Exzision diagnostizieren und nur histologisch vom mikroinvasiven Karzinom unterscheiden [14].)

Tabelle 5 Änderungsvorschlag zur pT- und pN-Klassifikation der Larynxkarzinome (nach *H. Glanz*, Universitäts-HNO-Klinik, Marburg).

pT-Klassifikation der Larynxkarzinome:

pTis 1 Carcinoma in situ mit maximaler Ausdehnung bis zu 15 mm.

pTis 2 Carcinoma in situ mit Ausdehnung von mehr als 15 mm. In diese Gruppe fallen vor allem bilaterale Carcinomata in situ. (Eine Untergruppierung in einseitige und beiderseitige Tumoren entfällt.)

pT 1 Maximale Oberflächenausdehnung bis zu 15 mm, vertikale Ausdehnung bis zu 5 mm. Der Tumor infiltriert in die Submukosa, infiltriert aber nicht in die Muskulatur. Die Schleimdrüsen im Bereich des Petiolus und der Taschenfalte können befallen sein.

pT 2 Oberflächenausdehnung des Tumors von mehr als 15 bis maximal 30 mm. Vertikale Ausdehung bis zu 8 mm. Oberflächliche Muskelschichten können infiltriert sein. In diese Gruppe fallen bilaterale Stimmlippenkarzinome und großflächige Kanzerisierungen ohne tiefere Infiltration.

pT 3 Maximale Oberflächenausdehnung des Tumors bis 30 mm. Vertikale Ausdehnung des Tumors bis 15 mm. Im Stimmlippenbereich in der Regel tiefe Infiltration der Stimmlippenmuskulatur. Ausdehnung in die subglottische und supraglottische Region. Im supraglottischen Bereich Tumoreinbruch in den präepiglottischen Raum, in die aryepiglottische Falte oder den paraglottischen Raum. In diese Gruppe gehören auch Karzinome, deren maximale Ausdehnung geringer als 30 mm sein kann, die aber mehr als 10 mm tief infiltrieren.

pT 4 Oberflächliche Tumorausdehnung mehr als 30 mm, vertikale Tumorausdehnung (Eindringtiefe) mehr als 15 mm. Infiltration des Larynxskelettes, Überschreitung der Kehlkopfgrenze in Richtung Trachea oder Oro- bzw. Hypopharynx.

pN 0 In keiner Lymphpknotengruppe des Halses histologisch nachweisbare Metastasen.

pN 1 Bis zu zwei ipsilaterale Metastasen in der oberen und mittleren Halslymphknotengruppe. Keine Kapseldurchbrüche und/oder Gefäßeinbrüche.

pN 2 Mehr als zwei ipsilaterale oder bilaterale Metastasen mit größtem Durchmesser von mehr als 15 mm in der oberen und mittleren Lymphknotengruppe des Halses. Keine Kapseldurchbrüche und Gefäßeinbrüche.

pN 3 Multiple ipsilaterale oder bilaterale Metastasen mit einem Durchmesser von mehr als 15 mm in der oberen und mittleren Gruppe *mit* Kapseldurchbrüchen und Gefäßeinbrüchen.
oder
multiple ipsi- oder bilaterale Metastasen in der unteren und paratrachealen Lymphknotengruppe mit und ohne Kapseldurchbrüche und Gefäßeinbrüche.

Der in Tab. 3 dargelegte Änderungsvorschlag ermöglicht es, auch ältere nach TNM klassifizierte Fälle umzuklassifizieren und sie der Statistik zu erhalten.

Auch die supraglottischen Karzinome kann man nach Ausdehnung sowie den Zeichen der erkennbaren Tiefeninfiltration, wie in Tab. 4 dargelegt, unterteilen.

Die regionäre Unterteilung der Supraglottis in eine supra- und eine infrahyoidale Region scheint dem Verfasser wenig zweckmäßig, da bei jedem Menschen das Zungenbein in Relation zur Epiglottis unterschiedlich hoch steht und damit die Regionen bei gleicher Flächenausdehnung der Epiglottis ganz unterschiedlich groß sein können. Es gibt Karzinome an der Spitze der Epiglottis, die, wie das Röntgenbild zeigt, die Ebene des Zungenbeines nicht erreichen.

Die von GLANZ ausgearbeitete pT-Klassifikation entspricht weitgehend den Vorschlägen des Verfassers zur präoperativen T-Klassifikation und damit auch der Forderung, daß die prätherapeutische mit der posttherapeutischen Klassifikation möglichst weit übereinstimmen soll (17, vgl. Tab. 5).

Die Arbeiten zur Verbesserung der T- und pT-Klassifikation der Hypopharynxkarzinome sind derzeit noch in Gang.

Die N-Klassifikation der UICC ist zwischenzeitlich aufgegeben worden und durch die ursprüngliche Klassifikation des AJC ersetzt worden. Über die Brauchbarkeit der N-Klassifikation müssen noch Validitätsstudien durchgeführt werden, die zur Zeit noch nicht abgeschlossen sind.

Ein Vorschlag zur pN-Klassifikation ist in Tab. 5 enthalten.

Es wird zwar immer schwierig sein, die Individualität eines Tumors in einem System von Buchstaben und Ziffern zum Ausdruck zu bringen, das einfach und sicher anwendbar und verständlich sein soll, um auf diese Weise Gruppen möglichst gleichartiger Fälle zusammenzufassen. Auf dem Gebiet der Klassifizierung und Typisierung der Kehlkopf- und Hypopharynxkarzinome sind aber sicherlich noch eine Reihe von Fortschritten zu erzielen.

Literatur

[1] American Joint Committee on Cancer. Manual for Staging of Cancer, 2nd ed. Lippincott, Philadelphia 1983 (pp. 25–59)
[2] Archer, C. R., V. L. Yeager, D. R. Herbold: Improved diagnostic accuracy in laryngeal cancer using a new classification based on computed tomography. Cancer 53 (1984) 44–57
[3] Berger, G., A. R. Harwood, D. P. Bryce, P. van Nostrand: Primary subglottic carcinoma masquerading clinically as T 1 glottic carcinoma – a report of nine cases. J. Otolaryng. 14 (1985) 1–6
[4] Chandler, J. R., O. M. Guillamondegue, G. A. Sisson, E. W. Strong, H. W. Baker: Clinical staging of cancer of the head and neck: A new „new" system. Amer. J. Surg. 132 (1976) 525–528
[5] Denoix, P. F.: Sur l'organisation d'une statistique permanente du cancer. Bull. Int. Nat. Hyg. (Paris) 1 (1944) 67–74
[6] Feinstein, A. R., C. R. Schimpff, J. F. Andrews, C. K. Wells: Cancer of the larynx: A new staging system and a reappraisal of prognosis and treatment. J. chron. Dis 30 (1977) 277–305
[7] Glanz, H.: Growth, p-classification and grading of vocal cord carcinomas. Advanc. Otorhinolaryngol. 32 (1984) 1–123
[8] Glanz, H.: pT-Klassifikation der Larynxkarzinome. In P. Hermanek ed. Bedeutung des TNM-Systems für die klinische Onkologie, W. Zuckschwerdt, München 1986 pp: 156–159
[9] Harrison, D. F.: Intrinsic weakness of the TNM system for classification of laryngeal cancers. ORL J. Otorhinolaryngol. relat. Spec. 41 (1979) 241–251
[10] Harwood, A. R., G. Deboer: Prognostic factors in T 2 glottic cancer. Cancer. 45 (1980) 991–995
[11] Hommerich, K. W.: The TNM-classification with regard to surgical planning of partial resections of the larynx. In Wigand, M. E., W. Steiner, P. M. Stell: Functional Partial Laryngectomy: Conservation Surgery for Carcinoma of the Larynx. Springer, Berlin 1984, (pp. 82–85)
[12] Johns, M. E., E. Farrior, J. C. Boyd, R. W. Cantrell: Staging of supraglottic cancer. Arch. Otolaryngol. 108 (1982) 700–702
[13] Kleinsasser, O.: TNM-Klassifikation der Larynxkarzinome. Kritik der zur Zeit gültigen Klassifikation und Vorschläge zur Neugestaltung. In: Hermanek, P.: Bedeutung des TNM-Systems für die klinische Onkologie. Zuckschwerdt, München 1985
[14] Kleinsasser, O., H. Glanz: Microcarcinoma and microinvasive carcinoma of the vocal cords. Clin. Oncol. 1 (1982) 479–487
[15] Olofsson, J., I. J. Lord, A. W. P. van Nostrand: Vocal cord fixation in laryngeal carcinoma. Acta oto-laryng. (Stockh.) 75 (1973) 496–510
[16] Pilisbury, H. R., J. A. Kirchner: Clinical versus histopathologic staging in laryngeal cancer. Arch. Oto-laryng. 105 (1979) 157–159
[17] Spiessl, B., S. Hermanek, O. Scheibe, G. Wagner: TNM-Atlas, Illustrierter Leitfaden zur TNM/p TNM-Klassifikation maligner Tumoren. Springer, Heidelberg 1985
[18] UICC TNM Klassifikation der malignen Tumoren, 3. Aufl. Springer, Berlin 1979
[19] UICC TNM Klassifikation . . . 4. Auflage 1986 im Druck

Morphologie und Verhalten („grading")

Das mikroskopische Aussehen eines Tumors kann Hinweise auf den „Grad" seiner Bösartigkeit geben. Einen ersten systematischen Versuch, den Malignitätsgrad von Plattenepithelkarzinomen zu ermitteln, unternahm 1920 BRODERS (4). BRODERS unterschied 4 Malignitätsgrade: Grad I: mehr als 75% der Zellen gut differenziert, Grad II: 50 bis 75% der Zellen deutlich differenziert, Grad III: 25 bis 50% der Zellen deutlich differenziert, Grad IV: weniger als 25% der Zellen deutlich differenziert. Die Stimmlippenkarzinome entfallen zu etwa 80% auf den Grad II von Broders. Viele Pathologen folgen nur einem allgemeinen Eindruck von der Differenzierung eines Tumors, statt mühsam die Zellen auszuzählen (32). Der Wert des Gradings wurde auch in Frage gestellt, weil weitgehend willkürlich entschieden würde, ob eine Tumorzelle als differenziert oder undifferenziert zu klassifizieren sei. Gegen das Grading wurde auch eingewandt, daß viele Tumoren an einer Stelle weniger hoch differenziert sind als an anderen Stellen und das Grading somit davon abhänge, welche Stelle man eben zur Untersuchung erhält (32). Eine Reihe von Untersuchungen konnte allerdings doch beweisen, daß Kehlkopfkrebse geringen Differenzierungsgrades wesentlich schlechtere Überlebensaussichten bewirkten und früher metastasierten als hochdifferenzierte Krebse (6, 11, 26, 30, 36).

Auch der Versuch, die Zellteilungsgeschwindigkeit und damit die Wachstumsgeschwindigkeit der Larynxkarzinome zu bestimmen, kann helfen, die Aggressivität eines Tumors besser einzuschätzen. Verschiedene Untersuchungen zeigten, daß auch bei Kehlkopfkrebsen die DNA-Synthese allgemein erhöht ist, die Synthesedauer im Durchschnitt verkürzt ist und die Ermittlung des DNA-Gehaltes vielleicht einen objektiven Parameter des Malignitätsgrades darstellt (2a, 3, 5, 7, 9, 9a, 10, 13, 14, 17, 18, 19, 20, 21, 25, 27, 35).

Karzinomzellen dringen in das Bindegewebe vor, indem sie proteolytische Fermente absondern, die die Kollagenfasern fragmentieren. Am Rande von Kehlkopfkrebsen ist daher im Stroma eine erhöhte Aktivität von Kollagenasen und Aminopeptidasen sowie verschiedener anderer Enzyme festzustellen. Ob die kollagenolytische Aktivität der Tumorzellen in direkter Relation zur Aggressivität des Tumors steht, ist bisher allerdings umstritten (1, 12a, 22, 38, 39, 40). Metachromasierende, saure Mucopolysaccharide im Stroma am Tumorrand werden von manchen Autoren als Parameter der Malignität betrachtet, eine Auffassung, die von anderen allerdings bezweifelt wird (2, 8, 12, 29, 33, 34, 37). Das Antienzym α-1-Antitrypsin soll bei besonders malignen Tumoren stark vermehrt sein (34a).

Enzymhistochemische Untersuchungen zeigten, daß hohe Aktivitäten von Lactatdehydrogenase (LDH) und Glucose-6-Phosphatdehydrogenase (G-6-PDH) in Tumorzellen mit einer schlechten Prognose verknüpft waren. Stimmlippenkarzinome zeigen durchschnittlich geringere Enzymaktivitäten als supraglottische und Hypopharynxkarzinome. QUADE spricht von einem „histochemischen Grading" (35a, 35c). Einen Versuch, neben der Differenzierung der Tumorzellen auch eine Reihe anderer Kriterien für die Bestimmung des Malignitätsgrades (Struktur des Tumors, Differenzierung, Zellpolymorphie, Art der Invasion, Stadium der Invasion, Gefäßeinbrüche, plasmolymphozytäre Zellabwehr) für die Bestimmung des Malignitätsgrades von Kehlkopfkrebsen heranzuziehen, haben JAKOBSSON u. Mitarb. begonnen (23, 24, 25). An einer Serie strahlenbehandelter glottischer Karzinome zeigte JACOBSSON, daß der Malignitätsindex eine genauere Prognose erlaube als das TNM-Staging (23). Besonders wichtige Parameter seien das Ausmaß der Kernpolymorphie, Art der Invasion und der errechnete totale Malignitätswert. Diese Methode könnte einem Grading von Kehlkopfkrebsen den Weg ebnen, das wesentlich zuverlässiger und damit für die Prognosestellung wertvoller ist als die bisherigen Verfahren (6, 15, 28, 31). Dazu bedarf es künftig allerdings einer exakteren Bewertung der einzelnen Parameter, die noch keineswegs gleichwertig sind, und einer Reduktion der Zahl willkürlich zu treffender Entscheidungen (16).

LÖBE u. QUADE haben das Grading von Jakobsson vereinfacht zu einem 3 Malignitätsgrade umfassenden Schema, das aufgrund von 4 Differenzierungsgraden, Kernatypien, Mitosefrequenz und zellulären Stromareaktionen ermittelt wird. Karzinome der Kategorie G 3 wiesen – unabhängig von der Tumorgröße – eine frühzeitige Metastasierung und damit eine signifikant schlechtere Prognose auf (27a, 35b).

H. GLANZ hat an Schnittserien von Operationspräparaten nichtbestrahlter Stimmlippenkarzinome ein für die Praxis einfach anwendbares Gra-

Tabelle 6 Grading von Stimmlippenkarzinomen (Parameter und Graduierung) (nach *M. Glanz*)

Parameter	Graduierung	Punktzahl
I Differenzierung und Polymorphie	– ausgeprägte, deutliche Verhornung mit und ohne Polymorphie	1
	– mäßige Verhornung mit und ohne Polymorphie	2
	– geringe bis fehlende Verhornung mit und ohne Polymorphie	3
II Struktur und Tumorrand	– solid oder in dicken Strängen mit klaren Grenzen wachsend	1
	– in kleineren, teilweise unscharfen Strängen und Zellgruppen wachsend	2
	– Auflösung des Zellverbandes und diffuse Infiltration	3
III Gefäßeinbrüche und Nervenscheideninfiltration	– keine	0
	– möglich	1
	– sicher nachweisbar, multipel	2
IV Plasmalymphozytäre Infiltrate	– ausgeprägt	0
	– mäßig	1
	– gering bis fehlend	2
	maximale Punktzahl	10

ding ausgearbeitet (15). Dieses Schema enthält nur die statistisch sicher relevanten morphologischen Kriterien, die, um die Zahl subjektiver Fehleinschätzungen zu vermindern, nach nur drei Stufen graduiert wurden (Tab. 6).

Nach diesem Grading läßt sich ein maximaler Malignitätsindex (MI) von 10 für einen Tumor errechnen. Der Malignitätsindex steigt nicht parallel mit der Größe des Tumors (pT-Kategorie), sondern ist weitgehend von der Tumorgröße unabhängig. Es können z. B. große Karzinome einen noch geringen, kleine einen schon hohen Malignitätsindex aufweisen. Die Beobachtung des Verlaufes zeigte, daß die Mehrzahl der größeren Tumoren mit einem hohen Malignitätsindex, etwa ab 6, bereits metastasiert hatten und Patienten mit einem Malignitätsindex von 8 bis 10 an den Folgen des Tumors starben, gleich wie radikal sie primär behandelt worden waren. Dieses Verfahren wird an der Marburger Klinik seit einigen Jahren angewandt. Es hat sich als wenig zeitaufwendig und als verläßlich erwiesen und übertrifft in der Genauigkeit der Vorhersage das „Staging" nach den TNM-Kategorien und die Aussage über die Tumorgröße in der pT-Kategorie bei weitem.

Schließlich sollte bei allen diesen Versuchen einer Prognosestellung nie vergessen werden, daß neben morphologisch erfaßbaren Faktoren noch zahlreiche andere morphologisch nicht erkennbare den Verlauf einer Tumorkrankheit mitbestimmen.

Literatur

[1] Abramson, M., R. W. Schilling, C. C. Huang, R. G. Salome: Collagenase activity in epidermoid carcinoma of the oral cavity and larynx. Ann. Otol. (St. Louis) 84 (1975) 158–163
[2] Blitzer, A.: Mechanisms of spread of laryngeal carcinoma. Bull. N. Y. Acad. Med. 55 (1979) 813–821
[2a] Böcking, A., W. Auffermann, H. Vogel, G. Schlöndorff, R. Goebbels: Diagnosis and grading of malignancy in squamous epithelial lesions of the larynx with DNA cytophotometry. Cancer 56 (1985) 1600–1604
[3] Böhm, N., W. Sandritter: DNA in human tumors: A cytophotometric study. Curr. Top. Path. 60 (1975) 151–219
[4] Broders, A. C.: Squamous-cell epithelioma of the lip. A study of 537 cases. J. Amer. med. Ass. 74 (1920) 656
[5] Cattaneo, L.: Ricerche sulla durata della mitosi nelle cellule del carcinoma laringeo. Arch. Otol. 70 (1959) 719–725
[6] Chung, C. K., J. A. Stryker, A. B. Abt, D. E. Cunningham, M. Strauss, G. H. Connor: Histologic grading in the clinical evaluation of laryngeal carcinoma. Arch. Otolaryng. 106 (1980) 623–624
[7] Cinberg, J. Z., T. H. Charg, R. Bases, J. Molnar: The percentage of cells in DNA synthesis in epidermoid carcinomas of the head and neck. A preliminary report. Laryngoscope (St. Louis) 90 (1980) 920–923
[8] Cortesi, C., O. Fini Storchi: Sul valore prognostico della sostanza metacromatica negli stromi tumorali: Studio su 115 cancri della laringe. Boll. Mal. Orecch. 76 (1958) 217–238
[9] Élö, J.: Die Bedeutung der Zellproliferation und Histomorphologie bei der geplanten Behandlung der Kehlkopfkarzinome. Acta oto-laryng. (Stockh.) 89 (1980) 393–399
[10] Fabrikant, J. I., J. Cherry: The kinetics of cellular proliferation in normal and malignant tissues. 3. Cell proliferation in the larynx. Ann. Otol. (St. Louis) 78 (1969) 326–341
[11] Ferlito, A.: Histological classification of larynx and hypopharynx cancers and their clinical implications. Acta oto-laryng. (Stockh.), Suppl. 342, 1976
[12] Fini-Storchi, O.: Ulteriori ricerche sull'importanza della metacromasia stromale quale indice di malignità del cancro. Valsalva 40 (1964) 80–90
[13] Ganzer, U., J. Lindenberger, R. Nensa, A. Orsulakova: Autoradiographic investigations about the proliferation rate in different areas of human head and neck carcinomas. Arch. Otorhinolaryng. 226 (1980) 1–9
[14] Ganzer, U., S. Martin: The distribution of Feulgen stained nuclei in the periphery of human head and neck tumours – cytophotometric investigations. Arch. Otorhinolaryng. 220 (1978) 231–233
[15] Glanz, H.: Carcinoma of the larynx. Growth, p-classification and grading of squamous cell carcinoma of the vocal cords. Advanc. Oto-Rhino-Laryngol. 32 (1984) 1–123
[16] Graem, N., K. Helweg-Larsen, N. Keiding: Precision of histological grading of malignancy. Sources of variation in a histological scoring system for grading cancer of the larynx. Acta pathol. microbiol. scand. 88 (1980) 307–317
[17] Greisen, O.: Desoxyribonucleic acid content in the laryngeal mucosa with special reference to polypoid cell nuclei. Acta path. microbiol. scand. 83 (1975) 704–708
[18] Groentoft, O., H. Hellquist, J. Olofsson, G. Nordstroem: The DNA content and nuclear size in normal, dysplastic and carcinomatous laryngeal epithelium. A spectrophotometric study. Acta oto-laryng. (Stockh.) 86 (1978) 473–479
[19] Hellquist, H., J. Olofsson: Photometric evaluation of laryngeal epithelium exhibiting hyperplasia, keratosis and moderate dysplasia. Acta oto-laryngol. (Stockh.) 92 (1981) 157–165
[20] Hellquist, H., J. Olofsson, O. Groentoft: Carcinoma in situ and severe dysplasia of the vocal cords. A clinico pathological and photometric investigation. Acta oto-laryngol. (Stockh.) 92 (1981) 543–555
[21] Holm, L. E., P. Jakobsson, D. Killander, C. Silfversvärd, J. Wersäll: DNA and its synthesis in individual tumor cells from human upper respiratory tract squamous cell carcinomas Laryngoscope (St. Louis) 90 (1980) 1209–1224
[22] Imai, A.: Biochemical studies of alkaline phosphatase in laryngeal cancer tissue. J. Otolaryng. Jap. 75 (1972) 387–400
[23] Jakobsson, P. A.: Histologic grading of malignancy and prognosis in glottic carcinoma of the larynx. In Alberti, P. W., D. P. Bryce: Workshops from the Centennial Conference on Laryngeal Cancer. Appleton-Century-Crofts, New York 1976 (pp. 847–854
[24] Jakobsson, P. A., C. M. Eneroth, D. Killander, G. Moberger, B. Martensson: Histologic classifications and grading of malignancy in carcinoma of the larynx. Acta radiol. Ther. Phys. Biol. 12 (1973) 1–8
[25] Jakobsson, P. A., P. D. Killander, S. Silfversward, J. Wersäll: DNA contents of individual cells from squamous cell carcinomas of the larynx and tongue. Laryngoscope (St. Louis) 85 (1975) 1701–1706
[26] Kashima, H. K.: The characteristics of laryngeal cancer correlating with cervical lymph node metastasis (Analysis based on 40 total organ sections). In Alberti, P. W., D. P. Bryce: Workshops from the Centennial Conference on Laryngeal Cancer. Appleton-Century-Crofts, New York 1976 (pp. 855–864)
[27] Krug, H., W. Behrendt: Impulszytophotometrische Untersuchungen zum biologischen Verhalten von Larynxkarzinomen. Zbl. allg. Path. Anat. 121 (1977) 389–396
[27a] Löbe, L. P., R. Quade: Histopathologisches Grading von Karzinomen des HNO-Gebietes. Laryngol. Rhinol. Otol. 61 (1982) 171–173
[28] Lund, C., K. Jørgensen, M. Hjelm-Hansen, A. P. Andersen: Laryngeal carcinoma. III. Treatment results in relation to microscopic score. Acta radiol. Oncol. Radiat. Phys. Biol. 18 (1979) 497–508
[29] Malecki, J., J. Kubiczkowa: Metachromasia and prognosis of the cancer of the larynx. Otolaryngol. pol. 19 (1965) 441–444
[30] McGavran, M. H., W. C. Bauer, J. H. Ogura: The incidence of cervical lymph node metastases from epidermoid carcinoma of the larynx and their relationship to certain characteristic of the primary tumor. Cancer 14 (1961) 55–66
[31] Meyer-Breiting, E.: Histologisches Verhalten und Prognose fortgeschrittener Plattenepithelkarzinome des Kehlkopfes. Arch. Otorhinolaryng. 231 (1981) 746–750
[32] Michaels, L.: Differentiation of squamous carcinoma of the larynx as a determinant of prognosis. In Alberti, P. W., D. P. Bryce: Workshops from the Centennial Conference on Laryn-

geal Cancer. Appleton-Century-Crofts, New York 1976 (pp. 835–842)
33 Mira, E., Caratteristiche istochimiche dei mucopolisaccaridi nella sostanza fondamentale dello stroma degli epiteliomi laringei. Boll. Mal. Orecch. 84 (1966) 10–24
34 Motta, G., E. Rogliani, L. d'Angelo, A. Abbruzzese, G. dell. Pietra: Significato clinico della misura delle poliammine nei tumori della laringe. Ann. Laringol. Otol. Rinol. Faringol. 76 (1978) 499–510
35 Nitze, M. R.: Cytologische Untersuchungen an Tumoren mit unterschiedlichem Verhalten. Arch. klin. exp. Ohrenheilk. 193 (1969) 112–120
35a Quade, R.: Multifaktorielle Malignitätsanalyse: moderne Erkenntnisse der praktischen Diagnostik von Kopf-Hals-Tumoren. Laryngol. Rhinol. Otol. 63 (1984) 448–452
35b Quade, R., D. Katenkamp, L. P. Löbe: Histologische Malignitätsgraduierung – Verbesserung der praetherapeutischen Diagnostik bei Karzinomen im Pharynx und Larynx. HNO-Praxis (Lpz.) 9 (1984) 165–171
35c Quade, R., L. P. Löbe: Prognostische Wirksamkeit einer histologisch-zytochemischen Malignitätsgraduierung beim Plattenepithelkarzinom des Kopf-Hals-Bereiches. Acta histochem., Suppl. 30 (1984) 81–87
36 Sancho, H., G. Hauss, D. Saravane: Metastatic cervical adenopathies: Study of the histologic-clinical correlations and consequences on the prognosis. Tumori 63 (1977) 259–266
37 Simonetta, B.: Le stroma conjonctif des cancers du larynx dans le diagnostic de leur malignité histologique. Acta oto-rhino-laryng. belg. 12 (1958) 464–466
38 Spector, G. J.: The role of aminopeptidases in inflammatory and neoplastic tissues. Laryngoscope (St. Louis) 86 (1976) 1218–1240
39 Willighagen, R. G., P. Kluyskens, M. Thiery: Enzyme histochemistry of squamous cell carcinoma of the larynx. Acta otolaryng. (Stockh.) 78 (1974) 282–286
40 Wilmes, E., L. Schönberger, K. Hochstrasser: Untersuchungen zur Proteolyse von malignen Tumoren. Laryngol. Rhinol. Otol. 58 (1979) 861–864

Optische und schriftliche Dokumentation der Befunde

Die Dokumentation laryngologischer Befunde mittels Photographie hat eine nun schon fast 100 Jahre alte Vorgeschichte (7). Moderne teleskopische Optiken, Photooptiken, Belichtungs- und Blendenautomatiken, vor allem die verbesserten Möglichkeiten der Beleuchtung über Glasfaserlichtkabel und leistungsfähige Lichtquellen erlauben es heute fast routinemäßig, in fast allen Situationen befriedigende Photographien von Larynx- und Hypopharynxtumoren herzustellen. Die Entwicklung ist sicherlich noch nicht abgeschlossen, denn die Endoskopie mit Hilfe von Mikrochips steht (1986) vor der Tür.

Für die photographische Dokumentation ergeben sich heute grundsätzlich folgende Möglichkeiten (Abb. 81):

1. Photographie auf „indirektem" Wege über ein Teleskop mit einer Rechtwinkeloptik, z. B. mit Hilfe der bekannten Lupenlaryngoskope von Storz oder Wolf, zum Teil in Verbindung mit eingebauten Lichtleitern (18, 21). Diese Geräte erlauben heute eine routinemäßige Photographie des Larynx und Hypopharynx mit Hilfe einer entsprechenden Blitzlichtquelle schon in der Sprechstunde (vgl. Abb. 81).

2. Photographie über ein flexibles Glasfaserlaryngoskop, ebenfalls mit Hilfe von Blitzlichtquellen (14, 15, 20). Mit dieser Methode lassen sich auch schwierig zugängliche Kehlköpfe darstellen und vor allem funktionelle Studien durchführen, da das Ende des Laryngoskopes nicht über den Nasenrachen hinausragt und die Larynxfunktion nicht behindert wird. Die Qualität der auf diese Weise gewonnenen Bilder ist bereits wesentlich verbessert, erreicht allerdings noch nicht die Qualität der Bilder, die mit dem Lupenlaryngoskop gewonnen werden.

3. Photographie mit Teleskopen bei direkter Laryngoskopie (2, 12, 22). Bei diesem Verfahren wird ein Teleskop mit Geradeausblickrichtung (z. B. Modelle von Storz), evtl. ausgestattet mit zusätzlichen Lichtleitern, durch das Laryngoskop in den Larynx eingeführt. Mit Hilfe von Makrolinsen lassen sich auch Bilder mit Vergrößerung gewinnen. Die Beleuchtung erfolgt entweder distal über Glasfaserlichtleiter oder über ein Blitzgerät. Die Qualität der auf diese Weise erzielten Photographien ist in der Regel ausgezeichnet. Auch in Hinblick auf die Sicherheit der richtigen Belichtung ist das Verfahren einfach und verläßlich.

4. Photographie bei der Mikrolaryngoskopie. Die in diesem Buch verwendeten Bilder sind zum größten Teil auf die nachfolgend beschriebene Weise gewonnen worden. Der Verfasser zieht es vor, statt über die Glasfaserlichtträger des Laryngoskopes unter Verwendung von Blitzlicht direkt durch das Operationsmikroskop von Zeiss zu photographieren. Das Mikroskop ist mit einem Strahlenteiler, einem Photoadapter, einer automatischen Kamera mit integraler oder besser selektiver Punkt-Lichtmessung und einem Winder ausgestattet. Die monokulare Spiegelreflexkamera erlaubt eine exakte Einstellung des Bildausschnittes. Die Vergrößerung erfolgt mit dem handbetriebenen Zoomobjektiv des Mikroskops. Es ist darauf zu achten, daß bei den höheren Vergrößerungen wegen der geringen Schärfentiefe eine exakte Schärfeneinstellung erfolgt (8).

Die Fernsehtechnik hat heute weitgehend die Filmaufnahme verdrängt. Fernsehaufnahmen und -aufzeichnungen sind heute, besonders seit Einführung der handlichen, kleinen Einröhrenkamera mit hoher Leistungsstärke, die ohne Schwierigkeiten an ein Operationsmikroskop oder aber auch an ein Faserglaslaryngoskop oder ein Lupenlaryngoskop angeschlossen werden kann, außerordentlich erleichtert (9, 23).

Das Führen exakter Aufzeichnungen über die Krankheit eines Patienten hat auch den Zweck, eines Tages Statistiken über die Ergebnisse der

Plattenepithelkarzinome

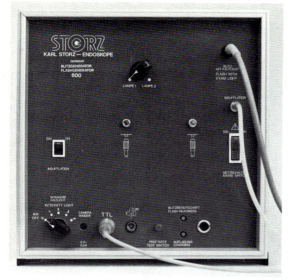

Abb. 81a¹

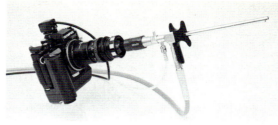

a³

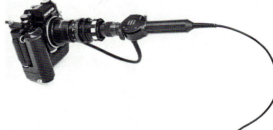

a⁴

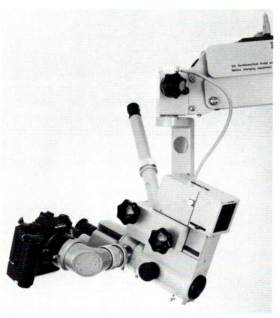

a²

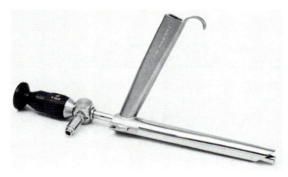

a⁵

Abb. 81 Ausrüstung zur Kehlkopfphotographie (K. Storz, Tuttlingen): Blitzlichtgenerator, Lupenlaryngoskop mit 90°-Optik, Kamera Olympus mit Spotmessung und Winder sowie Varioobjektiv zum Wechsel der Vergrößerung.
Photographie während der direkten Laryngoskopie mit 0°-Optik, die durch ein Laryngoskop geschoben wird und dort fixiert werden kann (81 a⁵).
Photographie über ein Faserglaslaryngoskop mit Kamera und Varioobjektiv (81 a⁴).
Photographie ohne Blitzgerät, direkt durch das ZEISS-Operationsmikroskop, an dem mittels eines Teilers eine Kamera mit Spotmessung und Automatik befestigt wird (81 a²). Die meisten der in diesem Buch wiedergegebenen Abbildungen sind auf diese Weise angefertigt worden.
1-Röhren-Videokamera (Endovision 533), befestigt am ZEISS-Operationsmikroskop zur Videoaufzeichnung (81 b⁴).

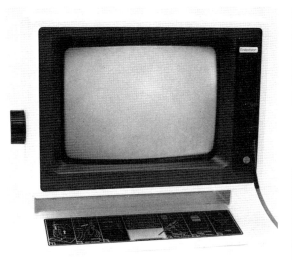

Abb. 81 b¹

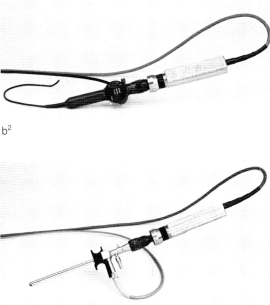

b²

b³

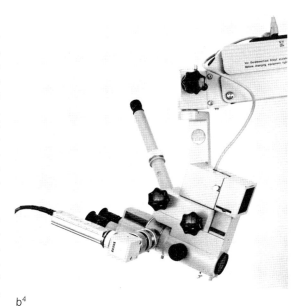

b⁴

Behandlung zu erstellen, diese Behandlungsergebnisse mit denen anderer zu vergleichen und Fehler und Fortschritte der Behandlungsmethoden zu ermitteln.

Die Grundlage jeder wissenschaftlichen Auswertung ist ein genau geführtes Krankenblatt. Dieses Krankenblatt sollte von einem Arzt geführt werden, der über die Eigenart der Krankheit, die es zu beschreiben gilt, informiert ist. Gegen diese banale Grundforderung wird in der Praxis wohl am meisten verstoßen, denn in vermutlich fast allen Kliniken ist es nur mit Einsatz eines aufwendigen, strengen und unermüdlichen Kontrollsystems möglich, wissenschaftlichen Anforderungen entsprechende Aufzeichnungen zu produzieren (13).

Eine retrospektive Auswertung von Krankenblättern für statistische Zwecke wird durch die Lückenhaftigkeit vieler Aufzeichnungen sehr erschwert. Strenge statistische Anforderungen erfüllen diese Aufzeichnungen fast nie. Darüber hinaus werden viele in Krankenblättern aufgezeichneten Angaben von verschiedenen Untersuchern unterschiedlich interpretiert (3, 10). Fast alle bis heute publizierten Statistiken über die Behandlungsergebnisse von Larynx- und Hypopharynxkarzinomen sind retrospektiver Natur und stützen sich auf oft viele Jahre alte Aufzeichnungen verschiedenster Ärzte unterschiedlicher fachlicher Qualifikation.

Um die Qualität der Aufzeichnungen zu verbessern und gleichzeitig menschliche Sprache maschinengerecht zu kodieren, sind verschiedene Datenbögen mit Grunddaten, Verlaufsdaten usw. für die Larynx- und Hypopharynxkarzinome entwickelt worden (1, 4, 5, 5a, 6, 11, 17, 19). Erstrebenswert wären international einheitliche Datenprogramme. Die meisten sind heute allerdings schon so umfangreich, daß eine korrekte Anwendung nur durch auch medizinisch qualifizierte Personen mit EDV-Kenntnissen, die sich streng an die Regeln halten und viel Geduld aufbringen, möglich ist. Wenn Dokumentationsfachleute zur Verfügung stehen, kommt es leider allzu leicht vor, daß der Arzt nur die Krankheit und der Dokumentationsassistent nur den Kode versteht

(16). Die Speicherung und Auswertung dieser Daten ist heute, nachdem immer mehr Kliniken Zugang zur elektronischen Datenverarbeitung haben bzw. diese mit Kleincomputern selbst durchführen, technisch wesentlich erleichtert.

Literatur

[1] Alth, G., G. Canigiani, R Fries, H. Neumann: Zur computergerechten Dokumentation der Tumoren des Viszerokraniums. Mschr. Ohrenheilk. 105 (1971) 463–472

[2] Benjamin, B.: Technique of laryngeal photography. Ann. Otol. Rhinol. Laryngol. 93 (1984) Suppl. 109

[3] Bleehen, N. M., D. M. Mackinnon, F. T. Harris, M. D. Buckley-Sharp: An analysis of error in the retrieval of patient case not data. J. Laryng. 84 (1970) 689–695

[4] Decrois, G., J. J. Piquet, A. Desulty: Un dossier de cancérologie pharyngo-laryngée et son exploitation par l'ordinateur. Ann. Oto-Laryngol. 89 (1972) 57–62

[5] Hasman, A., S. C. Chang, A. B. M. F. Karim: A data storage and retrieval system for clinical research in oncology. Brit J. Radiol. 52 (1979) 226–231

[5a] Huyen, P. L. M., P. van den Broek: The design and use of a simple database for head and neck cancer. Clin. Otolaryngol. 10 (1985) 157–162

[6] Karim, A. B., A. Hasman, S. C. Chang: Oncologic research and computerized data retrieval. Radiol. Clin. 47 (1978) 370–379

[7] Kleinsasser, O.: Entwicklung und Methoden der Kehlkopffotografie (mit Beschreibung eines neuen einfachen Fotolaryngoskopes). HNO (Berlin) 11 (1963) 171–176

[8] Kleinsasser, O.: Microlaryngoscopy and Endolaryngeal Microsurgery, 2nd ed. University Park Press, Baltimore 1979

[9] Konrad, H. R., D. M. Hopla. J. Bussen, F. C. Griswold: Use of videotape in diagnosis and treatment of cancer of larynx. Ann. Otol. Rhinol. Laryngol. 90 (1931) 398–400

[10] Mackinnon, D. M.: Validity of clinical data retrieved from case notes of laryngeal and hypopharyngeal cancer. A universal method to improve accuracy. Proc. roy. Soc. Med. 63 (1970) 274–277

[11] Mackinnon, D. M., N. M. Bleehen, M. D. Buckley-Sharp: A record system for carcinoma of the larynx and hypopharynx designed for computer analysis. J. Laryng. 84 (1970) 679–688

[12] Müller-Hermann, E., P. Pederson: Modern endoscopic and microscopic photography in otolaryngology. Ann. Otol. Rhinol. Laryngol. 93 (1984) 399–402

[13] Naimark, A.: Medical education and the quality of care. Conference on quality of care and medical education, Ottawa 1974

[14] Selkin, S. G.: Flexible fiberoptics for laryngeal photography. Laryngoscope (St. Louis) 93 (1983) 657–658

[15] Selkin, S. G.: The otolaryngologist and flexible fiberoptics: photographic considerations. J. Otolaryng. 12 (1983) 223–227

[16] Sellers, A. H.: Some observations on a record keeping and end-results reporting system. In Alberti, P. W., D. P. Bryce: Workshop from the Centennial Conference on Laryngeal Cancer. Appleton-Century-Crofts, New York 1976 (pp. 689–694)

[17] Stell, P. M., R. P. Morton: A microprocessor system for the storage and retrieval of otolaryngological data. J. Laryngol. Otol. 98 (1984) 1125–1130

[18] Strong, M. S.: Laryngeal photography. Canad. J. Otolaryng. 4 (1975) 766–769

[19] von Haacke, N., C. B. Croft: Documenting tumours of the head and neck. J. Laryngol. Otol. 98 (1984) 1009–1011

[20] White, J. F., R. E. Knight: Office videofiberoptic laryngoscopy. Laryngoscope (St. Louis) 94 (1984) 1166–1169

[21] Yanagisawa, E.: Office telescopic photography of the larynx. Ann. Otol. Rhinol. Laryngol. 91 (1982) 354–358

[22] Yanagisawa, E., D. E. Eibling, M. Suzuki: A simple method of laryngeal photography through the operating microscope „Macrolens technique". Ann. Otol. Rhinol. Laryngol. 89 (1980) 547–550

[23] Yanagisawa, E., G. Strothers, T. W. Owens, K. Honda: Videolaryngoscopy. A comparison of fiberscopic and telescopic documentation. Ann. Otol. Rhinol. Laryngol. 92 (1983) 430–436

Die Wahl der Behandlungsmethode

Operation und Bestrahlung sind die beiden einzigen Behandlungsmethoden, mit denen bis heute Kehlkopf- und Hypopharynxkarzinome geheilt werden können. Die Chemotherapie und die Immunotherapie spielen bei der Behandlung dieser Krebse bisher nur eine adjuvante oder palliative und geringe Rolle. Es bleibt fraglich, ob man zur Zeit mit chemotherapeutischen oder immunotherapeutischen Mitteln den Patienten ihren letzten Lebensabschnitt verlängern oder wenigstens leichter erträglich machen kann.

Die schwierigsten Fragen für den Laryngologen sind, ob nun primär operiert werden soll, welche Operationsmethode in Frage kommt, ob man primär bestrahlt, vielleicht mit Chirurgie in Reserve, oder ob man kombiniert behandelt, in dem man vor- oder nachbestrahlt.

Bei der Lösung dieser Frage sind verschiedene Faktoren zu beachten:

1. Tumorfaktoren: Sitz, Größe, Differenzierungsgrad, Vorhandensein von Metastasen. Schon diese Faktoren sind auch bei sorgfältiger prätherapeutischer Diagnostik nicht immer exakt zu erfassen, denn wer kann schon präoperativ mit Sicherheit sagen, ob es sich um einen T-2- oder T-3-Tumor, einen T-3- oder T-4-Tumor handelt und ob evtl. Mikrometastasen vorhanden sind oder nicht. Wird der Patient nur bestrahlt, so wird man nie erfahren, ob die prätherapeutische Klassifikation des Tumors richtig war.

2. Patientenfaktoren: Sie müssen ebenfalls in die Entscheidung einfließen. Alter, Geschlecht, Multimorbidität, Alkoholismus, Tabakabhängigkeit, Beruf, berufliche Abhängigkeit von der Stimme, sozialer Status, psychische Belastbarkeit des Patienten, Fähigkeit zur Kooperation, Wille zur Rehabilitation. Nicht zuletzt ist die Entscheidung eines gut informierten Patienten zu berücksichtigen, denn er allein trägt die Risiken der gewählten Behandlungsmethode, und er muß letzten Endes entscheiden, ob er etwa die Hoffnung auf die Erhaltung des Kehlkopfes geringeren statistischen Überlebensaussichten vorzieht (30).

3. Behandlungsfaktoren: Die statistisch zu erwartenden Behandlungsaussichten im Hinblick auf eine Heilung, die Nebenwirkungen, Komplikationshäufigkeit, das Ausmaß der Mutilation und auch die Funktionserhaltung oder -wiederherstellung sowie die subjektive Erträglichkeit, Dauer und nicht zuletzt auch die Kosten einer Behandlung sind zu berücksichtigen. Sowohl die Operation als auch die Bestrahlung haben eine Reihe von Nebenwirkungen, die individuell sehr unterschiedlich toleriert werden.

Um diese Fragen einfacher zu klären, geht das Bestreben dahin, Behandlungsmethoden und Indikationen zu standardisieren und obligate Behandlungsrichtlinien zu entwerfen. Für den weniger Erfahrenen, der ohnehin nie allein die Entscheidung bei der Wahl der Behandlungsmethoden von so lebensbedrohlichen Erkrankungen treffen sollte, bieten diese Richtlinien sicher wichtige Entscheidungshilfen (41). Der Erfahrene wird sich mit seinen Entscheidungen zwar meist im Rahmen dieser Normen bewegen, er weiß aber von der Individualität jedes Tumors und jedes Patienten, die auch öfter individuelle Entscheidungen fordern, welche vielleicht nicht in die gerade aktuellen Anweisungen passen. Der Verfasser hält es daher für falsch, Behandlungsprogramme, wie z. B. das Programm der primären Bestrahlung mit Rettungschirurgie als Reserve, das in den letzten Jahren aktuell geworden ist, geradezu zum Dogma zu erheben, von dem man nicht abweichen darf. Das Ziel der Behandlung soll ja die individualisierte und vor allem adäquate Behandlung sein. Dies bedeutet eine Therapie, die dem Patienten und dem Tumor angepaßt ist und vor allem dem Patienten das Leben erhält und wenn möglich – dies aber erst in zweiter Linie – die Funktionen des Kehlkopfes bewahrt. Eine individualisierte Behandlung ist aber nur dann zu erreichen, wenn der Chirurg und der Strahlentherapeut so viel von den Möglichkeiten des anderen wissen, daß ohne Zwang und Dominanz des einen oder des anderen gemeinsam die für den Patienten optimale Behandlung gefunden wird.

Eine bestimmte, möglichst gering zu haltende Quote falscher Entscheidungen wird nie zu vermeiden sein, wenn etwa Kehlköpfe entfernt werden, aus denen der Tumor schon wegbestrahlt ist,

Teilresektionen bei Tumoren ausgeführt werden, die größer als angenommen sind, oder Laryngektomien bei Tumoren durchgeführt werden, die auch durch eine Teilresektion zu entfernen gewesen wären.

In der Frage „Chirurgie oder Bestrahlung" sind wir leider heute noch weit von einigermaßen übereinstimmenden Meinungen entfernt. In der Larynxchirurgie ist die Operationsmortalität so gering geworden, daß man auch sehr alte und multimorbide Patienten ohne großes Risiko operieren kann. Um die physisch und psychisch so sehr mutilierende Laryngektomie zu vermeiden, haben sich die Laryngologen besonders intensiv um die Weiterentwicklung der funktionserhaltenden Operationsverfahren bemüht. Die Teilresektionen des Larynx wurden besonders in den sechziger Jahren propagiert. Dabei wurde wohl über das Ziel hinausgeschossen, wenn manche glaubten, nun könne man fast alle Tumoren mittels aller denkbaren Varianten von Teilresektionen bis hin zur Dreiviertellaryngektomie und zur Tracheohyoidopexie entfernen. Mancher Mißerfolge wegen ist es heute um die Teilresektionen wieder stiller geworden (24).

Eine wichtige Tatsache gilt es aber hervorzuheben: Exakt indizierte und ausgeführte Teilresektionen, angefangen von der endoskopischen Resektion der Mikrokarzinome bis hin zur subtotalen Laryngektomie, bilden ein genau abgestuftes Instrumentarium zur adäquaten und individualisierten Behandlung der Larynxkarzinome.

Auch die Versuche einer chirurgischen Rehabilitation nach Laryngektomie haben gewisse Fortschritte gemacht (vgl. S. 212). Die mit vielen Überlegungen verbundene Entwicklung hat allerdings noch nicht zu einer allgemein anwendbaren Methode geführt.

In der Radiotherapie haben eine Reihe von Versuchen stattgefunden, die Effizienz der Bestrahlung zu verstärken und die Nebenwirkungen zu vermindern, indem man verschiedene Strahlenquellen, verschiedene Formen der Applikation, verschiedene Fraktionierungsschemata usw. verwendete (vgl. S. 249). Bestand gefunden hat bisher nur die nun weltweit angewendete protrahiert fraktionierte, in 6 bis 8 Wochen applizierte Kobaltbestrahlung mit einer Dosis von 60 bis 70 Gy.

Im Gegensatz zu den abgestuften Verfahren der Chirurgie ist es nur in sehr beschränktem Maße möglich, die Strahlendosis dem Tumorvolumen individuell anzupassen. Ein Mikrokarzinom muß also mit gleich hohen Dosen bestrahlt werden wie ein T-4-Karzinom.

Nachdem lange Jahre die chirurgische Behandlung der Larynx- und Hypopharynxkarzinome im Vordergrund stand, haben in den sechziger Jahren LEDERMAN in London (27), später FLETCHER in Houston (8) und besonders intensiv HARWOOD in Toronto (12, 13) propagiert, daß man ein Larynxkarzinom nur noch dann operieren dürfe, wenn die Bestrahlung erfolglos geblieben sei. Die Radiotherapeuten argumentieren damit, daß ihre Heilungserfolge genauso gut seien wie die nach primärer Chirurgie, daß aber viel mehr ihrer Patienten die Stimme und den Kehlkopf behielten und damit eine höhere Lebensqualität erzielt würde (14). Das Verfahren der radikalen Bestrahlung mit Chirurgie als Reserve hat im letzten Jahrzehnt eine große Verbreitung gefunden. Die Frage „Operieren oder Bestrahlen" wird heute von Land zu Land und von Klinik zu Klinik anders beantwortet (25).

Die Hauptaufgabe dieses Kapitels ist es, die unterschiedlichen Standpunkte kritisch zu analysieren und gegeneinander abzuwägen und die eigenen Schlußfolgerungen und Präferenzen darzustellen.

Das wichtigste Ziel muß die Heilung von der Krebskrankheit sein. Die Erhaltung der Stimme, auf die von manchen Autoren offenbar der größte Wert gelegt wird, steht erst an zweiter Stelle.

Wir haben demnach, Schritt für Schritt vorgehend, die Tumoren nach Sitz und Größe geordnet zu diskutieren, wobei bezüglich der Einzelheiten der Statistiken auf die entsprechenden Kapitel „Resultate der Strahlentherapie" (vgl. S. 269) und „Resultate der Chirurgie" verwiesen werden soll.

Bei den kleinen, einseitigen Stimmlippenkarzinomen der Kategorie in situ und T1a wird nach neuesten Statistiken als Spätergebnis durch eine Bestrahlung eine lokale Rezidivfreiheit von 85 bis 94% erzielt (7, 12, 15, 17, 19, 29, 32, 36, 40, 47, 51, 53). Die Mittelwerte der Bestrahlungserfolge lagen allerdings bei nur 83,7%, errechnet aus 38 verschiedenen Veröffentlichungen aus dem letzten Jahrzehnt (23).

Bei T-1b-Tumoren, die sich auf die gegenseitige Stimmlippe ausdehnen, sind die Resultate um etwa 10 bis 15% schlechter (23).

Durch sekundäre Rettungschirurgie nach Bestrahlungsfehlschlägen, sehr oft Laryngektomie, läßt sich die endgültige Heilungsziffer noch bis auf 85 bis 95% anheben. Etwa 5% der Patienten mit einseitigen T-1-Karzinomen (T 1a) und 12 bis 15% mit T-1b-Karzinomen sterben letztlich an den Folgen des Tumors. Die sogenannte Rettungschirurgie ist mit einer erheblichen Komplikationsrate und deutlich geringeren Heilungsaussichten belastet (2, 11, 40, 45, 46).

Zur chirurgischen Therapie von In-situ- und T-1-Karzinomen bestehen die Möglichkeiten der endolaryngealen Resektion und der Chordektomie nach Thyreotomie.

Der Verfasser bevorzugt die endolaryngeale Exzision von In-situ-Karzinomen und T-1a-Stimmlippenkarzinomen als die kleinste aller funktionserhaltenden Teilresektionen. Die endoskopische Resektion erfordert keine Tracheotomie, beansprucht eine Behandlungsdauer von nur 2 bis 3 Tagen, verursacht die geringsten Kosten und bringt ausgezeichnete funktionelle Resultate.

Es ist allerdings streng darauf zu achten, daß nur kleine einseitige Karzinome in einem gut zugänglichen Kehlkopf endolaryngeal operiert werden (vgl. S. 165).

Karzinome in einem nicht gut übersichtlichen Kehlkopf sowie T-1-Karzinome, die sich weiter als über die Hälfte der Stimmlippe nach hinten ausdehnen, die vordere Kommissur aber nur wenig überschreiten, behandelt der Verfasser durch eine Chordektomie nach Thyreotomie. Dabei wird allerdings nicht schematisch der ganze Stimmlippenkörper entfernt, sondern nur so viel wie notwendig von der Muskulatur und der Schleimhaut zusammen mit dem Tumor reseziert (vgl. S. 169).

Die endoskopische Resektion von Tis- und T-1-Karzinomen sowie die externe Chordektomie brachten im eigenen Krankengut bisher keine Rezidive. Die Voraussetzung dieser Ergebnisse ist die peinlich genaue histologische Kontrolle der Operationspräparate (vgl. S. 144). Ähnlich gute Ergebnisse sind übrigens auch von einigen anderen Autoren erzielt worden (35, 39).

Eine primäre Bestrahlung bei T-1-Karzinomen bevorzugt der Verfasser, wenn sich der Tumor mehr als einige Millimeter über die vordere Kommissur hinweg zur Gegenseite erstreckt, also eine T-1b-Kategorie vorliegt. Teilresektionen würden bei dieser Tumorausdehnung häufig schlechte funktionelle Resultate geben, falls eine Teilresektion überhaupt ausführbar ist. Es ist daher in diesen Fällen die Chance der Bestrahlung mit einer erwarteten Erfolgsquote von etwa 75 bis 80% zu nutzen. Man muß dann allerdings damit rechnen, daß bei jedem 4. oder 5. Patienten die Bestrahlung fehlschlägt und später doch noch operiert, oft laryngektomiert, werden muß.

Man kann nun die Belastung eines Patienten durch eine 7 Wochen andauernde Bestrahlung nicht mit der Belastung durch eine Operation, verbunden mit einem 3- bis 10tägigen Krankenhausaufenthalt, vergleichen. Die Aufgliederung der neueren Statistiken zeigt aber schon bei den kleinen Karzinomen der Tis- und T-1-Kategorie, daß man durch primäre Chirurgie 10 bis 15% mehr Heilungen erreicht als sich mit einer Bestrahlung erzielen lassen. Von seiten der Radiotherapeuten wird häufig damit argumentiert, man würde durch die Bestrahlung dem Patienten „den Kehlkopf und die Stimme erhalten". Dieses Argument ist insofern unrichtig, als bei diesen kleinen Karzinomen wohl niemand daran denkt, den ganzen Kehlkopf zu entfernen. Noch keiner unserer primär operierten Patienten mit Tis- und T-1-Karzinomen hat bisher seinen Kehlkopf oder seine Stimme verloren. Nach der Bestrahlung ist die Stimmqualität ohne Zweifel besser, da bis zu 75% der Patienten eine fast normale Stimme behalten (9, 21). (Die Stimmqualität wird nach der Bestrahlung im Laufe der Jahre infolge zunehmender Fibrose des Gewebes in manchen Fällen schlechter, nach chirurgischer Behandlung infolge Anpassung an die Narben oft noch zunehmend besser (22, 44a).

Nach primärer Bestrahlung von Tis- und T-1-Karzinomen verlieren 10 bis 20 von hundert Patienten ihren Larynx und 5 bis 10% ihr Leben.

Diese Fragen sind mit dem Patienten zu diskutieren – denn die Patienten allein tragen die Risiken der Behandlung. Nach der Erfahrung des Autors sind nur wenige Patienten gewillt, einer besseren Stimme wegen höhere Risiken einzugehen.

Die Kategorie T 2 der Stimmlippenkarzinome umfaßt zwei nicht in eine Gruppe zusammenfaßbare Tumortypen mit sehr unterschiedlichen Prognosen (18, 48).

Der erste Typ ist das sich oberflächlich wie eine Tapete auf zwei Kehlkopfregionen ausdehnende Superficial spreading carcinoma mit freier Stimmlippenbeweglichkeit. Mittels radikaler Bestrahlung erzielt man bei diesem Typ nahezu die gleichen Ergebnisse wie bei den T-1b-Tumoren, d. h. es bleiben nach der Bestrahlung in 18 bis 23% der Fälle Residualkarzinome zurück, die dann zur Rettung noch operiert werden müssen. Da alternativ nur sehr ausgedehnte, vertikale Teilresektionen oder sogar Laryngektomien in Frage kämen, zieht es der Verfasser vor, diese Tumoren primär bestrahlen zu lassen, sie sehr genau in Beobachtung zu halten und ggf. zur Rettung zu operieren.

Bei dem zweiten Typ der T-2-Karzinome ist die Stimmlippenbeweglichkeit reduziert, aber nicht aufgehoben. Histologische Kontrollen zeigen gleichwohl, daß es sich sehr oft um Karzinome handelt, die schon tief in die Muskulatur eingedrungen sind. Dementsprechend erbringt die primäre radikale Bestrahlung etwa gleich gute bzw. gleich schlechte Resultate wie bei den T-3-Karzinomen mit fixierten Stimmlippen, d. h. nur noch in etwa 50% der Fälle Erfolg (23). Bei jedem zweiten primär bestrahlten Patienten dieser Kategorie muß also eine zweite Krebstherapie, in der Regel eine Laryngektomie, ausgeführt werden.

Einseitige T-2-Karzinome bei eingeschränkt beweglichen Stimmlippen bilden nach der Meinung des Verfassers ein besonders wichtiges Anwendungsgebiet für die Modifikationen der Hemilaryngektomie. Mit genau indizierten und histologisch kontrollierten Teilresektionen sind in etwa 85% dieser Fälle eine lokale Rezidivfreiheit mit erhaltenem Kehlkopf und einer allerdings sehr unterschiedlich guten Stimmfunktion zu erzielen. Sind bei einseitigen T-2-Karzinomen aber prätherapeutisch bereits Metastasen nachweisbar, so ist nach der Meinung des Verfassers eine Laryngektomie mit Neck dissection unbedingt indiziert.

T-3-Karzinome mit fixierten Stimmlippen sind prätherapeutisch kaum von T-4-Karzinomen zu unterscheiden, die durch das Spatium cricothyreoideum den Kehlkopf bereits verlassen haben. Eine Teilresektion, etwa eine modifizierte Hemilaryngektomie, ist in diesen Fällen nur noch selten möglich, obwohl einzelne Autoren auch bei diesen Karzinomen häufiger Teilresektionen ausführen (28, 38).

Hier geht es wirklich um die Frage: Verlust des Kehlkopfes oder Versuch seiner Erhaltung mittels einer Bestrahlung? An den T-3-Karzinomen der Stimmlippen hat sich auch eine sehr intensive Diskussion um das „irradiate-and-watch"-Programm entzündet. Nach verschiedenen Statistiken (12, 17, 21, 31, 34, 36, 43, 44, 49) überleben von den prognostisch relativ günstigen Karzinomen der Kategorie T 3, N0 etwa 40 bis 65%. Nur die Hälfte dieser überlebenden Patienten, das sind ein Drittel der gesamten Patienten, genießen den vollen Erfolg der Behandlung und behalten ihren Kehlkopf. 35 bis 45% der Patienten sterben an den Folgen des Tumors.

Von den primär operierten T-3, N-0 Patienten überleben aber etwa 80 bis 85%, also etwa ein Viertel mehr als nach primärer Bestrahlung und Rettungschirurgie in Reserve. Nach der Meinung von DESANTO (4), die mit der Auffassung des Verfassers übereinstimmt, ist das Programm primäre Radikalbestrahlung mit Chirurgie als Reserve bei den T-3-Karzinomen nur dann vertretbar, wenn man ein Leben ohne Larynx als sinnlos betrachtet und man daher jedes Risiko eingehen will, um eine Laryngektomie zu vermeiden.

WEY empfiehlt eine Probebestrahlung mit 50 Gy, um erst dann zu entscheiden, ob man bei guter Regression des Tumors bis 65 Gy weiterbestrahlt oder aber bei schlechter Regression sofort operiert. Dieses Verfahren führt nach den Angaben von WEY zu relativ hohen Heilungsziffern und zu einem Drittel weniger Laryngektomien (52).

Die Präferenzen des Verfassers gehen ebenso wie die anderer Laryngologen (3, 4, 17) zur Laryngektomie mit Neck dissection. Mit diesem Vorgehen lassen sich bei Tumoren der Kategorie T 3, N0 in 80% und mehr der Fälle Dauerheilungen erzielen. Da echte Lokalrezidive bei Stimmlippenkarzinomen nach Laryngektomie sehr selten sind, sind Mißerfolge dieser primär chirurgischen Behandlung meist darauf zurückzuführen, daß Metastasen bestehen, derer man nicht Herr wird.

Das vom Verfasser bevorzugte Vorgehen ist kein Dogma, denn in einer kleineren Zahl wohl selektionierter Fälle, z. B. bei kleinen einseitigen T-3, N-0-Karzinomen, hat sowohl eine erweiterte Teilresektion wie auch eine radikale Bestrahlung mit Chirurgie in Reserve ihren Platz als alternatives Verfahren.

Bei den supraglottischen Karzinomen sah NOTTER bei primär radikaler Bestrahlung bei T-1-Tumoren in 25%, bei T-2-Tumoren in 67% und bei T-3-Tumoren in 83% der Fälle Lokalrezidive (37). HARWOOD (12) berichtete, daß 42% seiner 294 Patienten mit supraglottischen Tumoren der Kategorie T X, N 0 (also eine Auslese prognostisch relativ günstiger Fälle) an den Folgen des Tumors starben. 69 von ihnen hatten Rezidive nach Bestrahlung und kamen gar nicht mehr zur Rettungsoperation.

Die Resultate des Programmes „primäre Bestrahlung mit Chirurgie als Reserve" sind nach der Meinung des Verfassers so schlecht, daß er ebenso wie andere Autoren (3, 5) eine chirurgische Behandlung auch bei kleinen supraglottischen Tumoren unbedingt vorzieht. Ausnahmen von diesem Vorgehen ergeben sich nur dann, wenn T-1 und T-2-Tumoren der Epiglottis sich aus verschiedenen Gründen (z. B. fortgeschrittenes Alter des Patienten) nicht für eine supraglottische Laryngektomie eignen. Ansonsten bietet die supraglottische Laryngektomie bei genau indizierten Fällen ebenso große Chancen, den Primärtumor zu kontrollieren, wie die totale Laryngektomie bei größeren supraglottischen Karzinomen (vgl. S. 197).

Da bei den supraglottischen Karzinomen schon in der Kategorie T 1 und 2 in 20 bis 30% und bei T 3 und T 4 in 60 bis 70% aller Fälle regionäre Metastasen bestehen, hängt das Schicksal des Patienten wiederum weitgehend davon ab, ob es gelingt, die Metastasen zu kontrollieren.

Bei den Karzinomen des Hypopharynx bringt die primäre Bestrahlung in kurativer Absicht nur bei den seltenen kleinen Primärtumoren noch Erfolg (vgl. S. 266). Bei der Mehrzahl aller Hypopharynxkarzinome ist im Hinblick auf die außerordentlich schlechte Prognose aller dieser Tumoren die primäre radikale Chirurgie in Kombination mit einer nachfolgenden Radiotherapie die Methode der Wahl, die die noch relativ besten Behandlungsergebnisse ergibt (26, 33, vgl. S. 222).

Wenn ein Patient an den Folgen eines Larynxkarzinoms stirbt, stirbt er fast immer an den Folgen regionärer, nichtkontrollierbarer Metastasen. Fernmetastasen ohne vorangehende regionäre Metastasen sind bei Larynx- und Hypopharynxkarzinomen Seltenheiten.

Die Neck dissection gilt heute allgemein als wirksamste Methode zur Behandlung von Metastasen in den Halslymphknoten. Nur wenige Radiotherapeuten (vgl. S. 266) sind noch der Meinung, daß bei tastbaren Metastasen die Radiotherapie Ergebnisse bringt, die denen der Neck dissection ebenbürtig oder sogar überlegen sind. Ob man die Metastasen kontrollieren kann, hängt von vielen Faktoren ab: Große Metastasen von mehr als 5 cm Durchmesser, multiple Metastasen, viele kleine Metastasen, Durchbrüche durch die Lymphknotenkapsel, Fixation der Metastasen an den umgebenden Weichteilen sowie ein hoher histologischer Malignitätsgrad gelten als prognostisch ungünstige Faktoren (vgl. S. 121 u. 1).

Eine besonders wichtige Frage ist, ob man nichtpalpable, sogenannte okulte Metastasen mittels einer prophylaktischen oder elektiven Bestrahlung des Halses zerstören kann oder ob man eine vorsorgliche Neck dissection vorziehen sollte. Hier sind die Radiotherapeuten verständlicherweise nur auf Statistiken angewiesen, da sie bei negativen Tastbefunden nicht wissen, ob sie überhaupt Metastasen bestrahlt haben (vgl. S. 266).

Es fehlen leider bisher verläßliche, prospektive randomisierte Studien zu dieser Frage, die den Wert oder Unwert der prophylaktischen Bestrahlung der Halslymphknoten beweisen würden.

Die Präferenz des Verfassers geht zur *vorsorglichen Neck dissection,* die nur dann ausgeführt wird, wenn zwar keine Metastasen tastbar sind, die statistische Wahrscheinlichkeit, daß bereits Metastasen vorliegen, aber relativ hoch sind. Es sind dies alle T-3- und T-4-Karzinome der Stimmlippen, alle supraglottischen Karzinome und sämtliche Hypopharynxkarzinome. Die vorsorgliche Neck dissection wird vom Verfasser immer in Form einer konservativen oder funktionellen Neck dissection ausgeführt (vgl. S. 232). Die konservative Neck dissection ist zwar technisch etwas schwieriger und langwieriger. Wenn man aber die Zahl der entfernten Lymphknoten vergleicht, so zeigt sich, daß sie fast ebenso effizient ist wie die herkömmliche radikale Neck dissection, den Patienten aber nicht verstümmelt und kaum belastet.

Die radikale Neck dissection mit Entfernung der Jugularvenen und des M. sternocleidomastoideus führt der Verfasser nur noch – und immer seltener – bei klinisch sicher besiedelten Halslymphknoten aus. Aber auch bei diesem Eingriff wird auf eine onkologisch oft unnötige Radikalität verzichtet, und immer versucht, den N. accessorius, den N. phrenicus und die Plexusäste sorgfältig zu präparieren und zu erhalten (vgl. S. 232). Über die Resultate der Neck dissection siehe S. 239.

Eine *kombinierte Behandlung* von Larynx- und Hypopharynxkarzinomen geschieht in der Regel in Form einer adjuvanten Strahlentherapie. Der Wert einer systemischen Vorbestrahlung mit geringen Dosen und der sogenannten Sandwich-Bestrahlung wird auf S. 261 diskutiert. Da eine Vorbestrahlung bisher zu keiner nachweislichen nennenswerten Verbesserung der Behandlungsergebnisse geführt hat, führt sie der Verfasser nicht aus.

Die Nachbestrahlung wird vielerorts regelmäßig nach jeder Laryngektomie und jeder Neck dissection ausgeführt. Das Motiv dürfte in manchen Fällen sein, daß man dem Patienten und auch dem Therapeuten das Gefühl gibt, alle Möglichkeiten der Krebsbehandlung ausgeschöpft zu haben. Der Verfasser läßt eine Nachbestrahlung bei Larynxkarzinomen aber nur dann ausführen, wenn es sich um größere T-4-Karzinome der Stimmlippen oder T-3- bzw. T-4-Karzinome der supraglottischen Region gehandelt hat. Auch alle Hypopharynxkarzinome werden nachbestrahlt (26, 33, 42). Die wichtigste Indikation zur Nachbestrahlung ist nach Neck dissection bei histologisch gesicherten Metastasen gegeben. Mit der Nachbestrahlung scheint die Zahl von Metastasenrezidiven deutlich gesenkt werden zu können (10, 33, 42). Es ist allerdings darauf hinzuweisen, daß trotz einer Nachbestrahlung Metastasenrezidive auftreten können und auch trotz Nachbestrahlung bei einem N-0-Hals- und kontrolliertem Primärtumor später noch Metastasen manifest werden können (6).

Die Nachbestrahlung sollte sehr selektiv ausgeführt werden. Auf diesem Gebiet fehlen noch randomisierte, prospektive Studien, die eindeutig beweisen, daß mit dieser immerhin eingreifenden zweiten Krebstherapie überhaupt eine Verbesserung der Behandlungsresultate erzielt werden kann, worauf bisher nur Eindrücke aus der Klinik hinweisen.

Literatur

1 Bocca, E., C. Calearo, T. Marullo, A. Ottaviani, I. de Vincentiis, G. Motta: Occult metastases in cancer of the larynx and their relationship to clinical and histological aspects of the primary tumor: a four-year multicentric research. Laryngoscope (St. Louis) 94 (1984) 1086–1090
2 Brandenburg, J. H., S. W. Rutter: Residual carcinoma of the larynx. Laryngoscope (St. Louis) 87 (1977) 224–236
3 Cachin, Y., J. Richard, F. Eschwege, C. Micheaux: Les cancers du larynx. Monographs de cancerologie. Masson, Paris 1979
4 DeSanto, L. W.: T3 glottic cancer: options and consequences of the options. Laryngoscope (St. Louis) 94 (1984) 1311–1315
5 DeSanto, L. W.: Cancer of the supraglottic larynx. A review of 260 patients. Otolaryngol. Head Neck Surgery (1985) im Druck
6 DeSanto, L. W., J. J. Holt, O. H. Beahrs, M. W. O'Fallon: Neck dissection: is it worthwhile? Laryngoscope (St. Louis) 92 (1982) 502–509
7 Dickens, W. J., N. J. Cassisi, R. R. Million, F. J. Bova: Treatment of early vocal cord carcinoma: a comparison of apples and apples. Laryngoscope (St. Louis) 93 (1983) 216–219
8 Fletcher, G. H., R. H. Jesse, R. D. Lindberg, C. R. Koons: The place of radiotherapy in the management of the squamous cell carcinoma of the supraglottic larynx. Amer. J. Roentgenol. 108 (1970) 19–26
9 Fürst, H., W. Seidner, S. Mau: Funktionelle Ergebnisse nach primärer Strahlentherapie des Stimmlippenkarzinoms. (II. Mitteilung). Radiobiol. Radiother. (Berlin) 23 (1982) 123–126
10 Goffinet, D. R., W. E. Fee, R. L. Goode: Combined surgery and postoperative irradiation in the treatment of cervical lymph nodes. Arch. Otolaryng. 110 (1984) 736–738
11 Guerrier, Y., Y. Dejean, B. Guerrier, J. Lallemant, B. Charlin, J. Peringuey: La chirurgie lesionelle de rattrapage des épithéliomas laryngés. Acta otorhinolaryng. belg. 36 (1982) 986–996
12 Harwood, A. R.: Cancer of the larynx – the Toronto experience J. Otolaryng., Suppl. 11, 1982
13 Harwood, A. R., D. P. Bryce, W. D. Rider: Management of T3 glottic cancer. Arch. Otolaryng. 106 (1980) 697–699
14 Harwood, A. R., E. Rawlinson: The quality of life of patients following treatment for laryngeal cancer. Int. J. Radiat. Oncol. Biol. Phys. 9 (1983) 335–338
15 Hendrickson, F. R.: Radiation therapy treatment of larynx cancers. Cancer 55 (1985) 2058–2061
17 Kaplan, M. J., M. E. Johns, D. A. Clark, R. W. Cantrell: Glottic carcinoma. The roles of surgery and irradiation. Cancer 53 (1984) 2641–2648
18 Kaplan, M. J., M. E. Johns, G. S. Fitz-Hugh, J. C. Boyd, W. C. McLean, D. A. Clark, R. W. Cantrell: Stage II glottic carcinoma: prognostic factors and management. Laryngoscope (St. Louis) 93 (1983) 725–728
19 Kardell, W. D., J. H. Kearsley, J. K. Donovan: Radiotherapy in the treatment of carcinoma of the vocal cords. Results of a 10 year experience. Med. J. Austr. 1 (1982) 381–383
20 Karim, A. B., G. B. Snow, A. Hasman: Dose response in radiotherapy for glottic carcinoma. Cancer 41 (1978) 1728–1732
21 Karim, A. B., G. B. Snow, H. T. H. Siek, K. H. Njo: The quality of voice in patients irradiated for laryngeal carcinoma. Cancer 51 (1983) 47–49
22 Kittel, G.: Voice and respiration before and after partial laryngeal resections. In Wigand, M. E., W. Steiner, P. M. Stell: Functional Partial Laryngectomy: Conservation Surgery for Carcinoma of the Larynx. New York, Springer, 1984 (pp. 174–176)
23 Kleinsasser, O.: Strahlenbehandlung der Larynx- und Hypopharynxkarzinome. In Berendes, J., R. Link, F. Zöllner: Hals-Nasen-Ohren-Heilkunde in Praxis und Klinik, Bd. IV/2. Thieme, Stuttgart 1983
24 Kleinsasser, O.: Möglichkeiten und Grenzen der organerhaltenden Kehlkopfchirurgie. Swiss med. 6 (1984) 18–20
25 Kleinsasser, O.: Neues und Kontroverses in der Behandlung des Kehlkopfkrebses. Arch. Otorhinolaryng., Suppl. 2 (1985) 10–17
26 Kleinsasser, O.: Operative Behandlung der Hypopharynxkarzinome: Aktueller Stand und Ausblick. Workshop Bad Kissingen, 1985
27 Ledermann, M., V. M. Dalley: The treatment of glottic cancer. The importance of radiotherapy to the patient. J. Laryng. 79 (1965) 767
28 Lesinski, S. G., W. C. Bauer, J. H. Ogura: Hemilaryngectomy for T3 (fixed cord) epidermoid carcinoma of larynx. Laryngoscope (St. Louis) 86 (1976) 1563–1571
29 Lippi, L., F. del Maso, E. Cellai, P. Olmi: Early glottic cancer: surgery or radiation therapy? Tumori 70 (1984) 193–201
30 McNeil, B. J., R. Weichselbaum, S. G. Pauker: Speech and survival: tradeoffs between quality and quantity of life in laryngeal cancer. New Engl. J. Med. 305 (1981) 982–987
31 Mendenhall, W. M., R. R. Million, D. E. Sharkey, N. J. Cassisi: Stage T3 squamous cell carcinoma of the glottic larynx treated with surgery and/or radiation therapy. Int. J. Radiat. Oncol. Biol. Phys. 10 (1984) 357–363
32 Minja, B. M., P. van den Broek, P. L. M. Huygen, I. Kazem: Primary radiation therapy for T1 glottic cancer. Factors influencing local control. Clin. Otolaryng. 9 (1984) 93–98
33 Mirimanoff, R. O., C. C. Wang, K. P. Doppke: Combined surgery and postoperative radiation therapy for advanced laryngeal and hypopharyngeal carcinomas. Int. J. Radiat. Oncol. Biol. Phys. 11 (1985) 499–504
34 Mittal, B., J. E. Marks, J. H. Ogura: Transglottic carcinoma. Cancer 53 (1984) 151–161
35 Neel, B. H.: Selection of treatment for in situ and early invasive carcinoma of the glottis: surgical techniques and modifications. In: Wigand, M. E., W. Steiner, P. M. Stell: Functional Partial Laryngectomy: Conservation Surgery for Carcinoma of the Larynx. Springer, Berlin 1984 (pp. 104–106)
36 Notter, G., N. Sandberg, I. Turesson, P. Heikel: Zur Strahlenbehandlung des Stimmbandcarcinoms. Bericht über 287 Patienten. HNO (Berlin) 32 (1984) 237–244
37 Notter, G., N. Sandberg, I. Turesson, P. Heikel: Zur Strahlenbehandlung supraglottischer Karzinome. Bericht über 84 Patienten. HNO (Berlin) 32 (1984) 460–466
38 Pearson, B. W., R. D. Woods, D. E. Hartman: Extended hemilaryngectomy for T3 glottic carcinoma with preservation of speech and swallowing. Laryngoscope (St. Louis) 90 (1980) 1950–1961
39 Piquet, J. J.: Indications for surgery or radiotherapy for glottic cancer and their oncological results. Wigand, M. E., W. Steiner, P. M. Stell: Functional Partial Laryngectomy: Conservation surgery for Carcinoma of the Larynx. Springer, Berlin 1984 (pp. 150–152)
40 Quayum, M. A., J. Glennie, J. S. Orr: Carcinoma of the larynx–results of primary radiotherapy. Clin. Radiol. 29 (1978) 21–25
41 Schwab, W.: Praxis der Krebsbehandlung in der Oto-Rhino-Laryngologie. Laryngol. Rhinol. Otol. (Stuttg.) 59 (1980) 641–648
42 Seiden, A. M., R. P. Mantravadi, R. B. Haas, E. L. Applebaum: Advanced supraglottic carcinoma: a comparative study of sequential treatment policies. Head Neck Surg. 7 (1984) 22–27
43 Skolnik, E. M., L. Martin, K. F. Yee, M. A. Wheatley: Radiation failures in cancer of the larynx. Ann. Otol. (St. Louis) 84 (1975) 804–811
44 Stell, P. M., J. E. Dalby, S. D. Singh, M. F. Ramadan, R. Bainton: The management of glottic T3 carcinoma. Clin. Otolaryng. 7 (1982) 175–180
44a Stoicheff, M. L., A. Ciampi, J. Passi, J. M. Frederickson: The irradiated larynx and voice: perceptual study. J. Speech Hear. Res. 26 (1983) 482–485
45 Thawley, S. E.: Complications of combined radiation therapy and surgery for carcinoma of the larynx and inferior hypopharynx. Laryngoscope (St. Louis) (1981) 677–700
46 Van den Bogaert, W., F. Ostyn, P. Lemkens, E. van der Schueren: Are postoperative complications more frequent and more serious after irradiation for laryngeal and hypopharyngeal cancer? Radiother. Oncol. 2 (1984) 31–36
47 Van den Bogaert, W., F. Ostyn, E van der Schueren: Glottic carcinoma limited to the vocal cords. Acta radiol. 21 (1982) 33–37
48 Van den Bogaert, W., F. Ostyn, E. van der Schueren: The significance of extension and impaired mobility in cancer of the vocal cord. Int. J. Radiat. Oncol. Biol. Phys. 9 (1983) 181–184
49 Van den Bogaert, W., F. Ostyn, E. van der Schueren: The primary treatment of advanced vocal cord cancer: laryngectomy or radiotherapy? Int. J. Radiat. Oncol. Biol. Phys. 9 (1983) 329–334
50 Wang, C. C.: Treatment of glottic carcinoma by megavoltage radiation therapy and results. Amer. J. Roentgenol. 120 (1974) 157–163
51 Wang, C. C.: Radiation therapy for head and neck cancers. Cancer 36 (1975) 748–751
52 Wey, W., R. Hünig, W. Krauer, J. Roth, J. Sopko, E. Walther: Zur Strahlentherapie des Larynx-Karzinoms. Akt. Probl. Otorhinolaryng. 6 (1983) 110–120
53 Woodhouse, R. J., J. M. Quivey, K. K. Fu, P. S. Sien, H. H. Dedo, T. L. Phillips: Treatment of carcinoma of the vocal cord. A review of 20 years experience. Laryngoscope (St. Louis) 91 (1981) 1155–1162

Chirurgische Behandlung der Larynx- und Hypopharynxkarzinome

In der folgenden Darstellung der chirurgischen Behandlung der Larynx- und Hypopharynxkarzinome wird das Hauptgewicht auf die Besprechung der Indikationen und Ergebnisse der einzelnen Behandlungsmethoden gelegt. Der technische Ablauf der einzelnen Operationen wird nur kurz skizziert, da es auch eine Reihe neuerer ausgezeichneter Operationsanleitungen gibt (2a, 4, 36, 42).

Endoskopische Chirurgie

Die endoskopische Entfernung von Stimmlippenkarzinomen wurde bereits im vorigen Jahrhundert von ELSBERG 1886, FRÄNKEL 1886 und 1897, SCHNITZLER 1888 ausgeübt (zit. in 14), später (1915 und 1920) von LYNCH propagiert (27, 28). Dieses von Beginn an viel diskutierte Verfahren wurde später nur von einzelnen Laryngologen in größerem Umfange angewandt (23, 24). Erst mit der Entwicklung der endolaryngealen Mikrochirurgie wurde es möglich, auch endoskopisch sehr präzise Tumorresektionen auszuführen (18, 19, 20, 39a, 49, 50). Mit der Einführung des Laserstrahles als chirurgisches Instrument scheint die endoskopische Chirurgie von Larynxkarzinomen einige Anhänger mehr gewonnen zu haben. Als *Instrumentarium* dient der heute in verschiedensten Modellen und Abwandlungen übliche Satz von Instrumenten. Der Verfasser benützt die selbst entworfenen und von K. Storz hergestellten Instrumente (20, Abb. 82). Man verwende ein möglichst großes Operationslaryngoskop, das mit einer selbsthaltenden Bruststütze befestigt wird, und einen Satz von Mikroscheren und Zängelchen und Saugern. Zur Blutstillung wird ein feiner monopolarer Kauter verwendet, dessen Spitze nadelförmig oder klein-kugelig ist („Taschenlaser"). Seit der Einführung der computergesteuerten Hochfrequenz-Generatoren (System Flachenecker/Storz) lassen sich damit eine sehr präzise Koagulation und auch glatte Schnitte ausführen.

Der Verfasser bevorzugt nach wie vor die Narkose durch einen dünnen Intratrachealkatheter. Andere empfehlen eine sogenannte Jet-Ventilation oder eine Insufflation über dünne Sonden.

In den letzten Jahren wurde sehr nachdrücklich der *chirurgische Laserstrahl* propagiert, der fälschlich als Methode („Laser-Chirurgie", „lasing") bezeichnet worden ist. Es handelt sich lediglich um ein chirurgisches Instrument, mit dem man schneiden und koagulieren kann. Die häufig behaupteten Vorteile, wie blutleeres, berührungsfreies Operieren, „Versiegelung" von Lymphgefäßen, rasche narbenfreie reaktionslose Heilung und Vermeidung der Entstehung von Ödemen, haben sich nicht oder nur zum Teil bestätigt.

Laserstrahlen werden auch zur Photokoagulation von Carcinomata in situ verwendet, indem man über das erkrankte Areal mit dem Strahl „pinselt" (31). Es entfällt dann jede histologische Kontrolle des verdampften bzw. verkohlten Gewebes. Andere Autoren benützen den Laser nur, um den Tumor zu umschneiden und setzen dann die weitere Präparation mit konventionellen Instrumenten fort (1, 10, 10a, 11, 13, 16, 37, 41, 46). Der Verfasser hat mehrere erfahrene Laryngologen operieren gesehen, die dieses Instrument geschickt zu nützen wußten. Diese Demonstrationen konnten ihn nicht davon überzeugen, daß bei der endoskopischen Chirurgie von Larynxkarzinomen gegenüber der Verwendung herkömmlicher Instrumente wesentliche Vorteile zu gewinnen sind, die die Verwendung des Lasergerätes rechtfertigen würden. Daß auch nach Exzisionen von Tumoren mit dem Laser erhebliche narbige Verziehungen und Diaphragmen entstehen können, hat der Verfasser mehrfach gesehen, ebenso lange anhaltende Ödeme und entzündliche Reaktionen. Die allgemeinen Vorsichtsmaßregeln bei der Anwendung von Lasergeräten sowie die eventuell auftretenden Komplikationen und Zwischenfälle sind inzwischen allgemein bekannt und sollen hier nicht weiter erörtert werden (8, 39).

Als Anwendungsgebiet des Lasers wird auch die Tumorverkleinerung („debulking") als Palliativbehandlung zur Vorbereitung einer Bestrahlung oder zur Vermeidung einer Tracheotomie genannt (6, 12, 22, 41). Aber auch diese Operationen lassen sich ebenso mit konventionellen Instrumenten ausführen.

Plattenepithelkarzinome

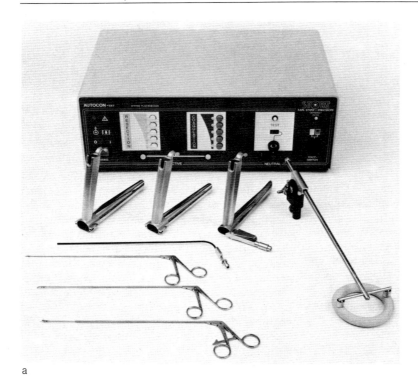

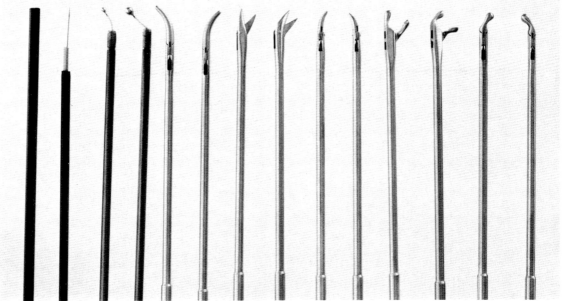

Abb. 82 Instrumentarium zur endolaryngealen Mikrochirurgie (K. Storz, Tuttlingen): Verschiedene Operationslaryngoskope. Alligatorzängelchen, Löffelzängelchen, Scherchen, Sauger und Koagulationssonden. Computergesteuertes Hochfrequenzschneide- und Koagulationsgerät.

a

b

Die *endolaryngeale Kryokoagulation* mittels Hohlsonden, die mit flüssigem Stickstoff gefüllt sind, wurde vor einigen Jahren propagiert und wird heute wohl kaum noch angewendet (31, 34, 35). Ebenso hat sich die *Elektrokoagulation* von Stimmlippenkarzinomen mittels bipolarer Koagulatoren als Behandlungsmethode nicht durchgesetzt (17).

Die Voraussetzung jeder endoskopischen Chirurgie im Larynx ist, daß es gelingt, das Operationsgebiet gut übersichtlich einzustellen. In einem schlecht zugänglichen Kehlkopf, in dem man nur unter Zuhilfenahme aller Tricks die äußersten Bezirke des Operationsfeldes erreicht, soll man um der Sicherheit des Patienten willen von Versuchen endoskopischer Operationen Abstand nehmen und einen externen Weg oder eine Bestrahlung vorziehen.

Als Indikationen für endolaryngeale Operationen gelten:

Biopsien aus dem Kehlkopf

In der Regel sollten heute alle Biopsien aus dem Kehlkopf bei kleineren Tumoren nur nach einer eingehenden mikrolaryngoskopischen Untersuchung in Form einer „Probeexstirpation" („Exzisionsbiopsie", „grand biopsy", „excisional biopsy") ausgeführt werden. Dies bedeutet, daß der *gesamte* veränderte Epithelbezirk umschnitten und möglichst in einem Stück vom Stimmlippenkörper oder der Taschenfalte abpräpariert wird (Abb. 83). Der optische und taktile Eindruck bei diesem Eingriff läßt meist schon erkennen, ob es sich um einen noch in situ befindlichen, einen mikroinvasiven oder bereits um einen tiefer infiltrierenden Prozeß handelt. Die Exzision mit Stanzen oder Zangen (punch biopsy) ist nur noch beim Vorliegen größerer Tumoren, bei denen es auf ein funktionsschonendes Vorgehen ohnehin weniger ankommt, zulässig.

Das Exzisionspräparat muß sofort auf einem Stück saugfähigen Karton sorgfältig ausgebreitet werden, die Seiten markiert, und das Gewebe fixiert werden (18, 21, vgl. S. 142).

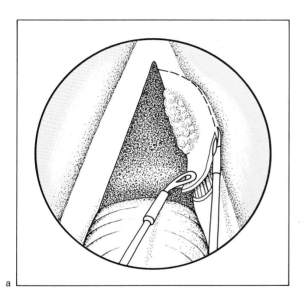
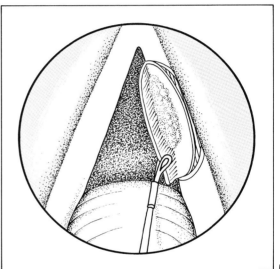
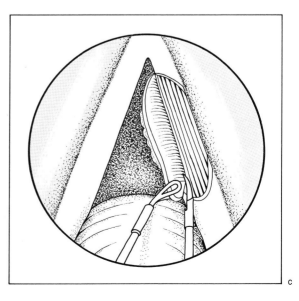

Abb. 83 Endoskopische Resektion von Carcinomata in situ und mikroinvasiven Karzinomen der Stimmlippen.
a) u. b) Der Tumor wird mit entsprechendem Abstand zunächst an der oberen, dann an der kaudalen Grenze umschnitten.
c) Entsprechend dem mikrolaryngoskopischen Befund und dem Tastbefund erfolgt die endgültige Abtragung an der Oberfläche des Muskelkörpers der Stimmlippe oder in den oberen Muskelschichten. Blutungen werden mit einem Mikrokoagulator gestillt. Das Präparat sollte möglichst in einem zusammenhängenden Stück gewonnen werden und entsprechend orientiert zur histologischen Untersuchung gelangen.

Exzision von kleinen Carcinomata in situ, Mikrokarzinomen und mikroinvasiven Karzinomen auf frei beweglichen Stimmlippen

Die Indikation zur endoskopischen Resektion ist nach der Meinung des Verfassers nur dann gegeben, wenn der Tumor nach dorsal nicht weiter als bis zur Spitze des Processus vocalis reicht, die vordere Kommissur nicht oder nur ganz wenig überschreitet, sich nicht über die Linea arcuata superior auf den Ventrikelboden oder über die Linea arcuata inferior in die subglottische Region hinein ausdehnt.

Bei bilateralen Karzinomen (T 1b) hat der Verfasser bisher nur in wenigen Fällen und stets zweizeitig in Abständen von 4 Wochen endoskopisch reseziert. Die Erfolge waren zwar bisher gut, doch sind die Erfahrungen noch zu gering, um die endoskopische Resektion in solchen Fällen empfehlen zu können.

Technisch wäre es durchaus möglich, endoskopisch, auch ohne Verwendung des Laserstrahles, den gesamten muskulären Stimmlippenkörper bis weit nach subglottisch mit Teilen der Taschenfalte und auch der Aryregion zu resezieren. Dieses Vorgehen, das von einzelnen Autoren propagiert wurde (44), bildet nach der Auffassung des Verfassers keinerlei Vorteil im Hinblick auf das funktionelle Ergebnis, aber den entscheidenden Nachteil, daß bei so ausgedehnten endolaryngealen Teilresektionen die Übersichtlichkeit doch wesentlich geringer ist als bei einem externen Vorgehen.

Auch die Resektion von Epiglottiskarzinomen auf endoskopischem Weg (3, 44), die ebenfalls schon im vorigen Jahrhundert ausgeführt wurde (14), ist im Hinblick auf die Sicherheit des Patienten wohl nur in Ausnahmefällen bei besonders kleinen Tumoren gerechtfertigt.

Vor Beginn der Operation läßt sich ein taktiler Eindruck über die Tiefenausdehnung des Tumors gewinnen: Wenn der Tumor mit der Schleimhaut über dem Muskelkörper gut verschieblich ist, ist er in aller Regel nicht in den Muskelkörper eingedrungen. Fühlt man bei Betastung härtere oder weniger verschiebliche Stellen, so muß damit gerechnet werden, daß der Tumor schon weiter in die Tiefe gewachsen ist. Der Tumor wird zunächst umschnitten und dann in einem Stück abpräpariert. Bei der mikrochirurgischen Präparation läßt sich meist sehr gut feststellen, in welcher Tiefe die Abtragungsschicht zu wählen ist, ob man eine oberflächliche „Streifenexzision" in der Schicht des Reinkeschen Raumes oder eine tiefere „Dekortikation" mit Resektion des Lig. vocale und der oberflächlichen Muskelfaserschicht ausführt.

Zeigt die histologische Kontrolle des Exzisionspräparates, daß der Tumor an der Oberfläche oder in der Tiefe an der einen oder anderen Stelle nicht ganz entfernt ist, so kann man entweder ein zweites Mal endoskopisch resezieren („restripping") oder aber – was der Verfasser vorzieht – einen externen Zugang über eine Thyreotomie wählen.

Postoperativ genügt ein stationärer Krankenhausaufenthalt von 24 Stunden. Der Verfasser beläßt die Patienten in der Klinik, bis die histologische Untersuchung erfolgt ist. Eventuell auftretende endolaryngeale Granulome im Wundgebiet werden nach 4 bis 6 Wochen entfernt, wenn sie nicht von selbst abgestoßen werden. Kontrolluntersuchungen erfolgen im ersten Halbjahr monatlich, später in Abständen von 2 Monaten, nach einem Jahr in 3-Monats-Intervallen.

Die endoskopische Resektion von Präkanzerosen und kleinen Stimmlippenkarzinomen bringt, wenn die eng umschriebenen Indikationen streng eingehalten werden, in der Regel ausgezeichnete funktionelle Ergebnisse (48) und eine Rezidivfreiheit in mehr als 95% der Fälle. Rezidive können durch weitere endoskopische Resektionen oder eine externe Teilresektion kontrolliert werden, oder es muß eine Bestrahlung ausgeführt werden. Nur in seltenen Ausnahmefällen verliert der Patient seinen Kehlkopf oder das Leben. Die endoskopische Resektion als kleinste aller Teilresektionen des Kehlkopfes ist auch in Hinblick auf die geringe Belastung des Patienten und die geringen Kosten, die kurze Dauer der Hospitalisierung und der verläßlichen Resultate wegen zur Methode der Wahl für viele Laryngologen geworden (2, 5, 7, 9, 15, 25, 26, 29, 30, 33, 38, 40, 43, 45, 47).

Literatur

[1] Annyas, A. A., J. J. Van Overbeek, J. R. Escajadillo, P. E. Hoeksema: CO_2 laser in malignant lesions of the larynx. Laryngoscope (St. Louis) 94 (1984) 836–838

[2] Blakeslee, D., C. W. Vaughan, S. M. Shapshay, G. T. Simpson, M. S. Strong: Excisional biopsy in the selective management of T 1 glottic cancer: a three-year follow-up study. Laryngoscope (St. Louis) 94 (1984) 488–494

[2a] Cummings, Ch. W., D. G. Sessions, E. A. Weymüller, Ph. Wood: Atlas of Laryngeal Surgery. Mosby, St. Louis 1984

[3] Davis, R. K., S. M. Shapshay, M. S. Strong, V. J. Hyams: Transoral partial supraglottic resection using the CO_2 laser. Laryngoscope (St. Louis) 93 (1983) 429–432

[4] Denecke, H. J.: Die oto-rhino-laryngologischen Operationen im Mund- und Halsbereich. In Kirschner, M., R. Zenker, G. Heberer, R. Pichlmayr: Allgemeine und spezielle Operationslehre, Bd. V/3. Springer, Berlin 1980

[5] DeSanto, L. W.: Selection of treatment for in situ and early invasive carcinoma of the glottis. In: Alberti, P. W., D. P. Bryce: Workshop from the Centennial Conference on Laryngeal Cancer. Appleton-Century-Crofts, New York 1976 (pp. 146–150)

[6] Feldman, M., A. Ucmakli, S. Strong, C. W. Vaughan, S. Kim, A. Bylinski: Applications of carbon dioxide laser surgery and radiation. A preliminary report. Arch. Otolaryng. 109 (1983) 240–242

7 Ferlito, A., F. Polidoro, M. Rossi: Pathological basis and clinical aspects of treatment policy in carcinoma-in-situ of the larynx. J. Laryng. 95 (1981) 141–154
8 Fried, M. P.: A survey of the complications of laser laryngoscopy. Arch. Otolaryng. 110 (1984) 31–34
9 Gillis, T. M., J. Incze, M. S. Strong, C. W. Vaughan, G. T. Simpson: Natural history and management of keratosis, atypia carcinoma-in-situ, and microinvasive cancer of the larynx. Amer. J. Surg. 146 (1983) 512–516
10 Grossenbacher, R.: Laserchirurgie in der Oto-Rhino-Laryngologie. Thieme, Stuttgart 1985
10a Hirano, M., Y. Hirade, H. Kawasaki: Vocal function following carbon dioxide laser surgery for glottic carcinoma. Ann. Otol. (St. Louis) 94 (1985) 232–235
11 Hoefler, H.: Ergebnisse der CO_2-Laserbehandlung von Larynxmalignomen. Wien. Klin. Wschr. 95 (1983) 545–547
12 Hoeksema, P. E., J. J. Van Overbeek: Carbon dioxide laser treatment in obstructive laryngeal lesions. Excerpta Med. int. Congr. Ser. 582 (1982) 65–66
13 Jako, G. J.: Laser surgery of the vocal cords. An experimental study with carbon dioxide lasers on dogs. Laryngoscope (St. Louis) 82 (1972) 2204–2216
14 Kahler, O.: Die bösartigen Neubildungen des Kehlkopfes. Die endolaryngealen Operationen. In Denker, D., O. Kahler: Handbuch der Hals-Nasen-Ohrenheilkunde, Bd. V. Springer, Berlin 1929 (S. 438ff)
15 Kambič, V.: Conservative management of premalignant lesions and carcinoma of the larynx. Excerpta Med. int. Congr. Ser. 582 (1982) 75–78
16 Karduck, A., H. G. Richter, M. Blank: Laserchirurgie des Stimmbandes. Klinisch-experimentelle Untersuchungen im Hinblick auf die Behandlung begrenzter Kehlkopfkarzinome. Laryngol. Rhinol. Otol. (Stuttg.) 57 (1978) 419–427
17 Kirchner, F. R.: Laryngeal structure following microcauterization. Laryngoscope (St. Louis) 85 (1975) 1826–1832
18 Kleinsasser, O.: Über die Behandlung einfacher und praekanzeröser Epithelhyperplasien der Kehlkopfschleimhaut. Laryngol. Rhinol. Otol. (Stuttg.) 43 (1964) 14–24
19 Kleinsasser, O.: Weitere technische Entwicklung und erste Ergebnisse der „endolaryngealen Mikrochirurgie". Laryngol. Rhinol. Otol. (Stuttg.) 44 (1965) 711–727
20 Kleinsasser, O.: Mikrolaryngoskopie und endolaryngeale Mikrochirurgie. Technik und typische Befunde, 2. Aufl. Schattauer, Stuttgart 1976
21 Kleinsasser, O., H. Glanz: Histologisch kontrollierte Tumorchirurgie. HNO (Berlin) 32 (1984) 234–236
22 Laccourreye, H., J. Lacau Saint-Guily, D. Brasnu, S. Donnadieu, B. Popot, O. Gutton, C. Parpounas: Utilisation du laser CO_2 dans le traitement d'urgence des dyspnées des cancers du larynx. Ann. Otolaryngol. Chir. Cervicofac. 101 (1984) 39–42
23 Lejeune, F. E.: Intralaryngeal operation for cancer of the vocal cord. Ann. Otol. (St. Louis) 55 (1946) 531–536
24 Lillie, J. C.: Vocal cord surgery. Surg. Clin. North Amer. 43 (1963) 1081–1096
25 Lillie, J. C., L. W. Desanto: Transoral surgery of early cordal carcinoma. Trans. Amer. Acad. Ophthalmol. Otolaryngol. 77 (1973) Orl 92–96
26 Lundgren, J.: Premalignant and early malignant vocal cord lesions. Diagnostic and therapeutic considerations. Linköping. University Medical Dissertations No 150, Linköping 1983
27 Lynch, R. C.: Suspension laryngoscopy and its accomplishments. Trans. Amer. Laryng. Ass. (1915) 323–352
28 Lynch, R. C.: Intrinsic carcinoma of the larynx, with a second report of the cases operated on by suspension and dissection. Trans. Amer. Laryngol. Ass. 42 (1920) 119–126
29 Maran, A. G., I. J. Mackenzie, R. E. Stanley: Carcinoma in situ of the larynx. Head Neck Surg. 7 (1984) 28–31
30 McGavran, M. A., A. C. Stutsman, J. Ogura: Superficially invasive epidermoid carcinoma of the true vocal cord. In Alberti, P. W., D. P. Bryce: Workshop from the Centennial Conference on Laryngeal Cancer. Appleton-Century-Crofts, New York 1976 (pp. 120–121)
31 Miehlke, A., M. Vollrath: Mikroskopische Laser-Chirurgie im Kehlkopfbereich. Dtsch. Ärztebl. 77 (1980) 177–181
32 Miehlke, A., R. Chilla, M. Vollrath: Cryosurgery and laser surgery in the treatment of malignant and benign laryngeal processes. ORL J. Otorhinolaryngol. relat. Spec. 41 (1979) 273–287
33 Miller, A. H.: Carcinoma in situ of the larynx. Clinical appearance and treatment. In Alberti, P. W., D. P. Bryce: Workshops from the Centennial Conference on Laryngeal Cancer. Appleton-Century-Crofts, New York 1976 (pp. 161–166)
34 Miller, D.: Does cryosurgery have a place in the treatment of papilloma or carcinoma of the larynx? Ann. Otol. (St. Louis) 82 (1973) 656–660
35 Mulvaney, T. J.: Endolaryngeal cryosurgery. Arch. Otolaryng. 102 (1976) 226–229
36 Naumann, H. H.: Chirurgie der malignen Tumoren des Larynxinnern. In Naumann, H. H.: Kopf- und Halschirurgie, Bd. I. Thieme, Stuttgart 1972 (S. 189ff)
37 Naumann, H. H.: Laseranwendung in der Oto-Rhino-Laryngologie. Münch. med. Wschr. 124 (1982) 985–988
38 Neel, H. B.: Selection of treatment for in situ and early invasive carcinoma of the glottis: surgical techniques and modifications. In Wigand, M. E., W. Steiner, P. M. Stell: Functional Partial Laryngectomy. Springer, Berlin 1984
39 Ossoff, R. H., A. J. Hotaling, M. S. Karlan, G. A. Sisson: CO_2 laser in otolaryngology – head and neck surgery: a retrospective analysis of complications. Laryngoscope (St. Louis) 93 (1983) 1287–1289
39a Ossoff, R. H., G. A. Sisson, S. M. Shapshay: Endoscopic management of selected early vocal cord carcinoma. Ann. Otol. (St. Louis) 94 (1985) 560–564
40 Perrin, C., F. X. Long, P. Mariel, B. Barthelme, J. D. Prokopik: Leucoplasies et dysplasies des cordes vocales. J. franç. otorhinolaryng. 32 (1983) 487–491
41 Rudert, H.: Erfahrungen mit dem CO_2-Laser unter besonderer Berücksichtigung der Therapie von Stimmbandkarzinomen. Laryngol. Rhinol. Otol. (Stuttg.) 62 (1983) 493–498
42 Silver, C. E.: Surgery for Cancer of the Larynx and Related Structures. Churchill-Livingstone, Edinburgh 1981 (pp. 250)
43 Som, M. L.: Surgery in premalignant lesions. In Alberti, P. W., D. P. Bryce: Workshops from the Centennial Conference on Laryngeal Cancer. Appleton-Century-Crofts, New York 1976 (p. 145)
44 Steiner, W.: Transoral microsurgical CO_2-laser resection of laryngeal carcinoma. In Wigand, M. E., W. Steiner, P. M. Stell: Functional Partial Laryngectomy: Conservation Surgery for Carcinoma of the Larynx. Springer, Berlin 1984 (pp. 121–125)
45 Steiner, W.: Endoscopic therapy of early laryngeal cancer: indications and results. In Wigand, M. E., W. Steiner, P. M. Stell: Functional Partial Laryngectomy: Conservation Surgery for Carcinoma of the Larynx. Springer, Berlin 1984 (pp. 163–170)
46 Strong, M. S.: Laser excision of carcinoma of the larynx. Laryngoscope 85 (St. Louis) (1975) 1286–1289
47 Vaughan, C. W., M. S. Strong, S. M. Shapshay: Treatment of T 1 and in situ glottic carcinoma: the transoral approach. Otolaryng. Clin. North Amer. 13 (1981) 509–513
48 Večerina, S., Z. Krajina: Phonatory function following unilateral laser cordectomy. J. Laryng. 97 (1983) 1139–1144
49 Weichselbaumer, W.: Endolaryngeale Chordektomie in Insufflation mit dünner Sonde. Arch. klin. exp. Ohr.-, Nas.-, Kehlk.-Heilk. 194 (1969) 328–333
50 Westhues, M.: Über die Grenzen der endolaryngealen Tumorchirurgie. Mschr. Ohrenheilk. 103 (1969) 218–221

Thyreotomie und Chordektomie

Die Resektion einer Stimmlippe nach Spaltung des Schildknorpels ist das wohl älteste Verfahren zur Behandlung von Stimmlippenkarzinomen. Die erste Chordektomie bei einem Karzinom soll 1834 BRAUERS durchgeführt haben (7). Von BRUNS berichtete 1878 über 15 Eingriffe dieser Art, bei denen nur ein Patient geheilt wurde (9). Um die Jahrhundertwende wurde die Chordektomie zur häufig ausgeübten Standardmethode weiter entwickelt, die bei streng eingehaltener Indikationsstellung hervorragende Ergebnisse erbrachte.

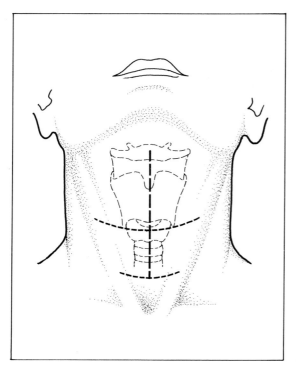
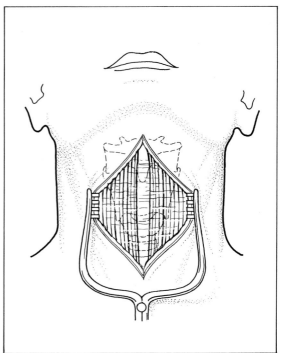
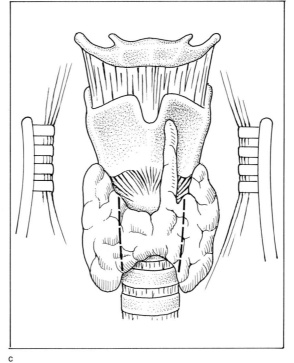

Abb. 84 Thyreotomie und Chordektomie.
a) Die vom Verfasser bevorzugte vertikale Schnittführung. (Andere Laryngologen bevorzugen zwei horizontale, in Hautfalten gelegene bogenförmige Inzisionen, getrennt für die Thyreotomie und die Tracheotomie.)
b) Darstellung der M. sternohyoidei, die erhalten werden.
c) Vor der Thyreotomie wird immer der Schilddrüsenisthmus der Lobus pyramidalis reseziert. Auf diese Weise läßt sich auch ein prälaryngeal median gelegener „delphischer" Lymphknoten entfernen und kontrollieren.

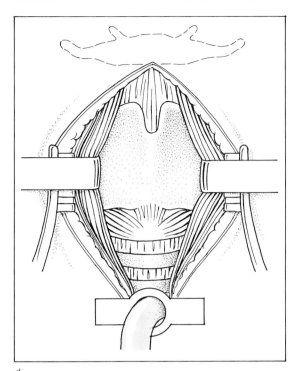
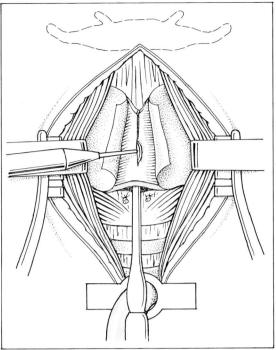
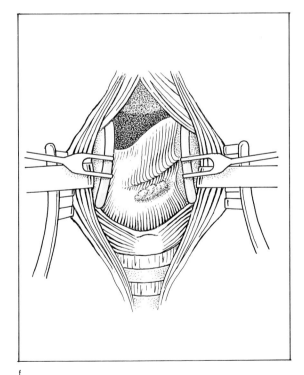

d) Darstellung des Schildknorpels nach Anlage des Tracheostomas.
e) Das Perichondrium über der Vorderkante des Schildknorpels ist durchschnitten und zurückgeschlagen. Am Lig. cricothyreoideum ist eine Inzision angelegt. Die Weichteile des Larynx werden mit einem Elevatorium vom Knorpel separiert und der Schildknorpel mit einer Kreissäge in der Mittellinie durchtrennt.
f) Eröffnung des Kehlkopfes.

Zur Zeit scheint die Chordektomie nach Thyreotomie etwas außer Mode geraten zu sein, da viele Laryngologen und vor allem Radiotherapeuten die Meinung vertreten, man können T-1-Tumoren mit gleicher Erfolgsquote bestrahlen und hätte „dem Patienten die Stimme erhalten". Das letztere Argument ist nicht richtig, denn es berücksichtigt nicht, daß auch nach Chordektomie in den meisten Fällen eine gute, zumindest brauchbare Stimme erhalten bleibt und schwere Stimmstörungen eine relativ seltene Ausnahme sind.

Für die Chordektomie spricht auch, daß sie eine direkte Inspektion des Tumors und eine unmittelbare histologische Kontrolle des Operationspräparates erlaubt. Die Belastung des Patienten durch diese Operation ist sehr gering und – soweit man dies überhaupt vergleichen kann – geringer als die Belastung durch eine volle Bestrahlungsdosis. Die Behandlungsdauer nach Chordektomie beträgt durchschnittlich 10 Tage, die Bestrahlungsdauer 6 bis 8 Wochen (30).

Manche Laryngologen sind heute der Meinung, daß der kleinste Eingriff bei Stimmlippenkarzinomen eine „Hemilaryngektomie" zu sein habe, denn nur diese gewährleiste einen ausreichenden Sicherheitsabstand bei der Resektion des Tumors. Meist sind diese sogenannten Hemilaryngektomien allerdings nicht viel mehr als das, was man früher „erweiterte Chordektomien" nannte.

Im Programm einer individualisierten und adäquaten Behandlung kleiner Stimmlippenkarzinome sollte daher die histologisch kontrollierte Chordektomie als eine der einfachsten und wirksamsten Methoden ihren Platz behalten.

Als klassische Indikation zur Chordektomie gilt das kleine Karzinom der Stimmlippe, das noch nicht zur Bewegungseinschränkung geführt hat, die vordere Kommissur nicht überschreitet und sich nach hinten nicht über die Höhe der Spitze des Processus vocalis ausdehnt.

Da Tumoren dieser Ausdehnung heute zum Teil endoskopisch reseziert werden, ist die Chordektomie vor allem geeignet für Carcinomata in situ und Karzinome der Stimmlippen in einem schlecht übersichtlichen und schlecht einsehbaren Kehlkopf, der technische Schwierigkeiten zur Durchführung eines exakten endolaryngealen Eingriffes bietet.

Chordektomien nach Thyreotomien sind auch angezeigt, wenn sich bei der histologischen Kontrolle eines endoskopisch gewonnenen Operationspräparates zeigt, daß die Ränder des Resektionspräparates nicht sicher tumorfrei sind.

Chordektomien können auch bei kleinen Residualkarzinomen nach Bestrahlungsmißerfolgen von T-1a-Karzinomen ausgeführt werden (17).

Vor der Durchführung des Eingriffes muß eine sorgfältige Diagnostik vorgenommen werden. Bei den in Frage kommenden kleinen Tumoren sind röntgenologische oder computertomographische Untersuchungen nicht erforderlich. Die wichtigste Maßnahme ist die Mikrolaryngoskopie, bei der man sich genau über die Oberflächenausdehnung des Tumors vergewissert, und die Palpation der Stimmlippe, mit deren Hilfe man feststellen kann, ob der Tumor noch über dem Muskelkörper der Stimmlippe verschieblich ist oder ob härtere Stellen darauf hinweisen, daß der Tumor in die Muskulatur vorgedrungen ist. Für die Ausdehnung des Eingriffes sollte auch der histologische Differenzierungsgrad berücksichtigt werden: Histologisch hochmaligne Tumoren mit aufgesplitterten Rändern erfordern einen wesentlich größeren Umfang der Resektion als Karzinome mittleren und höheren Differenzierungsgrades.

Der Eingriff wird in der Regel in Intubationsnarkose ausgeführt, wobei ein relativ dünner Intubationskatheter von etwa 28 Charrière verwendet wird. Der Verfasser bevorzugt den klassischen Längsschnitt in der Mittellinie über dem Kehlkopf. Andere Autoren empfehlen einen Querschnitt in einer Hautfalte über der Mitte des Schildknorpels (33). Die nach Meinung des Verfassers aus Gründen der Sicherheit unbedingt angezeigte Tracheotomie wird nach Resektion des Schilddrüsenisthmus und des eventuell vorhandenen Lobus pyramidalis zwischen dem 2. und 4. Trachealring vorgenommen und danach der Intubationskatheter umgesetzt (Abb. 84).

Nach Inzision des Perichondriums an der Vorderkante des Schildknorpels wird der Schildknorpel genau in der Mittellinie mit einer Kreissäge oder einer oszillierenden Säge durchtrennt, wobei man darauf achten sollte, die darunter liegenden Weichteile des Larynxinneren noch nicht zu verletzen. (Ein ideales Instrument, mit dem man rasch und exakt den Schildknorpel durchtrennen kann, ist dem Verfasser noch nicht bekannt.) Reicht der Tumor bis unmittelbar an die vordere Kommissur, so empfehlen Neel, Devine und DeSanto, von zwei parallelen Sägeschnitten aus einen schmalen Streifen der Schildknorpelvorderkante zu entfernen (33) (Abb. 89a).

Die Schildknorpelhälften werden dann etwas auseinandergezogen und die Larynxweichteile von der Innenseite des Schildknorpels mit einem Elevatorium einige Millimeter weit abgedrängt. Danach wird nach sorgfältiger Koagulation der Äste der A. laryngea anterior am kaudalen Rand des

Chirurgische Behandlung der Larynx- und Hypopharynxkarzinome

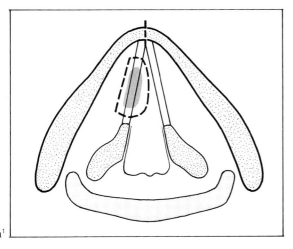
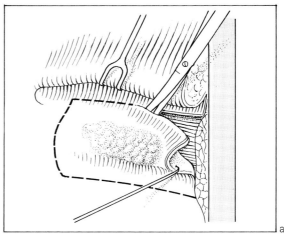

Abb. 85a Ausdehnung der Resektion bei Carcinomata in situ und Stimmlippenkarzinomen der Kategorie T 1.
a) 1 Partielle Chordektomie („tiefe Dekortikation") bei In-situ-Karzinomen oder mikroinvasiven Karzinomen.
a) 2 Nach entsprechender Umschneidung des Operationsfeldes werden die oberflächlichen Schichten der Stimmlippe vom Muskelkörper abpräpariert. Die Zuhilfenahme des Operationsmikroskops erleichtert eine exakte Präparation.

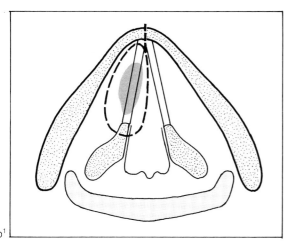
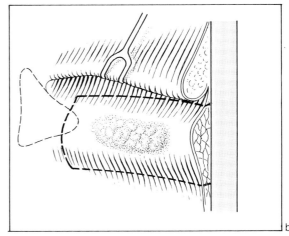

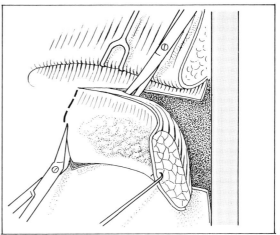

Abb. 85b
b) 1 Ausdehnung der „klassischen" Chordektomie. Subtotale Resektion einer Stimmlippe.
b) 2 Die Resektion umfaßt in der Regel auch die Spitze des Processus vocalis und erstreckt sich etwa 15 mm nach kaudal in die subglottische Region.
b) 3 Der Tumor wird zusammen mit dem M. vocalis reseziert. Die Pars lateralis des M. thyreoarytaenoideus bleibt meist zurück.

Lig. cricothyreoideum der Kehlkopf eröffnet. Nachdem ein Schlitz in das Ligamentum geschnitten worden ist, werden die beiden Stimmlippen von unten her etwas zur Seite gedrängt und die Inzision genau in der Mittellinie nach oben fortgesetzt. Die Inzision endet kranial im präepiglottischen Fettkörper. Die beiden Schildknorpelhälften werden mit Haken oder einem kleinen Sperrer auseinandergehalten.

Der Umfang der Resektion richtet sich nach der Ausdehnung des Tumors (Abb. 85). Bei Carcinomata in situ und mikroinvasiven Stimmlippenkarzinomen, die über dem Muskelkörper gut verschieblich sind, genügt es, wenn man eine Dekortikation der Stimmlippe vornimmt (22). (Dieser Eingriff, der auch als „Ablederung", „Stripping", „submuköse Chordektomie" usw. bezeichnet wurde, soll bereits 1921 von HINSBERG bei dem ersten genau beschriebenen Fall eines Carcinoma in situ der Stimmlippe ausgeführt worden sein [22a].) Je nach der Ausdehnung des Tumors wird mit einem feinen Skalpell nun etwa 10 bis 15 mm kaudal vom freien Stimmlippenrand die Schleimhaut horizontal inzidiert. Die zweite Inzision erfolgt nach Hochziehen der Taschenfalte ganz lateral im Ventrikel, die dritte vertikal, etwa über der Spitze des Processus vocalis. Mit Hilfe feiner Häkchen und Scheren läßt sich nun das Epithelfeld zusammen mit dem Lig. vocale vom muskulären Stimmlippenkörper unschwer abpräparieren. Finden sich Adhäsionen des Epithels an den Muskelfasern oder erkennt man mit Hilfe des Operationsmikroskops, daß vielleicht doch eine tiefere Infiltration vorliegt, werden entsprechende Schichten der Muskulatur reseziert. Man soll sehr vorsichtig präparieren um das Präparat möglichst in einem Stück zu gewinnen und genau justiert zur histologischen Kontrolle zu bringen. Die Blutstillung erfolgt mit einem monopolaren oder bipolaren Gerät, mit dem auch die Inzisionsränder nochmals leicht koaguliert werden. Nach diesen Dekortikationen, bei denen ja der größte Teil des Stimmlippenkörpers zurückbleibt, ist in der Regel kein Abdecken des Wundgebietes mit regionären Schleimhautlappen notwendig. Meist erfolgt binnen 6 bis 8 Wochen eine glatte Reepithelisierung des Operationsgebietes.

Bei oberflächlich in die Muskulatur hineinreichenden Karzinomen kann die Chordektomie bis auf das innere Perichondrium des Schildknorpels ausgedehnt werden. In diesen Fällen wird meist auch die Spitze des Processus vocalis des Aryknorpels reseziert. Besonders sorgfältig muß die Blutstillung im Bereich jener kleinen Arterien erfolgen, die lateral vom Aryknorpel in die Stimmlippenmuskulatur einstrahlen.

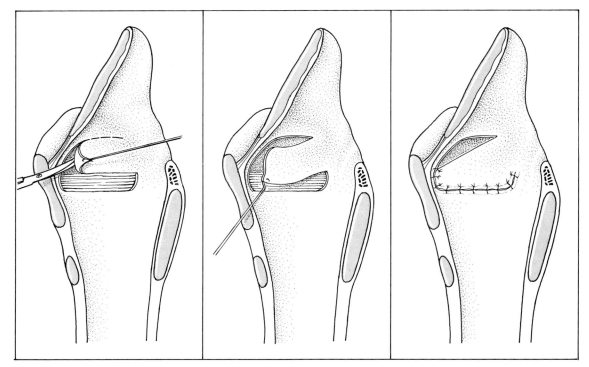

Abb. 86 Verkleinerung und teilweise Deckung des Defektes nach Chordektomie mit Hilfe eines Schwenklappens aus der Taschenfalte. Benützt man diesen Lappen, so ist es außerordentlich wichtig, daß die gesamte Ventrikelschleimhaut einschließlich des Saccus sorgfältig evertiert wird.

Tiefere Defekte nach fast vollständiger Resektion der Stimmlippenmuskulatur sollten postoperativ verkleinert werden, um eine Glottisinsuffizienz und damit eine schlechte Stimme zu vermeiden.

Alle Autoren betonen, daß sofortige rekonstruktive Maßnahmen nur dann ausgeführt werden dürfen, wenn man sich sicher ist, daß der Tumor vollständig entfernt worden ist. Zu dieser Sicherheit kann man allerdings nur gelangen, wenn das Operationspräparat in Schnittserien mikroskopisch untersucht wird und man auch bereit und willens ist, sofort nachzuoperieren, wenn die Schnittränder nicht tumorfrei sind.

Die vom Verfasser bevorzugte rekonstruktive Maßnahme erfolgt mit Hilfe eines Schwenklappens aus der Taschenfalte (Abb. 86). Die vorderen Abschnitte der Taschenfalte werden vom Schildknorpel abgelöst, der Ventrikel und dessen Sacculus sorgfältig ausgelöst. Dieser dorsal gestielte Lappen, bestehend aus der Schleimhaut und Lamina quadrangularis wird möglichst weit nach vorne und unten genäht (vgl. auch 15, 16, 31). Die Adaptation dieses Lappens kann durch die Anwendung von Fibrinkleber erleichtert werden (32). Die Methode bezweckt die Bildung eines Widerlagers für die gegenseitige, gesunde Stimmlippe, womit eine sogenannte „Phonatio obliqua" ermöglicht wird. In einzelnen Fällen bildet sich postoperativ ein „supraglottischer Sphinkter" aus dem Aryhöcker, den Taschenfalten und dem Petiolus der Epiglottis. In wieder anderen Fällen entwickelt sich ein narbiges „Ersatzstimmband" (4, 24, 39).

Die Implantation von freien Vollhautlappen, Spalthautlappen und Thiersch-Läppchen ebenso wie Mundschleimhauttransplantate, kombinierte Haut-Knorpelstückchen aus der Helix der Ohrmuschel und Schleimhaut-Knorpelstücke aus der Epiglottis oder vom Septum nasi bringen nach der Erfahrung des Autors und anderen Autoren nur relativ selten Erfolg, da diese freien Transplantate schwierig zu befestigen sind und meist wieder abgestoßen werden (5, 34, 35, 40). Gestielte Lappen aus Faszie, Halshaut und Perichondrium, in die zur Nachahmung der Stimmlippenkontur ein Wulst eingenäht werden kann, heilen meist gut ein und bringen auch gute funktionelle Ergebnisse (11, 12, 16, 18, 41a). Der Nachteil dieser Lappen ist, daß sich die oberen angefeuchteten Hautschichten häufig mit übelriechendem Detritus bedecken und oft doch nicht haarfrei bleiben. Es wird dann notwendig, gelegentlich endoskopisch die Haare auszuzupfen. Auch die an einem Muskelbauch gestielte Mittelsehne des M. omohyoideus wurde als Stimmlippenersatz transportniert und mit Schleimhaut übernäht (6).

Trotz sorgfältigster Operationstechnik und streng einseitiger Operation läßt sich nicht vermeiden, daß sich in manchen Fällen im Bereich der vorderen Kommissur narbige Diaphragmen entwickeln. Die Vermeidung dieser Diaphragmen ist das bis heute nicht befriedigend gelöste Hautproblem der Thyreotomie und Chordektomie. Auch die vielfach empfohlene Einlage von T-förmigen Separatoren (15, 42) verhindert keineswegs immer die Entstehung von Diaphragmen. Im Gegenteil: Nach der Einlage dieser Separatoren kann eine Dehiszenz der vorderen Kommissur zurückbleiben, die zu einer stark stimmstörenden Glottisinsuffizienz beiträgt.

An postoperativen Komplikationen kann es zu Nachblutungen aus dem Wundgebiet im Kehlkopf kommen. Unangenehm können auch Blutungen aus den Schilddrüsenstümpfen oder Venen der Halsweichteile in das Larynxinnere hinein sein. Aus diesem Grunde ist es sehr zweckmäßig, die Trachea mit einer geblockten Kanüle zumindest in den ersten 6 bis 8 postoperativen Stunden abzudichten (Abb. 87).

Relativ häufig sind Hautemphyseme in den Halsweichteilen, die sich auch noch mehrere Tage nach der Operation, vor allem nach der Entfernung der Kanüle, entwickeln können. Ein Verband um den Hals hindert meist die weitere Ausdehnung der Emphyseme, auch das Einlegen eines Drains in das Tracheostoma nach Entfernung der Kanüle verhindert die Entstehung des Emphysems. Das Tracheostoma wird nach der Entfernung der Kanüle mittels einiger Nähte verschlossen. Schwierigkeiten mit der Schluckfunktion sind nach Chordektomie selten, und da sich auch die lokale Wundreaktion im Kehlkopf in Grenzen hält, ist das Décanulement meist bereits am ersten postoperativen Tag ausführbar.

Zeigt die histologische Kontrolle des Operationspräparates, daß der Tumor bis an den Resektionsrand reicht und vielleicht nicht ganz entfernt ist, bestehen 3 Möglichkeiten des Vorgehens: 1. abwarten und beobachten, 2. Nachoperation, 3. postoperative Bestrahlung. Die postoperative Bestrahlung wird von einigen Autoren empfohlen (19, 23, 27). Da bei „positiven Rändern" die Zahl der „Lokalrezidive" sehr hoch ist (2, 3, 25, 26), zieht der Verfasser es vor, wenn immer möglich, sofort nachzuoperieren, bis der Tumor ganz entfernt ist, und sich nicht auf die Wirkung einer Nachbestrahlung zu verlassen. Schlägt die Nachbestrahlung fehl, bleibt meist nur die Laryngektomie, um den Patienten zu retten.

Die Patienten werden in der Regel etwa am 8. bis 10. postoperativen Tag, sobald die äußeren Wunden abgeheilt sind, aus dem Krankenhaus entlas-

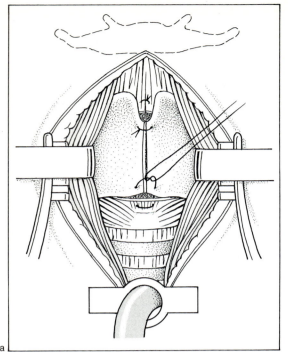
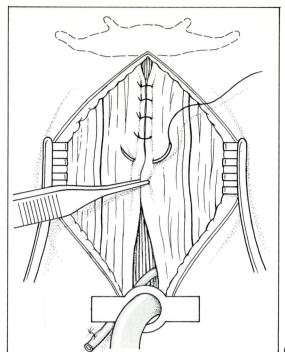

Abb. 87 Wundverschluß nach Thyreotomie.
a) Die beiden Schildknorpelhälften sollten durch Nähte exakt wieder aneinandergepaßt werden und das Lig. cricothyreoideum am Schildknorpel fixiert werden, um eine möglichst spitzwinkelige Konfiguration der vorderen Kommissur zu erreichen.
b) Die Mm. sternohyoidei sollten miteinander vernäht werden, um zu vermeiden, daß die Hautnarbe mit dem Larynx verwächst.
c) Das Einlegen einer Drainage in die Wunde und den Tracheostomabereich verhindert die Entstehung von Hautemphysemen in der postoperativen Periode.

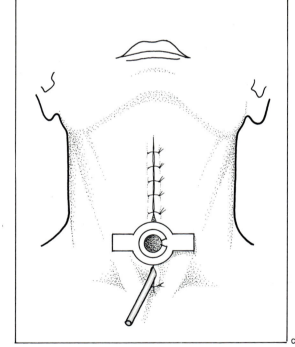

sen. Sollten sich im Laufe der folgenden Wochen im Wundgebiet Granulome entwickeln, wird, falls die Granulome nicht allzu groß sind, zunächst abgewartet, da sie sich häufig spontan abstoßen und abgehustet werden. Eine erste endoskopische (mikrolaryngoskopische) Kontrolle wird in der Regel erst 3 Monate nach der Operation ausgeführt (20, 36). Bis zu diesem Zeitpunkt ist die Wundheilung meist weitestgehend abgeschlossen. Eventuell sich entwickelnde narbige Diaphragmen können nochmals durchtrennt und exzidiert werden.

Etwa 2 bis 3 Monate nach der Chordektomie kann auch mit einer postoperativen Stimmübungsbehandlung begonnen werden, die manchmal zu einer deutlichen Besserung der Stimmfunktion beiträgt (Atemtechnik für ökonomischen Luftverbrauch, Glottisschlußübungen, Erlernen der Taschenfaltenstimme, Artikulationsübungen, 8, 10, 29). Auch ohne besondere Übungen verbessert sich die Stimmqualität oft noch bis zu einem Jahr nach der Operation.

Sollte die Stimme sehr stark heiser oder aphonisch sein, was nach Chordektomie nur bei 3 bis 5% der Fälle zutrifft, ist nach etwa einem Jahr an sekundäre plastische Maßnahmen zur Rekonstruktion der vorderen Kommissur bzw. der Glottis zu denken (Knorpelspanimplantate, Schleimhauttransplantate, Resektion von Diaphragmen usw.).

Die sogenannten Rezidive entstehen meist aus Residuen des ersten Karzinoms. Sie werden daher auch binnen eines, spätestens zweier Jahre manifest. Ein Teil der sogenannten Rezidive nach Chordektomie ist aber auf noch Jahre später neu entstehende zweite Karzinome zurückzuführen (21). Dies ist bei der relativ häufigen plurizentrischen Entstehung von Karzinomen auf beiden Stimmlippen nicht verwunderlich.

Bei Rezidiven nach Chordektomie lassen sich mittels erweiterter Teilresektion oder Laryngektomie noch in 40 bis 50% der Fälle Dauerheilungen erzielen (44). Die endgültige 5-Jahresheilungsquote der T-1a-Stimmlippenkarzinome kann dadurch weiter auf 95 und mehr Prozent aller Fälle angehoben werden.

Rezidivtumoren nach Chordektomie haben häufig die gefährliche Tendenz, durch den operativ geschaffenen Spalt im Schildknorpel in die prälaryngealen Weichteile vorzuwachsen, ohne daß endolaryngeal viel vom Tumor zu sehen ist. Ist der Tumor im prälaryngealen Gewebe angelangt, so metastiert er alsbald in die paratrachealen Lymphknoten. Dieser Ausbreitungsmodus des Rezidivtumors ist bei der Therapieplanung zu berücksichtigen, indem die Laryngektomie mit einer subtotalen Thyreoidektomie und einer sogenannten medianen Neck dissection zu verbinden ist.

Über die Ergebnisse der Chordektomie wird in der neueren Literatur relativ selten berichtet, da der Eingriff zur Zeit etwas aus der Mode gekommen zu sein scheint (38). Die meisten Autoren erzielen etwa 85% 5-Jahresheilungen, einige über 90% bis sogar zu 100% (1, 13, 14, 21, 28, 30, 37, 41, 41b, 43).

Bei diesen Statistiken handelt es sich allerdings fast durchweg um Beobachtungsserien, bei denen offensichtlich keine exakte postoperative histologische Kontrolle der Operationspräparate und evtl. sofortige Nachoperationen ausgeführt worden sind. Auch die Indikationen zur Chordektomie wurden wohl doch sehr unterschiedlich gestellt. Einzelne haben sich streng an die klassische Indikation gehalten und hohe Heilungsquoten erzielt, andere haben vielleicht auch chordektomiert, wenn der Tumor die vordere Kommissur oder die Spitze des Aryknorpels nach hinten etwas überschritt, mehr als 5 bis 8 mm subglottisch reichte oder die Beweglichkeit der Stimmlippe nicht mehr ganz erhalten war. Diese Statistiken enthalten dann wohl auch die Fälle der „überschrittenen Indikation" und der „erweiterten" Chordektomie mit den deutlich schlechteren Resultaten.

An der Mayo-Klinik wurden bei 182 Chordektomien nur 4 Lokalrezidive verzeichnet – und in 3 Fällen Metastasen. 2% der chordektomierten Patienten starben an den Folgen des Stimmlippenkarzinoms (33).

Literatur

[1] Alajmo, E., O. Fini-Storchi, G. Polli: Five-year results of 1000 patients operated on for cancer of the larynx. Acta Oto-laryng. (Stockh.) 82 (1976) 437–439

[2] Baker, S. R., N. A. Swanson: Complete microscopic controlled surgery for head and neck cancer. Head Neck Surg. 6 (1984) 914–920

[3] Bauer, W. C., S. G. Lesinski, J. H. Ogura: The significance of positive margins in hemilaryngectomy specimens. Laryngoscope (St. Louis) 85 (1975) 1–13

[4] Beck, J., E. Schönhärl: Eine seltene Art der Ersatzstimmbildung. Medizinische 38 (1959) 1742–1744

[5] Bouche, J., C. Frèche, Y. Husson: Epiglottoplastie de l'étage glottique. Ann. Otolaryng. (Paris) 81 (1964) 643–650

[6] Bouche, J., C. Frèche, J. Verhulst, Y. Arnoux: Dyskératose laryngée, une nouvelle attitude thérapeutique: la cordectomie avec reconstitution fonctionnelle par myoplastie. Rev. Laryngol. 97 (1976) 199–205

[7] Brauers (1834): zit. bei Kahler, O.: Die bösartigen Neubildungen des Kehlkopfes. In Denker, A., O. Kahler,: Handbuch der Hals-Nasen-Ohrenheilkunde, Bd. V. Springer, Berlin 1929 (S. 441)

[8] Brodnitz, F. S., J. J. Conley: Vocal rehabilitation after reconstructive surgery for laryngeal cancer. Folia phoniat. (Basel) 19 (1967) 89–97

[9] v. Bruns (1978: Die Laryngotomie zur Entfernung intralaryngealer Neubildungen. Berlin 1887, zit. bei Kahler, O.: Die bösartigen Neubildungen des Kehlkopfes. In Denker, A., O. Kahler, eds.: Handbuch der Hals-Nasen-Ohrenheilkunde, Bd. V., Springer, Berlin 1929 (S. 441)

[10] Calcaterra, T. C., D. H. Zwitman: Vocal rehabilitation after partial or total laryngectomy. Calif. Med. 117 (1972) 12–15

[11] Chiari, O.: Chirurgie des Kehlkopfes und der Luftröhre. In Neue Deutsche Chirurgie, Bd. 19. Enke, Stuttgart 1916

[12] Conley, J. J.: Glottic reconstruction and wound rehabilitation procedures in partial laryngectomy. Arch. Otolaryng. 74 (1961) 239–242

[13] Daly, J. F., F. N. Know: Laryngofissure and cordectomy. Laryngoscope (St. Louis) 85 (1975) 1290–1297

[14] Daniilidis, J., P. Petropoulos, A. Koulolas, B. Symeonidis, C. Frantzis: Langzeitergebnisse der chirurgischen Behandlung des Kehlkopfkarzinoms. Laryngol. Rhinol. Otol. 57 (1978) 1066–1072

[15] Denecke, H. J.: Die oto-rhino-laryngologischen Operationen im Mund- und Halsbereich. In Kirschner, M., R. Zenker, G. Heberer, R. Pichlmayr: Allgemeine und spezielle Operationslehre, Bd. V/3. Springer, Berlin 1980

16 Denecke, H. J.: The role of laryngoplasty in vertical partial laryngectomies. In Wigand, M. E., W. Steiner, P. M. Stell: Functional Partial Laryngectomy: Conservation Surgery for Carcinoma of the Larynx. Springer, Berlin 1984 (pp. 95–103)

17 Denecke, H. J.: Radiotherapy and partial laryngectomy. In Wigand, M. E., W. Steiner, P. M. Stell: Functional Partial Laryngectomy: Conservation Surgery for Carcinoma of the Larynx. Springer, Berlin 1984 (pp. 284–285)

18 Ganz, H.: Rekonstruktion der Glottis mit Halshaut. Arch. klin. exp. Ohr-, Nas.-, Kehlk.-Heilk. 196 (1970) 210–211

19 Goepfert, H., R. D. Lindberg, R. H. Jesse: Combined laryngeal conservative surgery and irradiation: can we expand the indications for conservation therapy? Otolaryngol. Head Neck Surg. 89 (1981) 974–978

20 Guerrier, Y.: Early detection and management of recurrences after vertical partial laryngectomy. In Wigand, M. E., W. Steiner, P. M. Stell: Functional Partial Laryngectomy. Springer, Berlin 1984

21 Guerrier, Y., N. Jazouli: Oncological and functional results as the basis of surgical indications: vertical partial laryngectomy-results. In Wigand, M. E., W. Steiner, P. M. Stell: Functional Partial Laryngectomy: Conservation Surgery for Carcinoma of the Larynx. Springer, Berlin 1984 (pp. 145–149)

22 Kleinsasser, O.: Über die Behandlung einfacher und praekanzeröser Epithelhyperplasien der Kehlkopfschleimhaut. Laryngol. Rhinol. Otol. 43 (1964) 14–24

22 v. Klestadt, W.: Zur Frage der Pachydermia laryngis als Vorkrankheit des Carcinoms. Laryngol. Rhinol. Otol. 20 (1931) 30–33

23 Krajina, Z.: Late complications and recurrences after partial resections of the larynx. In Wigand, M. E., W. Steiner, P. M. Stell: Functional Partial Laryngectomy: Conservation Surgery of carcinoma of the Larynx. Springer, Berlin 1984 (pp. 305–308)

24 Leanderson, R., B. Grape: Voice aerodynamics after chordectomy. Acta oto-laryng. (Stockh.), Suppl. 224 (1966) 495–500

25 Lee, F., S. Perlmutter, J. H. Ogura: Laryngeal radiation after hemilaryngectomy. Laryngoscope (St. Louis) 90 (1980) 1534–1539

26 Looser, K. G., J. P. Shah, E. W. Strong: The significance of „positive" margins in surgically resected epidermoid carcinomas. Head Neck Surg. 1 (1978) 107–111

27 Mantravadi, R. V. P., R. E. Haas, E. J. Liebner, E. M. Skolnik, E. L. Applebaum: Postoperative radiotherapy for persistent tumor at the surgical margin in head and neck cancers. Laryngoscope (St. Louis) 93 (1983) 1337–1340

28 Meyer-Breiting, E., C. von Ilberg: Behandlungsergebnisse der Chirurgie früher Stimmbandkarzinome. HNO (Berlin) 29 (1981) 41–46

29 Moore, G. P.: Voice problems following limited surgical excision Laryngoscope (St. Louis) 85 (1975) 619–625

30 Moritsch, E., H. Neumann: Zur Behandlung des „beweglichen" Stimmbandkarzinoms: Chordektomie, Bestrahlung. Wien. Klin. Wschr. 87 (1975) 116–120

31 Naumann, H. H.: Chirurgie der malignen Tumoren des Larynxinnern. In Naumann, H. H.: Kopf- und Halschirurgie, Bd. I. Thieme, Stuttgart 1972 (S. 189 ff)

32 Naumann, C., G. Lang: Fibrinkleber in der Larynxchirurgie. Laryngol. Rhinol. Otol. (Stuttg.) 60 (1981) 365–366

33 Neel, H. B., K. D. Devine, L. W. Desanto: Laryngofissure and cordectomy for early cordal carcinoma: outcome in 182 patients. Otolaryngol. Head Neck Surg. 88 (1980) 79–84

34 Neumann, O. G.: Operationstechnik der freien Mundschleimhaut-Transplantation in den Kehlkopf. HNO (Berlin) 24 (1976) 248–251

35 Neumann, O. G., H. H. Treeck: Freie Mundschleimhaut-Transplantationen im Rahmen der diagnostischen und therapeutischen Laryngofissur. Arch. klin. exp. Ohr.-, Nas.-, Kehlk.-Heilk. 205 (1973) 371–376

36 Olofsson, J.: Early detection of recurrent tumours after previous treatment of laryngeal carcinomas. Wigand, M. E., W. Steiner, P. M. Stell: Functional Partial Laryngectomy: Conservation Surgery for Carcinoma of the Larynx. Springer, Berlin 1984 (pp. 310–314)

37 Pinel, J., Y. Cachin, H. Laccourreye, J. J. Piquet, J. M. Richard, M. Cannoni, J. Trotoux, C. Junien-Lavillaumy, F. Eschwege, B. Luboinski: Cancers du larynx. Librairie Arnette, Paris 1980

38 Ranger, D.: Roles and limitations of conservation laryngeal surgery. In Alberti P. W., D. P. Bryce: Workshops from the Centennial Conference on Laryngeal Cancer. Appleton-Century-Crofts, New York 1976 (pp. 448–450)

39 Riska, T. B., S. Lauerma: Die Stimmfunktion nach der Behandlung von Stimmbandkarzinomen im Stadium I. Acta oto-laryng. (Stockh.) Suppl. 224 (1966) 501

40 Sénéchal, G.: Réfection de la corde vocale par greffe cutanée. Ann. Otolaryng. (Paris) 92 (1975) 621–624

41 Skolnik, E. M., K. F. Yee, M. A. Wheatley, L. O. Martin: Carcinoma of the laryngeal glottis. Therapy and end results. Laryngoscope (St. Louis) 85 (1975) 1453–1466

41a Stegnjajic, A., B. L. Wenig, L. Guberina, A. L. Abramson: Glottic reconstruction with thyroid perichondrium and investing cervical fascia. Arch. Otolaryng. 111 (1985) 472–475

41b Steiner, W.: Oncological results of vertical partial laryngectomy. In Wigand, M. E., W. Steiner, P. M. Stell: Functional Partial Laryngectomy: Conservation Surgery for carcinoma of the Larynx. Springer, Berlin 1984 (pp. 170–173)

42 Stell, P. M., A. G. Maran: Head and Neck Surgery, 2nd ed. Heinemann, London 1978

43 Traissac, L.: Vertical partial resection, oncological and functional results. In Wigand, M. E., W. Steiner, P. M. Stell: Functional Partial Laryngectomy: Conservation Surgery for Carcinoma of the Larynx. Springer, Berlin 1984 (pp. 156–163)

44 Wicke, W., H. Neumann: Totalexstirpation des Larynx bei Rezidiv nach Chordektomie. Wien. Klin. Wschr. 87 (1975) 121–124

Frontolaterale und frontoanteriore Teilresektion

Etwa ein Drittel aller Stimmlippenkarzinome haben zur Zeit der Diagnose die vordere Kommissur der Stimmlippen mit ergriffen. Da hier die Schleimhaut dem Schildknorpel sehr nahe anliegt und die Karzinome entlang der einstrahlenden Fasern der Broylesschen Sehne und den Gefäßkanälen folgend in den Knorpel und das Lig. cricothyreoideum vordringen können (3, 20, vgl. S. 90), hat man frühzeitig begonnen, Schildknorpelteile im Bereich der vorderen Kommissur zusammen mit den anhaftenden Weichteilen der Stimmlippen zu entfernen. Später hat LEROUX-ROBERT die „frontolaterale Teilresektion" für vorwiegend einseitige Stimmlippenkarzinome, die nur wenig auf die Gegenseite übergreifen, angegeben. Für Karzinome, die sich beiderseits der vorderen Kommissur annähernd symmetrisch ausbreiten, wurde die „frontoanteriore Teilresektion" von TAPIA und LEROUX-ROBERT entwickelt (zit. nach 11). Zwischen diesen beiden Formen der Teilresektion gibt es, der individuellen Ausdehnung des Tumors angepaßt, zahlreiche Varianten. Manche Autoren sprechen von einer „bilateralen Thyreotomie" (14) oder „bilateralen Chordektomie" oder „Chordektomie double" (2, 10), einer „intrathyreoidalen Laryngektomie" (7), einem „évidement sous-périchondrale" (1) oder einer „vorderen Kommissur-Technik der partiellen Laryngektomie" (15, 22, 24). Manche dieser Modifikationen werden heute auch bei den „Hemilaryngektomien" subsumiert und leiten über zu den ausgedehnteren horizontalen Resektionen der Stimmlippenregion (vgl. S. 181).

Als Indikation zur Ausführung von frontolateralen und frontoanterioren Teilresektionen werden von manchen Autoren bereits Karzinome im Bereich der vorderen Kommissur ohne Einschränkung der Stimmlippenbeweglichkeit genannt.

Bei diesen Karzinomen der Kategorie T 1b zieht der Verfasser im allgemeinen eine primäre Bestrahlung vor. Schlägt die Bestrahlung fehl, kann immer noch eine frontoanteriore oder frontolaterale Teilresektion ausgeführt werden, vorausgesetzt, daß der Tumor auch bereits vor Beginn der Bestrahlung diesen Eingriff erlaubt hätte.

Das Hauptindikationsgebiet für die frontolaterale und frontoanteriore Teilresektion sind relativ kleine Stimmlippenkarzinome mit nur einseitig gering eingeschränkter Beweglichkeit einer Stimmlippe, die sich nach kaudal nicht mehr als 8 bis 10 mm ausdehnen, nach dorsal auf einer Seite nicht weiter als bis zur Spitze des Processus vocalis reichen und auf der Gegenseite nicht mehr als das vordere Drittel der Stimmlippe ergriffen haben. Bei bilateraler, annähernd symmetrischer Tumorausdehnung sollte ein für eine klassische frontoanteriore Teilresektion geeigneter Tumor nicht mehr als etwa ein Drittel der Stimmlippenlänge nach dorsal reichen. Karzinome, die sich nach kranial in die Petiolusregion ausdehnen, oder Karzinome, die zu einer Fixation einer Stimmlippe geführt haben, sind nach Meinung des Verfassers für die klassischen frontolateralen/frontoanterioren Teilresektionen nicht geeignet.

Wie bei jeder Teilresektion des Larynx ist eine sorgfältige präoperative mikrolaryngoskopische Inspektion und bei eingeschränkter Stimmlippenbeweglichkeit auch eine computertomographische Kontrolle der Tumorausdehnung notwendig. Letzteres ist besonders deswegen erforderlich, weil sich diese Karzinome nicht selten relativ weit nach dorsal und lateral in der Stimmlippenmuskulatur und in den paraglottischen Raum hinein ausdehnen, ohne daß die Beweglichkeit der Stimmlippen gänzlich aufgehoben wäre.

Kontraindikationen aus allgemeinen Gründen sind nur selten gegeben, da die Morbidität dieses Eingriffes nicht nennenswert höher ist als die infolge einer Chordektomie, die Trachealkanüle meist am ersten postoperativen Tag entfernt werden kann und die Schluckfunktion nicht gestört ist.

Der Verfasser bevorzugt einen Mittellinienschnitt vom Zungenbein bis etwa zum Unterrand des Schilddrüsenisthmus.

Die über den Mm. sternohyoidei gelegene Faszie wird nach dem Hautschnitt sorgfältig freipräpariert und wie eine kleine Schürze, die am Zungenbein hängt und bis zum Unterrand des Krikoids reicht, U-förmig umschnitten (8, 9, 17).

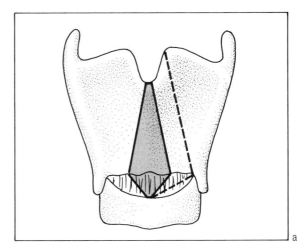

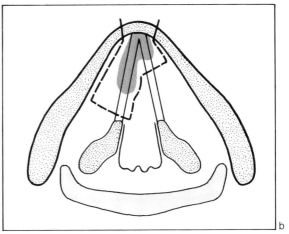

Abb. 88 Frontolaterale Teilresektion bei Stimmlippenkarzinomen.
a) Ausmaß der Knorpelresektion. Die Knorpelinzision kann bei Bedarf weiter nach lateral verlegt werden.
b) Ausmaß der Stimmlippenresektion bei klassischer frontolateraler Teilresektion.

Der Verfasser reseziert danach den Schilddrüsenisthmus mit dem gesamten prätrachealen und prälaryngealen Gewebe beiderseits der Mittellinie in etwa 3 cm Breite, um den prälaryngealen Lymphknoten mit zu erfassen. Mit Hilfe dieser breiten Freilegung der zervikalen Trachea kontrolliert man am besten die prälaryngealen und gegebenenfalls die oberen paratrachealen Lymphknoten, deren Besiedelung bei diesen noch relativ kleinen Karzinomen zwar noch selten, aber doch nie ganz auszuschließen ist (15, 23).

Bei der klassischen frontolateralen Teilresektion wird ein gleichseitiges Dreieck mit der Basis am Lig. cricothyreoideum und der Spitze in der Incisura thyreoidea aus dem Schildknorpel ausgesägt (Abb. 88). Bei der frontoanterioren Teilresektion

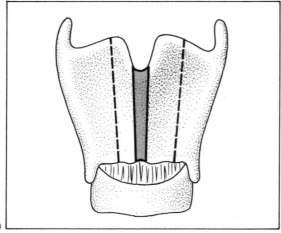
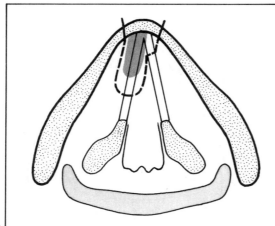
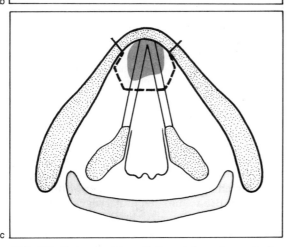

Abb. 89 Frontoanteriore Teilresektion. Ausmaß der Knorpelresektion.
a) Bei Tumoren, die nur in die vordere Kommissur hineinreichen und sie nicht überschreiten, genügt es in manchen Fällen, nur die Vorderkante des Schildknorpels zu resezieren. Größere Tumoren erfordern eine bilateral weiter dorsal gelegene Inzision.
b) u. c) Nach dorsal sollte die Weichteilresektion die Mitte des membranösen Abschnittes der Stimmlippe nicht überschreiten.

wird beiderseits etwa 8 bis maximal 10 mm von der Mittellinie eine Inzision vertikal durch den Schildknorpel gelegt (Abb. 89). Der Kehlkopf wird von einer horizontalen Inzision am Oberrand des Ringknorpels durch das Lig. cricothyreoideum eröffnet. Das Ligament wird in Breite der Knorpelexzision mit reseziert.

Vor der weiteren Eröffnung des Kehlkopfes kann der Unterrand des Schildknorpels mit einer Stanze teilweise abgetragen werden, wodurch man einen noch besseren Einblick von unten her auf die vordere Kommissur gewinnt (12). Die weitere Inzision erfolgt dann auf der weniger befallenen Seite dorsal vom Tumorrand bis in den Ventrikel hinein, die Taschenfalte wird in der Mittellinie durchtrennt. Nachdem die beiden Schildknorpelhälften auseinandergeklappt werden können, erfolgt die weitere Chordektomie unter Zuhilfenahme des Operationsmikroskopes entsprechend der Ausdehnung des Tumors. Auch bei diesem Eingriff ist es nicht immer nötig, den gesamten Muskelkörper der Stimmlippen zu resezieren. Der Stumpf der Stimmlippe auf der weniger befallenen Seite wird mittels einiger Nähte, die vorne durch Bohrlöcher im Schildknorpel gezogen werden, möglichst weit nach vorne fixiert. Die Taschenfalten können, wie dies bei der Chordektomie beschrieben wurde (S. 174), nach vorne unten genäht werden, um den Defekt zu verkleinern und eine „Phonatio obliqua" zu erleichtern.

Darüber hinausgehende rekonstruktive Maßnahmen führt der Verfasser bei den klassischen frontoanterioren und frontolateralen Teilresektionen, die nicht sehr viel Substanz umfassen, nicht aus. Auch das Einlegen eines T-förmigen Separators oder einer Silasticfolie können nach den Erfahrungen des Verfassers die Entstehung von Diaphragmen und unerwünschten Narben im Bereich der vorderen Kommissur nicht sicher verhindern (6, 15, 19).

Über den Defekt in der Vorderwand des Larynx wird abschliessend die Faszie genäht oder ein Faszienmuskellappen (8), mit dem sich eine gute Abdeckung erzielen läßt.

Die Trachealkanüle wird in der Regel am 1. postoperativen Tag entfernt. Sollte die histologische Kontrolle des Resektionspräparates zeigen, daß der Tumor nicht sicher entfernt ist, zieht es der Verfasser vor, sofort nachzuoperieren und den Eingriff dementsprechend im Sinne einer horizontalen Glottisresektion zu erweitern.

Die postoperative Kontrolle erfolgt in der gleichen Weise, wie sie nach Chordektomie beschrieben wurde (s. S. 175).

Es dauert oft bis zu einem Jahr, bis die endgültige Stimmfunktion erreicht ist. Die Stimme ist nach diesen Teilresektionen in einem größeren Teil der Fälle rauh, heiser, tiefer und nicht sehr kräftig. Eine Aphonie ist allerdings eine seltene Ausnahme. Nach Resektion der vorderen Kommissur erfolgt die Phonation vielfach durch eine vikariierende Entwicklung des supraglottischen Sphinkters (4, 5, 16). Man erkennt in diesen Fällen, daß sich bei der Phonation der Petiolus der Epiglottis nach hinten verlagert und zusammen mit den Taschenfalten die Supraglottis ringförmig schließt. Dieser Vorgang ist durch entsprechende postoperative Phonationsübungen zu fördern.

Die Heilungsergebnisse nach frontolateraler Teilresektion sind nur schwer miteinander zu vergleichen, da auch die Indikationen, die die einzelnen Autoren stellen, offenbar recht unterschiedlich sind. LEROUX-ROBERT erzielte bei T-2-Tumoren in 87% (145 von 165 Fällen) 5-Jahresheilungen. 17 von 30 Lokalrezidiven waren noch durch Laryngektomie zu retten (18). Ähnlich gute und zum Teil bessere Ergebnisse erzielten andere Autoren (13, 21).

Bei den frontoanterioren Teilresektionen liegen die Ergebnisse etwas unter denen der frontolateralen Teilresektionen mit 58 bis 68% lokaler Rezidivfreiheit (15, 18, 24, 25). Ein Teil der Patienten mit Lokalrezidiven kann durch eine Laryngektomie noch gerettet werden.

Literatur

1. Alvares, Vicent, J. J.: Laryngectomie fonctionelle selon la technique de l'évidement sous-périchondral du larynx. I. Technique. Ann. Otolaryng. 92 (1975) 61–72
2. Aubry, M., Raspin: Technique de la chordectomie bilatérale par thyrotomie. Ann. Otolaryng. 65 (1948) 589–593
3. Bagatella, F., L. Bignardi: Behavior of cancer at the anterior commissure of the larynx. Laryngoscope (St. Louis) 93 (1983) 353–356
4. Berke, G. S., B. R. Gerratt, D. G. Hanson: An acoustic analysis of the effects of surgical therapy on voice quality. Otolaryng. Head Neck Surg. 91 (1983) 502–508
5. Blaugrund, St. M., J. Meltzer, W. J. Gould, C. Bloch, T. Haji, T. Baer: Voice analysis of the partially ablated larynx. A preliminary report. Ann. Otol. (St. Louis) 93 (1984) 311–317
6. Blitzer, A., M. Pang, M. Som, H. Cho: Modification of the anterior commissure technique of partial laryngectomy. Arch. Otolaryng. 106 (1980) 503–504
7. Brunar, M.: Über intrathyreoidale Laryngektomien. Mschr. Ohrenheilk. 94 (1960) 362–367
8. Calcaterra, T. C.: Sternohyoid myofascial flap reconstruction of the larynx for vertical partial laryngectomy. Laryngoscope (St. Louis) 93 (1983) 422–424
9. Collo, D.: The use of cervical fascia after vertical resection of the larynx. In Wigand, M. E., W. Steiner, P. M. Stell: Functional Partial Laryngectomy: Conservation Surgery for Carcinoma of the Larynx. Springer, Berlin 1984 (pp. 112–116)
10. Gaillard de Collogny, L.: Cancer simultané des deux cordes vocales. J. franç Oto-rhinolaryng. 14 (1965) 331–338
11. Gosepath, J.: Die verschiedenen Methoden der Teilresektionen des Kehlkopfes. HNO (Berlin) 20 (1972) 227–240
12. Federspil, P.: Surgical technique in frontolateral laryngectomy and cordectomy. In Wigand, M. E., W. Steiner, P. M. Stell: Functional Partial Laryngectomy: Conservation Surgery for Carcinoma of the Larynx. Springer, Berlin 1984 (pp. 119–120)
13. Guerrier, Y.: Early detection and management of recurrences after vertical partial laryngectomy. In Wigand, M. E., W. Steiner, P. M. Stell: Functional Partial Laryngectomy: Conservation Surgery for Carcinoma of the Larynx. Springer, Berlin 1984 (pp. 316–320)
14. Kemler, J. L.: Improved technique of the bilateral thyrotomy for carcinoma of the larynx. Laryngoscope (St. Louis) 58 (1948) 598–600
15. Kirchner, J. A., M. L. Som: The anterior commissure technique of partial laryngectomy: clinical and laboratory observations. Laryngoscope (St. Louis) 85 (1975) 1308–1317
16. Kittel, G.: Voice and respiration before and after partial laryngeal resections. In Wigand, M. E., W. Steiner, P. M. Stell: Functional Partial Laryngectomy: Conservation Surgery for Carcinoma of the Larynx. Springer, Berlin 1984 (pp. 174–176)
17. Krajina, Z., F. Kosokovič, S. Večeriņa: Laryngeal reconstruction with sternohyoid fascia in partial laryngectomy. J. Laryng. 93 (1979) 1181–1189
18. Leroux-Robert, J.: A statistical study of 620 laryngeal carcinomas of the glottic region personally operated upon more than five years ago. Laryngoscope (St. Louis) 85 (1975) 1440–1452
19. McNaught, R. C.: Surgical correction of anterior web of the larynx. Laryngoscope (St. Louis) 60 (1950) 264–272
20. Olofsson, J.: Glottic carcinoma – with special reference to tumors involving the anterior commissure and subglottis: posttherapeutic histology. In Wigand, M. E., W. Steiner, P. M. Stell: Functional Partial Laryngectomy: Conservation Surgery for Carcinoma of the Larynx. Springer, Berlin 1984 (pp. 131–134)
21. Piquet, J. J., J. A. Darras: Les résultats du traitment chirurgical des cancers glottiques. Rev. Laryng. 105 (1984) 261–263
22. Sessions, D. G., G. M. Maness, B. McSwain: Laryngofissure in the treatment of carcinoma of the vocal cord. A report of forty cases and a review of the literature. Laryngoscope (St. Louis) 75 (1965) 490–502
23. Sessions, D. G., J. H. Ogura, M. P. Fried: Carcinoma of the subglottic area. Laryngoscope (St. Luis) 85 (1975) 1417–1423
24. Som, M. L., C. E. Silver: The anterior commissure technique of partial laryngectomy. Arch. Otolaryng. (Chic.) 87 (1968) 138–145
25. Weerda, H., Chl. Beck, K. Lotzkat: Die Teilresektion beim Larynx-Carcinom. Eine katamnestische Untersuchung an 133 Patienten der Jahre 1961–1975. HNO (Berlin) 32 (1984) 388–39

Hemilaryngektomien

Unter der Bezeichnung Hemilaryngektomie wird heute eine Reihe von Varianten „vertikaler" Teilresektionen zusammengefaßt, die von der durch eine Knorpelexzision „erweiterten" Chordektomie bis zur vollständigen Entfernung einer Kehlkopfhälfte reichen. Manche Autoren zählen auch die frontolateralen und frontoanterioren Teilsektionen zu den Hemilaryngektomien.

Die klassische Hemilaryngektomie von BILLROTH und GLUCK bestand darin, daß eine Schildknorpelhälfte, eine Ringknorpelhälfte und ein Aryknorpel zusammen mit Stimmlippen und Taschenfalte entfernt wurden. In einzelnen Fällen wurde im Bereich der vorderen Kommissur sogar bis 10 mm auf die Gegenseite übergegriffen. Da ein primärer Verschluß der zurückbleibenden Rinne praktisch nicht möglich war und das Larynxlumen erst in einem zweiten Akt mit einem eingeschlagenen Hautlappen oder Rundstiellappen geschlossen werden konnte, sprach man auch von einer „offenen Hemilaryngektomie" (16, 35).

Die heute ausgeführten sogenannten Hemilaryngektomien sind größtenteils Weiterentwicklungen der Hemilaryngektomie nach HAUTANT (21). Bei der Hautantschen Methode bleibt der Ringknorpel erhalten, während der Schildknorpel und der Aryknorpel mit Stimmlippe und Taschenfalte einer Seite entfernt werden. Bei den heute geübten Modifikationen wird der Schildknorpel meist nur teilweise reseziert, sei es, daß dessen dorsales, dem Sinus piriformis lateral anliegendes Drittel zurückbleibt oder aber kranial eine horizontale Knorpelspange zurückgelassen wird, die mithilft, die Wölbung des Kehlkopflumens zu bewahren. Die Weichteilresektion kann nach oben bis zur aryepiglottischen Falte, nach hinten über den Aryknorpel, nach unten bis in den Ringknorpel hinein und zur Gegenseite bis etwa 10 mm entsprechend der Ausdehnung des Tumors ausgedehnt werden.

Die Indikation zur Hemilaryngektomie ist gegeben, wenn sich Stimmlippenkarzinome vorwiegend einseitig ausdehnen, die vordere Kommissur nicht oder nur wenige Millimeter überschreiten, sich nach kaudal nicht mehr als 8 bis 10 mm ausdehnen, nicht über den Ventrikel hinweg auf die Taschenfalte oder den Petiolus der Epiglottis reichen und nach dorsal nur die vorderen Abschnitte des Aryknorpels erfassen. Die Beweglichkeit der Stimmlippe soll vermindert, aber nicht aufgehoben sein.

Manche Laryngologen führen eine sogenannte Hemilaryngektomie auch bei T-1-Tumoren aus, ein Eingriff, der nach der Meinung des Verfassers viel zu weitreichend ist.

Führt das einseitige Karzinom zu einer Fixierung der Stimmlippe, so führen nur wenige Operateure noch eine Hemilaryngektomie aus (26, 32, 41, 43). Bei „transglottischen" Karzinomen, die über die Stimmlippen in die supraglottische Region hochgewachsen sind oder umgekehrt, wurden ebenfalls vereinzelt Hemilaryngektomien ausgeführt (33). In diesen Fällen werden allerdings oft wesentlich ausgedehntere Eingriffe, wie z. B. Dreiviertellaryngektomien und subtotale Laryngektomien notwendig (vgl. S. 186ff).

Nach der Ansicht der Verfassers kommt eine Hemilaryngektomie bei fixierter Stimmlippe nur dann in Betracht, wenn es sich um streng einseitige Tumoren handelt, die noch relativ klein sind. Alternativ ist in solchen Fällen der Versuch einer radikalen Bestrahlung mit Chirurgie in Reserve oder aber einer primären Laryngektomie in Betracht zu ziehen. Die Entscheidung kann nur von Einzelfall zu Einzelfall individuell gefällt werden.

Die Hemilaryngektomie als sogenannte Rettungschirurgie nach Bestrahlung wegen Residualtumoren ist bei einzelnen ausgewählten Fällen durchaus in Betracht zu ziehen (6, 7, 11a, 14, 18, 22, 31, 37, 38, 48, 56). Dieser Eingriff sollte allerdings nur dann ausgeführt werden, wenn schon vor der Bestrahlung der Tumor für eine Teilresektion geeignet gewesen wäre (14). Bestehen stärkere Strahlenreaktionen, hat der Tumor auf das Knorpelskelett des Kehlkopfes übergegriffen und ist die Ausdehnung des Tumorrestes nicht sicher abzuschätzen oder bestehen Komplikationen der Bestrahlung wie Chondroradionekrosen, chronische Ödeme und Stenosen, sollte eine Teilresektion nach Bestrahlungsmißerfolg nicht vorgenommen werden (48). In allen diesen Fällen ist es für den Patienten sicherer, wenn sofort laryngektomiert wird.

Schon bei Karzinomen der Kategorie T 2 und im vermehrten Maße der Kategorie T 3 und besonders bei Tumoren mit hohem histologischen Malignitätsgrad, bei denen mit okkulten regionären Metastasen gerechnet werden muß, zieht es der Verfasser vor, eine vorsorgliche konservative Neck dissection auszuführen. Bestehen präoperativ tastbare Metastasen, wird sofort eine Laryngektomie mit Neck dissection vorgenommen.

Die Voraussetzung des Eingriffes ist wiederum eine sorgfältige präoperative Diagnostik mit Mikrolaryngoskopie und Computertomographie. Am Computertomogramm ist besonders darauf zu achten, ob zu erkennen ist, daß der Tumor evtl. bereits durch das Spatium cricothyreoideum nach lateral außen wächst (Kategorie T 4!) oder aber den Oberrand des Ringknorpels oder Teile des Schildknorpels arrodiert hat. Solche Fälle sind nach Auffassung des Verfassers von vornherein von einer Hemilaryngektomie auszuschließen.

Da der Eingriff mit einer vorsorglichen konservativen Neck dissection verbunden wird, ist ein Schürzenlappenschnitt, der auf einer Seite etwas weiter ausladen kann, angezeigt. Nach Abheben des Schürzenlappens mit dem Platysma ist es ratsam, als zweiten Lappen die Faszie über den Mm. sternohyoidei abzupräparieren und am Zungenbein hängen zu lassen. Nach der konservativen Neck dissection wird, wie bei der frontolateralen Teilresektion geschildert, der Schilddrüsenisthmus reseziert und eine Tracheotomie angelegt. Je nach Ausdehnung des Tumors wird dann die Fensterresektion vorgenommen (vgl. Abb. 90). Die weitere Resektion der Weichteile erfolgt mit Hilfe des Operationsmikroskopes nach Aufklappen des Kehlkopfes. Entsprechend der Ausdehnung des Tumors wird der kraniale Resektionsrand an den freien Rand der Taschenfalte und nach kaudal etwa 15 mm subglottisch gelegt, wobei der Schnitt am Oberrand des Ringknorpels entlang nach dorsal geführt wird. Dorsal wird die Spitze des Processus vocalis mit reseziert. Ventral kann die Resektion einige Millimeter über die Mittellinie auf die gegenseitige Stimmlippe ausgedehnt

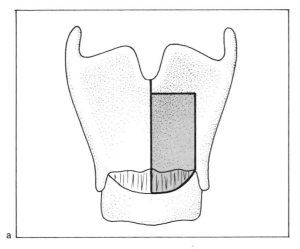
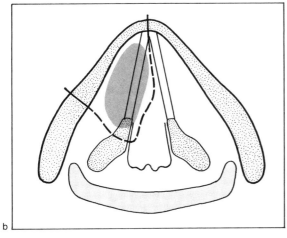
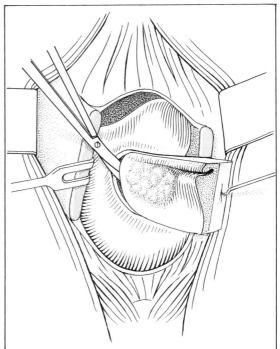

Abb. 90 Modifizierte Hemilaryngektomie mit „Fensterresektion".
a) Ausmaß der Knorpelresektion.
b) Ausmaß der Weichteilresektion.
c) Modifizierte Hemilaryngektomie, Durchführung der Knorpel- und Weichteilresektion.

werden. Dehnt sich der Tumor weit nach dorsal aus, so sollte man unbedingt versuchen, die Hinterwand des Aryknorpels stehen zu lassen, da bei vollständiger Resektion des Aryknorpels erhebliche Schluckstörungen auftreten können. Ist eine vollständige Resektion des Aryknorpels nicht zu vermeiden, sollte der dorsale Rand des Schildknorpels gestielt am M. constrictor pharyngis auf den Oberrand der Ringknorpelplatte genäht werden und mit Schleimhaut abgedeckt werden (9, 55).

Es gibt zahlreiche Vorschläge, wie der große Defekt in der Kehlkopfseitenwand gedeckt werden kann (9a). Bei besonders großen Defekten empfiehlt sich die von SEDLAČEK angegebene Deckung mit der an der Vallekulaschleimhaut gestielten Epiglottis (52). Dieses Verfahren wurde zur Seitenwand und Vorderwanddefektdeckung von zahlreichen Autoren sehr empfohlen (19, 23, 44, 45, 49, 51, 59, 60, 61, 63)

Freie „composite grafts" aus Schleimhaut und Septumknorpel, die verschiedentlich angegeben wurden (10, 29, 30, 36), werden nach den Erfahrungen des Autors zum größten Teil wieder abgestoßen.

Zur Defektdeckung kann auch die Taschenfaltenschleimhaut und Schleimhaut aus der aryepiglottischen Falte, die mobilisiert und nach unten geschwenkt wird, verwendet werden. Verschiedene Laryngologen lagern unter diesen Schleimhautlappen frei transplantierte Muskel-, Fett- oder Knorpelstückchen zur Augmentation ein (1, 3, 11, 12, 13, 20, 47).

Der Verfasser hat die besten Erfahrungen mit der Transposition der medianen Hälfte des M. sternohyoideus zur Augmentation in den Larynx gemacht (4, Abb. 91). Es empfiehlt sich, das Muskeltransponat kaudal und kranial an seinen Ansätzen zu belassen und im Larynxinneren mit Taschenfaltenschleimhaut, soweit dies möglich ist, abzudecken.

Zur Deckung weniger bewährt haben sich frei transplantierte Mundschleimhaut oder Lippen-

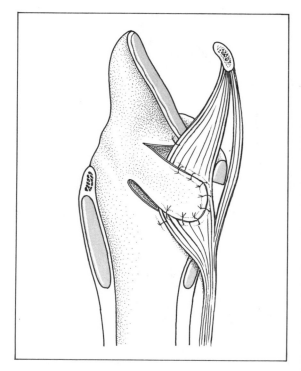

Abb. 91 Deckung des Defektes in der Kehlkopfseitenwand und Augmentation mittels des in den Kehlkopf eingeschlagenen, medialen Teiles des M. sternohyoideus. Der Muskelbauch wird mit einem dorsal gestielten Lappen aus der Taschenfalte teilweise gedeckt. Mit Hilfe dieses Verfahrens läßt sich meist ein Wulst anstelle der resezierten Stimmlippe bilden, der später ein Widerlager für die gegenseitige Stimmlippe bei der Phonation bietet.

schleimhaut (4, 5, 17, 24, 28, 39, 53, 57). Einzelne Autoren empfehlen, Hautlappen als Stimmlippenersatz einzuschlagen (15) oder die Sehne des M. digastricus zur Bildung eines stimmlippenähnlichen Wulstes zu benützen (42).

Bei ausgedehnteren Rekonstruktionen, besonders nach Epiglottoplastiken, ist es ratsam, eine Nährsonde wenigstens für einige Tage einzulegen und die Trachealkanüle für etwa eine Woche zu belassen. Bei weniger ausgedehnten Resektionen ist es in der Regel möglich, schon nach zwei bis drei Tagen die Kanüle zu entfernen und das Tracheostoma zu verschließen. Vorsicht ist geboten bei Hemilaryngektomien von bestrahlten Kehlköpfen, da hier eine erhöhte Gefahr von lokalen Infektionen und Chondroradionekrosen gegeben ist.

Eine sorgfältige histologische Kontrolle des Resektionspräparates ist eine Selbstverständlichkeit. Sollte der Tumor nicht vollständig entfernt worden sein, sollte eine „completion laryngectomy" (34) ausgeführt werden.

In der überwiegenden Mehrzahl aller Fälle läßt sich funktionell ein recht gutes Ergebnis erzielen. Eine zu starke Einengung des Larynx oder eine Glottisinsuffizienz mit Schluckstörungen und Aspiration sind seltene Ausnahmen. Diese Komplikationen können allerdings auch erst nach vollständiger Abheilung der Wunden im Larynx deutlich werden und sekundäre Plastiken erforderlich machen, die bei Glottisinsuffizienz in dem stark vernarbten und harten Gewebe technisch oft außerordentlich schwierig und selten von vollem Erfolg sind.

Die Resultate der Hemilaryngektomie sind offenbar weitgehend abhängig von einer exakten präoperativen Diagnostik und Indikation.

Über die Resultate der klassischen Hemilaryngektomie nach BILLROTH und GLUCK liegen keine neueren Statistiken vor. Es gibt jedoch viele Hinweise auf sehr schlechte funktionelle Resultate (58).

Bei Stimmlippenkarzinomen der Kategorie T 1 wurden mittels sogenannter Hemilaryngektomien zum Teil hervorragende Resultate mit bis zu 95% Heilungen erzielt (25). Bei Stimmlippenkarzinomen der Kategorie T 2 lagen die Heilungsergebnisse zwischen 69 und 82% (2, 8, 46).

Wenn die Region des Aryknorpels mitbetroffen war, so wurden zwischen 75 und 90% lokale Rezidivfreiheit (40, 54) und bei T 3 Tumoren in 58% (55) Heilungen erzielt. Bei fixierten Stimmlippen lagen die Heilungsziffern bei 59 bis 64% (26, 32). Bei Hemilaryngektomien als Rettungsoperation nach Bestrahlungsfehlschlägen waren noch in 61 bis 83% der Fälle 5-Jahresheilungen zu erzielen (6, 7, 38, 48). Die pauschalen Gesamtheilungsergebnisse der Hemilaryngektomien lagen nach den Angaben verschiedener Autoren zwischen 73 und 86% (vgl. 27).

Literatur

[1] Alonso, J. M.: Geschlossene Hemilaryngektomie. Laryngol. Rhinol. Otol. 49 (1970) 677–682
[2] André P., H. Laccourreye, J. F. Haguet: Résultats à distance du traitment chirurgical des cancers du larynx. Ann. Otolaryngol. Chir. Cervicofac. 91 (1974) 13–20
[3] Aubry, J., J. Rouge: L'hémilaryngectomie du larynx avec reconstitution plastique. Ann. Otolaryng. (St. Louis) 68 (1951) 129
[4] Bailey, B. J.: Glottic reconstruction after hemilaryngectomy: bipedicle muscle flap laryngoplasty. Laryngoscope (St. Louis) 85 (1975) 960–977
[5] Bailey, B. J., T. C. Calcaterra: Vertical, subtotal laryngectomy and laryngoplasty. Review of experience. Arch. Otolaryng. 93 (1971) 232–237
[6] Ballantyne, A. J., G. H. Fletcher: Surgical management of irradiation failures of nonfixed cancers of the glottic region. Amer. J. Roentgenol. 120 (1974) 164–168
[7] Biller, H. F., F. R. Bernhill, J. H. Ogura, C. A. Perez: Hemilaryngectomy following radiation failure for carcinoma of the vocal cords. Laryngoscope (St. Louis) 80 (1970) 249–253
[8] Biller, H. F., J. H. Ogura, L. L. Pratt: Hemilaryngectomy for T2 glottic cancers. Arch. Otolaryng. 93 (1971) 238–243

9 Blaugrund, S. M., S. R. Kurland: Replacement of the arytenoid following vertical hemilaryngectomy. Laryngoscope (St. Louis) 85 (1975) 935–941
9a Burgess, L. P. A., J. J. Quilligan, D. W. S. Yim: Thyroid cartilage flap reconstruction of the larynx following vertical partial laryngectomy: a preliminary report in two patients. Laryngoscope (St. Louis) 95 (1985) 1258–1261
10 Butcher, R. B., M. Dunham: Composite nasal septal cartilage graft for reconstruction after extended frontolateral hemilaryngectomy. Laryngoscope (St. Louis) 94 (1984) 959–962
11 Conley, J. J.: Regional skin flaps in partial laryngectomy. Laryngoscope (St. Louis) 85 (1975) 942–949
11a Croll, G., P. Can den Broek, R. M. Tiwari, J. J. Manni, G. B. Snow: Vertical partial laryngectomy for recurrent glottic carcinoma after irradiation. Head Neck Surg. 7 (1985) 390–393
12 Dedo, H. H.: A technique for vertical hemilaryngectomy to prevent stenosis and aspiration. Laryngoscope (St. Louis) 85 (1975) 978–984
13 Denecke, H. J.: Plastische Chirurgie am Larynx nach partiellen Laryngektomien. Arch. Ohr-,. Nas.-, Kehlk.-Heilk. 196 (1970) 327–332
14 Desanto, L. W., J. C. Lillie, K. D. Devine: Surgical salvage after radiation for laryngeal cancer. Laryngoscope (St. Louis) 86 (1976) 649–657
15 Ganz, H.: Rekonstruktion der Glottis mit Halshaut. Arch. klin. exp. Ohr.-, Nas.- Kehlk.-Heilk. 196 (1970) 210–211
16 Gollmitz, H.: Zweizeitige vertikale Kehlkopfteilresektionen. HNO (Berlin) 14 (1966) 19–22
17 Gollmitz, H., J. Bregulla: Funktionelle Ergebnisse nach Kehlkopfteilresektionen bei Krebserkrankungen. Z. ärztl. Fortbild. (Jena) 65 (1971) 305–310
18 Guennel, F., W. Baerthold: Ist eine Kehlkopfteilresektion nach vorausgegangener Strahlenbehandlung aufgrund des sichtbaren Ortsbefundes berechtigt? (Feingewebliche Untersuchungen an durch Totalexstirpation gewonnenen Kehlkopfpräparaten nach vorausgegangener erfolgloser Strahlenbehandlung.) Z. Laryngol. Rhinol. Otol. 47 (1968) 942–957
19 Hamoir, M., M. Remacle, P. Dejonckere, J. Van den Eeckhaut: Notre experience dans la laryngectomie subtotale reconstructive par epiglottoplastie de glisement. Acta oto-rhinolaryng. belg. 38 (1984) 30–41
20 Hanson, W. L.: A new artificial larynx with a historical review. Ill. Med. J. 78 (1940) 483–486
21 Hautant, A.: Ma technique de l'hemilaryngectomie, ses resultats. L'oto-rhino-laryngol. Internationale 5 (1930) 217–224
22 Hulet, P., A. Blavier, H. Dancot, A. Drymael: Chirurgie conservatrice du larynx après radiothérapie. Acta oto-rhinolaryng. belg. 27 (1973) 966–973
23 Kambič, V., Z. Radšel, L. Šmid: Laryngeal reconstruction with epiglottis after vertical hemilaryngectomy. J. Laryng. 90 (1976) 467–473
24 Kaneko, T.: Reconstruction surgery after the partial laryngotomy. J. Jap. Broncho-Esoph. Soc. 23 (1972) 63–71
25 Kennedy, J. T., C. J. Krause: Survival rates in conservation surgery of the larynx. Arch. Otolaryng. 99 (1974) 274–278
26 Kirchner, J. A., M. L. Som: Clinical significance of fixed vocal cord. Laryngoscope (St. Louis) 81 (1971) 1029–1044
27 Kleinsasser, O.: Chirurgische Behandlung der Larynx- und Hypopharynxkarzinome. In Berendes, J., R. Link, F. Zöllner: Hals-Nasen-Ohrenheilkunde in Praxis und Klinik, Bd. IV/2. Thieme, Stuttgart 1983
28 Krajina, Z., F. Kosokovič, S. Večerina: Unsere Resultate bei partiellen vertikalen Laryngektomien. Z. Laryng. Rhinol. Otol. (Stuttg.) 55 (1976) 460–463
29 Laurian, N., Y. Zohar: Laryngeal reconstruction by composite nasal mucoseptal graft after partial laryngectomy, three years follow-up. Laryngoscope (St. Louis) 91 (1981) 609–616
30 Laurin, N., Y. Zohar, H. Turani: Histologic findings in a larynx reconstructed by a nasoseptal autograft after partial laryngectomy. Laryngoscope (St. Louis) 93 (1983) 1481–1482
31 Lepage, G.: Chirurgie laryngée partielle verticale après radiothérapie. Acta oto-rhinolaryng. belg. 27 (1973) 974–976
32 Lesinski, S. G., W. C. Bauer, J. H. Ogura: Hemilaryngectomy for T3 (fixed cord) epidermoid carcinoma of larynx. Laryngoscope (St. Louis) 86 (1976) 1563–1571
33 Mittal, B., J. E. Marks, J. H. Ogura: Transglottic carcinoma Cancer 53 (1984) 151–161
34 Myers, E. M., J. H. Ogura: Completion laryngectomy. Ann. Otol. (St. Louis) 88 (1979) 172–177
35 Naumann, H. H.: Chirurgie der malignen Tumoren des Larynxinnern. In Naumann, H. H.: Kopf- und Halschirurgie, Bd. I. Thieme, Stuttgart 1972 (S. 189ff)
36 Nejedlo, V.: Erfahrungen mit eigener Rekonstruktionsmethode bei Kehlkopfteilresektionen. Arch. klin. exp. Hals-, Nas.- Ohrenheilk. 191 (1968) 754–757
37 Nichols, R. D., P. H. Stine, K. J. Greenwald: Partial laryngectomy after radiation failure. Laryngoscope (St. Louis) 90 (1980) 571–575
38 Norris, C. M., A. R. Peale: Partial laryngectomy for irradiation failure. Arch. Otolaryng. (Chic.) 84 (1966) 558–562
39 Ogura, J. H., H. F. Biller: Glottic reconstruction following extended frontolateral hemilaryngectomy. Laryngoscope (St. Louis) 79 (1969) 2181–2184
40 Ogura, J. H., D. G. Sessions, R. H. Ciralsky: Glottic cancer with extension to the arytenoid. Laryngoscope (St. Louis) 85 (1975) 1825–1855
41 Olofsson, J., I. J. Lord, A. W. van Nostrand: Vocal cord fixation in laryngeal carcinoma. Acta oto-laryng. (Stockh.) 75 (1973) 496–510
42 Park, N. H., J. W. Major, P. L. Sauers: Hemilaryngectomy and vocal cord reconstruction with digastric tendon graft. Surg. Gynec. Obstet. 155 (1982) 253–256
43 Pearson, B. W., R. D. Woods, D. E. Hartman: Extended hemilaryngectomy for T3 glottic carcinoma with preservation of speech and swallowing. Laryngoscope (St. Louis) 90 (1980) 1950–1961
44 Pech, A., S. Abdul, M. Cannoni, M. Zanaret, J. L. Goubert, J. M. Thomassin: Laryngectomie subtotale reconstructive par épiglottoplastic de glissement. Acta oto-rhinolaryng. belg. 35 (1981) 11–22
45 Pech, A., M. Cannoni, J. L. Goubert, J. M. Thomassin, M. Zanaret, A. Giovanni: Laryngectomie frontale antérieure reconstructive (L. F. A. R.) Intervention de Tucker. Rev. Laryngol. 105 (1984) 255–260
46 Piquet, J. J., A. Desaulty, J. M. Pilliaert, G. Decroix: Les résultats du traitement chirurgical des cancers de l'endolarynx. Acta oto-rhinolaryng. belg. 27 (1973) 916–923
47 Quinn, H. J.: Ten years' experience with free tissue graft for glottic reconstruction. Otolaryngol. 86 (1978) 372–379
48 Radcliffe, G., H. J. Shaw: Partial laryngectomy for recurrent cancer after irradiation. Clin. Oto-laryngol. 3 (1978) 49–62
49 Schechter, G. L.: Epiglottic reconstruction and subtotal laryngectomy. Laryngoscope (St. Louis) 93 (1983) 729–734
50 Schoenrock, L., Y. King, E. C. Everts, H. J. Schneider, A. Shumrick: Hemilaryngectomy: deglutition evaluation and rehabilitation. Trans. Amer. Acad. Ophthal. Otolaryng. 76 (1972) 752–757
51 Sedláček, K.: Reconstructive anterior and lateral laryngectomy using the epiglottis as a pedunculated graft. Čsl. Otolaryng. 14 (1965) 328–334
52 Sedláček, K.: Teilresektion des Larynx. Mschr. Ohrenheilk. 103 (1969) 329–330
53 Sessions, D. G., J. H. Ogura, R. H. Ciralsky: Late glottic insufficiency. Laryngoscope (St. Louis) 85 (1975) 950–959
54 Som, M. L.: Conservation surgery for carcinoma of the supraglottis. J. Laryng. 84 (1970) 655–678
55 Som, M. L.: Cordal cancer with extension to vocal process. Laryngoscope (St. Louis) 85 (1975) 1298–1307
56 Som, M. L., M. Nussbaum: Surgical management of recurrent head and neck cancer. Otolaryngol. Clin. North. Amer. 7 (1974) 163–174
57 Szpunar, J.: Die geschlossene Hemilaryngektomie. Z. Laryng. Rhinol. Otol. 46 (1967) 898–904
58 Szymánsky, J.: Die Heilungsergebnisse des Larynxkarzinoms bei Chordektomie und Hemilaryngektomie. Mschr. Ohrenheilk. 96 (1962) 158–161
59 Thawley, S. E.: Epiglottic reconstruction of the vocal cord following hemilaryngectomy. Laryngoscope (St. Louis) 93 (1983) 237–239
60 Tucker, H. M., B. G. Wood, H. Levine, R. Katz: Glottic reconstruction after near total laryngectomy. Laryngoscope (St. Louis) 89 (1979) 609–618
61 Valadares, E.: Subtotal laryngectomy, with epiglottoplasty. A means of avoiding total laryngectomy in selected Patients. J. Otolaryng. Soc. Aust. 3 (1971) 260–261
62 Weaver, A. W., S. M. Fleming: Partial laryngectomy: analysis of associated swallowing disorders. Amer. J. Surg. 136 (1978) 486–489
63 Zohar, Y., H. Hadar, N. Laurian: Computed tomography evaluation of the nasal septal reconstructed larynx. Head Neck Surg. 7 (1985) 357–364

Erweiterte Teilresektionen, subtotale Laryngektomien, Krikohyoidopexien, Thyreohyoidopexien

Bei ausgedehnten Karzinomen des Larynx bevorzugen viele Laryngologen, vielleicht erst nach einem Versuch mit einer Bestrahlung, die Laryngektomie als das aussichtsreichste Verfahren, um noch Heilung zu erzielen. Es werden aber auch immer wieder Versuche unternommen, wenigstens beschränkt funktionsfähige Reste des Larynx zu erhalten oder wieder herzustellen. Alle diese Verfahren haben bisher nur bei einem kleinen Kreis von Operateuren Anwendung gefunden; die Erfahrungen mit diesen Methoden sind daher begrenzt, und keine von ihnen hat bisher allgemeine Anerkennung gefunden. Diese sehr ausgedehnten Teilresektionen verdienen aber große Beachtung, da sie in ausgesuchten Fällen doch die Folgen der Laryngektomie zu vermeiden helfen und trotzdem relativ gute Ergebnisse in Hinblick auf die Heilung erzielen.

Das Indikationsspektrum der erweiterten Teilresektionen beginnt bei den bilateral ausgedehnten Stimmlippenkarzinomen. Diese sollen noch nicht zur Fixation einer Stimmlippe geführt haben, können aber unter Umständen auf eine Aryre-

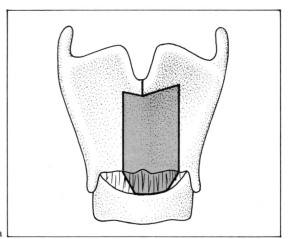
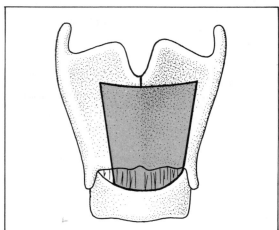
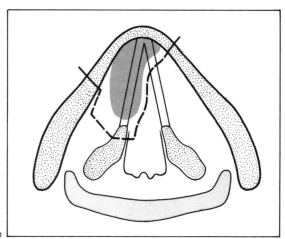
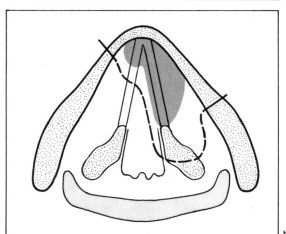

Abb. 92 Erweiterte Teilresektionen bei Stimmlippenkarzinomen, die die vordere Kommissur überschreiten.
a) Ausmaß der Schildknorpelresektion.
b) Ausmaß der Weichteilresektion. Auch in diesen Fällen sollte stets eine plastische Deckung des operativ geschaffenen Defektes durchgeführt werden.

Abb. 93 Erweiterte frontolaterale Teilresektion.
a) Maximales Ausmaß der Fensterresektion im Zusammenhang mit einer erweiterten frontolateralen Teilresektion.
b) Weichteilresektion. Bei dieser Ausdehnung des Defektes sollte stets versucht werden, wenigstens den hinteren Abschnitt des Aryknorpels zu belassen, um Schluckstörungen zu vermeiden. Eine Defektverkleinerung mittels gestieltem Muskellappen sollte stets angestrebt werden.

gion ausgreifen, sollen sich nicht auf die Taschenfalte ausdehnen und sich nicht mehr als etwa 10 mm in subglottischer Richtung erstrecken.
Diese Verfahren begannen mit der *„window resection"* von PATTERSON 1932 (32) und wurden von NORRIS 1958 mit der *„erweiterten frontolateralen Teilresektion"* fortgesetzt (26, 29, 30, 31) (Abb. 92 und 93). Die Ausdehnung der Knorpel- und Stimmlippenresektion hat schließlich MOSER 1961 mit der sogenannten *„glottischen Horizontalresektion"* erweitert (27, 55). Zur Deckung des Knorpeldefektes kann die mobilisierte und in das Kehlkopflumen hineingezogene Epiglottis dienen (Abb. 94). Eine andere Methode zur Verkleinerung des Operationsdefektes hat PLEET 1977 angegeben (38). Er verlagerte die obere Hälfte des

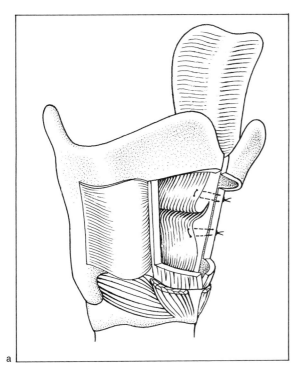

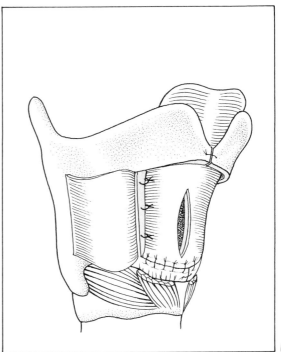

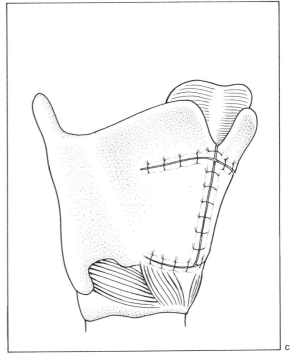

Abb. 94 Rekonstruktion nach umfangreicher Resektion im Bereich der vorderen Kommissur oder der Kehlkopfseitenwand nach Sedlacek.
a) Die Stimmlippenstümpfe werden durch Nähte möglichst weit nach vorne gezogen und am Schildknorpel fixiert.
b) Die Epiglottis wird mobilisiert, nach kaudal gezogen und am Oberrand des Ringknorpels bzw. am Lig. cricothyreoideum und lateral an den Stimmlippenstümpfen fixiert. Zur Erzielung einer Kante im Bereich der vorderen Kommissur kann der Epiglottisknorpel keilförmig inzidiert werden.
c) Die Epiglottis wird anschließend von außen mit den Perichondriumblättern gedeckt.

Schildknorpels mit der daran haftenden Taschenfalte nach kaudal und fixierte den Schildknorpelrest am Oberrand des Ringknorpels. Der Schleimhautdefekt im Larynxinneren läßt sich dadurch erheblich verkleinern.

Muß der Aryknorpel mitreseziert werden, so ist zur Vermeidung einer Aspiration unbedingt darauf zu achten, daß wenigstens ein wulstförmiges Gebilde wiederhergestellt wird. Dies kann geschehen, indem man die Hinterwand des Aryknorpels beläßt und sie mit Schleimhaut von der aryepiglottischen Falte abdeckt. Eine andere Methode besteht darin, daß man ein Stück Schildknorpel vom Hinterrand oder Oberrand gestielt am M. constrictor pharyngis an den Ringknorpeloberrand anheftet.

Eine noch ausgedehntere *„horizontale Glottektomie"* hat CALEARO 1978 angegeben (8, 47, 52) (Abb. 95). Er reseziert die Stimmlippen bilateral zusammen mit der unteren Hälfte des Schildknorpels und führt anschließend eine Thyreokrikopexie aus, indem er die obere Hälfte des Schildknorpels am Ringknorpel mit Nähten fixiert.

Einen Schritt weiter war bereits HOFMANN SAGUEZ 1950 mit seiner „laryngectomie subtotale conservative" (17, 18) oder *„infravestibulären, horizontalen partiellen Laryngektomien"* gegangen (5). Bei dieser Operation wird der gesamte Stimmlippenbereich zusammen mit den unteren beiden Dritteln des Schildknorpels und der Ringknorpelspange – gegebenenfalls hinab bis zum 3. Trachealring – reseziert. Das obere Drittel des Schildknorpels bleibt zusammen mit den Taschenfalten und den Aryknorpeln zurück und wird nach entsprechender Mobilisation anschließend im Zuge einer „Thyreotracheopexie" an die Trachea geheftet.

MAJER und RIEDER 1958 (24, 24) haben gezeigt, daß man die mittleren und oberen Abschnitte des Larynx (bei supraglottischen Karzinomen) resezieren und danach den Ringknorpel in Verbindung mit einem oder beiden Aryknorpeln an das Zungenbein hochnähen kann. Auch bei der Variante von LABAYLE wird der Ringknorpel direkt am Zungenbein fixiert (7, 20, 21, 22) (Abb. 96). PIQUET hat dieses Verfahren zu einer *Kriko-Hyoido-Epiglottopexie* modifiziert (35, 36, 37) und die Epiglottis über dem Larynxstumpf belassen.

Bei allen diesen „Pexien" sollte wenigstens ein, noch besser aber beide Aryknorpel erhalten bleiben, um den Abschluß des Larynxstumpfes besser zu sichern. Die Verfahren fanden teilweise eine sehr günstige Beurteilung. Es waren – in allerdings jeweils sehr kleinen Serien – 60 bis 100%

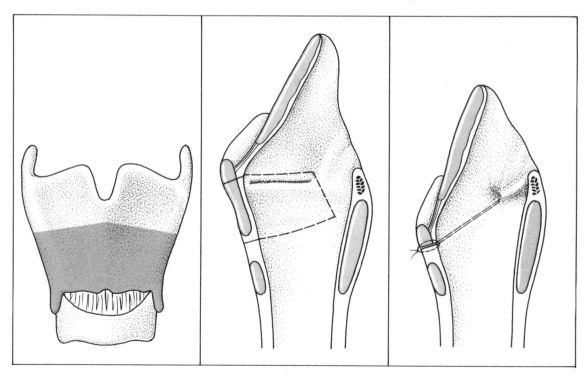

Abb. 95 Horizontale Glottektomie. Bei diesem Verfahren wird die untere Hälfte des Schildknorpels zusammen mit den Stimmlippen bis zum Processus vocalis reseziert. Der Defekt wird mittels einer Thyreokrikopexie geschlossen.

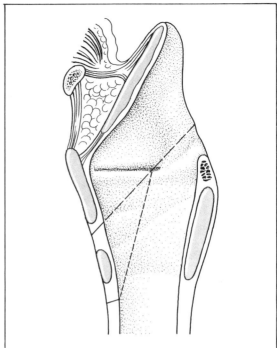

Abb. 97 Ausmaß der Resektion des Kehlkopfes bei subtotaler Laryngektomie. Es bleiben nur die hinteren Abschnitte des Kehlkopfes erhalten, die dazu dienen, einen „Kamin" zum Pharynx hin zu schaffen, der mittels der erhaltenen und beweglichen Aryknorpel geöffnet und geschlossen werden kann. Damit wird eine Phonation ermöglicht, eine Aspiration aber weitgehend ausgeschlossen.

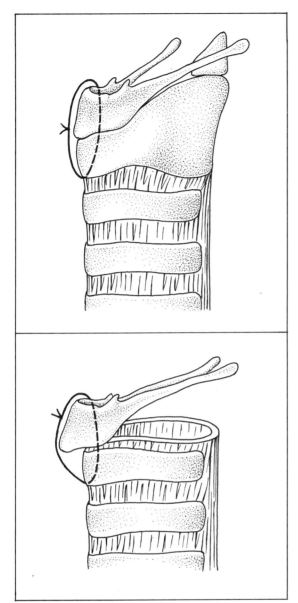

Abb. 96 oben: Krikohyoidopexie nach Majer und Rieder. Unten: Tracheohyoidopexie nach Serafini.

aller Patienten dekanüliert worden und hatten eine rauhe, wenn auch weitgehend tonlose Stimme behalten (1, 3, 11, 23, 35, 39, 40, 49, 50). Es fehlt aber auch nicht an Warnungen vor Komplikationen, vor allem vor der Aspiration von Speichel und Speisen sowie vor einer narbigen Schrumpfung des laryngotrachealen Stumpfes, die ein Décanulement verbietet. Es sollen daher nur ausgesuchte Fälle für die Verfahren geeignet sein, und es sollte mindestens ein Aryknorpel erhalten bleiben (2).

Schon 1899 hatte Föderl nach einer Laryngektomie den ersten Trachealring am Zungenbein und der Epiglottis befestigt („*Tracheo-Hyoido-Epiglottopexie*") (12). Serafini entfernte den Larynx vollständig und nähte den Trachealstumpf unmittelbar am Zungenbein fest, was er als „Tracheo-Hyoidopexie" bezeichnete (42, 43, 44). Diese „Laryngisation" der Trachea (14) wurde etwas modifiziert, indem man zur Vermeidung der Aspiration den Trachealstumpf möglichst weit vorne unter das Zungenbein verlagerte (13) oder, wie schon Foederl, die Pars libera der Epiglottis stehen ließ (51) oder die Öffnung des Trachealstumpfes mit Pharynxschleimhaut übernähte, in die eine kleine Fistel, wie beim Verfahren von Staffieri, genäht wurde (48, 53, vgl. S. 213). Der Tracheohyoidopexie wurden von einigen Autoren sehr gute Resultate nachgesagt (4, 6, 16, 41): Bis zu 100% der Patienten sprächen, 90% könnten gut schlucken, 60% blieben allerdings wegen der unzureichenden Inspiration Kanülenträger (45). Andere Autoren berichteten über Aspirationen erheblichen Ausmaßes, so daß man die Indikation sehr zurückhaltend stellen solle, da die Verfahren nicht ausgereift seien (10, 15, 46, 51, 53).

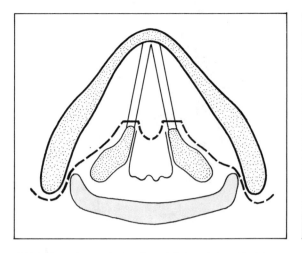

Abb. 98a Ausmaß der Resektion bei den Verfahren nach Mozolewski.

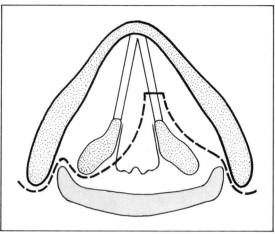

Abb. 98b Ausmaß der Resektion bei der subtotalen Laryngektomie nach Pearson.

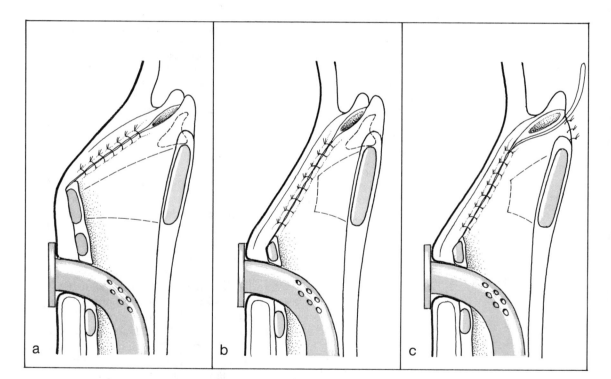

Abb. 99 Vom Verfasser bevorzugtes modifiziertes Verfahren nach Mozolewski.

Abb. 99a Der Ringknorpel bleibt erhalten. Die Pars membranacea der Stimmlippen wird miteinander vernäht. Offen bleibt lediglich ein Kanal zwischen den Aryknorpeln.

Abb. 99b Bei Befall der vorderen Kommissur muß die vordere Hälfte des Ringknorpels mit entfernt werden, aber auch in diesen Fällen läßt sich ein interarytänoider Shunt bilden.

Abb. 99c Bei dem Verfahren nach Pearson bleiben nur ein Aryknorpel und ein Viertel des Ringknorpels zurück. Die Seitenwand des Kanals wird mit Pharynxschleimhaut rekonstruiert.

Bei den sogenannten *subtotalen Laryngektomien* wird versucht, aus den Larynxresten einen Kanal zu bilden, der durch die Aktion der Aryknorpel aktiv geschlossen und geöffnet werden kann. Der Kanal ist allerdings so eng, daß er keine ausreichende Atmung ermöglicht und die Patienten auf Dauer Kanülenträger bleiben, sie aber im günstigsten Fall eine sehr gute Stimme behalten. Die Bildung dieser Fisteln stellt eine Überleitung oder Alternative zu den verschiedenen Shuntprozeduren (vgl. S. 212) und zur Dreiviertellaryngektomie (vgl. S. 199) dar.

Da die meisten Karzinome des Larynx sich in den ventralen Abschnitten entwickeln, die Region der Aryknorpel und die Interarytänoidregion vom Tumor relativ selten ergriffen werden, besteht die Möglichkeit, einen Kanal zu bilden, der sich zwischen den Aryknorpeln gegen den Pharynx hin aktiv sphinkterartig öffnet und schließt.

MOZOLEWSKY (28) bildet nach einer subtotalen Laryngektomie einen „*arytaenoid vocal shunt*", der aus den beiden Aryknorpeln und Schleimhautlappen aus der Pharynxwand besteht.

Der Verfasser hat in mehreren Fällen von supraglottischen Karzinomen und Karzinomen der Vallecula glossoepiglottica mit diesem aktiv zu öffnenden und schließenden Kanal ausgezeichnete Ergebnisse im Hinblick auf die Stimmbildung bei völliger Vermeidung einer Aspiration erzielt. Bei diesem Verfahren wird zunächst der Schildknorpel entfernt, danach dem Ventrikelboden folgend vor dem Aryknorpel zur aryepiglottischen Falte ein Schnitt gelegt und der gesamte supraglottische Larynx, evtl. mit Teilen der Zungenwurzel und dem Zungenbein, reseziert (Abb. 97–100). (Man soll dabei, wenn immer möglich, eine Verletzung des Hypoglossus vermeiden, da sonst der Schluckakt erheblich gestört wird.) Anschließend werden die Stimmlippenstümpfe bis auf einen etwa 1 cm langen Spalt in der Interarytänoidregion miteinander vernäht.

WEISBERGER u. LINGEMAN (1983) haben dieses Verfahren auch bei Zungenkarzinomen angewendet, bei denen eine totale Glossektomie ausgeführt werden mußte. Anstatt den ganzen gesunden Kehlkopf wegen der Aspirationsgefahr zu opfern, haben sie eine subtotale Laryngektomie mit einem Arytänoid-vocal-shunt nach MOZOLEWSKI angelegt (28). Nur einer von 7 Patienten aspirierte nach der Operation und alle Patienten konnten phonieren, 4 entwickelten sogar eine gute Stimme.

PEARSON (33, 34) läßt bei seiner subtotalen Laryngektomie nur Anteile der Stimmlippe einer Seite und einen Aryknorpel zurück und formt aus diesen Larynxresten mit der Pharynxschleimhaut eine röhrenförmige Sprechfistel.

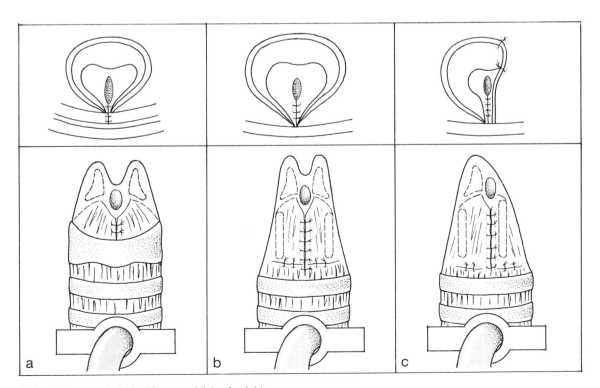

Abb. 100 a–c wie **Abb. 99 a–c**, seitliche Ansicht.

Eine weitere Variante ist das Verfahren von IWAI und KOIKE (19), die bei ihrer „primären Laryngoplastik" aus den dorsalen Hälften des Schildknorpels und der Hypopharynxschleimhaut eine Art neuer „Larynxhinterwand" bilden.

Da mit diesen subtotalen Laryngektomien in ausgesuchten Fällen doch sehr wichtige Alternativen zur totalen Laryngektomie bestehen, ist die Kenntnis dieser Verfahren von Bedeutung, und sie sollten in vermehrtem Maße erprobt werden, da das eine oder andere doch im Laufe der Zeit den Rang einer Standardmethode gewinnen könnte.

Literatur

[1] Alajmo, E.: La laryngectomie reconstructive avec cricohyoidopexie. Rev. Laryngol. Otol. Rhinol. (Bordeaux) 95 (1974) 53–57

[2] Alajmo, E.: Le rôle de la laryngectomie reconstitutive dans la chirurgie du larynx. Rev. Laryngol. Otol. Rhinol. (Bordeaux) 97 (1976) 207–210

[3] Alajmo, E., R. Tilli: Etude radiocinématographique de la déglutition et de la phonation chez les opérés de laryngectomie reconstructive avec crico-hyoido-pexie. J. Radiol. Electrol. Med. Nucl., Suppl. 2 (1975) 446–448

[4] Arslan, M., I. Serafini: Restoration of laryngeal functions after total laryngectomy. Report on the first 25 cases. Laryngoscope (St. Louis) 82 (1972) 1349–1360

[5] Bartual, J., J. Roquette: Infravestibular horizontal partial laryngectomy. A new surgical method. Arch. Otorhinolaryng. (N. Y.) 220 (1978) 213–220

[6] Bartual Vicens, R., J. Bartual Pastor, Qu. Otero Gómez: Sobre la laringectomia total reconstructiva. Acta otorinolaring. Esp. 24 (1973) 1–16

[7] Bottazzi, D., M. Collini, A. Pelizza, T. Ferri, R. Turchi: Laringectomia subtotale ricostruttiva secondo Labayle, metodologia e risultati. Minerva Otorinolaringol. 32 (1982) 117–138

[8] Calearo, C. V., G. Téatini: Horizontal glottectomy. Laryngoscope (St. Louis) 88 (1978) 1529–1535

[9] Calearo, C., G. P. Téatini: Horizontal glottic laryngectomy (horizontal glottectomy): surgical technique. Wigand, M. E., W. Steiner, P. M. Stell: Functional Partial Laryngectomy: Conservation Surgery for Carcinoma of the Larynx. Springer, Berlin 1984 (pp. 195–197)

[10] Claverie, G.: A propos des nouvelles laryngectomies conservatrices. Bordeaux Méd. 7 (1974) 565–568

[11] Decrois, G., J. J. Piquet, A. Desaulty, B. Hequet, M. Bossut, Y. Bossut, D. Lacroix: Etude de la phonation après laryngectomie reconstructive. Ann. Otol. (St. Louis) 93 (1976) 129–148

[12] Föderl, O.: Zur Technik der Larynxexstirpation. Arch. klin. Chir. 58 (1899) 803

[13] Fritz, K.: Versuche in der wiederherstellenden Kehlkopfchirurgie. Wien. klin. Wschr. 86 (1974) 421–423

[14] Garcia Gonzales, J., N. Garcia Soto: Laringezacion de traquea en la chirurgia del cancer laringeo. Acta otorinolaryngol. iber.-amer. 23 (1972) 420–422

[15] Guerrier, Y.: La laryngectomie totale reconstructive (notre position actuelle). Arch. Ital. Otol. 81 (1970) 361–364

[16] Guerrier, Y., Serafini, Labayle, Piquet, Decroix: La chirurgie reconstructive du larynx. Table ronde. J. franç. Oto-rhinolaryng. 24 (1975) 479–491

[17] Hofmann Saguez, R.: Nouvelle technique de laryngectomie avec reconstruction du larynx. Société Française d'ORL 57 (1950) 60–66

[18] Hofmann Saguez, R.: Nouveau cas de laryngectomie subtotale. Ann. Otol. (St. Louis) 68 (1951) 736

[19] Iwai, H., Y. Koike: Primary laryngoplasty. Arch. Otorhinolaryng. 206 (1973) 1–10

[20] Labayle, J.: La laryngectomie totale reconstructive. Rev. Laryngol. Otol. Rhinol. (Bordeaux) 93 (1972) 69–77

[21] Labayle, J.: Laryngectomie avec reconstitution du larynx. Techniques et résultats. Probl. actuels Otorhinolaryngol. (1973) 185–190

[22] Labayle, J., R. Bismuth: Laryngectomie totale avec reconstitution. Ann d'oto-laryng. (Paris) 88 (1971) 219–228

[23] Labayle, J., B. Vallancien: Mécanisme de la voix parlée après laryngectomie reconstitutive. Folia phoniat. 26 (1974) 153–154

[24] Majer, E. H., W. Rieder: Über eine Modifikation der Laryngektomien unter Erhaltung der Luftwege. Arch. Ohrenheilk. 173 (1958) 442

[25] Majer, E. H., W. Rieder: Möglichkeiten der partiellen oder totalen horizontalen Laryngektomie mit Erhaltung der Atemwege. Wien. med. Wschr. 121 (1971) 881–883

[26] Mohr, R. M., D. J. Quenelle, D. A. Shumrick: Vertico-frontolateral laryngectomy (hemilaryngectomy). Arch. Otolaryng. 109 (1983) 384–395

[27] Moser, F.: Die Horizontalresektion des Kehlkopfes unter begrenzter Indikation des Stadiums Oeser II. Arch. Ohrenheilk. 178 (1961) 275–283

[28] Mozolewski, E. S., E. Zietek, R. Wysocki, K. Jach, W. Jasem: Arytenoid vocal shunt in laryngectomized patients. Laryngoscope (St. Louis) 85 (1975) 853–861

[29] Naumann, C.: Extended frontolateral partial laryngectomy. In Wigand, M. E., W. Steiner, P. M. Stell: Functional Partial Laryngectomy: Conservation Surgery for Carcinoma of the Larynx. Springer, Berlin 1984 (pp. 117–118)

[30] Norris, C. M.: Technique of extended fronto-lateral partial laryngectomy. Laryngoscope (St. Louis) 68 (1958) 1240–1250

[31] Norris, C. M.: Role and limitations of vertical hemilaryngectomy. In Alberti, P. W., D. P. Bryce: Workshops from the Centennial Conference on Laryngeal Cancer. Appleton-Century-Crofts, New York 1976 (pp. 418–423)

[32] Patterson, N.: A plea for the „window" resection method in dealing with certain types of laryngeal carcinoma. With a clinical history of seven cases. J. Laryng. 47 (1932) 81–91

[33] Pearson, B. W.: Subtotal laryngectomy. Laryngoscope (St. Louis) 91 (1981) 1904–1912

[34] Pearson, B. W., R. D. Woods, G. D. Mathew: Control of aspiration after one-stage reconstruction of a speaking fistula in association with extended hemilaryngectomy. Surg. Forum 31 (1980) 531–533

[35] Piquet, J. J., J. Darras: La chirurgie reconstructive laryngée. J. franç. oto-rhinolaryng. 31 (1982) 589–591

[36] Piquet, J. J., J. Darras, A. Burny, A. Desaulty: La chirurgie partielle des cancers du vestibule laryngé. Ann. Otolaryng. Chir. Cervicofac. 101 (1984) 115–118

[37] Piquet, J. J., A. Desaulty, Y. Hoffmann, G. Decrois: La chirurgie sub-totale et reconstructive dans le traitement des cancers de larynx. Ann. Otolaryng. Chir. Cervicofac. 91 (1974) 311–320

[38] Pleet, L., P. H. Ward, H. J. Dejager, G. Berci: Partial laryngectomy with imbrication reconstruction. Trans. Amer. Acad. Ophthalmol. Otolaryng. 84 (1977) 882–889

[39] Ramirez Mohedano, M. A., P. Lopez Villarejo: Nuestra experiencia sobre la cirugia del cancer de laringe con abocamiento o sutura del cricoides a la faringe. Acta oto-rinolaryngol. iber.-am. 24 (1973) 91–100

[40] Savary, P.: Laryngectomie reconstructive. Canad. J. Otolaryng. 4 (1975) 135–144

[41] Scola, E., M. Fernandez-Vega, C. Bachiller: Nouveaux apports à la chirurgie reconstructive du larynx. Rev. Laryngol. Otol. Rhinol. (Bordeaux 95 (1974) 85–88

[42] Serafini, I.: Studio sperimentale sulle possibilità di attuare, nel cane, la laringgectomia totale con restaurazione della respirazione per le vie naturali; primi risultati. Minerva Otorinolaring. (Torino) 17 (1967) 119–126

[43] Serafini, I.: Restauration of laryngeal function after laryngectomy. Experimental research in animals. Advanc. Oto-Rhino-Laryngol. 16 (1969) 95–122

[44] Serafini, I.: Laringectomia totale con mantenimento della respirazione per via naturale. Minerva Otorinolaringol. 20 (1970) 73–84

[45] Serafini, I.: Laringectomia con anastomosi tracheofaringea. Tumori 60 (1974) 531–546

[45a] Singh, W., P. Hardcastle: Near-total laryngectomy with myomucosal valved neoglottis. J. Laryng. (St. Louis) 99 (1985) 581–588

[46] Sisson, G. A., D. E. Bytell, S. P. Becker, F. M. McConnell, M. I. Singer: Total laryngectomy and reconstruction of a pseudoglottis: problems and complications. Laryngoscope (St. Louis) 88 (1978) 639–650

[47] Staffieri, A.: Horizontal glottectomy: results. In Wigand, M. E., W. Steiner, P. M. Stell: Functional Partial Laryngectomy: Conservation Surgery for Carcinoma of the Larynx. Springer, Berlin (1984) (pp. 228–229)

⁴⁸ Swaminathan, A. P., K. R. Jefferis, B. F. Rush jr.: Construction of a pseudolarynx after laryngectomy and radical neck dissection. A preliminary report. Amer. J. Surg. 134 (1977) 492–495
⁴⁹ Teatini, G. P.: La laringectomia subtotale con cricoidopessia. Nuovo Arch. Ital. Otol. 1 (1973) 292–303
⁵⁰ Traissac, L.: La réhabilitation fonctionella chirurgicale des laryngectomies. Rev. Laryng. (Bordeaux) 97 (1976) 81–90
⁵¹ Traissac, L., P. Pardes, P. Vazel, C. de Castro Marra: A propos de plusieurs techniques de laryngectomie reconstructive. Observations sur 15 cas et contribution personnelle. Rev. Laryng. (Bordeaux) 94 (1973) 543–557
⁵² Traissac, L., J. Petit, M. Lecoq, F. Devars: L'intervention de Calearo ou translaryngée glottique. Rev. Laryng. (Bordeaux) 105 (1984) 267–269
⁵³ Vega, M. F.: Larynx reconstructive surgery – a study of three-year findings – a modified surgical technique. Laryngoscope (St. Louis) 85 (1975) 866–881
⁵⁴ Weisberger, E. C., R. E. Lingeman: Modified supraglottic laryngectomy and resection of lesions of the base of tongue. Laryngoscope (St. Louis) 93 (1983) 20–25
⁵⁵ Wilcke, J.: Partial glottic laryngectomy (Moser's modification). In Wigand, M. E., W. Steiner, P. M. Stell: Functional Partial Laryngectomy: Conservation Surgery for Carcinoma of the Larynx. Springer, Berlin 1984 (pp. 106–108)

Supraglottische Laryngektomie

Die supraglottische „horizontale" Teilresektion geht auf verschiedene Formen der Pharyngotomie, besonders auf die „Epiglottektomie" nach der „lateralen Pharyngotomie" von TROTTER (1920), auf die „laterale Transhyoidopharyngotomie" von ORTON (1930) und die „Hyothyreoepiglottektomie" von HUET (1938) zurück (vgl. 37). Die Methode erhielt 1947 ihren entscheidenden Entwicklungsimpuls durch ALONSO (1a). NOVOTNY (71), LEROUX-ROBERT (50) und OGURA (72) schufen aus dem zweistufigen Verfahren von ALONSO ein einzeitiges. Gefördert wurde die Entwicklung der supraglottischen Laryngektomie durch die von einzelnen Autoren vertretene Meinung, eine embryologisch bedingte Schranke würde verhindern, daß die supraglottischen Krebse nach kaudal in die Glottis wachsen (3, 7). Die supraglottischen Krebse seien „aszendierende Krebse" (12, 14).

Es ist darauf hinzuweisen, daß manche Autoren Krebse, die in der supraglottischen Region entstanden sind und lateral nach kaudal wachsen, als „transglottische Karzinome" bezeichnen. In ihren Statistiken treten nur solche, prognostisch günstigere Tumoren als „supraglottisch" auf, die tatsächlich noch supraglottisch geblieben sind, während die mehr lateral gelegenen prognostisch ungünstigeren Krebse aus den Beobachtungsserien ausgeschieden wurden.

Die Meinungen, ob und wann eine supraglottische Laryngektomie indiziert ist, gehen noch weit auseinander. Viele Autoren waren oder sind noch der Meinung, man könne fast alle supraglottischen Krebse mittels einer Teilresektion des Larynx behandeln, man müsse nur nötigenfalls den Eingriff zur „Dreiviertellaryngektomie" erweitern oder aber, wenn sich der Tumor nach kranial ausdehnt, größere Abschnitte der Zungenwurzel mitresezieren (12, 15, 86, 92). Andere Laryngologen, zu denen auch der Verfasser gehört, sind mit der Indikation zur supraglottischen Teilresektion wesentlich zurückhaltender und führen nur in etwa 15 bis 25% aller supraglottischen Krebse diesen Eingriff aus, bevorzugen in 50 bis 60% der Fälle die totale Laryngektomie und bestrahlen in etwa 20% der Fälle (26, 44, 45, 65, 109). Diese zurückhaltende Indikationsstellung beruht weniger auf der Befürchtung, daß der Tumor nicht vollständig erfaßt wird, als auf der großen Zahl der funktionell unbefriedigenden Ergebnisse bei ausgedehnteren supraglottischen Teilresektionen. Auch die postoperative Morbidität ist nach supraglottischer Teilresektion wesentlich höher als nach einer einfachen Laryngektomie. Es dauert oft viele Wochen wenn nicht Monate, bis die Patienten wieder gelernt haben, ohne Aspiration zu schlucken.

Dieser relativ hohen Gefahr postoperativer Komplikationen wegen sollte darauf geachtet werden, daß die Patienten sich zur Zeit der Operation in einem guten Allgemeinzustand befinden, daß sie motiviert sind, bei dem schwierigen Erlernen des Schluckaktes aktiv mitzuwirken und sie unter Umständen gewillt sind, geduldig, vielleicht einige Monate lang auf das Decanulement zu warten. Diese Voraussetzungen sind bei älteren Patienten häufig nicht mehr gegeben, daher führen viele Laryngologen den Eingriff nur noch ungern bei Patienten aus, die älter als 60 Jahre sind (1, 109). Eine generelle obere Altersgrenze sollte nach Meinung des Verfassers allerdings nicht gezogen werden. Als nicht geeignet für eine supraglottische Laryngektomie gelten auch Patienten mit einer sehr stark verringerten Lungenfunktion infolge chronischer Bronchitis und Emphysem (16, 40).

Gewarnt wurde auch vor der Durchführung von supraglottischen Teilresektionen bei histologisch undifferenzierten Plattenepithelkarzinomen (62, 77).

Bei supraglottischen Krebsen liegen sogar bei Tumoren der Kategorie T 1 und T 2 schon häufig uni- oder bilateral Metastasen vor. Der Verfasser führt daher grundsätzlich bei allen supraglottischen Krebsen im Rahmen der supraglottischen Laryngektomie eine bei mittelständigen Karzinomen bilaterale und bei vorwiegend einseitigen Karzinomen unilaterale, vorsorgliche Neck dissection aus (4, 11, 13, 26, 70, 81, 91, 100). STELL hält das kleine supraglottische Karzinom mit einseitiger Metastase für die wichtigste Indikation zur Teilresektion mit Neck dissection.

Im Hinblick auf die Tumorausdehnung sind die für eine supraglottische Laryngektomie am besten geeigneten Karzinome die „zentralen" Epiglottiskarzinome, die sich nicht auf die Petiolusregion erstrecken (44, 45). Diese Tumoren können sich auch beiderseits auf das vordere Drittel der Taschenfalte ausdehnen und bleiben durch eine supraglottische Laryngektomie gut resezierbar. Ein Befall des periepiglottischen Raumes und des präepiglottischen Raumes ist in fast allen diesen Fällen zu beobachten, spielt für die Prognose aber keine entscheidende Rolle (84).

Bei Epiglottiskarzinomen der sogenannten infrahyoidalen Region, die auf den Petiolus übergreifen (Petioluskarzinome), ist damit zu rechnen, daß diese Tumoren schon nach kaudal in den sogenannten paraglottischen Raum vorgewachsen sind und auch bei geringer Oberflächenausdehnung tief in den Schildknorpel eingedrungen sind. Diese Karzinome sind für eine supraglottische Laryngektomie in der Regel nicht geeignet. (Alternativ zur totalen Laryngektomie kommt in solchen Fällen ein Krikoarytänoid-Shunt oder eine Krikohyoidopexie in Betracht.)

Wenig geeignet für eine klassische supraglottische Laryngektomie sind die häufigen „Winkelkarzinome", da sie häufig nach dorsal und nach kaudal in die Stimmlippenregion und den paraglottischen Raum hineinwachsen (vgl. S. 105). Auch ein Einbruch in die Vallecula glossoepiglottica und ein Befall der Zungenwurzel ist nach der Meinung des Verfassers eine Kontraindikation gegen eine supraglottische Laryngektomie (20, 62, 80).

Von den marginalen Karzinomen am freien Epiglottisrand, der aryepiglottischen Falte und in der Aryregion sind nur wenige kleine Tumoren für eine supraglottische Laryngektomie in Betracht zu ziehen. Die Karzinome des Kehlkopfrandes verhalten sich auch ihrer frühen Metastasierung wegen häufig wie Hypopharynxkarzinome (47).

Einige Laryngologen führen supraglottische Laryngektomien aber auch bei sehr großen Tumoren der Kategorie T 4 aus (34, 98). Wenn es nötig ist, resezieren sie große Teile der Zungenwurzel, gegebenenfalls bis zum Foramen caecum (4, 5, 21, 23, 58, 78, 82, 97), und erweitern die supraglottische Laryngektomie zu einer Dreiviertellaryngektomie (vgl. S. 199).

Auch primäre Vallekulakarzinome (Oropharynxkarzinome) wurden mittels supraglottischer Laryngektomie in Verbindung mit totaler Glossektomie behandelt (15, 35, 46, 78, 79, 92).

Eine Vorbestrahlung, eventuell eine sogenannte Sandwichbestrahlung in Verbindung mit einer supraglottischen Laryngektomie, wurde von mehreren Autoren empfohlen (23, 29, 81, 89). Es ist allerdings sehr fraglich, ob damit eine Verbesserung der Resultate zu erzielen ist (20, 51, 100). Eine chemotherapeutische Vorbehandlung soll manchmal zu Remissionen des Tumors führen und die nachfolgende supraglottische Laryngektomie erleichtern (110).

Die Gefahr postoperativer Chondroradionekrosen, chronischer Ödeme und Stenosen nach geplanter Vorbestrahlung mit höheren Dosen oder aber auch nach Bestrahlungsfehlschlägen ist deutlich erhöht (19, 101). Der Verfasser ist daher wie viele andere Laryngologen der Meinung, daß eine supraglottische Laryngektomie nach Bestrahlung nicht durchgeführt werden sollte (38, 69, 83), auch wenn diese Prozedur in einzelnen Fällen komplikationslos ablaufen kann. Meist ist in solchen Fällen doch die totale Laryngektomie indiziert (95, 99, 101). Einzelne Autoren führen nur dann eine supraglottische Laryngektomie nach Bestrahlungsfehlschlag aus, wenn der Tumor schon vor der Bestrahlung für eine supraglottische Laryngektomie geeignet gewesen wäre (16, 96).

Wieder andere meinen, eine fehlgeschlagene volle Bestrahlung sei kein Hindernis, um in einem Akt der „Rettungschirurgie" auch einmal eine supraglottische Laryngektomie auszuführen (26, 40, 114). Die Fälle, in denen nach fehlgeschlagener Bestrahlung eine supraglottische Laryngektomie noch ausgeführt werden kann, sind in der Praxis allerdings selten.

Eine Voraussetzung für die Durchführung des Eingriffes ist wiederum eine genaue präoperative mikrolaryngoskopische Untersuchung, ein Abtasten der Tumorregion und der Vallekula sowie eine computertomographische Untersuchung des Larynx, ebenso wie eine exakte postoperative Untersuchung des Operationspräparates.

Die Technik der supraglottischen Laryngektomie wird in Skizzen dargestellt (Abb. 101 und 102) und von zahlreichen Autoren ausführlich geschildert (2, 24, 29, 30, 90, 100, 106). Bei kleinen Krebsen des Epiglottisrandes kann eine partielle Epiglottektomie ausgeführt werden. In Einzelfällen kann die Epiglottis sogar rekonstruiert werden (22a). Der Verfasser bevorzugt einen Schürzenlappenschnitt, da auch ein- oder beiderseits stets eine Neck dissection ausgeführt wird.

Die Resektion des Schildknorpeloberrandes kann ein- oder beiderseits, symmetrisch oder asymmetrisch ausgeführt werden. Das Perichondrium wird erhalten und später über den Knorpelschnittrand gesteppt. Viele Autoren legen Wert darauf, nicht nur (was selbstverständlich ist) den N. hypoglossus, sondern auch den N. laryngeus

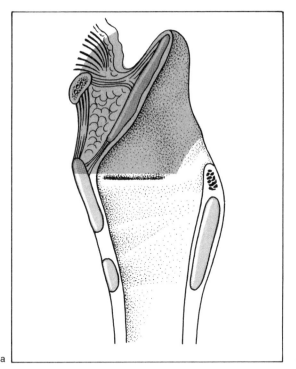

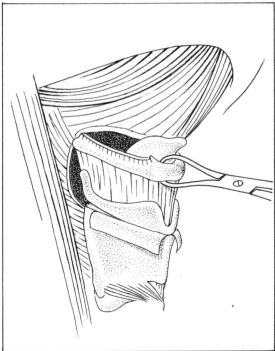

Abb. 102a Resektion des supraglottischen Blockes zusammen mit dem Zungenbein.

Abb. 101 Supraglottische Laryngektomie.
a) Die mögliche maximale Ausdehnung der supraglottischen Resektion.
b) Beide Aryknorpel sollten zur Erhaltung eines funktionsfähigen Kehlkopfstumpfes erhalten bleiben. Auch die Ausdehnung der Resektion in die Zungenwurzel hinein sollte limitiert bleiben.

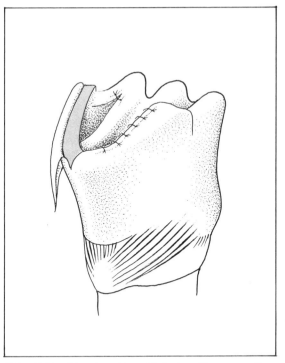

Abb. 102b Vor dem Verschluß des Pharynx sollten die Schnittflächen am Schildknorpel zur Vermeidung von Infektionen mit Perichondrium abgedeckt werden.

superior zu schonen, um die Reflexbögen für den Schluckakt nicht zu zerstören (37, 55, 60). Das geringgradige Absinken einer Stimmlippe nach Durchtrennung des R. externus des N. laryngeus superior bleibt hingegen meist unbemerkt und hat funktionell keine wesentliche Bedeutung. Andere Autoren messen den Nn. laryngeii superiores geringere Bedeutung zu und resezieren sie ein- oder beiderseits, da sie ein Gebiet innervieren, das ohnehin entfernt wird und für die Schluckfunktion von geringer Bedeutung sei (12, 32, 76, 104). Der Verfasser legt großen Wert darauf, daß *beide*

Aryknorpel mit den hinteren Abschnitten der Taschenfalten bei der supraglottischen Laryngektomie erhalten bleiben.

Bei der Absetzung der supraglottischen Region kann das Zungenbein reseziert werden. Für die Wiedererlernung des Schluckaktes soll es aber besser sein, wenn das Zungenbein erhalten bleibt (43, 113). Auch diese Meinung ist bisher nicht bestätigt worden (32).

Um postoperativ den Schluckakt zu erleichtern, haben mehrere Laryngologen eine Myotomie des M. cricopharyngicus von lateral oder von medialdorsal her empfohlen (63). Der auf diese Weise geschaffene offene Ösophaguseingang soll das Schlucken erleichtern und das Verschlucken verhindern (29, 59, 85, 115). Tierversuche und Druckmessungen lassen allerdings bezweifeln, ob dieser Effekt tatsächlich zu erzielen ist (9, 32, 50, 55, 102). Entscheidend für die Vermeidung einer Aspiration ist hingegen wohl, daß der Glottisschluß nach dem Eingriff noch funktioniert (55, 93). Muß ein Aryknorpel entfernt werden, ist unbedingt zu empfehlen, die abgetrennte Stimmlippe mittels einiger Nähte durch die Larynxhinterwand in der Mittellinie zu fixieren (73) oder aber das Oberhorn des Schildknorpels, gestielt an der Konstriktorenmuskulatur, als eine Art Wulst auf den Oberrand der Ringknorpelplatte zu nähen (10, 33, 33a). Bei dorsal insuffizienter Glottis kann im Rahmen einer sekundären Operation auch Knorpel von lateral her interponiert werden oder ein gestielter, vaskularisierter Schilddrüsenlappen verwendet werden (66).

Der schwierigste Akt ist der Verschluß des Defektes im Pharynx. Dies geschieht mit allem Material, das man aus der Umgebung gewinnen kann, wie Perichondrium vom Schildknorpel, der Membrana thyreohyoidea, restlicher Epiglottis-Vallekulaschleimhaut und Resten gerader Halsmuskeln (18, 22, 29, 36, 61, 89). Der Verfasser verzichtet häufig auf eine allzu straffe Raffung der Öffnung und steppt einfach den Haut-Platysma-Faszienlappen ohne weitere innere Abdeckung über den Defekt (1, 53).

Viele Autoren legen Wert darauf, den Larynxstumpf möglichst hoch zu ziehen und mittels Drahtnähten am Zungenbein zu fixieren (37, 42, 61, 64).

Unter Umständen kann auch die Erhaltung der Oberhörner des Schildknorpels mit ihren Aufhängebändern vermeiden helfen, daß der Larynx postoperativ absinkt (31). Einzelne Autoren haben den Larynx sogar am Unterkiefer aufgehängt (22, 35, 96, 97). Es wurde ferner über Tierversuche berichtet, bei denen gestielte Lappen aus der Zunge wie eine Brücke aus dem Larynxstumpf nach hinten geschlagen wurden, um eine Art Gleitbahn in den Ösophagus zu schaffen (48, 49).

Die Probleme nach einer supraglottischen Laryngektomie werden zwar weniger oft erwähnt, sind leider aber mannigfaltig und häufig.

In der Regel dauert es 3 bis 4 Wochen, bis die Nährsonde entfernt werden kann. Es bedarf geduldiger, wiederholter Übungen des Patienten, bis dieser lernt, breiige, flüssige und feste Nahrung ohne Aspiration zu sich zu nehmen (94). Dies geschieht anfangs meist nach Einnehmen einer bestimmten Kopfhaltung, etwa mit zur Seite oder nach vorne geneigtem Kopf. Manchmal werden breiige und feste Speisen ohne Schwierigkeiten geschluckt, während Flüssigkeiten aspiriert werden. Die frühzeitig eingesetzte Ventilkanüle, mit deren Hilfe dem Patienten eine Phonation möglich ist, wird erst entfernt, wenn der Schluckakt ohne Schwierigkeiten abläuft. Dies kann mehrere Monate dauern.

Stenosen am Larynxeingang infolge chronischer Ödeme, Ankylosen im Krikoarytänoidgelenk und narbige Verziehungen treten in sicherlich mehr als 10% der Fälle auf (6, 107). 10 bis 15% der Patienten erzielen keine normale Stimme (111). Die meisten Patienten behalten aber eine völlig normal klingende Stimme. Pharynxfisteln sind relativ selten und schließen sich meist von selbst, es sei denn, der Patient war vorbestrahlt. Besonders nach Vor- oder Nachbestrahlung werden relativ häufig Stenosen und Schluckstörungen beobachtet (21, 27, 41, 111). Die unangenehmste Komplikation ist die Chondroradionekrose am Larynxstumpf, die selten allein nach Operation, häufig nach Bestrahlung und Operation auftritt und manchmal zur Entfernung des Larynxrestes zwingt.

Die häufigste Komplikation ist die Aspiration von Speichel und Speisepartikeln. Verschiedene Studien haben gezeigt, daß 25% bis zu 67% (!) aller Patienten nach supraglottischer Laryngektomie mehr oder weniger stark aspirieren (1, 21, 28, 104, 107, 111). Diese Patienten leiden an rezidivierenden Aspirationspneumonien und entwickeln entsprechende Narben in der Lunge (67, 105). Die Mortalität infolge Aspirationspneumonie wurde mit 27 bis 40% und mehr beziffert (52, 98). In bis zu 10% aller Fälle mußte wegen intolerabler Aspiration der Kehlkopfrest entfernt werden (25, 52). Die Häufigkeit der postoperativen Komplikationen sowie der funktionell unbefriedigenden Resultate ist nach den Erfahrungen des Verfassers wesentlich geringer, wenn man nur ausgewählte Fälle supraglottisch teilreseziert und weiter ausgedehnte supraglottischen Laryngektomien, vor allem unter Einbeziehung eines Aryknorpels, möglichst vermeidet.

Werden die Grenzen der Indikation beachtet, so sind die Heilungsziffern im Hinblick auf Lokalrezidive den Resultaten der Laryngektomie durchaus ebenbürtig, d. h. es treten nur sehr selten sogenannte Lokalrezidive auf. Die Zahl der Lokalrezidive sollte unter 10% liegen (15, 17, 26a, 91, 100, 103, 112). Lokalrezidive können, wenn sie im Larynxstumpf sitzen und bald genug erkannt werden, mittels Laryngektomie noch mit Erfolg beseitigt werden (56, 112), bei Lokalrezidiven in der Pharynxwand oder der Zungenwurzel ist nur selten eine Rettung durch Laryngektomie und Glossektomie zu erzielen.

Die Gesamtergebnisse der supraglottischen Laryngektomie lagen nach den Angaben verschiedener Autoren bei 60 bis 80%, bei T-1- und T-2-Tumoren sogar bei 90 und mehr Prozent (17, 19a, 26a, 57, 88, 91, 103, 108, 111). Viele Autoren erreichten 60 bis 70% Heilungen (39, 54, 60a, 65, 74, 87). Bei Tumoren der Kategorie T 3 sanken die Ergebnisse auf 45 bis 60% ab (74, 81). Die Resultate sind bei marginalen Karzinomen und Befall der Zungenwurzel deutlich schlechter (47, 82). Auch bei undifferenzierten, histologisch hochmalignen Tumoren ist die Zahl der Rezidive wesentlich höher und die Prognose damit schlechter als bei hochdifferenzierten Tumortypen (57). Die Mehrzahl der Fehlschläge geht auf das Konto von nicht beherrschten Metastasen.

Literatur

[1] Alajmo, E., O. Fini-Storchi, V. Agostini, G. Polli: Conservation surgery for cancer of the larynx in the elderly. Laryngoscope (St. Louis) 95 (1985) 203–205

[1a] Alonso, J. M.: Conservative surgery of cancer of the larynx. Trans. Amer. Acad. Ophthalm. Otolaryng. 51 (1947) 633–642

[2] Alonso, J. M.: Partial horizontal laryngectomy. Functional or physiological operation for supraglottic cancer. Laryngoscope (St. Louis) 76 (1966) 161–169

[3] Alonso Regules, J. E.: Surgical techniques and modification: horizontal partial laryngectomy. Historical review and personal technique. In Wigand, M. E., W. Steiner, P. M. Stell: Functional Partial Laryngectomy: Conservation Surgery for Carcinoma of the Larynx. Springer, Berlin 1984 (pp. 179–182)

[4] André, P., H. Laccourreye, B. Frachet: Indications et technique de la sub-glosso-pharyngo-laryngectomie supra-cricoïdienne. Ann. Otolaryng. Chir. Cervicofac. 95 (1978) 92–93

[5] André, P., H. Laccourreye, J. F. Haguet: La subglossolaryngectomie totale. Indications, technique et résultats. Ann. Otolaryng. Chir. Cervicofac. 91 (1974) 181–190

[6] Antonelli, A.: Sequelle disfunzionali della laringectomia orizzontale sopraglottica. Lora incidenza, prevenzione et trattamento. Tumori 60 (1974) 515–521

[7] Baclesse, F.: La diagnostic radiologique des tumeurs malignes du pharynx et du larynx. Masson, Paris 1938

[9] Berlin, B. P., J. T. Fierstein, F. Tedesco, J. H. Ogura: Manometric studies of the upper esophageal sphincter. Ann. Otol. (St. Louis) 86 (1977) 589–602

[10] Biller, H. F., W. Lawson, S. Sacks: Correction of posterior glottic incompetence following horizontal partial laryngectomy. Ann. Otol. (St. Louis) 91 (1982) 448–449

[11] Bocca, E.: Supraglottic laryngectomy and functional neck dissection. J. Laryng. 80 (1966) 831–838

[12] Bocca, E.: Considerazioni sulla laringectomia conservativa orizonto-verticale e risultati personali. Tumori 60 (1974) 523–526

[13] Bocca, E.: Conservative neck dissection. Laryngoscope (St. Louis) 85 (1975) 1511–1515

[14] Bocca, E., P. L. Cova, O. Pignataro: Il cancro dell'epiglottide. Tumori 47 (1961) 107–130

[15] Bocca, E., O. Pignataro: Considérations sur l'état actuel de la chirurgie conservatrice et reconstructive du cancer du larynx. Ses résultats. Rev. Laryngol. Otol. Rhinol. (Bordeaux) 93 (1972) 79–87

[16] Bocca, E., O. Pignataro, O. Mosciaro: Supraglottic surgery of the larynx. Ann. Otol. (St. Louis) 77 (1968) 1005–1026

[17] Bocca, E., O. Pignataro, C. Oldini: Supraglottic laryngectomy: 30 years of experience. Ann. Otol. (St. Louis) 92 (1983) 14–18

[18] Bockmühl, F.: Operatives Vorgehen zur Deckung großer Schleimhautdefekte bei horizontalen Hemilaryngektomien. Mschr. Ohrenheilk. 104 (1970) 489–491

[19] Burns, H., D. P. Bryce, P. van Nostrand: Conservation surgery in laryngeal cancer and its role following failed radiotherapy. Arch. Otolaryng. 105 (1979) 234–239

[19a] Burstein, F. D., Th. C. Calcaterra: Supraglottic laryngectomy: series report and analysis of results. Laryngoscope (St. Louis) 95 (1985) 833–836

[20] Cachin, Y.: Limitations of horizontal partial laryngectomy. In Alberti, P. W., D. P. Bryce: Workshops from the Centennial Conference on Laryngeal Cancer. Appleton-Century-Crofts, New York 1976 (pp. 358–388)

[21] Cachin, Y., J. Richard, L. Wicart: Les possibilités de la chirurgie partielle horizontale du larynx après radiothérapie (à propos de 51 cas). Ann. Otolaryng. (Paris) 81 (1964) 86–94

[22] Calcaterra, T. C.: Laryngeal suspension after supraglottic laryngectomy. Arch. Otolaryng. 94 (1971) 306–309

[22a] Calcaterra, T. C.: Epiglottic reconstruction after supraglottic laryngectomy. Laryngoscope (St. Louis) 95 (1985) 786–789

[23] Calearo, C., A. Staffieri: Radiotherapy and partial supraglottic resection. Wigand, M. E., W. Steiner, P. M. Stell: Function Partial Laryngectomy: Conservation Surgery for Carcinoma of the Larynx. Springer, Berlin 1984 (pp. 285–286)

[24] Calearo, C., G. P. Teatini, A. Staffieri: Horizontal supraglottic laryngectomy: surgical technique. In Wigand, M. E., W. Steiner, P. M. Stell: Functional Partial Laryngectomy: Conservation Surgery for Carcinoma of the Larynx. Springer, Berlin 1984 (pp. 183–186)

[25] Carducci, A.: La sindrome disfagica conseguente a laringectomia orizzontale sopraglottica. Otorinolaring. Ital. 35 (1967) 457–471

[26] Coates, H. L., L. W. Desanto, K. D. Devine, L. R. Elveback: Carcinoma of the supraglottic larynx. A review of 221 cases. Arch. Otolaryng. 102 (1976) 686–689

[26a] Czigner, J.: Modifications of supraglottic resection of the larynx. In Wigand, M. E., W. Steiner, P. M. Stell: Functional Partial Laryngectomy: Conservation Surgery for Carcinoma of the Larynx. Springer, Berlin 1984 (pp. 197–202)

[27] Daniilidis, J., P. Petropoulos: Der Einfluß der Teilresektionen des Kehlkopfes auf den Schluckmechanismus. Laryngol. Rhinol. Otol. (Stuttg.) 60 (1981) 583–586

[28] Daniilidis, J., P. Petropoulos, L. Manolidis: Erfahrung mit der horizontalen supraglottischen Laryngektomie. Laryngol. Rhinol. Otol. (Stuttg.) 63 (1984) 285–288

[29] Dedo, H. H.: Supraglottic laryngectomy, indication and techniques. Laryngoscope (St. Louis) 78 (1968) 1183–1194

[30] Denecke, H. J.: Die oto-laryngologischen Operationen im Mund- und Halsbereich. In Kirschner, M., R. Zenker, G. Heberer, Pichlmayr: Allgemeine und spezielle Operationslehre, Bd. V/3. Springer, Berlin 1980

[31] El-Kahky, M.: Laryngoptosis as a contributing factor to dysphagia following superior hemilaryngectomy and how to prevent ist. Excerpta Med. int. Congr. Ser. 582 (1982) 39–46

[32] Flores, T. C., B. G. Wood, L. Koegel, H. L. Levine, H. M. Tucker: Factors in successful deglutition following supraglottic laryngeal surgery. Ann. Otol. (St. Louis) 91 (1982) 579–583

[33] Friedman, W. H., P. Katsantonis, J. R. Siddoway, M. H. Cooper: Contralateral laryngoplasty after supraglottic laryngectomy with vertical extension. Arch. Otolaryng. 107 (1981) 742–745

[33a] Friedman, W. H., B. N. Rosenblum, G. P. Katsantonis: Contralateral laryngoplasty. An update on reconstruction of the larynx following supraglottic laryngectomy with vertical extension. Arch. Otolaryng. 111 (1985) 742–746

[34] Goepfert, H., H. A. Zaren, R. H. Jesse, R. Lindberg: Treatment of laryngeal carcinoma with conservative surgery and postoperative radiation therapy. Arch. Otolaryng. 104 (1978) 576–578

35 Goode, R. L.: Laryngeal suspension in head and neck surgery. Laryngoscope (St. Louis) 86 (1976) 349–355
36 Gonzalez, M.: Algunas modalidades tecnicas de la laringectomia horizontal supraglotica. An. Otorrinolaringol. ibero-amer. 2 (1975) 13–21
37 Gosepath, J.: Die verschiedenen Methoden der Teilresektionen des Kehlkopfes. HNO (Berlin) 20 (1972) 227–240
38 Guennel, F., W. Baerthold: Ist eine Kehlkopfteilresektion nach vorausgegangener Strahlenbehandlung aufgrund des sichtbaren Ortsbefundes berechtigt? (Feingewebliche Untersuchungen an durch Totalexstirpation gewonnenen Kehlkopfpräparaten nach vorausgegangener erfolgloser Strahlenbehandlung). Z. Laryngol. Rhinol. Otol. 47 (1968) 942–957
39 Guerrier, Y.: Les résultats globaux de la laryngectomie horizontale sus-glottique. Tumori 60 (1974) 503–505
40 Guerrier, Y.: Difficult indications for partial laryngectomy. ORL J. Otorhinolaryngol. relat. Spec. 41 (1979) 262–272
41 Junien-Lavillauroy, C., R. Charachon, J. Bouyer: Sténose laryngée après laryngectomie horizontale sus-glottique et traitement cobaltothérapique en „sandwich". Intervention de Rethi. J. franç. oto-rhinolaryng. 22 (1973) 369–373
42 Kirchner, J. A.: Closure after supraglottic laryngectomy. Laryngoscope (St. Louis) 89 (1979) 1343–1344
43 Kirchner, J. A.: Pathways and pitfalls in partial laryngectomy. Ann. Otol. (St. Louis) 93 (1984) 301–305
44 Kleinsasser, O.: Wachstumsformen der Kehlkopfeingangscarcinome und Indikation zur Teilresektion. Wiss. Z. Karl-Marx-Univ. 16 (1967) 723–725
45 Kleinsasser, O.: Möglichkeiten und Grenzen der organerhaltenden Kehlkopfchirurgie. Swiss. Med. 6 (1984) No. 6a, 18–20
46 Kothary, P., R. Dev: Horizontal supraglottic laryngectomy with total glossectomy – oncological and functional results. In Wigand, M. E., W. Steiner, P. M. Stell: Functional Partial Laryngectomy: Conservation Surgery for Carcinoma of the Larynx. Springer, Berlin 1984 (pp. 235–242)
47 Laccourreye, H., D. F. Brasnu, P. Beutter: Carcinoma of the laryngeal margin. Head Neck Surg. 5 (1983) 500–507
48 Lapidot, A., R. Gelot, S. Ampolsakdi: Innervated partial hemitongue pseudoepiglottis: an experimental study. Laryngoscope (St. Louis) 83 (1973) 1841–1846
49 Lapidot, A., C. Grimes, F. Catalfumo, I. Gay: Dorsum of tongue pedicle flap replacing the epiglottis. Arch. Otolaryng. 94 (1971) 197–201
50 Lauerma, S., J. E. Harvey, J. H. Ogura: Cricopharyngeal myotomy in subtotal supraglottic laryngectomy: An experimental study. Laryngoscope (St. Louis) 82 (1972) 447–453
51 Lauerma, S., U. Siirala: Richtlinien und Resultate in der Untersuchung und Behandlung von supraglottischen Larynxcarcinomen. HNO (Berlin) 20 (1972) 5–8
52 Leonard, J. R., W. B. Litton: Selection of the patient for conservation surgery of the larynx. Laryngoscope (St. Louis) 81 (1971) 232–252
53 Leroux-Robert, J.: 1955; zit. nach Gosepath 1972
54 Leroux-Robert, J.: La laryngectomie horizontale sus-glottique. Tumori 60 (1974) 507–510
55 Litton, W. B., J. R. Leonard: Aspiration after partial laryngectomy. Cineradiographic studies. Laryngoscope (St. Louis) 79 (1969) 887–908
56 Mann, W., K. Laniado, K. Kiefer: Rezidive bei oropharyngealen, hypopharyngealen und supraglottischen Plattenepithelkarzinomen. Laryngol. Rhinol. Otol. 59 (1980) 652–654
57 Marks, J. E., R. B. Freeman, F. Lee, J. H. Ogura: Carcinoma of the supraglottic larynx. Amer. J. Radiol. 132 (1979) 255–260
58 Matzker, J.: Zur operativen Behandlung von Karzinomen des Larynxeingangs, der Epiglottis und der Valleculae Glosso-Epiglotticae. Z. Laryngol. Rhinol. Otol. 43 (1964) 588–599
59 Maurer, H.: Die supraglottischen Teilresektionen in der Behandlung des Vestibulum- und des Hypopharynxkarzinoms. Z. Laryngol. Rhinol. Otol. 46 (1967) 410–415
60 Maurer, H.: Die Stimme nach Kehlkopfteilresektion und Laryngektomie. Arch. klin. exp. Ohr.-, Nas.-, Kehlk.-Heilk. 202 (1972) 714–716
60a Maceri, D. R., H. B. Lampe, H. Makielski, P. P. Passamani, Ch. J. Krause: Conservation laryngeal surgery. Arch. Otolaryng. 111 (1985) 361–365
61 Maves, M. D., J. Conley, D. C. Baker: Laryngopharyngeal closure following supraglottic laryngectomy. Laryngoscope (St. Louis) 88 (1978) 1864–1867
62 McDonald, T. J., L. W. Desanto, L. H. Weiland: Supraglottic larynx and its pathology as studied by whole laryngeal sections. Laryngoscope (St. Louis) 86 (1976) 635–648

63 Mladick, R. A., C. E. Horton, J. E. Adamson: Cricopharyngeal myotomy. Application and technique in major oralpharyngeal resections. Arch. Surg. 102 (1971) 1–5
64 Moritsch, E.: Drahtnähte zur Verbesserung des Schluckaktes nach Alonso-Operation. Laryngol. Rhinol. Otol. 56 (1977) 665–668
65 Mounier-Kuhn, P., J. Gaillard, J. P. Haguenauer, D. Gregoire: Chirurgie partielle horizontale du larynx. Technique et résultats. Acta oto-rhinolaryng. belg. 27 (1973) 960–965
66 Mozolewski, E., P. Maj, P. Wdowiak, K. Jach, C. Tarnowska, M. Wasilewska: Vascular pedicle flap of the thyroid gland in horizontal supraglottic laryngectomy. In Wigand, M. E., W. Steiner, P. M. Stell: Functional Partial Laryngectomy: Conservation Surgery for Carcinoma of the Larynx. Springer, Berlin 1984 (p. 203)
67 Murray, G. M.: Pulmonary complications following supraglottic laryngectomy. Clin. Otolaryng. 1 (1976) 241–247
69 Naumann, H. H.: Die Möglichkeiten einer Teilresektion bei der Behandlung der Karzinome des Larynx und des Hypopharynx. Strahlentherapie (Sonderb.) 68 (1969) 86–91
70 Neel, B. H.: Surgical management of the lymphatic system with regard to supraglottic resections of the larynx. In Wigand, M. E., W. Steiner, P. M. Stell: Funtional Partial Laryngectomy: Conservation Surgery for Carcinoma of the Larynx. Springer, Berlin 1984 (pp. 264–266)
71 Novotny, O.: Wien. klin. Wschr. 24 (1953) 501–502
72 Ogura, J. H.: Supraglottic subtotal laryngectomy and radical neck dissection for carcinoma of the epiglottis. Arch. Otolaryng. 68 (1958) 710–714
73 Ogura, J. H., S. E. Thawley: Glottic competence following removal of arytenoid in partial laryngopharyngectomy and subtotal supraglottic laryngectomy. Laryngoscope (St. Louis) 88 (1978) 528–529
74 Ogura, J. H., J. E. Marks, R. B. Freeman: Results of conservation surgery for cancers of the supraglottis and pyriform sinus. Laryngoscope (St. Louis) 90 (1980) 591–600
76 Ogura, J. H., D. G. Sessions, G. J. Spector, W. A. Alonso: Roles and limitations of conservation surgical therapy for laryngeal cancer. In: Alberti, P. W., D. P. Bryce: Workshops from the Centennial Conference on Laryngeal Cancer. Appleton-Century-Crofts, New York 1974 (pp. 392–394)
77 Pignataro, O.: Considerazioni su di un caso di recidiva di laringectomia parziale sopraglottica. Minerva Otorinlaring. 15 (1965) 46–47
78 Pignataro, O., E. Bocca: Laryngectomie sus-glottique élargie dans les cancers de L'épiglotte envahissant la vallécule et la base de la langue. Acta oto-rhinolaryngol. belg. 34 (1980) 646–651
79 Pinel, J., P. Contencin, F. Vilde, J. Trotoux: Traitement des cancers de la vallecule et de l'épiglotte par la chirurgie susglottique. Indications, résultats thérapeutiques. Ann. Otolaryngol. Chir. Cervicofac. 99 (1982) 349–357
80 Piquet, J., J. J. Piquet: La laryngectomie horizontale susglottique dans les cancers de la chambre supérieure du larynx. Rev. Laryngol. (Bordeaux) 86 (1965) 338–346
81 Piquet, J., J. A. Desaulty, G. Decroix: La laryngectomie horizontale sus-glottique dans le traitement des cancers susglottiques et de la margelle laryngée. (A propos de 104 cas.) Ann. Otolaryngol. Chir. Cervicofac. 89 (1972) 35–46
82 Portmann, G., L. Traissac, J. Bebear: Résultats à long terme des interventions translaryngées-sus-glottiques dans les cancers sus-glottiques (à propos de 42 oberservations). Rev. Laryngol (Bordeaux) 93 (1972) 2–9
83 Radcliffe, G., H. J. Shaw: Partial laryngectomy for recurrent cancer after irradiation. Clin. Oto-laryngol. 3 (1978) 49–62
84 Robbins, K. Th., L. Michaels: A study of whole organ cancerous larynges to determine resectability by conservation surgery. Head Neck Surg. 7 (1984) 2–7
85 Rodriguez Adrados, F.: La sección del musculo cricofaringes en la deglución de la laringectomia horizontal supraglotica. Acta otorinolaryng. esp. 1 (1966) 3–10
86 Rodriguez-Adrados, F., G. Gutierrez Menendes: Microcirugia laringea a campo abierto. Acta otorinolaryngol. iber.-amer. 22 (1971) 764–766
87 Sanchez-Rodriguez, A.: La laringectomia horizontal supraglottica. Tumori 60 (1974) 511–514
88 Seiden, A. M., R. P. Mantravadi, R. B. Haas, E. L. Applebaum: Advanced supraglottic carcinoma: a comparative study of sequential treatment policies. Head Neck Surg. 7 (1984) 22–27

89 Sellars, S. L., E. E. D. Mills, A. B. Seid: Combined preoperative telecobalt therapy and supraglottic laryngectomy. J. Laryng. (St. Louis) 95 (1981) 305–310
90 Serafini, I.: My personal surgical technique of supraglottic horizontal laryngectomy. In Wigand, M. E., W. Steiner, P. M. Stell: Functional Partial Laryngectomy: Conservation Surgery for Carcinoma of the Larynx. Springer, Berlin 1984 (pp. 186–189)
91 Serafini, I.: Results of supraglottic horizontal laryngectomy. In Wigand, M. E., W. Steiner, P. M. Stell: Functional Partial Laryngectomy: Conservation Surgery for Carcinoma of the Larynx. Springer, Berlin 1984 (pp. 223–225)
92 Sessions, D. G.: Extended partial laryngectomy. Ann. Otol. (St. Louis) 89 (1980) 556–557
93 Sessions, D. G., R. Zill, S. L. Schwartz: Deglutition after conservation surgery for cancer of the larynx and hypopharynx (meeting abstract). Otolaryngol. (Tokyo) 86 (1978) 224–225
94 Sessions, D. G., R. Zill, S. L. Schwartz: Deglutition after conservation surgery for cancer of the larynx and hypopharynx. Otolaryngol. Head Neck Surg. 87 (1979) 779–796
95 Shaw, H. J.: Conservation surgery for laryngeal cancer (letter to editor). Brit. med. J. 1978/II, 1716
96 Shumrick, D. A.: Supraglottic laryngectomy: its place in the treatment of laryngeal cancer. Arch. Otolaryng. (Chic.) 89 (1969) 629–635
97 Shumrick, D. A.: Carcinoma of the supraglottis and tongue treated by supraglottic laryngectomy and mandibular swing. Laryngoscope (St. Louis) 79 (1969) 1443–1452
98 Siirala, U., M. Pavolainen: The problem of advanced supraglottic carcinoma. Laryngoscope (St. Louis) 85 (1975) 1633–1642
99 Sörensen, H., H. Sand Hansen, K. A. Thomsen: Partial laryngectomy following irradiation. Laryngoscope (St. Louis) 90 (1980) 1344–1349
100 Som, M. L.: Conservation surgery for carcinoma of the supraglottis. J. Laryng. 84 (1970) 655–678
101 Som, M. L.: Laryngotracheal autograft for postcricoid carcinoma. A reevaluation. Ann. Otol. (St. Louis) 83 (1974) 481–486
102 Sprekelsen, C., J. Marco, A. Benages, M. Tomás Ridocci: La manometria faringoesofagica en la cirurgia del cancer laringeo. An. otorinolaringol. iber.-amer. 5 (1978) 165–176
103 Staffieri, A.: Oncological and functional results of horizontal partial resections as the basis of surgical indications. Horizontal supraglottic laryngectomy: results. In Wigand, M. E., W. Steiner, P. M. Stell: Functional Partial Laryngectomy: Conservation Surgery for Carcinoma of the Larynx. Springer, Berlin 1984 (pp. 219–222)
104 Staple, T. W., J. H. Ogura: Cineradiography of the swallowing mechanism following subtotal laryngectomy. Radiology 87 (1966) 226–230
105 Staple, T. W., E. F. Ragsdale, J. H. Ogura: The chest roentgenogram following supraglottic laryngectomy. Amer. J. Roentgenol. 100 (1967) 583–587
106 Stell, P. M., A. G. D. Maran: Head and Neck Surgery, 2nd ed. Heineman, London 1978
107 Stell, P. M., R. P. Morton: Funktionelle Komplikationen nach supraglottischer Kehlkopfexstirpation. HNO (Berlin) 32 (1984) 385–387
108 Tabb, H. G., N. S. Druck, R. S. Thornton, W. P. Gibbens: Supraglottic laryngectomy. S. med. J. (Bgham, Ala.) 71 (1978) 114–117
109 Terrahe, K.: Die Indikationen zur Teilresektion des Kehlkopfes beim Kehlkopfcarcinom. HNO (Berlin) 20 (1972) 65–73
110 Theissing, J.: Aspects of adjuvant chemotherapy in combination with horizontal partial laryngectomy. In Wigand, M. E., W. Steiner, P. M. Stell: Functional Partial Laryngectomy: Conservation Surgery for Carcinoma of the Larynx. Springer, Berlin 1984 (pp. 286–288)
111 Vega, M. F.: Oncological and functional results of horizontal partial laryngectomy. In Wigand, M. E., W. Steiner, P. M. Stell: Functional Partial Laryngectomy: Conservation Surgery for Carcinoma of the Larynx. Springer, Berlin 1984 (pp. 226–228)
112 Vega, M. F.: Treatment of recurrences after supraglottic horizontal laryngectomy (S. H. L.). In Wigand, M. E., W. Steiner, P. M. Stell: Functional Partial Laryngectomy: Conservation Surgery for Carcinoma of the Larynx. Springer, Berlin 1984 (pp. 320–322)
113 Vega, M. F., B. Scola, M. Catala: Conservation surgery for supraglottic carcinoma. In Wigand, M. E., W. Steiner, P. M. Stell: Functional Partial Laryngectomy: Conservation Surgery for Carcinoma of the Larynx. Springer, Berlin 1984 (pp. 189–195)
114 Videgain Salaverria, G.: Laringectomia horizontal supraglotica de repesca (experiencia personal en 31 casos). An. Otorinolaringol. Iber. Amer. 3 (1976) 361–371
115 Wilkins, S. A.: Indications for section of the cricopharyngeus muscle. Amer. J. Surg. 108 (1964) 533–538

Dreiviertellaryngektomie

Bei Tumoren, die auf einer Seite des Kehlkopfes die supraglottischen Strukturen und die Glottis erfaßt haben, können diese Regionen reseziert werden, und es ist dennoch möglich, in einem größeren Teil der Fälle aus den verbliebenen Resten des Kehlkopfstumpfes ein im Hinblick auf Atmung und Schluckakt funktionsfähiges Gebilde zu belassen bzw. herzustellen. Der Eingriff entspricht etwa einer Kombination einer Hemilaryngektomie mit einer supraglottischen Laryngektomie (Abb. 103). Es wurden dafür die Bezeichnungen „Dreiviertellaryngektomie" (13), „Fünfsechstellaryngektomie" (18), „subtotale Laryngektomie" (8, 14), „vertikale subtotale Laryngektomie" (5), „erweiterte Hemilaryngektomie" (9) und „erweiterte Horizontalresektion" (12) gewählt. Zwischen den einzelnen Verfahren bestehen allerdings nur geringfügige Abweichungen im Hinblick auf die Ausdehnung der Resektion. Für diesen Eingriff kommen in erster Linie die mehr lateral gelegenen „Winkelkarzinome" des Epiglottis-Taschenfaltenwinkels in Betracht, die mit besonderer Vorliebe nach dorsal und kaudal in die Stimmlippenregion vorwachsen. Auch Taschenfaltenkarzinome und marginale Karzinome der aryepiglottischen Falte und der Aryregion sowie ein Teil der kleineren, sogenannten transglottischen Karzinome, die von der Stimmlippe in den Ventrikel und in die Taschenfaltenregion hochwachsen, können mit einer Dreiviertellaryngektomie erfaßt werden (1, 2, 6, 7, 10, 11, 15, 16, 17, 18, 19).

So ausgedehnt der Tumor auch immer ist, vom Kehlkopf muß zumindest eine Taschenfalte, eine aryepiglottische Falte und ein freibeweglicher Aryhöcker sowie die Ringknorpelspange zurückbleiben, um einen einigermaßen funktionsfähigen Rest zu erhalten.

Ein guter Allgemeinzustand des Patienten, der auch Geduld und Kooperationsbereitschaft mitbringen muß, sowie eine intakte Lungenfunktion sind in noch höherem Grade eine Voraussetzung für die Durchführung dieser Operation als bei der einfachen supraglottischen Laryngektomie.

Die Operationstechnik entspricht der supraglottischen Laryngektomie, wobei eine Hälfte der Ringknorpelplatte bis auf eine schmale kaudale Spange sowie ein Aryknorpel entfernt werden.

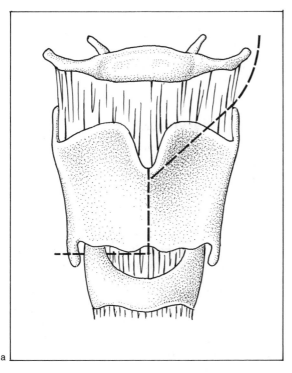
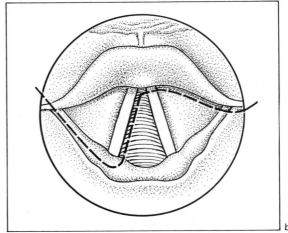
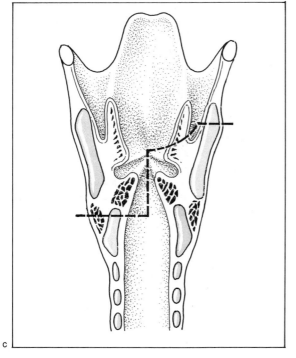
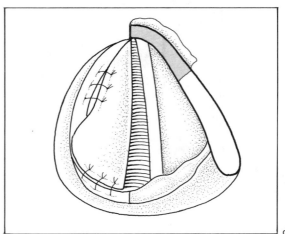

Abb. 103 Sogenannte Dreiviertellaryngektomie.
a), b) und c) zeigen das Ausmaß der Resektion aus verschiedenen Ansichten.
d) Um den weit offenen Glottisbereich zu verengen wird ein Stück des oberen Randes des Schildknorpels quer auf den Ringknorpelstumpf genäht.

Da eine Hälfte der Glottis nun fehlt und keinerlei Schutz vor einer Aspiration besteht, muß der Spalt so weit eingeengt werden, daß die gegenseitige Stimmlippe bei der Phonation, aber auch beim Schluckakt ein Widerlager findet. Dieses Ziel erreicht man, wenn man das Oberhorn eines Schildknorpels oder den hinteren Rand der Schildknorpelplatte, gestielt am M. constrictor pharyngis, nach median in die Glottisregion verlagert und dort nach Art einer Stimmlippe fixiert (1, 3, 7, 10, 14, 19).

Da es sich in der Regel um ausgedehnte Tumoren handelt, die schon häufig metastasiert haben, sollte der Eingriff immer mit einer Neck dissection kombiniert werden (2, 4).

Die postoperative Periode kann erheblich verlängert sein, bis die Patienten wieder lernen zu schlucken und bis die Kanüle entfernt werden kann.

Nach Angaben der oben genannten Verfasser, die alle nur über kleinere Beobachtungsserien verfügen, sollen die meisten Patienten wieder ohne wesentliche Aspiration schlucken lernen und dekanüliert werden können. Die Quote rezidivfrei gebliebener Patienten wird mit 65 bis 77% angegeben (4, 5, 6, 8, 16).

Lokalrezidive in der Zungenwurzel, im Pharynx oder im Larynxstumpf können in einzelnen Fällen noch durch eine Rettungslaryngektomie beherrscht werden.

Der Verfasser hat es in der Vergangenheit vorgezogen, in den Fällen, in denen eine Dreiviertellaryngektomie technisch durchführbar gewesen wäre, eine totale Laryngektomie durchzuführen. Er ist daher nicht in der Lage, aus eigener Erfahrung zu berichten, sondern ist darauf angewiesen, die Mitteilungen der Literatur zu referieren. Sicherlich ist die Dreiviertellaryngektomie aber in einzelnen, sorgfältig ausgewählten Fällen in Erwägung zu ziehen, zumal alternativ nur eine totale Laryngektomie oder – mit wenig Aussicht auf Erfolg – eine Bestrahlung in Betracht käme.

Literatur

[1] Biller, H. F., W. Lawson: Partial laryngectomy for transglottic cancers. Ann. Otol. (St. Louis) 93 (1984) 297–300
[2] Bocca, E.: Considerazioni sulla laringectomia conservativa orizzonto-verticale e risultati personali. Tumori 60 (1974) 523–526
[3] Bocca, E., O. Pignataro, J. P. Pina: Laringectomia conservativa horizonto-vertical en el cancer ventricular. Acta otorinolaryngol. iber.-amer. 22 (1971) 117–127
[4] Calearo, C., G. P. Teatini: Unsere Erfahrung mit der supraglottischen Teilresektion des Kehlkopfes. HNO (Berlin) 20 (1972) 11–15
[5] Czigner, J.: Vertical subtotal laryngectomy. Laryngoscope (St. Louis) 82 (1972) 101–107
[6] Czigner, J.: Modification of supraglottic resection of the larynx. In Wigand, M. E., W. Steiner, P. M. Stell: Functional Partial Laryngectomy: Conservation Surgery for Carcinoma of the Larynx. Springer, Berlin 1984 (pp. 197–202)
[7] Iwai, H.: Limitations of conservation surgery in carcinoma involving the arytenoid. In Alberti, P. W., D. P. Bryce: Workshops from the Centennial Conference on Laryngeal Cancer. Appleton-Century-Crofts, New York 1976 (pp. 426–431)
[8] Iwai, H., M. Tamura, A. Yoshioka, H. Okumara, N. Yanagihara: Subtotal laryngectomy. Arch. klin. exp. Ohr.-, Nas.-, Kehlk.-Heilk. 197 (1970) 85–96
[9] Miodonski, J.: Enlarged hemilaryngectomy. J. Laryng. (St. Louis) 76 (1962) 266
[10] Miodonski, J., J. Sekula, E. Olszewski: Enlarged hemilaryngectomy (subtotal laryngectomy) with immediate reconstruction for advanced cancer of the larynx. J. Laryng. (St. Louis) 79 (1965) 1025–1031
[11] Mittal, B., J. E. Marks, J. H. Ogura: Transglottic carcinoma. Cancer 53 (1984) 151–161
[12] Mündnich, K.: Die erweiterte Horizontalresektion des Kehlkopfes nach K. Mündnich. Arch. klin. exp. Ohr.- Nas.-, Kehlk.-Heilk. 173 (1958) 277
[13] Ogura, J. H.: Personal experience with three quarter laryngectomy. Tumori 60 (1974) 527–529
[14] Ogura, J. H., H. H. Dedo: Glottic reconstruction following subtotal glottic-supraglottic laryngectomy. Laryngoscope (St. Louis) 75 (1965) 865–878
[15] Ogura, J. H., D. G. Sessions, G. J. Spector, W. A. Alonso: Roles and limitations of conservation surgical therapy for laryngeal cancer. In Alberti, P. W., D. P. Bryce: Workshops from the Centennial Conference on Laryngeal Cancer. Appleton-Century-Crofts, New York 1974 (pp. 392–394)
[16] Sekula, J.: The subtotal operation in the treatment of cancer of the larynx. Laryngoscope (St. Louis) 77 (1967) 1966–2007
[17] Sessions, D. G.: Extended partial laryngectomy. Ann. Otol. (St. Louis) 89 (1980) 556–557
[18] Stallings, J. O.: Immediate reconstruction of the larynx after five-sixths laryngectomy. Ear Nose Throat J. 56 (1977) 283–287
[19] Teatini, G. P.: Three quarters laryngectomy. In Wigand, M. E., W. Steiner, P. M. Stell: Functional Partial Laryngectomy. Conservation Surgery for Carcinoma of the Larynx. Springer, Berlin 1984 (pp. 204–206)

Laryngektomie

Die Entfernung des Kehlkopfes zur Behandlung eines Karzinoms wurde erstmals von Theodor BILLROTH 1873 mit Erfolg ausgeführt. Nach Berichten von GUSSENBAUER 1874, dem bald eine weitere Publikation von LANGENBECK 1875 folgte, wurde die Geschichte der Laryngektomie bis zum heutigen Tag in zahlreichen Publikationen dargestellt (45, 100, 137, 148, 168).

Indikationen

Die totale Laryngektomie ist der sicherste Weg, um ein Larynxkarzinom zu entfernen. Dieser lebensrettende Eingriff wird aber mit schweren psychischen und physischen Verstümmelungen erkauft, deren Folgen auch mittels intensiver Rehabilitation nur in einem geringen Maße gelindert werden können. Es bedarf daher in jedem Einzelfall einer eingehenden Überlegung, ob die Laryngektomie gerade für diesen Patienten die beste und adäquate Behandlung ist. Zu Dogmen erhobene Richtlinien sind bei der Indikation zur Laryngektomie fehl am Platz.

Die Voraussetzung für die Entscheidung, ob eine Laryngektomie durchgeführt werden muß, ist eine besonders sorgfältige Diagnostik. Eine Spiegeluntersuchung, verbunden mit einer Mikrolaryngoskopie mit Inspektion und Palpation des Tumors, ist unbedingt vor jeder Laryngektomie auszuführen. Vertikale konventionelle Tomogramme und Laryngographien sowie horizontale Computertomogramme erlauben einen Eindruck über die Tiefenausdehnung des Tumors. Diese zusätzlichen Untersuchungen können gegebenenfalls entfallen, wenn aufgrund des endoskopischen Aspektes klar ist, daß die Tumorausdehnung ohnehin keinen anderen Eingriff als eine totale Laryngektomie erlaubt. Allgemein ist eine Laryngektomie stets dann indiziert, wenn Larynx- und Hypopharynxkarzinome infolge ihrer Ausdehnung und ihres Sitzes voraussichtlich nicht mehr mittels einer Teilresektion oder mittels einer Bestrahlung zu entfernen sind. Diese Aussage gilt auch für Rezidive oder Residualtumoren nach Bestrahlung oder Teilresektion. (In Einzelfällen muß auch ein nach Bestrahlung tumorfreier Larynx wegen einer Chondroradionekrose exstirpiert werden, oder es müssen Larynxreste gänzlich entfernt werden nach funktionellen Mißerfolgen nach Teilresektion.) Unter den Stimmlippenkarzinomen bietet bei den großen Tumoren der Kategorie T 4, die bereits in das Larynxskelett eingedrungen sind oder das Larynxskelett penetriert haben, die Laryngektomie die einzige Möglichkeit einer Heilung. Auch subglottisch wachsende Stimmlippenkarzinome, die sich mehr als 20 mm nach kaudal ausdehnen oder auf die Trachea übergreifen, sind am verläßlichsten mittels einer Laryngektomie zu beherrschen.

Wie auf Seite 162 näher ausgeführt, bevorzugt der Verfasser auch bei Karzinomen der Kategorie T 3 in vielen Fällen die primäre Laryngektomie. Er schließt sich damit nicht der Forderung an, daß eine Laryngektomie nur nach Fehlschlag einer Bestrahlung als Rettungschirurgie durchgeführt werden dürfe.

Auch beim Vorliegen von präoperativ palpablen Metastasen zieht es der Verfasser in den meisten Fällen vor, sofort zu laryngektomieren.

Auch bei supraglottischen Karzinomen, die nicht für eine supraglottische Teilresektion geeignet erscheinen (lateral gelegene Karzinome der Kategorie T 3 und T 4 – alte, hinfällige Patienten), sowie bei supraglottischen Karzinomen mit Metastasen ist die totale Entfernung des Kehlkopfes die sicherste Methode, den Patienten zu heilen.

Eine sogenannte Notlaryngektomie (12, 83, 119) empfehlen einige Autoren, wenn der Patient bei Klinikaufnahme sofort tracheotomiert werden muß, da der Atemweg schon zu stark eingeengt ist. Die Überlegung geht dahin, daß bei Patienten, die vorzeitig tracheotomiert werden müssen, wesentlich häufiger sogenannte Rezidive am Tracheostoma entstehen sollen. Diese Fälle sind heute wohl sehr selten geworden und können vermieden werden, wenn man bei der Laryngektomie einige Ringe weiter kaudal ein neues Tracheostoma anlegt oder aber sofort das permanente Tracheostoma bildet, indem man die Trachealvorderwand an die Haut herausnäht.

Mit den heute gegebenen Möglichkeiten der Anästhesie und der postoperativen Behandlung können Laryngektomien meist auch bei schlechtem Allgemeinzustand des Patienten ausgeführt werden. Der Eingriff ist oft die einzige Möglichkeit, das Leben des Patienten zu retten, so daß erhebliche Operationsrisiken eingegangen werden können. Das Lebensalter des Patienten spielt bei der Entscheidung für die Laryngektomie keine ausschlaggebende Rolle. Wenn die geistige Leistungsfähigkeit eines Menschen noch so weit erhalten ist, daß er in der Lage ist, sich auf ein Leben mit einem Tracheostoma und einer verminderten Kommunikationsfähigkeit einzustellen, so kann er meist auch laryngektomiert werden. Laryngektomien bei Patienten im 8. und selbst im 9. Lebensjahrzehnt sind heute nicht mehr ungewöhnlich.

Eine aktive Lungentuberkulose ist keine Kontraindikation für eine Laryngektomie (60, 59).

Kontraindikationen für eine Laryngektomie bestehen beim Vorliegen von Fernmetastasen und primären Doppeltumoren, von denen einer inkurabel ist, und allgemein dann, wenn nur noch eine geringe Lebenserwartung bei schwerer Allgemeinerkrankung besteht. Bei bilateralen regionären Metastasen und fixierten Metastasen ist das Leben des Patienten nur noch äußerst selten zu retten. Es ist dann die Frage, ob man eine Laryngektomie (mit Neck dissection) als Palliativeingriff ausführt oder bei dem Patienten nur ein Tracheostoma anlegt.

Durchführung des Eingriffes

Die Technik der Laryngektomie wird in den Abb. 104 kurz dargestellt. Anstelle der früher oft geübten „Enukleation" des Kehlkopfes unter Hinterlassung des Zungenbeines, der geraden Halsmuskulatur und vielleicht auch der Epiglottis wird heute fast nur noch die sogenannte „Panlaryngektomie" oder „Weitfeldlaryngektomie" ausgeführt. Das Zungenbein und die gesamte prälaryngeale Muskulatur sowie die medianen Anteile der Schilddrüse werden zusammen mit dem Larynx entfernt. Bei supraglottischen Karzinomen kann auch die Zungenwurzel, unter Umständen bis hinauf zum Foramen caecum, mitreseziert werden. Bei sehr tief stehenden Kehlköpfen und weit kaudal reichenden Tumoren kann es in Einzelfällen notwendig werden, das Manubrium sterni ganz oder teilweise zu entfernen (65, 66). Verschiedene Autoren bevorzugen unterschiedliche Hautschnitte. Sagittale Schnitte, T-förmige Schnitte, Türflügelschnitte usw., bei denen ein Teil des Hautschnittes direkt über die Pharynxnaht zu liegen kommt, finden kaum noch Verwendung (56). Seltener verwendet wurden auch Paramedianschnitte, Z- und S-förmige Schnitte und L-förmige Inzisionen (11, 24, 25, 44, 106). Der Verfasser bevorzugt einen breiten Schürzenlappenschnitt, der einen weiten Zugang zum Operationsfeld gewährleistet und die Pharynxnaht gut abdeckt. Von diesem Schnitt, der nach der einen

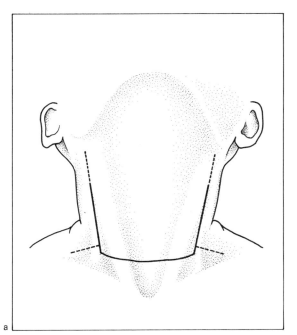
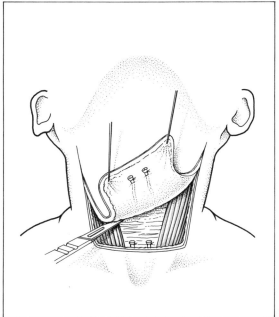
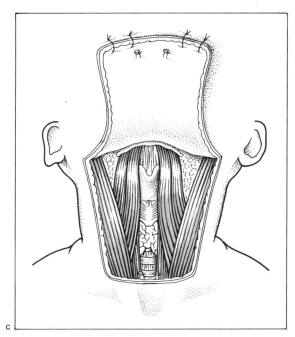
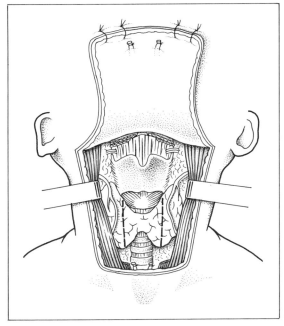

Abb. 104 Laryngektomie.

a) Der Verfasser bevorzugt zur Laryngektomie einen Schürzenlappenschnitt. Der Schnitt kann, wenn eine Neck dissection mit der Laryngektomie verbunden wird, nach lateral und nach oben entsprechend verlängert werden (gestrichelte Linien).
b) Präparation des Haut-Platysma-Lappens. Sorgfältige Ligatur der subkutanen Venen.
c) Darstellung des Kehlkopfes.
d) Die prälaryngealen Muskeln werden an ihren Ansätzen reseziert. Der Schilddrüsenisthmus wird zusammen mit den medialen Dritteln der Seitenlappen entfernt.

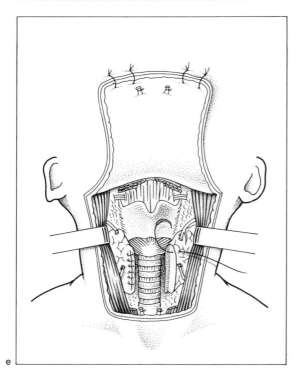
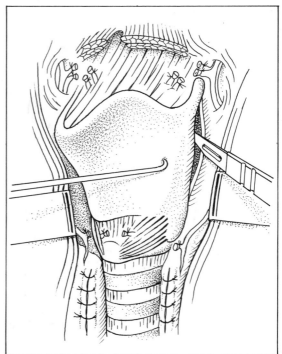
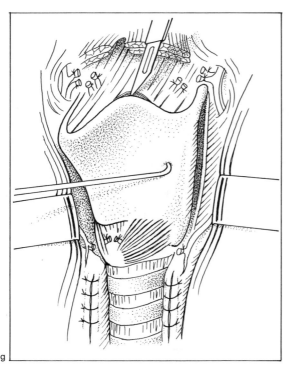
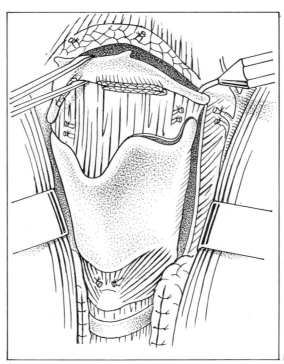

Abb. 104

e) Versorgung der Schilddrüsenstümpfe und Darstellung der Trachea.
f) Nach Ligatur der oberen und unteren Larynxgefäße wird der Larynx zur Seite torquiert und die Konstriktormuskulatur vom Schildknorpel abgetrennt.
g) Ablösen der Schildknorpeloberkante vom Lig. hyothyreoideum.
h) Auslösen des Oberrandes des Zungenbeines.

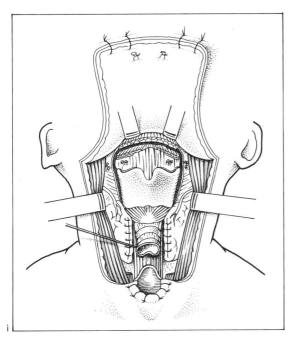
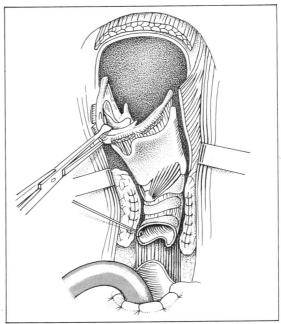
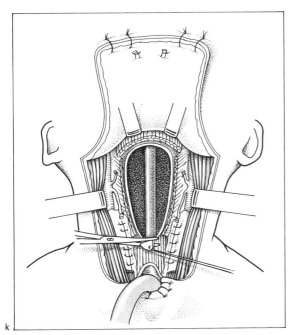
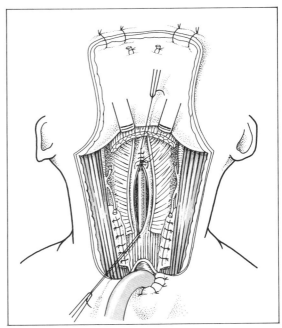

Abb. 104

i) Absetzen des Kehlkopfes von der Trachea und Anlegen des Tracheostomas. Der gesamte Paries cartilagineus der Trachea wird an den unteren Hautrand genäht. Der Paries membranaceus bildet eine nach schräg oben ansteigende Zunge und wird später mit dem Schürzenlappen vernäht.
j) Intubation durch das Tracheostoma. Der Sinus piriformis ist ausgelöst, der Kehlkopf kann nun entfernt werden.
k) Eine Nährsonde ist eingelegt. Beginn der Pharynxnaht nach Resektion eines Schleimhautzipfels oberhalb des Ösophaguseinganges (zur Vermeidung divertikelartiger Ausstülpungen des rekonstruierten Pharynx).
l) Die Pharynxnaht wird in einer Linie mit Einzelknopfnähten gelegt.

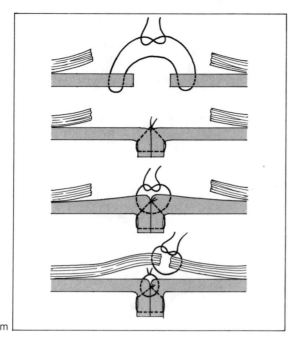 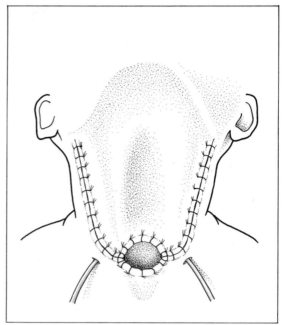

Abb. 104

m) Dreischichtige Pharynxnaht. Die erste Nahtreihe besteht aus durchgreifenden Inversionsnähten. Diese werden in einer zweiten Schicht mit einer Reihe von Einzelknopfnähten gesichert. Die dritte Schicht bildet die Konstriktormuskulatur.

n) Nach Anlegen von Saugdrainagen wird das Tracheostoma komplettiert. Der untere Teil des Schürzenlappens wird mit dem Paries membranaceus der Trachea vernäht.

oder nach der anderen Seite weiter ausholen kann, läßt sich leicht ohne zusätzliche Inzision eine Neck dissection ausführen. Bei einer Rettungschirurgie nach Bestrahlungsmißerfolg ist ein breiter Kragenschnitt im unteren Halsdrittel, verbunden mit einer getrennten tieferen Inzision zur Anlage des Tracheostomas, in Betracht zu ziehen (79, 184). Mit dieser Schnittführung ergibt sich eine wesentlich bessere Abdeckung der nach der Bestrahlung postoperativ besonders gefährdeten Halsgefäße.

Zur Vermeidung von Pharynxfisteln wurden die verschiedensten Formen der Pharynxnaht empfohlen, z. B. T-förmige, V-förmige, Y-förmige, kopfstehend Y-förmige und Tabaksbeutelnähte, auch die Anwendung von Nahtapparaten (23, 74, 84, 179). Einzelne Autoren vernähen die seitlichen Ränder des offenen Pharynxschlauches mit dem Hautlappen, ohne die Pharynxschleimhaut zu einem Rohr zu schließen (111, 149). Der Autor bevorzugt eine von oben bis unten gerade, in „I"-Form verlaufende Pharynxnaht (8, 40, 99). Mit dieser Nahtlinie wird vermieden, daß die Zungenwurzel beim Schluckakt bzw. beim Vorstrecken der Zunge die Naht auseinanderziehen kann. Als Nahtmaterial hat sich heute allgemein monofiles Nylon in einer Stärke von 5–0 an atraumatischen Nadeln durchgesetzt. Die meisten Operateure legen Inversionsnähte an, bei denen Submukosa an Submukosa gelegt wird. Der Verfasser bevorzugt durchgreifende Einzelknopfnähte in zwei Schichten, über die als dritte Schicht die Reste der Konstriktormuskulatur genäht werden (Abb. 104m).

Meist wird eine Nährsonde in den Ösophagus gelegt, die aber nicht bis in den Magen reichen sollte. Einige Operateure sind der Ansicht, daß die Sonde nur die Wundheilung störe, lassen die Sonde ganz weg und ernähren die Patienten zunächst intravenös.

Komplikationen

Die *Operationsmortalität* hängt nicht nur von der Qualität der Behandlung ab, sondern auch von der Zahl besonders risikoreicher Fälle in einer Serie. Gerade Patienten mit Larynxkarzinomen sind häufig biologisch vorgealtert, haben als Raucher und Trinker oft chronische Erkrankungen des kardiovaskulären und respiratorischen Systems sowie verschiedene andere Erkrankungen. In den meisten Serien ist die operationsbezogene Mortalität heute aber auf weniger als 2 bis 3% abgesunken.

Wenn intra- und postoperativ Todesfälle auftreten, so handelt es sich meistens um kardiovaskuläre Komplikationen infolge von Herzinfarkten, postoperativen Thromboembolien oder Mesenterialarterienverschlüssen. Postoperative Pneumonien, die wegen der durch Emphysem und Bronchitis vorgeschädigten Lungen zu befürchten sind, können mit der obligaten Behandlung mit Antibiotika, Mukolytika sowie Inhalationen und prä- und postoperativer Atemgymnastik weitgehend vermieden werden.

Bei Alkoholikern ist ein postoperatives Delirium tremens nicht allzu selten (69). Das Delirium tritt meist 48 bis 72 Stunden nach der Laryngektomie mit den bekannten Symptomen auf: Tremor, Angstzustände, Halluzinationen, Fieber, Verwirrtheit, Krämpfe usw. Die Mortalität beim Delirium liegt heute immer noch bei bis zu 20%, obwohl mittels Sedierung, Distraneurin, Paraldehyd, Flüssigkeitszufuhr und Elektrolytkonzentraten die Gefahr verringert werden konnte. Zur Vermeidung eines postoperativen Delirs können auch postoperativ Alkoholika in beschränkten Mengen zusammen mit der Sondennahrung gegeben werden. (Eine Alkoholentziehungskur kann später immer noch angeschlossen werden.)

Wundinfektionen haben ihre Quelle oft im Pharynxbereich und im Bronchialsystem. Bei Patienten mit schlechter Oralhygiene und kariösen Zähnen wurde empfohlen, die Narkose zu nützen, um die Infektionsquellen auszuschalten und nicht erhaltenswerte Zähne zu extrahieren. Eine während der Operation möglichst klein gehaltene Wundfläche, ein Abdecken und Feuchthalten von Wundflächen während der Operation, sorgfältige Blutstillung zur Vermeidung von Nachblutungen und vor allem eine schonende atraumatische Operationstechnik tragen wesentlich zu einer glatten Wundheilung bei.

Bei stark reduziertem Ernährungszustand des Patienten kann eine zusätzliche intravenöse Hyperalimentation über einen Subklaviakatheter die Wundheilungstendenz und den Allgemeinzustand bessern (19, 34, 139, 142, 163). In der Mehrzahl der Fälle wird aber die Ernährung und Flüssigkeitszufuhr über einer nasogastrale Sonde den Bedürfnissen genügen.

Die häufigste Komplikation nach einer Laryngektomie ist die Pharynxfistel. Die Häufigkeit des Auftretens von Pharynxfisteln wird im Schrifttum mit 6 bis 66% aller Laryngektomien und einem Durchschnitt von 15 bis 30% angegeben (99). Die Unterschiede in der Häufigkeit von Fisteln reflektieren zum Teil operationstechnische Varianten oder Fehler des Pharynxverschlusses, zum größten Teil aber sicherlich auch die Zusammensetzung des Beobachtungsgutes. Bei einfachen Laryngektomien unter Verwendung der I-förmigen Pharynxnaht liegt die Häufigkeit der Pharynxfisteln im Krankengut des Verfassers bei unter 5%. Wird die Laryngektomie in Verbindung mit einer Neck dissecton ausgeführt, so wird die Zahl postoperativ auftretender Pharynxfisteln deutlich höher. Die höchste Zahl von Pharynxfisteln wird beobachtet, wenn der Laryngektomie eine Bestrahlung vorausgeht. Folgt die Laryngektomie der Bestrahlung in nur kurzem Zeitabstand von weniger als 2 Monaten, ist die postoperative Komplikationsrate noch relativ gering. Die Komplikationsrate wird um so höher, je länger der Zeitabstand zwischen Bestrahlung und Operation ist und je intensiver die vorangehende Bestrahlung war.

Ein schlechter Ernährungszustand des Patienten, Alkoholismus, Diabetes, niedriger postoperativer Hämoglobinspiegel, Immundefekte, eine präoperative Tracheotomie, Nachblutungen und Wundinfektionen begünstigen das Auftreten von Pharynxfisteln (6, 23, 41, 74, 97).

Vor Entfernung der Nährsonde – etwa am 10. postoperativen Tag – ist zu empfehlen, wasserlösliches Kontrastmittel neben der Sonde schlucken zu lassen und erst dann, wenn sich zeigt, daß keine Fistel vorliegt, die Nährsonde zu entfernen (42).

Pharynxfisteln werden meist um den 10. bis 15. (5. bis 50.) postoperativen Tag manifest. Sie gehen in der Regel vom oberen Rand der Pharynxnaht aus und öffnen sich am unteren Wundrand oder am Oberrand des Tracheostomas. Vielfach geht der Öffnung der Fistel auch eine entzündliche Schwellung und Abszeßbildung unter dem Hautlappen voraus. Ab und zu bilden sich auch tiefere Höhlen, die von Speisebrei oder Eiter erfüllt sein können und aus denen – wenn sie sich später epithelisieren – divertikelartige Gebilde werden können (38, 54, 84).

Ist die Absonderung nicht besonders stark, genügt es, die Nährsonde so lange zu belassen, bis sich die Fistel spontan schließt. Abszesse müssen allerdings eröffnet und entleert werden. Größere plastische Maßnahmen sind bei nicht vorbestrahlten Patienten nur selten nötig.

Divertikel im Pharynxschlauch, die oft erst Monate oder Jahre später manifest werden, lassen sich von innen mit dem Ösophagoskop vordrängen, dann von außen freilegen, invertieren und einnähen.

Größere persistierende Pharynxfisteln, sogenannte Pharyngostomata, sind häufig umgeben von weiterreichenden Haut- und Gewebsnekrosen.

Diese schwerwiegenden Komplikationen bilden sich fast nur nach intensiver Bestrahlung. Nach JOSEPH traten Pharynxfisteln in 73% der Fälle bei Rettungschirurgie nach erfolgloser Bestrahlung, in 23% der Fälle nach geplanter Vorbestrahlung und in nur 8% der Fälle nach primärer Chirurgie auf (81).

Das mehr oder weniger ausgedehnte „Pharyngostoma", eine Pharynxfistel, umgeben von Haut- und Weichteilnekrosen, ist die häufigste und fast typische Komplikation der Rettungschirurgie (39, 55). Pharynxfisteln begünstigen besonders das Auftreten von Karotisarrosionsblutungen nach Neck dissection (vgl. S. 241).

Bei kleineren persistierenden Pharynxfisteln muß man stets zuerst versuchen, die Schleimhaut des Pharynxschlauches freizupräparieren und den Pharynx erneut mit einer Inversionsnaht zu schließen. Nach Entfernung von Nekrosen und Abdecken der umgebenden Oberfläche sowie der Ableitung des Speichels, um den Pharynx der Einwirkung von Speichel und Wundsekret zu entziehen, läßt sich mit diesen einfachen Maßnahmen oft auch eine Abheilung selbst größerer Defekte erzielen (73, 105). Bestehen größere Hautdefekte, müssen diese, nach Naht des Pharynx, umschnitten und mit Haut aus der Umgebung gedeckt werden. Prinzipiell gilt es, nicht bestrahlte und nicht geschädigte, möglichst dicke Hautlappen zum Ersatz des nekrotischen Gewebes heranzubringen (140a).

Ein okzipital-nuchal gestielter Lappen (Abb. 105), der über einen Rundstiel bis zum Akromion verlängert werden kann (zervikoakromialer Lappen), wurde für die Deckung größerer Hautdefekte an der Halsvorderseite mehrfach empfohlen (107, 109, 169, 187). Auch Muskel- und Spalthautlappen können nützlich sein (143, 145). Der Verfasser bevorzugt bei Deckung oberflächlicher Defekte den deltopektoralen Brusthautlappen (15, 120, Abb. 87). Für extreme Fälle wurden auch große Brückenlappen aus der Brusthaut oder Wanderlappen, die in 3 Etagen von der Bauchhaut her gewonnen wurden, verwendet (1). Bei tiefergreifenden Nekrosen dürfte heute der myokutane Pectoralis-major-Lappen zu bevorzugen sein. Mit diesem Lappen kann ein relativ großes Hautgebiet ersetzt werden, und sein Stiel hat den Vorzug, daß er eine ausgezeichnete Protektion der Halsgefäße ermöglicht. Auch die Rekonstruktion des Pharynx mittels hochgezogenem Kolon oder Magen kann in Einzelfällen erforderlich sein (94).

Falls es nicht gelingt, die Pharynxschleimhaut primär zu schließen, können deltopektorale Hautlappen zu „Lappen mit 2 Gesichtern" eingeschlagen werden (13, 33, 153, 157). Auch Insellappen wurden zur Innenauskleidung mit lokalen Rotationslappen kombiniert (51) oder es wurden 2 Lappen verwendet (1, 16, 57, 120).

Eine nicht allzu seltene Komplikation nach Laryngektomie bildet das schrumpfende, allmählich immer kleiner werdende Tracheostoma, das nur noch mit einer Trachealkanüle offen gehalten werden kann. Diese Komplikation wird manchmal schon bald nach der Laryngektomie bemerkbar, entwickelt sich aber auch aus manchmal unbekannten Gründen oft erst Jahre später.

Die Häufigkeit dieser Komplikation kann vermindert werden, indem man das Tracheostoma besonders sorgfältig anlegt. Man sollte auf jeden Fall vermeiden, daß der Patient auf Dauer Kanülenträger bleibt und durch die Kanüle die Trachealwand einer ständigen Reizung ausgesetzt ist.

Manche Autoren glauben, daß sie unmittelbar nach der Operation eine beschleunigte Wundheilung erzielen, indem sie überhaupt keine Trachealkanüle einsetzen (78, 118, 144).

Zur Erzielung eines möglichst weiten Tracheostomas wird das von HOFER 1921 empfohlene Schrägstoma angewendet (30, 35, 68). Bei diesem Verfahren wird der Paries membranaceus der Trachea zungenförmig länger belassen als die etwa 2 Ringe tiefer abgesetzte ventrale Wand. Der Verfasser erzielt mit dem Verfahren von DIETZEL (43) bei etwa 85% aller Laryngektomien ein auf Dauer kanülenfreies Tracheostoma. Bei diesem Verfahren wird der oberste verbliebene Trachealring nach vorne an die Brusthaut genäht und der Paries membranaceus nach oben an die Halshaut (Abb. 104a). Andere Autoren versuchen, die Trachealöffnung trichterförmig zu erweitern. Dies kann mit Zugfäden geschehen (78), einer Z-Plastik an der Trachealhinterwand (27, 28, 30) oder indem die Trachea median sagittal oder frontal zwei Ringe tiefer gespalten wird und die dadurch entstehenden beiden Flügel nach lateral bzw. dorsal und ventral genäht werden (14, 26, 30, 76, 95).

Bei schrumpfenden, allmählich immer kleiner werdenden Stomata kann eine Dilatation mittels individuell gefertigter Kanülen versucht werden. Dies ist eine Prozedur, die für den Patienten oft unangenehm ist, da sich diese Kanülen meist schwer wechseln lassen und scheuern und schmerzen. Der Verfasser zieht es vor, bei allen Patienten, die Kanülenträger bleiben müssen, weil das Tracheostoma zu stark schrumpft, eine Erweiterungsplastik durchzuführen.

Zur Erweiterung können die verschiedenen in Abb. 106 dargestellten Methoden, die meist auf der Basis der Z-Plastik beruhen, verwendet werden (46, 58, 121).

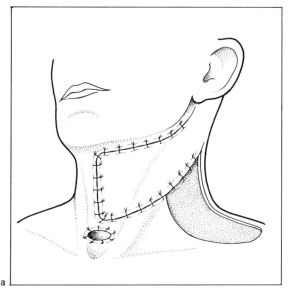
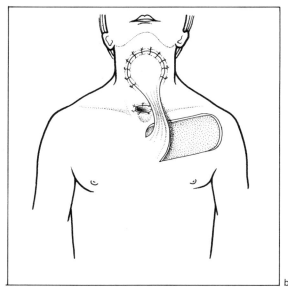
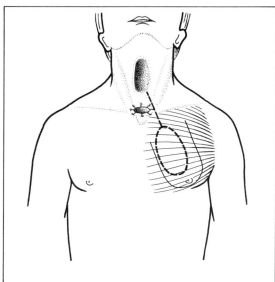
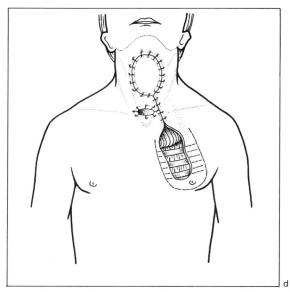

Abb. 105 Deckung von Pharynxfisteln und Lappennekrosen am Hals.
a) Nuchal gestielter Schulterlappen zur Deckung kleinerer Nekrosen.
b) Deltopektoraler Hautlappen zur Deckung größerer Pharynxdefekte. Der Lappen kann mit einem „zweiten Gesicht" versehen werden, indem ein Spalthauttransplantat an seiner Unterseite in einer ersten, vorbereitenden Sitzung zur Einheilung gebracht wird.
c) + d) Anlage eines myokutanen Insellappens mit einem Stiel vom M. pectoralis maior. Dieser Lappen eignet sich besonders zur Deckung tiefer und durchgreifender Defekte. Dieser Lappen kann auch mit einem gegenseitigen deltopektoralen Lappen zur zweischichtigen Deckung kombiniert werden. Es besteht auch die Möglichkeit, einen Spalthautlappen an der Innenseite des M. pectoralis maior zur Einheilung zu bringen, um zur endgültigen Deckung einen Lappen „mit zwei Gesichtern" zur Verfügung zu haben.

Bei Dauerkanülenträgern können sich als Folge scheuernder, schlecht angepaßter und schlecht sitzender Viertelbogenkanülen auch tiefer unten in der Trachea zirkuläre Stenosen ausbilden. Solche Stenosen sollen bei bis zu 10% aller Laryngektomierten gefunden werden (52).

Die gefährlichste Spätkomplikation ist eine am Tracheostoma beginnende absteigende Tracheomalazie. Die Tracheomalazie kann sich bis in die Bronchien hinein ausdehnen. Der Verfasser hatte einen Patienten zu behandeln, der nur noch mittels Polyvinylkathetern, die in die Hauptbron-

210 Plattenepithelkarzinome

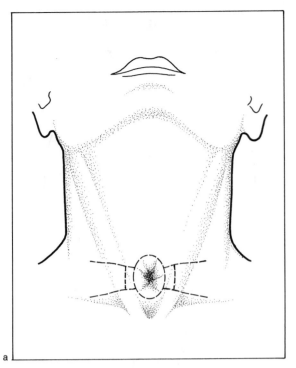
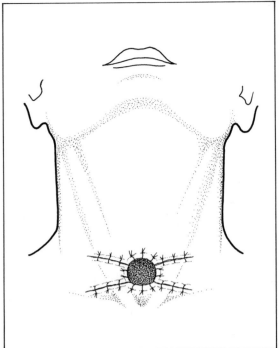
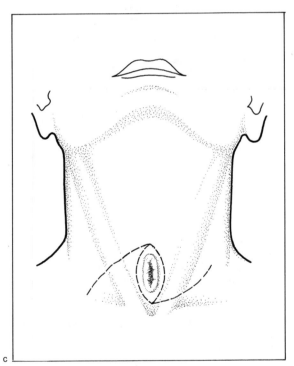
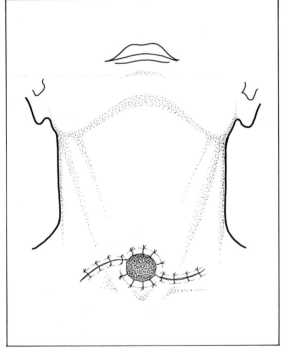

Abb. 106 Methoden zur Erweiterung eines geschrumpften Tracheostomas.
a) Umschneidung der Haut des Stomarandes und Anlage von zwei seitlichen Lappen.
b) Mittels der beiden gekürzten seitlichen Hautlappen wird das Tracheostoma auseinandergezogen und neu angelegt.
c) Umschneidung eines Stomas nach Art einer Z-Plastik.
d) Erweiterungsplastik nach Exzision der Haut.

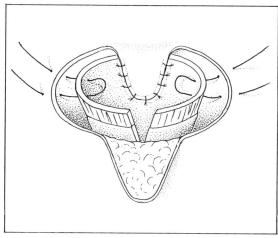

Abb. 106

e) Umschneidung und Freilegung des Trachealstumpfes, der vertikal gespalten wird. Die beiden Hälften der Trachea werden lateral unter die Haut verlagert und der Spalt mit Hautlappen, die von oben und unten eingeschlagen werden, abgedeckt.

chien gesteckt wurden, einige Monate am Leben erhalten werden konnte, bevor er an einer Pneumonie zugrunde ging (167, 183).

Ergebnisse

Der eigentliche Maßstab für den Erfolg der Laryngektomie ist die Zahl der Lokalrezidive, entstanden aus nicht entfernten Tumorresten. Lokalrezidive werden fast nur bei supraglottischen und marginalen Karzinomen in der Zungenwurzel und Pharynxwand beobachtet, sehr selten bei primären Stimmlippenkarzinomen besonders der Kategorie T 4 in den Halsweichteilen. Schließlich werden noch gelegentlich Lokalrezidive bei weit subglottisch in die Trachea ausgedehnten Karzinomen im Trachealstumpf nachgewiesen. Selbst bei übergroßen Larynxkarzinomen, die das Larynxskelett nach außen durchbrochen haben und in die Schilddrüse, die perilaryngealen Weichteile und die Haut vorgedrungen sind, gelingt es meist noch, den Primärtumor vollständig zu erfassen. Der Prozentsatz der Lokalrezidive lag demnach bei Larynxkarzinomen aller Art in verschiedenen Serien bei 5 bis maximal 10% (75, 85, 130). Entscheidend für das Schicksal der Patienten ist daher in fast allen Fällen, ob es gelingt, bereits vorhandene Metastasen zu beherrschen.

Die Ergebnisse der Laryngektomie bei Stimmlippenkarzinomen sind für sich allein kaum zu ermitteln, weil sie zum Teil mit Vor- und Nachbestrahlung, mit oder ohne Neck dissection erzielt worden sind. Die großen Abweichungen in den Resultaten spiegeln sicher auch die Selektion der Patienten zur Laryngektomie wider. Die pauschalen Heilungsergebnisse, die mittels Laryngektomie bei Stimmlippenkarzinomen erzielt wurden, lagen zwischen 57 und 80% (77, 85, 98, 125). Bei subglottisch wachsenden Karzinomen lagen die Ergebnisse zwischen 43 und 63% (67, 90, 151).

Die Heilungsergebnisse sollen bei Stimmlippenkarzinomen hohen Differenzierungsgrades wesentlich höher als bei denen geringen Differenzierungsgrades sein (2, 150, 156). Bei supraglottischen Karzinomen wurden mittels Laryngektomie pauschale 5-Jahresüberlebensquoten zwischen 64 und 73% gemeldet (31, 85, 96, 138). Bestehen bereits Metastasen, so sinken die Heilungsaussichten deutlich weiter ab (112, 138). Ebenfalls wesentlich verminderte Heilungsaussichten haben supraglottische Karzinome, die auf die Zungenwurzel oder den Hypopharynx übergreifen, da auch diese meist schon metastasiert haben (29). Die marginalen supraglottischen Karzinome, sei es am vorderen oder am seitlichen Larynxrand, sind biologisch den Hypopharynxkarzinomen viel ähnlicher als den supraglottischen Krebsen. Die Heilungsergebnisse durch Laryngektomie und Nachbestrahlung liegen daher wesentlich unter denen der mehr zentral supraglottisch gelegenen Krebse (91, 92).

Auch bei den Statistiken über die supraglottischen Karzinome ist zu berücksichtigen, daß die Resultate durch die sehr unterschiedliche Zusammensetzung des Beobachtungsgutes stark voneinander abweichen.

In einer Reihe von Arbeiten werden auch nur die Gesamtheilungsziffern nach Laryngektomie angegeben, gleich ob es sich um Stimmlippenkarzinome oder supraglottische Krebse handelt. Nach einer älteren Zusammenstellung lagen die Heilungsergebnisse bei 15 Autoren zwischen 41 und 73% (85). Nach neueren Angaben wurden im Durchschnitt 50 bis 70% sogenannter 5-Jahresheilungen erzielt (5, 77, 85, 122, 130, 134).

Bei Laryngektomien zur Rettung nach Bestrahlungsmißerfolgen wurden sehr unterschiedliche Ergebnisse gemeldet, die von 66% (132) über 48% (104, 155), 43% (98) bis zu nur 29% (20) reichen (60, 152, 164, 176). Besonders bei Rezidiven bestrahlter supraglottischer Karzinome ist die Zahl der noch durch Laryngektomie geretteten Patienten wohl erheblich niedriger als sie nach einer primären Operation zu erreichen gewesen wäre (22, 131, 156). Die verringerten Heilungsziffern nach Rettungschirurgie sind wohl auch darauf zurückzuführen, daß die Bestrahlungsmißerfolge oft sehr schwer und manchmal erst zu spät erkannt werden (53, 170) und der Versuch einer

Rettungschirurgie zu spät kommt (181, 182). Trotz aller Ermahnungen kommen auch nicht wenige der bestrahlten Patienten erst wieder zur Kontrolluntersuchung, wenn Metastasen manifest geworden sind oder sich Luftnot bemerkbar macht. Auch nach der Rettungslaryngektomie sterben die meisten Patienten nicht an den Folgen eines Lokalrezidivs, sondern an den Folgen von Metastasen. Die Frage bleibt unbeantwortet, ob diese Metastasen nicht vielleicht erst in der Zeit entstanden sind, die verstrich, bis der Fehlschlag der Bestrahlung erkennbar wurde.

Chirurgische Maßnahmen zur Wiederherstellung der Stimme

Neben den Übungen, um eine Phonation mittels der Ösophagusersatzsprache zu lehren, und der Anwendung verschiedener externer Tongeneratoren, werden verschiedene chirurgische Methoden verwendet, um dem Patienten nach Laryngektomie wieder eine Stimmbildung zu ermöglichen.

Eine Reihe von Maßnahmen beschränkt sich darauf, nach der Pharynxnaht anatomische Verhältnisse herzustellen, die die Entwicklung einer Ösophagusstimme begünstigen.

Das koordinierte Muskelspiel der Konstriktoren des Pharynx und des Ösophagus ist nach der Laryngektomie tiefgreifend gestört. Im Narbenbereich bilden sich Längs- und Querfalten, deren Bedeutung für die Phonation aber unklar ist (36, 37, 48, 122a, 141). Es ist bisher auch noch nicht klar, wo sich eigentlich im Einzelfall die „Ersatzglottis" entwickelt und welcher Zusammenhang zwischen Sphinkterdruck im Pharynx und Verständlichkeit der Ösophagussprache besteht (32, 102, 136, 178). Im übrigen kann sich auch bei Patienten mit Kolontransplantaten nach Laryngopharyngektomie eine Phonation entwickeln, wobei der „Sphinkter" durch Kollaps oder Fibrose eines Kolonanteiles, nicht aber durch Muskelaktion entsteht (93).

Einige Operateure versuchten, die Entstehung eines Sphinkters zu begünstigen, indem sie die Reste der Pharynxmuskulatur in Form einer Spange über den Pharynxschlauch nähten oder mit Hilfe des M. sternocleidomastoideus eine Art Schlinge bildeten, die den Pharynx einschnürt (82, 116, 159). Offenbar haben alle diese Versuche keinen nachhaltigen Erfolg gebracht.

Der heute am meisten begangene Weg der chirurgischen Stimmrehabilitation ist die Herstellung eines Verbindungsganges, der die aus der Trachea ausgeatmete Luft in den Pharynx passieren läßt. Dieser „shunt" gewährleistet in der Regel die Erzeugung einer guten Stimme. Auf die Wiederherstellung des Atemweges wird bei allen diesen Shunt-Methoden von vorneherein verzichtet, die Patienten atmen weiter durch das Tracheostoma.

1927 soll erstmals ein laryngektomierter Patient mit einem erhitzten Eisdorn eine Fistel zum Hypopharynx erzeugt haben, mit deren Hilfe er sprechen konnte (zit. bei 49). GUTTMANN (61, 62) hat 1932 und 1935 erstmals mit einer Diathermienadel tracheopharyngeale Fisteln als „vocal shunts" hergestellt. In der Folge wurden immer wieder Versuche aufgenommen, mittels aller möglicher äußerer und innerer, retrograder, ösophagotrachealer und pharyngotrachealer Fisteln Kanäle herzustellen, die sich nicht verengen und erweitern, möglichst nur die Luft nach oben in der nötigen Quantität und Strömungsgeschwindigkeit passieren lassen, nicht aber aus dem Pharynx Flüssigkeit und Speisen in die Trachea übertreten lassen. (Die einzelnen Verfahren sind zusammenfassend dargestellt bei KLEINSASSER [86] und SINGER [160].)

Unter den verschiedenen Verfahren haben vor allem das nach ASAI und nach AMATSU etwas breitere Verwendung gefunden. ASAI hat die Verbindung zwischen Trachealstumpf und Pharynx mittels eines Hautschlauches gebildet (9, 10, 133). Mit der Methode von ASAI sind teilweise vorzügliche Resultate erzielt worden (113, 144). Zu diesem Verfahren wurden auch zahlreiche Varianten angegeben, ohne daß sie dieser Methode zum endgültigen Durchbruch verholfen haben (Abb. 107).

Bei dem Verfahren nach AMATSU wird aus dem Paries membranaceus der oberen drei Trachealsegmente ein Schlauch gebildet, der in einer schlitzförmigen Fistel zum Pharynx endet. Auch dieses Verfahren liefert häufig gute Resultate im Hinblick auf die Stimme, auch wenn eine Aspiration von Speichel nie ganz auszuschließen ist (3, 4, 140).

EHRENBERGER pflanzte ein syphonartiges Dünndarmsegment als Shunt zwischen dem Pharynx und der Trachea ein (49a).

Unter den Methoden der „inneren Fisteln" hat das Verfahren von STAFFIERI in den letzten Jahren einiges Aufsehen erregt (166). STAFFIERI nähte die Pharynxschleimhaut über den Trachealstumpf und schnitt in die Pharynxschleimhaut eine Fistel, die „Neoglottis phonatoria" genannt wurde. Auch dieses Verfahren wurde verschiedentlich modifiziert (vgl. 86, 172). Über die ersten Ergebnisse wurde zum Teil sehr enthusiastisch berichtet: Bis zu 90% der Patienten würden ohne Aspiration gut sprechen. Andere Autoren berichteten

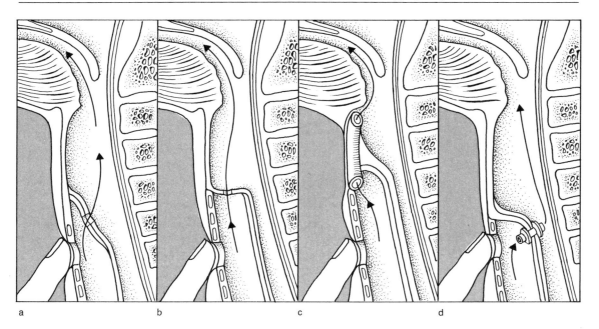

a b c d

Abb. 107 Verschiedene Methoden der Anlage von „Sprechfisteln" aus dem Trachealstumpf in den Pharynx.
a) Verfahren nach Amatsu. Bildung einer Fistel aus einem Teil der Hinterwand des Larynx.
b) Verfahren nach Staffieri. Bildung des Shunts in der Pharynxschleimhaut, die den Trachealstumpf abdeckt.
c) Verfahren nach Asai. Herstellung eines Hautschlauches zwischen Trachealstumpf und Pharynx.
d) Ventilprothese in Kragenknopfform an der Hinterwand des Trachealstumpfes.

nur von 50 bis 80% guten Resultaten. Wieder andere, zu denen auch der Verfasser zählte, erreichten diese Ergebnisse bei weitem nicht (21, 86, 110, 147, 174). Besonders nach Vorbestrahlung können sich die Sprechfisteln im Laufe der Zeit sehr stark erweitern (176a). Nach den Erfahrungen des Verfassers ist bei der Mehrzahl aller Patienten mit einer Neoglottis phonatoria die Stimme zwar recht gut, die meisten Patienten aber aspirieren unakzeptabel viel und häufig, so daß man gezwungen ist, früher oder später die Fistel wieder zu schließen. Ein Patient mit guter Ösophagusstimme ist sicher besser versorgt als ein Patient mit hervorragender Neoglottisstimme, aber dauernder Aspiration (140, 176a).

Die Weiterentwicklung ging dahin, in die Shunts Prothesen in Form von Einwegventilen einzusetzen. Dieses Verfahren geht eigentlich auf GUSSENBAUER (1874) zurück, der bereits ein Modell einer Larynxprothese angegeben hatte. Diese bestand in einer Trachealkanüle mit einem wie ein Schornstein durch einen Schlitz in den Pharynx ragenden Aufsatz. Der Apparat enthielt zusätzlich einen Vibrator zur Erzeugung eines Tones. In der Folge sind eine Reihe weiterer solcher „künstlicher Kehlköpfe" angegeben worden, in die zum Teil auch Vibratoren eingebaut waren (64, 160). Diese Verfahren haben erst wieder Aufschwung gefunden, als von BLOM und SINGER sowie PANJE kleine, aus Kunststoff bestehende Einwegventile in Form von T-förmigen „Entenschnabelprothesen" oder kragenknopfförmigen „voice buttons" entwickelt wurden (62, 108, 128, 161) (Abb. 108). Diese Prothesen können bereits unmittelbar nach der Laryngektomie in den Shunt eingenäht werden, können aber ebenso gut später bei Patienten, die die Pharynxersatzsprache nicht lernen, in die Hinterwand der Trachea eingesetzt werden (Technik bei 62a, 63, 71, 71a, 80, 100a, 162). Es gibt inzwischen eine ganze Reihe verschiedener Modelle von Prothesen (7, 17, 72, 101, 123), die zum Teil in fester Verbindung mit einer knopfartigen Trachealkanüle stehen (103, 129, 154).

Erfolgreiche Träger von Stimmprothesen entwickeln eine relativ laute, gut verständliche Stimme (110a, 135, 173, 180). Aber auch bei diesen Prothesen gibt es verschiedene Komplikationen, wie Abstoßung, allergische Reaktionen, Obstruktion, Wanderung des Shunts und zu geringe Durchlässigkeit des Lumens, was einen hohen Anblasedruck erfordert. Die Erfolgsquote soll 60–80% betragen (70, 72, 177, 180). Manche Patienten akzeptieren das Ventil auf die Dauer nicht, obwohl es funktioniert und verlangen, daß der Shunt wieder geschlossen wird (Technik bei 7a). Die Entwicklung der verschiedenen Shunt-Methoden mit Ventilprothesen scheint zur Zeit vielversprechend zu sein, ist aber sicherlich noch

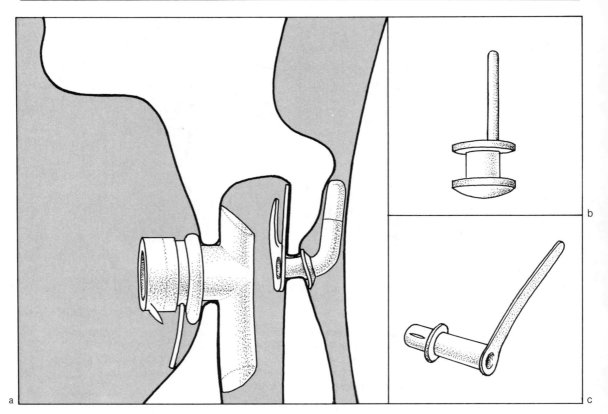

Abb. 108 Verschiedene, zur Zeit im Handel befindliche Ventilprothesen.
a) Prothese nach Herrmann mit Ventilkanüle.
b) Groningen-Prothese.
c) Entenschnabelprothese nach Blom-Singer.

nicht abgeschlossen. Eine neue zusammenfassende Darstellung der Probleme edierte HERRMANN 1986 (72a). Der Verfasser, der im Laufe der Jahre verschiedene Versuche ausgeführt hat, hat bisher mehr Enttäuschungen als Erfolge erlebt und sieht sich noch nicht in der Lage, ein Urteil über den Wert der verschiedenen Ventilprothesen und über die Möglichkeit der weiteren Entwicklung auszusprechen.

In diesem Zusammenhang seien auch noch die ersten Versuche zur Transplantation von Kehlköpfen erwähnt (18, 185). Die Anastomosierung eines implantierten Kehlkopfes mit den vorhandenen Gefäßen ist heute durch die mikrochirurgischen Techniken und Apparaturen im Tierversuch teilweise lösbar (47, 117, 126, 146, 158, 165, 171, 175, 186). Ungelöst blieb bisher das Problem, die motorische Reinnervation für Phonation und Sphinkterfunktion und die sensible Funktion für die Reflexauslösung wiederherzustellen. Auch das Problem der Immunosuppression dürfte, wenigstens zum Teil, heute lösbar sein, soweit es bei Karzinompatienten überhaupt lösbar ist (115, 124, 127).

Am 10. Februar 1969 transplantierten KLUYSKENS u. Mitarb. erstmals den Kehlkopf eines Unfallopfers an die Stelle eines Kehlkopfes, der wegen eines bilateralen Stimmlippenkarzinoms entfernt worden war. Das Innervationsproblem wurde mittels einer Arytänoidopexie umgangen. Die Histokompatibilität von Spenderorgan und Empfänger war ungünstig. Trotzdem heilte der Larynx unter intensiver Immunsuppression ein, so daß nach 70 Tagen die Nährsonde entfernt werden konnte. 8 Monate später trat ein Tumorrezidiv am Tracheostoma auf. Unter fortdauernder Immunsuppression erfolgte eine rasche Generalisierung der Erkrankung, der der Patient bald erlag (87, 88, 89). Diese Transplantation hat in Fachkreisen erhebliche Diskussionen und Kritik ausgelöst, so daß es zunächst um die Larynxtransplantation bei Karzinomen wieder still geworden ist. Der Versuch von KLUYSKENS ist aber trotzdem ein in der Geschichte der Laryngologie bemerkenswertes Ereignis, von dem eines Tages vielleicht noch eine Reihe weiterer Entwicklungen ausgehen werden.

Literatur

1 Abbes, M., P. Sabatier, A. J. Picaud: Réparation difficile de deux pharyngostomes par lambeaux en sautoir modifiés. Ann. Chir. Plast. 16 (1971) 247–250
2 Alexander, F. W., C. L. Cassady: 306 Laryngeal carcinomas: staging and end results. Arch. Otolaryng. (Chic.) 83 (1966) 602–606
3 Amatsu, M.: A new one-stage surgical technique for postlaryngectomy speech. Arch. Oto-Rhino-Laryng. 220 (1978) 149–152
4 Amatsu, M., M. Kinishi, J. C. Jamir: Evaluation of speech of laryngectomees after the Amatsu tracheoesophageal shunt operation. Laryngoscope (St. Louis) 94 (1984) 696–701
5 André, P., H. Laccourreye, J. F. Haguet: Résultats à distance du traitement chirurgical des cancers du larynx. Ann. Otolaryngol. Chir. Cervicofac. 91 (1974) 13–20
6 André, P., J. Pinel, H. Laccourreye: Incidence des techniques de fermeture et de drainage sur les suites opératoires en chirurgie pharyngée et laryngée. (A propos de 108 interventions). Ann. Otolaryng. (Paris) 81 (1964) 315–326
7 Annyas, A. A., H. F. Nijdam, J. R. Escajadillo, H. F. Mahieu, H. Leever: Groningen prothesis for voice rehabilitation after laryngectomy. Clin. Otolaryng. 9 (1984) 51–54
7a Annyas, A., J. R. Escajadillo: „How I do it" – Head and Neck and Plastic Surgery. A Targeted Problem and Its Solution. Closure of tracheoesophageal fistulas after removal of the voice prosthesis. Laryngoscope (St. Louis) 94 (1984)
8 Applebaum, E. L., H. L. Levine: Pharyngeal reconstruction after laryngectomy. Laryngoscope (St. Louis) 87 (1977) 1884–1890
9 Asai, R.: Asai's new voice production method, substitution for human speech. Proc. 8. Internat. Congr. ORL Tokyo (1966) 730
10 Asai, R.: Laryngoplasty after total laryngectomy. Arch. Otolaryng. 95 (1972) 114–119
11 Aubry, M., G. Jost, Ch. Chouard: L'incision en Z dans la chirurgie d'expérèse totale du cancer pharyngo-laryngée. Ann. Chir. Plast. 8 (1963) 241–245
11a Balle, V. H., Bretlau, P.: Tracheostomal stenosis following total laryngectomy. J. Laryng. 99 (1985) 577–580
12 Baluqot jr., S. T., D. A. Shumrick, E. C. Everts: „Emergency" laryngectomy. Arch. Otolaryng. 94 (1971) 414–417
13 Becker, W., C. Herberhold: Klinik der Krankheiten des zervikalen Lymphsystems. In Berendes, J., R. Link, F. Zöllner: Hals-Nasen-Ohren-Heilkunde, Bd. III, 2. Aufl. Thieme, Stuttgart 1978
14 Beekhuis, G. J.: Construction of the tracheostoma. Arch. Otolaryng. 91 (1970) 78–79
15 Bellinger, C. G.: Classification of pharyngostomes: a guideline for closure. Plast. reconstr. Surg. 47 (1971) 54–60
16 Bertoin, P.: Reflexions sur le traitement chirurgical de 200 orostomes et pharyngostomes. Rev. Stomatol. Chir. Maxillofac. 75 (1974) 212–217
17 Blom, E. D., M. I. Singer, R. C. Hamaker: Tracheostoma valve for postlaryngectomy voice rehabilitation. Ann. Otol. (St. Louis) 91 (1982) 576–578
18 Boles, R.: Surgical replantation of the larynx in dogs. A progress report. Laryngoscope (St. Louis) 76 (1966) 1057–1067
19 Boundous, G., J. F. Poliquin: Diète essentielle dans la chirurgie cervico-faciale extensive. J. Otolaryng. 6 (1977) 203–207
20 Brandenburg, J. H., S. W. Rutter: Residual carcinoma of the larynx. Laryngoscope (St. Louis) (1977) 224–236
21 Bretlau, P., O. Elbrond, G. Greisen, K. Jorgensen, H. K. Kristensen, H. Sorensen, K. A. Thomsen: Neoglottic reconstruction after Staffieri after total laryngectomy. Acta otolaryng. scand., Suppl. 386 (1982) 209–211
22 Cachin, Y., J. Richard: La laryngéctomie de rattrapage. Probl. Actuels Otorhinolaryng. (1968) 257–274
23 Cantrell, R. W.: „How I do it" – Head and neck. – A targeted problem and its solution. Pharyngeal fistula: prevention and treatment. Laryngoscope (St. Louis) 88 (1978) 1204–1208
24 Cassin, G. C.: La plastica cutanea a Z nella chirurgia tumorale della laringe e dei linfonodi cervicali. Arch. ital. Otol. 76 (1965) 203
25 Catalano, G. B., T. Madonia: Sul problema della incisione cutanea nella chirurgia tumorale faringolaringea. Clin. Otorinolari. 20 (1968) 28–45
26 Catlin, D.: Making a large tracheal stoma during laryngectomy. Eye Ear Nose Throat Monthly 45 (1966) 87–90
27 Cevansir, B., A. Akmandil, T. Sunay: Technique de trachéotomie plastique dans les laryngectomies totales. Ann. Otolaryngol. Chir. Cervic. 88 (1971) 201–204
28 Chandler, J. R.: Construction and reconstruction of the laryngeal stoma. Int. Surg. 48 (1967) 233–239
29 Chiesa, F., R. Molinari, V. C. Catania, S. Podrecca, I. Cataldo: Five-year results of surgical treatment in 85 laryngeal cancers with extension of the hypopharynx (pyriform sinus or base of tongue). In Chambers, R. G., et al.: Cancer of the Head and Neck. Excerpta Medica, Amsterdam 1975 (pp. 179–182)
30 Clairmont, A. A.: Tracheostoma construction during laryngectomy: techniques to prevent stenosis. J. Laryng. 92 (1978) 75–78
31 Coates, H. L., L. W. Desanto, K. D. Devine, L. R. Elveback: Carcinoma of the supraglottic larynx. A review of 221 cases. Arch. Otolaryng. 102 (1976) 686–689
32 Collo, D., T. R. Weihrauch, C. F. Foester: Vergleichende intraluminale Ösophagusdruckmessungen nach Laryngectomie. Laryngol. Rhinol. Otol. 56 (1977) 1003–1007
33 Conley, J. J.: Management of pharyngostome, esophagostome and associated fistulae. Arch. Otol. (St. Louis) 65 (1956) 76–91
34 Copeland, E. M., J. M. Daly, St. J. Dudrick: Nutritional concepts in the treatment of head and neck malignancies. Head Neck Surg. 1 (1979) 350–363
35 Cracovaner, A. J.: The problem of stoma construction in laryngectomy cases. Ann. Otol. (St. Louis) 70 (1961) 444–450
36 Cremer, H., H. W. Pau: Pathologisch-anatomische Untersuchungen über die Umbauvorgänge im Hypopharynx-Ösophagusbereich nach Laryngektomie. Laryngol. Rhinol. Otol. 57 (1978) 975–983
37 Cremer, H., H. W. Pau: Pathologisch-anatomische Untersuchungen über die Umbauvorgänge im Hypopharynx-Ösophagusbereich nach Laryngektomie. II. Mitteilung: Median-sagittale Faltenbildung über der Vorderwand des Hypopharynx-Ösophagus-Schlauches. Laryngol. Rhinol. Otol. 58 (1979) 214–223
38 Damste, P. H.: Methods of restoring the voice after laryngectomy. Laryngoscope (St. Louis) 85 (1975) 649–655
39 Dargent, M., M. Gignoux, J. Colon, L. Dutou, B. Gignoux, A. Festa: Complications de la laryngectomie totale de nécessité après physiothérapie. Bull. Cancer (Paris) 56 (1969) 439–448
40 Davis, R. K., M. E. Vincent, S. M. Shapshay, M. S. Strong: The anatomy and complications of „T" versus vertical closure of the hypopharynx after laryngectomy. Laryngoscope (St. Louis) 92 (1982) 16–22
41 Dedo, D. D., W. A. Alonso, J. H. Ogura: Incidence, predisposing factors and outcome of pharyngocutaneous fistulae complicating head and neck cancer surgery. Ann. Otol. (St. Louis) 84 (1975) 833–840
42 de Jong, P. C., W. H. Struben: Pharyngeal fistulae after laryngectomy. J. Laryng. 84 (1970) 897–904
43 Dietzel, K.: Zur Anlage und Technik des Tracheostoma bei der Laryngektomie. HNO (Berlin) 9 (1961) 361–365
44 di Lauro, E.: Il taglio cutaneo paramediano nella laringectomia totale, in campo ristretto, negli ammalati irradiati con la cobaltoterapia. Ann. Laring. 64 (1965) 534–536
45 Donegan, W. L.: An early history of total laryngectomy. Surgery 57 (1965) 902–905
46 Donegan, J. O., F. Silver: Correction of tracheal stomal stenosis. Laryngoscope (St. Louis) 94 (1984) 977–978
47 Duncavage, J. A., D. E. Feider, J. D. Hobbs, R. J. Toohill: Canine model for microvascular reconstruction of the larynx. Acta otolaryng. 98 (1984) 362–367
48 Duranceau, A., G. Jamieson, A. L. Hurwitz, J. R. Scott, R. W. Postlethwait: Alteration in esophageal mobility after laryngectomy. Amer. J. Surg. 131 (1976) 30–35
49 Dworkin, J. P., A. Sparker: Surgical vocal rehabilitation following total laryngectomy: a state-of-the-art report. Clin. Otolaryng. 5 (1980) 339–350
49a Ehrenberger, K., K. Wicke, H. Piza, R. Roka, M. Grasl, H. Swaboda: Jejunal grafts reconstructing a phonatory neoglottis in laryngectomized patients. Arch. Otorhinolaryng. 242 (1985) 217–223
50 Farago, L., T. Polyanszky: Über Kehlkopfoperationen wegen Karzinomen bei gleichzeitiger Lungentuberkulose. Mschr. Ohrenheilk. 101 (1967) 468–471
51 Farr, H. W., B. Jean-Gilles: Cervical island skin flap repair of oral and pharyngeal defects in the composite operation for cancer. Amer. J. Surg. 118 (1969) 759–763
52 Flach, M., D. Tölle: Trachealstenosen nach Laryngektomie. Mschr. Ohrenheilk. (Wien) 108 (1974) 454–462
53 Flood, L. M., A. P. Brightwell: Clinical assessment of the irradiated larynx. Salvage laryngectomy in the absence of histo-

53 logical confirmation of residual or recurrent carcinoma. J. Laryng. 98 (1984) 493–498
54 Gacek, R. R.: Management of vallecular pseudodiverticulum. Ann. Otol. (St. Louis) 89 (1980) 201–203
55 Gadot, P., B. Gignoux: Suites précoces des laryngectomies totales et en monobloc après physiothérapie. J. franç. otorhinolaryng. 19 (1970) 237–240
56 Glaninger, J.: Vergleichende klinische Untersuchungen über die Häufigkeit der postoperativen Pharynxfistel nach Laryngektomie. Hat die Art des Hautschnittes Einfluß darauf? Mschr. Ohrenheilk. 94 (1960) 335–342
56a Gregor, R. T., E. Hassman: Respiratory function in postlaryngectomy patients related to stomal size. Acta otolaryng. 97 (1984) 177–183
57 Grellet, M., P. Michaux: A propos de 34 pharyngostomes, en tissus irradiés. Indications des diverses techniques. Ann. Otolaryng. (Paris) 83 (1966) 847–855
58 Griffith, G. R., E. A. Luce: Tracheal stomal stenosis after laryngectomy. Plast. reconstr. Surg. 70 (1982) 694–698
59 Grimaud, R., P. Labalye: Cancer du larynx et tuberculose pulmonaire. J. franç. oto-rhinolaryng. 14 (1965) 457–460
60 Guerrier, Y., Y. Dejean, B. Guerrier, J. Lallement, B. Charlin, J. Peringuey: La chirurgie lesionelle de rattrapage des épithéliomas laryngés. Acta oto-rhinolaryng. belg. 36 (1982) 986–996
61 Guttman, M. R.: Rehabilitation of the voice in laryngectomized patients. Arch. Otolaryng. 15 (1932) 478–479
62 Guttman, M. R.: Tracheohypopharyngeal fistulization (a new procedure for speech production in the laryngectomized patient). Trans. Amer. Laryng. Rhinol. Otol. Soc. 41 (1935) 219–226
62a Hall, J. G., A. R. Arnesen, T. Dahl: Sprachrehabilitation nach Laryngektomie mit der Blom-Singer Prothese. HNO (Berlin) 33 (1985) 364–365
63 Hamaker, R. C., M. I. Singer, E. D. Blom, H. A. Daniels: Primary voice restoration at laryngectomy. Arch. Otolaryng. 111 (1985) 182–186
64 Hanson, W. L.: A new artificial larynx with a historical review. Ill. med. J. 78 (1940) 483–486
65 Harris, H. H., E. Butler: Surgical limits in cancer of the subglottic larynx. Arch. Otolaryng. (Chic.) 87 (1968) 490–493
66 Harrison, D. F.: Surgical management of cancer of the hypopharynx and cervical oesophagus. Brit. J. Surg. 56 (1969) 95–103
67 Harrison, D. F.: Laryngectomy for subglottic lesions. Laryngoscope (St. Louis) 85 (1975) 1208–1210
68 Hartwell jr., S. W., E. R. Oykes: Construction and care of the end tracheostomy. Amer. J. Surg. 113 (1967) 498–500
69 Helmus, C., J. G. Spahn: Delirium tremens in head and neck surgery. Laryngoscope (St. Louis) 84 (1974) 1479–1488
70 Henley-Cohn, J. L., J. N. Hausfeld, G. Jakubczak: Artificial larynx prosthesis: comparative clinical evaluation. Laryngoscope (St. Louis) 94 (1984) 43–45
71 Herrmann, I. F., J. Buchwald, H. P. Zenner: Die Glottoplastik – eine neue Methode zur chirurgischen Stimmrehabilitation. HNO (Berlin) 32 (1984) 294–301
71a Herrmann, I. F., W. Koss: Die fingerfreie Sprache nach totaler Laryngektomie. HNO (Berlin) 33 (1985) 124–129
72 Herrmann, I. F., H. P. Zenner: Erfahrungen mit der Blom-Singer-Prothese nach Blom-Singer-Punktion und nach funktionsgestörter Neoglottis Phonatoria. HNO (Berlin) 32 (1984) 286–293
72a Herrmann, J. F.: Speech Restoration Via Voice Prostheses. Springer, Berlin 1986
73 Hicks, J. N., G. E. Peters: A saliva shunting technique for low anterior neck pharyngeal fistulas after laryngectomy – an emergency procedure. Laryngoscope (St. Louis) 92 (1982) 594–595
74 Horgan, E. C., H. H. Dedo: Prevention of major and minor fistulae after laryngectomy. Laryngoscope (St. Louis) 89 (1979) 250–260
75 Ilberg, C. von, W. Arnold: Lokalisation und Häufigkeit des Rezidives beim Larynxkarzinom. Arch. klin. exp. Ohr.-Nas.-Kehlk.-Heilk. 199 (1971) 719–724
76 Isshiki, N., M. Tanabe: A simple technique to prevent stenosis of the tracheostoma after total laryngectomy. J. Laryng. 94 (1980) 637–642
77 Iwamoto, H.: Cancer of the larynx in Japan. Laryngoscope (St. Louis) 81 (1971) 387–390
78 Jatho, K.: Das kanülenfreie Tracheostoma nach Kehlkopftotalexstirpation. Laryngol. Rhinol. Otol. 55 (1976) 631–636
79 Jezquel, J.: Voies d'abord limitées du pharyngo-larynx chez les sujets irradies. J. franç. Oto-rhinolaryng. 26 (1977) 617–618
80 Johns, M. E.: „How I do it" – Head and Neck. The Panje button. Laryngoscope (St. Louis) 92 (1982) 204–205
81 Joseph, D. L., D. L. Shumrick: Risks of head and neck surgery in previously irradiated patients. Arch. Otolaryng. 97 (1973) 381–384
82 Karpat, L., T. Frint: Operatives Verfahren für die Erleichterung der Stimmbildung laryngektomierter Patienten. HNO (Berlin) 16 (1968) 339–340
83 Keim, W. F., M. J. Shapiro, H. D. Rosin: Study of postlaryngectomy stomal recurrence. Arch. Otolaryng. 81 (1965) 183–186
84 Kirchner, J. A., J. H. Scatliff: Disabilities resulting from healed salivary fistulae. Arch. Otolaryng. 75 (1962) 46–54
85 Kleinsasser, O.: Rückblick auf die Ergebnisse von 224 Totalexstirpationen des Kehlkopfes. Laryngol. Rhinol. Otol. 48 (1969) 161–178
86 Kleinsasser, O.: Chirurgische Behandlung der Larynx- und Hypopharynxkarzinome. In Berendes, J., R. Link, F. Zöllner: Hals-Nasen-Ohren-Heilkunde in Praxis und Klinik, Bd. IV/2. Thieme, Stuttgart 1983
87 Kluyskens, P.: Communication sur le bilan apporté par une greffe laryngée. Acta otorinolaryng. iber.-amer. 22 (1971) 240–244
88 Kluyskens, P., S. Ringoir: Problems in larynx homotransplantation. Acta oto-rhinolaryng. belg. 23 (1969) 339–344
89 Kluyskens, P., D. Boedts, G. Dhont, I. P. van de Weghe, P. Vandenhove, R. von Clooster, F. Bilo, S. Ringoir, R. Daneels: Note préliminaire sur la transplantation d'un larynx. Acta oto-rhinolaryng. belg. 23 (1969) 5–8
90 Krajina, Z., S. Večerina: Subglottic carcinoma of the larynx. Minerva oto-rinolaring. (Torino) 23 (1973) 250–253
91 Laccourreye, H., D. Brasnu, P. Beutter, M. Bodard: Les épithéliomas de la margelle antérieure. A propos de 102 cas. Ann. Otolaryngol. Chir. Cervicofac. 97 (1980) 977–981, 984–993
92 Laccourreye, H., D. Brasnu, P. Beutter, M. Bodard: Les épithéliomas de la margelle latérale. Ann. Otolaryngol. Chir. Cervicofac. 97 (1980) 995–1008
93 Lall, M., G. Evison: Voice production following laryngopharyngo-oesophagectomy with colon transplant. J. Laryng. 80 (1966) 1208–1217
94 Lam, K. H., W. I. Wei, J. Wong, G. B. Ong: Surgical salvage of radiation failure in cancer of the larynx. J. Laryng. 97 (1983) 351–356
95 Lam, K. H., W. I. Wei, J. Wong, G. B. Ong: Tracheostoma construction during laryngectomy. A method to prevent stenosis. Laryngoscope (St. Louis) 93 (1983) 212–215
96 Lauerma, S., U. Siirala: Richtlinien und Resultate in der Untersuchung und Behandlung von supraglottischen Larynxcarcinomen. HNO (Berlin) 20 (1972) 5–8
97 Lavelle, R. J., A. R. Maw: The aetiology of post-laryngectomy pharyngo-cutaneous fistulae. J. Laryngol. 86 (1972) 85–93
98 Lehmann, W.: Les cancers de l'endolarynx, bilan clinique en résultats thérapeutiques de 417 cas traités à l'institut Gustave-Roussy entre 1968 et 1972. Thèse Méd. Paris (1977) 245
99 Lundgren, J., J. Olofsson: Pharyngocutaneous fistulae following total laryngectomy. Clin. Otolaryng. 4 (1979) 13–23
100 Majer, E. H.: 100 Jahre Kehlkopfexstirpation. Wien. klin. Wschr. 86 (1974) 417–420
100a Maniglia, A.: Newer technique of tracheoesophageal fistula for vocal rehabilitation after total laryngectomy. Laryngoscope (St. Louis) 95 (1985) 1064–1066
101 Manni, J. J., P. van den Broek, M. A. H. de Groot, E. Berends: Voice rehabilitation after laryngectomy with the Groningen prosthesis. J. Otolaryng. 13 (1984) 333–336
102 Mansson, I., N. Sandberg: Manometry of the pharynx and the esophagus in relation to laryngectomy. J. franç. Otorhinolaryng. 23 (1974) 737–743
103 Maran, A. G. D., J. A. M. Murray, A. P. Johnson: Management techniques in the use of the Blom-Singer valve. Clin. Otolaryng. 7 (1982) 201–203
104 Marshall, H. F., A. Mark, D. P. Bryce, W. D. Rider: The management of advanced laryngeal cancer. J. Laryngol. 86 (1972) 309–315
105 Masing, H.: Über eine Endoprothese als Hilfe bei Verschluß von Pharynxfisteln. HNO (Berlin) 27 (1979) 382–384
106 Maspetiol, R., J. Pollet, F. Pain, B. Thibant: Etude critique des incisions cutanées dans la chirurgie du larynx. Intérêt de l'incision transversale curriligne. Ann. d'otorhinolaryngol. 79 (1962) 519

107 Masson, C., J. Fontvieille, G. Boachon: Fermeture autoplastique d'une fistule laryngée antérieure post-opératoire rebelle sur terrain irradié. Ann. Otolaryngol. Chir. Cervicofac. 94 (1977) 453–456
108 Maves, M. D., R. E. Lingeman: Primary vocal rehabilitation using the Blom-Singer und Panje voice prosthesis. Ann. Otol. (St. Louis) 91 (1982) 458–460
109 Maw, A. R., R. J. Lavelle: The management of post-operative pharyngo-cutaneous pharyngeal fistulae. J. Laryngol. 86 (1972) 795–805
110 Mc Connel, F. M., J. Teichgraeber: Neoglottis reconstruction following total laryngectomy: the Emory experience. Otolaryngol. Head Neck Surg. 90 (1982) 569–575
110a Merwin, G. E., L. P. Goldstein, H. B. Rothman: A comparison of speech using artificial larynx and tracheoesophageal puncture with valve in the same speaker. Laryngoscope (St. Louis) 95 (1985) 730–734
111 Messerklinger, W., E. Vojacek: Über den Pharynxverschluß bei der Larynxexstirpation. Mschr. Ohrenheilk. 99 (1965) 224–229
112 Meyer-Breiting, E., C. von Ilberg: Spread and mode of metastases of supraglottic laryngeal carcinoma. ORL J. Otorhinolaryngol. relat. Spec. 41 (1979) 288–300
113 Michaels, E.: Die Ergebnisse der Accessoriusplastik nach radikaler Lymphknotenausräumung des Halses. HNO (Berlin) 21 (1973) 360–362
114 Minnigerode, B.: Five years' experience with a modified Asaitechnique for voice rehabilitation after total laryngectomy. Acta Otolaryng. 74 (1972) 279–282
115 Mogi, G., J. E. Harvey, M. Ohyama, N. Ueda, J. H. Ogura: Antilymphocyte serum (ALS) as an immunosuppressive agent in transplantation of the canine larynx. Laryngoscope (St. Louis) 82 (1972) 252–264
116 Montgomery, W. W.: Postlaryngectomy vocal rehabilitation. Arch. Otolaryng. 95 (1972) 76-83
117 Mounier-Kuhn, P., J. P. Haguenauer: Autotransplantation du larynx chez le chien. Arch. ital. otol. 81 (1970) 341–349
118 Mumma, C. S., J. J. Pressman: Surgical technic to eliminate tracheotomy tube after laryngectomy. Trans. Amer. Acad. Ophthal. 55 (1951) 418–423
119 Myers, E. M., J. H. Ogura: Completion laryngectomy. Ann. Otol. (St. Louis) 88 (1979) 172–177
120 Myers, E. N.: Management of pharyngocutaneous fistula. Arch. Otolaryng. 95 (1972) 10–17
121 Myers, E. N., L. P. Gallia: Tracheostomal stenosis following total laryngectomy. Ann. Otol. (St. Louis) 91 (1982) 450–453
122 Nassuphis, P.: Unsere Ergebnisse von 228 Totalexstirpationen des Larynx. Arch. Otorhinolaryng. 213 (1976) 420–421
122a Nayar, R. C., V. P. Sharma, M. M. L. Arora: A study of the pharynx after laryngectomy. J. Laryng. 98 (1984) 807–810
123 Nijdam, H. F., A. A. Annyas, H. K. Schutte, H. Leever: A new prosthesis for voice rehabilitation after laryngectomy. Arch. Otorhinolaryng. 237 (1982) 27–33
124 Ogura, J. H.: Homotransplantation of the canine larynx. Arch. Ital. Otol. 81 (1970) 337–340
125 Ogura, J. H., D. G. Sessions, G. J. Spector: Analysis of surgical therapy for epidermoid carcinoma of the laryngeal glottis Laryngoscope (St. Louis) 85 (1975) 1522–1530
126 Ogura, J. H., M. Kawasaki, S. Takenouchi, M. Yagi: Replantation and homotransplantation of the canine larynx. Ann. Otol. (St. Louis) 75 (1966) 295
127 Ogura, J. H., J. E. Harvey, G. Mogi, N. Ueda, M. Ohyama, H. M. Tucker: Further experimental observations of transplantation of canine larynx. Laryngoscope (St. Louis) 80 (1970) 1231–1243
128 Panje, W. R.: Prosthetic vocal rehabilitation following laryngectomy. The voice button. Ann. Otol. (St. Louis) 90 (1981) 116–120
129 Perry, A., A. D. Cheesman: A modification of the Blom-Singer valve for restoration of voice after laryngectomy. J. Laryng. 96 (1982) 1005–1011
130 Pinel, J., Y. Cachin, H. Laccourreye, J. J. Piquet, J. M. Richard, M. Cannoni, J. Trotoux, C. Junien-Lavillaumy, F. Eschwege, B. Luboinski: Cancers du larynx. Librairie Arnette, Paris 1980
131 Poncet, P.: Laryngectomies et pharyngolaryngectomies des rattrapage après cobaltothérapie à doses cancéricides. Acta oto-rhinolaryng. belg. 27 (1973) 1005–1009
132 Poncet, P.: Total laryngectomy for salvage in cancers of the glottic region. Laryngoscope (St. Louis) 85 (1975) 1430–1434
133 Putney, F. J., C. S. Bagley: The two stage Asai technique of laryngectomy. Ann. Otol. (St. Louis) 79 (1970) 1057–1060
134 Putney, F. J., C. E. Chapman: Carcinoma of the larynx: Analysis of 311 cases treated surgically. Ann. Otol. (St. Louis) 81 (1972) 455–464
135 Robbins, J. A., H. B. Fisher, E. D. Blom, M. I. Singer: Selected acoustic features of tracheoesophageal, esophageal, and laryngeal speech. Arch. Otolaryng. 110 (1984) 670–672
136 Roed-Petersen, K., J. Korgensen, B. I. Larsen: The pharyngooesophageal sphincter after laryngectomy. A manometric investigation. Acta Otolaryngol. 88 (1979) 310–313
137 Rosenberg, P. J.: Total laryngectomy and cancer of the larynx. A historical review. Arch. Otolaryng. 94 (1971) 313–316
138 Rowley, N. J., R. Boles: Supraglottic carcinoma: a 10-year review at the university hospital. Laryngoscope (St. Louis) 82 (1972) 1264–1272
139 Ruberg, R. L., S. J. Dudrick: Intravenous hyperalimentation in head and neck tumour surgery: indications and precautions. Brit. J. plast. Surg. 30 (1977) 151–153
140 Rudert, H.: Erste Erfahrungen mit den Shunt-Operationen nach Staffieri und Amatsu, zur Rehabilitation der Stimme nach Laryngektomie. Hat der tracheo-ösophageale Shunt eine Zukunft? Laryngol. Rhinol. Otol. 58 (1979) 476–481
140a Sambataro, G., C. Oldini, E. F. Mazzola: Reconstruction of the hypopharynx following extensive loss of mucosa. Laryngoscope (St. Louis) 94 (1984) 671–676
141 Sandberg, N.: Motility of the pharynx and oesophagus after laryngectomy. Acta oto-laryng. (Stockh.), Suppl. 263 (1969) 124–127
142 Santi, G., A. Piccoli: L'alimentazione per via parenterale nei pazienti operati per tumori delle vie aero digestive superior. Ann. Laring. 66 (1967) 83–91
143 Sasaki, C. T., L. J. Gardiner, J. C. Kirchner: The split muscle flap in pharyngeal closure after laryngectomy. Laryngoscope (St. Louis) 93 (1983) 821–822
144 Saunders, W.: Techniques in laryngectomy. To minimize postoperative complications and permit immediate feeding. Ann. Otol. (St. Louis) 72 (1963) 431–440
145 Sawyer, R., A. Papavasiliou: Repair of large pharyngeal defects – new applications of split thickness skin graft. J. Laryng. 96 (1982) 125–134
146 Schechter, G. L., J. H. Ogura: Revascularization of the larynx. Laryngoscope (St. Louis) 79 (1969) 942–960
147 Schumann, K., K. Laniado, A. Majora: Funktionelle Ergebnisse nach rekonstruktiver Laryngektomie. Laryngol. Rhinol. Otol. 60 (1981) 579–582
148 Schwartz, A., K. Devine: Some historical notes about the first laryngectomies. Laryngoscope (St. Louis) 69 (1959) 194–200
148a Schweitzer, V. G., H. D. Ross, R. Mohr: Tracheal stomal stenosis: a new prosthetic technique for postoperative stenting in post-laryngectomy stomal revision and in permanent tracheostomy. Laryngoscope (St. Louis) 95 (1985) 736–737
149 Semczuk, B.: Über eine Modifikation der Messerklingerschen Methode des Pharynxverschlusses bei der Larynxexstirpation. Mschr. Ohrenheilk. (Wien) 107 (1973) 302–305
150 Sessions, D. G.: Surgical pathology of cancer of the larynx and hypopharynx. Laryngoscope (St. Louis) 86 (1976) 814–839
151 Sessions, D. G., J. H. Ogura, M. P. Fried: Carcinoma of the subglottic area. Laryngoscope (St. Louis) 85 (1975) 1417–1423
152 Shamboul, K., W. Doyle-Kelly, D. Bailey: Results of salvage surgery following radical radiotherapy for laryngeal carcinoma. J. Laryng. 98 (1984) 905–907
153 Shapiro, C. S., A. F. Fleury: Use of a prefolded flap to provide lining and cover in the repair of cervical fistulae. Plast. reconstr. Surg. 51 (1973) 319–322
154 Shapiro, M. J., V. R. Ramanathan: Tracheostoma vent voice prosthesis. Laryngoscope (St. Louis) 92 (1982) 1126–1129
155 Shaw, H. J.: Glottic cancer of the larynx 1947–1956. J. Laryng. 79 (1965) 1–14
156 Sheehan, A. J., H. J. Shaw: Total laryngectomy for squamous carcinoma of the glottis. J. Laryng. 93 (1979) 461–475
157 Siirala, U., S. Lauerma: Stubborn postoperative pharyngeal fistula. Arch. Otolaryng. 95 (1972) 274–276
158 Silver, C. E., P. S. Liebert, M. L. Som: Autologous transplantation of the canine larynx. Arch. Otolaryng. 86 (1967) 95–102
159 Simpson, I. C., J. C. Smith, M. T. Gordon: Laryngectomy: The influence of muscle reconstruction on the mechanism of oesophageal voice production. J. Laryng. 86 (1972) 961–990
160 Singer, M. I.: Tracheoesophageal speech: vocal rehabilitation after total laryngectomy. Laryngoscope (St. Louis) 93 (1983) 1454–1465

161 Singer, M. I., E. D. Blom: An endoscopic technique for restoration of voice after laryngectomy. Ann. Otol. (St. Louis) 89 (1980) 529–533
162 Singer, M. I., E. D. Blom, R. C. Hamaker: Voice rehabilitation after total laryngectomy. J. Otolaryng. 12 (1983) 329–334
163 Sobol, S. M., J. M. Connoyer, D. G. Sessions: External and parenteral nutrition in patients with head and neck cancer. Ann. Otol. (St. Louis) 88 (1979) 495–501
164 Skolnik, E. M., L. Martin, K. F. Yee, M. A. Wheatley: Radiation failures in cancer of the larynx. Ann. Otol. (St. Louis) 84 (1975) 804–811
165 Soudant, J., F. Duval, R. Peynègre, P. Vidal, M. Dubrasquet: Premiers résultats d'une expérimentation de greffe autologue du larynx chez le chien. Ann. Otolaryng. (Paris) 87 (1970) 275–278
166 Staffieri, M.: Funktionelle totale Laryngektomie, chirurgische Technik, Indikation und Resultate einer eigenen Technik zur Glottisplastik mit Wiederherstellung der Stimme. Mschr. Ohrenheilk. 106 (1972) 388
167 Staude, G., K. Vorpahl: Tödliche Trachealstenose nach Laryngektomie. Z. Erkr. Atmungsorg. 137 (1973) 243–248
168 Stell, P. M.: The first laryngectomy. J. Laryng. 89 (1975) 353–358
169 Stricker, M., G. Malka, R. Beron: Réparation d'un très vaste pharyngostome en terrain irradié. Guérison à 7 ans. Rev. Stomatol. Chir. Maxillofac. 75 (1974) 227–228
170 Stuart, D. W.: Surgery in cancer of the cervical oesophagus plastic tube replacement. J. Laryng. 80 (1966) 382
170a Takato, T., I. Ono, S. Ebihara, T. Saeki: Repair of stenosed tracheostoma. ORL J. Otorhinolaryngol. relat. Spec. 47 (1985) 299–302
171 Takenouchi, S., J. H. Ogura, M. Kawasaki, M. Yage: Autogenous transplantation of the canine larynx. Laryngoscope (St. Louis) 77 (1967) 1644–1667
172 Tanabe, M., I. Honjo, N. Isshihi: Neoglottic reconstruction following total laryngectomy. Arch. Otolaryng. 111 (1985) 39–42
173 Tardy-Mitzell, S., M. L. Andrews, S. Bowman: Acceptability and intelligibility of tracheoesophageal speech. Arch. Otolaryng. 111 (1985) 213–215
174 Tiwari, R. M., G. B. Snow, F. L. E. Lecluse, A. J. Greven, G. Bloothooft: Observations on surgical rehabilitation of the voice after laryngectomy with Staffieri's method. J. Laryng. 96 (1982) 241–250
175 Toivio, I., U. Siirala, S. Rapo, S. Lauerma, K. Mahlberg, J. Tapaninen: Transplantation of canine larynx and hypopharynx with thyroid and parathyroid glands using continuous hypothermic perfusion. Acta otolaryngol. 76 (1973) 70–74
176 van den Bogaert, W., F. Ostyn, E. van der Schueren: Rescue surgery in cancer of the larynx and hypopharynx (meeting abstract). 3rd Annual Meeting of the European Society for Therapeutic Radiology and Oncology. Jerusalem, 1984 (p. 278)
176a Vuyk, H. D.: Surgical voice rehabilitation after total laryngectomy and Staffieri's procedure. Academisch Proefschrift, Amsterdam 1985
177 Weinberg, B., J. Moon: Aerodynamic properties of four tracheo esophageal puncture prostheses. Arch. Otolaryng. 110 (1984) 673–675
178 Welch, R. W., G. A. Gates, K. F. Luckmann, P. M. Ricks, S. T. Drake: Change in the force-summed pressure measurement of the upper esophageal sphincter prelaryngectomy and postlaryngectomy. Ann. Otol. (St. Louis) 88 (1979) 804–808
179 Westmore, G. A., E. A. Knowles: The use of a stapling instrument for postlaryngectomy pharyngeal repair. J. Laryng. 97 (1983) 775–778
180 Wetmore, St. J., K. Krueger, K. Wesson, M. L. Blessing: Long-term results of the Blom-Singer speech rehabilitation procedure. Arch. Otolaryng. 111 (1985) 106–109
181 Wey, W.: Suspicion of persistent or recurrent carcinoma of the larynx after radiation therapy. ORL J. Otorhinolaryngol. relat. Spec. 41 (1979) 301–311
182 Weymuller, E. A.: Prognostic importance of the tumor-free laryngectomy specimen. Arch. Otolaryng. 104 (1978) 505–507
183 Witz, J. P., G. Greiner, P. Reys, S. Lang: Complication rare de la trachéotomie. Sténose basse de la trachée thoracique. Mém. Acad. Chir. 86 (1960) 123–128
184 Work, W. P.: The low collar incision for widefield laryngectomy. Laryngoscope (St. Louis) 66 (1956) 517
185 Work, W. W., R. Boles: Larynx replantation in the dog. Arch. Otolaryng. 82 (1965) 401
186 Yagi, M., J. H. Ogura, M. Kawasaki, S. Takenouchi: Physiological studies of the replanted canine larynx. Ann. Otol. (St. Louis) 75 (1966) 849–865
187 Zovickian, A.: Pharyngeal fistulas: repair and prevention using mastoid occiput based shoulder flaps. Plast. reconstr. Surg. 19 (1957) 335–372

Teilresektionen bei Hypopharynxkarzinomen

Die überwiegende Mehrzahl der Hypopharynxkarzinome kommt erst in einem weit fortgeschrittenen Zustand zur Diagnose, so daß es nicht möglich ist, den Kehlkopf oder wenigstens Teile des Kehlkopfes zu erhalten. Nur in einzelnen Fällen ist der Tumor klein und hat vielleicht noch nicht metastasiert, so daß eine Teilresektion des Pharynx, gegebenenfalls unter Einbeziehung von Teilen des Kehlkopfes, in Erwägung gezogen werden kann. Im eigenen Krankengut des Verfassers fehlen diese Fälle weitgehend, so daß er bisher nicht in der Lage war, größere Erfahrungen mit Teilresektionen des Pharynx zu sammeln.

Bei kleinen Karzinomen der Hypopharynxhinterwand kommt eine Teilresektion nur des Pharynxschlauches in Betracht. Der Tumor sollte allerdings oberflächlich keinen größeren Durchmesser als 3 bis 4 cm aufweisen. Der Pharynxschlauch muß auf der Fascia praevertebralis gut verschieblich sein als Hinweis darauf, daß die Fascia praevertebralis vom Tumor noch nicht infiltriert ist. Eine bilaterale konservative Neck dissection ist bei diesen in der Mittellinie sitzenden und auch häufig bilateral metastasierenden Tumoren, auch bei nicht tastbaren Metastasen, auf jeden Fall angezeigt. Ob eine partielle Pharyngektomie als Rettungsoperation nach Bestrahlungsfehlschlag indiziert ist, erscheint dem Verfasser fraglich.

Als Zugang zur Hinterwand des Hypopharynx kommt in erster Linie eine laterale Pharyngotomie in Betracht.

Auch nach medianer Spaltung des Unterkiefers und der Zunge bis hinab zur Vallekula und zur Epiglottis lassen sich nach eigener Erfahrung Karzinome der Hinterwand des Hypopharynx gut übersichtlich darstellen (21).

Rethi erreichte die Hypopharynxhinterwand nach vollständiger vertikaler Spaltung des Kehlkopfes (29).

Der Exzisionsdefekt an der Hinterwand des Hypopharynx läßt sich nach einem Vorschlag von Seiffert (1927) sehr gut mit einem freien Vollhaut- oder Spalthauttransplantat decken (12, 18, 19, 25, 28). Andere Autoren decken den Defekt mit gestielten, von lateral über einen Tunnel herangeführten Halshautlappen, eventuell auch mit muskulokutanen Lappen (1, 29).

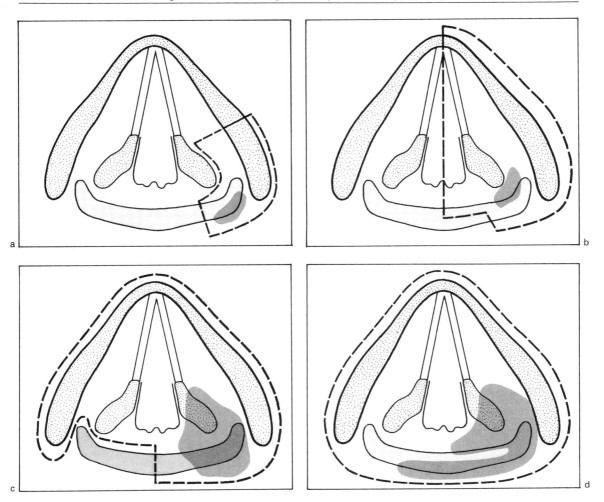

Abb. 109 Resektionsgrenzen bei Hypopharynxkarzinomen.
a) Resektion der seitlichen Pharynxwand und des Sinus piriformis mit einem Stück des Schildknorpels bei einem kleinen Tumor der Seitenwand des Sinus piriformis.
b) Halbseitenresektion des Pharynx verbunden mit einer modifizierten Dreiviertelresektion des Kehlkopfes bei kleinem Karzinom an der medianen Wand des Sinus piriformis.
c) Laryngektomie mit partieller Pharyngektomie.
d) Zirkuläre Pharyngolaryngektomie.

Bei kleinen Karzinomen der lateralen Wand des Sinus piriformis, die vom vorderen Winkel des Sinus mindestens 1 cm entfernt sind und den Apex des Sinus noch nicht erreicht haben und auch nicht in den Schildknorpel eingewachsen sind, kommt die „vertikale Hemipharyngektomie" in Betracht, die vor allem von einigen französischen Laryngologen empfohlen wurde (4, 5, 11, 26, 32) (vgl. Abb. 109a).

Dem Eingriff geht die Neck dissection auf der befallenen Seite voran. Danach wird die laterale Wand des Sinus piriformis zusammen mit Teilen des Schildknorpels von der Höhe des Ringknorpelunterrandes an bis hinauf zu Plica glossoepiglottica reseziert. Der Pharynx wird sofort mit Schleimhaut von der Hinterwand des Hypopharynx, den Mm. sternohyoidei und sternothyreoidei, evtl. auch mit Perichondrium vom Schildknorpel verschlossen. Nach den Berichten mehrerer Autoren wurde bei diesen kleinen und damit prognostisch relativ günstigen Karzinomen eine 3-Jahresüberlebenszeit in 35 bis 38,7% der Fälle erzielt (3, 27).

Als „Hemipharyngolaryngektomien" werden verschiedene Modifikationen von Operationen angegeben, die im Prinzip darin bestehen, daß die klassische vertikale Hemilaryngektomie von GLUCK mit einer Resektion der gesamten seitlichen Pharynxwand, gegebenenfalls auch mit einer supraglottischen horizontalen Laryngektomie, verbunden wird (Abb. 109b). Das Verfahren ist auch weitgehend den Dreiviertellaryngektomien ähnlich (vgl. S. 199).

Der Eingriff wurde manchmal mit einer Vorbestrahlung kombiniert (5). Auch bei nicht tastbaren Metastasen ist regelmäßig auf der gleichen Seite eine Neck dissection auszuführen.

Das Verfahren soll sich für Karzinome des Sinus piriformis eignen, die an der medialen Wand des Sinus sitzen, noch nicht zu einer Fixation oder Bewegungseinschränkung der Stimmlippe geführt haben und die Postkrikoidregion und kaudal den Apex des Sinus nicht erreicht haben (2, 6, 10, 11, 13, 20, 26, 30). Hemipharyngolaryngektomien, ähnlich den Dreiviertellaryngektomien, sind auch bei Karzinomen der aryepiglottischen Falte und der Aryregion, die in den Sinus piriformis vorgewachsen sind, in Erwägung zu ziehen (17). Reicht der Tumor tiefer in den Sinus piriformis hinein, kann auch der halbe Ringknorpel mitreseziert werden und eine „Hemikrikolaryngopharyngektomie" ausgeführt werden (15). Hemipharyngolaryngektomien wurden in Einzelfällen sogar als Rettungschirurgie nach Bestrahlungsmißerfolg vorgenommen (7).

Bei der Hemipharyngolaryngektomie wird eine Schildknorpelhälfte, eine Zungenbeinhälfte, ein Teil der Epiglottis, die aryepiglottische Falte und Aryknorpel einer Seite sowie die laterale Pharynxwand reseziert. Die Ausdehnung der Resektion richtet sich nach der Ausdehnung des Tumors und kann sich bis hinab zum ersten Trachealring erstrecken.

Im Gegensatz zur klassischen Hemilaryngektomie von GLUCK wird meist versucht, den Defekt sofort zu decken, was unter Umständen erhebliche Schwierigkeiten bereitet. Zur Deckung des Defektes wird in erster Linie die mobilisierte Pharynxschleimhaut verwendet. Da damit der Defekt oft nur zu verkleinern, aber nicht gänzlich zu schließen ist, können zusätzlich lokale Hautlappen vom Hals, myokutane Lappen vom mittleren M. sternocleidomastoideus oder von der Brust, prälaryngeale Muskulatur der Gegenseite oder ein frei transplantiertes Jejunumstück verwendet werden (9, 22, 31, 33, 34).

Da es oft sehr schwierig ist, den Defekt verläßlich zu decken, treten postoperativ relativ häufig Pharynxfisteln und Stenosen auf. Auch über Arrosionsblutungen wurde berichtet. Manche Patienten lernen nicht mehr zu schlucken und aspirieren chronisch. Die Quote an operationsbedingten Todesfällen wurde mit 12% angegeben (10).

Da es sich bei den Tumoren, die für eine Hemipharyngolaryngektomie geeignet sind, immer noch um relativ kleine, prognostisch günstige Karzinome handelt, wurde über 3-Jahresheilungen in 45 bis 59% der Fälle berichtet (6, 14, 23, 24).

Es ist schließlich noch möglich, aus den Larynxresten einen Shunt herzustellen, ähnlich dem „arytaenoid vocal shunt" (vgl. S. 189), der in den hochgezogenen Magen oder den Pharynx eingepflanzt wird (8, 16).

Literatur

[1] Alonso, J. M.: Zur Abtragung von Geschwülsten der Hypopharynxhinterwand. Z. Laryngol. Rhinol. Otol. 43 (1964) 583–589
[2] André, P., H. Laccourreye: Indications techniques et résultats de la chirurgie conservatrice dans le traitement des cancers du sinus piriforme. Arch. Ital. Otol. 81 (1970) 247–278
[3] André, P., H. Laccourreye: Reconstruction du larynx après hemi-pharyngo-laryngectomie. Rev. Laryngol. Otol. Rhinol. (Bordeaux) 93 (1972) 88–93
[4] André, P., J. Pinel, H. Laccourreye: La chirurgie partielle verticale dans les cancers du sinus piriforme. Ann. Otolaryng. (Paris) 82 (1965) 901–908
[5] André, P., J. Pinel, H. Laccourreye: Chirurgie partielle verticale avec évidement ganglionnaire dans le traitement des cancers du sinus piriforme. Ann. Otolaryng. (Paris) 86 (1969) 292–296
[6] Barton, R. T.: Surgical treatment of carcinoma of the pyriform sinus. Arch. Otolaryng. 97 (1973) 337–339
[7] Boulud, B., J. L. Costantini, J. P. Rebattu: La chirurgie partielle pharyngolaryngée de rattrapage. J. franç. Otorhinolaryng. 27 (1978) 243–248
[8] Dumich, P. S., B. W. Pearson, L. H. Weiland: Suitability of near-total laryngopharyngectomy in piriform carcinoma. Arch. Otolaryng. 110 (1984) 664–669
[9] Fairbanks Barbosa, J.: Surgical Treatment of Head and Neck Tumors. Grune & Stratton, New York 1974
[10] Freeman, R. B., J. E. Marks, J. H. Ogura: Voice preservation in treatment of carcinoma of the pyriform sinus. Laryngoscope (St. Louis) 89 (1979) 1855–1863
[11] Guerrier, Y., Y. Dejean: Pharyngectomies partielles pour tumeurs limitées du sinus piriforme. A propos de 7 cas opérés. Rev. Laryng. (Bordeaux) 86 (1965) 377–384
[12] Harrold, C. C.: Excision of cancer of the posterior pharyngeal wall with preservation of the normal larynx. A new surgical approach. Surgery 61 (1967) 498–502
[13] Iwai, H., Y. Koike, K. Nagahara: Subtotal pharyngolaryngectomy conservation surgery for carcinoma of sinus pyriformis extending toward the larynx. Arch. Otorhinolaryng. 209 (1975) 271–276
[14] Iwai, H., I. Matsouka, K. Nagahara: Evaluation of total pharyngolaryngectomy for hypopharyngeal cancer. Arch. Otorhinolaryng. 209 (1975) 223–228
[15] Krespi, Y. P., G. A. Sisson: Voice preservation in pyriform sinus carcinoma by hemicricolaryngopharyngectomy. Ann. Otol. (St. Louis) 93 (1984) 306–310
[16] Krespi, Y. P., G. A. Sisson, C. F. Wurster: Voice preservation in postcricoid and cervical esophageal cancer. Arch. Otolaryng. 110 (1984) 323–326
[17] Laccourreye, H., D. Brasnu, P. Beutter, M. Bodard: Les épithéliomas de la margelle latérale. Ann. Otolaryngol. Chir. Cervicofac. 97 (1980) 995–1008
[18] Leitner, Y. B., M. E. Johns: Extended posterolateral pharyngectomy for carcinoma of the posterior pharyngeal wall. Amer. J. Otolaryng. 3 (1982) 383–387
[19] Leroux-Robert, J.: La place de la chirurgie partielle en cancérologie pharyngo-laryngée. Rev. Laryng. (Bordeaux) 86 (1965) 347–353
[20] Marks, J. E., B. Kurnik, W. E. Powers, J. H. Ogura: Carcinoma of the pyriform sinus. An analysis of treatment results and patterns of failure. Cancer 41 (1978) 1008–1015
[21] McNeill, R.: Surgical management of carcinoma of the posterior pharyngeal wall. Head Neck Surg. 3 (1981) 389–394
[22] Ogura, J. H., D. A. Jurema, R. K. Watson: Partial laryngopharyngectomie and neck dissection for pyriform sinus cancer. Laryngoscope (St. Louis) 70 (1960) 1399–1417

[23] Ogura, J. H., J. E. Marks, R. B. Freeman: Results of conservation surgery for cancers of the supraglottis and pyriform sinus. Laryngoscope (St. Louis) 90 (1980) 591–600
[24] Ogura, J. H., G. J. Spector, D. G. Sessions: Conservation surgery for epidermoid carcinoma of the marginal area. Laryngoscope (St. Louis) 85 (1975) 1801–1807
[25] Ogura, J. H., R. K. Watson, A. A. Jurema: Partial pharyngectomy and neck dissection for posterior hypopharyngeal cancer. Laryngoscope (St. Louis) 70 (1960) 1523–1534
[26] Pinel, J.: La chirurgie conservatrice dans les cancers du vestibule laryngé et de l'hypopharynx. Probl. Actuels Otorhinolaryng. (1971) 307–324
[27] Piquet, J. J., A. Desaulty, Y. Hoffmann, J. M. Pilliaert, G. Decroix: Résultats du traitement chirurgical des cancers de l'hypopharynx. (253 cas). Acta oto-rhinolaryng. belg. 27 (1973) 1029–1040
[28] Raine, C. H., P. M. Stell, J. Dalby: Squamous cell carcinomas of the posterior wall of the hypopharynx. J. Laryng. 96 (1982) 997–1004
[29] Rethi, A.: Hypopharyngotomia translaryngea mediana. Mschr. Ohrenheilk. 97 (1963) 527–535
[30] Roethlisberger, B., M. Savary: La chirurgie fonctionelle dans le traitement du cancer pharyngo-laryngé. Praxis 66 (1977) 372–377
[31] Sasaki, C. T.: The sternocleidomastoid myocutaneous flap. Arch. Otolaryng. 106 (1980) 74–76
[32] Simon, C., D. Batta, A. Barthelme, Ph. Poivret, R. Lonchamp, M. Wayoff: La chirurgie du sinus piriforme – le point de vue fonctionnel. J. franç. Oto-rhinolaryng. 33 (1984) 262–265
[33] Shapiro, M. J.: Use of trapezius myocutaneous flaps in the reconstruction of head and neck defects. Arch. Otolaryng. 107 (1981) 333–336
[34] Smith, C. J.: The deltoscapular flap. Arch. Otolaryng. 104 (1978) 390–392

Laryngektomie mit partieller Pharyngektomie

Die Entfernung des gesamten Kehlkopfes zusammen mit den den Tumor tragenden Teilen der Wand des Hypopharynx dürfte die wohl am häufigsten angewandte Methode der Behandlung von Hypopharynxkarzinomen sein (Abb. 109c). Dieses Verfahren stellt praktisch keine größere Belastung für den Patienten dar als eine gewöhnliche totale Laryngektomie, erlaubt einen einzeitigen Verschluß des Pharynx und die Erlernung der Ösophagusersatzsprache bzw. das Einsetzen eines Sprechventils. Da es nach eigenen Untersuchungen (19) vollständig genügt, wenn man um den Hypopharynxtumor herum eine Schleimhautmanschette von etwa 15 mm Breite entfernt, um den Tumor sicher zu entfernen, bleibt bei der überwiegenden Mehrzahl aller Hypopharynxkarzinome ein genügend breiter Streifen Pharynxwand zurück, um den Pharynx zu verschließen. Ein 20 bis 25 mm breiter Pharynxwandstreifen, nach anderen Angaben sogar ein 15 mm breiter Streifen (40), genügt, um primär den Pharynx wieder zu verschließen. Bei der eingehenden endoskopischen präoperativen Untersuchung läßt sich die Ausdehnung des zur Rekonstruktion verwendbaren Teiles der Pharynxwand meist leicht feststellen. Nach den Erfahrungen des Verfassers, die allerdings Postkrikoidkarzinome, die in der Bundesrepublik Deutschland Raritäten sind, nicht einschließen, sondern sich überwiegend auf Sinus-piriformis-Karzinome beschränken, ist nur in wenigen Fällen von Hypopharynxkarzinomen eine totale zirkuläre Laryngopharyngektomie unbedingt erforderlich.

Da damit zu rechnen ist, daß bei 80% aller Hypopharynxkarzinome bereits manifeste oder okkulte regionäre Metastasen bestehen, ist in jedem Fall eine Laryngektomie mit partieller Pharyngektomie und eine Neck dissection angezeigt. In Hinblick darauf, daß Karzinome im Apex des Sinus piriformis häufig auch in die paratrachealen Lymphknoten metastasieren, zieht es der Verfasser vor, bei allen Sinus-piriformis-Karzinomen auch eine Hemithyreoidektomie auszuführen.

Sind bereits auf einer Halsseite Metastasen manifest, so ist zu empfehlen, eine bilaterale, konservative oder konservativ-radikale Neck dissection auszuführen (18). Da in der Regel nach einseitiger Thyreoidektomie eine Nachbestrahlung ausgeführt wird, kann es postoperativ zu einem Hypoparathyreoidismus und zu einer Schilddrüsenunterfunktion kommen. Um den schwer kompensierbaren Ausfall der Nebenschilddrüsen zu vermeiden, empfiehlt es sich, die Glandula parathyreoidea bei der Thyreoidektomie zu suchen und zu isolieren. Nach histologischer Sicherung, ob es sich bei dem gefundenen Gebilde wirklich um die Nebenschilddrüse handelt (Schnellschnitt eines kleinen Teiles), wird die Drüse in schmale Scheiben geschnitten und in die Unterarmmuskulatur implantiert (17, 23, 42).

Die Laryngektomie erfolgt auf übliche Weise. Es ist zweckmäßig, bei der Absetzung des Larynx von oben her durch die Vallekula in den Hypopharynx einzugehen, um einen guten Überblick über den Tumor zu gewinnen und weder zu viel noch zu wenig von der Pharynxwand zu entfernen.

Zur Defektverkleinerung im Hypopharynx und um einen möglichst weiten Pharynxschlauch wieder herzustellen, haben mehrere Autoren empfohlen, von der Zungenwurzel einen seitlich gestielten, größeren Schleimhautlappen zu gewinnen und zur Wiederherstellung der Vorderwand des Hypopharynx zu verwenden (8, 15, 27, 33, 36, 38). Kleinere Pharynxdefekte können auch mittels Z-Plastiken, Rotationslappen aus der Pharynxschleimhaut und Platysma-Faszienlappen gedeckt werden (3, 21). Sollte der Pharynxschlauch sehr eng geworden sein und Stenosen auftreten, so läßt er sich mittels Bougies dilatieren (25).

Postoperative Komplikationen sind, da der Eingriff immer mit einer Neck dissection verbunden wird, deutlich häufiger als nach einfacher, totaler Laryngektomie. Hat eine Vorbestrahlung stattgefunden, treten relativ häufig größere Pharyngostomata, Pharynxwandnekrosen, manchmal auch Karotisrupturen auf (28). Bei stärkeren bestrahlungsbedingten Veränderungen an den Halsweichteilen empfehlen einzelne Operateure auch, absichtlich ein Pharyngostoma anzulegen, das später mit einem deltopektoralen oder myokutanen Brusthautlappen geschlossen wird (20).

Ob die adjuvante Bestrahlung die Ergebnisse der Chirurgie verbessern kann, ist noch umstritten. Von der zeitweise empfohlenen Sandwich-Bestrahlung wird heute wohl allgemein wieder abgegangen (7, 13).

Eine Verbesserung der Ergebnisse der Chirurgie durch Vorbestrahlung wird von einigen Autoren angenommen (22, 32), von anderen aber bestritten (5, 7, 10, 13, 20, 35). Schon im Hinblick auf die erhebliche Steigerung der Zahl postoperativer Komplikationen ist der Verfasser der Meinung, daß man nicht vorbestrahlen und dann operieren, sondern sofort operieren und dann nachbestrahlen sollte.

Nach mehreren Statistiken soll durch eine Nachbestrahlung das Resultat gegenüber einer alleinigen chirurgischen Behandlung verbessert werden (2, 7, 12, 13, 14, 35, 37). Andere Autoren sind allerdings der Meinung, daß weder die Vorbestrahlung noch die Nachbestrahlung die Heilungsziffern wesentlich verbessern können (9, 43). Leider fehlt es bisher an prospektiven Studien, um den Wert der Nachbestrahlung nach Laryngopharyngektomie mit Neck dissection zu sichern (26).

Die Resultate der Laryngektomie mit partieller Pharyngektomie sind sehr schwer zu vergleichen, denn die Kollektive sind außerordentlich unterschiedlich zusammengesetzt. Die Resultate wurden mit oder ohne Vorbestrahlung oder Nachbestrahlung erzielt, zum Teil wurden auch die prognostisch günstigen Fälle nur teilreseziert oder bestrahlt.

Allgemein sollen die Überlebensziffern bei Frauen mit Hypopharynxkarzinomen wesentlich besser als bei Männern sein (29). Die Ergebnisse werden weiter dadurch beeinträchtigt, daß viele Patienten offensichtlich an Immundefiziten – bei chronischem Alkoholismus – leiden und trotz einer radikalen chirurgischen Behandlung bzw. kombinierten Behandlung binnen kurzer Zeit an den Folgen des Tumors versterben. Es ist weiterhin damit zu rechnen, daß etwa 20 bis 30% der Patienten binnen weniger Jahre an einem zweiten Primärtumor erkranken, an dessen Folgen sie versterben. Mindestens 30% der Patienten mit Hypopharynxtumoren sind schon zur Zeit der Diagnose als inkurabel zu betrachten. Eine der wichtigsten Aufgaben der Zukunft ist es, diesen Patientenkreis besser zu erfassen, um ihm unter Umständen die ausgedehnten verstümmelnden Operationen, die das Leben ohnehin kaum verlängern, zu ersparen.

Auch für die Hypopharynxkarzinome gilt, daß das Überleben des Patienten weitgehend davon abhängt, ob bereits Metastasen bestehen und ob es gelingt, der Metastasen Herr zu werden. Bei bilateralen und fixierten Metastasen besteht praktisch keine Hoffnung mehr auf eine Heilung (26). Ob man mit einer präoperativen Chemotherapie (39) die Resultate verbessern kann, ist noch gänzlich unklar.

Bei kleinen Hypopharynxkarzinomen ohne Metastasen oder mit nicht palpablen Metastasen wurde über Heilungen durch Pharyngolaryngektomie in 47 bis 66% der Fälle berichtet (1, 5, 9).

Bei allen Stadien wurden, wenn man nur die tumorbedingten Todesfälle berücksichtigte, von einzelnen Autoren Heilungsziffern von 40 bis 69% angeführt (7, 12, 13, 14, 24, 34).

Die mittleren Werte, die mittels Chirurgie, meist in Kombination mit Bestrahlung, erzielt wurden, lagen zwischen etwa 25 und 35% (4, 6, 20, 26, 35). Viele Autoren berichten, daß nur 15 bis 20% aller ihrer Patienten nach 5 Jahren noch am Leben seien (16, 18, 28, 30). Die Überlebensaussichten werden auch dadurch bestimmt, wie groß und wie zahlreich die Metastasen sind, ob Kapselsprengungen an den Lymphknoten festzustellen sind und wie hoch der Tumor differenziert ist (11, 18, 31). Fernmetastasen werden in 15 bis 20% aller Fälle in der Lunge und der Leber beobachtet (6, 7, 9, 16). Die Tumoren des Sinus piriformis sollen eine etwas bessere Prognose als die Postkrikoidkarzinome aufweisen. Die Hinterwandkarzinome sollen die schlechteste Prognose unter allen Hypopharynxkarzinomen haben (9, 24, 41).

Literatur

[1] André, P., J. Pinel, H. Laccourreye: Fréquence et pronostic des adénopathies du cancer du sinus piriforme. J. franç. Otorhinolaryng. 26 (1977) 419–431

[2] Arriagada, R., F. Eschwege, Y. Cachin, J. M. Richard: The value of combining radiotherapy with surgery in the treatment of hypopharyngeal and laryngeal cancers. Cancer 51 (1983) 1819–1825

[3] Barton, R. P. E.: A new technique for repair after laryngectomy and subtotal pharyngectomy. J. Laryng. 96 (1982) 119–123

[4] Bourguet, J., J. Jezequel, J. Bourdinière, V. du Plessis, J. L. Ditvial, P. Demeyniuo: A propos d'une attitude thérapeutique des cancers du sinus piriforme avec adénopathies (45 cas). Quest Med. 24 (1971) 2051–2056

[5] Briant, T. D., D. P. Bryce, T. J. Smith: Carcinoma of the hypopharynx – a five year follow-up. J. Otolaryng. 6 (1977) 353–362

[6] Bush, R. W.: Surgical management of hypopharyngeal cancer. Particular reference to the gastric „pull-up" operation. Arch. Otolaryng. 105 (1979) 149–152

[7] Cachin, Y., C. Vandenbrouck: Traitement des épithéliomas du sinus piriforme et de la margelle laryngée: ètude critique de diverses associations radio-chirurgicales. Maloine, Paris 1974

8 Calcaterra, Th. C.: Tongue flap reconstruction of the hypopharynx. Arch. Otolaryng. 109 (1983) 750–752
9 Carpenter, R. J., L. W. Desanto: Cancer of the hypopharynx. Surg. Clin. North Amer. 57 (1977) 723–735
10 Carpenter, R. J., L. W. Desanto, K. D. Devine, W. F. Taylor: Cancer of the hypopharynx. Analysis of treatment and results in 162 patients. Arch. Otolaryng. 102 (1976) 717–721
11 David, J. M., D. Bonnafous, J. J. Pessey, Y. Lacomme: Les adénopathies des épithéliomas du sinus piriforme. A propos de 100 cas. Rev. Laryng. 105 (1984) 275–278
12 Driscoll, W. G., M. J. Nagorsky, R. W. Cantrell, M. E. Johns: Carcinoma of the pyriform sinus: analysis of 102 cases. Laryngoscope (St. Louis) 93 (1983) 556–560
13 Eisbach, K. J., C. J. Krause: Carcinoma of the pyriform sinus. A comparison of treatment modalities. Laryngoscope (St. Louis) 87 (1977) 1904–1910
14 El Badawi, S. A., H. Goepfert, G. H. Fletcher, J. Herson, M. J. Oswald: Squamous cell carcinoma of the pyriform sinus. Laryngoscope (St. Louis) 92 (1982) 357–364
15 Ellis, M. P.: Cancer of the laryngopharynx. J. Laryng. 82 (1968) 393–405
16 Facchini, T., E. Achille, E. Barthelme, F. Morel, P. Dautrey, G. Lang, Y. Berger, C. Simon, P. Coitoux: Résultats thérapeutiques d'une série de 60 cas de cancers de l'hypopharynx. J. franç. Oto-rhinolaryng. 29 (1980) 517–524
17 Freeman, J. L., K. Brondbo, H. J. Shaw, A. M. Rubin, A. M. Noyek, M. Goldberg: Parathyroid gland transplantation after total thyroidectomy with pharyngolaryngoesophagectomy. Head Neck Surg. 6 (1983) 610–612
18 Ganzer, U., E. Meyer-Breiting, J. Ebbers, K.-H. Vosteen: Der Einfluß von Tumorgröße, Lymphknotenbefall und Behandlungsart auf die Prognose des Hypopharynxkarzinoms. Laryng. Rhinol. Otol. 61 (1982) 622–628
19 Glanz, H., C. Oostvogel: Morphologische Untersuchungen an Hypopharynxcarcinomen. (Nicht publiziert)
20 Harwick, R. D.: Carcinoma of the pyriform sinus. Amer. J. Surg. 130 (1975) 493–495
21 Herrmann, I. F.: Die Pharynxrekonstruktion mit dem Platysma-Faszienlappen. Vorläufige Mitteilung. Laryngol. Rhinol. Otol. 63 (1984) 274–276
22 Hudson, W. R., P. J. Cavanaugh: Combined surgical and radiation management of carcinoma of the laryngopharynx. Laryngoscope (St. Louis) 75 (1965) 1123–1138
23 Isaacson, S. R.: Hypocalcemia in surgery for carcinoma of the pharynx and larynx. Otolaryng. Clin. North Amer. 13 (1980) 181–191
24 Iwai, H., I. Matsouka, K. Nagahara: Evaluation of total pharyngolaryngectomy for hypopharyngeal cancer. Arch. Otorhinolaryng. 209 (1975) 223–228
25 Kaplan, J. N., R. A. Dobie, C. W. Cummings: The incidence of hypopharyngeal stenosis after surgery for laryngeal cancer. Otolaryngol. Head Neck Surg. 89 (1981) 956–959
26 Kleinsasser, O.: Operative Behandlung der Hypopharynxkarzinome: Aktueller Stand und Ausblick. In: Sauer: Kombinationstherapie der Oropharynx- und Hypopharynxtumoren. Urban & Schwarzenberg, München 1987 (S. 29–31)
27 Lore, J. M. Jr., D. W. Klotch, K. Y. Lee: One-stage reconstruction of the hypopharynx using myomucosal tongue flap and dermal graft. Amer. J. Surg. 144 (1982) 473–476
28 Marks, J. E., B. Kurnik, W. E. Powers, J. H. Ogura: Carcinoma of the pyriform sinus. An analysis of treatment results and patterns of failure. Cancer 41 (1978) 1008–1015
29 Marks, J. E., S. A. Martin, W. Bauer, J. H. Ogura: Carcinoma of the pyriform sinus: predictors of TNM relapse and survival (meeting abstract). Int. J. Radiat. Oncol. Biol. Phys., Suppl. 1 (1979) 38–39
30 Martin, H., B. Gignoux, P. Gadot, Y. Maîtrejean: Réflexions à propos d'une statistique concernant 10 ans de traitement du cancer du sinus piriforme. Ann. Otolaryng. 90 (1973) 111–116
31 Martin, S. A., J. E. Marks, J. Y. Lee, W. C. Bauer, J. H. Ogura: Carcinoma of the pyriform sinus: predictors of TNM relaps and survival. Cancer 46 (1980) 1974–1981
32 Ogura, J. H., J. E. Marks, R. B. Freeman: Results of conservation surgery for cancers of the supraglottis and pyriform sinus. Laryngoscope (St. Louis) 90 (1980) 591–600
33 Ormerod, F. C.: Partial pharyngolaryngectomy for carcinoma of the pyriform fossa. J. Laryng. 71 (1957) 411–418
34 Puskas, F., L. Modis, J. Jakabfi, K. Csaba: Morphologische, funktionelle und bakteriologische Untersuchung der Nasenschleimhaut nach Laryngektomie. Z. Laryngol. Rhinol. Otol. 49 (1970) 176–184
35 Razack, M. S., K. Sako, F. C. Marchetta, P. Calamell, V. Bakamjian, D. P. Shedd: Carcinoma of the hypopharynx: success and failure. Amer. J. Surg. 134 (1977) 489–491
36 Sambataro, G., C. Oldini, R. F. Mazzola: Reconstruction of the hypopharynx following extensive loss of mucosa. Laryngoscope (St. Louis) 94 (1984) 671–676
37 Simon, C., P. H. Mariel, M. Wayoff, A. Barthelme, F. X. Long, C. Perrin: Réflexions critiques sur le traitement des cancers du sinus piriforme. J. franç. Oto-rhinolaryng. 31 (1982) 652–657
38 Sisson, G. A.: Reconstruction of the hypopharynx and cervical esophagus after excisional surgery. Laryngoscope (St. Louis) (1956) 1268–1290
39 Spaulding, M. B., A. Kahn, N. Sundquist, J. M. Lore: Preoperative chemotherapy for hypopharyngeal carcinoma. Laryngoscope (St. Louis) 93 (1983) 346–349
40 Weidenbecher, M., G. Waller: Einzeitiger Speisewegaufbau nach radikaler Larynx-Pharynx-Resektion mit erhaltenem Schleimhautstreifen. Laryngol. Rhinol. Otol. (Stuttg.) 55 (1976) 156–162
41 Stell, P. M., M. F. Ramadan, J. E. Dalby, J. Hibbert, G. M. Raabs, S. D. Singh: Management of post-cricoid carcinoma. Clin. Otolaryng. 7 (1982) 145–152
42 Wells, S. A., J. A. Stirmen, R. M. Bolman: Parathyroid transplantation. World J. Surg. 1 (1977) 747–756
43 Yates, A., R. L. Crumley: Surgical treatment of pyriform sinus cancer: a retrospective study. Laryngoscope (St. Louis) 94 (1984) 1586–1590

Zirkuläre Pharyngolaryngektomie

Die Exzision des Pharynx und Larynx, eventuell mit Teilen des zervikalen Ösophagus, ist indiziert bei Karzinomen der Postkrikoidregion und Hypopharynxkarzinomen, die zirkulär wachsend den ganzen Umfang des Hypopharynx einnehmen (Abb. 109d). Diese Fälle sind in der Praxis relativ selten, besonders dann, wenn aus geographischen Gründen Postkrikoidkarzinome nur ganz vereinzelt beobachtet werden. Der Eingriff wird in der Regel mit einer ein- oder beidseitigen Neck dissection und subtotalen Thyreoidektomie kombiniert. Infolge der relativ hohen Mortalität aufgrund der Pharynxrekonstruktion sollten die Patienten in einem guten Allgemein- und Ernährungszustand sein (50).

Die Überlebensaussichten der Patienten, bei denen der Pharynx rekonstruiert werden muß, sind allgemein schlechter als die jener Patienten, bei denen der Pharynx sofort wieder geschlossen werden kann (7). Die Prognose ist auch insofern schlechter, als der Primärtumor meist bereits sehr groß ist und metastasiert hat.

Alle diese Gegebenheiten sind zu bedenken, bevor man sich zur zirkulären Pharyngolaryngektomie entschließt. Die Exzision des Pharynx und Larynx ist technisch nicht schwieriger als eine Laryngektomie, das Problem liegt in der Rekonstruktion des Pharynx.

Die Rekonstruktion des Pharynx und des zervikalen Ösophagus ist ein altes Problem der Halschirurgie, das man auf die verschiedensten Weisen zu lösen versuchte. Die Entwicklung der verschiedenen Methoden innerhalb eines Jahrhunderts

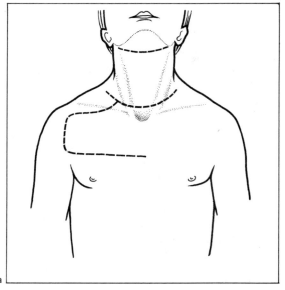 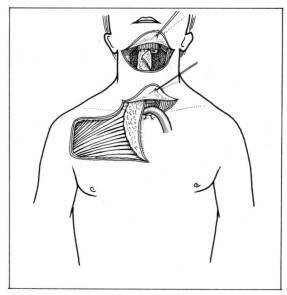
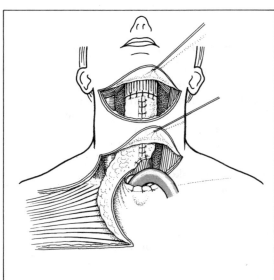 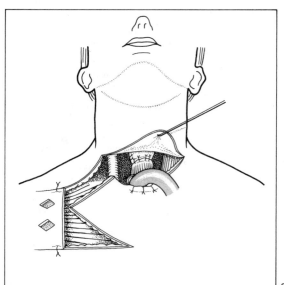

Abb. 110 Rekonstruktion des Pharynx mit Hautlappen.
a) Zweizeitige Pharynxrekonstruktion mit deltopektoralem Hautlappen. Schnittführung. Am Hals ist ein Schnitt nach McFee zu bevorzugen.
b) Nach Pharyngolaryngektomie wird der Hautlappen End zu End mit dem Oropharynxstumpf anastomosiert.
c) Bildung einer Röhre aus dem Hautlappen und End-zu-Seit-Anastomose mit dem Ösophagus.
d) Abtrennung des Hautlappens vom Ösophagus und Rückverlagerung, etwa 6 Wochen später.
e) Endzustand nach Rekonstruktion des Pharynx mit einem deltopektoralen Hautlappen. Der Hautentnahmedefekt ist mit einem „mash graft" gedeckt.
f) Einzeitige Pharynxrekonstruktion mittels eines myokutanen Insellappens von der Brusthaut. Schnittführung. Der Muskelstiel bleibt möglichst in ganzer Breite an der Thoraxwand haften, um jegliche Gefährdung des Gefäßstieles zu vermeiden.
g) Bildung des am M. pectoralis maior gestielten Hautschlauches.
h) 1 u. h) 2 Der Hautschlauch wird End zu End mit dem Oropharynx und dem Ösophagusstumpf anastomosiert.

Chirurgische Behandlung der Larynx- und Hypopharynxkarzinome

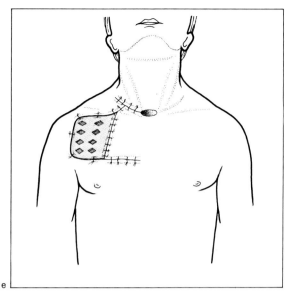
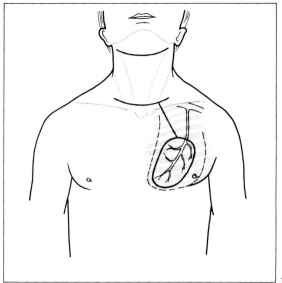
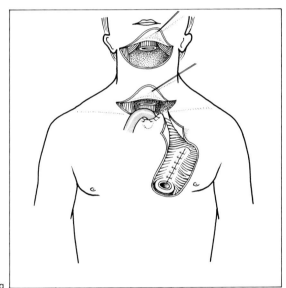
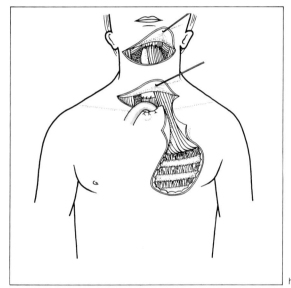
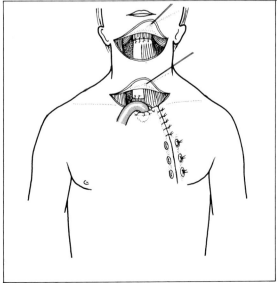

Abb. 110 e–h

sind wiederholt zusammenfassend dargestellt worden (12, 13, 28, 38, 52, 60). Die auf WOOKY (1934) zurückgehende und vielfach modifizierte Methode der Rekonstruktion mit regionären Halshautlappen vom Hals und von der Brust, von Nacken- und Schulterregion und mit frei transplantierter Haut hat den Nachteil, daß es meist mehrere Monate bis zu einem Jahr dauert, bis der Pharynx rekonstruiert ist. Nur wenige Patienten erleben den Abschluß der Rekonstruktion, da viele an den Folgen von Lokalrezidiven und Metastasen vorzeitig sterben. Das Verfahren ist auch kaum durchführbar bei stark vorbestrahlten Patienten mit entsprechenden Veränderungen an der Halshaut, kommt aber immer noch in Betracht, wenn es gilt, kürzere, kranial gelegene Defekte zu überbrücken.

Die Verwendung von großen gestielten Zungenlappen zur einzeitigen Rekonstruktion in Verbindung mit Dermalappen, die Verwendung von Teilen des Larynx und der Trachea zur Rekonstruktion des Pharynx, die Anwendung von Vollhauttransplantaten vom Penis, revaskularisierten Vollhauttransplantaten usw. ist bisher immer nur in Einzelfällen erfolgt (vgl. 28, 42a).

Die zweizeitige Rekonstruktion des Pharynxschlauches mit einem deltopektoralen Brusthautlappen (4, 40, 45) ist in der Vergangenheit auch vom Verfasser häufiger angewendet worden. Das Vorgehen ist in den Abb. 100a bis 110e in Skizzen dargestellt. Nach intensiver Bestrahlung empfiehlt es sich, das distale Ende des Lappens zu autonomisieren (55). Der kraniale Teil des zum Rohr gerollten Lappens wird End zu End an die oropharyngeale Öffnung genäht, wobei darauf geachtet werden sollte, eine möglichst große Öffnung herzustellen, da an dieser Stelle die Stenosegefahr nicht gering ist. Der kaudale Teil wird End zu Seit mit dem Ösophagusstumpf anastomosiert. Diese Öffnung wird in einer zweiten Sitzung, etwa 6 Wochen später, verschlossen und der übrigbleibende Lappenstiel zurückverlagert. Das Verfahren ist im Hinblick auf Einheilung und geringe Belastung des Patienten relativ zuverlässig und hat daher eine Reihe von Anhängern gefunden (7, 29, 47). Einige wenige Patienten erlernen nach dieser Operation sogar eine verständliche Pharynxsprache (63). Der deltopektorale Lappen kann allerdings nur dann angewendet werden, wenn das Ösophagostoma nicht weiter kaudal als der Oberrand des Manubrium sterni liegt. Postoperative Komplikationen sind marginale oder totale Lappennekrosen und sich nicht spontan schließende Fisteln. Selbst wenn es zu Lappennekrosen kommt, haben diese aber nicht die deletären Folgen der Nekrose eines intrathorakalen Eingeweidetransponates. Nachteilig sind weiter der relativ hohe Zeitaufwand von etwa 2 Monaten Krankenhausbehandlung, die dieses Verfahren erfordert. Bei stark behaarter Brusthaut können die in das Pharynxlumen wachsenden Haare die Öffnung verstopfen (37).

An die Stelle des deltopektoralen Lappens ist heute weitgehend der myokutane Insel-Hautlappen, getragen vom M. pectoralis major, getreten (Abb. 110f–110h). Dieser Lappen ermöglicht eine einzeitige Rekonstruktion des Pharynx (10, 39, 48a, 55, 62, 64). Wenn dieser Lappen glatt einheilt, hat er den Vorteil, daß die Patienten schon etwa nach 3 Wochen wieder schlucken können. Ein weiterer Vorteil liegt darin, daß der Muskelstiel sehr gut zur Gefäßprotektion verwendet werden kann. Nach den Erfahrungen des Verfassers ist die Gefahr von Lappennekrosen, Fisteln und Stenosen eher etwas höher als nach Verwendung des deltopektoralen Hautlappens.

Zur Rekonstruktion des Pharynx wurde auch ein durch die Axilla gezogener Latissimus-dorsi-Hautlappen vorgeschlagen (17, 65).

Die *Transposition des Magens* in die Halsregion zum Ersatz des Pharynx und des Ösophagus ist im Grunde genommen die Anwendung eines gestielten Lappens (Abb. 111). Das Verfahren wurde von ONG und LEE (41) angegeben und in der Folge relativ häufig verwendet (3, 6, 14, 20, 23, 27, 31, 44, 56, 59).

Die Voraussetzung zur Anwendung des „gastric pull up" sind zwei Teams von Hals- und Abdominalchirurgen. Die Halschirurgen beginnen mit 2 bis 3 Stunden Vorsprung die Pharyngolaryngektomie und Neck dissection auszuführen. In einzelnen Fällen ist eine „mediastinal dissection" mit Resektion des Manubrium sterni erforderlich (21). Von der Schilddrüse sollten an der unteren Schilddrüsenarterie gestielte Teile des Seitenlappens erhalten werden und nach lateral verlagert werden, da eine Totalexstirpation onkologisch nicht notwendig ist. Der Trachealstumpf wird vor Beginn der Mobilisierung des Ösophagus an der Haut fixiert. Nach medianer Oberbauchlaparotomie wird der Magen mobilisiert. Als Gefäßstiel werden die rechten gastroepiploischen und gastrischen Gefäße sorgfältig erhalten. (Der Eingriff ist nicht durchführbar, wenn der Patient früher am Magen operiert worden ist!) Nach Erweiterung des Hiatus wird danach der Ösophagus allseits stumpf mit dem Finger mobilisiert, gleichzeitig löst man den Ösophagusstumpf am Hals aus, bis sich die Finger der Bauch- und Halschirurgen im Mediastinum treffen. Der Magen kann nun durch das hintere Mediastinum am Ösophagus hochgezogen werden. In den Fundus des Magens wird eine Inzision gelegt und diese Öffnung zwei-

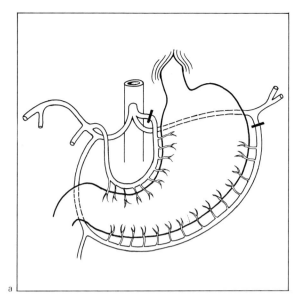
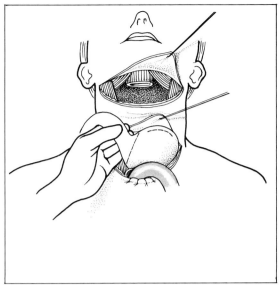
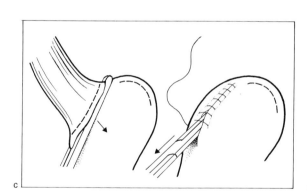
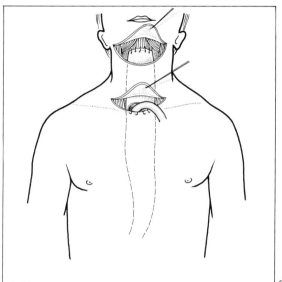

Abb. 111 Rekonstruktion des Pharynx mit Hilfe des Magens.
a) Pharynxrekonstruktion mittels des durch das hintere Mediastinum hochgezogenen Magens. Präparation und Absetzung der Magengefäße.
b) Nach Pharyngolaryngektomie wird der Magen am Ösophagus in die Halsregion hochgezogen.
c) Der Ösophagus wird vom Magen abgesetzt und eine neue Öffnung am Magenfundus angebracht.
d) Die Öffnung im Magenfundus wird mit dem Stumpf des Oropharynx anastomosiert.

schichtig mittels monofiler Nylonnähte mit der Pharynxöffnung vernäht. Um Stenosen zu vermeiden, sollte die Zirkumferenz der Naht mindestens 10 bis 15 cm messen. Der Ösophagus wird nun abgesetzt und die Kardia vernäht.

Dieser große Eingriff bedingt eine nicht unerhebliche Operationsmortalität von 7,5 bis 31, sogar 50%, (22, 30, 31). Der Magen hat zwar von allen Eingeweiden den für eine Transposition sichersten Gefäßstiel (46), trotzdem sind tödlich verlaufende Magenwandnekrosen nicht selten. Weitere Komplikationen sind eitrige Mediastinitiden, Pneumothorax, Milznekrosen nach Quetschung, Herniation des Querkolon in den erweiterten Hiatus, Perforation der Hinterwand der Trachea in den hochgezogenen Magen und Fisteln (32). HARRISON erzielte nach „gastric pull up" eine 3-Jahres-Überlebensrate von 29% (22). LAM fand

228 Plattenepithelkarzinome

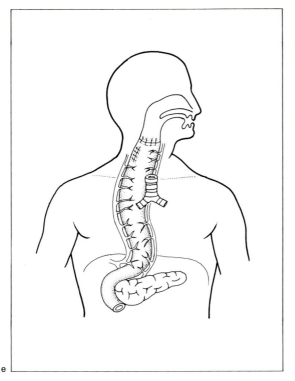
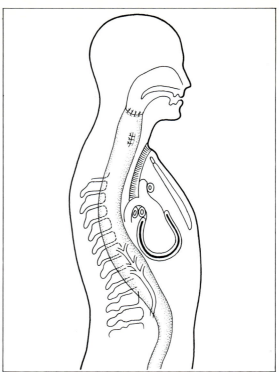
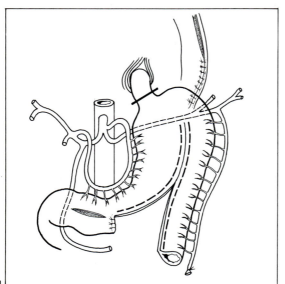
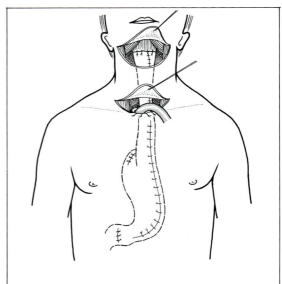

Abb. 111 e–h

e) u. f) Darstellung der Gesamtsituation nach sogenanntem „gastric pull up" im hinteren Mediastinum.

g) Bildung eines sogenannten „reverse gastric tube" aus der Magenwand im Bereich der großen Kurvatur. Anlage des Lappens, Myotomie am Pylorus.

h) Absetzen des Ösophagus, Hochziehen des Lappens und Anastomose mit dem Oropharynxstumpf.

nach Pharyngolaryngoösophagektomie eine 3-Jahresüberlebensrate von nur 9% (30). Nach der Meinung von STELL würde durch diesen enorm belastenden, sich vielleicht immunsupressiv auswirkenden Eingriff die Situation des Patienten so tiefgreifend beeinträchtigt, daß nach 2 Jahren nur noch 10% der Patienten am Leben wären. Nach Hautlappenplastiken würden aber noch 50% leben. Ein besonderes Problem stellt auch der Hypoparathyreoidismus nach totaler Thyreoidektomie und Bestrahlung dar (286).

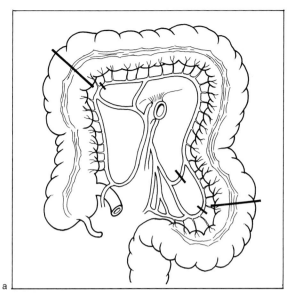
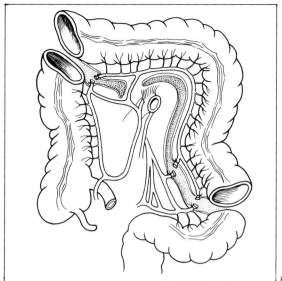
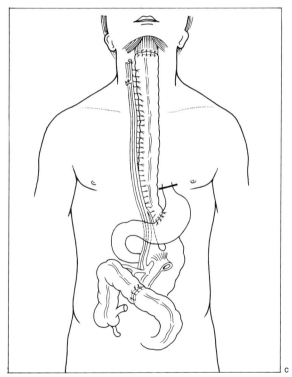

Abb. 112 Pharynxrekonstruktion mittels eines Interponates aus dem Colon transversum und Colon descendens.
a) Absetzungslinien am Darm und an den Gefäßen.
b) Zur Transposition bereites Darmstück.
c) Anastomose des Kolon mit der kleinen Kurvatur des Magens und dem Oropharynxstumpf. Der Ösophagus ist am Mageneingang abgesetzt und gänzlich entfernt.

Eine „Pharynx"-Ersatzsprache wird von den Patienten selten erlernt. Es besteht die Möglichkeit, mit Hilfe eines Teiles der Magenwand einen Shunt zur Trachea zu bauen (11, 49).

Eine technische Variante stellt das Verfahren des „reversed gastric tube" dar (Abb. 111g und 111h).

Die *Transposition von Kolonsegmenten* zum Ersatz des Ösophagus geht auf einen Vorschlag von KELLING 1911 (26) zurück (Abb. 112). Für die Pharynxrekonstruktion wurde dieses Verfahren von GOLIGHER und ROBIN (17) vorgeschlagen und danach vielfach angewandt (16b, 21, 25, 28a, 34, 42, 54, 55, 61). In der Regel werden Abschnitte des Colon ascendens und transversum isoperistaltisch zwischen Pharynx und Magenfundus interponiert. Der Weg durch das hintere Mediastinum ist der am häufigsten mit Komplikationen belastete, so daß manche Autoren das vordere Mediastinum bevorzugen (19, 53). Am wenigsten belastend für den Patienten dürfte eine antethorakale subkutan gelegene Verbindung sein (9, 57). Dieser Weg hat den Nachteil, daß das transponierte Kolonstück komprimiert wird und häufig stenosiert (24a, 57). Einzelne Patienten mit Kolontranspositionen erlernen die „Pharynxsprache" (2). Auch bei diesem Vorgehen ist mit einer erheblichen Operationsmortalität von durchschnittlich 14 bis 17% zu rechnen (58). Infarkte des transponierten Darmstückes und Fisteln an den 3 Anastomosen sind die häufigsten Komplikationen. Etwa 55% der Patienten ohne regionäre Metastasen und 21% mit regionären Metastasen überlebten diesen Eingriff länger als 2 Jahre (57).

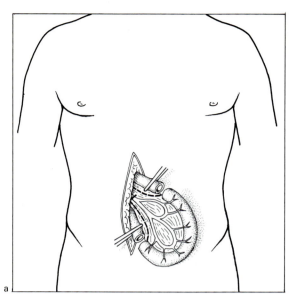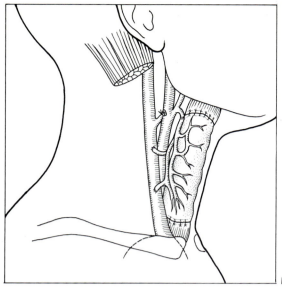

Abb. 113 Pharynxrekonstruktion mit Hilfe einer frei transplantierten Jejunumschlinge.
a) Absetzen des Dünndarmstückes mit dem Gefäßstiel.
b) Die Anastomosierung der Darmgefäße erfolgt mit der A. thyreoidea superior, der A. carotis communis oder der A. carotis externa und der V. jugularis interna.
Anastomosen zwischen Oropharynxstumpf und Ösophagus mit dem Dünndarmstück.

Freie Eingeweidetransplantate: Die Entwicklung der Gefäßchirurgie ermöglicht es heute, Eingeweidetransplantate frei in die Halsregion zu transplantieren und mittels mikrovaskulärer Anastomosen zu ernähren. Am Hals dienen vor allem Äste der A. thyreoidea superior und der V. jugularis externa zur Anastomosierung. Neuerdings werden aber auch direkte Anastomosen an die A. carotis communis und die V. jugularis interna empfohlen. Gefäßnahtapparate kürzen das Verfahren ab. Unter den verwandten viszeralen Transplantaten haben sich neben Kolon- und Sigmoidteilen Stücke des Magenantrums, vor allem aber Jejunumabschnitte bewährt (5, 8, 15, 16, 16a, 18, 24, 33, 35, 36, 43, 48, 51) (Abb. 113).

Mit den Jejunumtransplantaten sind eine Reihe sehr guter funktioneller Resultate erreicht worden. Aber auch dieses Verfahren ist nicht frei von Komplikationen. 20 und mehr Prozent der Transplantate werden nekrotisch, und bei der Abstoßung der Transplantate kann es zu schweren Arrosionsblutungen an den Anastomosestellen kommen. Wenn eine Nekrose auftritt, spielt sich diese aber am Hals ab und endet nicht mit einer Mediastinitis oder Peritonitis. Welches Verfahren sich letztendlich durchsetzen wird, bleibt abzuwarten.

Literatur

[1] Ali, S., J. S. Watson, J. Bihari: Use of the latissimus dorsi myocutaneous flap for total pharyngeal reconstruction. J. Laryng. 96 (1982) 837–846
[2] Arnert, V.: Reconstruction of skin esophagus. Brit. J. plast. Surg. 17 (1964) 413–420
[3] Bains, M. S., R. H. Spiro: Pharyngolaryngectomy, total extrathoracic esophagectomy and gastric transposition. Surg. Gynec. Obstet. 149 (1979) 693–696
[4] Bakamjian, V. Y.: A two-stage method for pharyngoesophageal reconstruction with a primary pectoral skin flap. Plast. reconstr. Surg. 36 (1965) 173–184
[5] Baudet, J., L. Traissac, D. Laisne, J. Verhulst: Reconstruction de l'oesophage cervical après pharyngolaryngectomie circulaire, par anse sigmoide transplantée avec microsuture vasculaire. Rev. Laryng. (Bordeaux) 98 (1977) 481–485
[6] Bush, R. W.: Surgical management of hypopharyngeal cancer. Particular reference to the gastric „pull-up" operation. Arch. Otolaryng. 105 (1979) 149–152
[7] Carpenter, R. J., L. W. Desanto, K. D. Devine: Reconstruction after total laryngopharyngectomy. Arch. Otolaryng. 105 (1979) 417–422
[8] Chysospathis, P., A. Coyas: Extended laryngopharyngectomy for carcinoma of the laryngopharynx and the cervical oesophagus (use of a free graft of large intestine). J. Laryng. 79 (1965) 233–236
[9] Davidge-Pittis, K. J., A. Mannel: Pharyngolaryngectomy with extrathoracic esophagectomy. Head Neck Surg. 6 (1983) 571–574
[10] Dennis, D., H. Kashima: Introduction of the Janus flap. A modified pectoralis major myocutaneous flap for cervical esophageal and pharyngeal reconstruction. Arch. Otolaryng. 107 (1981) 431–435
[11] Draf, W.: Die rekonstruktive Laryngektomie nach Staffieri. Ein neuer Weg der stimmlichen Rehabilitation. Laryngol. Rhinol. Otol. (Stuttg.) 57 (1978) 812–817
[12] Fabian, R. L.: Reconstruction of the laryngopharynx and cervical esophagus. Laryngoscope (St. Louis) 94 (1984) 1334–1350
[13] Fee, W. E. Jr.: Hypopharyngeal reconstruction. Arch. Otolaryng. 110 (1984) 384–385
[14] Freeman, J. L., K. Brondbo, M. Osborne, A. M. Noyek, H. J. Shaw, A. Rubin, J. S. Chapnik: Greater omentum used for carotid cover after pharyngolaryngoesophagectomy and gastric „pull-up" or colonic „swing". Arch. Otolaryng. 108 (1982) 685–687
[15] Germain, M., M. Arsac: Ressources actuelles de la microchirurgie pour le remplacement de l'oesophage cervical et de l'hypopharynx. Ann. Otolaryngol. Chir. Cervicofac. 97 (1980) 189–199

16 Gluckman, J. L., J. McDonough, J. O. Donegan: The free jejunal graft revisited. Head Neck Surg. 5 (1983) 468
16a Gluckman, J. L., J. J. McDonough, G. J. McCafferty, R. J. Black, W. B. Coman, T. C. Cooney, R. J. Bird, D. W. Robinson: Complications associated with free jejunal graft reconstruction of the pharyngoesophagus – a multiinstitutional experience with 52 cases. Head Neck Surg. 7 (1985) 200–205
16b Golding-Wood, D. G., Ch. J. Randall: Pouch formation in the interposed colon. J. Laryng. 99 (1985) 1043–1047
17 Goligher, J. C., I. G. Robin: Use of left colon for reconstruction of pharynx and oesophagus after pharyngectomy. Brit. J. Surg. 42 (1954) 283–290
18 Grage, T. B., C. A. Quick: The use of revascularized ileocolic autografts for primary repair after pharyngolaryngoesophagectomy. Amer. J. Surg. 136 (1978) 477–485
19 Griffiths, J. D., H. J. Shaw: Cancer of the laryngopharynx and cervical esophagus. Radical resection with repair by colon transplant. Arch. Otolaryng. 97 (1973) 340–346
20 Haguenauer, J. P., M. Pouyet, J. Baulieux, J. C. Pignant, J. Leval, J. Gaillard: La pharyngo-laryngo-oesophagectomie totale avec rétablissement de la continuité par ascension digestive; à propos de 15 cas. J. franç. Oto-rhinolaryng. 33 (1984) 397–400
21 Harrison, D. F.: Surgical management of cancer of the hypopharynx and cervical oesophagus. Brit. J. Surg. 56 (1969) 95–103
22 Harrison, D. F.: Surgical management of hypopharyngeal cancer. Particular reference to the gastric „pull-up" operation. Arch. Otolaryng. 105 (1979) 149–152
23 Harrison, D. F.: Surgical repair in hypopharyngeal and cervical esophageal cancer. Analysis of 162 patients. Ann. Otol. (St. Louis) 90 (1981) 372–375
24 Hester, T. R., F. M. McConnel, F. Nahai, M. J. Jurkiewicz, R. G. Brown: Reconstruction of cervical esophagus, hypopharynx and oral cavity using free jejunal transfer. Amer. J. Surg. 140 (1980) 487–491
24a Higton, D. I., I. J. Lord: Dysphagia following colon pedicle grafts. Brit. J. Surg. 57 (1970) 825–828
25 Hobbs, C. R., K. Mullard: The treatment of post-cricoid carcinoma by single stage pharyngo-laryngectomy and colon transplant. J. Laryng. 80 (1966) 1193–1220
26 Kelling, G.: Ösophagoplastik mit Hilfe des Quercolon. Zbl. Chir. 38 (1911) 1209–1212
27 Kelly, W. D., T. P. J. Hennessy: Pharyngolaryngectomy for post cricoid carcinoma. J. Otolaryng. 12 (1983) 257–258
28 Kleinsasser, O.: Chirurgische Behandlung der Larynx- und Hypopharynxkarzinome. In Berendes, J., R. Link, F. Zöllner: Hals-Nasen-Ohren-Heilkunde in Praxis und Klinik, Bd. IV/2. Thieme, Stuttgart 1983
28a Krespi, Y. P., C. F. Wurster, G. A. Sisson: Immediate reconstruction after total laryngopharyngoesophagectomy and mediastinal dissection. Laryngoscope (St. Louis) 95 (1985) 156–161
28b Krespi, Y. P., C. F. Wurster, T. D. Wang, D. M. Stone: Hypoparathyroidism following total laryngopharyngectomy and gastric pull-up. Laryngoscope (St. Louis) 95 (1985) 1184–1187
29 Laemmli, K., U. Fisch: Die Rekonstruktion des Ösophagus mit deltopektoralen Hautlappen. Pract. Otorhinolaryng. (Basel) 33 (1971) 11–17
30 Lam, K. H., J. Wong, S. T. Lim, G. B. Ong: Surgical treatment of carcinoma of the hypopharynx and cervical esophagus. Ann. Acad. Med. Singapore 9 (1980) 317–322
31 Leonard, J. R., W. B. Litton: Selection of the patient for conservation surgery of the larynx. Laryngoscope (St. Louis) 81 (1971) 232–252
32 Leverment, J. M., D. M. Milne: Tracheo-graft fistulae following pharyngo-oesophagectomy. A cause and its prevention. J. Laryng. 93 (1979) 293–298
33 Maillet, P., J. Gaillard, A. Sisteron, J. P. Haguenauer, A. Mounier-Kuhn: Cancer de l'oesophage cervical. Pharyngolaryngectomie totale: rétablissement du transit par transplant sigmoidien revascularisé. Lyon Chir. 61 (1965) 420–423
34 Manning, jr., P. C., O. H. Beahrs, K. D. Devine: Pharyngo-oesophagoplasty: interposition of right colon. Surgical treatment of six cases of cancer of the hypopharynx and upper part of the esophagus. Arch. Surg. (Chic.) 88 (1964) 939–946
35 McConnel, F. M., T. R. Hester, F. Nahai, M. J. Jurkiewicz, R. G. Brown: Free jejunal grafts for reconstruction of pharynx and cervical esophagus. Arch. Otolaryng. 107 (1981) 476–481
36 McKee, D. M., C. R. Peters: Reconstruction of the hypopharynx and cervical esophagus with microvascular jejunal transplant. Clin. plast. Surg. 5 (1978) 305–312
37 McClean, G., I. Laufer: Hairy esophagus: A complication of pharyngoesophageal reconstructive surgery in two cases. Amer. J. Radiol. 132 (1979) 269–270

38 Missotten, F. E. M.: Historical review of pharyngo-oesophageal reconstruction after resection for carcinoma of pharynx and cervical oesophagus. Clin. Otolaryng. 8 (1983) 345–362
39 Murakami, Y., S. Saito, T. Ikari, S. Haraguchi, K. Okada, T. Maruyama: Esophageal reconstruction with a skin-grafted pectoralis major muscle flap. Arch. Otolaryng. 108 (1982) 719–722
40 Ogura, J. H., H. F. Biller: Chirurgie des Hypopharynx und des oberen Ösophagus. In: Naumann, H. H.: Kopf- und Hals-Chirurgie, Bd. I. Thieme, Stuttgart 1972
41 Ong, G. B., T. C. Lee: Pharyngo-gastric anastomosis after oesophago-pharyngectomy for carcinoma of the hypopharynx and cervical oesophagus. Brit. J. Surg. 48 (1960) 193–200
42 Osborne, M. P., J. B. Griffiths, H. J. Shaw: Colon transposition in the management of upper gastrointestinal cancer. Cancer 50 (1982) 2235–2242
42a Pech, A., M. Cannoni, M. Zanaret, G. Collignon, J. M. Thomassin, I. L. Bonbert, S. Fuchs: Pharyngo-laryngectomie totale circulaire. Méthode de reconstruction par un lambeau cutané libre d'avant-bras. Ann. Otolaryng. (Paris) 101 (1984) 535–540
43 Peters, C. R., D. M. McKee, B. E. Berry: Pharyngoesophageal reconstruction with revascularized jejunal transplants. Amer. J. Surg. 121 (1971) 675–678
44 Pickard, B. H., K. W. Wilkinson, T. D. Wilson, D. E. Whittam: L'opération de pharyngo-laryngectomie à greffe gastrique pédiculée. Acta oto-rhinolaryng. belg. 22 (1968) 771–772
45 Ramadan, M. F., P. M. Stell: Reconstruction after pharyngo-laryngo-oesophagectomy using delto-pectoral flap. Clin. Otolaryng. 4 (1979) 5–11
46 Ranger, D.: Visceral replacement after laryngo-pharyngectomy. J. Laryng. 85 (1971) 1218–1221
47 Reich, L.: Rekonstruktion des Pharynx und zervikalen Ösophagus mit Hilfe des Deltopektorallappens. Laryngol. Rhinol. Otol. (Stuttg.) 57 (1978) 592–596
48 Robert, R. E., F. M. Douglas: Replacement of the cervical esophagus and hypopharynx by a revascularized free jejunal autograft. Report of a case successfully treated. New Eng. J. Med. 264 (1961) 342–344
48a Robertson, M. S., J. M. Robinson: Immediate pharyngoesophageal reconstruction. Arch. Otolaryng. 110 (1984) 386–387
49 Saito, H., F. Saito, A. Saito, H. Takenaka, O. Mizukoshi, M. Kodama, J. Shibata: Vocal rehabilitation by tracheogastric shunt method after pharyngolaryngoesophagectomy for malignancy. Arch. Otorhinolaryng. 240 (1984) 35–41
50 Schechter, G. L., J. W. Baker, A. M. El-Mahdi, J. T. Bumatay: Combined treatment of advanced cancer of the laryngopharynx and cervical esophagus. Laryngoscope (St. Louis) 92 (1982) 11–15
51 Seidenberg, B., S. Rosenak, E. S. Hurwitt, M. L. Som: Immediate reconstruction of the cervical esophagus by a revascularized isolated jejunal segment. Ann. Surg. 149 (1959) 162–171
52 Shah, J. P., R. H. Spiro, L. Shemen, E. W. Strong: Selecting variants in pharyngeal reconstruction. Ann. Otol. (St. Louis) 93 (1984) 318–321
53 Shaw, H. J.: Repair of the laryngopharynx and cervical oesophagus after irradiation. Brit. J. Surg. 59 (1972) 524–532
54 Shaw, H. J.: Deckung nach chirurgischer Entfernung von ausgedehnten Mund- und Pharynxtumoren. Laryngol. Rhinol. Otol. 55 (1976) 449–453
55 Silver, C. E.: Reconstruction after pharyngolaryngectomy-esophagectomy. Amer. J. Surg. 132 (1976) 428–434
56 Silver, C. E.: Surgical treatment of hypopharyngeal and cervical esophageal cancer. World J. Surg. 5 (1981) 499–507
57 Slaney, G., G. A. Dalton: Problems of viscus replacement following pharyngo-laryngectomy. J. Laryng. 87 (1973) 539–546
58 Som, M. L.: Laryngotracheal autograft for postcricoid carcinoma. A reevaluation. Ann. Otol. (St. Louis) 83 (1974) 481–486
59 Stell, P. M.: Esophageal replacement by transposed stomach. Arch. Otolaryng. 91 (1970) 166
60 Surkin, M. I., W. Lawson, H. F. Biller: Analysis of the methods of pharyngoesophageal reconstruction. Head Neck Surg. 6 (1984) 953–970
61 Testart, J., C. Freche, J. Andrieu: Oesophagoplastie colique avec conservation laryngée. Ann. Chir. 24 (1970) 1129–1134
62 Theogaraj, S. D., W. B. Merritt, G. Acharya, I. K. Cohen: The pectoralis major musculocutaneous island flap in single-stage reconstruction of the pharyngoesophageal region. Plast. reconstr. Surg. 65 (1980) 267–276
63 Vize, C.: Rehabilitation of the voice after pharyngo-laryngectomy and skin repair. 1. Cineradiography. Clin. Otolaryng. 1 (1976) 107

⁶⁴ Withers, E. H., J. D. Franklin, J. J. Madden, J. B. Lynch: Immediate reconstruction of the pharynx and cervical esophagus with the pectoralis major myocutaneous flap following laryngopharyngectomy. Plast. reconstr. Surg. 68 (1981) 898–904

⁶⁵ Yamamoto, K., K. Yokota, K. Higaki: Entire pharyngoesophageal reconstruction with latissimus dorsi myocutaneous island flap. Head Neck Surg. 7 (1985) 461–464

Regionäre Metastasen

Bei der Mehrzahl aller Karzinome des Larynx und des Hypopharynx kann der Primärtumor sicher entfernt werden. Lokalrezidive bei Karzinomen dieser Region sind verhältnismäßig selten. Von entscheidender Bedeutung für die Heilung ist es demnach, ob bereits Metastasen in den Halslymphknoten bestehen und ob es noch gelingt, diese zu beherrschen.

Die chirurgische Behandlung von Metastasen ist ohne Zweifel die wirkungsvollste Methode. Man kann verschiedene Formen der chirurgischen Eingriffe unterscheiden, die im Laufe der Jahre entwickelt worden sind.

Exstirpation von Metastasen

Die Exstirpation einzelner Lymphknotenmetastasen war vor der generellen Anwendung der Neck dissection die am häufigsten ausgeführte Behandlung. Da sich dieses Vorgehen, selbst wenn es von einer anschließenden Bestrahlung unterstützt wurde, als nur ausnahmsweise wirkungsvoll erwiesen hat, wird die Einzelexstirpation von Halslymphknotenmetastasen als Primärbehandlung heute durchweg als völlig unzureichend abgelehnt.

Wenn es allerdings gilt, Metastasen zu behandeln, die erst nach einer Neck dissection manifest geworden sind, kommt man nicht umhin, als sekundäre Maßnahme auch ab und zu einzelne „Metastasenrezidive" zu exstirpieren. Diese Eingriffe können das Schicksal des Patienten nur in seltenen Ausnahmen noch beeinflussen, haben aber eine oft erhebliche palliative Wirkung.

Radikale Neck dissection

Die von Crile 1906 (43, 44) angegebene Methode der radikalen chirurgischen Entfernung des lymphatischen Gewebes am Hals wurde schon 1911 von Gluck u. Soerensen (73) aufgegriffen. Diese Operation, die lange Zeit als sehr gefährlich und verstümmelnd gegolten hat, hat erst nach dem 2. Weltkrieg unter der Bezeichnung „radical neck dissection" allgemeine Verbreitung gefunden, wurde zu einem häufig durchgeführten Routineeingriff bei allen malignen Tumoren des Kopf-Hals-Gebietes und stellt die wirkungsvollste Behandlungsmethode von Halslymphknotenmetastasen dar. Bei diesem Eingriff legte man großen Wert darauf, daß man möglichst radikal operierte und vom Schlüsselbein bis zur Mandibula, vom Vorrand des M. trapezius bis zur Mittellinie des Halses das gesamte lymphatische Gewebe und das Fettgewebe einschließlich des M. sternocleidomastoideus, des M. omohyoideus und der Jugularvenen möglichst in „einem Block" entfernte. Der Eingriff wurde vielfach auch auf eine Schilddrüsenhälfte, auf den kaudalen Abschnitt der Glandula parotis und auf die Glandula submandibularis ausgedehnt. Viele Chirurgen waren der Ansicht, man solle aus Gründen der Radikalität auch nicht den N. accessorius und Plexusäste zurücklassen. Aus „onkologischen Gründen" dürfe man auch nicht die Lymphbahnen durchtrennen und damit einer Verschleppung von Tumorzellen Vorschub leisten, sondern müsse die Neck dissection stets „in Kontinuität" mit der Laryngektomie durchführen.

Konservative Neck dissection

Das Bestreben nach einer weniger eingreifenden und verstümmelnden, aber gleich wirkungsvollen, demnach adäquateren Chirurgie führte zur Entwicklung der sogenannten konservativen Neck dissection 1963 durch O. Suarez (201). Dieses Verfahren, das auch als funktionelle Neck dissection bezeichnet wurde (22), wurde in der Folge besonders von den Schülern Pietrantonis propagiert und hat sich zunächst in Mitteleuropa und nun mehr und mehr auch in den angloamerikanischen Ländern durchgesetzt. (3, 25, 48, 70, 80, 111, 171). Bei der konservativen Neck dissection werden, im Gegensatz zur radikalen Neck dissection, sämtliche Nervenäste, besonders der N. accessorius, präpariert und erhalten, es bleiben auch die V. jugularis interna und der M. sternocleidomastoideus zurück. Den Faszienschichten des Halses folgend, werden das Fettgewebe und das lymphatische Gewebe von der Klavikula bis zum horizontalen Unterkieferast und vom Vorderrand des M. trapezius bis zur Halsmitte ausgeräumt. Eine Schilddrüsenhälfte und auch die Glandula submandibularis sowie der kaudale Abschnitt der Parotis können, falls dies notwendig ist, mitreseziert werden. (Eine Mittelstellung zwischen radikaler und konservativer Neck dissection nimmt die „conservation neck dissection" ein, bei der der M. sternocleidomastoideus reseziert wird, wodurch der Eingriff technisch erleichtert wird, die V. jugularis interna oder der Nervus accessorius aber erhalten bleiben [54].) Die konservative Neck dissection ist technisch schwieriger und langwieriger als die radikale Neck dissection. Die Morbidität und Mortalität dieses Eingriffes ist hingegen ungleich geringer als die der radikalen Neck dissection und das kosmetische Ergebnis deutlich besser (171). Die Mortalitätsquote der konservativen Neck dissection wurde mit 0,6% angegeben (26).

Nicht wenige namhafte Autoren lehnen die konservative Neck dissection grundsätzlich als onkologisch unzureichend und zu wenig radikal ab (172, 198). Es dürfte aber inzwischen gesichert sein, daß man mit einer sorgfältig ausgeführten konservativen Neck dissection das lymphatische Gewebe des Halses ebenso vollständig entfernen kann wie mit einer radikalen „en-bloc"-Resektion (26, 48, 54, 80, 127).

Der Verfasser stand der konservativen Neck dissection ursprünglich skeptisch gegenüber, ist aber im Laufe der Jahre mehr und mehr zu einem Anhänger dieses sehr verläßlichen und wirkungsvollen, zugleich aber für den Patienten wesentlich schonenderen Verfahrens geworden. Er führt daher immer häufiger eine konservative Neck dissection und immer seltener die klassische radikale Neck dissection aus.

Supraomohyoid dissection

Dieses Verfahren wurde auch als „supraomohyoidale Zellulektomie" (154) oder „subdigastrische und supraomohyoidale Dissection" (210) bezeichnet. Diese limitierte Form der konservativen Neck dissection besteht darin, daß das Gebiet kaudal vom M. digastricus, medial vom M. sternocleidomastoideus und kranial vom M. omohyoideus bis zur Mittellinie sorgfältig ausgeräumt wird, wobei die Karotiden und die V. jugularis interna präpariert und erhalten werden. Es handelt sich also nicht um eine „Gefäßscheidenrevision" von mehr oder weniger großer Genauigkeit, sondern um eine sorgfältige Präparation der kranialen Abschnitte der Gefäßscheide mit Entfernung sämtlichen Fettgewebes und des lymphatischen Gewebes. Nach Ausräumung der Gefäßscheide in diesem Bereich können gegebenenfalls sofort Gefrierschnitte durch die präparierten Lymphknoten angefertigt werden und danach, je nach dem Ergebnis der histologischen Untersuchung, der Eingriff weiter ausgedehnt werden oder nicht. Der Verfasser zieht es vor, das Exstirpationspräparat in Paraffinschnitten aufzuarbeiten und, falls sich Metastasen zeigen sollten, einige Tage später den zweiten erweiterten Eingriff anzuschließen. Die Stellung der Supraomohyoid dissection im System der Maßnahmen zur Metastasenbehandlung kann noch nicht als gesichert gelten (11, 194).

Indikationen zur Neck dissection

Mehrere Autoren haben Bedenken geäußert, daß durch eine Neck dissection die lokale Abwehr gegen den Tumor geschwächt werde und man damit vielleicht die weitere Ausbreitung der Geschwulst propagiere (17, 161). Diese Vermutungen konnten bisher allerdings nicht bewiesen werden und sind sogar als nicht wahrscheinlich zu betrachten (104, 165, 204). Andere Autoren sind der Meinung, daß eine Bestrahlung des Halses mit Dosen von 50 bis 70 Gy bei nicht tastbaren Lymphknotenmetastasen ebenso wirkungsvoll ist wie eine Neck dissection (30, 94, 118, 184). Eine Bestrahlung sei daher einem operativen Eingriff vorzuziehen. Es habe sich auch gezeigt, daß man nach einer vorangehenden Bestrahlung eines Halses mit nicht tastbaren Metastasen in einem späteren Neck-dissection-Präparat nur sehr selten Metastasen fände (77, 176).

Als *Kontraindikationen* gegen eine Neck dissection gelten ein sehr schlechter Allgemeinzustand des Patienten und Fernmetastasen.

Indikationen zur Neck dissection stellen sichtbare, tastbare oder mittels Sonographie oder Computertomographie nachweisbare Halslymphknotenmetastasen jeder Größe dar. Auch wenn die Erfolgsaussichten mit der Zahl der Metastasen und der Größe der Metastasen kontinuierlich absinken, können sogar noch bei einzelnen fixierten Metastasen bis zu 15% Heilungen erzielt werden (197). Auch bei durch die Haut exulzerierten Metastasen kann gelegentlich noch eine Neck dissection ausgeführt werden. Neck dissections bei so weit fortgeschrittenen Fällen haben auch einen gewissen palliativen Wert, indem sie Schmerzen vermindern, Kranken vorübergehend etwas Hoffnung geben, vielleicht zu einer bescheidenen Lebensverlängerung beitragen (162).

Wesentlich schwieriger ist die Frage zu beantworten, ob man bei nicht tastbaren, aber doch vermuteten Halslymphknotenmetastasen eine „elektive", „prophylaktische", „prinzipielle", „präventive", „systematische" Neck dissection durchführen soll. Treffender wäre es, in diesen Fällen von einer „vorsorglichen Neck dissection" zu sprechen („precautionary neck dissection"), denn man will vorsorglich Lymphknoten entfernen, die vielleicht schon besiedelt sind. Wie bei Karzinomen vieler anderer Organe, z. B. den Mammakarzinomen, wurde generell gefordert, daß man auch bei den Kehlkopf- und Hypopharynxkrebsen regelmäßig die regionären Lymphknoten vorsorglich mitzuentfernen habe. Würden bei diesem ersten Eingriff kleine okkulte Metastasen erfaßt, so seien die Heilungsaussichten wesentlich besser als wenn man abwarte, bis die Metastasen größer und klinisch manifest würden (10, 100, 104, 109, 128, 157, 176, 183). Wenn an einer Halsseite bereits Metastasen bestünden, so sei besonders bei supraglottischen Krebsen auch eine vorsorgliche Neck dissection der kontralateralen Seite indiziert (101, 144).

Die Indikation zur vorsorglichen Neck dissection macht der Verfasser weitgehend abhängig von der Größe des Primärtumors, vom Sitz des Tumors und auch seinem Differenzierungsgrad.

Bei Stimmlippenkarzinomen der Kategorie T 1 sind regionäre Metastasen so selten, daß eine Neck dissection nicht gerechtfertigt wäre. Nach Auffassung des Verfassers ist aber bei allen Stimmlippenkarzinomen mit verminderter oder aufgehobener Beweglichkeit der Stimmlippen eine vorsorgliche Neck dissection bereits indiziert. In Grenzfällen kann auch eine Supraomohyoid dissection ausgeführt werden.

Eine vorsorgliche Neck dissection führt der Verfasser auch bei *allen* supraglottischen Karzinomen, auch bei Karzinomen der Kategorie T 1, aus, die schon in 20% der Fälle Metastasen gesetzt haben, sowie bei sämtlichen Karzinomen des Hypopharynx.

Bei supraglottischen Karzinomen im Mittellinienbereich ist eine *bilaterale* vorsorgliche Neck dissection auszuführen.

Eine vorsorgliche Neck dissection der Gegenseite ist auch angezeigt, wenn auf einer Halsseite bereits größere, manifeste Metastasen bestehen und damit zu rechnen ist, daß es durch eine Blockade des Lymphweges einer Halsseite zu Umleitungen des Lymphstromes gekommen ist, und kontralateral oft irregulär verstreute Metastasen zu befürchten sind.

Zur technischen Durchführung der Neck dissection ist anzumerken, daß der Verfasser der Meinung ist, daß eine vorsorgliche Neck dissection stets die wenig verstümmelnde und wenig belastende, die Funktionen des Halses erhaltende konservative Neck dissection sein muß. Die klassische radikale Neck dissection führt der Verfasser nur noch dann aus, wenn Metastasen an den großen Halsgefäßen adhärent sind oder in diese eingebrochen sind oder aber wenn Metastasen in die umgebenden Weichteile, besonders in den M. sternocleidomastoideus vorgedrungen sind. Kleinere mobile Metastasen können mit ebensolcher Sicherheit im Rahmen einer konservativen Neck dissection entfernt werden.

Man muß damit rechnen, daß nach vorsorglicher Neck dissection bei nicht tastbaren Halslymphknotenmetastasen in etwa 50 bis 70% der Fälle keine Metastasen im Operationspräparat zu finden sind (176, 189). Auch bei kurativer Neck dissection erweisen sich bis zu 20% der tastbaren, vergrößerten Lymphknoten als nur entzündlich reaktiv vergrößert („falsch positiv"). Etwa 6 bis 7 von 10 Patienten werden also zwar vorsorglich, aber unnötig operiert (oder wenn man vorsorglich bestrahlt, unnötig bestrahlt), damit 3 bis 4 von 10 Patienten von diesem Eingriff profitieren. Wendet man die konservative Neck dissection an, so sind das Ausmaß der Verstümmelung und der Grad der postoperativen Morbidität zwar erheblich verringert, es bleibt aber die Tatsache bestehen, daß die Patienten einem unnötig ausgedehnten Eingriff unterzogen werden. Eine klassische radikale Neck dissection als vorsorglicher Eingriff ist nach der Meinung des Verfassers heute nicht mehr vertretbar. Der einzige Vorteil, den unnötig operierte Patienten haben, ist das Wissen, eine wesentlich bessere Prognose zu haben und daß jedes Motiv für eine Nachbestrahlung wegfällt. Das Dilemma der unnötigen Operationen bleibt bestehen, solange wir keine Methode kennen, um präoperativ Mikrometastasen sicher nachzuweisen oder auszuschließen. Die Zahl unnötig operierter Patienten kann man nur ein wenig verringern, wenn die Indikation zur vorsorglichen Neck dissection noch mehr verfeinert wird. Dazu bedarf es möglichst vieler statistischer Daten, z. B. über die Korrelation von Tumorgröße zur Metastasierungsquote und der histologischen Differenzierung des Tumors zur Metastasierungsquote. Vielleicht können eines Tages auch immunologische Daten mitverwertet werden sowie prospektive randomisierte Studien durchgeführt werden, die den Wert dieser Operationen exakt beweisen oder widerlegen könnten (24, 141, 161, 165, 191).

Viele Autoren, zu denen sich auch der Verfasser (noch) zählt, hoffen, das Ergebnis einer Neck dissection zu verbessern bzw. zu sichern, indem sie im Anschluß an die Operation eine adjuvante Bestrahlung ausführen lassen. Eine Nachbestrahlung hat natürlich nur dann Sinn, wenn bei der histologischen Untersuchung des Neck-dissection-Präparates Metastasen tatsächlich nachgewiesen worden sind. Die Nachbestrahlung hat im Gegensatz zur Vorbestrahlung auch den Vorteil, daß sich die Zahl der Komplikationen nicht erhöht. Die Nachbestrahlung sollte auch unmittelbar im Anschluß an die Neck dissection erfolgen, da sie nur dann zu einer wesentlichen Verbesserung der Ergebnisse führen soll (211). Studien von DeSanto u. Mitarb. (52, 53) zeigen allerdings, daß es keineswegs sicher ist, daß die Nachbestrahlung zu einer statistisch signifikanten Verbesserung der Endresultate führt. Auch in dieser Frage sind dringend randomisierte und prospektive Studien notwendig, um herauszufinden, ob die immerhin einschneidende zweite Krebsbehandlung, die man dem Patienten mit einer Nachbestrahlung zumutet, gerechtfertigt ist oder die Nachbestrahlung nicht mehr aus dem Motiv heraus erfolgt, daß man eben „alles getan haben will", um das Leben des Patienten zu retten (3).

Technik der Neck dissection
(Abb. 114)

Eine Neck dissection wird in der Mehrzahl aller Fälle in Kombination mit einer Laryngektomie oder einer größeren Teilresektion ausgeführt. Um das Operationsgebiet übersichtlich zur Darstellung zu bringen, wird man den Schürzenlappenschnitt asymmetrisch etwas weiter nach lateral ausholen lassen und etwas weiter hochziehen. Die vertikale Hautinzision beginnt an der Spitze des Warzenfortsatzes und zieht senkrecht nach kaudal etwa bis zur Mitte der Klavikula. Etwa 2 cm oberhalb der Klavikula fährt der Schnitt im Bogen zum Jugulum bzw. zum Tracheostoma. Diese Schnittführung nach DIETZEL (56) ist auch angezeigt, wenn die Neck dissection später, unabhängig von einem Eingriff am Kehlkopf, vorgenommen wird.

Erfolgt die Neck dissection im Zusammenhang mit einer ausgedehnten Pharyngolaryngektomie, haben sich auch die beiden horizontalen Inzisionen submandibulär und supraklavikulär nach McFEE (114) bewährt. Der dadurch gebildete Brückenlappen über der Halsmitte deckt den Bereich zwar später gut ab, was bei Anwendung von Brusthautlappen zur Rekonstruktion des Pharynx von großer Bedeutung ist, erschwert aber gleichzeitig den Zugang zum Neck-dissection-Gebiet.

Hat eine Vorbestrahlung stattgefunden, so ist die Hautschnittführung besonders sorgfältig zu wählen. Man achte darauf, daß der Hautlappen nach der Neck dissection die Karotisachse vollständig abdeckt, da besonders nach einer Vorbestrahlung immer die Gefahr von Lappennekrosen besteht. Nach den Untersuchungen von KAMBIČ wird die Haut des Halses durch senkrecht von kranial und kaudal einstrahlende Gefäße vaskularisiert. Um möglichst wenige dieser Gefäße zu durchschneiden, empfiehlt KAMBIČ eine H-förmige oder halb H-förmige Inzision (97).

Besonders nach einer Vorbestrahlung ist sehr darauf zu achten, daß der Hautschnitt keine spitzen Winkel aufweist, von denen Lappen- und Randnekrosen häufig ihren Ausgang nehmen.

Eine Schädigung des N. accessorius ist die häufigste Komplikation jeder Form der Neck dissection. Da trotz größter Vorsicht Akzessoriuslähmungen auftreten können, sind sie bei dem Aufklärungsgespräch vor einer Neck dissection stets zu erwähnen. Besonders bei dünnen, fettarmen Hälsen kann es vorkommen, daß der N. accessorius zwischen seinem Austritt aus dem Sternokleidomastoideus und seinem Wiedereintritt in den M. trapezius so oberflächlich liegt, daß er schon bei einem „schwungvollen" Hautschnitt unabsichtlich durchtrennt wird.

Sollte der Nerv durchtrennt worden sein, so sollte man darauf achten, daß die Nervenstümpfe sorgfältig präpariert und erhalten werden und nach Abschluß der Neck dissection wieder anastomosiert werden. Sekundäre Rekonstruktionen des N. accessorius, etwa mittels Nerventransplantaten vom N. auricularis magnus oder N. suralis (6, 83, 120) führen wohl kaum zu so guten Ergebnissen wie eine primäre Nervennaht. Es ist allerdings darauf hinzuweisen, daß der N. accessorius auch bei einer sehr schonenden Präparation vorübergehend oder dauernd geschädigt werden kann (34, 25). WEITZ ist der Meinung, man könne den aus dem M. sternocleidomastoideus austretenden Hauptstamm des N. accessorius durchtrennen, da die auf der Fascia cervicalis profunda liegenden spinalen Äste aus CII, CIII und CIV vor dem Eintritt in den M. trapezius zum Akzessorius hinzutreten und für die Innervation sorgen würden (213). Bei den zahlreichen anatomischen Varianten des Verlaufes des N. accessorius würde der Verfasser sich allerdings nicht auf die Funktion der spinalen Nervenäste verlassen und den Hauptstamm des Akzessorius vorsätzlich durchtrennen. Da bei Larynxkarzinomen nur sehr selten eine Metastasierung in das hintere Halsdreieck stattfindet, kann – im Gegensatz zu früher vorherrschenden Meinungen – auch bei einer radikalen Neck dissection der N. accessorius meist erhalten bleiben, ohne daß man Gefahr läuft, den Hals nicht gründlich genug ausräumen zu können (102). Der Verfasser zieht es daher vor, nach Abheben des Hautlappens als ersten Akt der Neck dissection stets den N. accessorius freizupräparieren. Man erreicht den Nerv am sichersten, wenn man dem vorderen Rand des M. trapezius von kaudal nach kranial folgt und am hinteren Rand des M. sternocleidomastoideus den Erbschen Punkt aufsucht. Etwa 2 bis 2,5 cm kranial des Erbschen Punktes findet sich in der Regel der Austritt des N. accessorius aus dem M. sternocleidomastoideus (vgl. Abb. 114b und 114c, sowie 16, 29, 31, 87, 192, 213).

Anschließend wird das Fettgewebe aus der Supraklavikulargrube der Fascia colli profunda folgend von lateral nach medial und von kaudal nach kranial ausgeräumt, wobei sämtliche Plexusäste sorgfältig zu erhalten sind. Führt man eine radikale Neck dissection aus, werden erst danach der M. omohyoideus und die kaudalen und kranialen Ansätze des M. sternocleidomastoideus abgetrennt. Der Hauptstamm des N. accessorius wird aus der Muskulatur des Sternokleidomastoideus freipräpariert, indem der laterale Abschnitt der

236 Plattenepithelkarzinome

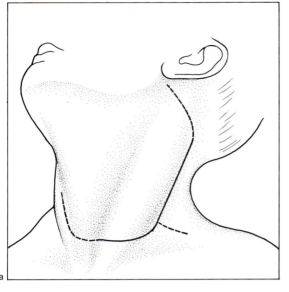
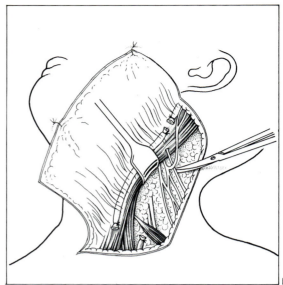
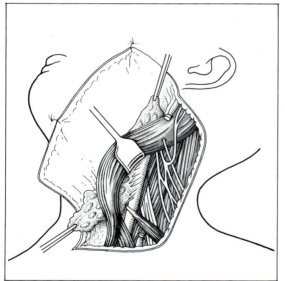
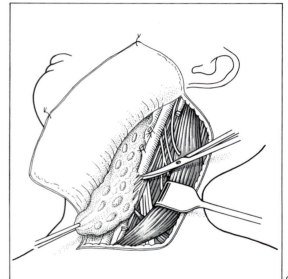
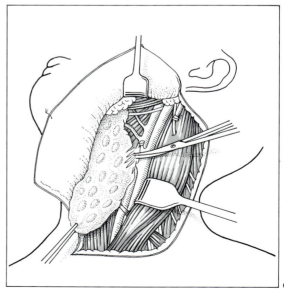

Abb. 114

Muskelmasse über dem Nerv durchtrennt wird. Auf diese Weise gelangt man an die V. jugularis interna, die nach der Durchtrennung des M. digastricus weiter kranial dargestellt und hier doppelt ligiert wird. Anschließend wird die V. jugularis interna kaudal vom N. vagus und der A. carotis communis abgelöst, doppelt unterbunden und abgetrennt. Die Jugularisstümpfe werden mit Nähten gesichert. Bei der weiteren Präparation von kaudal nach kranial entlang der Karotisachse ist auf den N. phrenicus zu achten und auch auf die besonders an der linken Halsseite oft vielfach verzweigten Mündungsäste des Ductus thoracicus. Gerade letztere sind häufig schwer im Fettgewebe zu erkennen und zu separieren. Das Präparat wird nun von unten nach oben und von hinten nach vorne abgelöst.

Liegt ein Hypopharynxkarzinom vor oder ein subglottisch wachsendes Stimmlippenkarzinom, das sich mehr als 2 cm nach kaudal ausdehnt, oder aber finden sich bereits Metastasen in der Gefäßscheide, zieht es der Verfasser vor, die halbe Schilddrüse mitzuresezieren, um auch die paratrachealen Lymphknoten der Rekurrenskette ausräumen zu können. In der Schilddrüse findet man zwar nur selten Metastasen (68), doch bilden die Lymphbahnen der Schilddrüse wichtige Verbindungen zu den paratrachealen Lymphknoten und öffnen den Weg zum „Rezidiv am Tracheostoma". Die Submandibularloge enthält nur selten Metastasen von Kehlkopfkrebsen (62). Es empfiehlt sich aber trotzdem, diese Region bei allen supraglottischen, marginalen und hypopharyngealen Karzinomen auszuräumen. Ein Befall der Lymphknoten an der Außenseite der Glandula submandibularis ist nicht selten, wenn der Lymphabfluß einer Halsseite infolge Metastasen bereits blockiert ist und sich Umleitungen anbahnen.

Sind Metastasen an der Wand der A. carotis, am Karotisbulbus oder (am häufigsten) in der Karotisgabel fixiert, so gelingt es meist, sie zusammen mit der Adventitia der Arterie abzulösen. Nach der Meinung des Verfassers sollte man angesichts der äußerst schlechten Prognose bei fixierten Metastasen bei der Präparation an der Karotiswand jedes Risiko einer Ruptur meiden. In 85 bis 90% aller dieser Fälle kommt es später ohnehin zu einer Obliteration oder Ruptur der Karotis (197). Auch die bloße Manipulation an der Karotis kann in Einzelfällen zu Mikroembolien, intravaskulären Thromben und vorübergehenden Durchblutungsstörungen führen (190). Besonders gilt dies bei stark arteriosklerotisch vorgeschädigten Gefäßen. Der Ersatz der A. carotis mittels Transplantaten und Gefäßprothesen spielt in der Chirurgie der Metastasen von Larynx- und Hypopharynxkarzinomen bisher nur eine untergeordnete Rolle. Es fehlt zwar nicht an Versuchen, die A. carotis communis und interna mittels autogener Transplantate von der V. saphena magna oder mit gewebten Gefäßprothesen zu ersetzen (39, 42, 64, 82, 106, 147, 152). Nur in wenigen Fällen heilen die Transplantate oder Prothesen ein und funktionieren. Viele Transplantate werden in dem oft infizierten und vorbestrahlten Gebiet wieder abgestoßen und nur wenige Patienten überleben, da sie meist bald an den Folgen von Lokalrezidiven oder Fernmetastasen versterben. Mittels eines Venentransplantates die Karotis zu ersetzen dürfte demnach nur in nicht bestrahlten Arealen und nicht infizierten Wunden indiziert sein. Da nach Ablösung einer Metastase von der A. carotis die Wand nach Entfernung der Tunica adventitia geschwächt ist und der Tumor vielleicht bereits weiter in die Karotiswand eingedrungen ist (89, 99), besteht besonders dann, wenn der Hals vorher bestrahlt worden ist, die

◀ **Abb. 114** Neck dissection.
a) Die vom Verfasser bevorzugte Schnittführung. Der Schnitt wird, wenn die Neck dissection zusammen mit einer Laryngektomie ausgeführt wird, den gestrichelten Linien folgend verlängert.
b) Nach Präparation des Hautlappens und Absetzen der V. jugularis externa wird immer zunächst der N. accessorius aufgesucht. Der N. accessorius findet sich etwa 1 cm kranial vom Erbschen Punkt, aus der Rückseite des M. sternocleidomastoideus austretend. Sämtliche Anastomosen zum N. accessorius werden sorgfältig präpariert und dargestellt. Ebenso werden alle Äste des Plexus brachialis, der N. phrenicus und der N. vagus freipräpariert und erhalten.
Der M. omohyoideus wird, wenn die Operation zusammen mit einer Laryngektomie ausgeführt wird, reseziert.
c) Zunächst von hinten her vorgehend, werden der M. sternocleidomastoideus nach vorne und oben gezogen und die Rückwand der V. jugularis interna, die A. carotis communis und der N. vagus dargestellt. In diesem Stadium kann der M. sternocleidomastoideus dicht oberhalb der Klavikula durchtrennt und hochgeklappt werden und ggf. später wieder mit seinem Stumpf vernäht werden.
d) u. e) Nun wird das Paket unter dem M. sternocleidomastoideus durchgezogen und die Präparation der großen Halsgefäße komplettiert sowie die Submandibularregion ausgeräumt.

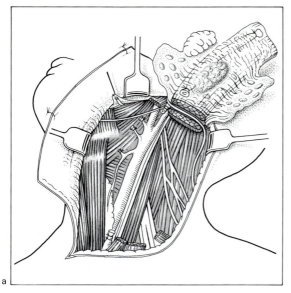
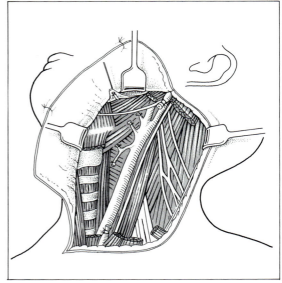
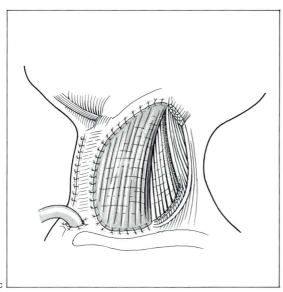
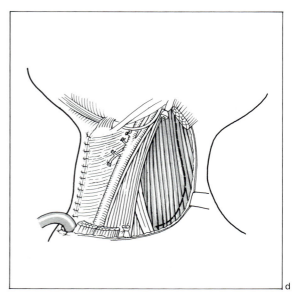

Abb. 115 Radikale Neck dissection.
a) Auch die radikale Neck dissection beginnt in der Regel mit einer Präparation des N. accessorius und der Plexus cervicalis und brachialis. Der M. sternocleidomastoideus und die V. jugularis interna werden kaudal abgesetzt. Der N. accessorius wird nach partieller Spaltung des M. sternocleidomastoideus weiter freigelegt.
b) Zustand nach Abschluß der radikalen Neck dissection.
c) Protektion der A. carotis mittels des nach vorne geschlagenen M. levator scapulae. Umschneidung des Muskels.
d) Der Muskel wird nach vorne geschlagen und an der prävertebralen Faszie (nach Laryngektomie) fixiert.

große Gefahr, daß die Arterie später exponiert wird und rupturiert.

Der Verfasser führt daher in allen Fällen eine Karotisprotektion durch, in denen die Adventitia der Karotis beim Abschälen einer Metastase geschädigt, der Patient mit mehr als 30 Gy bestrahlt worden ist oder eine verzögerte Wundheilung infolge Alkoholismus, Diabetes, Hypoproteinämie usw. zu befürchten ist.

Am besten bewährt hat sich der Levator-scapulae-Muskellappen, den man noch mit einem Teil des M. trapezius vergrößern kann (Abb. 115d). Diese Muskeln werden an ihren kaudalen Ansätzen abgetrennt und nach medial über die Karotisachse geschlagen und fixiert. Zur Fixation ist es zweckmäßig, ein Stück der Fascia praevertebralis (37) zu nehmen, die allein etwas zu dünn und zu schmal ist, um die Karotis gut abzudecken. Verschiedentlich wurden auch gestielte Dermalappen aus der Halshaut, Stücke der Fascia lata, die um die Karotiden gewickelt wurden, Dermalappen vom Oberschenkel und ähnliche freie Transplantate empfohlen (102). Keine der aufgezählten protektiven Maßnahmen bietet allerdings einen absolut verläßlichen Schutz vor Karotisrupturen. Gerade im Randgebiet der nicht von Lappen bedeckten Regionen der Karotis können Nekrosen der Gefäßwand entstehen (50, 187). Da im Krankengut des Verfassers relativ selten eine Neck dissection an einem vorbestrahlten Hals durchgeführt werden muß, sind seine praktischen Erfahrungen begrenzt. Er zieht es heute vor, in solchen Fällen einen gestielten Pectoralis-major-Lappen, ggf. mit einer Hautinsel, nach oben zu schlagen, mit dessen großer, relativ wohl durchbluteten Gewebsmasse die Blutgefäße gut geschützt werden. Darüber hinaus wird die eingesunkene Halsseite etwas aufgefüllt und die Verstümmelung infolge der radikalen Neck dissection weniger auffällig. Treten Lokalrezidive verdeckt unter diesen großen Lappen auf, so werden sie natürlich erst spät bemerkt, doch kann man in dieser Situation dem Patienten ohnehin kaum noch helfen.

Bei der konservativen Neck dissection ist ein sehr systematisches Vorgehen angezeigt, damit eine saubere und vollständige Ausräumung der Halsweichteile gewährleistet ist (31). Nach Abheben des Haut-Platysma-Lappens wird die Fascia colli superficialis sorgfältig dargestellt und in ihrer Länge, dem Verlaufe des M. sternocleidomastoideus folgend, durchtrennt. Der Verfasser zieht es vor, auch in diesen Fällen zunächst den N. accessorius darzustellen und dann im Block, meist stumpf präparierend, von kaudal nach kranial vorgehend das Fettgewebe und lymphatische Gewebe zunächst der lateralen Halsabschnitte auszulösen, wobei sämtliche Plexusäste sorgfältig freigelegt werden. Nachdem der M. sternocleidomastoideus ausgelöst und nach lateral hinten zur Seite gehalten wird, wird die V. jugularis interna allseits unter sorgfältiger Beachtung des N. phrenicus und des N. vagus sowie des Ductus thoracicus skelettiert, das Präparat dann entlang der A. carotis nach oben und median präpariert und der obere Venenwinkel bis zur Glandula submandibularis nach Darstellung des N. hypoglossus ausgeräumt. Gegebenenfalls können auch bei diesem Vorgehen eine Schilddrüsenhälfte und die Glandula submandibularis exstirpiert werden. Die relativ häufigste Komplikation ist ein Einriß in der Wand der V. jugularis oder eine sich lösende Ligatur an einem der in die Jugularis einmündenden Venenäste. Es ist daher ratsam, mit feiner Seide alle eventuellen Defekte sorgfältig zu übernähen.

Den Ablauf der Neck dissection stellen die Abb. 114 bis 115 dar. Darüber hinaus gibt es zahlreiche Darstellungen mit teilweisen geringen Variationen der Technik (23, 31, 40, 51, 198).

Ergebnisse der Neck dissection

Die Ergebnisse der Neck dissection hängen vom Stadium des Tumors, von der Auswahl der Fälle und wahrscheinlich auch von der Sorgfalt der Operation ab. Multiple Metastasen, viele kleine Metastasen, Metastasen mit Kapseldurchbruch, Metastasen von mehr als 5 cm Durchmesser und Metastasen weit kaudal am Hals bedeuten eine wesentliche Verschlechterung der Prognose (95, 121, 162, 188, 189, 211). Auch die Prognose einer sekundären Neck dissection in einem meist vernarbten und bestrahlten Gebiet gilt allgemein als schlechter. Die Zahl der Lokalrezidive von Metastasen soll bei solchen Fällen 45% betragen haben (126). Nach Snow u. Mitarb. wiesen 22% der Lymphknotenmetastasen von weniger als 1 cm Durchmesser, 52% der Lymphknotenmetastasen mit 2 bis 3 cm Durchmesser und 74% der Lymphknotenmetastasen mit mehr als 3 cm Durchmesser bereits Kapseldurchbrüche auf (188). Nach Snyderman u. Mitarb. wurden bei Metastasen ohne Kapselsprengung in 71% und mit Kapselsprengung in nur 45% mittels Neck dissection eine 3-Jahre-Rezidivfreiheit erzielt (189). Eine geplante Vorbestrahlung soll die Ergebnisse der radikalen Neck dissection nach Meinung einiger Autoren verbessern können (76, 86, 200), während andere im Neck-dissection-Präparat dann in 50% der Fälle immer noch Metastasen fanden (76) und sogenannte Metastasenrezidive nach Neck dissection gleich häufig auftraten, unabhängig davon, ob der Patient nun vorbestrahlt war oder nicht (123, 149). Nach anderer Meinung soll eine Vorbestrahlung ebenso wirkungsvoll sein wie eine Nachbestrahlung und die Zahl der Metastasenrezidive vermindern (12, 110). Doch zeigen neuere kontrollierte Studien, daß die Vorbestrahlung keine sichere Verbesserung der Ergebnisse bringt. Nach einer kurativen Neck dissection traten bei N-1-Fällen in 14%, bei N-2-Fällen in 26% und bei N-3-Fällen in 34% Lokalrezidive der Metastasen auf. Wurde die Neck dissection hingegen mit einer Bestrahlung kombiniert, so sank die Zahl der Lokalrezidive auf 2% bis 25% (75, 94, 211). In der Serie der Mayo-Klinik wurden nach Neck dissection in den Jahren 1970 bis 1980 Metastasenrezidive bei N-0-Fällen in 7%, N-1-Fällen in

20% und N-2-Fällen in 30% der Fälle beobachtet (52, Einteilung nach dem AJC-Staging-System).

Die bilaterale Neck dissection ist die einzige Methode, mit der es gelingt, noch eine nennenswerte Zahl von Patienten mit bilateralen Metastasen am Leben zu erhalten. Der Eingriff kann auch nach Bestrahlung ausgeführt werden, ist dann allerdings mit einer noch höheren Komplikationsrate belastet. Es wurde über 25, 33 bis sogar 50% 5-Jahresüberlebensraten bei Patienten mit bilateralen Halslymphknotenmetastasen berichtet (135, 145, 167). Andere Autoren erzielten wesentlich seltener, in 5 bis 16% der Fälle 5-Jahresheilungen (8, 107).

Die Neck dissection, sei es in ihrer konservativen oder radikalen Form, ist somit ohne Zweifel die wirkungsvollste Maßnahme, um einem Patienten mit Halslymphknotenmetastasen von Larynx- oder Hypopharynxkarzinomen noch das Leben zu retten.

Folgen und Komplikationen der Neck dissection

Lymphographische Studien nach Neck dissection zeigen, daß die tiefen Halslymphbahnen im Operationsgebiet *nicht rekanalisiert werden*. Es entwickeln sich allerdings bald Umleitungen und Querverbindungen (159, 175). Bei unilateraler Neck dissection sind Lymphödeme im Gesicht- und Kopfbereich daher relativ selten und verschwinden bald wieder. Bei bilateraler Neck dissection, insbesondere nach radikaler Neck dissection, kommt zur venösen Rückstauung auch eine erhebliche Lymphstauung, die sich über Monate und Jahre hin erhält und oftmals nicht mehr vollständig zurückgeht, sondern in Form wammenartiger Ödeme in der Submandibularregion bestehen bleibt.

Die Folgen der Unterbindung einer V. jugularis interna sind meist gering. Verschiedene Untersucher fanden keine nennenswerte oder nur rasch abklingende intrakranielle Venendrucksteigerungen (59, 69, 163, 209). In sehr seltenen Fällen, vermutlich bei starker Asymmetrie des Lumens der Jugularvenen, wurden anhaltende Schädelinnendrucksteigerungen beobachtet, die sogar zu Entlastungstrepanationen zwangen. Häufig sieht man noch Jahre nach einer Neck dissection, wie sich neue Venenverbindungen von den subkutanen Venen des Halses bis zu jenen des Thorax und sogar des Oberbauches entwickeln.

Bei gleichzeitiger Unterbindung beider Jugularvenen staut sich das venöse Blut über die Diploevenen in den Emissarien und Venenplexus an der Schädelbasis, den Augen- und Gesichtsvenen und sammelt sich letztendlich vollständig in den vertebralen Venenplexus (21, 72). Diese haben zwar einen vermutlich größeren Querschnitt als die Jugularvenen (15), müssen sich aber erst dem vermehrten Zufluß anpassen. Die maximale Erweiterung der Vertebralvenen soll schon nach 10 Tagen eingetreten sein (18). Nach der Unterbindung der Jugularvenen steigt sofort der Schädelinnendruck und der Liquordruck. Die Drucksteigerung hält allerdings oft nur 24 bis 36 Stunden an (132, 202). In vielen anderen Fällen treten aber erhebliche Komplikationen auf (160). Eine Zyanose und ein Ödem, besonders des Gesichtes, mit dick geschwollenen Lippen, hervortretender Zunge, zugeschwollenen Lidern, ein Ödem der Retina, ein anhaltend abgeflachtes EEG, Kopfschmerzen und ein oft tagelang bestehender semikomatöser Zustand sind häufig auftretende Erscheinungen nach simultaner, bilateraler Neck dissection. Selten sind nach bilateraler Neck dissection ein Tinnitus (207) oder bilaterale Hochtonschwerhörigkeiten (49, 134, 215) oder eine sofortige Erblindung beiderseits (125, 168, 208). In etwa 10% aller Fälle wurden enzephalitisähnliche Hirnveränderungen und postoperative Todesfälle infolge Schädelinnendrucksteigerung und Hirnvenenstauung bei simultaner, bilateraler Operation verzeichnet (13, 58, 160). Alle diese häufigen und schwerwiegenden Komplikationen nach bilateraler simultaner Neck dissection lassen es angezeigt erscheinen, wenn irgendwie möglich, bilateral konservativ mit Erhaltung der V. jugularis interna zu operieren oder aber wenigstens auf einer Seite eine durchgängige Jugularvene zu erhalten bzw. mit Hilfe eines Saphenatransplantates zu ersetzen (14, 27). Eine andere Alternative ist, daß man die Neck dissection bilateral in Abständen von etwa 6 bis 8 Wochen ausführt. Meist sind dann die Folgen wesentlich geringfügiger, da sich schon ein gewisser Abfluß über die Vertebralvenen entwickelt hat. Aber auch bei diesem zweistufigen Verfahren können alle geschilderten Komplikationen auftreten (8, 65, 160).

Die Folgen einer Schädigung des XI. Hirnnerven sind eine Lähmung und Atrophie der unteren drei Viertel des M. trapezius und M. scalenus. Die Schulter hängt nach innen und vorn. Das Schulterblatt ist nach außen rotiert, die Klavikula steht waagerecht. Das ganze Gewicht des Armes zieht nach vorne und der Arm kann nicht mehr über die Horizontale abduziert werden. Die Lähmung macht sich besonders beim Ankleiden, Kämmen, Stoßen, Ziehen, Steuern eines Automobils usw. bemerkbar. Eine beiderseitige Akzessoriusdurchtrennung führt zu noch wesentlich schwereren Behinderungen: Schon das Anziehen eines Hemdes oder einer Jacke wird für die Patienten zum Problem. Sekundär treten oft außerordentlich schmerzhafte, osteoarthrotische Veränderungen und Versteifungen im Schultergelenk auf (29, 46, 61, 81, 142, 150, 155, 214).

Auch das Sternoklavikulargelenk zeigt häufig schmerzhafte, osteoarthrotische Veränderungen und wölbt sich als runder Knoten vor (33). Seltener sind Spontanfrakturen der Klavikula mit tumorähnlichem luxurierendem Kallus nach Neck dissection (156, 199, 205). Das Ausmaß der Parese des M. trapezius und ihre Folgen sind bei jedem Patienten unterschiedlich. Dies rührt offenbar daher, daß die zervikalen Abschnitte dieses Muskels in individuell unterschiedlichem Ausmaß auch von spinalen Nerven aus dem Gebiet CII mitversorgt werden (171).

Außerordentlich wichtig ist, daß bei Patienten mit einem Schulter-Arm-Syndrom schon sehr bald nach der Operation mit krankengymnastischen Maßnahmen begonnen wird, die meist zu einer wesentlichen Erleichterung und geringeren Ausprägung der Beschwerden beitragen. Ein sehr gut durchdachtes Rehabilitationsprogramm haben GLUCKMANN u. Mitarb. publiziert (74, 169, 173). Als orthopädische Rehabilitation kann mittels zweier Faszienschlingen, die zu den Dornfortsätzen ziehen, und einer Transposition eines Teiles des M. levator scapulae zur lateralen Spina scapulae (Skapulapexie) die Fehlstellung des Schulterblattes korrigiert werden (55, 60).

Von den Hirnnerven kann auch der N. hypoglossus bei einer Neck dissection gefährdet sein. Auch dieser Nerv kann, ohne daß er durchtrennt worden ist, z. B. nur durch Druck eines Wundhakens, offenbar einen Teil seiner Funktion verlieren. Eine einseitige oder gar bilaterale Hypoglossusparese erschwert natürlich die Artikulation der Ösophagusstimme.

Der R. mandibularis des N. facialis (N. marginalis mandibulae) ist regelmäßig gefährdet, wenn die Neck dissection die Submandibularloge miteinbezieht. Die Schädigung läßt sich aber meist vermeiden, wenn man diesen Nervenast mit dem distalen Stumpf der ligierten V. facialis nach oben zieht (28, 47, 57). Einem Ausfall dieses Nervenastes wird meist keine größere Bedeutung zugemessen, er ist aber doch für den betroffenen Patienten funktionell und kosmetisch unangenehm. Besonders wenn nach einer Neck dissection eine Lymphstauung auftritt, Zunge und Lippen anschwellen, kann die Lähmung des Mundes das unangenehme Speichelträufeln sehr begünstigen.

Eine Phrenikusparese ist wahrscheinlich nach einer Neck dissection häufiger, als sie bemerkt wird. Es sind sogar bilaterale Phrenikusparesen nach bilateraler Neck dissection beobachtet worden (67). Postoperative Atemstörungen, die bei den ohnehin oft vorgeschädigten Lungen größere Auswirkungen haben, sollten immer an eine Phrenikusparese denken lassen. Manche Phrenikusparesen werden erst zufällig bei den Routineröntgenuntersuchungen des Thorax bemerkt, andere bestehen nur temporär (131).

Verschiedene neurologische Störungen wie Ausfälle im Gebiet des N. scapularis dorsalis, des N. suprascapularis und der N. pectoralis, sogar auch sensible Ausfälle, die sich über den Rücken und die Schultern erstrecken, wurden nach Neck dissection beobachtet. Vermutlich findet man postoperativ um so häufiger neurologische Störungen, je genauer man danach sucht. Zu den intraoperativen Komplikationen zählen die relativ seltenen Luftembolien, die bei der großen Zahl großlumiger Gefäße in diesem Bereich durchaus zu erwarten sind. Kleinere Embolien werden allerdings oft nicht bemerkt und tödliche Zwischenfälle nicht als Luftembolie erkannt (90, 113). Eine flache Lagerung des Kopfes (keine Elevation) und eine Überdruckbeatmung (PEEP = positive endexspiratorische Beatmungsdrucke) vermindern das Risiko der Luftembolie während einer Neck dissection.

Zu den postoperativen Komplikationen gehören Nachblutungen, die zu Hämatomen und evtl. zu Abszessen führen. Wesentlich seltener sind Arrosionsblutungen aus der V. jugularis interna. Diese können vor allem nach einer konservativen Neck dissection auftreten und stammen entweder aus der Wand des Stammes oder von einer sich lösenden Ligatur eines Seitenastes. Die Jugularis interna kann auch thrombosieren, und die Thromben können sich nach kranial und kaudal ausdehnen (127). Eine wohl sehr seltene postoperative Komplikation ist die Entwicklung einer arteriovenösen Fistel zwischen dem Stumpf der unterbundenen V. jugularis und der A. carotis (124).

Die gefährlichste postoperative Komplikation der Neck dissection ist die Ruptur der A. carotis. Die Häufigkeit der Karotisruptur wird mit 3% bis 12,5%, im Mittel 4,5% aller Fälle nach Neck dissection angegeben (102). Die Ruptur erfolgt gewöhnlich im Bereich der Vorderwand des Bulbus oder der A. carotis interna, seltener der A. carotis communis (146, 150). Massive Blutungen können auch aus dem Stumpf einer unterbundenen A. carotis externa oder einer ihrer größeren Seitenäste erfolgen.

In etwa 80% aller Fälle erfolgen Karotisrupturen nach vorangehender Gewebsschädigung infolge einer Bestrahlung (147, 148). In der Regel liegen die Strahlendosen im Bereich der Halsweichteile bei 50 bis 70 Gy. Die Gefahr ist geringer, wenn bei einer geplanten Vorbestrahlung die Operation binnen zweier Monate folgt, sie wird immer höher, wenn der Zeitabstand zwischen Bestrahlung und Operation mehr als 6 Monate beträgt (41, 96). Die Bestrahlung führt an den großen Gefäßen zu erheblichen Veränderungen infolge einer verminderten Durchblutung der Vasa vasorum, Fragmentation der Elastika und arteriosklerose-ähnlichen Veränderungen und Nekrosen in der Gefäßwand (89, 117, 148, 186, 193, 203). Begünstigende Faktoren für das Auftreten von Karotisrupturen sind ein schlechter Ernährungszustand, Hypoproteinämien, Diabetes, Anämie, Wundinfektionen, Hautlappennekrosen und vor allem Pharynxfisteln (148). Besonders gefährdet ist eine Karotis, wenn eine Metastase von der Wand „abgeschält" worden ist und dabei die Tunica adventitia entfernt worden ist (99). In vielen dieser Fälle ist der Tumor bereits in die Karotiswand weiter vorgedrungen (89). Auch arteriosklerotische Veränderungen der Karotis begünstigen eine Ruptur.

Der Karotisruptur geht in der Mehrzahl aller Fälle eine mehr oder weniger ausgedehnte Hautlappennekrose voraus. Anteile der Karotis werden dann exponiert und trocknen an der Luft aus. Zur Zerstörung der Gefäßwände trägt weiter die bakterielle Infektion des Gebietes bei. Vor der endgültigen Ruptur konnten blasenartige Intimaherniationen durch Defekte in der Media beobachtet werden (41, 147, 148). In sehr vielen Fällen besteht auch eine Pharynxfistel, und austretender Speichel und Schleim umspülen die freiliegende Karotis. Man hat in solchen Fällen dringend dafür zu sorgen, daß die Flüssigkeit nach einer anderen Stelle abgeleitet wird. Ein Kolostomiebeutel kann hilfreich sein, um den austretenden Speichel abzufangen.

Die Karotisrupturen treten meist in der 3. bis 4. postoperativen Woche auf, wenn eine Karotisprotektion ausgeführt worden war, oft noch später. In etwa 80% der Fälle treten vor der massiven Blutung prämonitorische kleinere Blutungen auf (195). Bei diesen drohenden Zeichen sollte nach Ansicht vieler Autoren sofort eine vorsorgliche Ligatur der Karotis erfolgen, da in diesem Stadium ein Übernähen der Ruptur oder der Versuch einer prothetischen Deckung keinen Sinn mehr hat (41, 93, 122, 129, 164, 195). Die Ligatur wird ausgeführt, nachdem die Arterie breit bis auf eine einigermaßen gesund erscheinende Gefäßwand freigelegt worden ist. Der Gefäßstamm wird mit einem Band angeschlungen und langsam stranguliert. Wenn 15 Minuten lang keine motorischen Ausfälle und keine Sehstörungen auftreten, könne man die Karotis endgültig ligieren (93). Es soll kein Unterschied in den Folgen bestehen, wenn man langsam oder schnell ligiert (105). Eine massive Karotisblutung aus einer Ruptur ist, wenn sie überraschend auftritt, nur unter besonders günstigen Umständen zu beherrschen. Gelingt es, einen Operationssaal zu erreichen, so wird die Ligatur des Gefäßes, wenn immer möglich, erst dann ausgeführt, wenn der Patient nicht im Schock ist und wieder einen einigermaßen normalen Blutdruck aufweist. Ligaturen bei einem hypotonen und hypovolämischen Patienten weisen eine doppelt so hohe Rate zerebraler Komplikationen und Todesfälle auf (129, 130).

Der Prozentsatz der Patienten, die infolge einer Karotisunterbindung eine Hemiplegie erleiden oder sterben, wird außerordentlich unterschiedlich hoch angegeben. Mehrere Autoren berichten über eine Komplikations- und Mortalitätsrate bei meist elektiver Ligatur von 0%, andere von 4 bis 8%, 30 bis 50% und mehr Prozent (7, 32, 93, 105, 116, 122, 130, 164). Nach anderen Angaben sterben an den Folgen einer Notligatur bis zu 40% der Patienten und bis zu 50% erleiden eine Halbseitenlähmung (71, 88, 112, 119, 146, 174). Es wurden allerdings auch bilaterale Karotisunterbindungen durchgeführt, die ohne Lähmungen überstanden wurden.

Die Literaturangaben zeigen, daß, wenn eine Ruptur droht, man besser eine vorsorgliche Karotisunterbindung ausführt als zu warten, bis eine dramatische Notligatur nötig wird.

Nach Ligatur und Resektion der Karotis, meist mit anhängender Metastase, treten in etwa 45% der Fälle Lokalrezidive am Hals auf und in 55 bis 68% werden Fernmetastasen manifest (88, 99).

Die pauschale Operationsmortalität der Neck dissection infolge Karotisruptur und aller anderen Komplikationen wird mit 1,7 bis 7,8% aller Fälle angegeben (20, 108, 166). Bei konservativer Neck dissection liegt die Operationsmortalität unter 1% (26). Bei Laryngektomien in Verbindung mit einer Neck dissection wurde eine Operationsmortalität von 3,4 bis 15,5% verzeichnet (108, 166). Natürlich hängt die Operationsmortalität weitgehend von der Zahl der vorbestrahlten Fälle, von einem eventuell aggressiven Vorgehen des Chirurgen gegenüber fixierten Metastasen usw. ab. Bei nicht vorbestrahlten Patienten sollte nach Meinung des Verfassers die Operationsmortalität der Neck dissection auch in Verbindung mit Laryngektomie unter 1% liegen.

Verletzungen des Ductus thoracicus sind wegen des außerordentlich variablen Verlaufes dieses Lymphgefäßes bei linksseitiger Neck dissection relativ häufig (78, 153). Auch rechts kann, wenn auch seltener, der Ductus lymphaticus dexter nahe dem Stamm der V. jugularis interna verletzt werden. In der Regel wird der Chylusabfluß bereits intraoperativ erkannt und die Lymphgefäße unterbunden. Es ist allerdings in der Praxis oft recht schwierig, die feinen durchsichtigen Gefäßwände zu identifizieren und verläßlich zu ligieren. Tritt weiter Chylus aus, entsteht eine Chylusfistel oder bei mangelndem Abfluß ein „Chylom" oder ein Chylothorax. Die Häufigkeit der Chylusfisteln wird mit etwa 2 bis 3% aller Neck dissections angegeben (45, 63, 98, 140). Chylusfisteln sind am Abfluß einer milchigweißen Flüssigkeit zu erkennen. Die weißliche Farbe soll sich nach fettreichen Mahlzeiten verstärken. In einem Glas gesammelt, bildet Chylus oben eine rahmartige Schicht, darunter eine milchige, unten eine zellreiche Flüssigkeit. Die Flüssigkeit ist steril, enthält Fett und Proteine, Lymphozyten und Chylomikronen (98). (Diese Angaben sind in Hinblick auf die Differentialdiagnose zu einer Pharynxfistel von Bedeutung.) Es werden am Tag etwa 2 bis 3 Liter Chylus gebildet. Ein unkontrollierter Verlust von Chylus führt sehr rasch zu einer Hypoproteinämie, massiven Elektrolytverlusten, Gewichtsverlusten, Lymphozytenverlusten und zur Verzögerung der Wundheilung.

Besteht eine Chylusfistel, sollte der Patient nur noch mittels Infusion von Elektrolyten, Eiweißpräparaten und ohne Fettstoffe ernährt werden. Besonders sollten langkettige Triglyceride weggelassen werden (4, 206). In der Regel gelingt es allerdings binnen weniger Tage, mittels Druckverbänden den Chylusabfluß zu stoppen. Falls der Abfluß nicht zu stoppen ist oder es zu einer Retention von Chylus in Form eines Chyloms kommt, ist eine Freilegung und Unterbindung des Ductus thoracicus erforderlich. In der Praxis ist es schwierig, den Ductus zu finden und verläßlich zu schließen. Bei einem Chylothorax (36, 38, 185) muß zusätzlich der Chylus im Thorax abpunktiert werden. Wichtig ist es vor allem, an einen Chylothorax als Ursache eines ein- oder doppelseitigen Pleuraergusses nach einer Laryngektomie und Neck dissection zu denken.

Hautnekrosen nach Neck dissection sind vor allem nach länger zurückliegender Bestrahlung, nach sekundärer Neck dissection oder bei ungeeigneter Schnittführung häufige Komplikationen. Es ist zu bedenken, daß weniger der arterielle Zufluß als der venöse Abfluß aus den Hautlappen durch eine Neck dissection erheblich gestört wird. Kleinere Randnekrosen heilen meist unter den üblichen konservativen Maßnahmen wie Säuberung und Feuchthalten der Wunde, Trockenhalten der Umgebung, Applikation antibiotikahaltiger Salben. Ausgedehnte und tiefergreifende Defekte erfordern, besonders dann, wenn sie mit einer Pharynxfistel kombiniert sind oder die Karotis exponiert wird, chirurgische Maßnahmen.

Größere nekrotische Hautareale im Bereich der Vorderseite des Halses wurden früher mit verschiedenen Rotationslappen vom Thorax und aus der Umgebung sowie Brückenlappen verschlossen. Heute werden fast nur noch myokutane Insellappen zur Deckung dieser Defekte verwendet. Es ist dafür zu sorgen, daß sich die Patienten zur Zeit der operativen Deckung in einem möglichst guten Allgemeinzustand befinden, allgemein und lokal antibiotisch behandelt werden, der Nekrosebezirk sorgfältig gesäubert wird und erst dann der Lappen, der aus einem nichtbestrahlten Areal stammt, transponiert wird.

Unter den verschiedenen myokutanen Lappen, die im Kopf-Hals-Gebiet zur Anwendung kommen, hat sich für die Deckung größerer Nekrosen im vorderen Bereich des Halses der myokutane Brusthautlappen aus dem Bereich des M. pectoralis major am besten bewährt. Myokutane Lappen vom M. sternocleidomastoideus, vom M. longissimus dorsi und M. trapezius kommen für diese Zwecke weniger in Frage. In einzelnen Fällen ist es notwendig, die muskuläre Innenseite des Lappens mit einem zweiten Lappen zu decken, um durchgreifende Pharynxdefekte zu verschließen. Zu diesem Zweck kommen deltopektorale Lappen oder frei transplantierte Vollhautlappen in Frage.

Auf die Techniken der Gewinnung der Lappen und der Transposition dieser Insellappen sei hier nicht weiter eingegangen, da sie in der Kopf-Hals-Chirurgie inzwischen allgemein bekannt sind und breite Anwendung finden. Vermerkt sei nur, daß auch myokutane Lappen gelegentlich nekrotisch werden, wobei es sich nicht nur um Hautnekrosen, sondern auch um Nekrosen des Muskelstieles handeln kann. Besonders bei starker bakterieller Superinfektion des Gebietes sowie bei Diabetikern oder bei schlechtem Ernährungszustand des Patienten ist mit Lappennekrosen zu rechnen.

Mediastinale Dissection

Als „mediastinal dissection" wird die Ausräumung des vorderen oberen Mediastinums nach partieller oder vollständiger Entfernung des Manubrium sterni bezeichnet. Dieser Eingriff wurde 1942 erstmals von WATSON (212) ausgeführt, der eine V-förmige Exzision aus dem Sternum vornahm. Später sprachen KLEITSCH von einer „anterior mediastinal tracheostomy", MINOR von einer „transsternalen Resektion" der Trachea und WARDELL u. CANNON von einer „sternalen Tracheotomie". Wenige Laryngologen können über eine größere Zahl von mediastinalen Dissections berichten (85, 137, 180, 196). Die mediastinale Dissection wurde von manchen Autoren sogar vorsorglich bei subglottisch wachsenden Karzinomen oder Hypopharynxkarzinomen ausgeführt (9, 85). In diesen Fällen wurde der Eingriff in einem Akt mit einer Laryngektomie oder Laryngopharyngektomie mit ein- oder beidseitiger Neck dissection ausgeführt. Der erheblichen Morbidität und Mortalität sowie der geringen Erfolgsaussichten dieses Eingriffes wegen wird die vorsorgliche mediastinale Dissection wohl nur noch relativ selten ausgeführt (170).

In der Mehrzahl aller Fälle wurde dieser Eingriff bei Metastasen oder Residualtumoren am Tracheostoma als sekundärer Eingriff vorgenommen. Heute wird meist das gesamte Manubrium sterni, zusammen mit den Köpfen der beiden Klavikulae, eventuell auch mit den sternalen, knorpeligen Enden der ersten und zweiten Rippe reseziert. Man erhält dadurch einen guten Überblick auf das vordere Mediastinum, die 2–10 paratrachealen Lymphknoten bis zur Bifurkation der Trachea, die großen Gefäße bis zum Aortenbogen und die mehr lateral liegende Pleura. Die Trachea kann dicht oberhalb der Karina abgesetzt werden und wird nach außen in den Hautlappen eingenäht. Zur äußeren Deckung werden ein oder zwei myokutane Brusthautlappen in die tiefe Rinne eingeschlagen (1, 66, 137, 179, 181) oder aber ein breiter Brückenlappen an der Vorderseite der Brust hochgezogen (2, 79, 196). Technische Einzelheiten dieses heute wohl nur noch selten ausgeführten Eingriffes finden sich bei verschiedenen Autoren (19, 85, 177, 180, 196).

Die mediastinale Dissection birgt eine Reihe von Gefahren, besonders die Gefahr der intraoperativen oder postoperativen Blutung aus der A. oder V. brachiocephalica. Eine Mediastinitis und auch eine Osteomyelitis des Sternums sind weitere typische Komplikationen (137).

Da die mediastinale Dissection in der Regel mit einer totalen Thyreoidektomie und der Entfernung der Nebenschilddrüsen verbunden wird, treten neben Symptomen der Athyreose auch die Zeichen des Epithelkörperchenausfalles auf (Depression, Kopfschmerz, Zuckungen an Händen und Mundwinkeln, Bauchschmerzen, Krämpfe, Kataraktentwicklung), eventuell schon 24 bis 48 Stunden postoperativ auf (91). Eine vorangehende und nachfolgende Bestrahlung kann die letzten funktionierenden Epithelkörperchen und Schilddrüsenreste vollkommen zerstören (5). Postoperative Kontrollen der Calcium-, Magnesium- und Phosphatwerte sowie des Eiweißspiegels sind nach mediastinaler Dissection unbedingt auszuführen (84, 91, 92, 136, 151, 178).

Identifiziert man bei der Operation das eine oder andere Epithelkörperchen, so sollte man es nach histologischer Kontrolle eines Teiles – damit es nicht mit einer kleinen Metastase oder einem anthrakotischen Lymphknoten verwechselt wird – sofort subkutan in das Gewebe des Unterarmes transplantieren, wo es seine Tätigkeit wieder aufnehmen kann (115).

Wird die mediastinale Dissection vorsorglich ausgeführt, so ist die Komplikationsrate wesentlich geringer als bei Rezidiven am Tracheostoma. Auch die Prognose ist in diesen Fällen verständlicherweise besser. 14 von 22 Patienten HARRISONS überlebten mehr als 3 Jahre (85). Bei Rezidiven am Stoma überlebten bei SISSON 48% 1 Jahr, 29% 3 Jahre und 17% 5 Jahre (3 von 18 Fällen) (182). Über einige wenige oder einzelne mehr als 3 oder 5 Jahre überlebende Patienten berichteten auch mehrere andere Autoren (133, 138, 139, 143, 158, 170, 196).

Nach beschränkten eigenen Erfahrungen des Verfassers kann man bei Metastasen am Tracheostoma, solange sich diese Metastasen am Oberrand des Tracheostomas und an den oberen seitlichen Rändern des Tracheostomas bilden, mit einer limitierten mediastinalen Dissection meist eine Überlebenszeit von einem Jahr, in einzelnen Fällen auch noch eine Heilung erreichen. Finden sich die Metastasen allerdings am Unterrand des Tracheostomas und dehnen sie sich nach unten in die substernale Region aus, so sollte man von diesem Eingriff Abstand nehmen. In vielen dieser Fälle sind die großen Gefäße im Mediastinum bereits eingemauert (180). Eine sorgfältige computertomographische Abklärung der Ausdehnung der Metastasen ist präoperativ unbedingt erforderlich.

Insgesamt ist die Prognose bei Metastasen am Tracheostoma außerordentlich schlecht, doch gibt es einzelne Fälle, bei denen mit einem genügend radikalen Eingriff in Form einer sogenannten mediastinalen Dissection noch eine Heilung erzielt werden kann.

Literatur

[1] Acharya, G., M. L. Johnson: Use of pectoralis major myocutaneous flap in Grillo procedure. Ann. plast. surg. 6 (1981) 11–13
[2] Adamopulos, G., E. Ferekidis, P. Pantazopulos: Verwendung des pektoralen Brückenlappens in der Tumorchirurgie des Halsbereiches. Laryngol. Rhinol. Otol. 58 (1979) 377–379
[3] Alajmo, E., O. Fini-Storchi, L. Rucci, V. Agostine: Cancer laryngé NO: comparaison entre les résultats obtenus sur les aires ganglionnaires avec abstention, radiations ou chirurgie. Rev. Laryng. 103 (1982) 49–52
[4] Alajmo, E., C. Salimbeni, A. Locoratolo: Traitement de la lymphoragie postopératoire par blessure du canal thoracique au cours des évidements ganglionnaires du cou. Rev. Laryng. 101 (1980) 203–207
[5] Alexander, M. V., J. T. Zajtchuk, R. L. Henderson: Hypothyroidism and wound healing. Occurrence after head and neck radiation and surgery. Arch. Otolaryng. 108 (1982) 289–291
[6] Anderson, R., R. S. Flowers: Free grafts of the spinal accessory nerve during radical neck dissection. Amer. J. Surg. 118 (1969) 796–799

7 Arslan, M., G. Pesavento: La resezione totale dell' asse carotideo colpito da metastasi. Serie di 21 casi scenza complicanze postoperatorie. Minerva Chir. 24 (1969) 141–156
8 Baffi, R., M. S. Razack, K. Sako: Nonsimultaneous bilateral radical neck dissection. Head Neck Surg. 2 (1980) 272–275
9 Bailey, B. J., J. J. Pressman: Dissection of the neck and mediastinum in continuity for carcinoma of the head and neck. Trans. Amer. Laryng. Rhinol. Otol. Soc. (1964) 236–252
10 Bakamjian, V. Y.: Total reconstruction of pharynx with medially based deltopectoral skin flap. New York J. Med. 68 (1968) 2771–2778
11 Baredes, S., M. Nussbaum, M. L. Som: The role of supraomohyoid neck dissection at the time of supraglottic laryngectomy. Laryngoscope (St. Louis) 95 (1985) 151–155
12 Barkley jr., H. T., G. H. Fletcher, R. H. Jesse, R. D. Lindberg: Management of cervical lymph node metastases in squamous cell carcinoma of the tonsillar fossa, base of tongue, supraglottic larynx, and hypopharynx. Amer. J. Surg. 124 (1972) 462–467
13 Bartalena, G.: Sulle condizioni encefaliche dopo svuotamento laterocervicale bilaterale. Considerazioni su un reporto autopsico. Boll. Mal. Orecch. 82 (1964) 1–14
14 Bartheleme, G., J. Kunlin: Greffe de la veine jugulaire interne par suture suspendue après curage ganglionnaire cervical complémentaire chez un malade ayant sali la resection de la veine jugulaire interne opposée. Ann. Otolaryng. (1963) 103–104
15 Batson, O. V.: Anatomical problems concerned in the study of cerebral bloodflow. Fed. Proc. 3 (1944) 139–144
16 Becker, G. D., G. J. Parell: Technique of preserving the spinal accessory nerve during radical neck dissection. Laryngoscope (St. Louis) 89 (1979) 827–831
17 Becker, W., C. Herberhold: Klinik der Krankheiten des zervikalen Lymphsystems. In Berendes J., R. Link, F. Zöllner: Hals-Nasen-Ohren-Heilkunde, Bd. III, 2. Aufl., Thieme, Stuttgart 1978
18 Bienias, G.: Die Verträglichkeit der „Radical Neck Dissection" insbesondere bei doppelseitiger Anwendung. HNO (Berlin) 10 (1962) 106–110
19 Biller, H. F., Y. P. Krespi, W. Lawson, S. M. Baek: A onestage flap reconstruction following resection for stomal recurrence. Otolaryngol. Head Neck Surg. 88 (1980) 357–360
20 Blady, J. V., R. D. Harwick: Analysis of radical neck dissection in the treatment of cervical metastasis. Amer. J. Surg. 108 (1964) 465–469
21 Bocca, E.: Functional problems connected with bilateral neck dissection. J. Laryng. 67 (1953) 567–577
22 Bocca, E.: Évidement «fonctionel» du cou dans la thérapie de principe des métastases ganglionnaires du cancer du larynx. J. franç. Oto-rhinolaryng. 13 (1964) 721–723
23 Bocca, E.: Chirurgie der Halslymphknoten. In Naumann, H. M.: Kopf- und Halschirurgie, Bd. I. Thieme, Stuttgart 1972
24 Bocca, E., C. Calearo, T. Marullo, A. Ottaviani, I. de Vincentiis, G. Motta: Occult metastases in cancer of the larynx and their relationship to clinical and histological aspects of the primary tumor: a four-year multicentric research. Laryngoscope (St. Louis) 94 (1984) 1086–1090
25 Bocca, E., O. Pignataro: A conservation technique in radical neck dissection. Ann. Oto-Rhino-Laryng. 76 (1967) 975–988
26 Bocca, E., O. Pignataro, C. Oldini, C. Cappa: Functional neck dissection: an evaluation and reviews of 843 cases. Laryngoscope (St. Louis) 94 (1984) 942–945
27 Bouche, J., C. Freche, A. Pajot, F. Bonhomme: La greffe de jugulaire interne dans les évidements bilatéraux du cou. Ann. Oto-Laryng. (Paris) 86 (1969) 459–461
28 Bozzi, L., A. Jalongo: Considerazioni anatomiche e anatomchirurgiche sul nervo marginalis mandibulae. Ric. Morf. 30 (1964) 85–94
29 Brandenburg, J. H., C. Y. S. Lee: The eleventh nerve in radical neck surgery. Laryngoscope (St. Louis) 91 (1981) 1851–1859
30 Chachin, Y., Y. Guerrier, J. Pinel: Les adénopathies cervicales néoplasiques. Avec la collaboration de B. Pierquin, H. Laccourreye et J. Richard. Librairie Arnette, Paris 1969
31 Calearo, C. V., G. Teatini: Functional neck dissection. Anatomical grounds, surgical technique, clinical observations. Ann. Otol. (St. Louis) 92 (1983) 215–222
32 Calvet, J., J. Claux, J. Coll: Les ligatures de la carotide primitive dans les néoplasies pharyngo-laryngées. J. franç. Otorhinolaryng. 18 (1969) 115–119
33 Cantlon, G. E. C., J. L. Gluckman: Sternoclavicular joint hypertrophy following radical neck dissection. Head Neck Surg. 5 (1983) 218–221
34 Carenfelt, C., K. Eliasson: Occurrence, duration and prognosis of unexpected accessory nerve paresis in radical neck dissection. Acta oto-laryng. (Stockh.) 90 (1980) 470–473
35 Carenfelt, C., K. Eliasson: Cervical metastases following radical neck dissection that preserved the spinal accessory nerve. Head Neck Surg. 2 (1980) 181–184
36 Cavallo, C. A., R. M. Hirata, D. A. Jaques: Chylothorax complicating radical neck dissection. Amer. Surg. 41 (1975) 266–268
37 Cheek, H. B., E. N. Rise: Carotid artery protection and a new technique. Arch. Otolaryng. (Chicago) 86 (1967) 179–182
38 Coates, H. L., L. W. DeSanto, K. D. Devine, L. R. Elveback: Carcinoma of the supraglottic larynx. A review of 221 cases. Arch. Otolaryng. (Chicago) 102 (1976) 686–689
39 Conley, J. J.: Carotid artery surgery in the treatment of head and neck tumors. Arch. Otolaryng. (Chicago) 65 (1957) 437–446
40 Conley, J. J.: Concepts in Head and Neck Surgery. Thieme, Stuttgart 1970
41 Conley, J. J.: Carotid artery ligation. In: Conley, J. J.: Complications of Head and Neck Surgery. Thieme, Stuttgart 1979
42 Cotton, L. T., M. Horrocks: Involvement of the carotid artery in tumours of the head and neck. Clin. Otolaryng. 3 (1978) 37–42
43 Crile, G. W.: Excision of cancer of head and neck. J. Amer. med. Ass. 47 (1906) 1780–1786
44 Crile, G. W.: On the surgical treatment of cancer of the head and neck, with a summary of 121 operations performed on 105 patients. Trans. sth. surg. gyn. Ass. 18 (1906) 108–127
45 Crumley, R. L., J. D. Smith: Postoperative chylous fistula prevention and management. Laryngoscope (St. Louis) 86 (1976) 804–813
46 Dargent, M., J. Papillon: Technique pour la conservation du facial inférieur au cours de l'évidement ganglionnaire du cou di «prophylactique» pour cancer. Presse méd. 53 (1945) 389–400
47 Dargent, M., J. Papillon: Les séquelles motrices de l'évidement ganglionnaire du cou. Comment les éviter. Lyon Chir. 40 (1945) 718–731
48 Dayal, V. S., S. J. da Silva: Functional and radical neck dissection. Arch. Otolaryng. 93 (1971) 413–415
49 Debain, J. J., C. Peytral, J. M. Basset, B. Lefebvre: Deux causes rares de surdité: la fièvre typhoide et l'ablation des deux veines jugulaires internes. Ann. Otolaryng. Chir. Cervic. 94 (1977) 743–745
50 Dedo, D. D., D. G. Sessions, W. A. Alonso, J. H. Ogura: Complications of dermal graft protections of carotid artery. Arch. Otolaryng. 101 (1975) 649–659
51 Denecke, H. J.: Die oto-rhino-laryngologischen Operationen im Mund- und Halsbereich. In Kirschner, M., R. Zenker, G. Heberer, Pichlmayr: Allgemeine und spezielle Operationslehre, Bd. V/3. Springer, Berlin 1980
52 DeSanto, L. W., O. H. Beahrs, J. J. Holt, W. M. O'Fallon: Neck dissection and combined therapy. Study of effectiveness Arch. Otolaryng. 111 (1985) 366–370
53 DeSanto, L. W., J. J. Holt, O. H. Beahrs, W. M.: Neck dissection: is it worthwhile? Laryngoscope (St. Louis) 92 (1982) 502–509
54 Deutsch, E. C., E. M. Skolnik, M. Friedman, J. H. Hill, K. Sharer: The „conservation neck dissection". Laryngoscope (St. Louis) 95 (1985) 561–565
55 Dewar, F. P., R. D. Harris: Restoration of function of the shoulder following paralysis of the trapezius by fascial sling fixation and transplantation of the levator scapulae. Ann. Surg. 132 (1950) 1112–1115
56 Dietzel, K.: Seitlicher Lappenschnitt für Eingriffe am Hals. Arch. Ohr.-, Nas.-, Kehlk.-Heilk. 176 (1960) 801–802
57 Dingman, R. O., W. C. Grabb: Surgical anatomy of the mandibular ramus of the facial nerve based on the dissection of 100 facial halves. Plast. reconstr. Surg 29 (1962) 266–277
58 Dufour, A., V. Felletti: Alterazioni istopatologiche dell' encefalo secondarie alla stasi venosa acuta e cronica indotta nel comiglio dalla legatura bilaterale e simultanea delle giugulari interne ed esterne. Ann. Laring. (St. Louis) 63 (1964) 241
59 Dufour, A., V. Felletti, L. Pacini: Prime osservazioni di reografia cerebrale nella stasi venosa indotta da legatura del sistema giugulare o da adenopatie laterocervicali. Ann. Laring. (St. Louis) 66 (1967) 257–273
60 Ellis, M.P.: Supraglottic laryngectomy and funtional neck dissection. Discussion on paper by Professor Bocca. J. Laryng. 80 (1966) 869–872

61 Ewing, M. R., H. Martin: Disability following „radical neck dissection". An assessment based on the postoperative evaluation of 100 patients. Cancer 5 (1952) 873–883
62 Feldman, D. E., E. L. Applebaum: The submandibular triangle in radical neck dissection. Arch. Otolaryng. 103 (1977) 705–706
63 Fitz-Hugh, G. S., R. Cowgill: Chylous fistula. Complication of neck dissection. Arch. Otolaryng. 91 (1970) 543–547
64 Foulquier, A., L. Traissac, E. Baudet: Un pontage veineux saphène carotide primitive-carotide interne (à propos d'un cas réalisé en urgence). Rev. Laryng. Otol. Rhinol. (Bordeaux) 92 (1971) 359–364
65 Frazell, E. L., O. S. Moore: Bilateral radical neck dissection performed in stages. Experiences with 467 patients. Amer. J. Surg. 102 (1961) 809–814
66 Friedberg, S. A., L. P. Faber: Surgery for unanticipated mediastinal and tracheal extension of recurrent laryngeal cancer. Surg. Clin. North Amer. 50 (1970) 1051–1058
67 Fumeaux, J.: Complication motrice rare de l'évidement cervical. Ann. Otolaryng. (Paris) 80 (1963) 909–911
68 Gammert, M., W. Weidenbecher, H.-J. Pesch, A. Thyroff: Ist die prophylaktische Hemithyreoidektomie bei der radikalen Halslymphknotenausräumung notwendig? Laryngol. Rhinol. Otol. 57 (1978) 19–21
69 Garozzo, A., G. M. Andreozzi: Il reogramma cranico dopo legatura della giugulare interna. Clin. Otorinolaring. 22 (1970) 96–103
70 Gavilan Alonso, C., A. Blanco Galdin, C. Suarez Nieto: El vaciamento funcional-radical cervicoganglionar. Anatomia quirurgica. Tecnica e resultados. Acta oto-rino-laring. iber.-amer. 23 (1972) 703–817
71 Ghandi, K., P. Oppenheimer: Emergency carotid ligation. Arch. Otol. 75 (1962) 451
72 Gius, J. A., D. H. Grier: Venous adaption following bilateral radical neck dissection with excision of the jugular veins. Surgery 28 (1950) 305–321
73 Gluck, T., Y. Soerensen: In Katz, L., H. Preysing, F. Blumenfeld: Handbuch der speziellen Chirurgie des Ohres und der oberen Luftwege, Bd. II/4. Kabitzsch, Würzburg 1911 (S. 1–70)
74 Gluckman, J. L., Ch. M. Myer, J. N. Aseff, J. O. Donegan: Rehabilitation following radical neck dissection. Laryngoscope (St. Louis) 93 (1983) 1083–1085
75 Goffinet, D. R., W. E. Fee, R. L. Goode: Combined surgery and postoperative irradiation in the treatment of cervical lymph nodes. Arch. Otolaryng. 110 (1984) 736–738
76 Goldman, J. L., B. S. Bloom, F. G. Zack, W. H. Friedman, M. J. Gunsberg, S. M. Silverstone: Serial microscopic studies of radical neck dissections: studies in a combined radiation and surgery programme for advanced cancer of the larynx and laryngopharynx. Arch. Otolaryng. 89 (1969) 620
77 Goodwin, W. J., J. R. Chandler: Indications for radical neck dissection following radiation therapy. Arch. Otolaryng. 104 (1978) 367–370
78 Greenfield, J., M. I. Gottlieb: Variations in the terminal portion of the human thoracic duct. Arch. Surg. 73 (1956) 955–959
79 Grillo, H. C.: Terminal or mural tracheostomy in the anterior mediastinum. J. thorac. cardiov. Surg. 51 (1966) 422–427
80 Guerrier, B., Y. Guerrier: Evidement fonctionnel du cou: technique, indication, résultat. Acta oto-rhinolaryng. belg. 30 (1976) 512–532
81 Haas, E., G. Sollberg: Untersuchungen über die Funktion des Schultergürtels nach Durchschneidung des N. accessorius. Z. Laryngol. Rhinol. 41 (1962) 669–674
82 Hamel, S.: Artériectomie carotidienne et plastie cutanée dans le même temps. Ann. Otolaryngol. Chir. Cervicofac. 91 (1974) 157–160
83 Harris, H. H., J. R. Dichey: Nerve grafting to restore function of the trapezius muscle after radical neck dissection. Ann. Otol. (St. Louis) 74 (1965) 880–886
84 Harrison, D. F.: Thyroid gland in the management of laryngopharyngeal cancer. Arch. Otolaryngol. 97 (1973) 301–302
85 Harrison, D. F.: Resection of the manubrium. Brit. J. Surg. 64 (1977) 374–377
86 Henschke, U. K., E. L. Frazell, B. S. Hilaris: Value of preoperative X-ray therapy as an adjunct to radical neck dissection. Radiology 86 (1966) 450–453
87 Hill, J. H., N. R. Olson: The surgical anatomy of the spinal accessory nerve and the internal branch of the superior laryngeal nerve. Laryngoscope (St. Louis) 89 (1979) 1935–1942
88 Hiranandani, L. H.: The management of cervical metastasis in head and neck cancers. J. Laryng. 85 (1971) 1097–1126
89 Huvos, A. G., R. H. Leaming, O. S. Moore: Clinicopathologic study of the resected carotid artery. Analysis of sixty-four cases. Amer. J. Surg. 126 (1973) 570–574
90 Hybels, R. L.: Venous air embolism in head and neck surgery. Laryngoscope (St. Louis) 90 (1980) 946–954
91 Isaacson, S. R., J. B. Snow: Etiologic factors in hypocalcemia secondary to operations for carcinoma of the pharynx and larynx. Laryngoscope (St. Louis) 88 (1978) 1290–1297
92 Isaacson, S. R., L. D. Lowry, J. B. Snow jr.: Hypoparathyroidism secondary to surgery for carcinoma of the pharynx and larynx. Trans. Amer. Acad. Ophthalmol. Otolaryng. 84 (1977) 584–591
93 James, J., O. H. Stuteville, C. Tasche: Elective carotid artery ligation in the treatment of advanced cancer of the head and neck. Plast. reconstr. Surg. 47 (1971) 243–245
94 Jesse, R. H., G. H. Fletcher: Treatment of the neck in patients with squamous cell carcinoma of the head and neck. Cancer 39 (1977) 868–872
95 Johnson, J. T., E. L. Barnes, E. N. Myers: The extracapsular spread of tumors in cervical node metastases. Arch. Otolaryng. 107 (1981) 725–729
96 Joseph, D. L., D. L. Shumrick: Risks of head and neck surgery in previously irradiated patients. Arch. Otolaryng. 97 (1973) 381–384
97 Kambič, V., A. Sirca: Die Vascularisation der Haut des Halses und ihre Bedeutung für die Schnittführung bei der Radical Neck Dissection. HNO (Berlin) 15 (1967) 46–49
98 Kapur, T. R.: Posttraumatic thoracic duct fistulae in the neck. J. Laryng. (St. Louis) 84 (1970) 1163–1166
99 Kennedy, J. T., C. J. Krause, S. Loevy: The importance of tumor attachment to the carotid artery. Arch. Otolaryng. 103 (1977) 70–73
100 Kerth, J. D., A. Sisson, D. Becker: Radical neck dissection in carcinoma of the head and neck. Surg. Clin. North Amer. 53 (1973) 179–190
101 Kirchner, J. A., M. L. Som: Clinical and histological observations on supraglottic cancer. Ann. Otol. (St. Louis) 80 (1971) 638–645
102 Kleinsasser, O.: Chirurgische Behandlung der Larynx- und Hypopharynxkarzinome. In Berendes, J., R. Link, F. Zöllner: Hals-Nasen-Ohren-Heilkunde in Praxis und Klinik, Bd. IV/2. Thieme, Stuttgart 1983
103 Kleinsasser, O.: Neues und Kontroverses in der Behandlung des Kehlkopfkrebses. 56. Jahresversammlung der Deutschen Gesellschaft für HNO-Heilkunde, Kopf- und Halschirurgie, Berlin 1985
104 Knothe, J., L. Kessler, G. Pocklitz: Indikationen und Behandlungsergebnisse bei elektiver Neck dissection. Z. Laryng. Rhinol. Otol. 58 (1979) 635–639
105 Konno, A., K. Togawa, K. Iizuka: Analysis of factors affecting complications of carotid ligation. Ann. Otol. (St. Louis) 90 (1981) 222–226
106 Koopmann, C. F., S. W. Coulthard, J. M. Malone, P. R. Weinstein: Complications of carotid artery replacement in head and neck neoplasms. Otolaryngol. Head Neck Surg. 90 (1982) 561–566
107 Krajina, Z., S. Simovic, S. Večerina: The problem of unilateral and bilateral neck dissection. Acta oto-laryng. (Stockh.) 80 (1975) 317–322
108 Krause, L. G., A. Moreno-Torres, R. Campos: Radical neck dissection. Arch. Otolaryng. 94 (1971) 153–157
109 Lee, J. G., C. J. Krause: Radical neck dissection: Elective, therapeutic, and secondary. Arch. Otolaryng. 101 (1975) 656–659
110 Lindberg, R., R. H. Jesse: Treatment of cervical lymph node metastasis from primary lesions of the oropharynx, supraglottic larynx and hypopharynx. Amer. J. Roentgenol. 102 (1968) 132–137
111 Lingeman, R. E., C. Helmus, R. Stephens, J. Ulm: Neck dissection: radical or conservative. Ann. Otol. (St. Louis) 86 (1977) 737–744
112 Long, F. X., C. Perrin, S. Widmer: Indications actuelles de la ligature carotidienne. Analyse de neuf cas. J. franç. Oto-rhinolaryng. 29 (1980) 619–631
113 Longenecker, C. G.: Venous air embolism during operations on the head and neck. Plast. reconstr. Surg. 36 (1955) 619–621
114 Loré, J. M. jr.: Total reconstruction of the hypopharynx with tongue flap and dermal graft. Ann. Otol. (St. Louis) 83 (1974) 476–480
115 Loré, J. M. jr., Ch. W. Pruet: Retrieval of the parathyroid glands during thyroidectomy. Head Neck Surg. 5 (1983) 268–269

116 Maccomb, W. S.: Mortality from radical neck dissection. Amer. J. Surg. 115 (1968) 352–354
117 Marcial-Rojas, R., J. Castro: Irradiation injury to elastic arteries in the course of treatment for neoplastic disease. Ann. Otol. (St. Louis) 71 (1962) 945–958
118 Maw, A. R.: An assessment of treatment methods for carcinoma of the larynx presenting with cervical lymph nodes. Proc. roy. Soc. Med. 68 (1975) 80–83
119 McCoy, G., L. M. Barsochini: Experiences in carotid artery occlusion. Laryngoscope (St. Louis) 78 (1968) 1195–1210
120 Michael, E.: Die Ergebnisse der Accessoriusplastik nach radikaler Lymphknotenausräumung des Halses. HNO (Berlin) 21 (1973) 360–362
121 Micheau, C., H. Sancho, Gerard-Marchant: Pronostic des adénopathies cervicales métastatiques en fonction des facteurs anatomo-pathologiques. Nuovo Arch. Ital. Oto-Rino. 6 (1978) 5–14
122 Mika, H., P. Bumb, R. Günther: Ruptur, Notligatur und elektive Ligatur der Arteria carotis. Laryngol. Rhinol. Otol. 61 (1982) 634–638
123 Millburn, L. F., F. R. Hendrickson: Radical neck dissection: the follow-up. Laryngoscope (St. Louis) 78 (1968) 270–278
124 Miller, D. R., V. Bergstrom: Vascular complications of head and neck surgery. Arch. Otolaryng. 100 (1974) 136–140
125 Milner, G. A. W.: A case of blindness after bilateral neck dissection. J. Laryng. 74 (1960) 880
126 Molinari, R.: Indicazioni, limiti e risultati degli svuotamenti laterocervicali tradizionali. Tumori 60 (1974) 573–584
127 Molinari, R., F. Chiesa, G. Cantu, C. Grandi: Retrospective comparison of conservative and radical neck dissection in laryngeal cancer. Ann. Otol. (St. Louis) 89 (1980) 578–581
128 Molinari, R., L. Zingo, A. Zappata: Valutazione dell'utilità dello svuotamento laterocervicale in blocco con la laringectomie totale per carcinoma laringeo intrinseco. Clin. otorinolaringoiatr. 21 (1969) 389–410
129 Moore, O., H. W. Baker: Carotid-artery ligation in surgery of the head and neck. Cancer 8 (1955) 712–726
130 Moore, O., M. Karlau, L. Sigler: Factors influencing the safety of carotid ligation. Amer. J. Surg. 118 (1969) 666
131 Moorthy, S. S., P. S. Gibbs, A. M. Losasso, R. E. Lingeman: Transient paralysis of the diaphragm following radical neck surgery. Laryngoscope (St. Louis) 93 (1983) 642–644
132 Morfit, H. M.: Simultaneous bilateral radical neck dissection: total ablation of both internal and external jugular venous systems at one sitting. Surgery 31 (1952) 297–306
133 Morrison, M. D.: Thoracotracheostomy. J. Otolaryng. 5 (1976) 238–242
134 Mounier-Kuhn, P., J. Gaillard, H. Cajgfinger, R. Etienne, C. Barut: Retentissement oculaire et auriculaire après évidement ganglionnaire cervical bilatéral avec résection de la jugulaire interne. J. franç. Oto-rhinolaryng. 11 (1962) 1163–1175
135 Mousseau, M., J. C. Le Neel: Curages ganglionnaires cervicaux bilatéraux opérés en un seul temps. J. Chir. (Paris) 104 (1972) 279–288
136 Murkem, R. E., A. J. Duvall: Hypothyroidism following combined therapy in carcinoma of the laryngopharynx. Laryngoscope (St. Louis) 82 (1972) 1306–1314
137 Myers, E. M.: Complications in surgery for stomal recurrences. Laryngoscope (St. Louis) 93 (1983) 285–288
138 Myers, E. M., J. H. Ogura: Stomal recurrences: A clinicopathological analysis and protocol for future management. Laryngoscope (St. Louis) 89 (1979) 1121–1128
139 Myers, E. M., J. H. Ogura: Completion laryngectomy. Ann. Otol. (St. Louis) 88 (1979) 172–177
140 Myers, E. N., W. S. Dineman: Management of chylous fistulas. Laryngoscope (St. Louis) 85 (1975) 835–840
141 Nahum, A. M., R. C. Bone, T. M. Davidon: The case for elective prophylactic neck dissection. Laryngoscope (St. Louis) 87 (1977) 588–599
142 Nahum, A. M., W. Mullaly, L. Marmor: A syndrome resulting from radical neck dissection. Arch. Otolaryng. 74 (1961) 424–428
143 Naulleau, J., J. Desnos, J. Cheguillaume: Résection transsternale de la trachée pour récidive de cancer laryngé. Rev. Laryngol. (Bordeaux) 86 (1965) 385–389
144 Neel, H. B.: Surgical management of the lymphatic system with regard to supraglottic resections of the larynx. In Wigand, M. E., W. Steiner, P. M. Stell: Functional Partial Laryngectomy: Conservations Surgery for Carcinoma of the Larynx. Springer, Berlin 1984 (pp. 264–266)

145 Nichols, R. T.: Bilateral radical neck dissection. Amer. J. Surg. 117 (1969) 377–381
146 Nichols, R., N. Olson, B. Shilling: Postoperative carotid artery rupture. Arch. Otolaryng. 93 (1971) 90–94
147 Nieto Suarez, C., J. M. Estevan Solano, C. Buron Martinez, E. Fuente Martin, J. C. Mendez Colunga, A. Abril Garcia: The carotid artery in head and neck oncology. Clin. Otolaryng. 5 (1980) 403–417
148 Nieto Suarez, C., J. M. Estevan Solano, C. Buron Martinez, E. Fuente Martin, J. C. Mendez Colunga, A. Abril Garcia: Invasion of the carotid artery in tumours of the head and neck. Clin. Otolaryng. 29 (1981) 29–37
149 Ogura, J. H., H. F. Biller, R. Wette: Elective neck dissection for pharyngeal and laryngeal cancers. An evaluation. Ann. Otol. (St. Louis) 80 (1971) 646–650
150 Olofsson, J., M. Tytor: Complications in neck dissection. ORL J. Otorhinolaryngol. relat. Spec. 47 (1985) 123–130
151 Osborn, D. A., W. I. Jones: Parathyroid dysfunction following surgery of the pharynx and larynx. Brit. J. Surg. 55 (1968) 277–282
152 Pamich, G., F. Marzetti, S. Brighi: Sostituzione immediata e senza alternative dell'asse carotideo con innesto protesico in dacron in caso di carcinoma laringeo con metastasi infiltranti. Ann. Laring. 75 (1976) 241–252
153 Pernis, P. A. van: Variations of the thoracic duct. Surgery 26 (1949) 806–809
154 Perrin, C., E. Truong-Minh-Ky, M. Vermelin: A propos de la cellulectomie sus-omo-hyoidienne: 50 cas. J. franç. Oto-rhinolaryng. 27 (1978) 169–174
155 Pfeifle, K., H. Koch: Schmerzsyndrome als Spätfolge nach „Neck dissection". Dtsch. zahnärztl. Z. 28 (1973) 968–972
156 Pfeifle, K., H. Koch, A. Rehrmann, A. L. Nwoku: Pseudotumours of the clavicle following neck dissection. J. maxillofac. Surg. 2 (1974) 14–18
157 Pietrantoni, L., C. Agazzi, R. Fior: Indications for surgical treatment of cervical lymphnodes in cancer of the larynx and hypopharynx. Laryngoscope (St. Louis) 72 (1962) 1511–1527
158 Piquet, J. J.: Traitement chirurgical des récidives trachéales après laryngectomie totale. Ann. Otolaryng. (Paris) 82 (1965) 365–367
159 Piragine, F.: La microlinfografia cervicale diretta quale metodo di controllo negli operati di svuotamento radicale unilaterale del collo. Ateneo Parmense (Acta Biomed.), Suppl. 1 (1972) 3–24
160 Razack, M. S., R. Baffi, K. Sako: Bilateral radical neck dissection. Cancer 47 (1981) 197–199
161 Reed, G. F., W. A. Miller: Elective neck dissection 1970. Laryngoscope (St. Louis) 80 (1970) 1292–1304
162 Reed, G. F., J. B. Snow: Reappraisal of seventy-five cases of radical neck dissection for carcinoma of the larynx. Ann. Otol. (St. Louis) 69 (1960) 271–279
163 Ristow, W., W. Peterhänsel: Zur Frage der einseitigen cerebralen Durchblutungsminderung nach einseitiger Neck dissection. Arch. klin. exp. Ohr.-, Nas.-, Kehlk.-Heilk. 202 (1972) 523
164 Robbins, J. P.: Arterial collateralization after common carotid ligation. Ann. Otorhinolaryng. 82 (1973) 257–262
165 Robin, P. E.: Review. Radical neck dissection. Clin. Otolaryng. 1 (1976) 277–283
166 Ronay, P., K. Daubner, R. Molnar: Indication and clinical evaluation of radical and semiradical neck dissection on the basis of 271 operations. Oncology 36 (1979) 27–34
167 Rucco, B., G. Girardi: Considerazioni sugli svuotamenti bilaterali del collo nelle neoplasie della laringe. Arch. Ital. Otol. 78 (1967) 50–60
168 Rufino, C. D., W. S. Macomb: Bilateral neck dissection. Analysis of 180 cases. Cancer 19 (1966) 1503–1508
169 Saunders, W., E. W. Johnson: Rehabilitation of the shoulder after radical neck dissection. Ann. Oto-Rhino-Laryng. 84 (1975) 812–816
170 Schuller, D. E., R. C. Hamaker, J. L. Gluckman: Mediastinal dissection. A multi-institutional assessment. Arch. Otolaryng. 107 (1981) 715–720
171 Schuller, D. E., N. A. Reiches, R. C. Hamaker, R. E. Lingeman, E. C. Weisberger, J. Y. Suen, J. J. Conley, D. R. Kelly, A. W. Miglets: Analysis of disability resulting from treatment including radical neck dissection or modified neck dissection. Head Neck Surg. 6 (1983) 551–558
172 Schuller, D. E., W. H. Saunders, A. W. Miglets, D. R. Kelly: Conservative neck dissection. Radical approach? Arch. Otolaryng. 107 (1981) 642–645

173 Sesterhenn, K., J. Zilkens: Zur schmerzhaften Schultersteife nach Radical Neck Dissection. HNO (Berlin) 25 (1977) 232–235
174 Shumrick, D. A.: Carotid artery rupture. Laryngoscope (St. Louis) 83 (1973) 1051–1061
175 Siegl, H., U. P. Fisch: Lymphographic study on the effect of surgery on cervical lymph flow. Preliminary report. Practica Oto-Rhino-Laryngol. 27 (1965) 1–7
176 Silver, C. E., C. B. Croft: Elective dissection of the neck. Surg. Gynec. Obstet. 149 (1979) 65–68
177 Sisson, G. A.: Mediastinal dissection for recurrent cancer after laryngectomy. Trans. Amer. Acad. Ophthal. Oto-laryng. 74 (1970) 767–777
178 Sisson, G. A., S. B. Aarde: Control of hypoparathyroidism after extensive neck surgery. Arch. Otolaryng. 93 (1971) 249–255
179 Sisson, G. A., M. E. Goldman: Pectoral myocutaneous island flap for reconstruction of stomal recurrence. Arch. Otolaryng. 107 (1981) 446–449
180 Sisson, G. A., D. E. Bytell, S. Becker: Mediastinal dissection – 1976: Indications and newer techniques. Laryngoscope (St. Louis) 87 (1977) 751–759
181 Sisson, G. A., C. J. Straehley, N. E. Johnson: Mediastinal dissection for recurrent cancer after laryngectomy. Laryngoscope (St. Louis) 72 (1962) 1064–1077
182 Sisson, G. A., D. E. Bytell, B. D. Edison, S. Yeh jr.: Transsternal radical neck dissection for control of stomal recurrences. End results. Laryngoscope (St. Louis) 85 (1975) 1504–1510
183 Skolnik, E. M., L. T. Tenta, M. E. Tardy jr., D. M. Wineinger: Elective neck dissection in head and neck cancer. Arch. Otolaryng. (Chic.) 87 (1968) 471–476
184 Skolnik, E. M., A. H. Katz, R. Mantravadi, S. P. Becker, S. Stal: Evolution of the clinically negative neck. Ann. Otol. (St. Louis) 89 (1980) 551–555
185 Slaughter, G., R. Cowgill: Chylous fistula. Arch. Otolaryng. 91 (1970) 543–547
186 Smith, D.: Effects of gamma radiation on isolated surviving arteries and their vasa vasorum. Amer. J. Phys. 201 (1961) 901
187 Smithdeal, C. D., P. F. Corso, E. W. Strong: Dermis grafts for carotid artery protection: Yes or no? A ten year experience. Amer. J. Surg. 128 (1974) 484–489
188 Snow, G. B., A. A. Annyas, E. A. Slooten van, H. Bartelink, A. A. M. Hart: Prognostic factors of neck node metastasis. Clin. Otolaryngol. 7 (1982) 185–192
189 Snyderman, N. L., J. T. Johnson, V. L. Schramm, E. N. Myers, C. D. Bedetti, P. Thearle: Extracapsular spread of carcinoma in cervical lymph nodes. Impact upon survival in patients with carcinoma of the supraglottic larynx. Cancer 56 (1985) 1597–1599
190 Sobol, S. M., R. Freeman, S. Thawley, J. Little, E. Beven: Management of inadvertent injury to the carotid artery during head and neck surgery. Head Neck Surg. 4 (1982) 475–482
191 Staley, C. J., F. S. Herzon: Elective neck dissection in carcinoma of the larynx. Otolaryngol. Clin. North Amer. 3 (1970) 543–554
192 Stearns, M. P., O. H. Shaheen: Preservation of the accessory nerve in block dissection of the neck. J. Laryng. 95 (1981) 1141–1148
193 Steinberg, D., W. Pirsig: Zur Ursache von Blutungen nach Laryngektomien und Pharyngotomien. HNO (Berlin) 17 (1969) 1–3
194 Steiner, W.: Surgical treatment of the cervical lymph node system in laryngeal carcinoma. In Wigand, M. E., W. Steiner, P. M. Stell: Functional Partial Laryngectomy: Conservation Surgery for Carcinoma of the Larynx. Springer, Berlin 1984 (pp. 253–264)
195 Stell, P. M.: Catastrophic haemorrhage after major neck surgery. Brit. J. Surg. 56 (1969) 525
196 Stell, P. M., B. J. Bickford, G. A. Brown: Thoracotracheostomy after resection of the larynx and cervical trachea for cancer. J. Laryng. 84 (1970) 1097–1102
197 Stell, P. M., J. E. Dalby, S. D. Singh, W. Taylor: The fixed cervical lymph node. Cancer 53 (1984) 336–341
198 Stell, P. M., A. G. D. Maran: Head and Neck Surgery, 2nd ed. Heinemann, London 1978
199 Strauss, M., J. J. Bushey, C. Chung: Fracture of the clavicle following radical neck dissection and postoperative radiotherapy: a case report and review of the literature. Laryngoscope (St. Louis) 92 (1982) 1304–1307
200 Strong, E. W.: Preoperative radiation and radical neck dissection. Symposium. Surg. Clin. North Amer. 49 (1969) 271–276
201 Suarez, O.: El problema de la metastasis linfaticas y alejudus del cancer de laringe e hipofaringe. Rev. Otorinolaring. 23 (1963) 83–99
202 Sugarbaker, E. D., H. M. Wiley: Intracranial pressure studies incident to resection of the internal jugular veins. Cancer 4 (1951) 242–250
203 Swain, R. E., H. F. Biller, J. H. Ogura, J. E. Harvey: An experimental analysis of causative factors and protective methods in carotid artery rupture. Arch. Otolaryng. 99 (1974) 235–241
204 Tanner, N. S. B., R. L. Carter, V. M. Dalley, P. Clifford, H. J. Shaw: The irradiated radical neck dissection in squamous carcinoma: a clinicopathologic study. Clin. Otolaryng. 5 (1980) 259–271
205 Temesvari, A., F. Vandor: Über die Komplikation nach cervicalen Dissectionsoperationen. Chirurgie 25 (1954) 437
206 Thawley, S. E.: „How I do it" – Head and Neck. A targeted problem and its solution. Chylous fistula prevention and management. Laryngoscope (St. Louis) 90 (1980) 522–525
207 Thumfart, W., G. Waller, M. Weidenbecher: Beschwerden und funktionelle Ausfälle nach radikaler Neck dissection. Spätergebnisse. Arch. Otorhinolaryng. 213 (1976) 425–426
208 Torti, R. A., A. J. Ballantyne, R. G. Berkeley: Sudden blindness after simultaneous bilateral radical neck dissection. Arch. Surg. (Chic.) 88 (1964) 271–274
209 Troupp, H., J. Tarkkanen: Continuous recording of the sigmoid sinus pressure after radical neck dissection. J. Laryng. 82 (1968) 1013–1017
210 Vandenbrouk, C., J. Richard, A. Banal: Evidement sous digastrique et sous omo-hyoidien. Ann. Otolaryngol. Chir. Cervicofac. 98 (1981) 61
211 Vikram, B., E. W. Strong, J. P. Shah, R. Spiro: Failure in the neck following multimodality treatment for advanced head and neck cancer. Head Neck Surg. 6 (1984) 724–729
212 Watson, W. L.: Cancer of the trachea fifteen years after treatment for cancer of the larynx. J. thorac. Surg. 12 (1942) 142–150
213 Weitz, J. W., S. L. Weitz, A. J. McElhinney: A technique for preservation of spinal accessory nerve function in radical neck dissection. Head Neck Surg. 5 (1982) 75–78
214 Wey, W., H. J. Bollag, H. E. Kaeser: Die Schulterbeschwerden nach radikaler Halslymphknotenausräumung (neck dissection) mit Durchtrennung des Nervus accessorius. Mschr. Ohrenheilk. 98 (1964) 537–542
215 Young, I. M., J. J. O'Keefe: Hearing impairment following radical neck dissection. Trans. Pa. Acad. Ophthalmol. Otolaryng. 28 (1975) 155–166

Strahlentherapie

Zur Technik der Strahlenbehandlung

Die speziellen technischen Fragen der Durchführung der Bestrahlung von Larynx- und Hypopharynxkarzinomen werden in einer großen Zahl neuer Publikationen dargestellt und sollen hier nicht weiter referiert werden (29).

Die sogenannte Teletherapie ist die heute fast ausschließlich angewandte Methode zur Bestrahlung von Larynx- und Hypopharynxkarzinomen.

Die Röntgenbestrahlung mit 200 bis 250 kv ist heute weitgehend zugunsten der Teletherapie mit Gammastrahlen in den Hintergrund getreten. Neben radioaktivem Caesium als Quelle der Photonen wird ganz überwiegend Kobalt verwendet. Die Telegammatherapie hat sich zweifellos als schonender erwiesen als die konventionelle Röntgenbestrahlung, aber offenbar sind keine besseren Heilungsziffern zu erreichen. Die Bestrahlung von Larynx- und Hypopharynxkarzinomen mit Elektronen, die aus einem Linearbeschleuniger oder Kreisbeschleuniger (Betatron) gewonnen werden, wird ebenfalls vielerorts ausgeführt. Die Nebenwirkungen und Resultate der Photonen- (^{60}Co-) und Elektronentherapie sind offenbar nicht sehr unterschiedlich (15, 36).

Eine Bestrahlung von Kehlkopfkrebsen mit Neutronen wurde schon 1939 am Zyklotron von Berkely erprobt. Wohl infolge des hohen linearen Energietransfers dieser Korpuskularstrahlen waren die Spätreaktionen aber so schwerwiegend, daß die Neutronenbestrahlung wieder aufgegeben wurde (4). In den letzten Jahren sind aber wieder einige Versuchsreihen angelaufen, in deren Rahmen vor allem Halslymphknotenmetastasen mit Neutronen bestrahlt wurden (2, 17, 30). Die Komplikationsrate der Neutronenbestrahlung ist nach wie vor erheblich (6a). Die Ergebnisse im Hinblick auf die Überlebenszeiten sind offenbar nicht wesentlich besser als nach Photonenbestrahlung (49). Bestrahlungen mit Protonen und π-Mesonen und ähnlichen Partikeln sind noch im Versuchsstadium (26, 49).

Die genaue Lokalisation des zu bestrahlenden Areals ist besonders wegen der Nähe des strahlenempfindlichen Rückenmarks und der tief im Gewebe liegenden Dosismaxima moderner Geräte von besonderer Bedeutung. Der Larynx wird ja bei jedem Schluckakt, jeder geringen Kopfbewegung, jeder Bewegung der Halswirbelsäule verschoben. Besonders bei einem fettreichen Hals oder beim Auftreten von Ödemen während der Bestrahlung kann sich die Topographie verändern. Je kleiner die gewählten Felder sind, um so schwieriger ist es naturgemäß, das Zielgebiet zu treffen. Ein Anzeichnen der Felder auf der Haut genügt nach Meinung vieler Radiotherapeuten den Anforderungen einer exakten Lokalisation nicht. Es sollen vielmehr Kopf und Hals auf individuell angefertigten Moulagen bei speziellen Kopfhaltungen fixiert werden, um zu gewährleisten, daß bei jeder Sitzung exakt die Felder eingehalten werden.

Der Laryngologe sollte schon bei Beginn der Bestrahlung und auch während der Bestrahlung dem Radiotherapeuten beratend zur Seite stehen, um ihn über die Veränderung im Larynx und Hypopharynx sowie am Tumor regelmäßig zu informieren. Es ist nicht ausreichend, wenn sich Radiotherapeuten über die Regression eines Tumors ausschließlich an Tomogrammen orientieren.

In der strahlentherapeutischen Literatur nimmt die Diskussion breiten Raum ein, mit welchen Dosen in welcher Zeit man den größten Effekt am Tumor erziele. Es sind alle nur denkbaren Fraktionierungsschemata empfohlen und z. T. auch an größeren Serien erprobt worden.

Hohe Dosen in kurzer Zeit in Form eines „short course" („booster dose") sollen vor allem fortgeschrittene Tumoren rascher zur Verkleinerung bringen (1). Die Heilungsergebnisse und Nebenerscheinungen unterscheiden sich offenbar nicht wesentlich, wenn man die Gesamtdosis auf 3, 4 oder 5 Fraktionen wöchentlich verteilt (3, 9, 33, 51). Es erscheint daher fraglich, ob das Fraktionierungsschema für die Heilungsergebnisse eine wesentliche Rolle spielt (8).

Bei der „Split-course"-Technik wird 2 bis 3 Wochen bestrahlt, dann eine 2- bis 3wöchige Erholungspause gewährt und danach wieder bestrahlt, bis die gewünschte Enddosis erreicht ist (20, 23,

37). Die Nebenwirkungen der Bestrahlung sollen zwar geringer, die Heilungsergebnisse bei der Split-course-Technik aber auch nicht besser oder sogar um 10% schlechter sein als bei kontinuierlicher Bestrahlung (38).

Bei der hyperfraktionierten Bestrahlung werden zwei oder mehrere Einzeldosen am Tag gegeben, z. B. 90 rad in 2-Stunden-Intervallen, bis die Enddosis von 70 Gy erreicht wird. Die Bestrahlung zielt auf einen Synchronisationseffekt ab, hat aber offenbar keine nachweisbaren Vorteile (6, 7, 31, 42, 48a).

Die erfahrungsgemäß geringsten Reaktionen des durchstrahlten Gewebes bei bestmöglichen Heilungsziffern werden erzielt, wenn nicht mehr als 10 Gy in der Woche verabreicht werden, die Bestrahlung also etwa 6½ bis 7½ Wochen dauert (11, 32).

Als nominale Standarddosis (NSD) ausgedrückt in ret (rad equivalent therapy),

$$NSD = \frac{D \text{ (totale Dosis der Bestrahlung)}}{N^{0,24} \text{ (Zahl d. Fraktionen)} \times T^{0,11}}$$

T = Gesamtzahl der Tage,

werden für Larynxkarzinome der Kategorie T 1 und T 2 etwa 1900 bis 2000 ret, für Tumoren der Kategorie T 3, N 0 maximal 2100 ret verabreicht. Dies entspricht 60 bis 70 Gy in 5 bis 7 Wochen (12, 14, 19, 28, 48). Der unterschiedlichen Empfindlichkeit einzelner Tumoren wegen ist die Höhe der Strahlendosis aber kein sicherer Indikator für den Erfolg der Bestrahlung (45, 52).

Zur Verstärkung des Bestrahlungseffektes wurde versucht, mit Hilfe einer Sauerstoffüberdruckbeatmung vor oder während der Bestrahlung mehr Tumorzellen mit Sauerstoff zu versorgen. Die „hyperbare Oxygenation", die als „radiosensitizer" wirken soll, hat sich allerdings nicht durchgesetzt. Durch die Anwendung verschiedener mitosehemmender Chemotherapeutika wurde auch versucht, möglichst viele Tumorzellen zur gleichen Zeit in der G-2- oder S-Phase der Mitose verharren zu lassen, um diese nun synchronisierte Zellpopulation zu bestrahlen (50). Da es offenbar nicht gelingt, eine genügend große Zahl von Zellen zu synchronisieren, hat sich das Verfahren bisher nicht bewährt. Auch verschiedene andere Versuche, z. B. mit dem Radiosensitizer Misonidazol und ähnlichen Drogen sowie mit lokaler Hyperthermie, Kombinationen von Chemotherapie und Radiotherapie sind bisher nicht über das Versuchsstadium hinaus gelangt oder wieder aufgegeben worden (25, 49).

Die verschiedenen Techniken der Nahbestrahlung haben zeitweise in der Behandlung der Larynx- und Hypopharynxkarzinome eine beachtliche Rolle gespielt. Sie verfolgen das Ziel, die Strahlenquellen möglichst nahe an den Tumor heranzubringen oder sogar in das Tumorgewebe einzupflanzen. Damit will man eine hohe Strahlendosis im Tumorgewebe erzielen und das gesunde Gewebe möglichst wenig belasten (35).

Die endokavitäre Bestrahlung geht auf BRÜNINGS 1909 (5) zurück, der eine Röntgenröhre mit extra langer Antikathode durch ein selbsthaltendes Laryngoskop in den Larynx einführte und mittels einer Art Zange fixierte. Die endokavitäre Bestrahlung wurde auch mit Radiumträgern verschiedenster Konstruktion, Kobaltperlen und ferngesteuerten Iridiumstrahlen versucht und bald wieder verlassen.

Bei der interstitiellen Bestrahlung werden Strahler in den Tumor eingepflanzt und unter Umständen dort auf Dauer belassen. Von FREER wurden 1920 (13) Radiumnadeln verwendet, die in die Stimmlippe eingestochen wurden. Am bekanntesten war das Verfahren von FINZI u. HARMER 1925 sowie ESCAT 1923 und LEDOUX (zit. bei 35), die durch Bohrlöcher oder Fenster im Schildknorpel die Stimmlippe „spickten". Aus verschiedenen Gründen sind diese Verfahren zugunsten der Teletherapie überall wieder aufgegeben worden.

Die interstitielle Bestrahlung zur Behandlung von Metastasen wird bis zum heutigen Tag immer wieder versucht. Es wurden Radiumnadeln in Halslymphknoten in Form von Palisaden eingestochen (21), auch radioaktive Tantalumdrähte quer durch den Tumor gelegt oder dünne Plastikschläuche oder Stahlröhrchen mit radioaktivem Jod, Gold, Radium, Iridium, Caesium oder Californium geladen (10, 16, 34, 39, 43, 46, 47). Ein Problem bei diesem Verfahren bleibt die Isodosenberechnung und die gleichmäßige Durchstrahlung des Areals. Die regionär erzielten hohen Dosen führen auch leicht zu lokalen Komplikationen wie Haut- und Gefäßnekrosen (27). Die Strahlenbelastung des medizinischen Personals ist oft nicht unerheblich (21). Bei der „After-loading"-Technik werden Hohlnadeln oder Plastikschläuche in das tumortragende Gewebe implantiert. In diese Hohlräume werden radioaktive Isotope, meistens Iridium, wiederholt eingebracht, um eine fraktionierte Bestrahlung auszuführen (22, 44). Ob mittels der interstitiellen Bestrahlung von Metastasen am Hals mehr als palliative Effekte erzielt werden können, bleibt abzuwarten. Einzelne Autoren berichteten über bis zu 25% kompletter „Remissionen" (40) oder sogar über 58–78% „lokaler Tumorkontrollen" (27).

Bei der Kontaktbestrahlung werden die strahlenden Materialien von außen an den Tumor angelegt. Die bis vor kurzer Zeit in Europa vielfach verwendeten Verfahren gehen auf HALBERSTAEDTER u. SEIFFERT (18) zurück, die ein Fenster in den Schildknorpel schnitten und einen plattenförmigen Träger, der Radiumnadeln enthielt, an die betroffene Stimmlippe anlegten. Dieses Verfahren wurde technisch mehrfach modifiziert (24, 35, 41). Diese Verfahren ergaben bei einseitigen Stimmlippenkarzinomen Dauerheilungsresultate, die mit den besten Resultaten der Teletherapie vergleichbar waren. Wegen der verschärften Strahlenschutzbestimmungen und der einfachen Anwendung der Teletherapie wird die Kontaktbestrahlung mit Radiumträgern heute kaum noch ausgeübt.

Literatur

1. Abramson, N., R. P. Scruggs, P. J. Cavanaugh: Short-course radiation therapy in the treatment of head and neck tumors. Radiology 118 (1976) 175–178
2. Berry, H. C., R. G. Parker, A. J. Gerdes: Preliminary results of fast neutron teletherapy of metastatic cervical adenopathy. Cancer 37 (1976) 2613–2619
3. Blank, L. E.: Minimized irradiation volume in treatment of carcinomas of the oropharynx and hypopharynx. Acta radiol. (Stockh.) 18 (1979) 192–202
4. Brennan, J. T., T. L. Phillips: Evaluation of past experience with fast neutron teletherapy and its implications for future applications. Europ. J. Cancer 7 (1971) 219–225
5. Brünings, W.: Bemerkungen über die Röntgenbestrahlung des menschlichen Kehlkopfes. Verhandlung des Vereins der Laryngologen (1909) 103–112
6. Castera, D., M. Legros, J. Mouillet: Etude de la radiothérapie hyperfractionnée chez 56 patients atteints de tumeurs de la tête et du cou. J. Radiol. Electrol. 59 (1978) 611–614
6a. Catterall, M.: First randomized clinical trial of fast neutrons compared with photons in advanced carcinoma of the head and neck. Clin. Otolaryng. 2 (1977) 359–372
7. Cova, P.: Hyperfractionation for laryngeal tumors five years' experience – 190 patients (meeting abstract). Inaugural Meeting of the European Society for Therapeutic Radiology and Oncology, June 28–30, 1982, London, England
8. Dutreix, J.: Current techniques in the use of non-standard fractionation. In Krame, S.: High-energy Photons and Electrons: Clinical Applications in Cancer Management. Wiley, New York 1976 (pp. 115–128)
9. Ellis, F.: The present status of the N. S. D. concept as related to the larynx. Laryngoscope (St. Louis) 85 (1975) 1531–1538
10. Emami, B., J. E. Marks: Retreatment of recurrent carcinoma of the head and neck by afterloading interstitial 192 IR implant. Laryngoscope (St. Louis) 93 (1983) 1345–1347
11. Fletcher, G. H., R. Klein: Dose-time-volume relationship in squamous-cell carcinoma of the larynx. Radiology 182 (1964) 1032–1042
12. Fletcher, G. H., H. T. Barkley, L. J. Shukovsky: Present status of the time factor in clinical radiotherapy. II. The nominal standard dose formula. J. Radiol. Électrol. 55 (1974) 748–751
13. Freer, O. T.: Ein Verfahren zur Dauereinlegung von Radium an bestimmten Stellen im Kehlkopf und Rachen. Arch. Laryng. 33 (1920) 300
14. Ghilezan, N.: Der Zusammenhang zwischen dem klinischen Stadium und dem Verhältnis Dosis-Zeit bei Kehlkopfkrebs. Radiobiol. Radiother. (Berl.) 16 (1975) 271–277
15. Goldobenko, G. V., G. T. Kudrjavceva, V. O. Sidorcenkov, J. S. Mardynskij, M. V. Senjukov: Vergleichende Analyse der strahlentherapeutischen Ergebnisse bei lokal weit ausgedehnten Larynxkarzinomen. Radiobiol. Radiother. (Berl.) 22 (1981) 25–31
16. Goode, R. L., W. Fee, D. Goffinet, A. Martinez: Radioactive suture in the treatment of head and neck cancer. Laryngoscope (St. Louis) 89 (1979) 349–354
17. Griffin, T. W., G. E. Laramore, R. G. Parker, A. J. Gerdes, D. W. Hebard, J. C. Blasko, M. Groudine: An evaluation of fast neutron beam teletherapy of metastatic cervical adenopathy from squamous cell carcinomas of the head and neck region. Cancer 42 (1978) 2517–2520
18. Halberstaedter, L., A. Seiffert: Zur Strahlenbehandlung des Kehlkopfcarcinoms. Strahlentherapie 35 (1930) 518
19. Harwood, A. R., F. A. Beale, B. J. Cummings, N. V. Hawkins, T. J. Keane, W. D. Rider: T3 glottic cancer: an analysis of dose time-volume factors. Int. J. Radiat. Oncol. Biol. Phys. 6 (1980) 675–680
20. Hawkins, N. V.: A three fraction treatment for carcinoma of the larynx. Canad. J. Otolaryng. 4 (1975) 937–938
21. Heermann, H., A. R. Rayes: Zur Epidemiologie, Pathogenese, Geschlechtsverteilung, Strahlentherapie und Statistik des Larynx- und Hypopharynxkarzinoms. Erfahrungen an 1121 Fällen (1946–1969). Laryngol. Thinol. Otol. 49 (1970) 432–443
22. Henschke, U. K., S. Hilaris: Interstitial radioisotope implantation in head and neck cancer. In Conley, J.: Proceedings of the International Workshop on Cancer of the Head and Neck. Butterworths, London 1967 (pp. 593–599)
23. Hjelm-Hansen, M.: Laryngeal carcinoma. IV. Analysis of treatment results using the Cohen Model. Acta radiol. (Stockh.) 19 (1980) 3–12
24. Jatho, K.: Zur Technik und Strahlendosierung der Radium-Kontaktbestrahlung beim einseitigen Stimmlippenkarzinom. Laryngol. Rhinol. Otol. 43 (1964) 83–95
25. Jorgensen, K., J. Munk, J. E. Andersen, M. Hjelm-Hansen: Carcinoma of the larynx. Series of 410 patients treated primarily with 60 Co irradiation. Acta radiol. (Stockh.) 23 (1984) 321–330
26. Khan, K. M., St. Bush, F. Herzon, M. M. Kligerman: Pi meson radiotherapy for advanced head and neck neoplasms: preliminary results. Head Neck Surg. 1 (1981) 384–388
27. Kim, J. H., B. S. Hilaris: Jodine–125 source in interstitial tumor therapy: clinical and biological consideration. Amer. J. Roentgenol. 125 (1975) 163–169
28. Kim, J. C., D. Elkin, R. F. Hendrickson: Carcinoma of the vocal cord: results of treatment and time-dose relationships. Cancer 42 (1978) 1114–1119
29. Kleinsasser, O.: Strahlenbehandlung der Larynx- und Hypopharynxkarzinoms. In Berendes, J., R. Link, F. Zöllner: Hals-Nasen-Ohren-Heilkunde in Praxis und Klinik, Bd. IV/2. Thieme, Stuttgart 1983
30. Laramore, G. E., T. W. Griffin, D. W. Tesh, H. H. Wong, R. G. Parker: Phase I pilot study on fast neutron teletherapy for advanced carcinomas of the head and neck region. Final report on local rate and survival. Cancer 51 (1983) 192–199
31. Legros, M., D. Castera, A. Longuebray, J. H. Blondel: Irradiation hyperfractionnée au cobalt 60 dans les cancers de la sphère O. R. L. Ann. Otolaryngol. Chir. Cervicofac. 95 (1978) 205–210
32. Loeffler, R. K.: Influence of fractionation on acute and late reactions in vocal cord carcinoma. Amer. J. Roentgenol. 121 (1974) 748–753
33. Luk, K. H., J. R. Castro: Evaluation of time-dose factors in glottic tumors. Acta radiol. (Stockh.) 14 (1975) 529–536
34. Martinez, A., D. R. Goffinet, W. Fee, R. Goode, R. S. Cox: 125 Iodine implants as an adjuvant to surgery and external beam radiotherapy in the management of locally advanced head and neck cancer. Cancer 51 (1983) 973–979
35. Minnigerode, B.: Radiumbehandlung des Stimmband-Karzinoms. Thieme, Stuttgart 1966
36. Motorina, L. I.: The immediate results and reactions to radiation after electron and gamma teletherapy of patients with carcinoma of the larynx. Radiobiol. Radiother. (Berl.) 20 (1979) 515–520
37. Overgaard, J., A. P. Andersen, R. H. Jensen, M. Hjelm-Hansen, K. Jorgensen, M. Petersen, E. Sandberg, H. S. Hansen: Misonidazole combined with split-course radiotherapy in the treatment of invasive carcinoma of the larynx and the pharynx. A preliminary report of the Danish Head and Neck Cancer study (DAHANCO) Protocol. 2. Acta oto-laryng. (Stockh.), Suppl. 386 (1982) 215–220
38. Parsons, J. T., F. J. Bova, R. R. Million: A reevaluation of split course technique for squamous cell carcinoma of the head and neck. Int. J. Rad. Oncol. 6 (1980) 1645–1652
39. Pierquin, B., D. Chassagne, R. Raventos: Curieterapia con 192 Jr in associazione radiochirurgica nei tumori O. R. L. Minerva med. 58 (1967) 4532–4534
40. Pierquin, B., A. Raventos, D. Chassagne: L'endocuriethérapie des adénopathies cervicales malignes par Iridium 192 (étude de 124 cas traités à l'Institut Gustave-Roussy). J. Radiol. Électrol. 51 (1970) 237–240

⁴¹ Schreiner, L.: Zur Behandlung des zirkumskripten Stimmbandkarzinoms im Bereich der vorderen Kommissur mit 60-Kobalt-Nadeln. Eine neue Methode. Laryngol. Rhinol. Otol. (Stuttg.) 46 (1967) 536–540
⁴² Seydel, H. G.: Interstitial implantation in head and neck cancer. Semin. Oncol. 4 (1977) 399–406
⁴³ Seydel, H. G., H. Scholl: Permanent implants in the management of head and neck cancer by radiotherapy. Amer. J. Roentgenol. 117 (1973) 565–574
⁴⁴ Simonetra, B. F., Graccai: Total laryngectomy followed by radiotherapy instead of prophylactic neck dissection. Late results. Arch. Otolaryng. 76 (1962) 451–456
⁴⁵ Skoropad, J. D., J. S. Mardynskij, G. V. Goldobenko, G. V. Senjukov, E. F. Lusnikov, A. P. Nasonov: Die schädigende Wirkung der Strahlung auf Larynxkarzinome in Abhängigkeit von der Dosis. Radiobiol. Radiother. (Berl.) 22 (1981) 194–201
⁴⁶ Son, Y. H., J. Wakley: Percutaneous 198 Au grain implantation method and computerized dosimetry in the treatment of head and neck tumors. Radiology 98 (1971) 425–429
⁴⁷ Tsuya, A., K. Kaneta, Y. Onai, T. Irifune, T. Tomaru: Clinical experience with Californium-252 (first report). Nippon Acta Radiol. 37 (1977) 238–247
⁴⁸ Vaeth, J. M., J. P. Green, F. Schroeder: Radiation therapy of cancer of the vocal cord and NSD implications. Amer. J. Roentgenol. 114 (1972) 63–64
⁴⁸ᵃ Wang, C. C., P. H. Blitzer, H. D. Suit: Twice-a-day radiation therapy for cancer of the head and neck. Cancer 55 (1985) 2100–2104
⁴⁹ Weichelbaum, R. R., Ch. M. Rose, Th. J. Miller: Radiobiologic research for head and neck cancer therapy. Arch. Otolaryng. 109 (1983) 792–796
⁵⁰ Whitmore, G. F.: The potential for radiation sensitizers and possible strategy for use. Laryngoscope (St. Louis) 85 (1975) 1145–1154
⁵¹ Wiernik, G., N. M. Bleehen, J. Brindle, J. Bullimore, I. F. Churchill-Davidson, J. Davidson, J. F. Fowler, P. Francis et al.: Sixth interim progress report of the British Institute of Radiology fractionation study of 3F/week versus 5F/week in radiotherapy of the laryngo-pharynx. Brit. J. Radiol. 51 (1978) 241–250
⁵² Wollin, M., A. R. Kagan: The relationship of dose to prognosis in squamous-cell carcinoma of the aerodigestive tract. Brit. J. Radiol. 54 (1981) 36–39

Wirkungen und Komplikationen der Strahlentherapie

Die Wirkungen ionisierender Strahlen auf das Gewebe sind von einer Vielzahl von Faktoren abhängig und damit von Patient zu Patient objektiv und subjektiv sehr unterschiedlich. Neben den individuellen und anatomischen Gegebenheiten sind es vor allem technische Modifikationen der Bestrahlung wie Strahlenqualität, Strahlenintensität und Fraktionierung, die die Gewebsreaktionen beeinflussen.

Schleimhaut und Schleimdrüsen

Die Schleimhaut des Larynx zeigt bei einer Dosis von etwa 30 Gy das Bild des sogenannten Strahlenenanthems, einer allgemeinen diffusen Rötung, Schwellung und Trockenheit. Das Strahlenenanthem nimmt im Verlaufe der Bestrahlung und manchmal noch einige Wochen nach Beendigung der Bestrahlung zu. Ab einer Dosis von etwa 40 Gy (82) können sich auf der Schleimhaut gelbliche, zäh haftende Beläge bilden, die zum Teil aus Fibrin, zum Teil aus dem eingedickten Sekret der funktionsgestörten kleineren Schleimdrüsen bestehen (102). Dazu kommt ein submuköses Ödem, das zu einer allgemeinen diffusen Schwellung der Schleimhäute beiträgt. Dieser Zustand kann einige Monate lang anhalten. In manchen Fällen finden sich auch besonders am empfindlichen Epithel der Stimmlippen flache Ulzera, die über Monate hin bestehen bleiben (fibrinöse und fibrinös-ulzeröse Chorditis) (67). Nach eigenen Beobachtungen (50) beginnt etwa 2 bis 5 Monate nach Abschluß der Bestrahlung die Atrophie der Schleimhaut und der Stimmlippenmuskulatur. Das Ödem verschwindet, die Schleimhaut blaßt ab, die Kapillaren haben sich an Zahl stark vermehrt. Selten findet man besonders großkalibrige, im Durchmesser stark wechselnde und stark geschlängelte Kapillaren. Die weiter fortgeschrittene Atrophie, die sich nicht in allen Fällen in gleicher Deutlichkeit einstellt, zeigt einige Jahre nach Abschluß der Bestrahlung ein dünnes, „porzellanweißes", über dem Muskelkörper der Stimmlippe nur unvollständig verschiebliches Epithel (Abb. 116 bis 117). Gleichzeitig kann die Muskulatur zunehmend fibrotisch werden, ein Zustand, der sich in einer Verschlechterung der Stimme auswirkt.

Bei ausgedehnten Bestrahlungsfeldern erstrecken sich die Veränderungen auch auf die Oropharynx- und Mundhöhlenschleimhäute. Infolge einer Beeinträchtigung der Funktion der kleinen Schleimdrüsen ist die Benetzung des Epithels und der Zähne mit Speichel oft ungenügend, was häufig eine rasch progrediente Karies zur Folge hat (22). Die großen Speicheldrüsen werden von der Bestrahlung der Kehlkopf- und Hypopharynxkarzinome zwar meist nur im Randbereich mitbetroffen. Aber auch sie reagieren, ebenso wie die kleinen Schleim- und Speicheldrüsen, zuerst mit Azinusatrophie und konsekutiver Dyschylie (4, 40, 47, 48). Infolge der Veränderungen immunologischer Reaktionen während der Bestrahlung ändert sich auch die Bakterien- und Pilzflora des Pharynx (79). Besonders häufig tritt eine Kandidiasis während einer Bestrahlung auf, die sich vom Oropharynx bis in den Ösophagus fortsetzen kann (24, 32, 62).

Die Intensität der Strahlenreaktion ist individuell sehr unterschiedlich. Man sieht immer wieder Patienten, die sich von der Bestrahlung kaum beeinträchtigt fühlen, während andere, die auf genau dieselbe Art bestrahlt werden, über einen trockenen Hals, Halsschmerzen und Räusperzwang klagen. Einzelne Patienten zeigen so starke Allgemeinerscheinungen oder Ödeme, daß die Bestrahlung unterbrochen werden muß. Bei älteren Patienten soll die Strahlenreaktion allgemein stärker ausgeprägt sein (6).

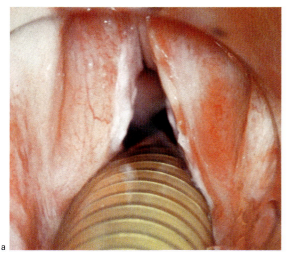 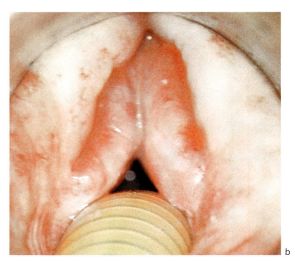

Abb. 116a Rötung, Schwellung und Fibrinauflagerung nach Bestrahlung eines Stimmlippenkarzinoms. Der Primärtumor (rechts, T1a) ist verschwunden.

Abb. 116b Hochgradiges radiogenes Ödem beider Stimmlippen, 6 Wochen nach Bestrahlung. Kein persistierender Tumor zu erkennen (Taschenfalten infolge Druck des Laryngoskopes abgeblaßt).

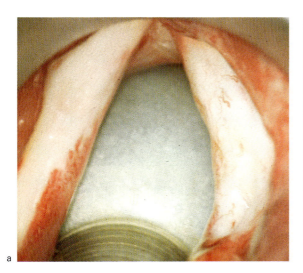 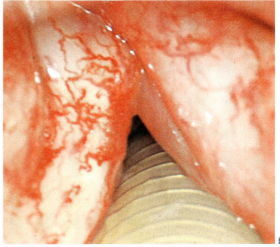

Abb. 117a Atrophie des Stimmlippenepithels mit einzelnen Teleangiektasien, 1 Jahr nach Bestrahlung des Kehlkopfes.

Abb. 117b Extreme Kapillarhyperplasien und Reinke-Ödem-ähnliche Stimmlippenschwellung, 1 Jahr nach Bestrahlung.

Medikamente, wie z. B. Bepanthenlösungen, Azulenlösungen, Salbei- und Kamillentee sowie synthetischer Speichel können zur Linderung der Beschwerden beitragen (42, 64, 82).

Tumorgewebe

Das Tumorgewebe unterliegt bis zu einer Strahlendosis von 20 bis 30 Gy makroskopisch einer meist nur geringen Veränderung. Erst bei weiter ansteigender Dosis beginnt es allmählich zu zerfallen, es bilden sich Ulzera, und es erfolgt auch meist eine Demarkation gegenüber dem umliegenden Gewebe (Abb. 118). Bei einer Dosis von 60 bis 70 Gy wird das Tumorgewebe oft bröckelig und zerfällt. Die strahlenbedingte Nekrose des Tumorgewebes schreitet bis zu einem Monat nach Abschluß der Bestrahlung fort, sollte dann aber, spätestens 6 bis 8 Wochen nach Ende der Bestrah-

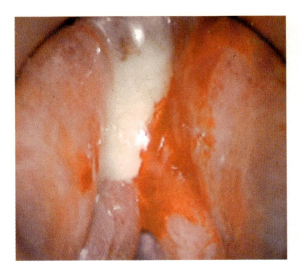

Abb. 118a Nekrose und Demarkation des Tumorgewebes nach Abschluß der Bestrahlung.

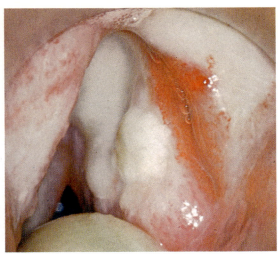

Abb. 118b Ausgedehnte Nekrose des Tumorgewebes infolge der Bestrahlung.

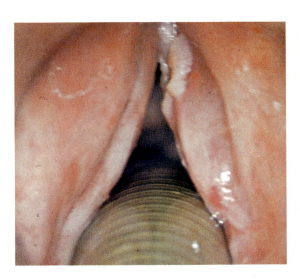

Abb. 119a Residualtumor, rechte Stimmlippe, 2 Monate nach Abschluß der Bestrahlung.

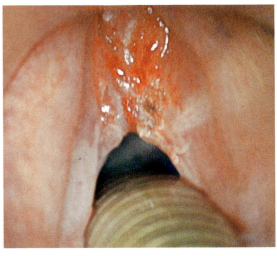

Abb. 119b Residualtumor bzw. „Tumorrezidiv", 3 Monate nach Abschluß der Bestrahlung.

lung, abgeschlossen sein. Zu diesem Zeitpunkt noch erkennbares Tumorgewebe ist in aller Regel überlebendes Tumorgewebe, d. h. ein Residualkarzinom (Abb. 119).

Mikroskopisch reagieren Plattenepithelkarzinome individuell sehr unterschiedlich auf eine Bestrahlung. Manche zeigen frühzeitige und starke Veränderungen, bei anderen bewirken selbst Dosen von 55 bis 60 Gy nur minimale Veränderungen. Die Strahlensensibilität des Tumors ist aufgrund des morphologischen Befundes bisher nicht sicher vorauszusagen. Es gilt zwar als Faustregel, daß wenig differenzierte Tumoren strahlensensibel, hochdifferenzierte strahlenresistent seien. Doch gibt es vielleicht mehr Kehlkopfkrebse, deren Verhalten von dieser Regel abweicht, als solche, die ihr folgen. Eine sichere Relation zwischen Strahlensensibilität und *Broders*-Grading oder dem DNA-Gehalt der Tumorzellen wurde bisher nicht gefunden (45, 74). Die Auswirkungen einer Bestrahlung sind offenbar sogar an verschiedenen Stellen eines Tumors unterschiedlich (92).

In einem bestrahlten Tumor entstehen monströse, oft vielkernige Zellen. Die bizarr gestalteten Zellkerne sind meist sehr dunkel, enthalten

Bläschen und bilden nicht selten noch während der Bestrahlung atypische Mitosen. Hochdifferenzierte Tumorstachelzellen gewinnen ein helles, hydropisch wirkendes Zytoplasma. Der Verhornungsvorgang scheint manchmal durch eine Bestrahlung beschleunigt zu werden. Der DNA-Gehalt der Tumorzellen nimmt im Verlaufe der Bestrahlung ab und die Zahl abnormer Chromosomen zu (37, 85). Aufgrund lichtmikroskopischer Merkmale allein ist es nicht möglich auszusagen, ob die durch die Bestrahlung veränderten Tumorzellen noch lebens- und vermehrungsfähig sind. Bei höheren Strahlendosen werden pyknotische und zerbröckelnde Kerne häufiger. Der Abbau des absterbenden Tumorgewebes geht stets mit stärkeren lymphoplasmazellulären Reaktionen einher. Sehr häufig findet man auch Histiozyten und histiozytäre Riesenzellen vom Fremdkörpertyp. Keratin in Schollen oder Perlen sowie Cholesterolkristalle bilden oft das Zentrum von Granulomen (74, 83). An die Stelle des absterbenden Tumorgewebes sprießt gefäßreiches Bindegewebe ein, das im Laufe der Zeit zu einem faserreichen Narbengewebe ausreift. Die Bestrahlungsnarben verlieren manchmal jegliche Struktur und bilden nur noch hyaline Platten. Die Befunde an bestrahlten Plattenepithelkarzinomen des Larynx unterscheiden sich nicht von denen in anderen Regionen (2).

Schnittserienuntersuchungen zeigen übereinstimmend, daß manche Tumoren zunächst zentral nekrotisch werden. In den meisten Fällen ist der Tumorabbau aber völlig ungleichmäßig, denn es überleben Zellherde unterschiedlicher Größe, irregulär verteilt, sowohl in der Peripherie als auch im Zentrum des Tumors. Oft finden sich kleine Tumorherde verstreut im Bindegewebe, die makroskopisch nicht zu erkennen sind (7, 70). Der Wunsch, mit einer Vorbestrahlung einen Tumor zu „sterilisieren" oder konzentrisch zu „schrumpfen", ist in den meisten Fällen nicht zu erfüllen (36, 74, 92). Ob und wie lange diese Tumorzellnester im Bindegewebe verborgen „schlummern" können, ist noch ungewiß.

In besiedelten, bestrahlten Halslymphknoten finden sich neben veränderten, zum Teil auch absterbenden und toten Tumorzellen Fremdkörpergranulome, besonders Keratingranulome und anstelle der zerstörten Tumorzellen fibröses Gewebe. Auch hier werden überlebende Tumorzellnester von Bindegewebe eingeschlossen (23, 35, 95). Am lymphatischen Parenchym kommt es schon nach kleinen Strahlendosen zu einer Verarmung an Lymphozyten, Auflösung der Keimzentren und Vermehrung an Makrophagen. Nach der rasch einsetzenden lymphozytären Depletion folgt einige Wochen nach Ende der Bestrahlung eine partielle Regeneration des lymphatischen Parenchyms. In keinem Fall, auch nicht bei hohen Strahlendosen, kommt es zur Blockade der Lymphgefäße oder der Randsinus (51, 101). Hingegen kann nach Bestrahlung der Lymphstrom im Abflußgebiet umgeleitet werden, und es können auf diese Weise kontralaterale Metastasen entstehen (59).

Während der Bestrahlung wird das Flimmerepithel nach Verlust der Zilien zerstört und durch Plattenepithel ersetzt. An voll durchbestrahlten Kehlköpfen ist oft der ganze Ventrikel von Plattenepithel ausgekleidet (4). Plattenepithel dringt auch in die Ausführungsgänge der Schleimdrüsen ein, deren Sekret eingedickt ist und in zystisch dilatierten Gängen teilweise retiniert wird. Das Plattenepithel zeigt bei höheren Dosen Veränderungen, wie Vakuolen im Zytoplasma der oberen Schichten und pyknotische Kerne, sowie eine Auflockerung des gesamten Zellverbandes (4, 19, 58, 63, 105).

Weichteile des Larynx

Eine der häufigsten Komplikationen der Bestrahlung bilden die chronischen Ödeme der Larynxweichteile. Die harmloseste Variante sind die oft über viele Jahre hin anhaltenden submukösen Ödeme an den Stimmlippen. Das Bild entspricht den bekannten Reinke-Ödemen, wobei allerdings die Stimmlippen nicht blaß, sondern etwas gerötet erscheinen. Da die darunter liegende Stimmlippenmuskulatur in diesen Fällen meist atrophisch ist, entsteht nach der Entfernung solcher Ödeme häufig eine Exkavation, verbunden mit einer verschlechterten Phonation. Es ist daher zweckmäßig, diese Ödeme, die bei einer Mikrolaryngoskopie unschwer von einem Residualtumor zu unterscheiden sind, zu belassen.

Die diffusen Rötungen und Schwellungen der Aryhöcker, der aryepiglottischen Falten und Taschenfalten stellen ein schwerer wiegendes Problem dar. Halten diese Ödeme mehr als 3 Monate nach der Bestrahlung an, so besteht immer ein dringender Verdacht, daß entweder ein Residualtumor vorliegt oder dem Ödem eine Chondroradionekrose zugrunde liegt (21, 30, 44, 100, 103). Da in 50 bis 70% der Fälle der chronisch persistierenden Ödeme ein Residualtumor besteht (21, 30) kommt man nicht umhin, Biopsien (evtl. Feinnadelbiopsien) auszuführen. Biopsien in dem bestrahlten, ödematösen Gewebe hinterlassen meist sehr schlecht heilende Wunden und können die Ursache einer Chondronekrose werden. Trotz dieser äußerst ungünstigen Umstände ist es manchmal nicht zu vermeiden, daß man multiple oder wiederholte Biopsien ausführen muß, da die Tumorreste im entzündlich veränderten Gewebe nur schwierig zu finden sind.

Knorpelskelett des Larynx

Die erstmals 1921 von MARSCHICK (61) beschriebene Chondroradionekrose des Larynx wird vielfach nicht ganz richtig als „Perichondritis", von anderen Autoren als „radiation necrosis" oder „strahleninduzierte Knorpeldystrophie" (10, 48, 66, 93) bezeichnet. Von der reinen strahlenbedingten Knorpelnekrose ist (theoretisch) die „Tumorperichondritis" zu unterscheiden, bei der die Tumorzellen das Perichondrium zerstören und den Weg zu einer sekundären bakteriellen Durchwanderung mit rasch progredienter Entzündung und Zerstörung des Knorpels bahnen.

Von intaktem Perichondrium überzogener Kehlkopfknorpel erträgt relativ hohe Strahlendosen (66, 96, 97). Histologisch finden sich nach Abschluß der Bestrahlung Verquellungen der Grundsubstanz, Verluste von Knorpelkernen und kleine Nekrosezysten. Makroskopisch erscheint bestrahlter Kehlkopfknorpel oft auffällig gelblich und bröckelig.

Mikroskopisch finden sich bei der progredienten Chondroradionekrose entzündliche Infiltrate im Perichondrium, häufig subperichondrale Abszesse und Knorpelsequester. In späteren Stadien findet man fast immer eine zusätzliche bakterielle Infektion und Fistelbildungen (65).

Verläßliche Angaben über die Häufigkeit der Chondroradionekrosen finden sich in den meisten radiotherapeutischen Statistiken nicht. Einige Autoren berichten, daß 8 bis 15% aller wegen Karzinomen bestrahlten Kehlköpfe eine Chondroradionekrose aufwiesen (68, 93). In der Mehrzahl der Fälle besteht neben der Chondroradionekrose ein Residualtumor.

Die Häufigkeit der Chondroradionekrose ist sicherlich auch abhängig von bestrahlungstechnischen Varianten, wie z. B. der Fraktionierung, der Bestrahlungsdauer, der Größe der Felder. Oberflächlich exulzerierende Tumoren, die schon auf das Knorpelgerüst übergreifen oder durch vorangehende operative Eingriffe geschädigter Knorpel sowie Infekte, etwa eine chronische Bronchitis oder Sinusitis, begünstigen die Entstehung einer Chondroradionekrose.

Die Chondroradionekrose entsteht meist schon während der Bestrahlung, manchmal wird sie aber erst einige Monate oder sogar erst ein Jahr und noch später nach Abschluß der Bestrahlung manifest. Gerade bei spät auftretender Chondroradionekrose besteht immer der dringende Verdacht auf einen Residualtumor. In Einzelfällen wurden Chondroradionekrosen erst bis zu 25 und 30 Jahre nach der Bestrahlung beobachtet (12, 28, 80).

Das klinische Bild der Chondroradionekrose ist charakteristisch. Die Patienten klagen über Schluckschmerzen und spontane, heftige, zum Ohr ausstrahlende Schmerzen, die auch bei Berührung des Kehlkopfes von außen auszulösen sind. Vielfach besteht ein starker Foetor ex ore, manchmal werden Eiter und Knorpelsequester abgehustet. Häufig bilden sich neben den endolaryngealen Ödemen auch prä- und paralaryngeale Abszesse, die sich durch spontan entstehende Fisteln nach außen oder innen entleeren.

Mit einer antibiotischen Behandlung erreicht man nur eine Dämpfung des manchmal schubweise progressiven Prozesses. Eine Tracheotomie ist wegen der Ödeme oft nicht zu vermeiden. Manche Autoren warten Jahre ab, bis sich aller nekrotischer Knorpel abgestoßen hat. Meist bleibt dann nicht viel mehr zurück als ein unbrauchbarer geschrumpfter Kehlkopfrest. Die Nekrose kann so ausgedehnt sein und so foudroyant verlaufen, daß schließlich die Halsgefäße erfaßt werden und eine Karotisruptur das Leben des Patienten beendet (28, 29). Falls eine antibiotische Behandlung nicht alsbald zu einer deutlichen Besserung führt, ist es daher vorzuziehen, frühzeitig aktiv vorzugehen und allen nekrotischen Knorpel sowie alle umliegenden nekrotischen Weichteile und Hautbezirke sorgfältig zu entfernen, dabei aber vom Larynxgerüst soviel wie möglich zu erhalten (8, 28, 46, 56, 57, 86, 90). In Einzelfällen mit fortgeschrittener Chondronekrose ist eine Laryngektomie nicht zu vermeiden. Die Wundheilung von Strahlennekrosen soll mittels einer hyperbaren Oxygenation gefördert werden können (27, 38). Das vom Strahlenfeld häufig erfaßte Zungenbein kann in Einzelfällen einer Osteoradionekrose und Sequestration mit unterliegen (13). Eine Radionekrose der Mandibula bei Bestrahlung von Larynxkarzinomen ist selten.

Halsweichteile

Infolge der Lymphabflußbehinderung entstehen sehr häufig chronische Schwellungen der Halsweichteile, besonders der subkutanen Schichten (94). In den meisten Fällen bilden sich im Laufe der Zeit diese Schwellungen spontan wieder zurück. Bedingt durch ein chronisches Ödem bleibt in manchen Fällen eine wammenartige Schwellung des submentalen Gewebes zurück („radiation dewlap") (107). Spätfolgen der Bestrahlung der Halsweichteile sind die in manchen Fällen auftretenden schwerwiegenden Fibrosen der Subkutis und der Halsmuskeln, die zu erheblichen

Schrumpfungen und Verhärtungen führen können („Holzhals"). Eine Folge der Bestrahlung können auch Pharynx- und Ösophagusstenosen sein, die, wie berichtet wurde, zu einem Schlaf-Apnoe-Syndrom führen können (77). Besonders dann, wenn der rekonstruierte Pharynxschlauch ohnehin dünn war, können sich Stenosen entwickeln, die auch mittels einer fortgesetzten Bougierung nicht zu beherrschen sind (98).

Arterien des Halses

Daß die Wände der großen Arterien am Hals von einer Bestrahlung erheblich geschädigt werden können, beweisen die Fälle von Karotisrupturen nach Bestrahlung und nachfolgender Neck dissection. Weniger bekannt sind die Spätschäden an der Karotis und den Vertebralarterien, die erst viele Jahre, teilweise bis zu 2 bis 3 Jahrzehnte nach einer erfolgreichen Bestrahlung eines Kehlkopfkarzinoms manifest werden können. Es können sowohl Karotisaneurysmen als auch spontane Karotisrupturen auftreten (15, 31, 81). Am häufigsten beobachtet wurden langgestreckte, oft bilaterale Stenosen der Karotiden und manchmal auch der Vertebralarterien bis hin zum doppelseitigen Karotisverschluß (14, 26, 34, 55, 69, 72, 75, 91). Die histologischen Untersuchungen der stenosierten Gefäße zeigen ausgedehnte, obliterierende Fibrosen unter der Intima, Schaumzellenansammlungen in der Gefäßwand, Fragmentation der Elastika, periarterielle Fibrosen, Narben in der Gefäßwand und sogar entzündlich ulzerierende Veränderungen. Vielleicht sind diese Gefäßschäden häufiger, als wir heute wissen, und mancher ältere Mann, der vor Jahren oder Jahrzehnten wegen eines Kehlkopfkarzinoms bestrahlt wurde, stirbt an den Folgen eines zerebralen Insults, ohne daß jemand daran denkt, daß eine radiogene Karotisstenose die Ursache des Schlaganfalles war.

Schilddrüse und Nebenschilddrüsen

Auch nach externen Bestrahlungen mit Dosen von 50 bis 70 Gy läßt sich nur sehr selten eine Funktionsminderung der Schilddrüse erkennen (39, 52, 53, 76, 108). In Einzelfällen wurde nach Bestrahlung von Kehlkopfkarzinomen ein Myxödem beobachtet (1, 27, 106). In den meisten Fällen soll die Schilddrüsenfunktion nach der Bestrahlung etwas vermindert sein, sich aber wieder erholen (33). Relativ häufig tritt aber ein Hypothyreoidismus auf, wenn im Rahmen der Behandlung von Larynx- oder Hypopharynxkarzinomen Teile der Schilddrüse entfernt worden waren und der Hals vor- oder nachher bestrahlt wurde (5, 16, 17, 60, 71, 73, 88, 89, 99, 104). Die Häufigkeit eines Myxödems nach Teilresektion der Schilddrüse und Bestrahlung soll zwischen 10 und 30% aller Fälle liegen. Man soll daher bei der Laryngektomie darauf achten, die Vaskularisation der gegenseitigen Schilddrüsenhälfte intakt zu erhalten.

Die Zeichen der Schilddrüsenunterfunktion werden meist 2 bis 6 Monate nach der Bestrahlung, seltener später (nach bis zu 6 Jahren) deutlich. Die Patienten werden antriebsarm und lethargisch, ertragen keine Kälte, sind obstipiert, bemühen sich nicht, die Ösophagusstimme zu erlernen, wieder eine Arbeit aufzunehmen und wirken resigniert. Typisch sind auch die oft starke Gewichtszunahme, die trockene, oft schuppende Haut, das gedunsene Gesicht, periokuläre Ödeme und „Patschhände". Die Untersuchung zeigt weiter eine stark verminderte Jodaufnahme, ein Absinken des PBJ (protein bound iodine), erhöhte TSH- und verminderte T_4-Werte, einen Anstieg der Thyreoideaantikörper sowie einen starken Anstieg des Serumcholesterols. Die Therapie mit 0,1 mg/d L-Thyroxin ist einfach. Manche Autoren verordnen prophylaktisch L-Thyroxin nach Schilddrüsenteilresektion schon während der Bestrahlung (54).

Die Reaktion der Nebenschilddrüsen im Rahmen einer Bestrahlung scheint relativ gering zu sein (41).

Rückenmark und Hirnnerven

Bei jeder Bestrahlung am Hals ist das zervikale Rückenmark besonders gefährdet, auch wenn darauf geachtet wird, es außerhalb des Strahlenkegels zu belassen. Bei einem dünnen Hals nach Laryngektomie und Neck dissection ist es technisch besonders schwierig, das Halsmark auszusparen.

Die ersten 4 Fälle einer Strahlenmyelopathie, die nach Bestrahlung von Hypopharynxkarzinomen aufgetreten waren, beschrieb 1941 AHLBOM (3). Inzwischen gibt es eine lange Liste von weiteren Berichten über diese wohl schwerste Spätkomplikation einer Strahlenbehandlung von Larynx- und Hypopharynxkarzinomen, vor allem in der neurologischen Literatur (49).

Die Symptome einer Strahlenmyelopathie können schon nach Dosen von 35 Gy auftreten, besonders wenn diese Dosis nur gering fraktioniert wurde. Die Latenz nach Abschluß der Bestrahlung beträgt meist 10 bis 24 Monate, manchmal aber auch 5 bis 6 Jahre. Am häufigsten sind motorische, symmetrische Paraplegien und Tetraplegien, Harn- und Stuhlinkontinenz, aber auch starke Schmerzzustände. Manchmal wird ein Brown-Séquard-Syndrom ebenso wie ein Horner-Syndrom beobachtet. Die voll ausgeprägte Strahlenmyelopathie führt im Verlaufe weniger Monate zum Tode. Es gibt aber offensichtlich auch Formen, die weniger ausgeprägt sind und nur zu einigen Ausfällen ohne weitere Progredienz führen. JONES (43) erwähnt als Zeichen einer vorübergehenden, frühzeitig auftretenden Form der Strahlenmyelopathie elektrisierende, stechende Schmerzen am Rumpf und den Extremitäten bei Neigen des Kopfes (sogenanntes Lhermitte-Symptom).

Bei autoptischen Untersuchungen wurden eine allgemeine Auftreibung der betroffenen Rückenmarkssegmente, eine ausgedehnte Demyelinisation besonders der Seiten- und Hinterhörner, Koagulationsnekrosen und Veränderungen an den kleinen Gefäßen sowie epidurale Nekrosen gefunden (20, 78).

Die Hirnnerven gelten als sehr widerstandsfähig gegenüber einer Bestrahlung. Trotzdem wurden schon unilaterale Hypoglossusparesen, vor allem nach Bestrahlung supraglottischer Karzinome, beschrieben. Diese traten 2 bis 7 Jahre nach Abschluß der Bestrahlung auf (9, 18, 25, 84). Auch eine Rekurrensparese nach Bestrahlung wurde beobachtet (11). Man vermutet, daß die Nervenstämme durch eine perineurale radiogene Fibrose komprimiert werden. Eine Dekompression wurde aber bisher nicht versucht.

Literatur

[1] Abramson, N., R. P. Scruggs, P. J. Cavanaugh: Short-course radiation therapy in the treatment of head and neck tumors. Radiology 118 (1976) 175–178
[2] Ackerman, L. V.: The pathology of radiation effect of normal and neoplastic tissue. Amer. J. Roentgenol. 114 (1972) 447
[3] Ahlbom, H. E.: The results of radiotherapy of hypopharyngeal cancer of the Radiumhemmet Stockholm 1930 to 1939. Acta radiol. (Stockh.) 22 (1941) 155–171
[4] Alexander, F. W.: Micropathology of radiation reaction in the larynx. Ann. Otol. (St. Louis) 72 (1963) 831–841
[5] Alexander, M. V., J. T. Zajtchuk, R. L. Henderson: Hypothyroidism and wound healing after head and neck radiation and surgery. Combined Meeting of the Society of Surgical Oncology, Inc. and the Society of Head and Neck Surgeons, May 12–17, 1980, San Francisco, California (pp. 233)
[6] Andersson, T., A. Bioerklund, T. Landberg, C. Mercke, G. Svahn-Tapper: En-bloc irradiation of tumours of the head and neck and their lymphatics. II. Early results and side effects. Acta radiol. (Stockh.) 17 (1978) 189–198
[7] Baerthold, W., A. K. Budach-Gamaleja: Zur hämatogenen Metastasierung maligner Kehlkopfgeschwülste. Klinische und histologische Untersuchungen an primär Laryngektomierten und an sekundär Operierten nach erfolgloser 60-CO-Therapie. Laryngol. Rhinol. Otol. 48 (1969) 178–187
[7a] Bahadur, S., R. C. Amatya, S. K. Kacker: The enigma of postradiation oedema and residual or recurrent carcinoma of the larynx and pyriform fossa. J. Laryngol. 99 (1985) 763–765
[8] Baron, F., F. Legent, P. Ane, P. Grob: Traitement des sequelles de l'irratation des cancers du pharyngolarynx. Rev. Laryng. 93 (1972) 301–318
[9] Bataini, J. P., A. Ennuyer, P. Poncet, N. A. Ghossein: Treatment of supraglottic cancer by radical high dose radiotherapy. Cancer 33 (1974) 1253–1262
[10] Beckmann, G.: Akute und chronische Entzündungen des Kehlkopfes. In Berendes, J., R. Link, F. Zöllner: Hals-Nasen-Ohren-Heilkunde, Bd. IV/1, 2. Aufl. Thieme, Stuttgart 1982

[11] Berger, P. S., J. P. Bataini: Radiation-induced cranial nerve palsy. Cancer 40 (1977) 152–155
[12] Berger, G., J. L. Freeman, D. R. Briant, M. Berry, A. M. Noyek: Late post radiation necrosis and fibrosis of the larynx. J. Otolaryng. 13 (1984) 160–164
[13] Bhaita, P. L., N. K. Dutta, J. C. Sanasam: Osteonecrosis of hyoid bone and thyroid cartilage. Arch. Otolaryng. 105 (1979) 553–554
[14] Bird, R. J., D. P. Bryce: Longterm effects of heavy irradiation to the neck. J. Otolaryng. 9 (1980) 18–23
[15] Bole, P. V., G. Hintz, P. Chander, Y. S. Chan, R. H. Clauss: Bilateral carotid aneurysms secondary to radiation therapy. Ann. Surg. 181 (1975) 888–892
[16] Brase, A., R. Sippel: Zur Hypothyreosehäufigkeit nach perkutaner Telekobaltbestrahlung des Larynxkarzinoms. Strahlentherapie 145 (1973) 147–154
[17] Breda, M., F. Martino, G. Pastore, L. Troncone, A. Wuttge: Beobachtungen der Schilddrüsenfunktion nach Behandlung des Larynxkarzinoms mit 60 Co. Offene Studie. Strahlentherapie 158 (1982) 480–483
[18] Bumm, P.: Periphere Hypoglossusparesen bei Malignompatienten nach Hartstrahlentherapie. Arch. Ohr.-, Nas.- u. Kehlk.- Heilk. 205 (1973) 348–352
[19] Buratti, C.: Aspetti morfologici dei tessuti laringei nontumorali colpiti dal fascio radiante in corso di terapia con gli elettroni accelerati del betatrone per carcinoma. Ann. Laring. (Torino) 67 (1968) 809–827
[20] Burns, R. J., A. N. Jones, J. S. Robertson: Pathology of radiation myelopathy. J. Neurol. Neurosurg. Psychiatry 35 (1972) 888–898
[21] Calcaterra, T. C., F. Stern, P. H. Ward: Dilemma of delayed radiation injury of the larynx. Ann. Otol. (St. Louis) 81 (1972) 501–507
[22] Carl. W.: Oral and dental care for the irradiated patient. Quintess. Int. 5 (1974) 55–62
[23] Carter, R. L., N. S. B. Tanner, P. Clifford, H. J. Shaw: Perineural spread in squamous cell carcinomas of the head and neck: a clinicopathological study. Clin. Otolaryng. 4 (1979) 271–281
[24] Chen, T. Y., J. H. Webster: Oral monilia study on patients with head and neck cancer during radiotherapy. Cancer 34 (1974) 246–249
[25] Cheng, V. S. T., M. D. Schulz: Unilateral hypoglossal nerve atrophy as a late complication of radiation therapy of head and neck carcinoma. A report of four cases and a review of the literature on peripheral and cranial nerve damages after radiation therapy. Cancer 35 (1975) 1537–1544
[26] Conomy, J. P., R. W. Kellermeyer: Delayed cerebrovascular consequences of therapeutic irradiation. Cancer 36 (1975) 1702–1708
[27] Davis, J. C., J. M. Dunn, A. G. Gates, R. D. Heimbach: Hyperbaric oxygen. A new adjunct in the management of radiation necrosis. Arch. Otolaryng. 105 (1979) 58–61
[28] Draf, W.: Die Larynxperichondritis nach Strahlentherapie als Problem der plastisch-rekonstruktiven Chirurgie. HNO (Berlin) 28 (1980) 218–221
[29] Ennuyer, A., P. Bataini: Radiothérapie des territoires cervicaux en cas d'épithéliomas du rhinopharynx de l'oropharynx et de l'hypopharynx. Résultats d'une statistique de 1000 cas. J. Radiol. Électrol. 56 (1975) 837–838
[30] Fu, K. K., R. J. Woodhouse, J. M. Quivey, T. L. Phillips, H. H. Dedo: The significance of laryngeal edema following radiotherapy of carcinoma of the vocal cord. Cancer 49 (1982) 655–658
[31] Ghossein, N. A., P. Bataini, A. Ennuyer, P. Stacey, V. Krishnaswamy: Local control and site of failure in radically irradiated supraglottic laryngeal cancer. Radiology 112 (1974) 187–192
[32] Gignoux, M., M. Bouchayer, B. Gignoux: Mycoses oesophagiennes après irradiation pour les cancers de la sphère O. R. L., à propos de 3 cas. Ann. Otolaryng. (Paris) 86 (1969) 535–540
[33] Gil Gayarre, M., T. Delgado Macias, A. Poveda Pierola, J. Gil Herrera, J. Perez-Regadera: Alteraciones de la funcion tiroidea post-irradiacion del ca de laringe. Fourth Congress of the Iberian-Latin American Radiotherapists' group, April 4–8, 1983, Buenos Aires, Argentina, Iberian-Latin American Radiotherapists' Group, 1983 (p. 70)
[34] Glick, B.: Bilateral carotid occlusive disease following irradiation for carcinoma of the vocal cords. Arch. Path. 93 (1972) 352–355
[35] Goldman, J. L., B. S. Bloom, F. G. Zak, W. H. Friedman, M.

J. Gunsberg, S. M. Silverstone: Serial microscopic studies of radical Neck dissection. Studies in a combined radiation and surgery program for advanced cancer of the larynx. Arch. Otolaryng. 89 (1969) 620–628

36 Goldman, J. L., R. V. Cheren, F. G. Zak, M. J. Gunsberg: Histopathology of larynges and radical neck specimens in a combined radiation and surgery program for advanced carcinoma of the larynx and laryngopharynx. Ann. Otol. (St. Louis) 75 (1966) 313–335

37 Goldman, J. L., W. H. Friedman: Intranuclear tracer, cell viability and preoperative irradiation. Laryngoscope (St. Louis) 77 (1967) 1315–1327

38 Greenwood, T. W., A. G. Gilchrist: Hyperbaric oxygen and wound healing in post-irradiation head and neck surgery. Brit. J. Surg. 60 (1973) 394–397

39 Greig, W. R., J. A. Boyle, W. W. Buchanan, S. Fulton: Clinical and radiobiological observations on latent effects of X-irradiation on the thyroid gland. J. clin. Endocr. 25 (1965) 1009–1014

40 Grünberg, H.: Histologische und karyometrische Veränderungen kleiner und großer Speicheldrüsen des Menschen nach Einwirkungen ionisierender Strahlen (60 Kobalt). Arch. Ohr.-, Nas.- u. Kehlk.- Heilk. 184 (1964) 235–248

41 Holten, I., C. Christiansen: Unchanged parathyroid function following irradiation for malignancies of the head and neck. Cancer 53 (1984) 874–877

42 Hülse, R.: Symptomatik und Therapie von Strahlenreaktionen im Kopf-Halsbereich. Laryngol. Rhinol. Otol. 50 (1971) 133–140

43 Jones, A.: Transient radiation myelopathy (with reference to Lhermitte's sign electrical paraesthesia). Brit. J. Radiol. 37 (1964) 727–744

44 Kagan, A. R., T. Calcaterra, P. Ward, P. Chan: Significance of edema of the endolarynx following curative irradiation for carcinoma. Amer. J. Roentgenol. 120 (1974) 169–172

45 Kallenberger, A., W. Wey, K. Renner: DNA content and radiosensitivity of malignant tumours of the upper respiratory and digestive tract. ORL J. Otorhinolaryngol. relat. Spec. 34 (1972) 65–81

46 Kashima, H. K., M. J. Holliday, V. J. Hyams: Laryngeal chondronecrosis: clinical variations and comments on recognition and management. Trans. Amer. Acand. Ophthalmol. Otolaryng. 84 (1981) 878–881

47 Kashima, H. K., W. R. Kirkham, J. R. Andrews: Postirradiation sialadenitis. Amer. J. Roentgenol. 94 (1965) 271–291

48 Keene, M., A. R. Harwood, D. P. Bryce, A. W. P. van Nostrand: Histopathological study of radionecrosis in laryngeal carcinoma. Laryngoscope (St. Louis) 92 (1982) 173–180

49 Kleinsasser, O.: Strahlenbehandlung der Larynx- und Hypopharynxkarzinome. In Berendes, J., R. Link, F. Zöllner: Hals-Nasen-Ohren-Heilkunde in Praxis und Klinik, IV/2. Thieme, Stuttgart 1983

50 Kleinsasser, O., G. Friedmann: Endoskopische Kontrolle des Bestrahlungsverlaufes bei Stimmlippenkarzinomen. Endoscopy 2 (1970) 145–148

51 Kley, W.: Der Einfluß der Telekobaltbestrahlung auf das regionäre Lymphsystem bei malignen Tumoren im Rachen- und Kehlkopfbereich. Arch. Ohr.-, Nas.- u. Kehlk.-Heilk. 182 (1963) 399–403

52 Koulumies, M., A. Voutilainen, R. Koulumies: Effect of X-ray irradiation of laryngeal cancer on the function of the thyroid gland. Ann. Med. Int. Fenn. 53 (1964) 86–96

53 Lanaro, A. E., A. Bosch, Z. Frias: Sensibilidad de la celula tiroidea a irradiación ecterna. Rev. Iber. Endocr. 22 (1975) 105–118

54 Lavelle, R. J.: Thyroid function after radiotherapy and total laryngectomy in the treatment of carcinoma of the larynx. Ann. Otol. (St. Louis) 80 (1971) 593–598

55 Levinson, S. A., M. B. Close, W. K. Ehrenfeld, R. J. Stoney: Carotid artery occlusive disease following external cervical irradiation. Arch. Surg. 107 (1973) 395–397

56 Litton, W. B.: Preservation of a radionecrotic larynx by excision of thyroid cartilage with flap coverage. Laryngoscope (St. Louis) 88 (1978) 1947–1949

56a Lund, C., M. Hjelm-Hansen, A. P. Andersen: Laryngeal carcinoma. III. Treatment results in relation to microscopic score. Acta radiol. (Stockh.) 18 (1979) 497–508

57 MacGovern, F. H., J. S. Fitz-Hugh, W. Constable: Postradiation perichondritis and cartilage necrosis of the larynx. Laryngoscope (St. Louis) 83 (1973) 808–815

58 Manara, G., E. Mira: Modificazioni istologiche della laringe umana irradiata secondo diverse modalità tecnicoterapeutiche. Arch. ital. Otol. 79 (1968) 596–635

59 Mann, W., Ch. Beck, N. Freudenberg, M. Leupe: Der Bestrahlungseffekt auf die Lymphkapillaren des Kehlkopfes. HNO (Berlin) 29 (1981) 381–387

60 Markson, J., G. E. Flatman: Myxoedema after deep X-ray therapy to the neck. Brit. med. J. 1965, 1228

61 Marschik, H.: Röntgenschädigung des Kehlkopfes. Mschr. Ohrenheilk. 55 (1921) 1445–1466

62 Martin, M. V., U. Al-Tikriti, P. A. Bramley: Yeast flora of the mouth and skin during and after irradiation for oral and laryngeal cancer. J. med. Microbiol. 14 (1981) 457–467

63 Mattioli, V., O. Fini-Strochi, L. Lippi: Osservazioni sulle modificationi istologiche della laringe umana dopo telecobaltterapia. Boll. Mal. Orecch. 81 (1963) 201–233

64 Matzker, J., J. Schreiber: Synthetischer Speichel zur Therapie der Hyposialien, insbesondere bei der radiogenen Sialadenitis. Laryngol. Rhinol. Otol. (Stuttg.) 51 (1972) 422–428

65 Michaels, L.: Pathology of the Larynx. Springer, Berlin 1984

66 Minnigerode, B.: Experimentelle Untersuchungen über die Wirkung der γ-Strahlen von Radium und 60 Co auf den Knorpel des Kaninchen-Kehlkopfes. Arch. Ohr.-, Nas.- u. Kehlk.-Heilk. 177 (1961) 485

67 Minnigerode, B.: Spätschädigungen des Kehlkopfes nach Radiumbestrahlung der Stimmlippen-Karzinoms. Pract. Otorhinolaryng. (Basel) 26 (1964) 409–417

68 Mintz, D. R., P. J. Gullane, D. H. Thomson, R. R. Ruby: Perichondritis of the larynx following radiation. Otolaryngol. Head Neck Surg. 89 (1981) 550–554

69 Momose, K. L., P. F. J. New: Non atheromatous stenosis and occlusion of the internal carotid artery and its main branches. Amer. J. Roentgenol. 118 (1973) 550–556

70 Müller, H. E.: Die Frühformen des rezidivierenden Stimmlippen-Carcinoms, ihr morphologisches Bild und ihre Behandlung. Arch. klin. exp. Ohr.-, Nas.- u. Kehlk.-Heilk. 202 (1972) 602–608

71 Murken, R. E., A. J. Duvall: Symposium on malignancy. V. Hypothyroidism following combined therapy in carcinoma of the laryngopharynx. Laryngoscope (St. Louis) 82 (1972) 1306–1314

72 Nardelli, E., A. Fiaschi, G. Ferrari: Delayed cerebrovascular consequences of radiation to the neck. A clinicopathologic study of a case. Arch. Neurol. (Chic.) 35 (1978) 538–540

73 Nitze, H. R., U. Ganzer, K. H. Vosteen: Die Strahlenbehandlung synchronisierter Tumoren; erste Ergebnisse. Arch. Otorhinolaryng. 196 (1970) 401–404

74 Oloffsson, J., A. W. van Nostrand: Growth and spread of laryngeal and hypopharyngeal carcinoma with reflections on the effect of preoperative irradiation. 139 cases studied by whole organ serial sectioning. Acta oto-laryng. (Stockh.) Suppl. 308 (1973) 1–84

75 Pepin, B., M. Haguenauer, B. Goldstein, J. Theron, F. Bacourt: Deux cas de sténose post-radique des gros troncs artériels cérébraux. Ann. Méd. Int. 127 (1976) 193–201

76 Piccoli, A., R. Zecchin: Controllo con radioiodio della funzionalità tiroidea nei laringectomizzati dopo trattamento roentgen. Clin. Otorinolaring. 19 (1967) 406–421

77 Polnitsky, C. A., C. Sherter, J. O. Sugar: Irradiation-induced fibrosis of the neck and sleep apnea. Arch. Otolaryng. 107 (1981) 629–630

78 Rengachary, S. S., S. H. Lee, I. Watanabe: Spinal epidural radiation necrosis simulating metastatic neoplasm. Surg. Neurol. 10 (1978) 101–103

79 Rice, D. H., G. Gill: The effect of irradiation upon the bacterial flora in patients with head and neck cancer. Laryngoscope (St. Louis) 89 (1979) 1839–1841

80 Robson, S. C., J. D. K. Daws: A case of perichondritis and necrosis of laryngeal cartilage 25 years after treatment with radium. J. Laryng. 75 (1961) 997–998

81 Roscher, A. A., B. C. Steele, S. S. Woodard: Carotid artery rupture after irradiation of larynx. Arch. Otolaryng. (Chic.) 83 (1966) 472–476

82 Sack, H.: Betreuung der Patienten während und nach einer Strahlenbehandlung von bösartigen Tumoren des HNO-Bereichs. HNO (Berlin) 30 (1982) 393–396

83 Safall, H., H. A. Azar: Keratin granulomas in irradiated squamous cell carcinoma of various sites. Cancer Res. 26 (1966) 500–508

84 Saunders, W. H., S. E. Hodgson: Bilateral hypoglossal nerve paralysis after irradiation therapy. Ann. Otol. (St. Louis) 88 (1979) 515–517

⁸⁵ Savić, D., B. Ajdanić, E. Stojimirović: Modifications chromosomiques chez des malades irradiés pour cancer du larynx. J. franç. Oto-rhinolaryng. 25 (1976) 15–16
⁸⁶ Schaupp, H.: Chirurgische Versorgung bei schweren Strahlenschäden. HNO (Berlin) 28 (1980) 222
⁸⁷ Seifert, G., W. Geier: Zur Pathologie der Strahlen-Sialadenitis. Laryngol. Rhinol. Otol. (Stuttg.) 50 (1971) 376–388
⁸⁸ Seydel, H. G., H. Scholl: Permanent implants in the management of head and neck cancer by radiotherapy. Amer. J. Roentgenol. 117 (1973) 565–574
⁸⁹ Shafer, R. B., F. Q. Nuttall, K. Pollak, H. Kuisk: Thyroid function after radiation and surgery for head and neck cancer. Arch. intern. Med. 135 (1975) 843–846
⁹⁰ Shaw, H. J.: Repair of the laryngo-pharynx and cervical oesophagus after irradiation. Proc. roy. Soc. Med. 64 (1971) 734–737
⁹¹ Silverberg, G. D., R. H. Britt, D. R. Goffinet: Radiationinduced carotid artery disease. Cancer 41 (1978) 130–137
⁹² Skolnik, E. M., B. J. Soboroff, M. E. Tardy, K. J. Levin, L. T. Tenta: Preoperative radiation of larynx. Analysis of serial sections. Ann. Otol. (St. Louis) 79 (1970) 1049–1056
⁹²ᵃ Souliere, Ch. R., J. A. Kirchner: Laryngeal perichondritis and abscess. Arch. Otolaryng. 111 (1985) 481–484
⁹³ Stell, P. M., M. D. Morrison: Radiation necrosis of the larynx. Etiology and management. Arch. Otolaryng. 98 (1973) 111–113
⁹⁴ Strauss, M.: Long-term complications of radiotherapy confronting the head and neck surgeon. Laryngoscope (St. Louis) 93 (1983) 310–313
⁹⁵ Tanner, N. S. B., R. L. Carter, V. M. Dalley, P. Clifford, H. J. Shaw: The irradiated radical neck dissection in squamous carcinoma: a clinico-pathological study. Clin. Otolaryng. 5 (1980) 259–271
⁹⁶ Theissing, J.: Zur Larynxperichondritis nach Strahlentherapie. Arch. Ohr.-, Nas.- u. Kehlk.-Heilk. 199 (1971) 714–719
⁹⁷ Theissing, J., H. Jung: Zum Problem der strahleninduzierten Larynxperichondritis. Arch. Ohr.-, Nas. u. Kehlk.-Heilk. 201 (1972) 324–331
⁹⁸ Tobin, H. A.: Radiation-induced pharyngeal stenosis. A report of two cases after planned postoperative radiation therapy. Arch. Otolaryng. 105 (1979) 362–363
⁹⁹ Vrabe, D. P., T. J. Heffron: Hypothyroidism following treatment for head and neck cancer. Ann. Otol. (St. Louis) 90 (1981) 449–453
¹⁰⁰ Ward, P. H., T. C. Calcaterra, A. R. Kagan: The enigma of postradiation edema and recurrent or residual carcinoma of the larynx. Laryngoscope (St. Louis) 85 (1975) 522–529
¹⁰¹ Welsh, L. W., F. Campellone: Effects of irradiation on cervical lymphnodes. Ann. Otol. (St. Louis) 88 (1979) 502–508
¹⁰² Wescott, W. B., J. G. Mira, E. N. Starcke, I. L. Shannon, J. I. Thornby: Alternations in whole saliva flow rate induced by fractionated radiotherapy. Amer. J. Roentgenol. 130 (1978) 145–149
¹⁰³ Wey, W.: Suspicion of persistent or recurrent carcinoma of the larynx after radiation therapy. ORL J. Otorhinolaryngol. relat. Spec. 41 (1979) 301–311
¹⁰⁴ Widström, A., L. Carstam, O. Odelberg-Johnson, A. Widström: Parathyroid and thyroid function after treatment of cancer of the larynx (radiotherapy with and without surgery). Acta oto-laryng. (Stockh.), Suppl. 386 (1982) 212–214
¹⁰⁵ Windolz, F.: Late changes in mucous membrane of the irradiated larynx. Radiology 48 (1947) 274–281
¹⁰⁶ Wuttke, H., H. Grauthoff, H. G. Braick, H. Frommhold: Zur Schilddrüsenfunktion nach perkutaner Strahlentherapie im Halsbereich. Strahlentherapie 156 (1980) 524–529
¹⁰⁷ Young, J. R.: Radiation dewlap. Clin. Otolaryng. 4 (1979) 25–28
¹⁰⁸ zur Horst-Meyer, H., R. Vollmar: Kontrolle der Schilddrüsenfunktion unter hoher Tumorbestrahlung beim Larynxkarzinom mit Hilfe des Radiojodfunktionstestes. Radiobiol. Radiother. (Berlin) 5 (1964) 457–458

Adjuvante Strahlentherapie

Präoperative Bestrahlung

Als präoperative Bestrahlung oder „Vorbestrahlung" wird jene Therapieform bezeichnet, bei der nach der Verabfolgung einer bestimmten Strahlendosis ein chirurgischer Eingriff *fest geplant* ist.

Mit der Vorbestrahlung hofft man, daß die „jungen", noch besonders aktiven Zellen in der Peripherie des Tumors zerstört werden und nur die älteren, besser differenzierten, weniger sauerstoffbedürftigen Zellen im Zentrum des Tumors vielleicht überleben. Kleinere Tumoren sollen bei einer Vorbestrahlung völlig verschwinden, sie werden „sterilisiert". Größere Tumoren sollen konzentrisch schrumpfen, die peripheren Tumorausläufer zerstört, Inokulationen von Tumorgewebe in das Wundbett verhindert und die Verschleppung von lebensfähigen Tumorzellen infolge operativer Manipulationen vermieden werden. Tumorzellen, die vom Chirurgen nicht erfaßt werden können, sollen vom Radiotherapeuten zerstört werden. Nur Tumorzellen, die durch die Bestrahlung nicht „sterilisiert" werden, würden dann exzidiert.

Die Vorbestrahlung wurde in verschiedenen Formen appliziert. Einzelne Autoren verabreichten 7 bis 20 Gy in einer oder zwei Sitzungen unmittelbar vor der Operation.

In der Mehrzahl der Fälle wurde eine „niedrig dosierte Vorbestrahlung" mit 20 bis 25 Gy in 5 Sitzungen ausgeführt und einige Tage später operiert (65), oder aber es wurde eine „hoch dosierte Vorbestrahlung" mit 45 bis 55 Gy in 4 bis 5 Wochen fraktioniert verabreicht und nach einer Wartezeit von 3 bis 6 Wochen operiert (39, 57). Es wurde ausdrücklich davor gewarnt, sich nach einer hochdosierten Vorbestrahlung vom ursprünglichen Plan, noch eine Operation auszuführen, abbringen zu lassen, auch wenn der Tumor sehr gut auf die Bestrahlung reagiere. Fälle, bei denen man den Terminplan geändert hatte, hatten eine sehr ungünstige Prognose (43).

Da das Problem der Lokalrezidive nach Laryngektomie bei Stimmlippenkarzinomen von sehr untergeordneter Bedeutung ist, liegt der Schwerpunkt der Anwendung der präoperativen Bestrahlung bei den supraglottischen Karzinomen und den Hypopharynxkarzinomen sowie bei Tumoren, die bereits regionär metastasiert haben.

Nachdem bei der Behandlung von Karzinomen der Mammae, des Uterus, des Kolon usw. besondere Erfolge gemeldet wurden, fand auch die Vorbestrahlung bei der Behandlung von Larynx- und Hypopharynxkarzinomen rasch eine Reihe sich bezüglich der Erfolge sehr optimistisch äußernder Anhänger. Zum Teil wollte man Verbesserungen der Heilungsziffern von 20% und mehr, vor allem bei fortgeschrittenen Larynx- und Hypopharynxkarzinomen, erreicht haben (36, 38). Bei Hypopharynxkarzinomen hoffte man, schwer erkennbare submuköse Ausläufer durch eine Vorbestrahlung besser zu erfassen und damit Lokalrezidive zu verhindern. Nach Vorbestrahlung und Operation wurden Überlebensquoten bis zu 35% und damit wesentlich bessere Ergebnisse als nach alleiniger Operation oder alleiniger Bestrahlung gemeldet (41, 49, 50, 75, 56, 68). Auch bei supraglottischen Karzinomen wurden bessere Ergebnisse nach Vorbestrahlung und Teilresektion oder Laryngektomie reklamiert (36, 37, 45, 54, 62, 75). Es wurde auch angeführt, daß Vorbestrahlung und Operation bei supraglottischen Karzinomen etwas bessere Ergebnisse als Operation und Nachbestrahlung erzielen (21, 47). Andere Autoren berichten wiederum, daß mit einer Nachbestrahlung die Ergebnisse signifikant besser seien (67).

Nach einer Vorbestrahlung soll auch die Zahl der Rezidive von Halslymphknotenmetastasen nach radikaler Neck dissection wesentlich geringer sein (11, 30, 34). Andere Autoren stellten diese Angabe in Frage (3) oder errechneten, daß die Zahl der Lokalrezidive von Halslymphknotenmetastasen zwar geringer, die gesamte Überlebensziffer aber nicht höher ist, wenn bereits Metastasen bestehen (32, 55).

Dem Verfasser scheint es sehr fraglich, ob die vorhin erwähnten erhofften Wirkungen einer Vorbestrahlung tatsächlich eintreten. Histopathologische Untersuchungen zeigen, daß nach Applikation von 20 Gy histologisch noch keinerlei Veränderungen am Tumor festzustellen sind (31, 39, 46, 52). In fast zwei Dritteln der Fälle fand sich auch noch lebendes Tumorgewebe nach 30 Gy und sogar nach 50 Gy (27, 31, 48, 64, 70). Manche Tumoren wachsen offenbar sogar gänzlich unbeeinflußt von der Bestrahlung weiter (39). Eine „Tumorsterilisation" wurde nur in 15% bis 42% aller Fälle erzielt (5, 12, 29). Es ist auch nicht möglich, einen Tumor konzentrisch zum Schrumpfen zu bringen, denn die radiogenen Nekrosen entstehen gänzlich unregelmäßig fleckig zerstreut (28, 29, 48).

Es fehlt auch nicht an frühzeitigen skeptischen Stimmen über den Wert der Vorbestrahlung (2). Die meisten bisher veröffentlichten Statistiken wurden ohne Kontrollgruppen und retrospektiv erstellt. Verschiedene neuere Statistiken lassen erkennen, daß die Vorbestrahlung offenbar doch nur von sehr begrenztem und fraglichem Wert ist und keine signifikante Besserung der Resultate erbringt (3, 7, 47, 66, 67, 69).

Ein entscheidender Nachteil der *hochdosierten* Vorbestrahlung sind auch die unzweifelhaft häufiger auftretenden postoperativen Komplikationen, wie Wundheilungsstörungen, Nekrosen, Fisteln und sogar Karotisrupturen. Manche Autoren betrachten diese Komplikationen zwar als „gering", „selten", oder „tolerierbar", andere weisen aber doch entschieden auf häufige und schwere Komplikationen hin, die besonders nach Dosen von mehr als 30 Gy und bei längerem Abstand zwischen Bestrahlung und Operation beobachtet wurden (8, 9, 13, 16, 57, 71).

Die kritische Überprüfung der Literatur zeigt, daß bisher nicht eindeutig bewiesen ist, daß mittels einer Vorbestrahlung eine höhere Zahl von Patienten geheilt werden kann als mittels alleiniger Chirurgie oder Chirurgie und Nachbestrahlung. Die Hoffnungen, die man auf die Vorbestrahlungen gesetzt hat, haben sich demnach bisher nicht erfüllt.

Unabhängig davon sei in diesem Zusammenhang darauf hingewiesen, daß es bei fixierten Halslymphknotenmetastasen nach einer hochdosierten Vorbestrahlung häufig möglich ist, die Metastasen bei der Neck dissection einfacher freizupräparieren, da sie inzwischen etwas verkleinert und oft wieder verschieblich geworden sind (40, 63). In diesen Fällen handelt es sich allerdings meist um eine palliative Maßnahme, denn die Heilungsaussichten bei fixierten Metastasen sind minimal.

Postoperative Bestrahlung

Als Nachbestrahlung gilt die geplante, unmittelbar nach Abschluß der Wundheilung ausgeführte Bestrahlung mit einer vollen Tumordosis von 60 bis 70 Gy. Zur Nachbestrahlung müssen große Felder angewendet werden. Die Allgemeinreaktion des noch von der Operation beeinträchtigten Patienten ist oft entsprechend schwer. Lokale Komplikationen im Operationsfeld sind hingegen im Vergleich zur Vorbestrahlung wesentlich geringer und selten gefährlich (71). Lediglich nach Teilresektionen des Larynx kann die nur selten ausgeführte Nachbestrahlung zu lokalen Komplikationen, vor allem in Form von Radionekrosen des Knorpels, führen.

Die Indikationen zur Nachbestrahlung werden vielerorts noch sehr weit gefaßt. Manche Autoren lassen noch nach jeder Laryngektomie oder Neck dissection eine Nachbestrahlung ausführen, „damit alles getan wurde, um dem Kranken zu helfen". Man fürchtet auch den Vorwurf, man hätte versäumt, alles zu tun, wenn wider Erwarten doch ein Tumorrezidiv oder Metastasen manifest werden.

Der Sinn der Nachbestrahlung soll sein, vielleicht noch vorhandene Tumorreste zu zerstören. Ob dies möglich ist und ob eine Nachbestrahlung überhaupt dazu beiträgt, die Ergebnisse der Behandlung zu verbessern, wurde verschiedentlich bezweifelt (35, 59, 72).

Eine Indikation zur Nachbestrahlung sehen viele Autoren auch dann gegeben, wenn der Primärtumor nach einer Teilresektion des Kehlkopfes nicht ganz sicher entfernt worden ist, wenn das Larynxskelett durchbrochen, der Tumor undifferenziert, perineural gewachsen oder in Gefäße eingebrochen war (6, 19, 26, 33). Nach eigenen Erfahrungen werden allerdings selbst kleine Reste des Primärtumors nicht sicher durch eine Bestrahlung zerstört (vgl. auch 15, 20, 42). Zeigt die histologische Kontrolle, daß der Tumor an den Schnittrand heranreicht, so ist es immer besser, sofort nachzuoperieren, anstatt nachzubestrahlen.

Neuere Statistiken zeigen, daß mittels Nachbestrahlung bei fortgeschrittenen Stimmlippenkarzinomen (T 3/T 4), supraglottischen Karzinomen und Hypopharynxkarzinomen bessere Ergebnisse erzielt wurden (1, 6, 8, 23, 25, 47, 53, 58, 61, 62, 76).

Randomisierte Studien unterstützen die Ansicht vom Wert der postoperativen Bestrahlung. CACHIN u. Mitarb. erzielten eine Heilungsziffer von 56% (!) 5-Jahresheilungen mit Hilfe von Nachbestrahlung gegenüber 20% nach Vorbestrahlung bei Sinus-piriformis-Karzinomen (73). DONALD u. Mitarb. (17) berichteten sogar über eine Überlebensrate von 64% bei ausgesuchten Fällen. BYERS (6) erreichte durch Operation und Nachbestrahlung 33% Heilungen bei Sinus-piriformis-Karzinomen. Diese Ziffer entspricht etwa der im Bereich des Verfassers erzielten Ergebnisse.

Eine Nachbestrahlung nach Neck dissection reduziert offenbar ebenfalls die Zahl der Lokalrezidive (44, 51). SCHWARZ u. Mitarb. (60) erzielten mit Neck dissection und Nachbestrahlung in 86% der Fälle mit besiedelten Halslymphknoten Heilungen, vorausgesetzt, daß der Primärtumor kontrolliert war. Die Ergebnisse wurden deutlich schlechter, wenn die Metastasen bereits eine Lymphknotenkapsel durchbrochen hatten. In diesen Fällen war auch die Zahl der Fernmetastasen höher.

Der Verfasser ist der Meinung, daß auch eine Nachbestrahlung genau indiziert werden muß.

Die Mehrzahl der Stimmlippenkarzinome und auch der kleineren supraglottischen Karzinome werden durch eine Laryngektomie mit hoher Sicherheit vollständig entfernt. Es hätte daher wenig Sinn, in diesen Fällen die Patienten durch eine Nachbestrahlung noch zusätzlich zu belasten.

Der Verfasser führt eine Nachbestrahlung zur Behandlung des *Primärtumors* nur bei allen Hypopharynxtumoren, bei größeren supraglottischen Karzinomen (T 3, T 4), vor allem bei jenen, die in den Hypopharynx und in die Zungenwurzel vorgedrungen sind, sowie bei T-4-Karzinomen der Stimmlippen regelmäßig aus. Zur Behandlung von Metastasen wird eine Nachbestrahlung nur dann vorgenommen, wenn die Untersuchung des Neck-dissection-Präparates gezeigt hat, daß tatsächlich Metastasen vorliegen.

Zur Diskussion der Frage, inwieweit eine vorsorgliche Neck dissection oder eine prophylaktische Nachbestrahlung zur Entfernung bzw. Zerstörung okkulter Metastasen geeignet sind, sei auf S. 163 verwiesen.

Prä- und postoperative Bestrahlung

Bei der „Sandwich-Technik" wird mit 20 bis 30 Gy niedrig vorbestrahlt, dann operiert und mit 30 Gy nachbestrahlt. Dieses Verfahren sollte die Ziele und Vorteile der alleinigen präoperativen oder postoperativen Bestrahlung vereinigen (4, 74). Eine kritische Überprüfung der Resultate hat ergeben, daß bei Stimmlippenkarzinomen und Hypopharynxkarzinomen mit der Sandwich-Technik keine Verbesserung der Resultate zu erzielen war, während sich die Prognose der fortgeschrittenen supraglottischen Karzinome gegenüber den Resultaten der postoperativen Bestrahlung um 7% verbessern ließ (24, 47). Entscheidend für die Prognose der Patienten war allein das Vorliegen oder Fehlen von Metastasen.

Literatur

[1] Alfano, B., F. Coucourde, F. Malgieri, A. Ragozzino: Radioterapia post-operatoria del carcinoma sopraglottico: tecnica a tre campi di 60 Co. Radiol. Med. (Torino) 66 (1980) 705–710

[2] Batley, F.: Fallacies of preoperative radiation. Arch. Otolaryng. 87 (1968) 456–460

[3] Biller, H. F., J. H. Ogura, W. H. Davis, W. E. Powers: Planned pre-operative irradiation for carcinoma of the larynx and laryngopharynx treated by total and partial laryngectomy. Laryngoscope (St. Louis) 79 (1969) 1387–1395

[4] Bocca, E.: Rapporti tra chirurgia e radioterapia nei carcinomi della laringe. Minerva Med. 71 (1980) 335–339

[5] Bryce, D. P., W. D. Rider: Preoperative irradiation in the treatment of advanced laryngeal carcinoma. Laryngoscope (St. Louis) 81 (1971) 1481–1490

[6] Byers, R. M.: The use of postoperative irradiation – its goals and 1978 attainments. Laryngoscope (St. Louis) 89 (1979) 567–572

[7] Byhardt, R. W., J. D. Cox: Patterns of failure and results of preoperative irradiation vs radiation therapy alone in carcinoma of the pyriform sinus. Int. J. Radiat. Oncol. Biol. Phys. 6 (1980) 1135–1141

[8] Cachin, Y., F. Eschwege: Combination of radiotherapy and surgery in the treatment of head and neck cancers. Cancer Treat. Rev. 2 (1975) 177–191

[9] Chung, C. T., R. H. Sagerman, G. A. King, W. S. Yu, J. T. Johnson, C. W. Cummings: Complications of high dose preoperative irradiation for advanced laryngeal-hypopharyngeal cancer. Radiology 128 (1978) 467–470

[11] Colton, R. H., R. H. Sagerman, C. T. Chung, Y. W. Yu, G. F. Reed: Voice change after radiotherapy. Some preliminary results. Radiology 127 (1978) 821–824

[12] Constable, W. C., G. S. Fitz-Hugh, A. M. El-Mahdi, R. D. Marks, J. P. Robbins: Tumor sterilization with preoperative radiation in laryngeal cancer. Arch. Otolaryng. 99 (1974) 252–254

[13] Constable, W. C., R. L. White, A. M. El-Mahdi, G. S. Fitz-Hugh: Intermediate dose pre-operative radiotherapy for cancer of the larynx. End results. Canad. J. Otolaryng. 4 (1975)

15 Deutsch, M., R. Leen, J. A. Parsons, R. Mercado: Radiotherapy for postoperative recurrent squamous cell carcinoma in head and neck. Arch. Otolaryng. 98 (1973) 316–318
16 Donald, P. J.: Complications of combined therapy in head and neck carcinomas. Arch. Otolaryng. 104 (1978) 329–332
17 Donald, P. J., H. R. Hayes, R. Dhaliwal: Combined therapy for pyriform sinus cancer using postoperative irradiation. Otolaryngol. Head Neck Surg. 88 (1980) 738–744
19 Fini-Storchi, O.: Utilité de la radiothérapie post-opératoire dans les cancer du larynx. Ann. Otolaryngol. Chir. Cervicofac. 90 (1973) 341–351
20 Fletcher, G. H., W. T. Evers: Radiotherapeutic management of surgical recurrences and postoperative residuals in tumors of the head and neck. Radiology 95 (1970) 185–188
21 Fu, K. K., L. Eisenberg, H. H. Dedo, T. L. Phillips: Results of integrated management of supraglottic carcinoma. Cancer. 40 (1977) 2874–2881
23 Ganzer, U., E. Meyer-Breiting: Zur Behandlung des Hypopharynx-Karzinoms. Arch. Otorhinolaryng. 231 (1981) 643–645
24 Ganzer, U., P. Sendrowski, K. H. Vosteen, E. Meyer-Breiting: Die kombinierte radio-chirurgische Behandlung des fortgeschrittenen Kehlkopfkarzinoms ($T_{3-4}N_{0-3}$). Ein retrospektiver Vergleich zwischen Sandwich-Technik und postoperativer Bestrahlung. Laryngol. Rhinol. Otol. 60 (1981) 63–70
25 Goepfert, H., R. H. Jesse, G. H. Fletcher, A. Hamberger: Optimal treatment for the technically resectable squamous cell carcinoma of the supraglottic larynx. Laryngoscope (St. Louis) 85 (1975) 14–32
26 Goepfert, H., H. A. Zaren, R. H. Jesse, R. Lindenberg: Treatment of laryngeal carcinoma with conservative surgery and postoperative radiation therapy. Arch. Otolaryng. 104 (1978) 576–578
27 Goldman, J. L., B. S. Bloom, F. G. Zak, W. H. Friedman, M. J. Gunsberg, S. M. Silverstone: Serial microscopic studies of radical neck dissections. Studies in a combined radiation and surgery program for advanced cancer of the larynx and laryngopharynx. Arch. Otolaryng. 89 (1969) 620–628
28 Goldman, J. L., R. V. Cheren, S. M. Silverstone, F. G. Zak: Combined irradiation and surgery for cancer of the larynx and laryngopharynx. In Conley, J.: Proceedings of the International Workshop on Cancer of the Head and Neck. Butterworths, London 1967 (pp. 399–406)
29 Goldman, J. L., J. D. Roffman, F. G. Zak, E. A. Birken: High dosage preoperative radiation and surgery for cancer of the larynx and laryngopharynx. Ann. Otol. (St. Louis) 81 (1972) 488–495
30 Goldman, J. L., S. M. Silverstone, J. D. Roffman, E. A. Birken: High dosage pre-operative radiation and surgery for carcinoma of the larynx and laryngopharynx. A 14-year program. Laryngoscope (St. Louis) 82 (1972) 1869–1882
31 Hendrickson, F. R., E. Liebner: Results of preoperative radiotherapy for supraglottic larynx cancer. Ann. Otol. (St. Louis) 77 (1968) 222–229
32 Henschke, U. K., E. Frazell, B. S. Hilaris, J. J. Nickson, H. R. Tollefsen, E. W. Strong: Value of preoperative X-ray therapy as an adjunct to radical neck dissection. Radiology 86 (1966) 450–453
33 Hoover, S. V., W. T. Moss: Radiotherapy for postoperative persistent cancer of the head and neck. Otolaryng. Clin. North Amer. 7 (1974) 175–192
34 Hülse, R.: Symptomatik and Therapie von Strahlenreaktionen im Kopf-Halsbereich. Laryngol. Rhinol. Otol. 50 (1971) 133–140
35 Jakobi, H. R., R. Fikentscher: Statistische Erhebungen an 1231 Patienten mit Kehlkopfkarzinom der Jahre 1940 bis 1974. Laryngol. Rhinol. Otol. 56 (1977) 992–995
36 Kazem, I., P. van den Broek: Planned preoperative radiation therapy vs. definitive radiotherapy for advanced laryngeal carcinoma. Laryngoscope (St. Louis) 94 (1984) 1355–1358
37 Kazem, I., P. van den Broek, P. L. Huygen: Planned preoperative radiation therapy for advanced laryngeal carcinoma. Int. J. Radiat. Oncol. Biol. Phys. 8 (1982) 1533–1537
38 Kleinsasser, O.: Strahlenbehandlung der Larynx- und Hypopharynxkarzinome. In Berendes, J., R. Link, F. Zöllner: Hals-Nasen-Ohren-Heilkunde in Praxis und Klinik, Bd. IV/2. Thieme, Stuttgart 1983
39 Kortekangas, A. E., E. M. Nordman, A. Voutilainen: Experience with preoperative irradiation in head and neck cancer. Acta oto-laryng. (Stockh.) 85 (1978) 122–127
40 Kozlova, A. V.: Strahlentherapie inoperabler Krebsmetastasen in Halslymphknoten. Radiobiol. Radiother. (Berl.) 6 (1965) 717–721

41 Lalanne, C. M., Y. Cachin, G. Juillard, R. Lefur: Telecobalt therapy for carcinoma of laryngopharynx. Amer. J. Roentgenol. 111 (1971) 78–84
42 Lee, F., S. Perlmutter, J. H. Ogura: Laryngeal radiation after hemilaryngectomy. Laryngoscope (St. Louis) 90 (1980) 1534–1539
43 Leipzig, B., C. W. Cummings, C. T. Chung, R. H. Sagerman: Interruption of combined therapy: a factor in decreased survival. Otolaryngology. 86 (1978) 881–885
44 Mantravadi, R. V. P., E. M. Skolnik, R. E. Haas, E. L. Applebaum: Patterns of cancer recurrence in the postoperatively irradiated neck. Arch. Otolaryng. 109 (1983) 753–756
45 Marks, J. E., R. B. Freeman, F. Lee, J. H. Ogura: Carcinoma of the supraglottic larynx. Amer. J. Radiol. 132 (1979) 255–260
46 McGavran, M. H., J. H. Ogura, W. E. Powers: Small-dose preoperative radiation therapy. A preliminary report based on some histological observations of thirty resected epidermoid carcinomas of the upper respiratory and digestive tracts. Radiology 83 (1964) 509–519
47 Meyer-Breiting, E.: Katamnestische Untersuchungen zur kombinierten Therapie des Larynxkarzinoms. Arch. Otorhinolaryng. 219 (1978) 389–390
48 Meyer-Breiting, E.: Zur Histopathologie bestrahlter und unbestrahlter Plattenepithelkarzinome des Kehlkopfes. Habil. Frankfurt 1981
49 Ogura, J. H., H. F. Biller: Preoperative irradiation for laryngeal and laryngopharyngeal cancers. Laryngoscope (St. Louis) 80 (1970) 802–810
50 Persky, M. S., J. F. Daly: Combined therapy vs curative radiation in the treatment of pyriform sinus carcinoma. Otolaryngol. Head Neck Surg. 89 (1981) 87–91
51 Petschen, I., R. Lopez, C. Prats, J. Vergara, R. Amador: Cirugia y radioterapia en el tratamiento de las metastases del cancer de laringe. Rev. Esp. Otonerooftaimo. Neurocir. 33 (1975) 159–168
52 Pfau, W.: Funktionelle Ergebnisse nach Röntgen- oder Radiumbestrahlungen von Larynxcarcinomen. HNO (Berlin) 10 (1962) 111–113
53 Piquet, J. J., J. M. Pilliaert, A. Desaulty, G. Decroix: Intérêt de l'association radiochirurgicale dans le traitement des cancers du larynx et de l'hypopharynx. Ann. Otolaryngol. Chir. Cervicofac. 90 (1973) 633–639
54 Reddi, R. P., R. Mercado: Low-dose preoperative radiation therapy in carcinoma of the supraglottic larynx. Radiology 130 (1979) 469–471
55 Sagerman, R. H., C. T. Chung, G. A. King, P. Dalal, W. S. Yu: High dose preoperative irradiation of the lower neck and supraclavicular fossae. Amer. J. Roentgenol. 132 (1979) 357–359
56 Sagerman, R. H., C. T. Chung, G. A. King, W. S. Yu., C. W. Cummings, J. T. Johnson: High dose preoperative irradiation for advanced laryngeal-hypopharyngeal cancer. Ann. Otol. (St. Louis) 88 (1979) 178–182
57 Salmo, M., M. Paavolainen, P. M. Rissanen: Preoperative radiotherapy of cancer of the larynx. Strahlentherapie 153 (1977) 159–162
58 Sauer, R.: Combined radiation therapy and surgery for limited carcinomas of the larynx. Wigand, M. E., W. Steiner, P. M. Stell: Functional Partial Laryngectomy: Conservation Surgery for Carcinoma of the Larynx. Springer, Berlin 1984 (pp. 274–280)
59 Schuller, D. W., W. F. McGuirt, C. J. Krause, B. F. McCabe, B. K. Pflug: Adjuvant cancer therapy of head and neck tumors. Increased survival with surgery alone v. s. combined therapy. Laryngoscope (St. Louis) 89 (1979) 582–594
60 Schwarz, D., A. D. Hamberger, R. H. Jesse: The management of squamous cell carcinoma in cervical lymph nodes in the clinical absence of a primary lesion by combined surgery and irradiation. Cancer 48 (1981) 1746–1748
61 Seiden, A. M., R. P. Mantravadi, R. B. Haas, E. L. Applebaum: Advanced supraglottic carcinoma: a comparative study of sequential treatment policies. Head Neck Surg. 7 (1984) 22–27
62 Sellars, S. L., E. E. Mills, A. B. Seid: Combined pre-operative telecobalt therapy and supraglottic laryngectomy. J. Laryng. 95 (1981) 305–310
63 Skolnik, E. M.: Therapy of laryngeal cancer. Arch. Otolaryng. 83 (1966) 92–103
64 Skolnik, E. M., B. J. Soboroff, R. Levin, M. E. Tardy, L. T. Tenta: Preoperative radiation of larynx. Analysis of serial sections. Ann. Otol (St. Louis) 79 (1970) 1049–1056
65 Skolnik, E. M., L. Martin, M. A. Wheatley, K. F. Yee, R. Kotler: Combined therapy in the management of laryngeal carcinoma. Canad. J. Otolaryng. 4 (1975) 236–245

⁶⁶ Snow, J. B., R. D. Gelber, S. Kramer, L. W. Davis, V. A. Marcial, L. D. Lowry: Randomized preoperative and postoperative radiation therapy for patients with carcinoma of the head and neck: preliminary report. Laryngoscope (St. Louis) 90 (1980) 930–945
⁶⁷ Snow, J. B., R. D. Gelber, S. Kramer, L. W. Davis, V. A. Marcial, L. D. Lowry: Comparison of preoperative and postoperative radiation therapy for patients with carcinoma of the head and neck. Acta oto-laryngol. (Stockh.) 91 (1981) 611–626
⁶⁸ Son, Y. H., H. J. Habermalz: Prognostic factors in pyriform sinus carcinoma. Acta Radiol. Oncol. Radiat. Phys. Biol. 18 (1979) 561–571
⁶⁹ Strong, M. S., C. W. Vaughan, H. L. Kayne, I. M. Aral, A. Ucmakli, M. Feldman, G. B. Healy: A randomized trial of preoperative radiotherapy in cancer of the oropharynx and hypopharynx. Amer. J. Surg. 136 (1978) 494–500
⁷⁰ Stryker, J. A., C. K. Chung, J. A. Clement, G. H. Conner, M. Strauss, A. B. Abt, D. E. Velkley: Tumor sterilization following high-dose pre-operative irradiation for advanced cancer of the larynx or pyriform sinus. Radiology 132 (1979) 171–174
⁷¹ Thawley, S. E.: Complications of combined radiation therapy and surgery for carcinoma of the larynx and inferior hypopharynx. Laryngoscope (St. Louis) 91 (1981) 677–700
⁷² Till, J. E., W. R. Bruce, A. Ehran, M. J. Till, J. Niederer, J. Reid, N. V. Hawkins, D. Rider: A preliminary analysis of end-results for cancer of the larynx. Laryngoscope (St. Louis) 85 (1975) 259–275
⁷³ Vandenbrouck, C., H. Sancho, R. Le Fur, J. M. Richard, Y. Cachin: Results of a randomized clinical trial of preoperative irradiation versus postoperative in treatment of tumors of the hypopharynx. Cancer 39 (1977) 1445–1449
⁷⁴ van Vaerenbergh, P. M., P. Kluyskens, L. de Ridder: Unsere Erfahrungen beim Kehlkopfkrebs in Zusammenarbeit mit der Oto-Rhino-Laryngologischen Klinik. Strahlentherapie (Sonderb.) 68 (1969) 143–149
⁷⁵ Wang, C. C., M. D. Schulz, D. Miller: Combined radiation therapy and surgery for carcinoma of the supraglottis and pyriform sinus. Laryngoscope (St. Louis) 82 (1972) 1883–1890
⁷⁶ Yuen, A., J. E. Medina, H. Goepfert, G. Fletcher: Management of stage T3 and T4 glottic carcinomas. Amer. J. Surg. 148 (1984) 467–472

Resultate der primären Strahlentherapie

Die Auswertung der Literaturangaben über die Resultate der Strahlentherapie hat sich als außerordentlich schwierig erwiesen. Es gibt von interkurrenten Todesfällen bereinigte und unbereinigte Statistiken und Statistiken mit zu vielen Untergruppen, wodurch nicht signifikante Ergebnisse und viel zu kleine Fallanzahlen entstehen. In nicht wenigen Statistiken werden auch die Resultate sekundärer Operationen als Erfolge mitgezählt und damit z. B. Laryngektomien nach Bestrahlungsmißerfolgen sozusagen als adjuvante Methode zum Erfolg der Bestrahlung gerechnet. In manchen Statistiken wird auch die „lokale Kontrolle" des Tumors als Erfolg gezählt, auch wenn nicht ausgesagt wird, wie man eine solche lokale Kontrolle feststellt, auch wenn der Patient z. B. an den Folgen der Metastasen des Tumors stirbt. Schließlich ist die Beobachtungszeit nach Bestrahlungsbehandlung vielfach sehr kurz, denn sogenannte Spätrezidive nach dem 3., 5. sogar 10. Jahr sind gerade bei bestrahlten Stimmlippenkarzinomen nicht allzu selten (15, 20, 26, 64, 89). Die meisten Statistiken werden heute aufgrund des TNM-Systems erstellt, das, wie auf S. 147 ausgeführt, eine besonders hohe Quote falsch klassifizierter Fälle enthält. Diese fehlerhaften Klassifikationen sind nach der Meinung des Verfassers die Ursache, warum die Resultate verschiedener Radiotherapeuten bei annähernd gleicher Technik so unterschiedlich sind. Dazu kommt, daß die Bestrahlung eine medizinische Kunst ist, die ebenso wie die Chirurgie von einzelnen Ärzten in unterschiedlich hohem Ausmaß beherrscht wird.

Entscheidend für den Erfolg der Bestrahlung dürften neben der Präzision der Bestrahlungstechnik vor allem die Tumorgröße bzw. die Eindringtiefe des Tumors sein (45).

Carcinomata in situ

Zur Bestrahlung von Carcinomata in situ finden die gleichen Techniken und Dosen Anwendung wie bei invasiven Stimmlippenkrebsen der Kategorie T 1 und T 2. In der Regel wird über kleine Felder nur der Kehlkopf bestrahlt und die ohnehin nicht besiedelten Halslymphknoten werden ausgespart (14, 21, 56, 85, 91). Die Bestrahlungsdosis kann der Ausdehnung bzw. dem Volumen des Tumors dann nicht weiter angepaßt werden.

Einzelne Autoren berichteten bei Carcinomata in situ über 100% Heilungen nach Bestrahlung (50, 95, 96, 107). Nach den Angaben anderer Verfasser schwankte die Quote der Lokalrezidive bzw. Residualtumoren nach Bestrahlung aber zwischen 7,6% und bis zu 24,6% binnen 3,5 und 10 Jahren (19, 21, 46). Sogenannte Spätrezidive nach der 3- und 5-Jahresgrenze wurden mehrfach beobachtet. In 5 bis 10% der bestrahlten Carcinomata in situ wurde ein Übergang in ein infiltrierendes Karzinom registriert (24, 92). Einseitige Carcinomata in situ wurden durch Bestrahlung in 89% bis 94,2% der Fälle, doppelseitige in 71,9% bis 86% der Fälle geheilt (19, 21, 43, 85).

Einzelne Autoren sahen wesentlich schlechtere Ergebnisse der Strahlentherapie bei Carcinomata in situ: MILLER (70) fand nach Bestrahlung ausgedehnter Carcinomata in situ in 51,2% ein Rezidiv, das in 18 von 22 Fällen als infiltrierendes Karzinom in Erscheinung trat und in 5 Fällen zum Tode führte. DESANTO (17) fand sogar bei 142 bestrahlten, meist doppelseitigen Carcinomata in situ *und* T-1-Karzinomen in 59,1% (84 Fälle) Rezidive bzw. Residualtumoren. In 38 dieser Fälle (45,2%) wurde eine Laryngektomie, bei 29 Fällen (39,5%) eine Chordektomie als Rettungsoperation notwendig. DESANTO gibt dabei zu bedenken, daß in etwa 20 bis 25% der Fälle das Carcinoma in situ schon durch die Biopsie vollständig entfernt worden sei, in dieser Serie also auch Patienten enthalten seien, die gar keinen Tumor mehr gehabt hätten. Er bezeichnet daher die Bestrahlung des Carcinomata in situ als die langwierigste und kostspieligste Methode, die zur höchsten Zahl verlorener Kehlköpfe führe.

Stimmlippenkarzinome

Nach der Auszählung der Resultate, die 38 Radiotherapeuten über die Ergebnisse von Stimmlippenkarzinomen der Kategorie T 1 mitteilten, wurde ein Mittelwert von 83,7% Heilungen erzielt (59). In einigen weiteren Statistiken, die in den letzten Jahren veröffentlicht wurden, haben sich die Verhältnisse wenig geändert. Bei T-1-Tumoren wurden zwischen 80% und 91% Heilungen verzeichnet (2, 13, 18, 45, 55, 60, 61, 65, 72, 73, 81, 100). Soweit dies differenziert wurde, wurden bei T-1a-Tumoren, also einseitigen Stimmlippenkarzinomen, im Durchschnitt 5 bis 8% bessere Resultate als bei doppelseitigen Stimmlippenkarzinomen erzielt.

Der Prozentsatz der Lokalrezidive oder Residualtumoren nach Bestrahlung von Stimmlippenkarzinomen der Kategorie T 1 schwankte nach den Angaben von 15 Autoren zwischen 5,4% und 33% und lag im Mittel bei 15,4%, wenn die Untergruppierung nach T 1a und T 1b vernachlässigt wurde (52, 59, 73).

Die Rezidivquote bei T-1- und T-2-Stimmlippenkarzinomen war nicht deutlich abhängig vom histologischen Differenzierungsgrad des Tumors (35). Weibliche Patienten hatten in einigen Statistiken eine bessere Prognose als männliche (51).

Bei Karzinomen der Stimmlippen der Kategorie T 2 wurden nach einer Zusammenstellung von 26 Autoren im Durchschnitt 63,8% Heilungen durch Bestrahlung erzielt (59). Dieses Resultat entspricht einer älteren Sammelstatistik von VERMUND (102), der errechnete, daß 16 Radiotherapeuten im Durchschnitt 63% Heilungserfolge bei T-2-Karzinomen erreichten. Die Resultate lagen wieder außerordentlich weit auseinander, zwischen 31 und 87%.

Die Durchschnittsresultate bei Karzinomen der Kategorie T 2 sind demnach um nahezu 20% schlechter als bei der Kategorie T 1.

Daß die T-2-Kategorie sehr inhomogen ist, zeigen auch die großen Unterschiede in den Resultaten. Ist der Tumor nur oberflächlich gewachsen und die Stimmlippenbeweglichkeit nicht eingeschränkt, so werden Heilungen in 70% bis 90% der Fälle erzielt. Ist hingegen die Stimmlippenbeweglichkeit vermindert, liegt also ein vermutlich tiefer infiltrierender Tumor vor, so werden nur 50% bis 65% Heilungen erzielt (13, 18, 42, 48, 53, 54, 55, 62, 65, 71, 83).

Der Prozentsatz der Residualtumoren nach Bestrahlung von T-2-Stimmlippenkarzinomen lag nach Angaben verschiedener Autoren zwischen 13,7% und 60%, im Mittel (bei 13 Angaben) bei 27,5% (59).

Karzinome der vorderen Kommissur werden sehr unterschiedlich definiert (vgl. S. 90) und können zur Kategorie T 1a, T 2 oder sogar T 3 zählen. Bei Tumoren dieser Ausdehnung wurden nach Bestrahlung 61% bis 88% Rezidive bzw. Residualtumoren gesehen (58, 93). Andere Autoren berichteten nur über 24% bis 29% Lokalrezidive (49, 84) und 64% bis 94% Heilungen (47, 104, 107).

Die Resultate der Bestrahlung von Stimmlippenkarzinomen der Kategorie T 3 und T 4 werden vielfach zusammengefaßt mitgeteilt und schwanken extrem zwischen 12,5% und 60% Heilungen. Im Mittel wurden nach 10 Angaben Heilungen in 39,4% der Fälle durch Bestrahlung erreicht (59).

Soweit getrennte Angaben vorlagen, wurden bei T-3-Tumoren in 20% bis 55%, im Mittel ungefähr 40% Heilungen erzielt (57, 59). Lokalrezidive nach Bestrahlung von T-3-Tumoren wurden dementsprechend in 44,3% bis 67% der Fälle beobachtet (41, 67, 94).

Bei Stimmlippenkarzinomen der Kategorie T 4 lagen die Resultate zwischen 9% und 17,4% (3, 57, 78, 98).

Alle die vorhin genannten Resultate wurden durch alleinige Bestrahlung erreicht. Die endgültigen Überlebens- bzw. Heilungsziffern liegen höher, wenn bei Bestrahlungsfehlschlägen durch eine Teilresektion oder Laryngektomie der Verlauf noch gewendet werden konnte.

Supraglottische Karzinome

Die TNM-Klassifikation faßt bei den supraglottischen Karzinomen Tumoren außerordentlich ungleichen Volumens in einer Kategorie zusammen, so daß es nicht verwunderlich ist, daß die Angaben der durch alleinige Radiotherapie erzielten Heilungen außerordentlich schwanken.

Bei den T-1-Tumoren der supraglottischen Region, die in der Praxis selten vorkommen, wurden Heilungen in 80% bis 93% der Fälle gemeldet (28, 34, 68, 77, 101, 105).

Bei Tumoren der Kategorie T 2 (N 0) lagen die Erfolge bei 51% bis 77% (11, 77, 103). Karzinome des „Epilarynx" (suprahyoidaler Epiglottisabschnitt) haben eine bessere Prognose als die petiolusnahen Karzinome (101).

Insgesamt ergaben die Kategorien T 1 und T 2 (N 0) *zusammen* Heilungsziffern von 50% bis

89% (6, 16, 32, 40, 79, 80). Bei supraglottischen Karzinomen der Kategorie T3 *und* T4 wurden nur noch in 10% bis 46% der Fälle Heilungen angegeben (4, 8, 9, 16, 29, 39, 79, 80). Bei Tumoren der Kategorie T3 *allein* betrug die Heilungsquote 20% bis 67% und in der Kategorie T4 allein 16% bis 55% (8, 11, 25, 80, 103). Pauschal werden bei supraglottischen Karzinomen, von denen viele bereits metastasiert haben, 38% bis 48% Heilungen mittels alleiniger Bestrahlung angegeben (31, 38, 66, 79, 103). Einzelne Autoren erreichten ungewöhnlich hohe Ziffern, auch bei Tumoren, die auf den Sinus piriformis und die Zungenwurzel übergegriffen hatten, sowie bei lateral marginalen supraglottischen Karzinomen (6, 8). Andere Autoren erzielten bei marginalen Karzinomen, die biologisch den Hypopharynxkarzinomen nahe stehen, mittels alleiniger Bestrahlung nur in etwa 15% 5-Jahresheilungen (82).

Hypopharynxkarzinome

Über die Strahlenbehandlung der Hypopharynxkarzinome gibt es bisher keine vergleichbaren Studien, geschweige denn prospektive, randomisierte Studien. Der Anteil der T-1- und T-2-Tumoren dieses Bereiches liegt meist unter 10%. In diesen seltenen Frühfällen wurden noch über 20% bis 43% 5-Jahresheilungen nach Bestrahlung berichtet (12, 22, 30, 89, 99).

Die Pauschalziffern für sogenannte 5-Jahresheilungen bei alleiniger Strahlenbehandlung von Hypopharynxkarzinomen aller Kategorien liegen manchmal bei 0, meist aber um etwa 10% (27, 30, 33, 63, 99). Bei Tumoren im Stadium T3 und T4 mit Metastasen ist nur noch in ganz seltenen Ausnahmen (4% bis 5%) mit Heilungen allein mittels Bestrahlung zu rechnen (30, 69, 88).

Bei Sinus-piriformis-Karzinomen wurden von einzelnen Strahlentherapeuten 13% bis zu 20% 5-Jahresüberlebensziffern erreicht (59). Die Überlebensziffern bei Postkrikoidkarzinomen lagen bei 6,8% bis 12% nach alleiniger Radiotherapie (59). Auch bei Karzinomen der Hinterwand des Hypopharynx überlebten nur 3% bis 20% nach Bestrahlung (23, 86, 97).

Insgesamt sind die Ergebnisse der alleinigen Strahlentherapie der Hypopharynxkarzinome so schlecht, daß die meisten Autoren heute eine kombinierte Behandlung, falls diese durchführbar ist, anraten. Die Ergebnisse werden weiter durch die hohe Zahl zweiter Primärtumoren beeinträchtigt.

Auch mit vollem Einsatz aller uns heute zur Verfügung stehenden chirurgischen, strahlentherapeutischen und chemotherapeutischen Möglichkeiten sind die meisten Patienten mit Hypopharynxkarzinomen leider von vornherein nicht mehr zu retten. Ob der Einsatz aller dieser Therapiemethoden mit allen ihren Folgen zur Lebensverlängerung und zur Erzielung eines erträglicheren Lebensrestes beiträgt, sagt noch keine der Publikationen aus. Eine der wichtigsten Aufgaben wird es sein, jene Patienten besser selektieren zu können, bei denen jegliche Therapie von vornherein nicht mehr sinnvoll ist.

Metastasen

Die Beurteilung des Erfolges der Strahlentherapie von Metastasen in den Halslymphknoten hängt weitgehend vom Tastbefund ab. Die Computertomographie und die Sonographie lassen Metastasen unterhalb einer Größe von 1 bis 2 cm nicht mehr sicher nachweisen. Alle radiotherapeutischen Statistiken und Schlußfolgerungen über den Erfolg einer Strahlentherapie von Halslymphknotenmetastasen beruhen demnach auf höchst unsicheren Ausgangsdaten.

Trotzdem sind manche Radiotherapeuten der Ansicht, die Strahlenbehandlung von Halslymphknotenmetastasen sei, besonders wenn es sich um kleinere Knoten von weniger als 2 bis 3 cm Durchmesser, um bewegliche und um solitäre Metastasen handle, der Neck dissection im Resultat ebenbürtig oder sogar überlegen (5, 7, 10, 37, 44, 76, 87, 106).

Bei alleiniger Bestrahlung von palpablen Metastasen wurden in nur 10% bis 17% 5-Jahresheilungen erzielt (74, 102). Bei isolierten, beweglichen, kleineren Metastasen wurde sogar über 27%, über 50%, sogar 75% Heilungen berichtet (23, 37, 44, 90, 106). Die Ergebnisse der Bestrahlung scheinen auch bei den Metastasen weitgehend vom Tumorvolumen abzuhängen.

Die Bestrahlung von Metastasen am Tracheostoma bringt wohl keine Heilungen mehr, aber doch manchmal eine Verlängerung der Überlebenszeit um 1 bis 2 Jahre (36, 75).

Die Strahlenbehandlung von Lungenmetastasen von Larynxkarzinomen wird praktisch nie durchgeführt. Es soll vereinzelt gelingen, eine Metastase in der Lunge zum Verschwinden zu bringen (1).

Literatur

[1] Abadir, R.: Result of irradiation of intrathoracic metastases. The implication of associated extrathoracic metastases on the results. Cancer 41 (1978) 120–123
[2] Akine, Y., E. Takenaka, K. Inouye: Early glottic carcinoma (T1N0). Results of irradiation with or without endoscopic microsurgery. Acta radiol. (Stockh.) 23 (1984) 15–19
[3] Arndt, J.: Indikationen und Prognosen der Strahlentherapie der Geschwülste des inneren Larynx und Pharynx. Radiobiol. Radiother. (Berl.) 5 (1964) 261–272

4 Balikdjian, D., M. Gerard, J. Lustman-Marechal: Place de la radiothérapie dans le traitement des tumeurs étendues du larynx sous-glottique. J. belge Radiol. 59 (1976) 325–330
5 Bataini, J. P., J. Bernier, J. Brugere, C. Jaulerry, F. Brunin, C. Picco: Approche radiothérapique des adénopathies cervicales secondaires aux cancers épidermoides du larynx et du pharynx. Ann. Otolaryngol. Chir. Cervicofac. 98 (1981) 62
6 Bataini, J. P., J. Brugere, C. H. Jaulerry, F. Brunin, K. Bernier, N. A. Ghossein: Radiation treatment of lateral epilaryngeal cancer: prognostic factors and results. Amer. J. Clin. Oncol. 7 (1984) 111–112
7 Bataini, J. P., A. Ennuyer: L'adénopathie de l'épithélioma du larynx. Possibilités de la radiothérapie de haute énergie. J. Radiol. Électrol. 56 (1975) 838–839
8 Bataini, J. P., A. Ennuyer, P. Poncet, N. A. Ghossein: Treatment of supraglottic cancer by radical high dose radiotherapy. Cancer 33 (1974) 1253–1262
8a Berger, G., A. W. P. van Nostrand, A. Harwood, D. Bryce: Failure analysis of T1 glottic carcinoma treated with radical radiotherapy for cure with surgery in reserve. Head Neck Cancer (1985) 195–196
9 Blavier, T., H. Dancot: Traitement à visées conservatrices des épithéliomas du vestibule laryngé par la radiothérapie et la chirurgie de nécessité (épiglotte sous-hyoïdienne et bande ventriculaire) étude des résultats pour 101 cas. Acta oto-rhino-laryng. belg. 23 (1969) 639–659
10 Bohndorf, W.: Ergebnisse nach prophylaktischer Bestrahlung der Lymphabflußgebiete am Hals. Fortschr. Röntgenstr. 116 (1972) 680–685
11 Bohndorf, W., G. Hoecker: Würzburger Therapieergebnisse beim Larynxkarzinom. Strahlentherapie 151 (1976) 132–143
12 Bonnard, J., D. Guihard, Y. Le Noc, J. Marionneau: Résultats à trois et quatre ans obtenus par télécobalthérapie des cancers hypopharyngés. J. Radiol. Électrol. 49 (1968) 175–179
13 Chacko, D. C., Hendrickson, F. Fisher, A.: Definitive irradiation of T1 – T4 N0 larynx cancer. Cancer 51 (1983) 994–1000
14 Dalby, J. E.: Premalignant laryngeal lesions, carcinoma in situ, and superficial carcinoma – management by radiotherapy In Alberti, P. W., D. P. Bryce: Workshops from the Centennial Conference on Laryngeal Cancer. Appleton-Century-Crofts, New York 1976 (pp. 158–160)
15 Debain, J. J., J. M. Basset: Chirurgie ou radiation pour le traitement du cancer de la corde vocale? J. franç. Oto-rhino-laryng. 26 (1977) 491–496
16 Deffebach, R. R., T. L. Phillips: Role of radiation therapy in the treatment of supraglottic carcinoma. Cancer 30 (1972) 1159–1163
17 De Santo, L. W.: Selection of treatment for in situ and early invasive carcinoma of the glottis. In Alberti, P. W., D. P. Bryce: Workshops from the Centennial Conference on Laryngeal Cancer. Appleton-Century-Crofts, New York 1976 (pp. 146–150)
18 Dickens, W. J., N. J. Cassisi, R. R. Million, F. J. Bova: Treatment of early vocal cord carcinoma: a comparison of apples and apples. Laryngoscope (St. Louis) 93 (1983) 216–219
19 Doyle, P. J., A. Flores, G. S. Douglas: Carcinoma in situ of the larynx. Laryngoscope (St. Louis) 87 (1977) 310–316
20 Eberhardt, H. J., H. Doege, D. Toelle: Beitrag zum Problem der angemessenen Therapie bösartiger Kehlkopftumoren. Radiobiol. Radiother. (Berl.) 18 (1977) 109–125
21 Elman, A. J., M. Goodman, C. C. Wang, B. Pilch, J. Busse: In situ carcinoma of the vocal cords. Cancer 43 (1979) 2422–2428
22 Ennuyer, A., P. Bataini: Radiothérapie de haute énergie dans le traitement des épithéliomas de l'hypopharynx. Acta oto-rhinolaryng. belg. 27 (1973) 1017–1024
23 Ennuyer, A., P. Bataini: Radiothérapie des territoires cervicaux en cas d'epithéliomas du rhinopharynx de l'oropharynx et de l'hypopharynx. Résultats d'une statistique de 1000 cas. J. Radiol. Électrol. 56 (1975) 837–838
24 Fletcher, G. H., M. Dana: La radiothérapie des épithéliomas in situ et autres lésions „limites" des cordes vocales. J. Radiol. Électrol. 51 (1970) 241–246
25 Fletcher, G. H., R. H. Jesse, R. D. Lindberg, C. R. Koons: The place of radiotherapy in the management of the squamous cell carcinoma of the supraglottic larynx. Amer. J. Roentgenol. 108 (1970) 19–26
26 Fletcher, G. H., R. H., R. D. Lindberg, A. Hamberger, J. C. Horiot: Reasons for irradiation failure in squamous cell carcinoma of the larynx. Laryngoscope (St. Louis) 85 (1975) 987–1003
27 Frommhold, H., U. Koch, B. Helpap: Neuere Aspekte und Erfahrungen bei der Strahlentherapie des Hypopharynxkarzinoms. Laryngol. Rhinol. Otol. 60 (1981) 81–84
28 Fu, K. K., T. F. Pajak, B. J. Wilson, L. W. Davis, L. W. Brady: Prognostic factors in the radiotherapy of carcinoma of the larynx – an analysis of the RTOG head and neck tumor registry. Twenty-fourth Annual Meeting of the American Society of Therapeutic Radiologists, October 25–29, 1982, Orlando, Florida, American Society of Therapeutic Radiologists
29 Gary-Bobo, J., H. Pourquier: Les résultats éloignés de la télécobalthérapie dans les tumeurs de la face endolaryngée de l'épiglotte. J. Radiol. Électrol. 47 (1966) 603–605
30 Gary-Bobo, J., J. F. Segalovitch: Les cancers du sinus piriforme traités au C. R. L. C. de Montpellier (à propos d'une série de 165 cas.) J. Radiol. 52 (1971) 197–200
31 Ghilezan, N. Résultats de la télécobalthérapie pour le cancer du larynx. J. Radiol. Électrol. 58 (1977) 353–358
32 Ghossein, N. A., P. Bataini, A. Ennuyer, P. Stacey, V. Krishnaswamy: Local control and site of failure in radically irradiated supraglottic laryngeal cancer. Radiology 112 (1974) 187–192
33 Glasowski, P., A. Rainer: Klinische Erfahrungen zum Hypopharynxkarzinom. Mschr. Ohrenheilk. 107 (1973) 381–388
34 Goepfert, H., R. H. Jesse, G. H. Fletcher, A. Hamberger: Optimal treatment for the technically resectable squamous cell carcinoma of the supraglottic larynx. Laryngoscope (St. Louis) 85 (1975) 14–32
35 Goldobenko, G. V., G. T. Kudrjavceva, V. O. Sidorcenkov, J. S. Mardynskij, M. V. Senjukov: Vergleichende Analyse der strahlentherapeutischen Ergebnisse bei lokal weit ausgedehnten Larynxkarzinomen. Radiobiol. Radiother. (Berl.) 22 (1981) 25–31
36 Gunn, W. G.: Treatment of cancer recurrent at the tracheostoma. Cancer 18 (1965) 1261–1264
37 Hanks, G. E., M. A. Bagshaw, H. S. Kaplan: The management of cervical lymph node metastasis by megavoltage radiotherapy. Amer. J. Roentgenol. 105 (1969) 74–82
38 Hansen, H. S.: Supraglottic carcinoma of the aryepiglottic fold. Laryngoscope (St. Louis) 85 (1975) 1667–1681
39 Harwood, A. R.: The management of advanced supraglottic carcinoma by delayed combined therapy. Twenty-fourth Annual Meeting of the American Society of Therapeutic Radiologists, October 25–29, 1982, Orlando, Florida, American Society of Therapeutic Radiologists
40 Harwood, A. R., F. A. Beale, B. J. Cummings, T. K. Keane, D. G. Payne, W. D. Rider: Management of early supraglottic laryngeal carcinoma by irradiation with surgery in reserve. Arch. Otolaryng. 109 (1983) 583–585
41 Harwood, A. R., D. P. Bryce, W. D. Rider: Management of T3 glottic cancer. Arch. Otolaryng. 106 (1980) 697–699
42 Harwood, A. R., G. Deboer: Prognostic factors in T2 glottic cancer. Cancer 45 (1980) 991–995
43 Harwood, A. R., N. V. Hawkins, T. Keane, B. Cummings, F. A. Beale, W. D. Rider, D. P. Bryce: Radiotherapy of early glottic cancer. Laryngoscope 90 (St. Louis) (1980) 465–470
43a Hendrickson, F. R.: Radiation therapy treatment of larynx cancers. Cancer 55 (1985) 2058–2061
44 Henk, J. M.: Radiosensitivity of lymph node metastases. Proc. roy. Soc. Med. (Lond.) 68 (1975) 85–86
45 Hintz, B. L., A. R. Kagan, M. Wollin, J. Miles, L. Flores, H. Nussbaum, A. R. Rao, P. Y. M. Chan, M. C. Ryoo: Local control of T1 vocal cord cancer with radiation therapy: the importance of tumor character vs. treatment parameters. Head Neck Surg. 5 (1983) 204–210
46 Holinger, P. H., J. A. Schild: Carcinoma in situ of the larynx. Laryngoscope (St. Louis) 85 (1975) 1707–1708
47 Hordijk, G. J.: Carcinoma of the glottic region and the anterior commissure (proceedings). ORL J. Otorhinolaryngol. relat. Spec. 39 (1977) 171–172
48 Horiot, J. C., G. H. Fletcher: Résultats de la radiothérapie des carcinomes non fixés des cordes vocales: correlation avec une classification. Ann. Otolaryngol. Chir. Cervicofac. 89 (1972) 607–616
49 Jesse, R. H., R. D. Lindberg, J. C. Horiot: Vocal cord cancer with anterior commissure extension. Choice of treatment. Amer. J. Surg. 122 (1971) 437–439
50 Jorgensen, K.: Carcinoma of the larynx. III. Therapeutic results. Acta radiol. (Stockh.) 13 (1974) 446–464
51 Jorgensen, K., M. Hjelm-Hansen, A. P. Andersen, C. Lund: Laryngeal carcinoma. I. Treatment results. Acta med. scand., Suppl. 18 (1979) 282–294
52 Jose, B., D. L. Calhoun, A. Mohammed: Recurrences after irradiation in early vocal cord cancer with literature review. J. Surg. Oncol. 27 (1984) 224–227

53 Jose, B., A. Mohammed, D. L. Calhoun, D. A. Tobin, R. M. Scott: Management of stage II glottic cancer. Int. J. Radiat. Oncol. Biol. Phys. 7 (1981) 1021–1024
54 Kaplan, M. J., M. E. Johns, W. C. Mc Lean, G. S. Fitz-Hugh, D. A. Clark, J. C. Boyd, R. W. Cantrell: Stage II glottic carcinoma: prognostic factors and management. Laryngoscope (St. Louis) 93 (1983) 725–728
55 Kardell, W. D., J. H. Kearsley, J. K. Donovan: Radiotherapy in the treatment of carcinoma of the vocal cords. Results of a 10-year experience. Med. J. Aust. 1 (1982) 381–383
56 Karim, A. B., G. B. Snow, A. Hasman, S. C. Chang, A. Keilholtz, F. Hoekstra: Dose response in radiotherapy for glottic carcinoma. Cancer 41 (1978) 1728–1732
57 Kazem, J., P. van den Broek: Planned preoperative radiationtherapy vs. definitive radiotherapy for advanced laryngeal carcinoma. Laryngoscope (St. Louis) 94 (1984) 1355–1358
58 Kirchner, J. A.: Cancer at the anterior commissure of the larynx. Results with radiotherapy. Arch. Otolaryng. (Chic.) 91 (1970) 524–525
59 Kleinsasser, O.: Strahlenbehandlung der Larynx- und Hypopharynxkarzinome. In Berendes, J., R. Link, F. Zöllner: Hals-Nasen-Ohrenheilkunde in Praxis und Klinik, Bd. IV/2. Thieme, Stuttgart 1983
60 Kondo, M., Y. Murakami, S. Saito, T. Dokiya, H. Miyamoto, Y. Ando, S. Yamashita, S. Hashimoto: Radiation therapy of early glottic carcinoma. A Japanese experience. Acta radiol. (Stockh.) 21 (1982) 381–384
61 Korcok, M.: Irradiation for early vocal cord cancer saves life and voice. J. Amer. med. Ass. 249 (1983) 1241
62 Kun, L. E., J. G. van Andel: Glottic cancer: clinical factors affecting irradiation control. Radiol. Clin. (Basel) 47 (1978) 215–221
63 Lalanne, C. M., Y. Cachin, G. Juillard, R. Lefur: Telecobalt therapy for carcinoma of laryngopharynx. Amer. J. Roentgenol. 111 (1971) 78–84
64 Lathrop, F. D.: Evaluation of supervoltage radiation therapy for carcinoma of the larynx. A ten-year follow-up. Ann. Otol. (St. Louis) 77 (1968) 493–507
65 Mantravadi, R. V., E. J. Liebner, R. E. Haas, E. M. Skolnik, E. L. Applebaum: Cancer of the glottis: prognostic factors in radiation therapy. Radiology 149 (1983) 311–314
66 Marks, J. E., R. B. Freeman, F. Lee, J. H. Ogura: Carcinoma of the supraglottic larynx. Amer. J. Radiol. 132 (1979) 255–260
67 Marks, J. E., L. D. Lowry, I. Lerch, M. L. Griem: Glottic cancer, an analysis of recurrence as related to dose, time, and fractionation. Amer. J. Roentgenol. 117 (1973) 540–547
68 Mendenhall, W. M., R. R. Million, N. J. Cassisi: Squamous cell carcinoma of the supraglottic larynx treated with radical irradiation: analysis of treatment parameters and results. Int. J. Radiat. Oncol. Biol. Phys. 10 (1984) 2223–2230
69 Methot, F., M. Gelinas: Cancer de l'hypopharynx. Résultats chez les patients traités à l'Hopital Notre-Dame de 1970 à 1977. Union Méd. Can. 110 (1981) 55–59
70 Miller, A. H.: Carcinoma in situ of the larynx. Clinical appearance and treatment. In Alberti, P. W., D. P. Bryce: Workshops from the Centennial Conference on Laryngeal Cancer. Appleton-Century-Crofts, New York 1976 (pp. 161–166)
71 Miller, D.: Management of glottic carcinoma. Laryngoscope (St. Louis) 85 (1975) 1435–1439
72 Minja, B. M., P. van den Broek, P. L. M. Huygen, I. Kazem: Primary radiation therapy for T 1 glottic cancer. Factors influencing local control. Clin. Otolaryng. 9. (1984) 93–98
73 Mittal, B., D. V. Rao, J. E. Marks, C. A. Perez: Role of radiation in the management of early vocal cord carcinoma. Int. J. Radiat. Oncol. Biol. Phys. 9 (1983) 997–1002
74 Morozov, A. I., T. A. Rogăcikova, J. N. Devjatych: Radiologische und kombinierte Therapie von Larynxtumormetastasen. Radiobiol. Radiother. (Berl.) 17 (1976) 461–471
75 Morrica, B., P. C. Perani: The role of radiotherapy in the treatment of metastases at the tracheostoma in cancer of the larynx. Tumori 64 (1978) 659–664
76 Mounier-Kuhn, P., J. Gaillard, A. Morgon, R. Charachon, C. Jacquemard: La radiothérapie de principe à visée ganglionnaire dans les cancers unilatéraux de l'endolarynx. J. franç. Otorhinolaryng. 14 (1965) 629–636
77 Nadol, J. B.: Treatment of carcinoma of the epiglottis. Ann. Otol. Rhinol. Laryngol. 90 (1981) 442–448
78 Nass, J. M., L. W. Brady, J. R. Glassburn, S. Prasasvinichai, D. Schatanoff: Radiation therapy of glottic carcinoma. Int. J. Radiat. Oncol. Biol. 1 (1976) 867–872
79 Niederer, J., N. V. Hawkins, W. D. Rider, J. E. Till: Failure analysis of radical radiation therapy of supraglottic laryngeal carcinoma. Int. J. Radiat. Oncol. Biol. (1977) 621–629
80 Notter, G., N. Sandberg, I. Turesson, P. Heikel: Zur Strahlenbehandlung supraglottischer Karzinome. Bericht über 84 Patienten. HNO (Berlin) 32 (1984) 460–466
81 Notter, G., N. Sandberg, I. Turesson, P. Heikel: Zur Strahlenbehandlung des Stimmbandkarzinoms. Bericht über 287 Patienten. HNO (Berlin) 32 (1984) 237–244
82 Olivier, J. P., F. Eschwege, B. Luboinski, J. M. Richard: Traitement par radiothérapie exclusive des cancers de la margelle laryngée. Expérience de l'Institut Gustave-Roussy. A propos de 161 cas. Ann. Otolaryngol. Chir. Cervicofac. 97 (1980) 225–235
83 Olofsson, J., I. J. Lord, A. W. P. van Nostrand: Vocal cord fixation in laryngeal carcinoma. Acta oto-laryng. (Stockh.) 75 (1973) 496–510
84 Olofsson, J., G. T. Williams, W. D. Rider, D. P. Bryce: Anterior commissure carcinoma. Primary treatment with radiotherapy in 57 patients. Arch. Otolaryng. 95 (1972) 230–233
85 Pene, F., G. H. Fletcher: Results in irradiation of the in situ carcinomas of the vocal cords. Cancer 37 (1976) 2586–2590
86 Pene, F., V. Avedian, F. Eschwege, A. Barrett, G. Schwaab, P. Marandas, C. Vandenbrouck: A retrospective study of 131 cases of carcinoma of the posterior pharyngeal wall. Cancer 42 (1978) 2490–2493
87 Reinhardt, K.: Die Überlegenheit der Strahlenbehandlung über die „neck dissection" bei Tumoren des Kehlkopfes und der Mundhöhle. Fazit aus zwei Beobachtungen. Röntgenblätter 22 (1969) 429–431
88 Richter, E.: Prognose und Therapie beim Hypopharynxkarzinom. Strahlentherapie 157 (1981) 446–449
89 Salmo, M., P. M. Rissanen, E. Spring: A retrospective analysis of the recurrence of stage 1 carcinoma of the larynx in patients treated with X-rays and gamma radiation from a CO-60 unit. Strahlentherapie 145 (1973) 132–142
90 Schneider, J. J., G. H. Fletcher, H. T. Barkley: Control by irradiation alone of nonfixed clinically positive lymph nodes from squamous cell carcinoma of the oral cavity, oropharynx, supraglottic larynx, and hypopharynx. Amer. J. Roentgenol. 123 (1975) 42–48
91 Shaw, H. J.: Precancerous lesions of the larynx. Acta otolaryng. (Stockh.), Suppl. 344 (1977) 22–23
91a Skolyszewski, J., M. Reinfuss, T. Kowalska: Results of radiation therapy in carcinoma of the larynx. Acta radiol. (Stockh.) 23 (1984) 415–420
92 Smith, R. R., R. Caulk, E. Frazell, P. M. Holinger, W. S. Mac Comb, W. O. Russell, M. D. Schulz, G. F. Tucker: Revision of the clinical staging system for cancer of the larynx. Cancer 31 (1973) 72–80
93 Som, M. L., C. E. Silver: The anterior commissure technique of partial laryngectomy. Arch. Otolaryng. 87 (1968) 138–145
93a Stell, P. M., R. P. Morton: What is the glottis? In Wigand, M. E., W. Steiner, P. M. Stell: Functional Partial Laryngectomy: Conservation Surgery for Carcinoma of the Larynx. Springer, Berlin 1984 (pp. 74–79)
94 Stewart, J. G., A. W. Jackson: The steepness of the dose response curve both for tumor cure and normal tissue injury. Laryngoscope (St. Louis) 85 (1975) 1107–1111
95 Stewart, J. G., J. R. Brown, M. K. Palmer, A. Cooper: The management of glottic carcinoma by primary irradiation with surgery in reserve. Laryngoscope (St. Louis) 85 (1975) 1477–1484
96 Sung, D. I., C. H. Chang, L. Harisiadis, L. M. Rosenstein: Primary radiotherapy for carcinoma in situ and early invasive carcinoma of the glottic larynx. Int. J. Radiat. Oncol. Biol. Phys. 5 (1979) 467–472
97 Talton, B. M., D. Elkon, G. Slaughter Fitz-Hugh, W. C. Constable, J. A. Kim: Cancer of the posterior hypopharyngeal wall. Int. J. Radiat. Oncol. Biol. Phys. 7 (1981) 597–599
98 Troceanu, M., H. J. Kornmesser: Unsere Ergebnisse mit der konventionellen Röntgen- und Radiumkontaktbestrahlung des Larynxkarzinoms. Strahlentherapie 140 (1970) 252–267
99 Vandenberge, N. W., G. B. Snow: Carcinoma of the hypopharynx, a retrospective study of 150 cases. ORL J. Otorhinolaryngol. relat. Spec. 36 (1974) 60–61
100 van den Bogaert, W., F. Ostyn, E. van der Schueren: Glottic carcinoma limited to the vocal cords. Acta Radiol. Oncol. Radiat. Phys. Biol. 21 (1982) 33–37

[101] van den Bogaert, W., F. Ostyn, E. van der Schueren: The different clinical presentation, behaviour and prognosis of carcinomas originating in the epilarynx and the lower pharynx. Radiother. Oncol. 1 (1983) 117–131

[102] Vermund, H.: Role of radiotherapy in cancer of the larynx as related to the TNM system of staging. A review. Cancer 25 (1970) 485–504

[103] Wang, C. C.: Megavoltage radiation therapy for supraglottic carcinoma. Results of treatment. Radiology 109 (1973) 183–186

[104] Wang, C. C.: Treatment of glottic carcinoma by megavoltage radiation therapy and results. Amer. J. Roentgen. 120 (1974) 157–163

[105] Wang, C. C.: Supraglottic carcinomas: selection of therapy and results. Amer. J. clin. Oncol. 7 (1984) 109

[106] Wizenberg, M. J., F. G. Bloedorn, S. Weiner, J. Gracia: Treatment of lymph node metastases in head and neck cancer. A radiotherapeutic approach. Cancer 29 (1972) 1455–1462

[107] Woodhouse, R. J., J. M. Quivey, K. K. Fu, P. S. Sien, H. H. Dedo, T. L. Phillips: Treatment of carcinoma of the vocal cord. A review of 20 years experience. Laryngoscope (St. Louis) 91 (1981) 1155–1162

Chemotherapie und Immunotherapie

Die Versuche, mittels einer Chemotherapie oder mittels immunotherapeutischer Maßnahmen das Wachstum von Larynx- und Hypopharynxkarzinomen zu beeinflussen, befinden sich noch weitgehend im experimentellen Stadium (4). Es gibt zwar schon eine große Zahl neuerer Mitteilungen, besonders über chemotherapeutische Maßnahmen bei Larynx- und Hypopharynxkarzinomen, doch sind die mitgeteilten Ergebnisse so widersprüchlich oder so wenig überzeugend oder statistisch so ungenügend gesichert, daß es schwerfällt, schon jetzt zu einem Urteil zu gelangen. Der Verfasser konnte sich bisher (von einzelnen Ausnahmefällen abgesehen) noch nicht entschließen, eine Chemotherapie durchführen zu lassen und hat nur sehr begrenzte persönliche Erfahrungen. Er beschränkt sich in diesem Kapitel daher auf eine ganz kurze Zusammenfassung und Besprechung neuerer Publikationen.

Die alleinige Chemotherapie als Monotherapie oder Polytherapie von Tumoren des Larynx und des Hypopharynx hat, im Vergleich mit der reinen Radiotherapie, der Chirurgie oder der Kombination von Radiotherapie und Chirurgie, bisher noch zu keiner nachweislichen Verlängerung der Überlebenszeit oder einer Verbesserung der Lebensqualität der betreffenden Patienten geführt (5). Auch über die intratumorale Applikation von zytostatischen Medikamenten oder die Perfusion von Larynx- und Hypopharynxkarzinomen ist außer von einigen, andernorts ausgeführten, noch unpublizierten Versuchen bisher nichts bekannt. Eine Beziehung zwischen histologischer Tumordifferenzierung und Wirksamkeit der Chemotherapie ist bisher nicht zu erkennen (6).

Eine Chemotherapie wird heute meist als sogenannte „Induktionstherapie" vor einer Strahlentherapie oder auch „adjuvant" gleichzeitig mit einer Strahlentherapie ausgeführt, seltener wird auch eine Kombination von Chemotherapie und nachfolgender Chirurgie und evtl. als dritte Krebstherapie noch eine Nachbestrahlung vorgenommen.

Zur Chemotherapie werden die verschiedensten Kombinationen von Zytostatika, besonders Methotrexat, Cisplatin, Vincristin, 5-Fluoruracil, Bleomycin usw., in verschiedensten Applikationsformen angewendet (1, 2, 3, 4, 7, 8, 9, 10, 11, 12, 13, 14, 15, 16, 17, 18, 19).

Es wurden zum Teil Remissionen in 40, 50 und mehr Prozent der Fälle beobachtet, bevor anschließend mit einer vollen Strahlendosis oder Operation die Therapie weitergeführt wurde.

Mit der Chemotherapie Hand in Hand gehen leider alle die bekannten Nebenwirkungen, wie der obligate Haarausfall, Nausea, Erbrechen, Schwindel, Mukositis, Thrombozytopenie, Leukopenie, Lungen- und Nierenkomplikationen bis hin zu tödlichen Intoxikationen.

Alle Statistiken zeigen bisher, daß trotz der initialen Remissionen nach der Chemotherapie im Vergleich zu anderen Therapieformen (soweit Vergleiche angestellt wurden), keine höheren Überlebensraten erzielt worden sind. Auch wenn Remissionen nach der initialen Chemotherapie beobachtet worden sind, wurden diese meist damit erkauft, daß der Tumor zwar kleiner geworden ist, es dem Patienten aber nicht besser, oft sogar schlechter ging und er letztendlich auch nicht länger lebte. Der Verfasser zieht es daher vor, zunächst das Ergebnis kontrollierter und randomisierter Studien der adjuvanten Chemotherapie bei der Behandlung von Larynx- und Hypopharynxkarzinomen abzuwarten, bis er davon überzeugt ist, daß mittels dieser Therapie auch bessere Resultate in Hinblick auf die Lebensqualität des Patienten erreicht werden können. Dies gilt auch für die palliative Chemotherapie bei Patienten, die nach Chirurgie und Bestrahlung in einen inkurablen Zustand geraten sind (vgl. S. 277).

Besonderes Interesse verdienen die Versuche einer *Immunotherapie* (4) und die Herstellung von monoklonalen Antikörpern gegen Larynx- und Hypopharynxkarzinome, die im „Huckepackverfahren" zytotoxische Stoffe selektiv an die Krebszellen herantragen (20).

Literatur

[1] Cappelaere, P., J. Chauvergne, T. Klein, J. Gary-Bodo, J. Guerrin, L. Meeus: Etude randomisée d'une association de vincristine-methotrexate-bleomycine et cis-platine ou detrubicine dans les cancers avances des voies aerodigestives superieures et de l'oesophage. Bull. Cancer (Paris) 68 (1981) 422–427

[2] Creagan, E. T., J. N. Ingle, A. J. Schutt, J. R. O'Fallon: A phase II study of cis-diamninedichloroplatinum and 5-fluorouracil in advanced upper aerodigestive neoplasms. Head Neck Surg. 6 (1984) 1020–1023

[3] Garand, G., G. Cailais, D. Dauphin, C. Lociciro, O. Le Floch, F. Lipinski: Cis-platinum et poly-chimiothérapie dans le traitement initial des carcinomes étendus des voies aérodigestives supérieures (45 observations). J. franç. Oto-rhinolaryngol. 31 (1982) 725–729

[4] Gropp, C., K. Havemann: Chemo- und Immunotherapie von Tumoren im HNO-Bereich. In Berendes, J., R. Link, F. Zöllner: Hals-Nasen-Ohren-Heilkunde in Praxis und Klinik, Bd. IV. Thieme, Stuttgart 1983 (S. 2)

[5] Hibbert, J. (Editorial): Chemotherapy of head and neck tumours: where do we stand at present? Clin. Otolaryng. 8 (1983) 3–6

[6] Jaubert, F., E. Dulmet-Brender, P. Beutter, D. Brasnu, P. Renault: Chimiotherapie et histopathologie des carcinomes des voies aero-digestives superieures. A propos de 300 cas. Ann. Otolaryngol. Chir. Cervicofac. 98 (1981) 431–434

[7] Kukla, L. J., R. V. P. Mantravadi, E. L. Applebaum, W. P. Mc Guire: Preirradiation chemotherapy for advanced head and neck carcinomas. Arch. Otolaryng. 110 (1984) 78–81

[8] Laccourreye, H., P. Beutter, D. Brasnu, F. Chabolle, W. Strunski, E. de Braquillanges: Mono-chimiothérapie par la bleomycine dans les epitheliomas du pharyngo-larynx. Resultats à 5 ans. Ann. Otolaryngol. Chir. Cervicofac. 99 (1982) 443–446

[9] Laccourreye, H., D. Brasnu, P. Beutter, F. Chabolle, E. de Braquillanges, W. Strunski: Resultats preliminaires d'une polychimiothérapie pre-operatoire dans les epitheliomas du pharyngo-larynx. Oncovin, methotrexate et bleomycine. Ann. Otolaryngol. Chir. Cervicofac. 98 (1981) 411–424

[10] Mika, H., I. Wissen-Siegert: Präoperative intravenöse und intraarterielle Zytostatikatherapie (VMBP) bei Karzinomen des Kopfes und Halses. Laryngol. Rhinol. Otol. 62 (1983) 234–238

[11] Müller, W., D. N. Truc: Zur Zytostatikabehandlung von Tumoren im Kopf- und Halsbereich unter besonderer Berücksichtigung des Bleomycins. Z. ärztl. Fortbild. (Jena) 74 (1980) 532–533

[12] Pearlman, N. W., A. D. Meyers, F. B. Johnson, N. J. DiBella: Preoperative chemo-radiotherapy in advanced head and neck cancer. Head Neck Surg. 5 (1982) 10–14

[13] Pennacchio, J. L., W. K. Hong, S. Shapshay, T. Gillis, C. Vaughan, R. Bhutani, A. Ucmakli, A. E. Katz, R. Bromer, B. Willet, S. M. Strong: Combination of cis-platinum and bleomycin prior to surgery and/or radiotherapy compared with radiotherapy alone of the head and neck. Cancer 50 (1982) 2795–2801

[14] Rebattu, J. P., J. F. Michalet, J. M. Guyon, B. Colin: Intérêt de la polychimiothérapie (de type bléomycin – cis platinum) dans les carcinomes épidermoides de la sphère O. R. L. aux stades T3 ou T4; chimiothérapie de première intention ou palliative. J. franç. Oto-rhinolaryngol. 32 (1983) 251–255

[15] Schaefer, St. D., R. Middleton, J. Reisch, E. P. Frenkel: Cis-platinum induction chemotherapy in the multi-modality initial treatment of advanced stage IV carcinoma of the head and neck. Cancer 51 (1983) 2168–2174

[16] von Heyden, H. W., M. Schröder, A. Scherpe, E. Stennert, J. H. Beyer, G. A. Nagel, H. Hoffmann, B. Schneider: Ergebnisse der primären Chemotherapie bei 44 Patienten mit fortgeschrittenen Plattenepithelkarzinomen des Kopf-Hals-Bereiches. HNO (Berlin) 32 (1984) 454–459

[17] Weichselbaum, R. R., J. R. Clark, D. Miller, M. R. Posner, Th. J. Ervin: Combined modality treatment of head and neck cancer with cisplatin, bleomycin, methotrexate-leucovorin chemotherapy. Cancer 55 (1985) 2149–2155

[18] Wilhelm, H. J., R. Dietz, W. Schätzle: Ergebnisse und Erfahrungen in der Kombinationsbehandlung von fortgeschrittenen ORL-Tumoren mit Chemo- und Strahlentherapie unter besonderer Berücksichtigung von 5-FU. Arch. Otorhinolaryng. 223 (1979) 413–415

[19] Wolf, G. T.: An overview of preoperative chemotherapy: where do we go from here? Amer. J. Otolaryng. 5 (1984) 77–79

[20] Zenner, H. P.: Herstellung und präklinische Anwendung eines monoklonalen Immunotoxins gegen Larynxkarzinomzellen. Laryngol. Rhinol. Otol. 63 (1984) 566–569

Rehabilitation, Nachsorge und Palliativbehandlung

Rehabilitation

Die der primären Behandlung folgenden Maßnahmen zur Rehabilitation, insbesondere von Laryngektomierten, sind zur Zeit keineswegs immer ausreichend und erfolgreich. Verschiedene Studien haben gezeigt, daß 50% der laryngektomierten Patienten unzureichend rehabilitiert sind, etwa ein Drittel der Patienten nur schriftlich mit ihrer Umwelt verkehren, viele sich aus dem gesellschaftlichen Leben ganz zurückziehen und ihren Arbeitsplatz verlieren (8, 26, 51, 64, 65, 66, 67, 77).

Als Helfer für die posttherapeutische Rehabilitation und die weitere Betreuung des Patienten benötigen die Laryngologen in erster Linie die Mitarbeit der Familienangehörigen, der Sprachtherapeuten, Krankengymnasten, von Sozialarbeitern und Vereinigungen von Kehlkopflosen und nicht zuletzt von erfahrenen Krankenhausseelsorgern (25, 27, 28, 29, 41, 64, 65, 66, 67, 71a). Die Bezugsperson, die alle Maßnahmen der Betreuung steuert und koordiniert, sollte aber immer der Laryngologe sein, dessen Aufgabe keineswegs nach Beendigung der Krankenhausbehandlung abgeschlossen sein darf.

Prätherapeutisches Gespräch

Es gibt eine ganze Reihe vorzüglicher neuer Studien und Anleitungen zur Rehabilitation von Laryngektomierten (9, 10, 23a, 27, 28, 29, 56, 64, 65, 66, 67, 71). Alle Verfasser sind sich darüber einig, daß die Rehabilitation des Patienten schon vor Beginn der Therapie mit einem eingehenden Gespräch zu beginnen hat. Dieses Gespräch ist die Voraussetzung für eine verständnisvolle posttherapeutische Zusammenarbeit mit dem Patienten. Dieses erste Informationsgespräch sollte von einem erfahrenen Laryngologen geführt werden, wenn möglich vom Operateur selbst. Ein jüngerer Arzt sollte bei diesem Gespräch anwesend sein. Er kann dabei lernen, wie ein erfahrener Arzt das Vertrauen des Patienten gewinnt und dessen Führung übernimmt und ihm Hilfe bei der Entscheidungsfindung gibt. Die Anwesenheit eines zweiten Arztes ist auch aufgrund der heutigen medikolegalen Situation, die eine ausführliche schriftliche Dokumentation der prätherapeutischen Aufklärung des Patienten in Gegenwart eines Zeugen verlangt, anzuraten. Diesem Gespräch sollte unbedingt auch die Ehefrau des Patienten oder sein Lebensgefährte, vielleicht auch seine nächsten Angehörigen beiwohnen. Auch diese haben posttherapeutisch ihre Probleme mit dem Patienten, die durch Unkenntnis und Vorurteile nur verstärkt werden. Erst wenn der Laryngektomierte aus dem Krankenhaus in die familiäre Umgebung zurückkehrt, wird ihm nach und nach das volle Ausmaß seiner Behinderung bewußt (53). Nun bedarf er des vollen Verständnisses und der Kooperation seiner Angehörigen (31).

Der Verfasser teilt in der Regel jedem Patienten, nachdem die Diagnose durch histologische Untersuchung gesichert ist, mit, daß er an Kehlkopfkrebs leide. Diese Eröffnung ist für den Patienten ein Schock und erfüllt ihn mit existentieller Angst. Die Diagnose wird ihm, wenn nötig, in gemilderter, verdeckter Form mitgeteilt (....."ein Tumor im Kehlkopf, der nicht mehr gutartig ist....."). Man soll sich aber auch nicht scheuen, das Wort Kehlkopfkrebs offen auszusprechen, wenn der Patient die Diagnose und deren Konsequenz nicht akzeptieren will. Der Patient muß wissen, worüber er entscheidet und daß seine Entscheidung eine Entscheidung über Leben und Tod sein kann. (Ausnahmen bilden natürlich Patienten mit infauster Prognose, z. B. mit ausgedehnten Hypopharynxkarzinomen, bei denen keine kurative Therapie mehr möglich ist). Man wird dem Patienten aber auch versichern, daß die Behandlungsaussichten bei Kehlkopfkrebs im Vergleich zu vielen anderen Krebsen innerer Organe außerordentlich gut seien. Er habe daher eine ausgezeichnete Chance, bei entsprechender Behandlung auf Dauer geheilt zu werden.

Nach den Erfahrungen des Verfassers ist die dauernde Ablehnung der Behandlung bei Patienten mit Kehlkopfkarzinomen eine seltene Ausnahme. In ihrer ersten Bestürzung erklären zwar viele, daß sie lieber sterben wollten, als sich den Kehlkopf entfernen zu lassen oder es vorziehen würden, Selbstmord zu begehen. Man muß diesen

Patienten nach eingehender klarer Aufklärung Zeit geben, sich ihre Entscheidungen zu überlegen. Man wird ihnen raten, vielleicht auch eine dritte Meinung einzuholen und erst dann nochmals ein Gespräch mit dem Laryngologen zu suchen. Auf einige Tage mehr oder weniger bis zum Beginn der Therapie kommt es nicht an. Man soll dem Patienten, wenn er dies wünscht, nochmals zusammen mit seinen Angehörigen, für die er auch Verantwortung trägt, zu Hause Zeit zur Rücksprache und Beratung geben. Häufig sind auch noch berufliche, familiäre und finanzielle Probleme im heimischen Bereich zu klären. Bei besonders schweren psychologischen Reaktionen kann ein erfahrener Krankenhauspriester (meist viel besser als ein Psychologe) dem Patienten Hilfe gewähren.

Nur wenige Patienten wissen über die Anatomie des Kehlkopfes Bescheid. Man muß vielen erklären, daß die Stimmlippen im Kehlkopf gelegen sind. Man wird dem Patienten als nächstes über die Alternative der Behandlungsmöglichkeiten Bestrahlung und/oder Operation informieren und, wenn nötig, ihm auch die statistisch zu erwartenden Erfolge bei dieser oder jener Art der Behandlung mitteilen. Schließlich sind auch die Dauer der Behandlung und die Nebenwirkungen der verschiedenen Methoden zu erwähnen. Der Patient hat ein Recht darauf, das Für und Wider jeder einzelnen Behandlungsmethode und deren Aussichten geschildert zu bekommen (58). Er soll auch Bescheid wissen, warum der Laryngologe eine Behandlungsmethode vorzieht und vorschlägt. Schließlich trägt ja der Patient das Risiko der Behandlung. Es ist natürlich wenig sinnvoll, geplante Operationen im Detail in ihrem Ablauf zu schildern. Ist eine Laryngektomie auszuführen, so hat sich der Leitfaden für Laryngektomierte von KEITH hervorragend bewährt, den man dem Patienten und seinen Angehörigen schon jetzt übergeben soll (43). Man wird ihn über den Ablauf der Laryngektomie informieren. Er muß wissen, daß er etwa 8 bis 10 Tage lang eine Nährsonde tolerieren muß, später aber wieder lernt, normal zu schlucken. Er muß wissen, daß er postoperativ zunächst nicht mehr sprechen und sich nur mit geschriebenen Mitteilungen verständlich machen kann. Der Patient und seine Angehörigen sind darüber zu informieren, zu welchem Zweck die Kanüle dient, aber auch, daß man die Kanüle später meist ganz weglassen kann. Man sollte den Patienten auch dahingehend beruhigen, daß er nach der Operation kaum Schmerzen haben werde.

Die meisten Patienten wissen, daß sie nach einer Laryngektomie „die Sprache verlieren werden". Man wird ihnen daher erklären, daß sie gute Aussichten hätten, eine Ersatzsprache mit oder ohne Hilfe eines Apparates zu erlernen, und daß auch die Möglichkeit bestünde, ggf. eine tracheoösophageale Sprechprothese anzubringen. Von unschätzbarem Wert ist es, wenn man zu diesem Zeitpunkt einen Laryngektomierten zur Verfügung hat, der ein guter Ösophagussprecher ist, dem Patienten die Sprache demonstriert und ihm Mut zuspricht. Fast alle erfolgreich rehabilitierten laryngektomierten Patienten sind nach der Erfahrung des Verfassers sehr gerne bereit, ihren Leidensgenossen Hilfe zu leisten. Jetzt sollte auch der Sprachtherapeut zur Beratung zugezogen werden, mit dem der Patient die postoperative Schulung durchführen wird.

Sowohl dem Patienten als auch seinen Angehörigen wird man aber auch jetzt schon mitteilen, daß er nach Beendigung der Therapie seine ganzen Lebensumstände ändern müsse.

Vor allem dürfte er nicht mehr rauchen und müsse auch den Alkoholkonsum reduzieren. Problematisch sind diese Forderungen vor allem bei den relativ zahlreichen, oft noch jungen Alkoholikern mit Hypopharynxkarzinomen.

Man wird dem Patienten auch versichern, daß er seinen Beruf meist noch ausüben könne und man ihm behilflich sein würde bei der beruflichen Wiedereingliederung.

Posttherapeutische Rehabilitation

Die posttherapeutische Rehabilitation sollte noch im Verlaufe des Krankenhausaufenthaltes begonnen werden. Die Rehabilitation muß auch bei Patienten mit sehr schlechter Prognose (z. B. Hypopharynxkarzinome mit Metastasen und Alkoholismus) durchgeführt werden. Dem Laryngologen stehen außer dem Krankenhauspersonal Krankengymnasten und Sprachtherapeuten zur Verfügung. Zunächst sollten alle laryngektomierten Patienten unterrichtet werden, wie sie möglichst bald nach der Operation selbst ihre Kanüle entfernen, säubern und wieder einsetzen. Der Umgang mit der Kanüle sollte, besonders bei älteren Patienten, auch deren Angehörigen vertraut sein, um in Notfällen zu Hilfe eilen zu können. Für die erste postoperative Zeit sind daher Neusilberkanülen, die sich am einfachsten reinigen und wechseln lassen, am vorteilhaftesten. Später, wenn sich die Absonderung vermindert, können Kunststoffkanülen oder auch die nur wenige Zentimeter langen knopfartigen Kanülen aus weichbleibendem Kunststoff verwendet werden. Bei „schwierigen Stomata" sind unter Umständen individuell anzupassende Kunststoffkanülen zu verwenden (7). Vorteilhafter als die Standard-Viertelkreiskanülen nach Luer sind die

Achtelkreiskanülen nach Jatho, die besser im Tracheostoma liegen.

Der Patient ist auch über das Absaugen, die Inhalation von feuchtwarmer Luft, die Anwendung von Luftbefeuchtungsgeräten, die Hautpflege um das Tracheostoma usw. zu informieren. Er ist mit den Hilfsmitteln des Tracheostomierten vertraut zu machen, wie Schutznetze, Duscheschutz, evtl. Verbindungsschläuche vom Tracheostoma zum Mund, die das Riechen und Schnüffeln ermöglichen (11), Notsignalgeräte, schnorchelartige Geräte, um den Patienten das Schwimmen zu ermöglichen (23), Notfallbeatmungsgerät (57) usw. Über die entsprechenden Geräte geben Publikationen von Instrumentenherstellern Auskunft (36).

Das meist erreichbare Ziel der Behandlung sollte immer das kanülenfreie Tracheostoma sein. Man soll die Patienten daher schon nach ein bis zwei Monaten veranlassen, die Kanüle ganz wegzulassen, um ihm die Erstickungsangst zu nehmen. Sollte es zu einer Schrumpfung kommen, so läßt sich als Kompromiß auch nur während der Nacht eine Kanüle einsetzen. Wenn die Schrumpfungstendenz stärker ausgeprägt ist und das Lumen des Tracheostomas sich rasch verengt, ist es besser, anstelle einer Dilatation mit einer Dauerkanüle eine plastische Erweiterung des Tracheostomas auszuführen (vgl. S. 210).

Bei Patienten, bei denen eine Neck dissection ausgeführt worden ist, sollte unbedingt bald postoperativ eine krankengymnastische Rehabilitation angeschlossen werden, denn auch nach sorgfältiger Präparation des N. accessorius kann sich das so außerordentlich unangenehme, schmerzhafte Schulter-Arm-Syndrom entwickeln (32). Eine krankengymnastische Betreuung des Patienten sollte auch eine Atemgymnastik umfassen, denn die Mehrzahl der laryngektomierten Patienten leiden als Raucher auch an einer chronischen Bronchitis, die älteren von ihnen fast alle an Emphysemen.

Im Mittelpunkt der postoperativen Rehabilitation von Laryngektomierten steht die Erlernung der Ersatzsprache. Eine gute Ösophagusstimme ist immer noch die beste Ersatzstimmbildung, obwohl Fistelsprache, sei es mit oder ohne Hilfe von Prothesen, sowie der sogenannte Elektrolarynx ebenfalls gute Resultate ergeben können (81). Nach Literaturangaben sollen 60 bis 70% der Patienten bei entsprechender Schulung eine Ösophagussprache erlernen. Ältere Patienten mit Neck dissection (46, 47) und Patienten, die postoperativ bestrahlt wurden, erzielen in der Regel schlechtere Resultate bei der Erlernung der Ösophagussprache. Natürlich ist auch die Verständlichkeit, Artikulation und Modulation der Ösophagussprache sehr unterschiedlich (12, 20). Hervorragende Ösophagusstimmen, mit denen sich die Patienten fließend verständigen können (manche können sogar kurze Lieder singen), sind leider nach wie vor selten. Besonders wichtig ist die Motivation und der Wille des Patienten, die Ösophagussprache zu erlernen. Patienten mit einem ausgeprägten, starken Willen und sozial hochstehende Personen lernen im Gegensatz zu passiven, abhängigen Typen die Ösophagussprache meist wesentlich besser (26, 28, 66). Schwerhörige Patienten haben größere Schwierigkeiten mit dem Erlernen der Ösophagussprache (6, 27, 44, 66). Hingegen scheint die postoperative Form des Pharynx keinen sicheren Einfluß auf das Erlernen der Ösophagussprache zu haben (44). Von sehr großer und wohl vielfach noch unterschätzter Bedeutung ist auch die Erfahrung, die Geduld, das Einfühlungsvermögen und die Technik der Sprachtherapeuten, die offenbar von sehr unterschiedlicher Qualität sind (75). Der Verfasser hat gesehen, welche ausgezeichneten Resultate eine erfahrene Logopädin, die sich ihren Patienten mit nicht nachlassendem Einsatz und Geduld gewidmet hat, erreichen konnte, hat aber auch gesehen, daß sich Patienten die Ösophagussprache im Selbstunterricht nach schriftlicher Anleitung (54) beibrachten, nachdem Logopädinnen sich mit ihnen erfolglos bemüht hatten. Von der für den Erfolg des Unterrichtes entscheidenden Motivation des Patienten abgesehen (35), ist die postoperative Bestrahlung des Patienten von Bedeutung. Man sieht immer wieder, daß während der Bestrahlung wegen Schmerzen, Schluckstörungen, Trockenheitsgefühl im Hals die Patienten die bereits aquirierte Ösophagussprache verlernen und sie nach Abschluß der Bestrahlung vielleicht nicht wieder lernen (28, 71a). Nach den Empfehlungen von GATES ist es daher vielleicht besser, mit dem Beginn des Unterrichtes in der Ösophagussprache bis nach dem Abschluß der Bestrahlung zu warten, um dem Patienten Enttäuschungen zu ersparen. GATES betont, daß man kein Recht habe, den Patienten einen sogenannten Elektrolarynx vorzuenthalten, damit er vielleicht die Ösophagussprache besser erlerne. Etwa 30% der Patienten (8, 28) werden mit einem Elektrolarynx versorgt. Auch hier sollte man nicht versäumen, dem Patienten die Anwendung des Elektrolarynx zu lehren. Die verschiedenen Typen von verschiedenen Herstellern (Servox, Aurex, Western Electric, Cooper Rand [22, 33]) sollten an jeder Klinik zur Verfügung stehen und ähnlich sorgfältig wie Hörgeräte erprobt und angepaßt werden.

Wenn ein Patient nicht in der Lage ist, die Ösophagussprache befriedigend zu erlernen und auch keinen Elektrolarynx anwenden kann, besteht die Möglichkeit der Anlage eines tracheo-ösophagealen Shunts. Der Verfasser hat die primäre Anlage von Staffieri-Fisteln (vgl. S. 212) ganz aufgegeben, da er eine Reihe von Mißerfolgen erlebt hat. Mehrere Patienten, die zwar gut sprechen lernten, hatten gebeten, die Fistel zu verschließen. Andere aspirierten so stark, daß die Fistel verschlossen werden mußte. Die verschiedenen Prothesen, wie die Groningen-Prothese, die Prothesen nach Blom, Singer usw. (vgl. S. 214) hat der Verfasser bisher primär nach Laryngektomie nicht angewendet, da er der Meinung ist, daß das Verfahren noch nicht genügend ausgereift ist. Man sollte aber diese Möglichkeit des Spracherwerbs sekundär nützen, wenn Patienten nicht in der Lage sind, mit Hilfe der Ösophagussprache oder eines Elektrolarynx zufriedenstellend zu kommunizieren. Die Dinge sind zur Zeit noch zu sehr im Fluß, um schon ein abschließendes Urteil fällen zu können.

Da fast alle Patienten nach der Laryngektomie über Monate hinweg depressiv verstimmt sind (61), scheint es dem Verfasser nicht günstig, wenn sie mit Hilfe der Sozialgesetzgebung in der Bundesrepublik Deutschland zwangsweise zum Rentner gemacht werden. Soweit die Patienten noch im Berufsleben stehen, sollte man ihnen daher raten, möglichst bald ihre Arbeit wieder aufzunehmen, wenn sie dies nach Laryngektomie noch können. Man muß ihnen auch raten, sich wieder in das gesellschaftliche Leben, so gut dies möglich ist, einzugliedern (71). Bei der sozialen und ökonomischen Wiedereingliederung der Patienten sind die nun überall bestehenden Vereine der Laryngektomierten sehr behilflich. Sie sind, ebenso wie Sozialarbeiter, über all die Hilfen informiert, die die Patienten bei den verschiedensten Behörden benötigen, um ihre Ansprüche und Rechte durchzusetzen. Nach der Gesetzgebung der Bundesrepublik Deutschland haben die meisten Patienten nach Laryngektomie einen Anspruch auf eine oder mehrere Spezialkuren (37). Diese Kuren werden von den Patienten sehr dankbar akzeptiert und sind eine wichtige Hilfe bei der Wiedereingliederung.

Die Minderung der Erwerbsfähigkeit auf dem allgemeinen Arbeitsmarkt nach Laryngektomie ist mit 50 bis 70% einzuschätzen (40, 13). Aufgrund des sogenannten Heilungsrisikos beträgt die MdE innerhalb der ersten 5 Jahre nach Laryngektomie stets 100%, erst danach kann sie auf 50 bis 70% zurückgestuft werden (8, 10). Die ökonomische Sicherheit des Patienten ist demnach, soweit er nicht einen freien Beruf ausübt, in der Bundesrepublik Deutschland in den meisten Fällen gewährleistet.

Nachsorge

Nach der Entlassung aus der Klinik bedürfen alle Patienten, die wegen eines Kehlkopfkarzinoms behandelt worden sind, einer lebenslangen, regelmäßigen Kontrolle. Diese erfolgt am besten in besonderen Nachsorgesprechstunden und in enger Zusammenarbeit, evtl. abwechselnd, mit den den Patienten zu Hause betreuenden Hals-Nasen-Ohren-Ärzten. Die Nachsorgeuntersuchungen sollten stets von einem Laryngologen ausgeführt werden. Dies gilt auch für Patienten, die lediglich bestrahlt worden sind. Der Verfasser führt bei den Patienten im ersten halben Jahr monatlich Kontrolluntersuchungen durch. Im zweiten Halbjahr erfolgen die Untersuchungen in Abständen von 2 Monaten, im 2. und 3. postoperativen Jahr in Abständen von 3 Monaten, danach können die Abstände bis zu einem halben Jahr verlängert werden.

Bei den Nachsorgeuntersuchungen wird der Lokalbefund endoskopisch und außen am Hals kontrolliert. Es wird nach Metastasen gefahndet und der Allgemeinzustand des Patienten überprüft. Nach Teilresektion und Bestrahlung wird regelmäßig mit dem Lupenlaryngoskop untersucht. Mikrolaryngoskopische Untersuchungen erfolgen 3 Monate nach Beendigung der Bestrahlung bzw. Teilresektion. Weitere mikrolaryngoskopische Untersuchungen erfolgen 6 Monate später, falls es sich um einen schwer beurteilbaren, mit dem Spiegel und dem Lupenlaryngoskop schlecht einsehbaren Kehlkopf handelt (69). Über die Schwierigkeiten der Beurteilung eines bestrahlten Kehlkopfes vgl. S. 252. Mikrolaryngoskopische Untersuchungen erfolgen stets dann, wenn nach Ablauf von 3 Monaten nach der Bestrahlung weiter Ödeme bestehen, eine Einschränkung der Stimmlippenbeweglichkeit besteht, Schmerzen bei Betastung des Kehlkopfes angegeben werden oder sich der Befund ändert.

Die Untersuchung des Halses auf der Suche nach Metastasen erfolgt zunächst durch Palpation. In jüngster Zeit führt der Verfasser, besonders nach Neck dissection, auch routinemäßig Ultraschalluntersuchungen der Halsweichteile durch (vgl. S. 139). Bei der Kontrolle von laryngektomierten Patienten kann mit Hilfe des Fiberglaslaryngoskopes auch eine rasche und ohne zusätzliche Belastung durchführbare Bronchoskopie ausgeführt werden, um evtl. im Bronchialbereich auftretende zweite Primärtumoren festzustellen. Ansonsten erfolgt in halbjährlichen Abständen die Röntgenuntersuchung des Thorax in zwei Ebenen. Vom 3. Jahr an werden die Thoraxuntersuchungen ebenso wie die Laboruntersuchungen in Abständen von einem Jahr ausgeführt.

In Zusammenarbeit mit den Hausärzten sollten auch regelmäßig die Laborbefunde (Blutbild, Senkungsgeschwindigkeit, Transaminasen, Elektrolyte) des Patienten kontrolliert werden. Die Bestimmung von Tumormarkern hat bei Larynx- und Hypopharynxkarzinomen zur Zeit noch wenig Sinn, da bekannte Tumormarker wie CEA nur selten produziert werden und spezifischere Tumormarker noch nicht bekannt sind. Zytologische Untersuchungen des Bronchialsekretes Laryngektomierter sollen gelegentlich zweite Primärtumoren oder Metastasen aufdecken (14).

Palliative Behandlung

Die bei jedem Krebskranken stets vorhandene latente Befürchtung des Auftretens eines Rezidivs bestätigt sich leider bei einem Teil der Fälle. Nur in etwa 14% der Fälle von lokalen Rezidiven oder Metastasenrezidiven ist noch eine Heilung zu erwarten (68). 30 bis 40% der Patienten mit Larynxkarzinomen und 60 bis 70% der Patienten mit Hypopharynxkarzinomen sterben immer noch an den Folgen ihrer Krebserkrankung. Viele unserer Patienten kommen damit früher oder später im Verlauf ihrer Krankheit in ein Stadium, in dem alle therapeutischen Maßnahmen nur noch das Ziel haben, ihnen die noch verbleibende Lebensspanne erträglicher zu gestalten. Die uns in der Krankenhauspraxis fast täglich bewegenden Fragen allgemein fürsorglich-pflegerischer Maßnahmen, der Ausschöpfung palliativer Möglichkeiten der Chirurgie, Radiotherapie und Chemotherapie, der emotionalen und sozialen Probleme und schließlich der psychologischen und seelsorgerischen Hilfen für den Patienten finden bisher einen recht geringen Niederschlag in der Literatur (38, 55, 70, 73).

Allgemein muß gelten: Wer die Erstversorgung eines Krebskranken übernimmt, muß auch bereit und in der Lage sein, den nicht mehr heilbaren Patienten bis an sein Lebensende zu betreuen.

Der Laryngologe hat zusammen mit dem Pflegepersonal, den Seelsorgern und den Angehörigen des Patienten die Pflicht, dem Patienten seine letzte Lebensspanne zu erleichtern. Es kann dabei nicht darum gehen, das Leben des Kranken um jeden Preis zu verlängern, sondern es geht um einen vernünftigen Einsatz und ebenso um ein vernünftiges Weglassen der Behandlungsmöglichkeiten.

Die Grenzen, an denen die kurative, noch mit Hoffnungen verknüpfte Therapie von Rezidiven endet und die palliativen lediglich der Linderung der Beschwerden und vielleicht der Lebensverlängerung dienenden Maßnahmen beginnen, sind unscharf. Allzu oft wird eine Rezidivbehandlung noch hoffnungsvoll begonnen und kurze Zeit später enttäuscht beendet.

Bei den Larynx- und Hypopharynxkarzinomen, deren Wachstum außen am Hals sichtbar wird, können chirurgische, strahlentherapeutische sowie chemotherapeutische Maßnahmen ausgeführt werden.

Die Exstirpation von Metastasenrezidiven am Hals ist eine der häufigsten und von den Patienten oft dankbar entgegengenommene palliative Maßnahme (17,18). Diese Operationen erfordern ein sorgfältiges Abwägen zwischen Risiko und Nutzen bei einer oft strahlengeschädigten Haut und den meist in ihrer Umgebung fixierten Metastasen. Bei exulzerierten Metastasen und an der Karotis fixierten Metastasen kann zur temporären Tumorverkleinerung mit Nutzen eine kryochirurgische Sonde verwendet werden (16, 19, 49, 60). Zu bedenken bleibt, daß auch aggressive kryochirurgische Maßnahmen ihre Morbidität und Mortalität haben (15).

Der Entschluß, bei Lokalrezidiven in einer Art verzweifelter Hoffnung riesige Eingriffe, z. B. eine totale Laryngo-Glosso-Mandibulektomie mit bilateraler Neck dissection durchzuführen (24, 39, 79, 80), muß im Einzelfall sorgfältig abgewogen werden. Es werden sich wohl nur wenige Chirurgen entscheiden, dem Patienten eine so extreme Verstümmelung zuzumuten, die ihm vielleicht noch mehr Leid zufügt als er es im Ablauf seiner Krankheit ohnehin erfahren wird. Es darf andererseits nicht vergessen werden, daß vereinzelte, vermeintlich palliative Eingriffe zu überraschenden Heilungen führen, so daß man auch mit der Durchführung palliativer Operationen nicht allzu zögernd sein sollte (5).

Eine ganz hervorragende Rolle in der Palliativbehandlung spielt die Bestrahlung. Die Ergebnisse der Bestrahlung können vielleicht durch eine Synchronisierung noch etwas verbessert werden (4). Manchmal lassen sich noch die den Patienten psychisch bedrückenden sicht- und tastbaren Metastasen verkleinern, manchmal lassen sich auch Schmerzen vermindern und gelegentlich auch Stauungen und Ödeme mittels einer Bestrahlung lindern. Jede, wenn auch nur kurze Linderung der Beschwerden ist ein Erfolg der Palliativtherapie. Anstelle täglicher Bestrahlungen können einige höhere Einzeldosen verabfolgt werden. Auch kleinste Einzeldosen ohne nennenswerte biologische Wirkung können in Einzelfällen dem Patienten wenigstens den Eindruck vermitteln, daß noch etwas für ihn getan wird und er nicht aufgegeben worden ist. Eine sinnvolle palliative Bestrahlung bedarf eines sehr erfahrenen Radiotherapeuten. Er wird öfter von den allgemeinen

Regeln der Bestrahlung abweichen und den schmalen Weg zwischen Nutzen und Schaden suchen, um nicht vielleicht durch Bestrahlungsschäden den letzten Lebensabschnitt des Patienten noch schwerer erträglich zu machen (1, 2, 3).

Schmerzen werden bei Larynx- und Hypopharynxkarzinomen entweder in die Ohrregion oder tief in die Hals-Nacken-Region projiziert. Bei medikamentös nicht genügend beeinflußbaren Schmerzen sind Blockaden des N. vagus, des N.-laryngeus-superior-Gebietes usw. nach der Erfahrung des Verfassers bei den ohnehin meist vernarbten und bestrahlten Hälsen selten mit Erfolg auszuführen.

Zervikale Traktotomien, Rhizotomien der Nerven C II, C III, C IV, Durchtrennung der Trigeminuswurzeln oder des Glossopharyngeus sowie stereotaktische Eingriffe am Mittelhirn und Thalamus können zur Schmerzausschaltung beitragen (30, 34, 45, 63, 78). Nach den Erfahrungen des Verfassers werden Eingriffe dieser Art allerdings nur sehr selten notwendig, da meist eine medikamentöse Schmerzlinderung erreichbar ist.

Das Offenhalten der Luftwege kann, besonders wenn ein sogenanntes Rezidiv am Tracheostoma besteht, zu einem großen Problem werden. Überlange Trachealkanülen, sogar in die Hauptbronchien vorgeschobene Plastikkatheter können noch eine Weile die Luftzufuhr sichern (74).

Besonders belastend ist es für viele Patienten, wenn sie nicht mehr schlucken können und dauernd eine Nährsonde tragen. Vielfach besteht dann auch noch ein Pharyngostoma. In solchen Fällen bewähren sich Speichelableitungstuben (52, 62). Wenn dieses Plastikrohr am Hals freiliegt, kann man die Nährsonde auch durch eine Seitenöffnung einführen. Im übrigen ist die trotz Ernährung durch eine Sonde meist doch eintretende Tumorkachexie nicht nur eine Frage der Nahrungszufuhr, sondern die Folge eines komplizierten metabolischen Problems bei Krebskranken (80). Das Anlegen eines Gastrostomas bedeutet für nicht wenige Patienten den letzten Anstoß zum Tod (48). Wenn man schon ein Gastrostoma anlegen muß, sollte dies relativ frühzeitig geschehen und nicht erst wenige Tage vor dem vorhersehbaren Tod.

Blutungen aus arrodierten Arterien beendigen in vielen Fällen das Leben Kehlkopfkrebskranker. Oft treten eine oder mehrere arterielle Blutungen auf, bevor es zur massiven arteriellen Eruption kommt. Bei Patienten im Terminalstadium scheint es fraglich, ob man sich bei drohender Ruptur noch zur vorsorglichen Karotisligatur entschließen soll oder ob man nicht besser bei starker Sedierung das Ereignis abwartet.

Die Stellung der *palliativen Chemotherapie* im Rahmen der Versorgung inkurabler Patienten mit Larynx- und Hypopharynx-Karzinomen ist noch nicht klar. Die Chemotherapie wird mit verschiedensten Präparaten und Präparatekombinationen zwar vielfach angewendet (21, 42, 50, 59) in der Hoffnung, den Lebensrest des Patienten zu verlängern und zu erleichtern. Ob dieses Ziel aber erreicht wird oder zu erreichen ist, ist nach wie vor nicht bewiesen, es fehlen diesbezügliche vergleichende, kontrollierte prospektive Studien. Bei Rezidiven in einem durch Bestrahlung und Operation vernarbten Gewebe, bei exulzerierten Tumoren und bei Patienten, die sich ohnehin in einem bereits sehr schlechten Allgemeinzustand befinden, sind die Nebenwirkungen der Chemotherapie noch wesentlich gravierender als bei Patienten in einem besseren Zustand. Der Verfasser teilt daher die Meinung verschiedener Laryngologen (73, 76), daß man als Palliativbehandlung eine Chemotherapie nur dann ausführen sollte, wenn man bestimmte Hinweise darauf hat, daß eine längerdauernde Remission zu erzielen ist. Nachdem der Verfasser verschiedentlich gesehen hat, daß eine Chemotherapie bei inkurablen Patienten die Lebensqualität infolge von Übelkeit, Erbrechen, Haarausfall, Stomatitis, Thrombozytopenie, Leukopenie und verschiedensten Lungen- und Nierenkomplikationen erheblich vermindert hat, läßt er nur noch selten chemotherapeutische Maßnahmen zu. Diese sollten mit möglichst wenig zytotoxischen Präparaten und in niedriger Dosierung ausgeführt werden und haben daher wohl mehr eine psychologische Wirkung.

Zur Frage der palliativen Bestrahlung und der palliativen Chemotherapie fehlen bisher die dringend nötigen prospektiven und randomisierten Studien, um den Wert oder Unwert dieser Behandlungsmethoden abzuschätzen.

Literatur

1 Amalric, R., G. Roux, M. Garcin, Y. Borrot, F. Santamaria: L'électronthérapie post-opératoire des cancers laryngés et oropharyngés. J. Radiol. Electrol. 53 (1972) 373
2 Appaix, A., A. Pech, F. Demard: L'utilisation de l'oxygène hyperbare en oto-rhino-laryngologie. Ann. Otolaryng. (St. Louis) 87 (1970) 735–750
3 Arnould, G., M. Weber, B. Brichet, J. E. Werner, P. Oudot, M. A. Manciaux: Myélopathies post-radiothérapiques. Ann. Méd. Nancy 17 (1978) 31–34
4 Balikdjian, D., J. B. de Gandt, J. Lustman-Marechal: La télécobalthérapie des tumeurs étendues du larynx. Acta oto-rhino-laryng. belg. 26 (1972) 225–236
5 Bauer, E., D. Temesrekasi: Ist die erweiterte Indikation zur Operation bei klinisch inoperablen Geschwülsten im Halsbereich vertretbar? Z. Laryngol. Rhinol. Otol. 45 (1966) 395–401
6 Berger, K., H.-P. Heilmann, B. Heidemüller: Der Einfluß des Hörvermögens auf die Ösophagusstimme. HNO-Praxis (Lpz) 9 (1984) 211–214
7 Boehme, W., M. Flach: Zur Versorgung Kehlkopftotalextirpierter mit individuell angepaßten Kunststoffkanülen. Z. ärztl. Fortbild. (Jena) 75 (1981) 451–455

8 Bremerich, A., W. Stoll: Die Rehabilitation nach Laryngektomie aus der Sicht der Betroffenen. HNO (Berlin) 33 (1985) 220–223
9 Breuninger, H.: Zur Rehabilitation nach Laryngektomie. Laryngol. Rhinol. Otol. 61 (1982) 267–271
10 Brusis, T.: Vor- und Nachsorge bei Kehlkopfexstirpation. In Berendes, J., R. Link, F. Zöllner: Hals-Nasen-Ohren-Heilkunde in Praxis und Klinik, Bd. IV/2, 2. Aufl. Thieme, Stuttgart 1983
11 Brusis, T.: Riechhilfe für Laryngektomierte. Laryngol. Rhinol. Otol. 64 (1985) 309–310
12 Brusis, T., A. Schoening: Wie gut ist die Ösophagusstimme? Laryngol. Rhinol. Otol. 63 (1984) 585–588
13 Brusis, T., L. B. Seiferth: Begutachtung nach dem Schwerbehindertengesetz. HNO (Berlin) 30 (1982) 397–403
14 Cahan, W. G., M. R. Melamed, E. L. Frazell: Tracheobronchial cytology after laryngectomy for carcinoma. Surg. Gynec. Obstet. 123 (1966) 15–21
15 Chandler, J. R.: Cryosurgery for recurrent cancer of the head and neck. Otolaryngol. Clin. North Amer. 7 (1974) 193–204
16 Chilla, R., H. Ilse: Möglichkeiten und Erfolge der Kryotherapie im HNO-Bereich. HNO (Berlin) 26 (1978) 191–197
17 Conley, J. J.: Carotid artery protection. Arch. Otolaryng. 75 (1962) 530–535
18 Conley, J. J.: Palliative surgery in the head and neck. Ann. Otol. (St. Louis) 71 (1962) 585–590
19 Desanto, L. W.: Symposium on malignancy. III. The curative palliative, and adjunctive uses of cryosurgery in the head and neck. Laryngoscope (St. Louis) 82 (1972) 1282–1291
20 Dhillon, R. S., B. V. Palmer, M. R. Pittam, H. J. Shaw: Rehabilitation after major head and neck surgery – the patient's view. Clin. Otolaryng. 7 (1982) 319–324
21 Drelichman, A., G. Cummings, M. Al-Sarraf: A randomized trial of the combination of Cis-platinum, oncovin and bleomycin (COB) versus methotrexate in patients with advanced squamous cell carcinoma of the head and neck. Cancer 52 (1983) 399–403
22 Dworkin, J. P., A. Banton: Oesophageal and mechanical instrument speech rehabilitation for the laryngectomee. Clin. Otolaryng. 7 (1982) 269–277
23 Edwards, N.: Swimming by laryngectomees. J. Laryng. 95 (1981) 535–536
23a Fuchs, Berkowitz, J., F. E. Lucente: Counseling before Laryngectomy. Laryngoscope (St. Louis) 95 (1985) 1332–1336
24 Gaisford, J. C.: Palliative surgery. J. Amer. med. Ass. 221 (1972) 83–84
25 Garcin, M.: Conceptions actuelles du traitement postopératoire des laryngomisés milieu spécialisé pour une reinsertion sociale rapide par une équipe multidisciplinaire. (Expérience portant sur 5000 cas.) J. franç. Otorhinolaryng. 29 (1980) 51–61
26 Gates, G. A., E. M. Hearne: Predicting esophageal speech. Ann. Otol. (St. Louis) 91 (1982) 454–457
27 Gates, G. A., W. Ryan, J. C. Cooper, G. F. Lawlis, E. Cantu, T. Hayashi, E. Lauder, R. W. Welch, E. Hearne: Current status of laryngectomee rehabilitation: I. Results of therapy. Amer. J. Otolaryng. 3 (1982) 1–7
28 Gates, G. A., W. Ryan, E. Cantu, E. Hearne: Current status of laryngectomee rehabilitation: II. Causes of failure. Amer. J. Otolaryng. 3 (1982) 8–14
29 Gates, G. A., W. Ryan, E. Lauder: Current status of laryngectomee rehabilitation: IV. Attitudes about laryngectomee rehabilitation should change. Amer. J. Otolaryng. 3 (1982) 97–103
30 Gehanno, P., Y. Lallemant, A. Kosowski: Chirurgie des algies cancéreuses. Section du IX et du V dans d'espace pontocérébelleux, section du ganglion d'Andersch et section du nerf de Jacobson. Indications – résultats. Ann. Otolaryngol. Chir. Cervicofac. 92 (1975) 573–584
31 Gibbs, H. W., J. Achterberg-Lawlis: The spouse as facilitator for esophageal speech: a research perspective. J. Surg. Oncol. 11 (1979) 89–94
32 Gluckman, J. L., Ch. M. Myer, J. Aseff: Rehabilitation following radical neck dissection. A short course of exercises designed to improve shoulder and neck mobility. University of Cincinnati Medical Center 1984
33 Goode, R. L.: Artificial laryngeal devices in post-laryngectomy rehabilitation. Laryngoscope (St. Louis) 85 (1975) 677–689
34 Gordon, R. A.: Diagnostic and therapeutic nerve blocks for head and neck pain. In Alberti, P. W., D. P. Bryce: Workshops from the Centennial Conference on Laryngeal Cancer. Appleton-Century-Crofts, New York 1976 (pp. 531–535)
35 Greco, A. S., F. Solimé: Gli aspetti psicologici della personalitá del laringectomizzato. Arch. ital. Otol. 79 (1968) Suppl. 52, 49–53
36 Hassheider, K.: Der Ratgeber für die praktische Rehabilitation nach Laryngektomie. Selbstverlag, Köln 1985
37 Heilmann, H. P., K. Berger: Spezialkuren als Beitrag zur Rehabilitation Kehlkopfloser. Z. ges. Hyg. 27 (1981) 714–716
38 Herzon, F. S., M. Boshier: Head and neck cancer – emotional management. Head Neck Surg. 2 (1979) 112–118
39 Hiranandani, L. H.: Surgical concepts in palliation of advanced disease. In Alberti, W., D. P. Bryce: Workshops from the Centennial Conference on Laryngeal Cancer. Appleton-Century-Crofts, New York 1976
40 Hoppe, R.: Die Beurteilung des Kehlkopfkrebses in der Rentenversicherung und nach dem Behindertengesetz. HNO (Berlin) 27 (1979) 50–53
41 Hoops, H. R., W. M. Clarke, D. E. Martin: Description of a team approach to the rehabilitation of the laryngectomized speaker. Laryngoscope (St. Louis) 85 (1975) 559–564
42 Jakse, R., M. Lehnert, A. Scherlacher: Palliative Chemotherapie rezidivierender Plattenepithelkarzinome des HNO-Bereiches mit der Kombination cis-Diamminodichloroplatinum (II)/Adriamycin. Laryngol. Rhinol. Otol. 61 (1982) 524–528
43 Keith, R. L., H. C. Shane, H. L. C. Coates, K. D. Devine: Looking Forward . . . A Guide Book for the Laryngectomee. Thieme-Stratton, New York 1984; Deutsche Ausgabe: Leitfaden für Laryngektomierte. Hrsg. von der Deutschen Krebshilfe.
44 Kelly, D. R., B. L. Adamovich, T. A. Roberts: Detailed investigation of a laryngeal speech to elucidate etiology of variation in quality. Otolaryngol. Head Neck Surg. 89 (1981) 613–623
45 Kelly, J., S. Arena: Pain control in recurrent head and neck cancer. Arch. Otolaryng. 101 (1975) 26–28
46 King, P. S., F. R. Lewis, J. L. Weddle, E. W. Fowlks: Effect of radical neck dissection on total rehabilitation of the laryngectomee. Amer. J. Phys. Med. 52 (1973) 1–17
47 King, P. S., R. C. Marshall, H. E. Gunderson: Management of the older laryngectomee. Geriatrics 26 (1971) 112–118
48 King, T. C., J. M. Zimmermann: Gastrostomies in patients with incurable cancer. Amer. Surg. 31 (1965) 251–253
49 Klein, H., P. Braess, H. Ganz: Untersuchungen zur Kryotherapie an den großen Halsgefäßen beim Menschen. Arch. klin. exp. Ohr.-, Nas.-, Kehlk.-Heilk. 205 (1973) 307–311
50 Kish, J. A., A. Weaver, J. Jacobs: Cisplatin and 5-fluorouracil infusion in patients with recurrent and disseminated epidermoid cancer of the head and neck. Cancer 53 (1984) 1819–1824
51 Kitzing, P., N. G. Toremalm: Die Situation der Laryngektomierten. Ein Überblick aus schwedischer Sicht mit Resultaten einer Patientenbefragung und Hinweisen auf die Literatur. Mschr. Ohrenheilk. (Wien) 108 (1974) 333–348
52 Klewansky, Leize, Roth: Réalisation d'une prothèse pharyngotrachéale après laryngotomie totale. Inf. Dent. 57 (1975) 28–31
53 Kommers, M. S., M. D. Sullivan, A. J. Yonkers: Practical suggestion on counseling how I do it: counseling the laryngectomized patient. Laryngoscope (St. Louis) 87 (1977) 1961–1965
54 Kürvers, A.: Sprechen ohne Kehlkopf. Der sprachtherapeutische Ratgeber. Selbstverlag Hassheider, Köln 1985
55 Lucente, F. E.: The dying patient in otolaryngology. Laryngoscope (St. Louis) 83 (1973) 292–298
56 Matzker, J.: Ärztlicher Rat für Kehlkopflose. Thieme, Stuttgart 1975
57 Matzker, J.: Notfall-Beatmungstubus für Kanülenträger; Alarmgerät für Laryngektomierte. HNO (Berlin) 24 (1976) 411–412
58 McNeil, B. J., R. Weichselbaum, S. G. Pauker: Speech and survival: tradeoffs between quality and quantity of life in laryngeal cancer. New Engl. J. Med. 305 (1981) 982–987
59 Mika, H., I. Wissen-Siegert: Konzept einer ambulanten Kombinationstherapie mit Cisplatin, Bleomycin (DDP-BLM) bei Rezidiven und Metastasen maligner Tumoren des Kopfes und Halses. Laryngol. Rhinol. Otol. 62 (1983) 239–243
60 Miller, D.: Cryosurgery as palliation for carcinoma of the larynx. In Alberti, P. W., D. P. Bryce: Workshops from the Centennial Conference on Laryngeal Cancer. Appleton-Century-Crofts, New York 1976 (pp. 529–530)
61 Minear, D., F. E. Lucente: Current attitudes of laryngectomy patients. Laryngoscope (St. Louis) 89 (1979) 1061–1065
62 Montgomery, W. W.: Salivary bypass tube. Ann. Otol. (St. Louis) 87 (1978) 159–162
63 Mracek, Z.: Zervikale Traktotomie V, IX, X und VII und begleitende Rhizotomie der 1., 2. und 3. Halsmarkwurzel bei inkurablen Schmerzen durch maligne Tumoren im Gesichts-Hals-Bereich. Zbl. Neurochir. 39 (1978) 311–316

64 Natvig, K.: Study No. 1: Social, personal, and behavioral factors related to present mastery of the laryngectomy event. J. Otolaryng. 12 (1983) 155–162
65 Natvig, K.: Study No. 2: Pre-operative counselling and postoperative training evaluated by the patients and their spouses. J. Otolaryng. 12 (1983) 249–254
66 Natvig, K.: Laryngectomees in Norway. Study No. 3: Pre- and postoperative factors of significance to esophageal speech acquisition. J. Otolaryng. 12 (1983) 322–328
67 Natvig, K.: Study No. 4: Social, occupational and personal factors related to vocational rehabilitation. J. Otolaryng. 12 (1983) 370–376
68 Neinhardt, J., B. Schlosshauer: Zur Prognose der Rachen- und Kehlkopf-Malignome unter besonderer Berücksichtigung der Rezidive. HNO (Berlin) 20 (1972) 330–333
69 Olofsson, J.: Early detection of recurrent tumours after previous treatment of laryngeal carcinomas. Wigand, M. E., W. Steiner, P. M. Stell: Functional Partial Laryngectomy: Conservation Surgery for Carcinoma of the Larynx. Springer, Berlin 1984 (pp. 310–314)
70 Pashley, N. R. T.: Practical palliative care for the patient with terminal head and neck cancer. J. Otolaryng. 9 (1980) 405–411
71 Ryan, W., G. A. Gates, E. Cantu, E. M. Hearne: Current status of laryngectomee rehabilitation: III. Understanding of esophageal speech. Amer. J. Otolaryng. 3 (1982) 91–96
73 Shaw, H. J.: Palliation in head and neck cancer. J. Laryng. 99 (1985) 1131–1142
74 Shedd, D. P., A. Carl, C. Shedd: Problems of terminal head and neck cancer patients. Head Neck Surg. 2 (1980) 476–482
75 Spiecker-Henke, M.: Therapeutische Probleme beim Erlernen der Ösophagussprache. Laryngol. Rhinol. Otol. 12 (1972) 821–824
76 Stell, P. M., R. P. Morton, S. D. Singh: Squamous carcinoma of the head and neck: the untreated patient. Clin. Otolaryng. 8 (1983) 7–13
77 Sutherland, H. J., H. Llewellyn-Thomas, S. A. Hogg, T. J. Keane, A. R. Harwood, J. E. Till, N. F. Boyd: Do patients and physicians agree on the assessment of voice quality in laryngeal cancer? J. Otolaryng. 13 (1984) 325–330
78 Taskee, R. R.: Neurological concept of pain management in head and neck cancer. In Alberti, P. W., D. P. Bryce: Workshops from the Centennial Conference on Laryngeal Cancer. Appleton-Century-Crofts, New York 1976
79 Traissac, L., J. Pelerin: Thérapeutique palliative d'une néoplasie laryngée étendue. Rev. Laryngol. Otol. Rhinol. (Bordeaux) 93 (1972) 347–351
80 Tucker, H. M., D. D. Rabuzzi, G. F. Reed: Massive surgery for palliation in malignancy of the head and neck. Laryngoscope (St. Louis) 83 (1973) 1635–1643
81 Williams, S. E., J. B. Watson: Differences in speaking proficiencies in three laryngectomee groups. Arch. Otolaryng. 111 (1985) 216–219

Andere Tumoren

Neben den Plattenepithelkarzinomen gibt es im Larynx und Hypopharynx eine lange Reihe gut- und bösartiger Tumoren epithelialen, neuroektodermalen und mesodermalen Ursprungs. Alle von ihnen sind selten, zusammengenommen stellen sie nicht mehr als etwa 2–3% aller echten Tumoren dieser Region. Manche dieser Tumoren wird auch ein erfahrener Laryngologe nie persönlich sehen, manche anderen vielleicht nur wenige Male während seines Berufslebens. Der Verfasser hat, soweit ihm dies möglich war, die doch sehr umfangreiche, meist aus Kasuistiken bestehende Literatur zusammengestellt, um zusammen mit eigenen Beobachtungen die Klinik, Pathologie und Therapie dieser faszinierenden Vielfalt von Larynxtumoren darzustellen.

Nicht aufgenommen wurden, da es sich nicht um echte Tumoren handelt, das sogenannte verruköse Karzinom oder die verruköse Akanthose, die juvenilen Papillome, Amyloidablagerungen, intralaryngeale Schilddrüsendystopien und ähnliche Veränderungen, die klinisch wie Tumoren erscheinen.

Tumoren der mukoserösen Drüsen

Im Larynx finden sich besonders in der Taschenfalte und in geringerem Maße in der subglottischen Region zahlreiche mukoseröse, sogenannte kleine Speicheldrüsen. Vom Epithel dieser Drüsen ausgehend können alle bekannten Arten von Speicheldrüsentumoren entstehen. Neben den Mischtumoren, den Zylindromen und den Mukoepidermoidtumoren, die an sich schon selten im Larynx auftreten, sind von den anderen Arten von Speicheldrüsentumoren nur jeweils einzelne Fälle als Raritäten beschrieben worden. Manche Arten von Speicheldrüsentumoren sind im Kehlkopf noch nicht beobachtet worden.

Pleomorphe Adenome (Speicheldrüsenmischtumoren)

Der häufigste Tumor der Glandula parotis und der Glandula submandibularis, der charakteristische Speicheldrüsenmischtumor, ist im Larynx außerordentlich selten. Nach einem ersten Bericht von Lynch 1929 (59) sind bisher kaum zwei Dutzend Fälle, jeweils als Einzelbeobachtungen beschrieben worden (1, 2, 8, 16, 31, 34, 35, 39, 45, 52, 55, 64, 68, 71, 72, 79, 81, 82, 88, 89). Es sind allerdings nicht alle publizierten Fälle überzeugend dokumentiert, und es könnte sich bei manchen Fällen z. B. auch um adenoidzystische Karzinome gehandelt haben.

Mischtumoren werden meist bei jüngeren Patienten im 3. bis 6. Lebensjahrzehnt, vereinzelt auch schon bei Jugendlichen, im Larynx beobachtet (79). In den meisten Fällen entstehen die Mischtumoren im Bereich der aryepiglottischen Falte und der Epiglottis, vereinzelt auch an den Stimmlippen (8, 34, 35, 84a). Nur wenige Fälle wurden in der subglottischen Region beobachtet (63a, 71). Bei Mischtumoren in der supraglottischen Region erreichen die Tumoren manchmal einen Durchmesser von 3 bis 4 cm und verursachen dann dysphagische und dysphonische Beschwerden. Mischtumoren der Stimmlippen finden sich meist an deren vorderen Abschnitten.

Die Tumoren werden als knollig, kugelig, von dünner, intakter Schleimhaut bedeckt und teilweise auch als etwas glasig durchscheinend beschrieben. In der Mehrzahl der Fälle sind Mischtumoren endoskopisch exstirpierbar. In einzelnen Fällen, bei größeren supraglottischen Mischtumoren, muß eine laterale Pharyngotomie zur Darstellung des Tumors durchgeführt werden. Natürlich ist bei unvollständiger Entfernung ein „Rezidiv" zu erwarten.

Einige Beobachtungen wurden als maligne Mischtumoren gedeutet (12, 24, 76). Keiner dieser Fälle entsprach aber dem bekannten Karzinom im Mischtumor der Speicheldrüsen. Die Diagnose maligner Mischtumor würde voraussetzen, daß man noch Reste des gutartigen pleomorphen Adenoms findet, in dem sich ein neuer, maligner Tumor, ein Karzinom, entwickelt hat.

Histologisch unterscheiden sich Speicheldrüsenmischtumoren im Larynx nicht von den bekannten Mischtumoren der Parotis, die ein sehr charakteristisches, allerdings auch sehr variables Bild aufweisen können.

Mukoepidermoidtumoren

Die Mukoepidermoidtumoren sind eine wohlbekannte Art von Speicheldrüsentumoren, die in den großen, viel seltener auch in den kleinen Speicheldrüsen entstehen. Die Tumorart wurde erstmals 1924 von Masson u. Berger als „epithélioma à double métaplasie" abgegrenzt (61), spä-

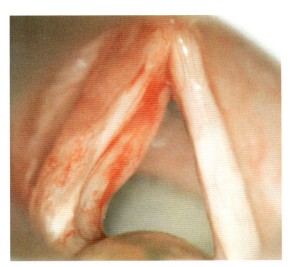

Abb. 120 Mukoepidermoidtumor der linken Stimmlippe. Der Tumor wächst ausschließlich submukös und hat die Stimmlippe weithin infiltriert (histologisches Präparat vgl. Abb. 122).

ter von DE und TRIBEDI als „mixed epidermoid and mucus secreting carcinoma" bezeichnet, wovon sich die heute meist benützte Kurzform Mukoepidermoidtumor ableitet (19). Die Tumoren sind dadurch charakterisiert, daß sie, aus dem Gangsystem der Schleim- und Speicheldrüsen stammend, einerseits epidermoid differenzierte Zellen verschiedenen Reifegrades bilden, andererseits schleimbildende Zellen aufweisen und vielfach auch speichelgangartige Strukturen bilden. Zu den in Mukoepidermoidtumoren aufzufindenden Zelltypen gehören demnach Plattenepithelien und die weniger differenzierten „Intermediärzellen", manchmal auch Becherzellen, monozellulär schleimbildende Epithelien und auch helle, zum Teil Schleimsubstanzen, zum Teil Glykogen enthaltende Zellen. Es fehlen hingegen myoepithelial differenzierte Zellen (43, 47).

Unter den Mukoepidermoidtumoren gibt es in der Mehrzahl offensichtlich gutartige Formen, die einer Metastasierung nicht fähig sind und in der Minderzahl metastasierende, zum Teil hochmaligne Tumortypen. Dies veranlaßt verschiedene Autoren zu Unrecht, pauschalierend von Mukoepidermoidkarzinomen zu sprechen (47).

Im Larynx sind Mukoepidermoidtumoren selten. Bisher sind nur etwa 30 Fälle beschrieben worden, der erste 1963 von ARCIDIACONO u. LOMEO (4, 6, 7, 11, 15, 18, 20, 30, 33, 37, 38, 40, 46, 51, 63, 75, 78, 80, 84, 85).

Mukoepidermoidtumoren werden vereinzelt in der supraglottischen Region, zum Teil auch an den Stimmlippen und zum Teil subglottisch gelegen beobachtet. Das klinische Bild ist gänzlich uncharakteristisch. Erst die histologische Untersuchung ermöglicht die Diagnose. Bei einer eigenen Beobachtung bei einer jungen Frau fand sich ein größtenteils submukös wachsender Tumor, der zu einer Einschränkung der Beweglichkeit der diffus verdickten Stimmlippe geführt hatte (Abb. 120). Nach Hemilaryngektomie ist die Patientin nun 10 Jahre rezidivfrei. In einem anderen Fall entfernte der Verfasser bei einem 62jährigen Mann ein kleines verhornendes Plattenepithelkarzinom der linken Stimmlippe mittels Chordektomie. 1 Jahr später fand sich ein sich nur submukös über die ganze rechte Kehlkopfhälfte ausdehnender Mukoepidermoidtumor (Abb. 121). Der Patient ist drei Jahre nach Laryngektomie rezidivfrei. Bei einigen weiteren Fällen werden frühzeitig auftretende Metastasen in den Halslymphknoten beschrieben (80, 87). Solche Beobachtungen veranlassen manche Autoren, die Mukoepidermoidkarzinome des Larynx als besonders bösartig anzusehen, was in dieser verallgemeinernden Form sicher nicht zulässig ist.

Die Behandlung ist stets eine chirurgische, denn die Radiotherapie und die Chemotherapie sind von fraglicher Wirkung (11, 40).

Histologisch werden im Kehlkopf alle Varianten von Mukoepidermoidtumoren gefunden. Am häufigsten handelt es sich um epidermoide, in Ballen und Strängen infiltrierend wachsende Tumoren, die auch gangartige tubuläre Strukturen aufweisen (Abb. 122). Unter den epidermoiden Zellen finden sich stets Einzelzellen, die im Zytoplasma Schleimeinschlüsse aufweisen (11, 66). Als Variante der Mukoepidermoidkarzinome werden *hellzellige Karzinome* angesehen, deren Zellen Glykogen und Schleimsubstanzen enthalten (40, 62, 69, 77). Die Feinstruktur der Mukoepidermoidtumoren des Larynx (40, 85) unterscheidet sich nicht von der Ultrastruktur von Mukoepidermoidtumoren der Parotis (43).

Beim Studium der Literatur gewinnt man den Eindruck, daß nicht alle Fälle von Mukoepidermoidtumoren des Larynx zweifelsfrei einzuordnen sind. Besonders dann, wenn Plattenepithelkarzinome vorliegen, mit nur vereinzelten Zellen, die PAS-positives Material enthalten, erscheint es dem Verfasser zweifelhaft, ob man diese als Mukoepidermoidkarzinome bezeichnen kann. Auch die sogenannten *adenosquamösen Karzinome*, denen eine hohe Malignität nachgesagt wird (vgl. S. 41), sind nicht eindeutig von Mukoepidermoidkarzinomen abzugrenzen. Manche „undifferenzierten Adenokarzinome" (s. S. 291) könnten hochmaligne Mukoepidermoidkarzinome sein. Auch neuroendokrine Karzinome (s. S. 296) kön-

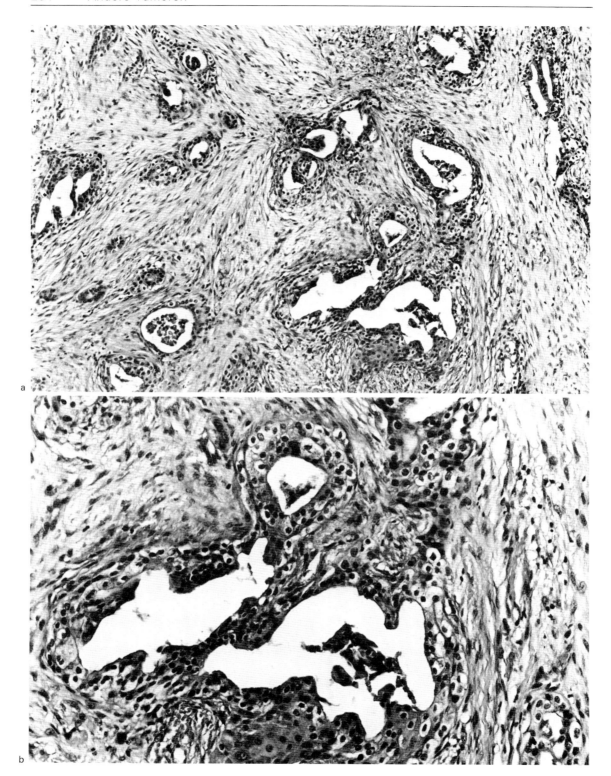

Abb. 121 Mukoepidermoidkarzinom der Stimmlippenregion.
a) Dieser Tumor zeichnet sich durch eine ausgeprägte Neigung zur Bildung von Drüsenschläuchen aus (HE, Vergr. etwa 60fach).
b) Teilvergrößerung. Die stärkere Vergrößerung zeigt den epidermoiden Charakter der Tumorzellen sowie eine Reihe sogenannter heller Zellen. Eigene Beobachtung, 63 Jahre alter Mann mit einem ausgedehnten, rein submukös wachsenden Tumor, der die gesamte rechte Stimmlippe infiltriert hatte. 1,5 Jahre nach Laryngektomie rezidivfrei (HE, Vergr. etwa 100fach).

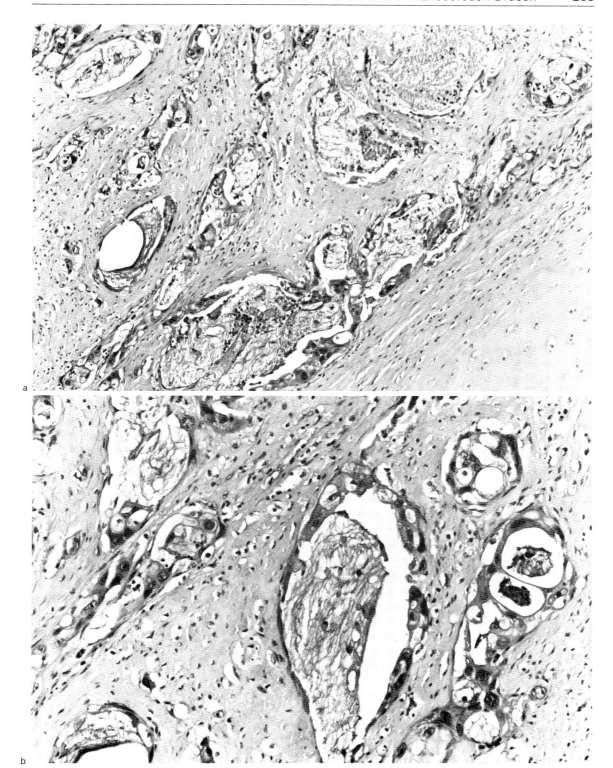

Abb. 122 Mukoepidermoidtumor der Stimmlippe.
a) In kleinen Strängen von stark schleimbildenden Zellen wachsender Tumor, der (in der Abbildung rechts unten) das Perichondrium des Schildknorpels zu infiltrieren beginnt (HE, Vergr. etwa 50fach).
b) Detailvergrößerung. Zahlreiche, monozellulär verschleimende Zellen sowie angedeutete Bildung drüsenähnlicher Hohlräume. Eigene Beobachtung, 22jährige Patientin mit einem die gesamte linke Stimmlippe infiltrierendem Tumor. Gleicher Fall wie Abb. 120. 10 Jahre nach Hemilaryngektomie rezidivfrei.

nen in ihren azinären Strukturen gelegentlich Zeichen einer exokrinen Sekretion eines PAS-positiven Materials aufweisen und damit Mukoepidermoidkarzinome vortäuschen.

Adenoid-zystische Karzinome (Zylindrome)

Die Zylindrome sind die häufigsten malignen Tumoren der mukoserösen Drüsen. Sie kommen überall dort vor, wo epitheliale und myoepitheliale Zellen zusammen Drüsenabschnitte bilden (49). Nach einer unveröffentlichten Literaturzusammenstellung von 269 Fällen von Zylindromen der oberen Luft- und Speisewege entstanden nur 1,6% aller Fälle im Larynx, dagegen 6,6% in der Trachea, 22,8% in der Nase und deren Nebenhöhlen und 34% in der Mundhöhle und im Pharynx. Unter den malignen Larynxtumoren nehmen die Zylindrome nach verschiedenen Statistiken nur 0,25 bis 1% ein (10, 15, 21, 23, 87).

Der erste Fall eines Zylindroms im Kehlkopf ist von BROECKART 1912 publiziert worden (68). Seither sind etwa 70 weitere Fälle von Larynxzylindromen eingehender dokumentiert worden (26, 48). Eine Reihe weiterer Fälle sind in Übersichtsarbeiten über Tumoren der kleinen Speicheldrüsen aufgeführt oder werden, wenn sie in der Übergangsregion vom Larynx zur Trachea entstanden sind, bei den Trachealzylindromen mitgezählt.

Die meisten Patienten mit Zylindromen des Kehlkopfes sind – ohne ausgeprägten Altersgipfel – zwischen 40 und 70 Jahre alt. Vor dem 20. Lebensjahr werden Zylindrome nur selten manifest. Männer sind etwas häufiger als Frauen betroffen.

Etwa 80% der Zylindrome des Kehlkopfes entstehen subglottisch, selten unmittelbar am unteren Abhang der Stimmlippe (83), meist etwas weiter kaudal am Übergang zur Trachea. Demgegenüber finden sich Zylindrome an der Epiglottis, den Taschenfalten und im Bereich des Sinus piriformis viel seltener (3, 13, 22, 32, 54, 56, 67, 70, 72, 80).

Supraglottische Zylindrome machen sich langsam, durch Schluckstörungen, Dysphonie und häufig auch durch zum Ohr ausstrahlende Schmerzen bemerkbar. Bei der Inspektion sieht man manchmal einen kugeligen oder knolligen Tumor unter der etwas vermehrt kapillarisierten Schleimhaut (Abb. 123). Die meisten Zylindrome wachsen aber nur wenig gegen das Larynxlumen vor. Sie durchsetzen vielmehr diffus das befallene Gewebe, so daß manchmal nur eine verdickte, starre Epiglottis auf den Tumor hinweist (Abb. 124).

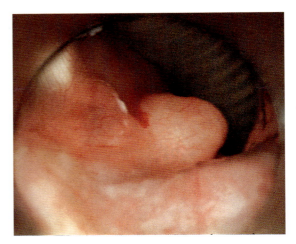

Abb. 123 Adenoidzystisches Karzinom des Larynx. Polypös exophytisch wachsender Tumor der Larynxhinterwand. Ausdehnung des Tumors bis in die Aryregion.

Bei supraglottischen Zylindromen scheinen Metastasen in den Halslymphknoten, ebenso wie Fernmetastasen, etwas früher und häufiger aufzutreten als bei den subglottischen Zylindromen.

In der laryngotrachealen Übergangsregion entstehen Zylindrome meist an der Hinterwand, seltener an einer Seitenwand von Larynx und Trachea (Abb. 124b). In vielen Fällen bilden sich zirkuläre Tumorinfiltrate, die das Lumen des Luftweges langsam einengen, oft den ganzen Kehlkopf submukös durchsetzen, die Schilddrüse und den Ösophagus infiltrieren und sehr große Tumoren bilden, bevor die Luftnot so zunimmt, daß die Patienten zum Arzt kommen. Einen Eindruck von der submukösen Ausdehnung von Zylindromen im Kehlkopf, die in einem solchen Ausmaß von Plattenepithelkarzinomen nie erreicht wird, vermittelt Abb. 124.

Die Dyspnoe tritt zunächst nur nachts im Liegen auf. Später wird sie bei körperlicher Belastung bemerkt, schließlich kommt es, oft erst nach 1 oder 2 Jahren, zu Erstickungsanfällen. Gefährliche Erstickungsanfälle sind bei diesen Tumoren auch beschrieben worden, die dann auftraten, wenn Patienten bestimmte Kopfhaltungen einnahmen, z. B. wenn sie bei der laryngologischen Untersuchung den Kopf in den Nacken beugten. Hustenanfälle, ein pfeifendes Atemgeräusch, gelegentlich Blutbeimengungen zum Sputum gehören zur Symptomatik subglottischer Zylindrome. Charakteristisch für fast alle Zylindrome der laryngotrachealen Region und der oberen Trachea ist eine Rekurrensparese, die meist zunächst einseitig auftritt, später aber auch die zweite Stimmlippe erfaßt. Eine Restbewegung der Stimmlippen kann noch lange erhalten bleiben. Infolge der

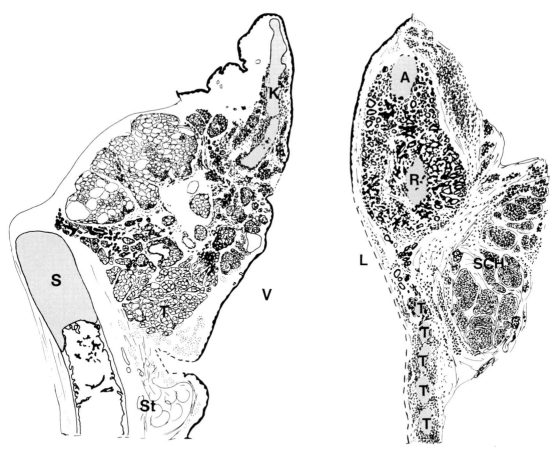

Abb. 124a Supraglottisches adenoidzystisches Karzinom. Vertikalschnitt durch den Kehlkopf, etwas lateral von der Mittellinie, etwa bei 11 Uhr. Der Tumor dringt nur wenig gegen das Vestibulum laryngis vor. Ausgedehnte Infiltration der Taschenfalte (T) und des präepiglottischen Fettkörpers. Der Knorpel der Epiglottis (K) ist weitgehend zerstört. Im Bereich der Epiglottis überwiegend kleinsträngig solide Tumorstruktur, im Taschenfalten- und präepiglottischen Bereich grob kribriforme, charakteristische Struktur.
S = Schildknorpel, z. T. verknöchert, ST = Stimmlippe, V = vordere Kommissur.
(aus *K. Fleischer, H. Glanz, O. Kleinsasser:* Z. Laryng. Rhinol. 57 [1978] 218)

Abb. 124b Vermutlich subglottisch entstandenes adenoidzystisches Karzinom. Vertikalschnitt durch den Kehlkopf laterodorsal, etwa bei 4 Uhr. An der gesamten laryngealen Seite (L) ist das Epithel noch intakt. Vom Aryknorpel (A) über die Ringknorpelplatte (R) bis hinab zum 5. Trachealring (T) ist das Kehlkopfskelett vom Tumor eingehüllt und zum Teil zerstört. Ohne daß dies makroskopisch zu erkennen gewesen wäre, wurde der Kehlkopf durch den Tumor quer zwischen dem 5. und 6. Trachealring abgesetzt. Der Tumor ist auch breit in die Schilddrüse (SCH) eingewachsen. Tumorstruktur überwiegend kleinsträngig und kribriform, nur einzelne mehr solide Abschnitte (aus *K. Fleischer, H. Glanz, O. Kleinsasser:* Z. Laryng. Rhinol. 57 [1978] 218).

Stimmlippenparese ist der Einblick in den subglottischen Raum behindert, so daß der Tumor spät erkannt wird. Diese Fälle können zur Fehldiagnose idiopathische Rekurrensparese führen.

Röntgenschichtaufnahmen, besonders Computertomogramme, erlauben es, die Ausdehnung des Tumors etwas besser abzuschätzen (Abb. 125). Bei der Vorliebe dieses Tumors, in Nervenscheiden und perivaskulär oft weite Strecken in die Peripherie zu wachsen, sich diffus in der Schilddrüse und in der Ösophaguswand auszudehnen, ist allerdings damit zu rechnen, daß auch bei subtiler Röntgenuntersuchung nur ein Teil des Tumors zur Darstellung kommt.

Zylindrome sind ohne Ausnahme gnadenlos bösartige Tumoren. Ansichten, Zylindrome seien „semimaligne" oder „potentiell maligne" Tumoren, die heute noch ab und zu geäußert werden, können für den Patienten verhängnisvolle Folgen haben. Es ist noch kein Fall eines geheilten Zylindroms des Kehlkopfes bekannt. In manchen Fällen tritt der Tod infolge hämatogener Metastasen und wegen des raschen lokalen Tumorwachstums binnen 1 bis 3 Jahren ein. Im

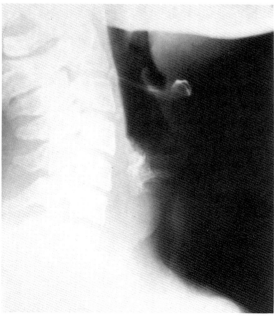
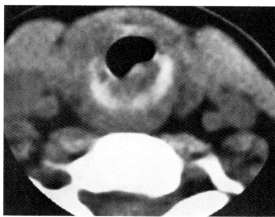
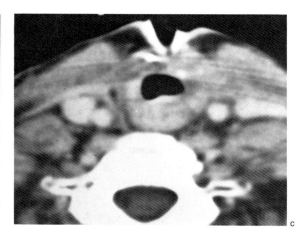

Abb. 125 Tomogramme von adenoid-zystischen Karzinomen der subglottischen Region bzw. laryngotrachealen Übergangsregion.
a) Adenoidzystisches Karzinom des Kehlkopfes. Der Tumor wächst submukös in die subglottische Region als glatt begrenzte Schwellung in das Lumen vor (gleicher Fall wie Abb. 125b).
b) Ausgedehntes, in der subglottischen Region submukös wachsendes adenoid-zystisches Karzinom. Deformation des Lumens im Bereich des ersten Trachealringes.
c) Adenoid-zystisches Karzinom der laryngotrachealen Region. Asymmetrische Konfiguration der subglottischen Region. Der Tumor war durch die Trachealwand in die Schilddrüse eingewachsen und hatte mehrere Halslymphknotenmetastasen gebildet.

Durchschnitt überleben die Patienten mit subglottischen Zylindromen aber etwa 8 Jahre, einzelne sogar bis zu 15 oder 18 Jahre (21, 87). Es gibt aber auch Fälle mit einem außerordentlich rapiden Verlauf oder einem plötzlichen Umschlag von einem langsamen in ein rasches Wachstum. Einzelne Patienten überleben selbst mit Lungenmetastasen noch mehrere Jahre. Die histologisch undifferenzierten Typen der Zylindrome mit ausgedehnten soliden Abschnitten, die großzelligen Tumortypen mit zahlreichen Mitosen sollen die klinisch rasch progredienten, bösartigen Formen sein. Nach den Erfahrungen des Verfassers können aber auch hochdifferenzierte „klassische" Zylindrome mit typischen kribriformen Strukturen und sehr isomorphen Zellen, die mikroskopisch

Abb. 126 Histologische Befunde bei Zylindromen des Kehlkopfes.
a) Unter dem intakten Zylinderepithel der subglottischen Region ist das Gewebe durchsetzt von den feinen Strängen des Tumors (HE, Vergr. etwa 40fach).
b) Zylindrom zwischen Ring- und Aryknorpel, unmittelbar in die Knorpellakunen einwachsend. 35 Jahre alter Mann, Tod an den Folgen multipler Fernmetastasen, 14 Monate nach Laryngektomie (HE, Vergr. etwa 40fach).
c) Gleicher Fall wie Bild a), hochdifferenzierte, atypienarme Form des Zylindroms. 63 Jahre alte Frau, 10 Jahre überlebend bei ausschließlicher Strahlenbehandlung, dann Tod an den Folgen des Tumors (HE, Vergr. etwa 150fach).
d) Relativ großzellige, atypienreiche Variante eines Zylindroms des Kehlkopfes. 41 Jahre alter Mann, Halslymphknotenmetastasen, Tod binnen einem Jahr nach Beginn der ersten Symptome (HE, Vergr. etwa 150fach).

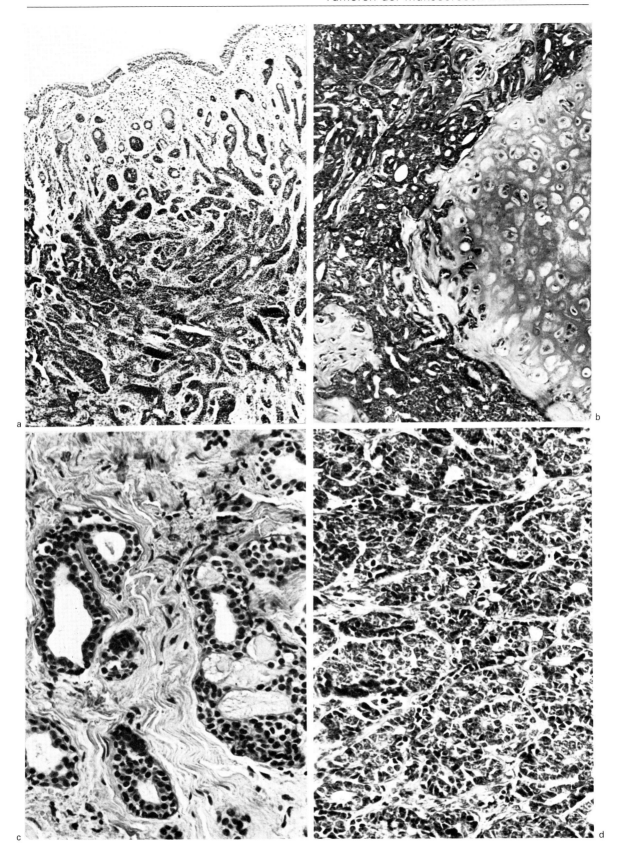

Abb. 126

eher gutartig wie ein Adenom wirken, sich ebenso bösartig verhalten.

Regionäre Metastasen in den Halslymphknoten sind relativ selten, bei supraglottischen Zylindromen etwas häufiger als bei subglottischen. FERLITO äußert die Ansicht, daß die Halslymphknoten durch ein kontinuierliches Wachstum des Tumors erreicht werden und nicht durch eine embolische Metastasierung. Eine Neck dissection sei daher bei Larynxzylindromen nicht erforderlich (26). Eigene Erfahrungen widersprechen dieser Ansicht: eine konservative Neck dissection ist immer indiziert. Lungen-, Knochen- und Hirnmetastasen treten im Terminalstadium von Zylindromen fast immer auf.

Die Behandlung von Zylindromen sollte chirurgisch und ultraradikal sein, wenn man die geringen Heilungschancen nützen will. Bei supraglottischen Zylindromen ist eine Weitfeldlaryngektomie, bei subglottischen Zylindromen zusätzlich eine weit nach kaudal ausgedehnte Trachealresektion erforderlich. Die Laryngektomie sollte stets mit einer subtotalen Thyreoidektomie verknüpft werden. Bei subglottischen Zylindromen ist gegebenenfalls auch eine Resektion des Pharynx und des zervikalen Ösophagus mit entsprechenden Rekonstruktionsmaßnahmen notwendig. Versuche, den Kehlkopf zu erhalten oder Teilresektionen des Kehlkopfes auszuführen, sind, wie zahlreiche Literaturmitteilungen zeigen, praktisch immer zum Scheitern verurteilt.

Mit einer Bestrahlung werden unterschiedliche Ergebnisse erzielt. Manche Zylindrome werden deutlich kleiner oder bleiben wenigstens längere Zeit gleichgroß, andere bleiben von der Bestrahlung vollständig unbeeinflußt. Eine Heilung oder eine längere Überlebenszeit mittels alleiniger Bestrahlung wurde bisher noch nicht verzeichnet.

Der Verfasser hat in den letzten Jahren gesehen, daß in einigen Fällen mit einer Kombinationschemotherapie bei Zylindromen deutliche und über Monate hin anhaltende Remissionen zu erzielen waren. Bei der so außerordentlich schlechten Prognose der Zylindrome im Kopf-Hals-Gebiet läßt der Verfasser daher zur Zeit anschließend an die Chirurgie eine adjuvante Kombinationschemotherapie durchführen. Ob damit eine Verlängerung der Überlebenszeiten oder gar Heilungen zu erreichen sind, ist bisher noch nicht abzusehen. Zu überlegen ist auch, ob man chirurgisch nicht mehr behandelbare Zylindrome chemotherapiert.

Histologisch ist das klassische Bild der Zylindrome unverkennbar, nur bietet längst nicht jeder dieser Tumoren an allen Stellen dieses Bild. Es gibt wenige Speicheldrüsentumoren, bei denen so häufig falsche Diagnosen gestellt werden wie bei den Zylindromen. Charakteristisch für die Zylindrome ist die relative Isomorphie der dunklen, runden bis ovalen Tumorzellen. Neben den klassischen kribriformen Strukturen können zellarme myxomartige Partien vorkommen, trabekuläre adenomartige Strukturen und eine Reihe weiterer morphologischer Varianten die Diagnose erschweren. Mitosen sind in den meisten Zylindromen relativ selten. Typisch sind auch perineurale und perivaskuläre Tumorzellinfiltrate, ebenso Gefäßeinbrüche. Im Larynx ist zu beobachten, daß der Tumor unter dem Perichondrium des Larynxskelettes oft weite Strecken vorwächst und hier unmittelbar in die Knorpellakunen eindringt (Abb. 126).

Differentialdiagnostisch sind basalzellige, undifferenzierte Karzinome des Plattenepithels, kleinzellige anaplastische Karzinome und Karzinoide in Betracht zu ziehen.

Verschiedene weitere Formen von Adenomen und Adenokarzinomen

Der Verfasser hat persönlich nur ein kleines *Adenom* von trabekulärem Bau gesehen, das, kaum 5 mm groß, als kugelige Vorwölbung an der Epiglottis eines jüngeren Mannes saß (Abb. 127). Dem Zelltyp nach könnte dieser Tumor von den oberflächlichen Zylinderepithelien ausgegangen sein. Das von MERTENS (61a) beobachtete *Adenokarzinom* einer Stimmlippe wies tubuläre und papilläre Strukturen auf. Die Tumorzellen waren überwiegend zylindrisch und produzierten spärlich Schleim. Der Tumor erinnert damit an die Zylinderzelladenokarzinome der Nase, wie sie nach Exposition gegenüber Holzstaub beobachtet werden (Abb. 128).

Eine große Anzahl meist zystischer „*Onkozytome*", die meist in den Taschenfalten beobachtet worden sind, sind nach der Auffassung des Verfassers nichts anderes als onkozytäre Metaplasien, zum Teil auch Hyperplasien der Schleimdrüsen in den Taschenfalten (50). Ein überzeugender Fall eines Onkozytoms oder eosinophilen Adenoms ist nach dem Wissen des Verfassers im Kehlkopf noch nicht beobachtet worden. In den bisher beschriebenen Fällen handelt es sich stets um ein- oder vielkammerige zystische Läsionen, deren Wände von Onkozyten ausgekleidet werden (9, 14, 29, 53, 58, 65).

Ein als „*onkozytoides Adenokarzinom*" der aryepiglottischen Falte beschriebener Tumor enthielt nicht die für Onkozyten charakteristischen vermehrten Mitochondrien (44).

Ein *Azinuszellkarzinom* wurde in der laryngotrachealen Übergangsregion nach Bestrahlung der

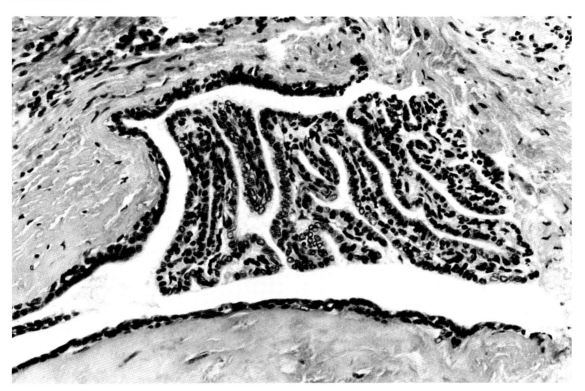

Abb. 127 Kleines, papillär-trabekulär gebautes Adenom der Epiglottis mit intraduktalem Wachstum. Eigene Beobachtung, Zufallsbefund. 19 Jahre alter Mann mit linsengroßem Tumor an der laryngealen Epiglottisfläche.

Schilddrüse beobachtet (74). Auch ein ungewöhnlich aggressives metastasierendes Adenokarzinom der Supraglottis, das zunächst einem onkozytären Karzinom ähnelte, enthielt seröse Sekretgranula und wurde als *Azinuszellkarzinom* klassifiziert (17).

Gut dokumentiert ist die Beobachtung eines *Talgzellkarzinoms* der Vallecula glossoepiglottica (5).

Ein weiteres supraglottisches Karzinom wurde als *Speichelgangkarzinom* bezeichnet (28). Der Tumor enthielt Strukturen, die eine gewisse Ähnlichkeit mit dem trabekulären Adenom der Epiglottis aufweisen (Abb. 127). Die Einordnung des *primären Riesenzellkarzinoms* des Larynx oder des *anaplastischen Riesenzelladenokarzinoms* (25, 27) ist noch unklar. Das Riesenzellkarzinom ist eine Unterart der Lungenkrebse und zeichnet sich durch eine sehr hohe Malignität aus. Histologisch ist der Tumor außerordentlich polymorph, großzellig und wird durch die vielkernigen Riesenzellen charakterisiert. Makroskopisch soll der Tumor vom Plattenepithelkarzinom nicht zu unterscheiden sein (27). Man wird abwarten müssen, ob weitere Berichte die Eigenständigkeit dieser Tumorart im Larynx bestätigen.

In der Literatur finden sich etwa ein Dutzend weiterer Mitteilungen über *undifferenzierte Adenokarzinome* mit azinären und tubulären Strukturen (15, 23a, 36, 41, 42, 56, 60, 73, 78, 80, 86, 87).

Diese Tumoren fanden sich fast ohne Ausnahme in der supraglottischen Region, besonders im Bereich der aryepiglottischen Falte, und zeichneten sich durch ein besonders bösartiges Verhalten aus. Schon kleine Tumoren dieses Typs setzten regionäre Metastasen. Trotz radikaler Chirurgie starben fast alle Patienten, über die bisher Berichte vorliegen, binnen kurzer Zeit.

Histologisch fanden sich meist sehr zellreiche, solide, in Ballen gegliederte, manchmal auch trabekulär strukturierte Tumoren mit einzelnen tubulären und azinären Zellanordnungen. Die Tumorzellen wiesen rundliche bis ovale, mittelgroße, dicht gedrängte Kerne auf. Das Zytoplasma dieser Zellen war, soweit es hervortrat, meist blaß eosinophil und feingranulär. Beim Auftreten azinärer Strukturen zeigte sich meist apikal ein deutlich eosinophiles Zytoplasma. Grobe Kernatypien und Mitosen sind, wie in einer eigenen Beobachtung des Verfassers, relativ häufig anzutreffen (Abb. 129). Die Histogenese dieser vorerst als undifferenzierte Adenokarzinome bezeichneten Tumoren ist bisher unklar. Sie entsprechen keinem der bekannten und anerkannten Typen von Schleimdrüsentumoren. Aufgrund des Studiums der Abbildungen könnte man vermuten, daß es

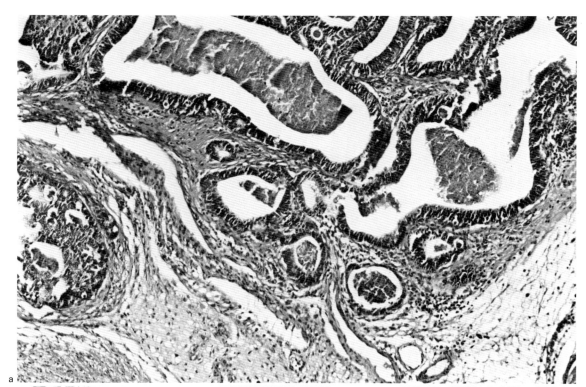
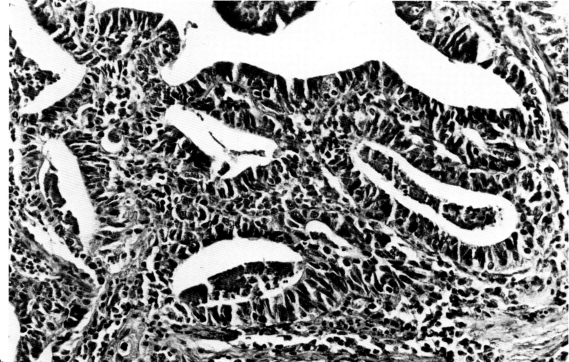

Abb. 128 Adenokarzinom der Stimmlippe von ausgesprochen tubulärem Bau.
a) Der Tumor bildet verschieden große Drüsenlumina (HE, Vergr. etwa 50fach).
b) Die Tumorzellumina sind von hochzylindrischen Zellen mit länglichen, dicht aneinandergedrängten Kernen ausgekleidet. Geringgradige Schleimproduktion. 63 Jahre alter Mann, 5½ Jahre nach frontolateraler Teilresektion des Kehlkopfes rezidivfrei (HE, Vergr. etwa 100fach; Beobachtung Prof. *Rudert,* Kiel, vgl. H. N. O. 34 [1986] 81–84).

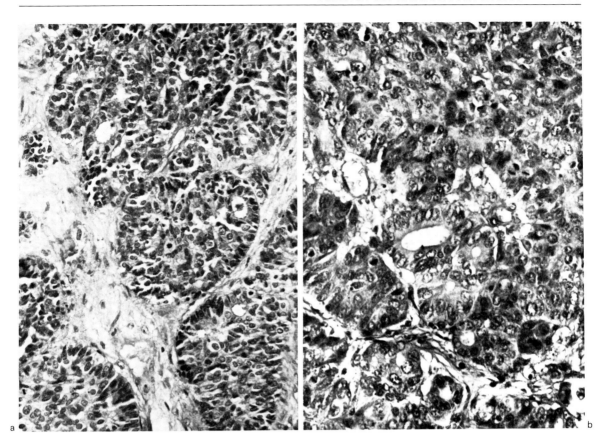

Abb. 129 Gering differenziertes, tubuläres Adenokarzinom des Kehlkopfes. (58 Jahre alter Mann, Tumor der Taschenfalten, Schicksal nach Laryngektomie unbekannt.)
a) Überwiegend solider Tumor mit nur vereinzelten Drüsenlumina (HE, Vergr. etwa 100fach).
b) Die stärkere Vergrößerung (etwa 200fach) zeigt zahlreiche Kernatypien und Mitosen in dem tubulär strukturierten Tumor.

sich bei einzelnen dieser als undifferenzierte Adenokarzinome bezeichneten Fälle vielleicht um neuroendokrine Karzinome gehandelt hat (vgl. S. 296). Es fehlen allerdings in praktisch allen bisher publizierten Fällen entsprechende histochemische, elektronenoptische oder immunhistochemische Untersuchungen, die eine weitere Klassifizierung ermöglichen würden. Vielleicht wären manche dieser Tumoren auch als „adenosquamöse Karzinome" zu klassifizieren, deren Beziehung zu den Mukoepidermoidkarzinomen ebenfalls nicht ganz klar erscheint (vgl. S. 41).

Literatur

1 Abercromby, B., R. E. Rewell: Pleomorphic salivary adenoma ("mixed parotid tumour") of the larynx. J. Laryng. 69 (1955) 424–429
2 Aboulker, P., J. E. Demaldent: Tumeur mixte du larynx. Ann. Otolaryng. (Paris) 83 (1966) 89–90
3 Ahued, S.: Cylindroma of the epiglottis. Report of a case and review of literature. Arch. Otolaryng. 63 (1956) 366–371
4 Arcidiacono, D. G., D. G. Lomeo: Tumori mucoepidermoidale salivare. Clin. otorinolaring. 15 (1963) 95–108
5 Assor, D.: Epidermoid carcinoma with sebaceous differentiation in the vallecula. Report of a case. Amer. J. clin. Path. 63 (1975) 891–894
6 Bahadur, S., R. C. Amatya, S. K. Kacker: Mucoepidermoidcarcinoma of the larynx. J. Otolaryng. Soc. Austral. 5 (1984) 236–238
7 Batsakis, J. G., D. H. Rice, A. R. Solomon: The pathology of head and neck tumors: squamous and mucous-gland carcinomas of the nasal cavity, paranasal sinuses, and larynx. Part 6. Head Neck Surg. 2 (1980) 497–508
8 Behrendt, W.: Pleomorphe Adenome (sog. Mischtumoren) außerhalb der großen Kopfspeicheldrüsen. Arch. Ohrenheilk. 184 (1965) 358–366
9 Bell, R. D., D. Chamberlain, A. F. Jahn: Oncocytic lesions of the larynx. J. Otolaryng. 7 (1978) 211–217
10 Berdal, P., A. De Besche, E. Mylius: Cylindroma of salivary glands; a report of 80 cases. Acta oto-laryng. (Stockh.), Suppl. 263 (1970) 170–173
11 Binder, W. J., M. Kaneko, P. Som, H. F. Biller: Mucoepidermoid carcinoma of the larynx. A case report and review of the literature. Ann. Otol. (St. Louis) 89 (1980) 103–107
12 Bomer, D. L., G. E. Arnold: Rare tumors of the ear, nose and throat. Third series: Uncommon malignant tumors of the head and neck. Acta oto-laryng. (Stockh.), Suppl. 289 (1971)
13 Broeckart, J.: Hyalogenes Cylindrom des Larynx. Z. Laryng. Rhinol. 5 (1912) 51–56
14 Busuttil, A.: Oncocytic lesions of the upper respiratory tract. J. Laryng. Otol. 90 (1976) 277–288
15 Cady, B., J. H. Rippey, E. L. Frazell: Non-epidermoid cancer of the larynx. Ann. Surg. 167 (1968) 116–120
16 Cotelingam, J. D., L. Barnes, V. B. Nixon: Pleomorphic adenoma of the epiglottis: report of a case. Arch. Otolaryng. 103 (1977) 245–247

[17] Crissmann, J. D., A. Rosenblatt: Acinous cell carcinoma of the larynx. Arch. Path. Lab. Med. 102 (1978) 233–236
[18] Davis, W. E., M. R. Beck: Mucoepidermoid carcinoma of the Larynx – a case report. Eye, Ear, Nose, Thr. Monthly 54 (1975) 394–396
[19] De, M. N., B. P. Tribedi: A mixed epidermoid and mucus-secreting carcinoma of the parotid gland. J. Path. Bact. 49 (1939) 432–433
[20] Dogra, T. S.: Adenocarcinoma of the larynx. J. Laryng. 87 (1973) 685–689
[21] Donovan, D. T., J. Conley: Adenoid cystic carcinoma of the subglottic region. Ann. Otol. (St. Louis) 92 (1983) 491–495
[22] Eigler, G.: Über Endotheliome, Peritheliome, Cylindrome und ähnliche Tumoren der oberen Luftwege. Arch. Ohrenheilk. 132 (1932) 209–253
[23] Eschwege, F., Y. Cachin, Ch. Micheau: Treatment of adenocarcinomas of the larynx. Canad. J. Otolaryng. 4 (1975) 290–292
[23a] Fechner, R. E.: Adenocarcinoma of the larynx. In Alberti, P. W., D. P. Bryce: Workshops from the Centennial Conference on Laryngeal Cancer. Appleton-Century-Crofts, New York 1976 (pp. 466–471)
[24] Ferlito, A.: Su un caso di tumore misto maligno laringoipofaringo-esofageo. Considerazioni cliniche ed anatomo patologiche. Chir. ital. 22 (1970) 127–144
[25] Ferlito, A.: Primary anaplastic giant cell adenocarcinoma of the larynx. J. Laryng. 90 (1976) 1053–1060
[26] Ferlito, A., G. Caruso: Biological behaviour of laryngeal adenoid cystic carcinoma. ORL J. Otorhino-Laryngol. relat. Spec. 45 (1983) 245–256
[27] Ferlito, A., J. Friedmann, G. Recher: Primary giant cell carcinoma of the larynx. ORL J. Otorhino-Laryngol. relat. Spec. 47 (1985) 105–112
[28] Ferlito, A., N. Gale, H. Hvala: Laryngeal salivary duct carcinoma. A light and electron microscopic study. J. Laryng. 95 (1981) 731–738
[29] Ferlito, A., G. Recher: Oncocytic lesions of the larynx. Arch. Ohren-, Nas.-Kehlkopfheilk. 232 (1981) 107–115
[30] Ferlito, A., G. Recher, R. Bottin: Mucoepidermoid carcinoma of the larynx. A clinicopathological study of 11 cases with review of the literature. ORL J. Otorhinolaryngol. relat. Spec. 43 (1981) 280–299
[31] Fleischer, K.: Drei seltene Kehlkopftumoren. Speicheldrüsenmischtumor, Teratom, Granuloblastom. Z. Laryngol. Otol. 35 (1956) 346–356
[32] Fleischer, K., H. Glanz, O. Kleinsasser: Adenoidzystische Karzinome des Kehlkopfes. Laryngol. Rhinol. Otol. 57 (1978) 218–224
[33] Frable, W. J., R. P. Elzay: Tumors of the minor salivary glands. Cancer 25 (1973) 932–941
[34] Gaillard de Cologny, L., M. Lafaye, D. Bruneaud, J. Delage: Tumeurs rares endolaryngées: tumeur «mixte» ossifiante implantée sur une corde vocale. J. franç. Oto-rhinolaryng. 26 (1977) 373–379
[35] Gaillard, J., J. P. Haguenauer, C. Dubreuil, P. Romanet: Les tumeurs rares de la cord vocale. A. propos de 2 cas: un adénome pléomorphe et un neurinome. J. franç. Oto-rhinolaryng. 27 (1978) 714–718
[36] Gaillard, J., P. Haguenauer, J. L. Pignal, J. C. Pignant: L'adénocarcinome du larynx. J. franç. Oto-rhinolaryng. 30 (1981) 453–454
[37] Gatti, W. M., B. Erkman-Balis: Mucoepidermoid carcinoma of the larynx. Arch. Otolaryng. 106 (1980) 52–53
[38] Gehanno, P., Y. Lallement, O. Groussard, F. Blanchet, F. Veber, C. Guedon, J. A. Rame: Apudomes en ORL: A propos de 6 observations (dont 1 chemodectome et 1 carcinoide du larynx): critique du concept d'apudome. J. franç. Otorhinolaryng. 29 (1980) 13–18
[39] Gignoux, M., H. Martin, M. Camuset: A propos d'une tumeur dite mixte du larynx. J. franç. Oto-rhinolaryng. 12 (1963) 679–681
[40] Ho, K. J., M. M. Jones, G. A. Herrera: Mucoepidermoid carcinoma of the larynx: a light and electron microscopic study with emphasis on histogenesis. Sth. med. J. 77 (1984) 190–195
[41] Hommerich, C. P.: Zur Frage der primären Adenokarzinome des Larynx. Laryngol. Rhinol. Otol. 64 (1984) 25–31
[42] Houle, J. A., P. Joseph, J. G. Batsakis: Primary adenocarcinomas of the larynx. J. Laryng. 90 (1976) 1159–1163
[43] Hübner, G., O. Kleinsasser: Zur Feinstruktur und Genese des Mucoepidermoidtumors der Speicheldrüsen. Virchows Arch. Abt. A, Path. Anat. 349 (1970) 281–296

[44] Johns, M. E., J. G. Batsakis, C. D. Short: Oncocytic and oncocytoid tumors of the salivary glands. Laryngoscope (St. Louis) 83 (1973) 1940–1952
[45] Jokinen, K., A. Seppala, A. Palva: Laryngeal pleomorphic adenoma. J. Laryng. 88 (1974) 1131–1134
[46] Kaznelson, D. J., J. Schindel: Mucoepidermoid carcinoma of the air passages: report of three cases. Laryngoscope (St. Louis) 89 (1979) 115–121
[47] Kleinsasser, O.: Mucoepidermoidtumoren der Speicheldrüsen. Arch. klin. exp. Ohrenheilk. 193 (1969) 171–189
[48] Kleinsasser, O.: Pathologie und Klinik besonderer Formen maligner Tumoren des Kehlkopfes und des Hypopharynx. In Berendes, J., R. Link, F. Zöllner: Hals-Nasen-Ohren-Heilkunde in Praxis und Klinik, Bd. IV/2. Thieme, Stuttgart 1983
[49] Kleinsasser, O., G. Hübner, H. J. Klein: Zur Histogenese der Zylindrome. Arch. klin. exp. Ohrenheilk. 195 (1969) 192–206
[50] Kleinsasser, O., H. J. Klein, G. Steinbach, G. Hübner: Onkozytäre adenomartige Hypoplasien, Adenolymphome und Onkozytome der Speicheldrüsen. Arch. klin. exp. Ohrenheilk. 186 (1966) 317–336
[51] Koike, S., I. Ogawara, S. Moriwaki, I. Aoki, S. Watanabe: Three cases of adenocarcinoma of the larynx. Pract. otologia Kyoto 71 (1978) 1101–1107
[52] Lallement, M.: Tumeur dites mixte de larynx. Ann. Otolaryng. (Paris) 67 (1950) 610–612
[53] LeJeune, F. E., H. C. Putman, H. T. Yamase: Multiple oncocytic papillary cystadenomas of the larynx. A case report. Laryngoscope (St. Louis) 90 (1980) 501–504
[54] Lemaître, Y.: Etude anatomo-clinique des tumeurs dites cylindromes. Ann. Otolaryng. (Paris) 57 (1938) 185–207
[55] Leroux-Robert, J., C. Courtial: Tumeurs mixtes et cylindromes du larynx. Ann. Otolaryng. (Paris) 82 (1965) 1–14
[56] Leroux-Robert, J., J. de Brux: Histopathologie ORL et cervicofaciale. Masson, Paris 1976
[57] Leroux-Robert, J., P. Poncet, Ph. Dufourmental: Les épithéliomas cylindriques du pharyngo-larynx. Ann. Otolaryng. (Paris) 78 (1961) 534–545
[58] Lundgren, J., J. Olofsson, H. Hellquist: Oncocytic lesions of the larynx. Acta Otolaryng. 94 (1982) 335–344
[59] Lynch, R. C.: Report of a case of mixed tumor of the parotid type growing from the posterior aspect of the thyroid cartilage. Ann. Otol. (St. Louis) 38 (1929) 706–716
[60] Mallonee, M. S., A. J. Maniglia, W. J. Goodwin jr.: Adenocarcinoma of the larynx. Ear, Nose, Thr. J. 58 (1979) 115–118
[61] Masson, P., L. Berger: Epithéliomas à double métaplasie de la parotide. Bull. Ass. fr. Cancer 13 (1924) 366–373
[61a] Mertens, J., G. H. Griesser, E. Kaiserling, H. Rudert: Papilläres Adenokarzinom des Stimmbandes. Der erste Fall in der Literatur. HNO (Berlin) 34 (1986) 81–84
[62] Montes Noriega, B.: Adenomas de laringe. An. Otorinolaring. ibero-amer. 1 (1974) 98–105
[63] Muratti, G.: Epithelioma muco-epidermoide della laringe. Arch. ital. Otol. 80 (1969) 131–153
[63a] Naclerio, R. M.: Pathologic quiz case 1. Arch. Otolaryng. 106 (1980) 514–516
[64] New, G. B., J. B. Erich: Adenocarcinoma of the larynx. Ann. Otol. (St. Louis) 50 (1941) 706–712
[65] Noyek, A. M., K. P. Pritzker, N. D. Greyson, M. Blackstein: Familial Warthin's tumor. 1. Its synchronous occurrence in mother and son. 2. Its association with cystic oncocytic metaplasia of the larynx. J. Otolaryng. 9 (1980) 90–96
[66] Okinaka, Y., T. Sekitani: Mucoepidermoid carcinoma of the vocal cord. Report of a case. ORL J. Otorhinolaryngol. relat. Spec. 46 (1984) 139–146
[67] Olofsson, J., A. W. van Nostrand: Adenoid cystic carcinoma of the larynx: A report of four cases and a review of the literature. Cancer 40 (1977) 1307–1313
[68] Owens, H.: Minor salivary gland tumors in respiratory tract and ear. Review of the literature and report of two cases. Laryngoscope (St. Louis) 59 (1949) 960–983
[69] Pesavento, G., A. Ferlito, G. Recher: Primary clear cell carcinoma of the larynx. J. clin. Path. 33 (1980) 1160–1164
[70] Pfeiffer, W.: Über die „Cylindrome" der oberen Luftwege. Arch. Laryngol. Rhinol. 27 (1913) 515–525
[71] Piquet, J., M. Benoit: Un cas d'épithelioma salivaire à stroma remanie dit «tumeur mixte» de la sous-glotte. Ann. Otolaryng. (Paris) 75 (1958) 43–48
[72] Putney, F. J., L. J. McStravog: Salivary gland type tumors of the head and neck. Laryngoscope (St. Louis) 64 (1954) 285–297

73 Rasinger, G., W. Ulrich: Adenokarzinom des Larynx als Rezidiv eines bestrahlten Plattenepithelkarzinoms. Laryngol. Rhinol. Otol. 62 (1983) 363–365
74 Reibel, J. F., W. C. McLean, R. W. Cantrell: Laryngeal acinic cell carcinoma following thyroid irradiation. Otolaryngol. Head Neck Surg. 89 (1981) 398–401
75 Reynolds, C. T., R. L. McAuley, W. P. Rogers: Experience with tumors of minor salivary glands. Amer. J. Surg. 111 (1960) 168–174
76 Sabri, J. A., M. A. Hajjar: Malignant mixed tumor of the vocal cord. Report of a case. Arch. Otolaryng. 85 (1967) 332–334
77 Seo, I. S., C. E. Tomich, K. A. Warfel, M. T. Hull: Clear cell carcinoma of the larynx: a variant of mucoepidermoid carcinoma. Ann. Otol. (St. Louis) 89 (1980) 168–172
78 Sessions, D. G., J. P. Murray, W. C. Bauer, J. H. Ogura: Adenocarcinoma of the larynx. In Alberti, P. W., D. P. Bryce: Workshops from the Centennial Conference on Laryngeal Carcinoma. Appleton-Century-Crofts, New York 1976 (pp. 475–478)
79 Som, P. M., B. D. Nagel, S. S. Feuerstein, L. Strauss: Benign pleomorphic adenoma of the larynx. A case report. Ann. Otol. (St. Louis) 88 (1979) 112–114
80 Spiro, R. H., S. J. Hajdu, J. S. Lewis, E. W. Strong: Mucus gland tumor of the larynx and laryngopharynx. Ann. Otol. (St. Louis) 85 (1976) 498–503
81 Stawinski, S.: Mixed tumor of the epiglottis. Otolaryngol. Pol. 24 (1970) 705–706
82 Terracol, J.: Les tumeurs salivaires dites mixtes du larynx. Ann. Otolaryng. (Paris) 82 (1965) 959–960
83 Tewfik, T. L., W. H. Novick, H. M. Schipper: Adenoid cystic carcinoma of the larynx. J. Otolaryng. 12 (1983) 151–154
84 Thomas, K.: Mucoepidermoid carcinoma of the larynx. J. Laryng. 85 (1971) 261–267
84a Tobin, H. A.: Mixed Tumor of the epiglottis: case report. Otolaryngol. Head Neck Surg. 89 (1981) 953–955
85 Tomita, T., L. Lotuaco, L. Talbott, I. Watanabe: Mucoepidermoid carcinoma of the subglottis. An ultrastructural study. Arch. Path. Lab. Med. 101 (1977) 145–148
86 Toomey, J. M.: Adenocarcinoma of the larynx. Laryngoscope (St. Louis) 77 (1967) 931–961
87 Whicker, J. H., H. B. Neele, L. H. Weiland, K. D. Devine: Adenocarcinoma of the larynx. Ann. Otol. (St. Louis) 83 (1974) 487–490
88 Yoshida, T., K. Kuratomi, T. Mitsumasu: Benign neoplasms of the larynx. A 10 year review of 38 patients. Auris Nasus Larynx, Suppl. 10 (1983) 61–71
89 Zakzouk, M. S.: Pleomorphic adenoma of the larynx. J. Laryng. 99 (1985) 611–616

Neuroendokrine Tumoren

Die Zellen neuroendokriner Tumoren synthetisieren und speichern Polypeptidhormone wie Serotonin, Calcitonin, ACTH, Somatostasin, Noradrenalin und andere. Den Mutterboden dieser Tumoren bilden die in vielen Organen anzutreffenden endokrin-parakrinen Zellen, zu denen die Kultschitzky-Zellen des Bronchialbaumes, die enterochromaffinen Zellen Feyrters, die C-Zellen der Schilddrüse und die Hauptzellen der Paraganglien zählen. Neuroendokrine Zellen werden auch in den Kehlköpfen von Ratten und Meerschweinchen gefunden (20, 45), neuerdings auch als argyrophile Zellen mit Dendriten im menschlichen Larynx (73). Der Ursprung dieser Zellen ist unklar: Manche Autoren nehmen an, daß sie aus der Neuralleiste stammen (70), andere, daß sie aufgrund lokaler Metaplasien entstehen bzw. „endodermalen" Ursprungs sind (68). Das System dieser Zellen wurde von FEYRTER als das „Helle-Zellen-System" (23) bezeichnet. PEARSE (70) sprach von einem APUD-Zell-System (*Amine Precursor Uptake and Decarboxylation*). Neuroendokrine Substanzen enthaltende Tumoren werden auch als *Apudome* (70, 72) oder *Neuroendokrinome* (31) oder, weil einige von ihnen argentaffine Eigenschaften aufweisen, als *Argentaffinome* bezeichnet. Zu den Apudomen werden die Karzinoide, die Paragangliome, die kleinzelligen anaplastischen, sogenannten Haferzellkarzinome, das medulläre C-Zellkarzinom der Schilddrüse und einzelne Tumoren der Hypophyse, wie etwa die Prolaktinome, gezählt. Im Bereich des Kehlkopfes sind folgende neuroendokrine Tumoren von Bedeutung: Karzinoide, kleinzellige anaplastische Karzinome, Paragangliome und Melanome. Letztere werden, obwohl sie endokrin nicht nachweislich aktiv sind, wegen der biochemischen Abläufe bei der Melaninsynthese von vielen Autoren zu den Apudomen gezählt und sollen aus diesem Grunde hier im Rahmen dieses Kapitels mit abgehandelt werden.

Karzinoide

Die Bezeichnung Karzinoid stammt von OBERNDORFER (1907), der einen Dünndarmtumor mit karzinomähnlichem Bau beschrieb (63). Den ersten gut belegten Fall eines Karzinoids im Larynx haben GOLDMAN u. Mitarb. (1969) publiziert (7). Erst in den letzten Jahren sind etwa zwei Dutzend weitere Fälle beschrieben worden, die zum Teil durch immunhistochemische und elektronenoptische Untersuchungen verifiziert wurden (10, 12, 13, 15, 18, 24, 25, 28, 30, 31, 32, 36, 50, 53, 59, 61, 67, 68, 85, 86). Vermutlich zählt auch der als „medulläres Schilddrüsenkarzinom" bezeichnete Fall eines Tumors der Arytänoidregion zu diesen Karzinoiden (85).

Vielleicht sind Karzinoide des Larynx gar nicht so selten, sondern es werden manche Fälle als undifferenzierte Adenokarzinome oder einfach als undifferenzierte Karzinome, vielleicht auch als Paragangliome oder adenoidzystische Karzinome fehlgedeutet.

Die an Karzinoiden des Larynx erkrankten Patienten sind überwiegend männlichen Geschlechtes und meist 50 bis 70 Jahre alt und älter. Über ein Karzinoid der Stimmlippe (86) und ein subglottisches Karzinoid (21) wurde bisher jeweils erst einmal berichtet. Die Mehrzahl der Karzinoide entwickelten sich im Bereich der aryepiglottischen Falte, der Taschenfalte bis hinauf zur Plica pharyngoepiglottica (59), vereinzelt auch an der laryngealen Epiglottisfläche (12, 68, Abb. 130). Die Karzinoide entstehen demnach vorwiegend in der gleichen Region wie die Paragangliome und die Neurilemmome.

Die Symptomatik ist in allen Fällen uncharakteristisch: Kloßgefühl im Hals, gelegentlich Heiserkeit, selten Hämoptysen (53). In einer Reihe von Fällen werden zunächst Halslymphknotenmetastasen manifest und erst sekundär das bis dahin weitgehend symptomlose Karzinoid entdeckt (10).

Sogenannte Karzinoidsyndrome als Hinweis auf die endokrin-parakrine Funktion dieser Tumoren (Flushing, Durchfälle, asthmaähnliche Bronchialobstruktion, Ödeme, Aszites) sind bei Karzinoiden des Larynx noch nicht beschrieben worden. Die ist wahrscheinlich darauf zurückzuführen, daß die in den Tumorzellen synthetisierten biogenen Amine hormonell inaktiv sind, weil sie vielleicht aus unvollständigem Material bestehen oder aber ihr Rezeptororgan nicht erreichen (68).

Bei der laryngoskopischen Untersuchung von Karzinoiden erkennt man einen rötlichen, höckerigen, von glatter, intakter Schleimhaut bedeckten Tumor der supraglottischen Region. In den bisher beschriebenen Fällen waren die Tumoren meist 1 cm groß, selten bis zu 5 und 7 cm. Sie sind stets gegen die Unterlage unscharf abgegrenzt und weisen keine Kapsel auf. Die für die Diagnose notwendige Biopsie erfolgt meist ohne stärkere Blutung.

Nach übereinstimmenden Mitteilungen sind die Karzinoide des Larynx strahlenresistent (32, 59, 86).

Auch bei kleinen Karzinoiden muß man schon mit regionären Metastasen in den Halslymphknoten rechnen. Bei einer eigenen Beobachtung eines 71 Jahre alten Mannes war der auf der Mitte der aryepiglottischen Falte sitzende Primärtumor nur etwa 7 mm groß, hatte aber bereits eine Lymphknotenmetastase gesetzt. Der Patient ist 8 Jahre nach Laryngektomie und Neck dissection tumorfrei (Abb. 130).

Als einzig wirkungsvolle Therapie gilt die chirurgische. Im Hinblick darauf, daß die Karzinoide – ähnlich wie adenoidzystische Karzinome – sehr häufig perineural und perivaskulär wachsen, ist bei kleineren Tumoren eine supraglottische Laryngektomie, bei etwas größeren Tumoren eine Laryngektomie angezeigt. Der Eingriff sollte immer mit einer konservativen, vorsorglichen Neck dissection verbunden sein.

Die Prognose der Karzinoide des Larynx ist wegen der frühzeitigen Metastasierung, soweit es die bisherigen Berichte erkennen lassen, nicht gut. Eine Reihe von Patienten sind an Fernmetastasen in der Lunge, in der Haut und im Skelettsystem zwischenzeitlich verstorben, bei anderen Patienten ist die Beobachtungszeit bisher kurz. Die Malignität der Karzinoide des Larynx scheint demnach höher zu sein als die der Karzinoide der Lunge. Histologisch gibt es keinen sicheren Anhalt für das Verhalten der Karzinoide, obwohl eine höhere Zellpolymorphie und eine geringe Differenzierung mit einer schlechteren Prognose verbunden sein sollen. Bei den Karzinoiden anderer Organe sollen die gemischt solid-glandulären Formen die beste Prognose, solide und trabekuläre Formen eine gute Prognose, glanduläre und undifferenzierte Karzinoide eine schlechte Prognose haben (40). Aufgrund der geringen Zahl von Beobachtungen von Karzinoiden im Larynx ist die Frage des Zusammenhanges von Tumorarchitektur und Prognose noch ungeklärt.

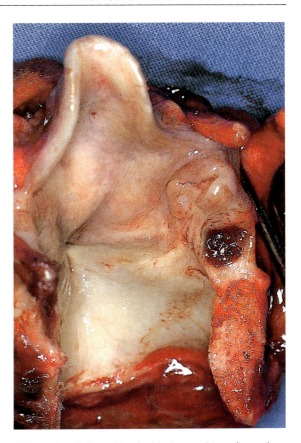

Abb. 130 Kleines Karzinoid der rechten Aryregion. Der Tumor hatte bereits in die Halslymphknoten metastasiert. 71jähriger Mann, 6 Jahre rezidivfrei.

Als palliative Behandlung ist eine Chemotherapie in Erwägung zu ziehen. Mit dem Chemotherapeutikum DTIC sollen bei metastasierenden Karzinoiden verschiedentlich Remissionen erzielt worden sein (42).

Das lichtmikroskopische Bild der Karzinoide ist recht variabel, so daß die Diagnose nicht immer einfach ist (Abb. 131). Die Tumorzellen weisen meistens rundliche und ovoide Kerne auf, manchmal auch bläschenförmige Kerne mit einem großen, eosinophilen Nukleolus. Viele Kerne sind hyperchromatisch, Mitosen findet man eher selten. Das Zytoplasma ist deutlich erkennbar, eosinophil und feingranulär. Meist sind die Tumorzellen ziemlich gleichmäßig groß. Eine ausgeprägte Polymorphie, einhergehend mit einer zunehmenden Verkleinerung der Zellen mit Übergängen zum Haferzellkarzinom, wurde vereinzelt beobachtet. An ein Karzinoid lassen in erster Linie trabekuläre, bandartige Zellformationen sowie solide Nester von Zellen denken. Manchmal sind die peripheren Zellen der Zellnester andeutungsweise zu Palisaden geordnet. In vielen Karzino-

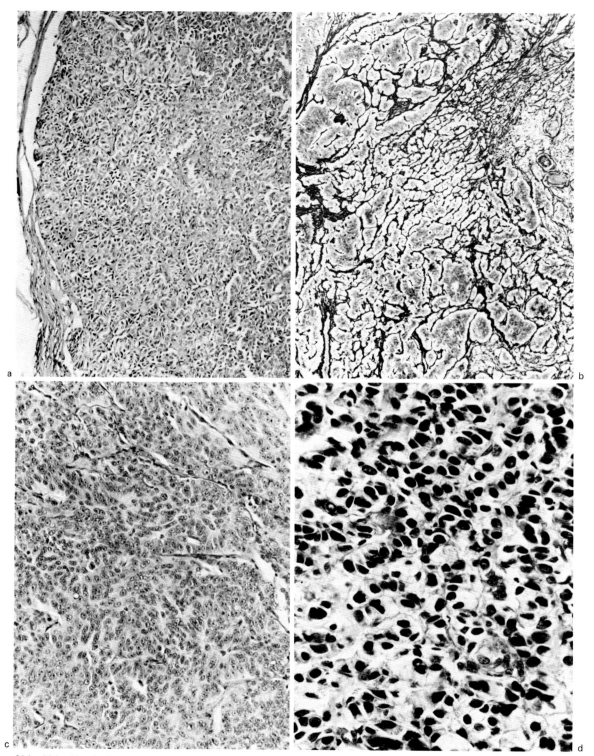

Abb. 131 Karzinoid der aryepiglottischen Falte (gleicher Fall wie Abb. 130).
a) In der Übersichtsaufnahme erkennt man in Ballen gegliederte Zellen mit geringer Polymorphie (HE, Vergr. etwa 50fach).
b) Die Gliederung in Zellballen tritt nach einer Darstellung der Fasern nach *Gömöri* deutlicher hervor (HE, Vergr. etwa 50fach).
c) An verschiedenen Stellen des Tumors treten angedeutet drüsenartige Strukturen auf (HE, Vergr. etwa 60fach).
d) Gering polymorphe Tumorzellen mit dunklen Kernen und eosinophilem, hellem, fein gekörntem Zytoplasma (HE, Vergr. etwa 120fach).

iden findet man auch rosettenförmige Tumorzellanordnungen und echte glandulär-azinäre Strukturen. In den Lumina, in die Mikrovilli hineinragen, findet man spärlich PAS-positives schleimiges Material als Hinweis für eine auch exokrine Sekretion. Das Stroma zwischen den Tumorzellballen ist manchmal hyalinisiert, enthält aber kein Amyloid, hingegen reichlich Gefäße. Viele Autoren weisen auf das ausgesprochen perineurale, perivaskuläre und intravaskuläre Wachstum der Karzinoide hin. Vielfach wird auch ein stark destruierendes Wachstum, wie z. B. eine Destruktion von Aryknorpel und Schildknorpel, beschrieben.

Um die Diagnose Karzinoid endgültig zu sichern, bedarf es histochemischer Untersuchungen auf Argyrophilie (Färbungen nach Pascal und Grimelius [59]) sowie der Suche nach argentaffinen Zellen (Färbungen nach Masson-Fontana sowie Bleihämatoxylin [12]). In vielen Karzinoiden läßt sich eine deutliche Argyrophilie der Tumorzellen nachweisen. Vermutlich ist es, abhängig vom Funktionszustand der Zellen, auch möglich, daß der Primärtumor keine argyrophilen Zellen enthält, die Metastasen aber doch.

Elektronenmikroskopische Untersuchungen (24, 32, 59, 67, 86) zeigen, daß die Tumorzellen meist zahlreiche elektronendichte Sekretgranula mit einem durchschnittlichen Durchmesser von 170 nm aufweisen.

Immunhistochemische Untersuchungen (Immunperoxydase, Peroxydase-Antiperoxydase [PAP]) ließen in Karzinoiden des Larynx neben Serotonin 5-Hydroxytryptophan, Calcitonin, Somatostatin, ACTH sowie intestinale Polypeptide erkennen (15, 68, 81).

Kleinzellige, undifferenzierte Karzinome (Haferzellkarzinome)

Die kleinzelligen, undifferenzierten Karzinome, Haferzellkarzinome oder "oat cell carcinomas", stellen etwa 10 bis 20% aller Lungenkrebse. Der Nachweis von Neurosekretgranula erlaubt diese Tumoren von den Kultschitzky-Zellen abzuleiten und bei den neuroendokrinen Tumoren einzuordnen (8). Die Haferzellkarzinome gelten somit als die hochmaligne Variante der Karzinoide.

Das Auftreten von Haferzellkarzinomen im Kehlkopf ist erstmals von OLOFSSON u. VAN NOSTRAND 1972 (66) beschrieben worden. In der Zwischenzeit sind etwa 60 weitere Beobachtungen publiziert worden (26, 37, 48, 50). Wahrscheinlich ist diese Tumorart im Larynx doch nicht so selten, sie ist nur nicht immer ohne Hilfe der Elektronenmikroskopie und Immunhistochemie eindeutig von undifferenzierten Plattenepithelkarzinomen abzugrenzen.

Kleinzellige, undifferenzierte Karzinome findet man im Larynx fast ausnahmslos bei Rauchern, bei Männern etwa dreimal häufiger als bei Frauen. Das Durchschnittsalter wird mit 58 Jahren angegeben, mit einer Schwankungsbreite von 23 bis 91 Jahren (37). Die Haferzellkarzinome entwickeln sich ganz überwiegend in der subglottischen Region. Viel seltener sind supraglottische Haferzellkarzinome (57). Dementsprechend ist die Symptomatik uncharakteristisch mit spät auftretender Heiserkeit, zunehmender Atemnot seltener auch Husten und Hämoptysen.

Zwei Drittel der Patienten haben zur Zeit der Diagnose bereits regionäre Metastasen, die in Form von Halslymphknotenschwellungen tast- und sichtbar sind. Ein Drittel der Patienten hat zur Zeit der Diagnose bereits Fernmetastasen, wobei vor allem die Leber, die Lunge, die Knochen und das Hirn betroffen sind.

Auch bei den kleinzelligen Karzinomen des Larynx wurden bereits einige Fälle von paraneoplastischen Syndromen beschrieben, wie ein Eaton-Lambert-Syndrom (Pseudomyasthenie) (57) und ein Schwartz-Bartter-Syndrom (erhöhtes antidiuretisches Hormon) (89). Vermutlich wird man künftig weitere Varianten der vielfältigen paraneoplastischen Syndrome, die bei kleinzelligen Karzinomen der Lunge bekannt geworden sind, nachweisen.

Bei der endoskopischen Untersuchung erkennt man eine oft bilaterale, manchmal auch symmetrisch unilaterale, diffuse subglottische Schwellung, manchmal verbunden mit einer ein- oder doppelseitigen Rekurrensparese (44, 95).

Die Schleimhaut über dem Tumor ist in der Regel intakt und glatt. Tomographische Untersuchungen lassen häufig erkennen, daß sich der Tumor extralaryngeal in die Schilddrüse ausdehnt (87). Eine sichere Diagnose ist nur mit Hilfe einer Biopsie zu stellen.

Steht die Diagnose fest, ist eine intensive Suche nach Nah- und Fernmetastasen anzuschließen. Dazu gehören eine computertomographische Untersuchung der Lunge, der Leber und des Hirns, eine Skelettszintigraphie, eine Knochenmarkbiopsie und eine Untersuchung auf karzinoembryonale Antigene, die bei diesem Tumortyp relativ häufig positiv ausfallen soll.

Kleinzellige Karzinome des Larynx sind nach verschiedenen Berichten häufig mit zweiten Primärtumoren, die synchron oder metachron auftreten, so mit Myelomen, Darmtumoren, Blasenkarzino-

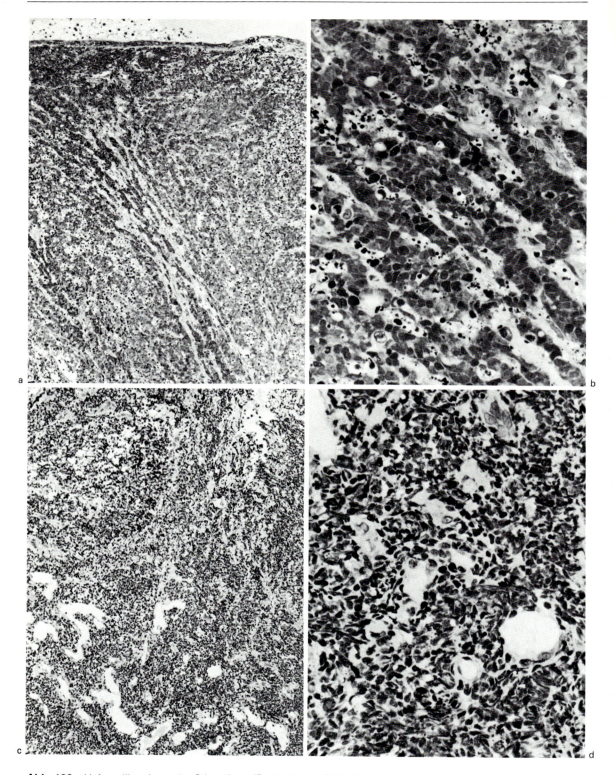

Abb. 132 Haferzellkarzinom der Stimmlippe (Beobachtung Prof. *Weidauer,* Heidelberg).
a) u. b) Tumorabschnitt mit größeren, zum Teil polygonal konfigurierten Zellen, die eine gewisse Gliederung zu Strängen erkennen lassen, die in der Detailvergrößerung wiederum an ein Karzinoid erinnert (b).
c) Typische Haferzellstruktur des Tumors mit kleinen, dunklen, unscharf begrenzten Zellen, die, wie die Detailvergrößerung (d) zeigt, außerordentlich polymorph erscheinen. (Ausführliche Beschreibung des Falles bei *Weidauer* u. Mitarb.: Laryngol. Rhinol. Otol. 64 [1985] 121–127.)

men, kombiniert (16, 26, 87). In zwei Fällen hatte sich der Tumor viele Jahre nach vorangehender Radiotherapie eines Plattenepithelkarzinoms des Larynx und nach einer Radiojodbehandlung einer Thyreotoxikose entwickelt (16, 33).

Bei der histologischen Untersuchung findet sich ein diffus infiltrierender Tumor, der sich in einzelnen Nestern und Bändern ohne scharfe Grenzen im umgebenden Gewebe ausdehnt. Die Tumorzellen sind relativ klein, oft eng aneinandergedrängt, vielfach rundlich lymphozytenähnlich, öfter ovalär wie Haferkörner, sie streuen sehr stark in der Kerngröße und Färbbarkeit, so daß helle und dunkle Zellen nebeneinander liegen. Die Tumoren wirken überaus polymorph und weisen ungewöhnlich viele Mitosen auf (Abb. 132). Interessant ist der Hinweis verschiedener Autoren, daß Teile des Tumors Anzeichen einer squamösen Metaplasie aufweisen können (16, 19, 22). Manchmal findet man in den Haferzellkarzinomen auch Rosetten, selten sogar drüsige Elemente mit der Abscheidung mukoider PAS-positiver Substanzen (26, 58). Auch der vereinzelt gelungene Nachweis argyrophiler Zellen (26, 58, 84) weist auf Übergänge dieses Tumors zu undifferenzierten Formen von Karzinoiden hin. Bei ultrastrukturellen Untersuchungen (26, 39, 58, 84) finden sich regelmäßig die 100 bis 270 nm messenden elektronendichten, von einer begrenzenden Membran umgebenen Sekretgranula (39).

Immunhistochemische Untersuchungen lassen auch in kleinzelligen Karzinomen des Larynx Calcitonin und neurospezifische Enolase erkennen (95). Intermediärfilamente sind mit monoklonalen und polyklonalen Antikörpern gegen Cytokeratin nachweisbar. Die Reaktion auf Vimetin verläuft negativ (95).

Die Behandlung der kleinzelligen undifferenzierten Larynxkarzinome stellt ein Problem mit relativ geringen Erfolgsaussichten, aber doch nicht mehr mit der einst infausten Prognose dar. Die alleinige chirurgische Therapie, ebenso wie die alleinige Strahlentherapie oder die Kombination von Chirurgie und Bestrahlung (58) führen nur ausnahmsweise zum Erfolg. Es ist heute überhaupt fraglich, ob eine chirurgische Therapie wie eine Laryngektomie und Neck dissection noch vertretbar ist. Die besten Ergebnisse sind bisher mit einer Induktionschemotherapie, einer anschließenden radikalen Bestrahlung und einer nachfolgenden erneuten Chemotherapie erzielt worden (26, 75, 76, 95). Da die Chemotherapeutika die Blut-Liquor-Schranke nicht durchdringen, empfehlen mehrere Autoren eine vorsorgliche Bestrahlung des Hirns mit einer Dosis von 30 Gy (39).

Unter der Kombination von Chemotherapie und Bestrahlung kann man hoffen, doch in 10 bis 15% der Fälle vollständige Remissionen des Tumors, unter Umständen auch eine Heilung zu erzielen. In allen anderen Fällen beträgt die Überlebensaussicht oft nur wenige Monate und selten mehr als ein Jahr.

Paragangliome

Die „nichtchromaffinen Paragangliome", „Glomustumoren" oder „Chemodektome" des Larynx gehen von den Paraganglien des Kehlkopfes aus. Die Paraganglien des Larynx sind Teile des ausgedehnten Systems von Paraganglien am Vagus, deren bekannteste die Glomera in der Karotisgabel, am Ganglion nodosum und am Bulbus venae jugularis im Mittelohr sind.

Die Paraganglien des Kehlkopfes finden sich paarig angelegt am R. internus des N. laryngeus superior der Taschenfalten, (Glomus laryngeum superius). Ein zweites Paar von Paraganglien (Glomus laryngeum inferius) liegt am Endabschnitt des N. recurrens dorsal außen am Kehlkopf etwa in Höhe des Kehlkopfunterrandes (Abb. 133). Des weiteren fand der Verfasser ein

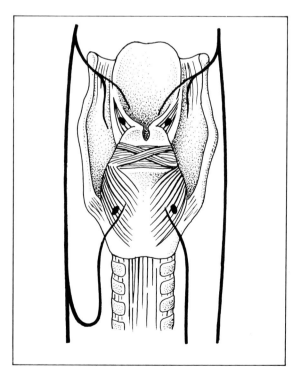

Abb. 133 Schematische Darstellung der nicht chromaffinen Paraganglien des Kehlkopfes. Obere Glomera am N. laryngeus superior in der aryepiglottischen Falte. Untere Glomera am N. recurrens an der Rückseite des Kehlkopfes.

vielleicht inkonstant vorkommendes Paraganglion vor dem Lig. cricothyreoideum (Glomus laryngeum ventrale) (38, 46, 47, 49, 79, 93). Paarig angelegte Paraganglien dürften sich auch entlang des N. recurrens im Bereich der Trachea befinden, da auch in der Trachealwand Paragangliome entstehen können (51). Intraneurale paraganglionäre Strukturen finden sich auch im N. recurrens der Ratte (14).

Die Funktion der Paraganglien des Kehlkopfes ist noch nicht geklärt. Tumoren dieses Systems produzieren eine Vielzahl biogener Amine (Katecholamine, Noradrenalin) und weisen neurosekretorische Granula auf (93). Klinische Zeichen einer neuroendokrinen Funktion sind bisher noch nicht bekannt geworden.

Bekanntlich werden Paragangliome der Karotisgabel, des Vagus und des Ohres manchmal familiär gehäuft oder multipel beim gleichen Patient beobachtet. Die Kombination eines Tumors des Glomus caroticum und eines Paraganglioms am N. laryngeus superior ist bisher nur einmal beschrieben worden (90).

Die ersten Fälle eines Paraganglioms des Larynx sind 1955 von ANDREWS, BLANCHARD u. SAUNDERS sowie ZEITELHOFER beschrieben worden (3, 9, 98). Seitdem sind etwa 40 weitere Beobachtungen publiziert worden (7, 48, 52, 54, 80, 90, 97).

Die überwiegende Mehrzahl aller Paragangliome entsteht im Bereich des Paraganglion laryngeum superius. Nur in einigen Fällen geht der Tumor offensichtlich vom Paraganglion laryngeum inferius aus (17, 55, 56, 65). Bisher ist nur ein Paraganglion im Bereich des Schilddrüsenisthmus beobachtet worden, das vielleicht vom Paraganglion laryngeum ventrale ausging (4).

Die meisten Patienten sind zwischen 50 und 70 Jahre alt. In einigen Fällen sind aber auch Kinder und Jugendliche betroffen. Männliche Patienten werden etwas häufiger als weibliche befallen. Bei Paragangliomen, die in der Taschenfalte entstanden sind, ist die Symptomatik uncharakteristisch. Es wird über ein Kloßgefühl im Hals, gelegentlich Schluckstörungen berichtet, bei größeren Paragangliomen manchmal auch über Heiserkeit und Luftnot.

Die extralaryngeal entstehenden Tumoren des Paraganglion laryngeum inferius wachsen von laterodorsal in den Larynx ein und erscheinen subglottisch subepithelial. Sie sind meist sanduhrförmig gestaltet und liegen mit ihrem extralaryngealen Abschnitt in der Schilddrüse. Infolge der engen anatomischen Beziehungen tritt in diesen Fällen frühzeitig eine Rekurrensparese auf.

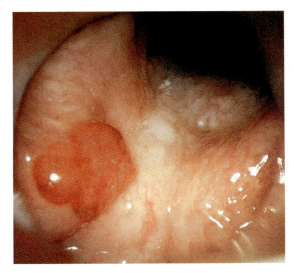

Abb. 134a Kleines, nicht chromaffines Paragangliom (Glomustumor) des Glomus laryngeum superius links. Dieser Tumor konnte endoskopisch reseziert werden. 62jähriger Mann, gleicher Fall wie Abb. 135a.

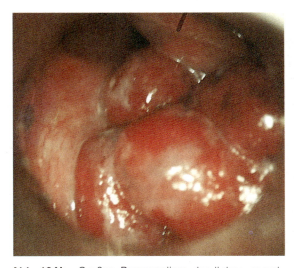

Abb. 134b Großes Paragangliom der linken aryepiglottischen Falte. Multiple, schmerzhafte Hautmetastasen. 46jährige Frau, gleicher Fall wie Abb. 135 e, f.

Bei der laryngologischen Untersuchung sieht man einen tiefroten, rundlichen Tumor, über dem die intakte Schleimhaut etwas reicher kapillarisiert ist. Der Tumor erinnert auf den ersten Blick an ein Hämangiom (Abb. 134a). Das Aussehen des Tumors sollte vor einer vorschnellen Biopsie warnen. Auch bei Paragangliomen des Larynx können bei einer Biopsie massive lebensbedrohliche Blutungen auftreten (56, 88). Biopsien sollte man aus solchen Tumoren nur in Intubationsnarkose mit abgeblockten Kathetern entnehmen. Gegebenenfalls ist eine vorsorgliche Unterbindung der A. laryngea superior angezeigt. Bei größeren

Neuroendokrine Tumoren 303

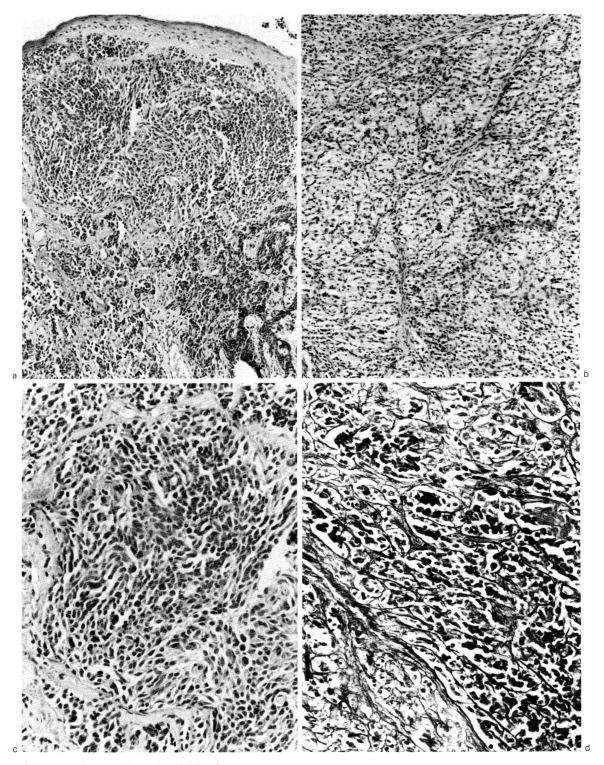

Abb. 135 Paragangliome des Kehlkopfes.
a) Kleines Paragangliom der aryepiglottischen Falte ohne deutliche Gliederung in sogenannte Zellballen. Eigene Beobachtung (gleicher Fall wie Abb. 134a).
b) Paragangliom der aryepiglottischen Falte bei einer 34 Jahre alten Frau. Deutliche Gliederung in die charakteristischen Zellballen.
c) Detailvergrößerung von a). Nur undeutliche Gliederung der Tumorzellen in helle und dunkle Zellen.
d) Detailvergrößerung von a) und c). Färbung nach Gömöri: Bei der Faserdarstellung wird die Gliederung in Zellballen deutlich.

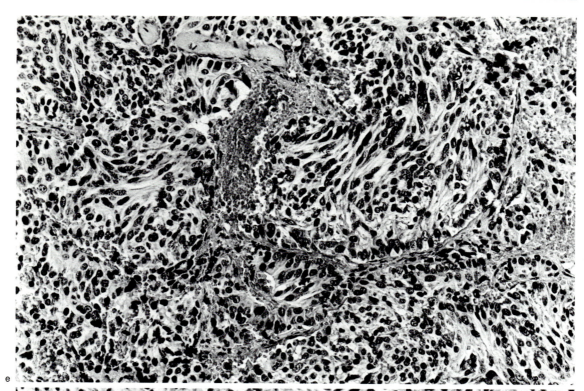

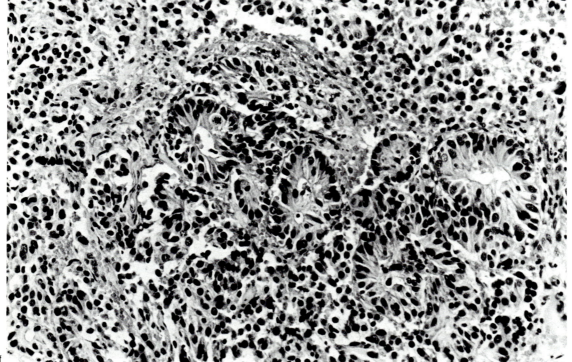

Abb. 135

e) Malignes Paragangliom der aryepiglottischen Falte. Deutliche Polymorphie der in große Ballen gegliederten Tumorzellen. Eigene Beobachtung, 46jährige Frau (gleicher Fall wie Abb. 134b).

f) In diesem Tumor fanden sich vereinzelt auch drüsige Strukturen (e und f). HE, Vergr. etwa 120fach.

blauroten Tumoren der Taschenfalten-Ary-Region ist es auch zur Sicherung der Artdiagnose angezeigt, eine selektive Angiographie der A. laryngea superior durchführen zu lassen (7, 35, 52, 54, 90). Größere Paragangliome des Larynx stellen sich, ähnlich wie die Paragangliome der Karotisgabel und des Ohres, im Angiogramm als extrem stark durchblutete Areale mit sehr raschen arteriovenösen Shunts dar.

Die Therapie kann bei sehr kleinen Paragangliomen oder gestielten Paragangliomen in einer endoskopischen Exstirpation bestehen (97). Bei größeren Tumoren wird es allerdings zweckmäßig sein, von einer lateralen Pharyngotomie aus eine partielle supraglottische Laryngektomie auszuführen. Auch bei Tumoren des Paraganglion laryngeum inferius wird sich meist ein Weg finden lassen, um den Tumor ohne vollständige Laryngektomie zu exstirpieren. Paragangliome kann man präoperativ embolisieren, es genügt aber wohl auch eine Ligatur der A. laryngea superior.

Mittels einer Bestrahlung kann man in manchen Fällen (ebenso wie bei Paragangliomen des Ohres), trotz einer relativ geringen Strahlensensibilität, den Tumor eine Zeitlang in Kontrolle halten.

Chemodektome wachsen in der Regel zwar langsam, doch ohne Kapsel infiltrierend und destruierend, wobei die Destruktionen besonders am Larynxskelett entstehen. Die Gefahr einer Metastasierung dürfte relativ gering zu sein, doch sind vereinzelt Fälle von in die Halslymphknoten metastasierenden Paragangliomen des Larynx beschrieben worden (54, 64). Differentialdiagnostisch sind die S. 297 beschriebenen neuroendokrinen Karzinome in Erwägung zu ziehen.

Histologisch zeichnen sich die Paragangliome des Larynx, ebenso wie des Ohres und der Karotisgabel, durch sehr charakteristische Strukturen aus (Abb. 135a–d). Sie bilden die bekannten „Zellballen", die aus epitheloiden Hauptzellen bestehen und von Kapillarnetzen umsponnen werden Das Bild ist besonders bei Darstellung der Gitterfasern, die die großen Zellballen umspinnen, sehr eindrucksvoll. In anderen Paragangliomen findet sich ein mehr angiomatöser Typ mit einer weniger klaren Gliederung der Tumorzellen. Elektronenmikroskopisch finden sich in Paragangliomen dunkle und helle Zellen nebeneinander sowie membranumhüllte Neurosekretgranula. Maligne Paragangliome weisen eine deutliche Zellpolymorphie auf, obwohl das histologische Bild nicht sicher mit dem Verhalten korrelierbar ist (54, s. Abb. 135f). Differentialdiagnostisch sind von den Paragangliomen das hochmaligne alveoläre Weichteilsarkom, Hämangioperizytome und einzelne Karzinome abzutrennen.

Auf eine besondere Form von malignen, neuroendokrinen Tumoren, vermutlich Paragangliomen, haben ALI u. Mitarb. 1983 hingewiesen (2). Der Verfasser hat eine Patientin beobachtet, die dieses Krankheitsbild besonders eindrucksvoll bot: Bei der 43jährigen Frau traten heftigste, zum Ohr ausstrahlende Schmerzen auf, die sich besonders beim Schlucken verstärkten. Die Ursache konnte nicht gefunden werden. Kurz danach wurde die Patientin wegen eines Knotens in der Mamma, der offenbar als Karzinom gedeutet wurde, mastektomiert. Schon einige Monate später wurde auch auf der Gegenseite wegen eines ähnlichen Tumors eine Mastektomie ausgeführt, danach wegen schmerzhafter Knoten in der Schilddrüse eine Thyreoidektomie. Der Tumor wurde dann von PEARSE als „Apudom" bezeichnet. In der Folge traten multiple kleine Hautmetastasen auf, die immer wieder operativ entfernt wurden. Anläßlich einer dieser Operationen wurde vom Anästhesisten schließlich in der linken aryepiglottischen Falte ein etwa 2 cm großer dunkelroter Tumor gefunden (Abb. 134b). Dieser Tumor stellte offensichtlich den Primärtumor dar. Er wurde mit einer supraglottischen Laryngektomie und einer konservativen Neck dissection entfernt, wobei sich auch einige Metastasen in den Halslymphknoten fanden. Der Verfasser hat die Patientin 2 Jahre später nochmals gesehen und einige weitere, am Nacken und in der Submentalregion befindliche Metastasen entfernt. Die Patientin konnte genau angeben, wo Metastasen manifest werden würden, denn schon Tage, bevor man die kaum linsengroßen, intrakutanen Knötchen tasten konnte, spürte sie heftigste Schmerzen in diesen Arealen. Zur Zeit der letzten Beobachtung waren Metastasen in der Kopfhaut aufgetreten. Die Patientin befand sich nun auch wegen der benötigten großen Mengen von Analgetika in einem sehr reduzierten Allgemeinzustand.

Ähnliche Fälle mit Tumoren der aryepiglottischen Falte, die stärkste Schmerzen verursachen und interessanterweise fast immer mit Hautmetastasen verknüpft sind, wurden von einer Reihe von Autoren beschrieben (1, 2, 3, 4, 35, 41, 71, 77, 78, 81, 82, 83, 91). Die meisten dieser Fälle wurden als maligne Paragangliome klassifiziert. Sie entsprachen histologisch weitgehend dem vom Verfasser beobachteten Fall (Abb. 135e, f). Die Ursache der vom Tumor ausgelösten Schmerzen könnten neuroendokrine Substanzen sein, die diese Tumoren synthetisieren und abscheiden. Warum sie mit besonderer Vorliebe in die Haut metastasieren und dort multiple, kleine, schmerzhafte Metastasen hervorrufen, ist nicht klar, doch stellen die Hautmetastasen ein weiteres distinktes klinisches Charakteristikum dieser besonderen Form maligner neuroendokriner Tumoren dar.

Melanome

Nur etwa 1% aller Melanome entstehen in den Schleimhäuten der oberen Luft- und Speisewege. Hier wiederum finden sie sich mit Vorliebe im Bereich der Nase und am Gaumen. Im Larynx kommen Melanome primär außerordentlich selten vor. Bisher sind nur etwa 20 Fälle beschrieben worden (43, 48).

Vereinzelt sind auch Metastasen eines anderenorts gelegenen Melanoms im Larynx beobachtet worden (vgl. S. 364). Nicht in allen Fällen ist sicher zu entscheiden, ob es sich um ein primäres oder metastatisches Melanom handelt (62, 96). (Bei einem primären Melanom wäre eine „junctional activity" zu erwarten.)

Neben den malignen Melanomen ist bisher nur einmal ein gutartiger Nävus der Taschenfalte beschrieben worden (60).

Als Mutterboden der Melanome können die im Larynx vereinzelt vorkommenden Melanozyten gelten (11, 29, 74).

Melanome des Larynx werden bei Erwachsenen und bei beiden Geschlechtern etwa gleich häufig beobachtet. In den meisten Fällen entsteht der Tumor supraglottisch im Bereich der Taschenfalten oder der Aryregion, selten an der Epiglottis und nur ganz vereinzelt an den Stimmlippen. Meist handelt es sich um den nodulären Typ des Melanoms mit graurotem, manchmal himbeerartig gekörntem Aspekt. Nur bei höherem Melaningehalt sieht der Tumor schmutzig-graubraun, schwarz und fleckig aus. Satellitäre, um den Haupttumor verteilte Melanomherde werden auch im Larynx beobachtet, besonders bei Rezidivtumoren (5, 92).

Eine vielleicht paraneoplastische Veränderung war die bei einem metastasierenden Melanom beschriebene temporäre dunkle Pigmentierung der Haut am Stamm und im Gesicht (5).

Auch die Melanome der Larynxschleimhäute haben, wie die der Mundschleimhäute, eine schlechte Prognose. Die Metastasierung erfolgt in die regionären Halslymphknoten. Die meisten Patienten sterben rasch an regionären und hämatogenen Metastasen. Zur Zeit kommt als Therapie praktisch nur eine radikale Operation mit Ausräumung der regionären Halslymphknoten, also eine Laryngektomie mit Neck dissection, in Frage, falls nicht bereits Fernmetastasen bestehen. Chemotherapeutische und immuntherapeutische Maßnahmen bieten zur Zeit ebenso wenig Aussicht auf irgendeine auch nur temporäre Rückbildung des Tumors wie eine Bestrahlung. Nur ausnahmsweise wird über eine mehr als 5 Jahre anhaltende Rezidivfreiheit bei einem Larynxmelanom berichtet (6).

Histologisch findet man auch im Larynx alle Differenzierungsvarianten der Schleimhautmelanome mit runden, spindeligen oder pleomorphen Zellen reichlicher oder geringer Melaninproduktion. Die Differentialdiagnose ist, besonders bei melaninarmen Melanomen, oft sehr schwierig (69).

Literatur

[1] Adlington, P., M. A. Woodhouse: The ultrastructure of chemodectoma of the larynx. J. Laryng. 86 (1972) 1219–1232
[2] Ali, S., D. W. Aird, J. Bihari: Pain-inducing laryngeal paragangliomas (non-chromaffin). J. Laryng. 97 (1983) 181–188
[3] Andrews, A. H.: Glomus tumors (non chromaffin paragangliomas) of the larynx: case report. Ann. Otol. (St. Louis) 64 (1955) 1034–1036
[4] Banner, B., R. Morecki, A. Eviatar: Chemodectoma in the midthyroid region. J. Otolaryng. 8 (1979) 271–273
[5] Baron, F., F. Legent, Mussini, Le Neel, Y. Bruneau, P. Seite: Un nouveau cas de mélanome malin du larynx. Rev. Laryng. (Bordeaux) 92 (1971) 331–337
[6] Barton, R. T.: Mucosal melanomas of the head and neck. Laryngoscope (St. Louis) 85 (1975) 93–99
[7] Basset, J. M., F. Paraire, M. Francois, P. Fleury: Deux nouvelles tumeurs rares du larynx. Un lipome, un chemodectome. Ann. Otolaryngol. Chir. Cervicofac. 99 (1982) 151–158
[8] Bensch, K. G., B. Corrin, R. Pariente, H. Spencer: Oat cell carcinoma of the lung – its origin and relationship to bronchial carcinoid. Cancer 22 (1968) 1163–1172
[9] Blanchard, C. L., W. H. Saunders: Chemodectoma of the larynx. Case report. Arch. Otolaryng. 61 (1955) 472–474
[10] Blok, P. H. H. M., J. J. Manni, P. van den Broek, U. J. van Haelst, J. L. Slooff: Carcinoid of the larynx: a report of three cases and a review of the literature. Laryngoscope (St. Louis) 95 (1985) 715–719
[11] Busuttil, A.: Dentritic pigmented cells within human laryngeal mucosa. Arch. Otolaryng. 102 (1976) 43–46
[12] Capper, J. W., L. Michaels, R. T. Gregor: A malignant carcinoid tumour of the supraglottic larynx. J. Laryng. 95 (1981) 963–971
[13] Carles, D., F. Devars, L. Traissac, D. Darasse, J. F. Rinaldo, C. Richir: Carcinoide primitif du larynx. Ann. Path. 3 (1983) 65–68
[14] Carlsöö, B., A. Dahlqvist, S. Domeij, S. Hellström, H. H. Dedo, K. Izdebski: Carotid-body-like tissue within the recurrent laryngeal nerve: an endoneural chemosensitive micro-organ? Ann. Otolaryng. 4 (1983) 334–341
[15] Cefis, F., M. Cattaneo, P. M. Carnevale Ricci, B. Frigerio, L. Usellini, C. Capella: Primary polypeptide hormones and mucin-producing malignant carcinoid of the larynx. Ultrastruct. Path. 5 (1983) 45–53
[16] Coakley, J. F.: Primary oat cell carcinoma of the larynx. J. Laryng. 99 (1985) 301–303
[17] Droste, W.: Glomustumor in der Trachea. HNO (Berlin) 8 (1959) 29–30
[18] Duvall, E., A. Johnston, K. McLay, J. Piris: Carcinoid tumour of the larynx. J. Laryng. 97 (1983) 1073–1080
[19] Eusebi, V., C. M. Betts, F. Giangaspero: Primary oat-cell carcinoma of the larynx. Virchows Arch., Abt. A 380 (1978) 349–354
[20] Ewens, S. W. B., G. Bussolati, A. G. E. Pearse: Uptake of L-dopa and L-5-hydroxytryptophan by endocrin-like cells in the rat larynx. Histochem. J. 4 (1972) 103–110
[21] Ferlito, A.: Histological classification of larynx and hypopharynx cancer and their clinical implications. Acta oto-laryng. (Stockh.) Suppl. 342 (1976) 9–88
[22] Ferlito, A.: Primary oat-cell carcinoma of the larynx following supraglottic laryngectomy for squamous-cell carcinoma. J. Amer. geriat. Soc. 26 (1978) 278–283
[23] Feyrter, F.: Über das Argyrophilen des argyrophilen Helle-Zellen-Systems im Bronchialbaum des Menschen. Virchows Arch. path. Anat. 325 (1954) 723–732
[24] Gapany-Gapanavicius, B., S. Kenan: Carcinoid tumor of the larynx. Ann. Otol. (St. Louis) 90 (1981) 42–47

25 Gehanno, P., Y. Lallement, O. Groussard, F. Blanchet, F. Veber, C. Guedon, J. A. Rame: Apudomes en ORL: A propos de 6 observations (dont 1 chemodectome et 1 carcinoide du larynx:) critique di concepts d'apudome. J. franç. Oto-rhinolaryng. 29 (1980) 13–18

26 Gnepp, D. R., A. Ferlito, V. Hyams: Primary anaplastic small cell (oat cell) carcinoma of the larynx. Review of the literature and report of 18 cases. Cancer 51 (1983) 1731–1745

27 Goldman, N. C., C. I. Hood, G. T. Singleton: Carcinoid of the larynx. Arch. Otolaryng. 90 (1969) 64–67

28 Goldman, N. C., G. M. Katibah, J. Medina: Carcinoid tumors of the larynx. Ear Nose Throat J. 64 (1985) 130–134

29 Goldman, J. L., W. Lawson, F. G. Zak, J. D. Roffman: The presence of melanocytes in the human larynx. Laryngoscope (St. Louis) 82 (1972) 824–835

30 Gould, V. E., B. F. Banner, M. Baerwaldt: Neuro-endocrine neoplasms in unusual primary sites. Diagn. Histopath. 4 (1971) 263–277

31 Gould, V. E., R. A. De Lellis: The neuroendocrine cell system: its tumors, hyperplasias and dysplasias. In Silverberg, S. G.: Principles and Practice of Surgical Pathology. Wiley, New York 1981

32 Guerrier, Y., J. G. Lallemant, B. Charlin, A. Pages: Carcinoid tumors of the larynx. A case study. ORL J. Otorhinolaryngol. relat. Spec. 47 (1985) 113–118

33 Hay, J. H., A. Busuttiel: Oat-cell carcinoma of the larynx. J. Laryngol. 95 (1981) 1081–1088

34 Hooper, R.: Chemodectomata of the glomus laryngicum superior. Laryngoscope (St. Louis) 82 (1972) 686–692

35 Hordijk, G. J., D. J. Ruiter, F. T. Bosman, B. J. Mauw: Chemodectoma (paraganglioma) of the larynx. Clin. Otolaryng. 6 (1981) 249–254

36 Horikawa, T., F. Matsubara: A carcinoid tumor of the epiglottis. Otolaryngol. Jap. 40 (1972) 437–440

37 Ibrahim, N. B. N., C. Briggs, C. M. Corbishley: Extrapulmonary oat cell carcinoma. Cancer 54 (1984) 1645–1661

38 Jansen, H. H., A. O. C. Nettey-Marbell: Die parasympathischen Paraganglien des menschlichen Kehlkopfes. Zbl. allg. Path. path. Anat. 110 (1967) 246–250

39 Johnson, G. D., A. B. Abt, V. P. Mahataphongse, G. H. Conner: Small cell undifferentiated carcinoma of the larynx. Ann. Otol. (St. Louis) 88 (1979) 774–778

40 Johnson, L. A., P. Lavin, C. G. Moertel, L. Weiland, Y. Dayal, W. G. Doos, S. A. Geller, H. S. Cooper, F. Nime, S. Massé, I. W. Simson, H. Sumner, E. Fölsch, P. Engstrom: Carcinoids: the association of histologic growth pattern and survival. Cancer 51 (1983) 882–889

41 Justrabo, E., R. Michiels, C. Calmettes, F. Cabanne, H. Bastein, J. C. Horiot, J. Guerrin: An uncommon apudoma: a functional chemodectoma of the larynx. Report of a case and review of the literature. Acta oto-laryng. (Stockh.) 89 (1980) 135–143

42 Kessinger, A., J. F. Foley, H. M. Lemon: Therapy of malignant APUD cell tumors. Effectiveness of DTIC. Cancer 51 (1983) 790–794

43 Kim, H., C. I. Park: Primary malignant laryngeal melanoma – report of a case with review of literature. Yonsei med. J. 23 (1982) 118–122

44 Kimmelmann, C. P., D. G. Haller: Unusual oat cell carcinomas of the head and neck (meeting abstract). Otolaryngol. Head Neck Surg. 91 (1983) 708–712

45 Kirkeby, S., P. Romart: Argyrophilic cells in the larynx of the guinea-pig demonstrated by the method of Grimelius. J. Anat. 123 (1977) 87–92

46 Kleinsasser, O.: Das Glomus laryngicum inferius. Ein bisher unbekanntes nicht chromaffines Paraganglion vom Bau der sogenannten Carotisdrüse im menschlichen Kehlkopf. Arch. Ohrenheilk. 184 (1964) 214–224

47 Kleinsasser, O.: Nichtchromaffine Paraganglien vom Bau der sogenannten Carotisdrüse im menschlichen Kehlkopf. Mschr. Ohrenheilk. 100 (1966) 373–376

48 Kleinsasser, O.: Pathologie und Klinik besonderer Formen maligner Tumoren des Kehlkopfes und des Hypopharynx. In Berendes, J., R. Link, F. Zöllner: Hals-Nasen-Ohren-Heilkunde in Praxis und Klinik, Bd. IV/2. Thieme, Stuttgart 1983

49 Lawson, W., F. G. Zack: The glomus bodies („paraganglia") of the human larynx. Laryngoscope (St. Louis) 84 (1974) 98–111

50 Lehmann, V., J. J. Widman, G. Pipard, R. Peytremann, M. Plattner, M. Montandon: Tumeur carcinoide du larynx. XIV e Congrès Société Franc. de Carcinologic Cervicofaciale Lyon 1981

51 Liew, S. H., A. S. Y. Leong, H. M. K. Tang: Tracheal Paraganglioma: a case report with review of the literature. Cancer 47 (1981) 1387–1393

52 Lindell, M. M., B. S. Jing, M. A. Luna: Glomus laryngicum superior: a case studied arteriographically. Amer. J. Roentgenol. 136 (1981) 618–619

53 Markel, S. F., J. E. Magielski, T. F. Beals: Carcinoid tumor of the larynx. Arch. Otolaryng. 106 (1980) 777–778

54 Marks, P. V., G. B. Brookes: Malignant paraganglioma of the larynx. J. Laryng. 97 (1983) 1183–1188

55 Martinson, F. D.: Chemodectoma of the „glomus laryngicum inferior". Arch. Otolaryng. 86 (1967) 70–73

56 McCall, J. W., F. K. Karam: Chemodectoma of trachea. Arch. Otolaryng. 67 (1958) 372–373

57 Medina, J. E., M. Moran, H. Goepfert: Oat cell carcinoma of the larynx and Eaton-Lambert Syndrome. Arch. Otolaryng. 110 (1984) 123–126

58 Mills, S. E., P. H. Cooper, T. A. Garland, M. E. Johns: Small cell undifferentiated carcinoma of the larynx. Report of two patients and review of 13 additional cases. Cancer 51 (1983) 116–120

59 Mills, S. E., M. E. Johns: Atypical carcinoid tumor of the larynx. A light microscopic and ultrastructural study. Arch. Otolaryng. 110 (1984) 58–62

60 Muesebeck, K., A. Schimpf, W. Mootz: Beobachtung eines Kompound-Naevus im Larynxbereich (Plica ventricularis). HNO (Berlin) 18 (1970) 156–162

61 Nonomura, A., T. Shintani, N. Kono, R. Kamimura, G. Obta: Primary carcinoid tumor of the larynx and review of the literature. Acta Path. Jpn. 33 (1983) 1041–1049

62 Nsamba, C.: A case of malignant melanoma of the larynx. J. Laryng. 80 (1966) 1178–1181

63 Oberndorfer, S.: Karzinoidtumoren des Dünndarmes. Frankfurt. Z. Path. 1 (1907) 426–432

64 Ohsawa, M., Y. Kurita, A. Horie, K. Kurita: Malignant chemodectoma (paragangioma) of the larynx. A case report with electron microscopy and biochemical assay. Acta Path. Jpn. 33 (1983) 1279–1288

65 Olofsson, J., O. Groentoft, H. Soekjer, B. Risberg: Paragangliomma involving the larynx. ORL J. Otorhinolaryngol. relat. Spec. 46 (1984) 57–65

66 Olofsson, J., A. W. van Nostrand: Anaplastic small cell carcinoma of the larynx. Case report. Ann. Otol. (St. Louis) 81 (1972) 284–287

67 Pages, A., C. Pignodel, J. Ramos: Carcinoide du larynx. Etude ultrastructurale et immunofluorescence. Ann. Path. 3 (1983) 59–64

68 Paladugu, R. R., B. N. Nathwani, J. Goodstein, L. E. Dardi, V. E. Memoli, V. E. Gould: Carcinoma of the larynx with mucosubstance production and neuroendocrine differentiation: an ultrastructural and immunohistochemical study. Cancer 49 (1982) 343–349

69 Pantazopoulos, P. E.: Primary malignant melanoma of the larynx. Laryngoscope (St. Louis) 74 (1964) 95–102

70 Pearse, A. G. E.: The APUD cell concept and its implications in pathology. Pathol. A 9 (1974) 27–42

71 Pedrazzini, A., E. Pedrinis, P. Luscieti, G. Losa, F. Cavalli: Ein Fall von metastasierendem Paragangliomma des Larynx. Schweiz. med. Wschr. 113 (1983) 1363–1366

72 Perrin, C., A. Lacquier, J. Flooquet: Le système A. P. U. D. manifestations cliniques cervicofaciales. J. franç. Oto-rhinolaryng. 31 (1982) 7–20

73 Pesce, C., F. Tobia-Gallelli, C. Toncini: APUD cells of the larynx. Acta Otolaryng. 98 (1984) 158–162

74 Pesce, C., C. Toncini: Melanin pigmentation of the larynx. Acta Otolaryng. 96 (1983) 189–192

75 Pizzi, G. B., G. Sotti, P. L. Zorat, L. Tomio, F. Calzavara, F. Poliodoro, A. Ferlito: Chemo-radiotherapy regimen in the treatment of the oat cell carcinoma of the larynx (meeting abstract). UICC Conference on Clinical Oncology, 1981, Lausanne, Schweiz. International Union Against Cancer 131, 1981 (p. 131)

76 Posner, M. R., R. R. Weichselbaum, R. L. Fabian, E. Carrol, D. Miller, T. J. Ervin: Small cell carcinomas of the larynx: results of combined modality treatments. Laryngoscope (St. Louis) 93 (1983) 946–948

77 Scevola, A.: Patologia rara del laringe: il plasmocitoma. Ann. Laring. (Torino) 67 (1968) 638–648

78 Schaefer, S. D., B. L. Blend, J. G. Denton: Laryngeal paragangliomas: evaluation and treatment. Amer. J. Otolaryng. 1 (1980) 451–455

79 Schönberger, W.: Die Entwicklung des Paraganglion laryngeum beim Menschen. Anat. Anz. 125 (1969) 512–524
80 Shipton, E. A., J. C. van der Linde: Paraganglioma of the larynx. A case report and clinical review. S. Afr. med. J. 65 (1984) 176–177
81 Sneige, N., B. Mackay, N. G. Ordonez, J. G. Batsakis: Laryngeal paraganglioma. Report of two tumors with immunohistochemical and ultrastructural analysis. Arch. Otolaryng. 109 (1983) 113–117
82 Spagnolo, D. V., F. J. Paradinas: Laryngeal neuroendocrine tumour with features of a paraganglioma, intracytoplasmic lumina and acinar formation. Histopathology 9 (1985) 117–131
83 Stearns, M. P.: Chemodectoma of the larynx. J. Laryng. 96 (1982) 1181–1185
84 Sun, C. C., M. Hall-Craggs, B. Adler: Oat cell carcinoma of larynx. Arch. Otolaryng. 107 (1981) 506–509
85 Sweeney, E. C., L. McDonnell, C. O'Brien: Medullary carcinoma of the thyroid presenting as tumours of the pharynx and larynx. Histopathology 5 (1981) 263–275
86 Tamai, S., H. Iri, T. Maruyama, M. Kasahara, S. Akatsuka, S. Sakurai, Y. Murakami: Laryngeal carcinoid tumor: Light and electron microscopic studies. Cancer 48 (1981) 2256–2259
87 Thomson, D. H., Y. H. Kao, J. Fay, J. Klos, T. W. Fetter: Primary small cell (oat cell) carcinoma of the larynx associated with an IgD multiple myeloma. Laryngoscope (St. Louis) 92 (1982) 1239–1244
88 Tobin, H. S., H. H. Harris: Nonchromaffin paraganglioma of the larynx. Arch. Otolaryng. 96 (1972) 154–157
89 Trotoux, J., M. Glickman, O. Sterkers, M. Trousset, J. Pinel: Syndrome de Schwartz-Bartter. Révélateur d'un cancer laryngé sous-glottique à petit cellules. Ann. Otolaryng. 96 (1979) 349–358
90 Van Vroonhoven, J., W. H. Peutz, T. G. Tjan: Presurgical devascularization of a laryngeal paraganglioma. Arch. Otolaryng. 108 (1982) 600–602
91 Vetters, J. M., P. G. Toner: Chemodectoma of larynx. J. Path. Bact. 101 (1970) 259–265
92 Vuori, E. E., M. Hormia: Primary malignant melanoma of the larynx and pharynx. J. Laryng. 83 (1969) 281–287
93 Warren, W. H., D. D. Caldarelli, H. Javid, J. Lee, V. E. Gould: Neuroendocrine markers in paraganglioma of the head and neck. Ann. Otol. (St. Louis) 94 (1985) 555–560
94 Watzka, M.: Über Paraganglien in der Plica ventricularis des menschlichen Kehlkopfes. Dtsch. med. Forsch. 1 (1963) 19–20
95 Weidauer, H., G. A. Blobel, H. Nemetschek-Gansler, V. E. Gould, G. Mall: Das neuro-endokrine Larynxkarzinom vom kleinzelligen (Oat-Cell) Typ. Morphologische und immunhistochemische Befunde und ihre Bedeutung für die Therapie. Laryngol. Rhinol. Otol. 64 (1985) 121–127
96 Welsh, L. W., J. J. Welsh: Malignant melanoma of the larynx. Laryngoscope (St. Louis) 71 (1961) 185–191
97 Wetmore, R. F., R. D. Tronzo, R. J. Lane, L. D. Lowry: Nonfunctional paraganglioma of the larynx: clinical and pathological considerations. Cancer 48 (1981) 2717–2723
98 Zeitlhofer, J.: Ungewöhnlicher Tumor im Larynx (Chromophobes Paraganglioma). Mschr. Ohrenheilk. 89 (1955) 133–136

Neurogene Tumoren

Von Nerven ausgehende Tumoren kommen im Larynx nur sehr selten vor. Vorwiegend ist der N. laryngeus superior der Mutterboden von Tumoren, nur sehr selten der N. recurrens. In den meisten Fällen handelt es sich um gutartige Tumoren. Maligne neurogene Tumoren wurden nur in wenigen Fällen beschrieben.

Neben Neurilemmomen wurden vereinzelt Neurofibrome, meist im Rahmen einer Neurofibromatosis Recklinghausen, ganz selten Ganglioneurome und etwas häufiger Granularzelltumoren im Larynx beobachtet und beschrieben. Bei zahlreichen älteren Publikationen kann man heute nicht mehr sicher sagen, ob es sich um Neurilemmome oder Neurofibrome gehandelt hat.

Neurilemmome

Diese aus den Zellen der Schwannschen Zellen der Nervenscheide entstehenden Tumoren werden vielfach kurz als Neurinome, exakter als Neurilemmome, manchmal auch als Schwannome, bezeichnet. Neurilemmome kommen ubiquitär im Körper, am häufigsten aber im Kopf-Hals-Bereich vor. Eine Beobachtung eines Neurilemmoms im Kehlkopf hat erstmals SUCHANEK 1925 veröffentlicht. Bisher sind etwa 100 Fälle publiziert worden (11, 12, 22, 33, 41, 43, 47, 60).

Die meisten Patienten mit Neurinomen des Larynx stehen im 4. und 5. Lebensjahrzehnt. Frauen sind ein wenig häufiger betroffen als Männer.

Neurinome des Larynx entstehen fast ausschließlich im Bereich der aryepiglottischen Falte in der Nähe der Spitze des Aryknorpels. Zum Teil sind die Tumoren jedoch seitlich „verrutscht", so daß sie in den Sinus piriformis hineinhängen oder auf die Taschenfalte übergreifen (Abb. 136). In den meisten der bisher beschriebenen Fälle sind die Tumoren klein und die Symptomatik uncharakteristisch. Die Patienten geben ein nicht genauer definiertes, langsam an Intensität zunehmendes Globusgefühl an, Räusperzwang und Stimmstörungen finden sich seltener. Nur bei den wenigen größeren Larynxneurinomen treten Dysphonie und Schluckbeschwerden auf.

Bei der Laryngoskopie findet man einen gelblich-rötlichen, derben, manchmal walzenförmigen, auch kugeligen oder höckerig-traubenartigen Tumor, der in der aryepiglottischen Falte hängt und von einer dünnen, etwas vermehrt kapillarisierten Schleimhaut überzogen ist. Einzelne Neurilemmome dieser Region springen auch pilzförmig vor, sind gestielt und flottieren zwischen Sinus piriformis und dem Aditus laryngis.

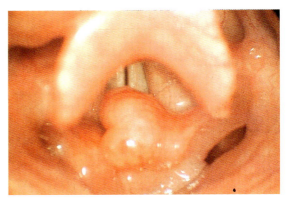

Abb. 136a An der aryepiglottischen Falte pendelndes Neurilemmom des Kehlkopfes. 42jährige Frau; der Tumor konnte endoskopisch reseziert werden.

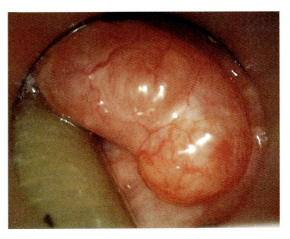

Abb. 136b Mikrolaryngoskopische Aufnahme desselben Tumors, der von glatter, etwas vermehrt vaskularisierter Schleimhaut bedeckt ist.

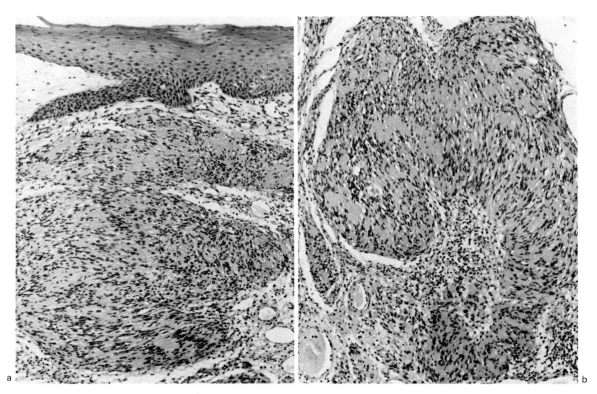

Abb. 137 Neurilemmom der aryepiglottischen Falte. 42jährige Frau, gleicher Fall wie Abb. 136. Der Tumor setzt sich aus einem Konglomerat von wuchernden Schwannschen Zellen zusammen.
a) In diesem Tumorknoten ist an mehreren Stellen die Palisadenstellung der langen Zellkerne besonders deutlich zu erkennen (beide Abbildungen HE, Vergr. etwa 50fach).
b) Ein anderer Abschnitt dieses Tumors.

Vereinzelt werden Neurilemmome an der Epiglottis beobachtet (26). Neurilemmome der Stimmlippen sind Raritäten (23), ein gut dokumentierter Fall ist noch nicht bekannt. Ein weitgehend extralaryngeal gelegenes Neurilemmom des N. recurrens, das sich aber zwischen Ring- und Schildknorpel in den Endolarynx hineinwölbte, wurde 1937 von MALAN beschrieben (36).

Unter den heutigen Bedingungen der endolaryngealen Chirurgie sind Neurinome unschwer und ohne größere Blutung endoskopisch vollständig zu exstirpieren.

Eine laterale Pharyngotomie als Zugangsweg (41) dürfte nur bei größeren, endoskopisch nicht mehr übersichtlich darstellbaren Neurilemmomen erforderlich sein. Eine Laryngektomie ist nur bei sehr großen rezidivierenden Tumoren in Betracht zu ziehen (44).

Histologisch entsprechen die Neurilemmome des Kehlkopfes denen an anderen Stellen (Abb. 137). Zum einen findet sich im Larynx der zellreichere, solide Tumortyp Antoni A mit den zu Bändern und Strängen angeordneten, langgestreckten, mit chromatinreichen Kernen ausgestatteten Zellen in charakteristischen Reihungen zu sogenannten Palisaden wie auch den organoid in Wirbeln angeordneten, sogenannten Verocayschen Körperchen. Daneben gibt es den von einem Fibrom nicht immer ganz sicher abgrenzbaren zellärmeren, zystischen Typ Antoni B des Neurilemmoms. Auch im Larynx werden ab und zu Neurilemmome mit Verkalkungen gefunden (42).

Maligne Neurilemmome sind außerordentlich selten. Von einem Vorkommen im Larynx ist bisher nur ein Fall von DeLozier (1982) beschrieben worden (13). Die Diagnose eines malignen Neurilemmoms ist schwierig und kann meist nur durch histochemische und ultrastrukturelle Untersuchungen gesichert werden. In dem oben genannten Fall fand sich bei einem 46 Jahre alten Mann ein supraglottischer Tumor, der zuerst als Fibrosarkom interpretiert und lokal exzidiert wurde. Der Tumor rezidivierte aber rasch und dehnte sich bis an die Schädelbasis aus. Trotz radikaler Chirurgie, Bestrahlung und Chemotherapie verstarb der Patient. Histologisch fand sich ein spindelzelliger Tumor, der an verschiedenen Stellen deutliche Palisadenstellungen der Kerne aufwies.

Neurofibrome

Neurofibrome sind gekennzeichnet durch eine gemeinsame Wucherung von Nervenfasern und Nervenscheidenzellen. Im Gegensatz zu den Neurilemmomen weisen die Neurofibrome in der Regel keine Kapsel auf und zeigen spindelige, langgestreckte, manchmal sich verzweigende Umrisse.

Die Mehrzahl der Neurofibrome entsteht im Rahmen einer generalisierten Neurofibromatosis Recklinghausen mit multiplen Tumoren, Pigmentflecken, Skelettveränderungen, sogenannten Rankenneuromen (32) und verschiedenen anderen Erscheinungen.

Im Kehlkopf sind bisher nur etwa zwei Dutzend Neurofibrome nach einer ersten Beschreibung von COLLEDGE 1930 (9) beschrieben worden (4, 6, 14, 18, 31, 34, 49, 55, 61, 62).

In den meisten Fällen waren Kinder und Jugendliche betroffen. In einigen Fällen bestand schon ein kongenitaler Stridor als erstes Zeichen des Neurofibroms (8, 46).

Selten traten Neurofibrome im Larynx zunächst isoliert auf (54, 57). Manchmal wurden erst Jahre später die Erscheinungen der generalisierten Recklinghausenschen Erkrankung manifest. (Die Krankheit wird bekanntlich dominant vererbt und tritt in den verschiedensten Erscheinungsformen auf.)

Neurofibrome des Larynx werden als lappige, knollige, eher weiche Tumoren beschrieben (Abb. 138). Sie entstehen zwar überwiegend in der supraglottischen Region, dehnen sich aber manchmal auch bis in die subglottische Region hinein aus. Vereinzelt wurden multiple Neurofibrome im Kehlkopf beschrieben. Da die Tumoren außerordentlich unscharf abgegrenzt sind, eignen sie sich nicht für eine endoskopische Resektion. Da eine Kapsel fehlt und sich die Ausläufer des Tumors oft weit entlang von Nervenfasern erstrecken und verzweigen, ist eine vollständige Exstirpation, auch bei externem Zugang, recht schwierig. Eine laterale Pharyngotomie oder eine Thyreotomie als Zugang sind wohl in allen Fällen erforderlich. Bei übergroßen Neurofibromen wurde manchmal eine Laryngektomie ausgeführt (40).

Bei großen Neurofibromen ist übrigens damit zu rechnen, daß sie sich in den N. recurrens hinein fortsetzen und nach der Exstirpation des Tumors dieser Nerv ausfällt.

Nach einer ersten Operation bleiben die Patienten oft über Jahre hinweg klinisch rezidivfrei, bis vielfach dann später doch ein Rezidiv auftritt (18, 55).

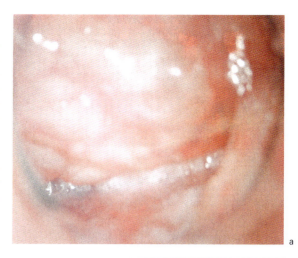
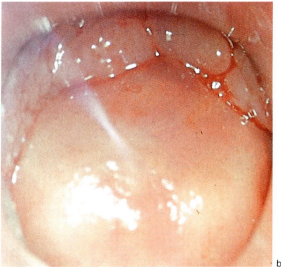

Abb. 138 Neurofibrome des Hypopharynx.
a) 6jähriges Mädchen mit Neurofibromatose. Der Zugang zum Kehlkopf ist durch ein ausgedehntes Neurofibrom weitgehend verlegt.
b) Großes, an der Hypopharynxhinterwand gestieltes Neurofibrom des Larynx bei einer 20jährigen Patientin mit Neurofibromatose.

Histologisch sind Neurofibrome schwierig von Fibromen abzugrenzen. Die langgestreckten Bündel faserreicher Zellen, die sich gegenseitig durchflechten, gelegentlich auch wirbelartige Zellanordnungen deuten auf ein Neurofibrom hin. Die Tumoren erstrecken sich ganz diffus in vielen Bündeln durch die Weichteile des Larynx (Abb. 139).

Die Entstehung von *Neurofibrosarkomen* ist besonders bei der voll ausgeprägten Recklinghausenschen Krankheit relativ häufig. Die Angaben schwanken zwischen 10 und 30%. Manchmal entwickeln sich die Sarkome schon im frühen Kin-

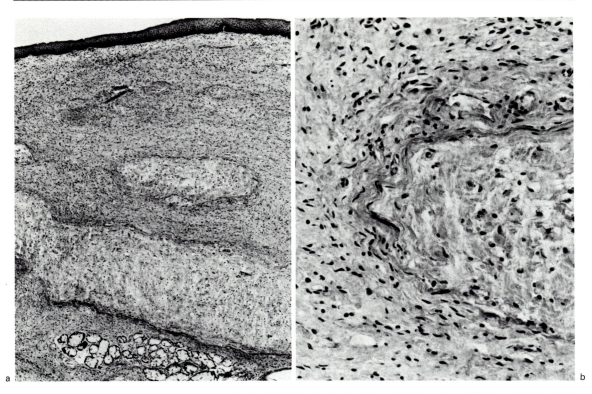

Abb. 139a u. b Neurofibrom der supraglottischen Kehlkopfregion bei einem 6 Jahre alten Mädchen (gleicher Fall wie Abb. 138a). Das submuköse Bindegewebe und die Drüsenlager sind diffus von den Wucherungen des Neurofibroms durchsetzt. Bei stärkerer Vergrößerung b) zeigen sich die typischen, wellenförmigen Anordnungen der gewucherten Fibrozyten der Nervenscheiden (HE, Vergr. etwa 50fach).

des- und Jugendalter. Ein *Neurofibrosarkom* des Larynx beschrieben IWASKIEWICZ u. KAMIENEC 1966 (30). Der Verfasser sah bei einem jungen Mädchen mit einer Neurofibromatose ein ausgedehntes neurogenes Sarkom des Halses, das von außen auf den Larynx übergriff (37).

Ganglioneurome

In Ganglioneuromen finden sich Ganglienzellen neben Schwannschen Zellen und Bindegewebszellen. Die unreifen und malignen Formen, wie die Neuroblastome, Ganglioblastome und Gangliozytome sind nach Wissen des Verfassers noch nicht im Kehlkopf beobachtet worden. Es liegen hingegen einige Berichte über Ganglioneurome des Larynx vor (38, 51). Diese Tumoren gleichen weitgehend den vorhin beschriebenen Neurofibromen. Die Tumoren saßen supraglottisch und subglottisch, waren knollig mit zahlreichen wurzelartigen Ausläufern und oft nur mit Schwierigkeiten zu exstirpieren. Betroffen waren vor allem jugendliche Patienten.

Das histologische Bild entspricht Neurofibromen mit Einlagerungen von Ganglienzellen verschiedenen Reifestadiums. Mit einem malignen Verhalten muß in einzelnen Fällen gerechnet werden.

Granularzelltumoren

H. J. ABRIKOSSOFF beschrieb 1926 erstmals eigenartige, durch große granulierte Zellen gekennzeichnete Tumoren, von denen er annahm, daß sie von der quergestreiften Muskulatur ausgingen. In der Folge wurden diese Tumoren auch Myome, Myoblastenmyome, Myoblastome, Rhabdomyome, Granularzellmyoblastome, Abrikossofftumoren usw. genannt (1). F. FEYRTER postulierte 1935, daß diese Tumoren neurogenen Ursprungs seien, sie wurden später auch granuläre Neurome, Granularzellschwannome usw. genannt (16). Heute wird die Bezeichnung Granularzelltumor vorgezogen.

Die Auffassung vom neurogenen Ursprung wird durch die Ergebnisse histochemischer, immunhistochemischer und elektronenmikroskopischer Untersuchungen gestützt (19, 24, 25, 50, 52, 56). Die charakteristischen Granula in diesen Tumoren bestehen aus myelinähnlichen Lipiden und Proteinen, u. a. dem S-100-Protein, sowie Resten von Nervenfasern und Axonen.

Granularzelltumoren kommen überall im Körper, auch in der Haut und im Gehirn vor. In mehr als 50% der Fälle findet man die Granularzelltumoren aber im Kopf-Hals-Bereich, hier wiederum in etwa 35% in der Zunge und in etwa 10% der Fälle im Larynx (45).

Ein Granularzelltumor, der im Kehlkopf lokalisiert war, wurde bereits von ABRIKOSSOFF beschrieben (1). Inzwischen sind mehr als 150 weitere Beobachtungen publiziert worden (2, 7, 10, 15, 20, 21, 45).

Synchron auftretende multiple Granularzelltumoren wurden im Larynx und Bronchus oder im Larynx und an der Haut gefunden (29, 35). Auch das gleichzeitige Vorkommen eines Plattenepithelkarzinomes und eines Granularzelltumors an verschiedenen Stellen des Kehlkopfes wurde beschrieben (7, 27).

Granularzelltumoren treten am häufigsten bei Patienten im mittleren Lebensalter auf, etwa im vierten und fünften Lebensjahrzehnt (45). Vereinzelt wurden auch Granularzelltumoren bei Kindern beobachtet (25, 28).

Eine besondere Geschlechtsbevorzugung besteht nicht. Männliche Patienten sind nur wenig häufiger betroffen als weibliche.

Im Kehlkopf findet man Granularzelltumoren fast ausschließlich an den Stimmlippen: Hier ist die besondere Prädilektionsstelle der hintere Abschnitt der Stimmlippe am Übergang zum Aryknorpel (45). Granularzelltumoren der supraglottischen Region oder der subglottischen Region sind dagegen recht selten (3, 25, 48, 58).

Das Aussehen der Tumoren ist uncharakteristisch (Abb. 140). Wenn sie tiefer in der Muskulatur der Stimmlippe liegen, entsteht nur eine diffuse Auftreibung einer Stimmlippe. In anderen Fällen zeigt sich ein polypenähnlicher, allerdings mehr solider höckeriger Tumor, der von glatter Schleimhaut überzogen ist. Die Tumorkonsistenz ist mittelweich, die Farbe graurosa.

Bei der operativen Entfernung erkennt man ein graues, fischfleischartiges Gewebe, das gegenüber der Stimmlippenmuskulatur nur unscharf abgegrenzt ist. Dieses Gewebe läßt sich aus der Stimmlippenmuskulatur ohne größere Blutungen herauspräparieren.

Nur bei den seltenen großen Granularzelltumoren und bei einigen jungen Patienten wurden Kehlkopfteilresektionen nach Thyreotomie und sogar Laryngektomien ausgeführt (25, 28, 39).

Bei sich tiefer in die Stimmlippenmuskulatur ausdehnenden Granularzelltumoren könnte es zweckmäßig sein, eine laterale (horizontale) Thy-

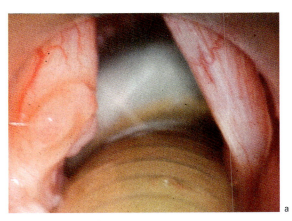
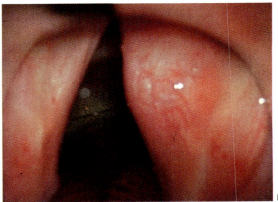
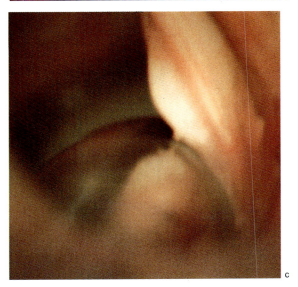

Abb. 140 Granularzelltumoren der Stimmlippen.
a) Großer exophytisch granulomartig wachsender Granularzelltumor der linken Stimmlippe (34jährige Frau).
b) Granularzelltumor in der Tiefe der rechten Stimmlippe bei einem 31 Jahre alten Mann. Der Tumor hat nur zu einer diffusen Auftreibung der Stimmlippe geführt und war als kugeliges Gebilde bei der Betastung zu spüren.
c) Polypenähnlicher Granularzelltumor der rechten Stimmlippe (28jähriger Mann).

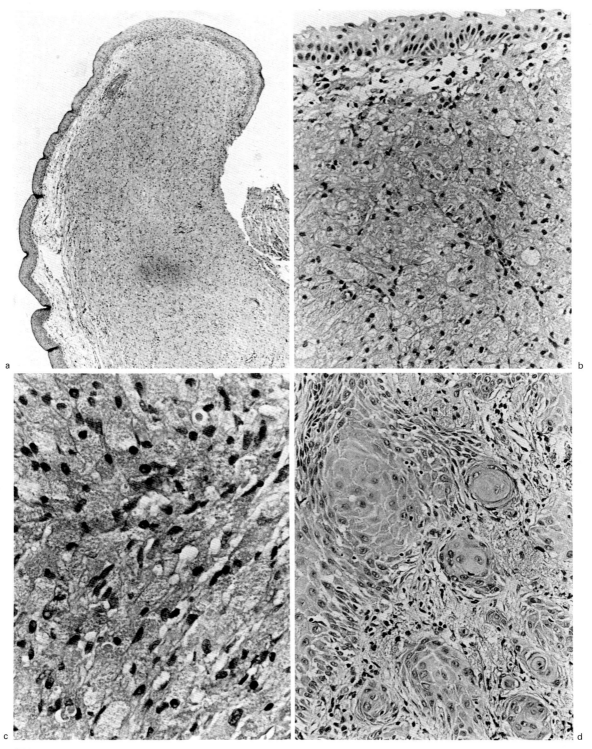

Abb. 141 Granularzelltumoren der Stimmlippe.
a) Übersicht. Mehr exophytisch wachsender Granularzelltumor (gleicher Fall wie Abb. 146a).
b) Submuköse Wucherung von großen, blassen, eosinophilen Zellen mit feinst gekörntem Zytoplasma und kleinen, eher pyknotisch wirkenden Kernen (HE, Vergr. etwa 70fach).
c) Bei stärkerer Vergrößerung tritt das stark gekörnte Zytoplasma der Tumorzellen deutlicher hervor (HE, Vergr. etwa 120fach).
d) Pseudokarzinomatöse Wucherungen des bedeckenden Epithels über einem Granularzelltumor. Zwischen den offensichtlich abgesprengten, karzinomähnlichen Epithelzapfen finden sich kleinere Formationen von Graunularzellen (HE, Vergr. etwa 80fach).

reotomie auszuführen, um den Tumor exstirpieren zu können, ohne die Stimmlippenoberflächenkontur zu zerstören.

In der überwiegenden Mehrzahl aller Fälle wird nach einer endoskopischen Exstirpation dieser Tumoren eine langjährige Rezidivfreiheit erreicht. Eine Bestrahlung scheint nicht zum Verschwinden von Granularzelltumoren zu führen.

Ein *maligner Granularzelltumor,* eine ohnehin außerordentlich seltene Geschwulst, wurde bisher nur ein einziges Mal im Kehlkopf beobachtet (5).

Die Diagnose Granularzelltumor ist nur histologisch zu stellen (Abb. 141). Die Schnitte zeigen einen schlecht umschriebenen Tumor, der infiltrierend in die umgebende Muskulatur vorwächst. Der Tumor setzt sich aus Nestern und Strängen großer polyedrischer Zellen zusammen, die einen kleinen hyperchromatischen Kern enthalten. Im Kern findet sich oft ein kleiner Nukleolus. Die Kerne sind relativ monomorph, Mitosen fehlen weitgehend. Das Zytoplasma der Tumoren tritt deutlich hervor, färbt sich nur blaß eosinophil an und enthält zahlreiche, feine, schwach PAS-positive Granula. Gelegentlich zeigt ein größeres Granulum eine deutlich positive PAS-Reaktion. Auch mit Luxol-fast-blue (zur Darstellung der Lipide) lassen sich die Granula gut hervorheben. Bei den Retikulinfärbungen sieht man, daß die Zellen von den Gitterfasern zu kleinen Paketchen zusammengeschnürt werden.

Bei vielen Granularzelltumoren, besonders jenen, die submukös an der Stimmlippe wachsen, reagiert das darüberliegende Plattenepithel im Sinne einer *pseudokarzinomatösen Hyperplasie* (Abb. 141d). Das Epithel verdickt sich, es bilden sich lange Akanthosezapfen. An manchen Stellen kann man auch erkennen, daß sich die Plattenepithelzapfen auflösen, abzutropfen scheinen und sogar zwiebelartige Schichtungen und damit karzinomähnliche Bilder entstehen können. Diese Bilder haben, obwohl sie schon lange bekannt sind (59), schon mehrfach zur Fehldiagnose Präkanzerose oder Plattenepithelkarzinom der Stimmlippe geführt.

Literatur

[1] Abrikossoff, A. J.: Über Myome, ausgehend von der quergestreiften willkürlichen Muskulatur. Virchows Arch. path. Anat. 260 (1926) 215–233
[2] Agarwal, R. K., A. Blitzer, K. H. Perzin: Granular cell tumors of the larynx. Otolaryngol. Head Neck Surg. 87 (1979) 807–814
[3] Battifora, H. A., R. Eisenstein, A. Schild: Rhabdomyoma of larynx. Ultrastructural study and comparison with granular cell tumors (myoblastomas). Cancer 23 (1969) 183–190
[4] Berger, F.: Neurofibrom des Kehlkopfes unter dem Bilde eines Ventrikelprolapses. HNO (Berlin) 15 (1967) 316–317
[5] Busanni-Caspari, W. C., C. H. Hammar: Zur Malignität der sogenannten Myoblastenmyome. Zbl. allg. Path. path. Anat. 98 (1958) 401–405
[6] Chang-Lo, M.: Laryngeal involvement in von Recklinghausen's disease: a case report and review of the literature. Laryngoscope (St. Louis) 87 (1977) 435–442
[7] Coates, H. L., T. J. McDonald, K. D. Devine, L. Weiland: Granular cell tumors of the larynx. Ann. Otol. (St. Louis) 85 (1976) 504–507
[8] Cohen, S. R., B. H. Landing, H. Isaacs: Neurofibroma of the larynx in a child. Ann. Otol. (St. Louis) 87 (1979) 29–31
[9] Colledge, L.: Two tumours of the peripheral nerves. J. Laryng. 45 (1930) 409–410
[10] Compagno, J., V. J. Hyams, P. Ste-Marie: Benign granular cell tumors of the larynx: a review of 36 cases with clinicopathologic data. Ann. Otol. 84 (St. Louis) (1975) 308–314
[11] Conde Jahn, F., M. Dao, F. Conde Jahn, F. Dulcey: Un caso de Schwannoma de laringe. Acta oto-rino-laring. iber.-amer. 24 (1973) 711–716
[12] Cummings, Ch. W., W. W. Montgomery, K. Balogh: Neurogenic tumors of the larynx. Ann. Otol. (St. Louis) 78 (1969) 76–95
[13] DeLozier, H. L.: Intrinsic malignant schwannoma of the larynx. A case report. Ann. Otol. (St. Louis) 91 (1982) 336–338
[14] Eigler, G.: Drei seltene Geschwülste der oberen Luftwege (Fibrorhabdomyoma laryngis, Neurofibroma laryngis, Glioblastoma nasi). HNO (Berlin) 28 (1937) 320–329. Zit. in: Figi, F. A., D. B. Stark: Neurofibroma of the larynx: presentation of 5 cases. Laryngoscope (St. Louis) 63 (1953) 652
[15] El-Ghazali, A. M. S., S. M. El-Ghazali: Granular cell myoblastoma of the larynx. J. Laryng. 96 (1982) 1177–1180
[16] Feyrter, F.: Über eine eigenartige Geschwulstform des Nervengewebes im menschlichen Verdauungsschlauch. Virchows Arch. path. Anat. 195 (1935) 480
[17] Feyrter, F.: Über die granulären neurogenen Gewächse. Beitr. path. Anat. 110 (1949) 181
[18] Fiorella, R.: Neurofibroma della laringe e sindrome di von Recklinghausen (SVR). Minerva Otorinolaring. 30 (1980) 175–179
[19] Fisher, E. R., H. Wechsler: Granular cell myoblastoma – a misnomer. Electron microscopic and histochemical evidence concerning its schwann cell derivation and nature (granular cell Schwannoma). Cancer 15 (1962) 936–954
[20] Fleury, P., L. Bocquet, J. M. Basset, J. F. Compere, O. Sterkers, P. Pansier, C. Vissuzaine: Quatre tumeurs rares du larynx: tumeurs a cellules granuleuses, Schwannome, amylose pseudo-tumorale. Ann. Otolaryngol. Chir. Cervicofac. 96 (1979) 611–617
[21] Fradis, M., L. Podoshin, A. Grishkan: Granular-cell myoblastoma of the larynx. Ear Nose Throat J. 59 (1980) 412–414
[22] Gaillard, J., Ch. Dubreuil, P. Romanet, J. P. Haguenauer: Neurinome laryngé: à propos des tumeurs isolées de la bande ventriculaire. J. franç. Oto-rhinolaryng. 27 (1978) 573–575
[23] Gaillard, J., J. P. Haguenauer, C. Dubreuil, P. Romanet: Les tumeurs rares de la corde vocale. A propos de 2 cas: un adénome pléomorphe et un neurinome. J. franç. Oto-rhinolaryng. 27 (1979) 714, 716–718
[24] Garancis, J. C., R. H. Komorowski, J. F. Kuzma: Granular cell myoblastoma. Cancer 25 (1970) 542–550
[25] Garud, O., L. Bostad, H. H. Elverland, I. W. S. Mair: Granular cell tumor of the larynx in a 5-year-old child. Ann. Otol. (St. Louis) 93 (1984) 45–47
[26] Goethals, P. L., J. C. Lillie: Neurilemmoma of the epiglottis: report of a case. Arch. Otolaryng. 74 (1961) 181–189
[27] Goldstein, A., S. Thaler, D. Rozycki: Granular cell myoblastoma and carcinoma of the larynx. Arch. Otolaryng. 94 (1971) 366–368
[28] Har-El, G., J. Shviro, I. Avidor, K. Segal, J. Sidi: Laryngeal granular cell tumor in children. Amer. J. Otolaryng. 6 (1985) 32–34
[29] Ivatury, R., D. Shah, E. Ascer, K. Srinivasan, J. Heraud, M. Rohman: Granular cell tumor of larynx and bronchus. Ann. thorac. Surg. 33 (1982) 69–73
[30] Iwaszkiewicz, J., M. Kamienec: Sarcomatous neurofibroma of the larynx. Oto-Laryng. pol. 20 (1966) 541
[31] Jafek, B. W., F. A. Stern: Neurofibroma of the larynx occuring with v. Recklinghausen disease. Arch. Otolaryng. 98 (1973) 77
[32] Johnsen, A. F., A. J. Duvall: Plexiform neuroma of the larynx and neck. J. Laryng. 84 (1970) 849–853
[33] Jung, H.: Beitrag zum Kehlkopfschwannom. HNO (Berlin) 20 (1972) 94
[34] Maissel, R. H., J. H. Ogura: Neurofibromatosis with laryngeal involvement. Laryngoscope (St. Louis) 84 (1974) 132–140
[35] Majmudar, B., J. Thomas, L. Gorelkin, P. N. Symbas: Respiratory obstruction caused by a multicentric granular cell tumor of

the laryngotracheobronchial tree. Hum. Path. 12 (1981) 283–286
36 Malan, A.: Neurinoma, un caso. Valsalva 13 (1937) 417
37 Martin, G., O. Kleinsasser: Neurogenic sarcomas of the neck in neurofibromatosis. Arch. Otorhinolaryng. 232 (1985) 273–283
38 Matzker, J., K. W. Tietze: Ein Ganglioneurom des Kehlkopfes. Laryngol. Rhinol. Otol. 42 (1963) 716–723
39 Miglets, A. W., D. E. Gebhart, L. O. Gregg: Airway obstruction due to a large laryngeal granular cell myoblastoma. Laryngoscope (St. Louis) 81 (1971) 971–978
40 Mikell, J. S., A. H. Nellson, C. A. Daly: Neurofibroma of the larynx in a 5-year-old child: Laryngectomy, Rehabilitation. Arizona Med. 2 (1954) 167
41 Münzel, M., K. Kastendiek: Neurogener Kehlkopftumor. Laryngol. Rhinol. Otol. 57 (1978) 408–413
42 Naeim, F., J. Waisman: Calcified neurilemoma of the larynx. Ann. Otol. (St. Louis) 82 (1973) 212–215
43 Nanson, E. M.: Neurilemoma of the larynx: a case study. Head Neck Surg. 1 (1978) 69–74
44 Natali, R., G. Corfu, O. Rachinel, G. Menager, J. J. Mesnil: Schwannome du larynx. A propos d'un cas. Ann. Otolaryngol. Chir. Cervicofac. 97 (1980) 901–903
45 Nolte, E., O. Kleinsasser: Granularzelltumoren des Kehlkopfes. HNO (Berlin) 30 (1982) 333–339
46 O'Connor, A. F., A. P. Freeland: Neonatal laryngeal neurofibromatosis. Ear Nose Throat J. 59 (1980) 57–59, 62
47 Palva, T., K. Jokinen, J. Kävjä: Neurilemoma (Schwannoma) of the larynx. J. Laryng. 89 (1975) 203
48 Sardana, D. S., Y. C. Yadav: Granular cell myoblastoma of laryngopharynx. J. Laryng. 83 (1969) 1023–1025
49 Smoler, J., G. Vivar, S. L. Pinto: Neurofibromatosis with laryngeal involvement. Ann. Otol. (St. Louis) 75 (1966) 968–974
50 Sobel, H. J., E. Marquet, E. Avrin, R. Schwarz: Granular cell myoblastoma. An electron microscopic and cytochemical study illustrating the genesis of granules and aging of myoblastoma cells. Amer. J. Path. 65 (1971) 59–71
51 Spiess, A.: Über ein Gangliom des Kehlkopfes. Laryngol. Rhinol. Otol. 19 (1930) 1
52 Stefansson, K., R. L. Wollman: S-100 Protein in granular cell tumors (granular cell myoblastomas). Cancer 49 (1982) 1834–1838
53 Suchanek, E.: Neurinom des Kehlkopfeinganges. Mschr. Ohrenheilk. 59 (1925) 613
54 Supance, J. S., D. J. Quenelle, J. Crissman: Endolaryngeal neurofibromas. Otolaryngol. Head Neck Surg. 88 (1980) 74–78
55 Thomas, R. L.: Non-epithelial tumors of the larynx. J. Laryng. 93 (1984) 1131–1141
56 Toncini, C., C. Pesce: Granular cell tumours of the oesophagus and larynx. J. Laryng. 94 (1985) 1301–1304
57 Turchi, R., G. Jemmi: Neurofibroma solitario della laringe Asportazione per via microlaryngoscopics. Ateneo Parmense (Acta Biomed.) 48 (1977) 27–32
58 Weisman, R. A., H. R. Konrad, R. F. Canalis: Granular cell myoblastoma involving the recurrent laryngeal nerve. Arch. Otolaryng. 106 (1980) 294–297
59 Westernhagen, von B.: Die sogenannten Myoblastenmyome des Kehlkopfes und ihre häufige Fehldeutung als Carcinom. HNO (Berlin) 12 (1964) 49–50
60 Whittam, D. E., T. M. O. Morris: Neurilemmoma of the larynx. J. Laryng. 84 (1970) 747–750
61 Yurich, E. L., G. J. Beekhuis: Multiple neurofibromatosis involving the larynx. Laryngoscope (St. Louis) 70 (1960) 46–54
62 Zobell, D. H.: Massive neurofibroma of the larynx: case report. Laryngoscope (St. Louis) 74 (1964) 233–240

Tumoren des lymphoretikulären Systems

Etwa 30% aller malignen Lymphome sollen ihren Ursprung im Kopf-Hals-Gebiet nehmen. Hier finden wir sie vor allem in den Halslymphknoten und im Waldeyerschen Schlundring. Im Kehlkopf treten Lymphome selten auf, entweder isoliert oder etwas häufiger im Rahmen einer generalisierten Krankheit.

Pseudolymphome

Als Pseudolymphome, lymphoide Pseudotumoren, lymphozytäre Pseudotumoren, Lymphadenosis benigna, lymphoide Hyperplasie usw. werden seltene Krankheiten beschrieben, deren Stellung im System der Lymphome noch nicht klar ist (2, 9, 14, 23, 32, 34).

Die Pseudolymphome bilden meist kleine, erbs- bis kirschgroße Tumoren, teils auch größere, in den Sinus piriformis und auf die Epiglottis übergreifende, weniger gut abgegrenzte knollige Geschwülste. Seltener ist der Tumor auch gestielt oder pendelt an der aryepiglottischen Falte. Die Kombination eines Pseudolymphoms der supraglottischen Region mit einem Stimmlippenkarzinom ist bisher einmal beobachtet worden (14).

Die Diagnose ist nur aufgrund der histologischen Untersuchungen, aber auch auf diese Weise meist mit Schwierigkeiten möglich. Es gibt ein Pseudolymphom, das sich durch eine diffuse Ansammlung monomorpher kleiner Lymphozyten darstellt, unter denen Abweichungen in der Kerngröße und im Differenzierungsgrad weitgehend fehlen, und sich sogar angedeutete Keimzentren entwickeln können. In zwei Fällen bot sich das Bild der „angiofollikulären Hyperplasie" oder des sogenannten *Castelmanntumors* (10, 39). Die Pseudolymphome sollen polyklonalen Ursprungs sein, im Gegensatz zu den malignen Lymphomen mit monoklonalem Ursprung. In den bisher beobachteten Fällen traten während meist kurzer Beobachtungszeiten nach chirurgischer Exstirpation des Tumors oder auch nach Bestrahlung keine Rezidive auf. Trotzdem wird man diese so schwer klassifizierbaren Pseudolymphome oder lymphatischen Hyperplasien mit Mißtrauen beobachten, denn sie könnten sich später doch noch als die regionären Vorläufer eines geringgradig malignen lymphozytären Lymphoms bzw. einer chronisch lymphatischen Leukämie erweisen.

Non-Hodgkin-Lymphome

Den ersten Fall eines malignen Lymphoms im Larynx hat 1934 MACKENTY publiziert (24). In der älteren Literatur werden diese Tumoren meist als Lymphosarkome oder Retikulosarkome beschrieben. Bis heute sind etwa 60 Beobachtungen publiziert worden (6, 8, 19, 21, 26, 38, 40).

Die morphologische Klassifikation der malignen Lymphome hat in den letzten Jahren rasch gewechselt und wird immer noch nicht international einheitlich gehandhabt. Retrospektiv sind die meisten dieser publizierten Fälle nicht mehr in einer der heutigen Klassifikationen einzuordnen, so daß noch nicht gesagt werden kann, ob ein bestimmter Typ des malignen Lymphoms im Larynx mit besonderer Vorliebe auftritt.

Maligne Lymphome des Kehlkopfes werden in jedem Lebensalter und bei beiden Geschlechtern etwa gleich häufig beobachtet. Die Symptome Dyspnoe, Dysphonie, Dysphagie und manchmal Halslymphknotenschwellungen sind uncharakteristisch. Etwa 80% der malignen Lymphome des Larynx werden im Bereich der Taschenfalten und der aryepiglottischen Falten gesehen. Hier entwickeln sich zuerst diffuse Schwellungen, manchmal auch kugelige Tumoren, die auch die Epiglottis und den Hypopharynx mit einbeziehen können (Abb. 142a).

Aufgrund dieses Ausgangspunktes ist anzunehmen, daß die Mehrzahl der malignen Lymphome des Larynx keine „extranodulären" malignen Lymphome sind, sondern den Lymphfollikeln der Taschenfalte entstammen. Einzelne Fälle wurden beschrieben, in denen der Tumor in der Interarytänoidregion oder sogar subglottisch seinen Ursprung nahm. Größere maligne Lymphome exulzerieren und zerfallen. Bei der Biopsie findet man einen wenig blutenden, bröckeligen, „fischfleischartigen" Tumor. Nach der histologischen Sicherung der Diagnose wird in der Regel ein genaues Staging ausgeführt. In der Mehrzahl aller Fälle

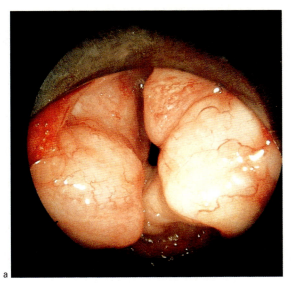

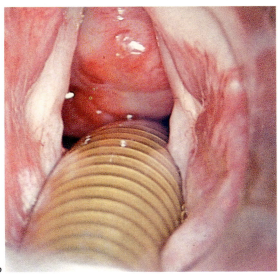

Abb. 142 Maligne Lymphome des Larynx.
a) Maligne Lymphome als knotige Wucherungen im Bereich der Arygegend und Taschenfalten (16jähriger Mann, Beobachtung Professor *Rudert*, Kiel).
b) Großes, subglottisches Plasmazytom der Vorderwand des Larynx (51jähriger Mann).

wurde mit gutem Erfolg eine lokale Bestrahlung des Larynx und der regionären Halslymphknoten ausgeführt. Ist der Tumor weiter fortgeschritten und treten allgemeine Erscheinungen wie Fieber, Juckreiz und Gewichtsabnahme auf, so ist zusätzlich eine chemotherapeutische Behandlung einzuleiten. Eine chirurgische Intervention könnte nur dann notwendig werden, wenn man den Tumor verkleinern muß, um eine Tracheotomie zu vermeiden.

Die Prognose ist von der Art des Lymphoms (hochdifferenzierter oder undifferenzierter Typ) und seinem Stadium abhängig. Im Schrifttum finden sich Angaben über eine Reihe von Fällen, die mehr als 5–15 Jahre klinisch erscheinungsfrei blieben. In anderen Fällen trat das Lymphom bald an anderen Stellen in anderen Lymphknotengruppen erneut auf. Manchmal wird innerhalb kurzer Zeit eine Generalisierung der Krankheit deutlich, so daß man annehmen muß, daß das Lymphom im Kehlkopf nicht der erste, sondern nur der zuerst manifest gewordene Tumor einer systemischen Erkrankung gewesen ist.

Plasmozytome

Plasmazellen sind hochdifferenzierte, zur Synthese und Abgabe von Immunglobulinen befähigte Reifungsstufen der B-Lymphozyten.

Plasmazelltumoren treten in verschiedenen Erscheinungsformen auf. Diese Formen sind zur Zeit der Manifestation der Krankheit noch nicht immer voneinander zu unterscheiden. Manchmal bedarf es einer viele Jahre langen Beobachtung, um eine Einordnung treffen zu können. Folgende Formen von Plasmozytomen sind zu unterscheiden:

1. Das multiple Myelom (Morbus Kahler). Bei dieser Krankheit entstehen multiple Tumoren im Skelett. Die aus einem Klon stammenden Tumorzellen produzieren arteigene Immunglobuline, unter denen das bekannteste – aber nur in einem Teil der Fälle nachweisbare – der Bence-Jonessche Eiweißkörper ist. Die Krankheit verläuft meist binnen weniger Jahre tödlich.
   Im Verlaufe der Generalisierung eines multiplen Myeloms können auch Herde im Kehlkopfskelett entstehen (1, 13, 16, 29, 33). Besonders ein in der Ringknorpelplatte lokalisierter Tumor kann der erste Hinweis auf die generalisierte Erkrankung des Skeletts sein (19).
2. Die Plasmazellenmyelomatose ist eine meist aleukämische Leukämieform mit Infiltration des Knochenmarks durch wuchernde Plasmazellen. Extramedulläre plasmazelluläre Infiltrate kommen ebenso vor wie Übergangsformen zum multiplen Myelom.
3. Das solitäre Knochenplasmozytom ist ein seltener Tumor, der gutartig bleiben kann. Manchmal ist er aber auch der erste Vorbote eines Morbus Kahler.
4. Das extramedulläre Plasmozytom oder primäre Weichteilplasmozytom ist eine Krankheit, die in etwa 90% aller Fälle im Bereich der oberen Luftwege manifest wird. Etwa zwei Drittel aller Weichteilplasmozytome entstehen in der Nase, in den Nebenhöhlen und im Na-

senrachen, seltener in den Tonsillen und der Zungenwurzel. In etwa 10% aller Fälle werden multiple Weichteilplasmozytome in dieser Region manifest, ohne daß dies eine generalisierte Krankheit bedeutet.

Der erste Bericht über ein extramedulläres Plasmozytom im Larynx stammt von Boit 1907 (4). Zur Zeit sind etwa 70 Einzelfälle beschrieben worden (19).

Plasmozytome des Kehlkopfes wurden in der Regel bei Patienten im vierzigsten bis siebzigsten Lebensjahr beobachtet, noch nie bei Jugendlichen vor dem zwanzigsten Lebensjahr. Männer sind etwa dreimal so häufig betroffen wie Frauen.

Die Mehrzahl der Kehlkopfplasmozytome entsteht in der supraglottischen Region (3, 22, 28, 30). Viel seltener sind primär subglottisch entstehende Plasmozytome (17, 25, 35).

Das Aussehen der Plasmozytome des Kehlkopfes ist uncharakteristisch. Plasmozytome bilden knollige, manchmal gestielte Tumoren, manchmal auch nur diffuse Auftreibungen des Gewebes. Die Farbe ist rötlich oder gelblich rot, der Schleimhautüberzug ist besonders bei kleineren Plasmozytomen glatt und intakt, die Konsistenz ist fest bis bröckelig (Abb. 142b). Des Kapillarreichtums wegen tritt bei Biopsien oder Operationen meist eine stärkere Blutung auf. In einzelnen Fällen exulzeriert der Tumor und eine Hämoptyse gibt den ersten Hinweis. Zur Zeit der Diagnose sind die Plasmozytome meist nur etwa kirschgroß. In der supraglottischen Region werden aber auch wesentlich größere Plasmozytome beobachtet.

Nachdem histologisch die Diagnose Plasmozytom gestellt worden ist, muß vor Durchführung der weiteren Therapie die Suche nach einem vielleicht vorliegenden multiplen Myelom oder einer Plasmazellmyelomatose einsetzen. Eine Röntgenuntersuchung des Skeletts, eine Knochenszintigraphie, Knochenmarkbiopsie und Suche nach Eiweißkörpern im Serum und Urin schließt sich an. Je größer der Tumor ist, um so häufiger werden spezifische monoklonale Immunglobuline zu finden sein, selten auch der Bence-Jonessche Eiweißkörper (7, 31).

Wenn keine weiteren Zeichen auf eine generalisierte Krankheit hinweisen, sollte ein extramedulläres Plasmozytom des Kehlkopfes in erster Linie chirurgisch behandelt werden (22). Kleinere Plasmozytome kann man endoskopisch abtragen. Es ist allerdings darauf hinzuweisen, daß Plasmozytome ohne scharfe Grenze in die Tiefe des Gewebes vordringen und unter Umständen auch Teile des Kehlkopfskelettes destruieren. Eine radikale Operation, wie etwa eine ausgedehntere Teilresektion des Kehlkopfes oder eine Laryngektomie, ist nicht indiziert, da die Plasmozytome als strahlensensibel gelten, wenn auch der Bestrahlungseffekt oft erst Monate später deutlich werden soll (22, 42). Nach alleiniger chirurgischer Behandlung sind Lokalrezidive häufig, aber noch kein sicherer Hinweis auf Malignität (5).

In etwa einem Fünftel der Fälle treten Halslymphknotenmetastasen des extramedullären Plasmozytoms auf. In einzelnen Fällen sind die Metastasen sogar der erste Hinweis auf ein Plasmozytom im Kehlkopf (12, 15, 27). Durch operative Entfernung der Metastasen und Bestrahlung des Primärtumors hat sich in mehreren Fällen eine über viele Jahre anhaltende Erscheinungsfreiheit erreichen lassen. Es wird daher die Frage diskutiert, ob die vermeintlichen Halslymphknotenmetastasen nicht doch primär multiple gutartige extramedulläre Plasmozytome gewesen sind (35).

Eine Generalisierung zum multiplen Myelom oder zur Plasmazellmyelomatose soll in etwa einem Fünftel der vorerst solitären extramedullären Plasmozytome stattfinden. Da eine Generalisierung oftmals erst nach Latenzperioden von 10 und sogar 20 Jahren auftritt und die meisten Fälle nicht so lange beobachtet werden, ist die wahre Inzidenz einer Generalisierung der Krankheit bis heute nicht sicher abzuschätzen. Weder aus dem klinischen, noch aus dem histologischen Bild sind Anhaltspunkte über den voraussichtlichen Verlauf der Krankheit zu gewinnen.

Nach den Berichten zahlreicher Autoren bereitet die histologische Diagnose Plasmozytom öfter erhebliche Schwierigkeiten. Manche Tumoren wurden zuerst als plasmazellreiche Granulome gedeutet, besonders dann, wenn der Tumor exulzeriert und sekundär entzündlich verändert war. In anderen Fällen erwies sich die Differentialdiagnose gegenüber undifferenzierten Karzinomen als schwierig. Manchmal war die Differentialdiagnose nur mit dem Nachweis monoklonaler Antikörper mittels des Peroxydase-Antiperoxydase-Verfahrens (PAP) möglich (35). Aber auch dieses Verfahren soll nicht immer sichere Resultate erbringen (17).

Histologisch ist das Plasmozytom gekennzeichnet durch große Ballen und Stränge dicht gepackter Plasmazellen, die von feinen Gefäßsträngen und Bindegewebssepten getrennt werden (Abb. 143d). Die Plasmazellen sind durch ihr blaß basophiles, manchmal auch blaß eosinophiles Zytoplasma und einen etwas exzentrisch liegenden rundlichen Kern mit „radspeichenartig" angeordnetem oder peripher an der Kernmembran verdichtetem Chromatin gekennzeichnet. Mitosen finden sich selten, Doppelkerne treten vereinzelt

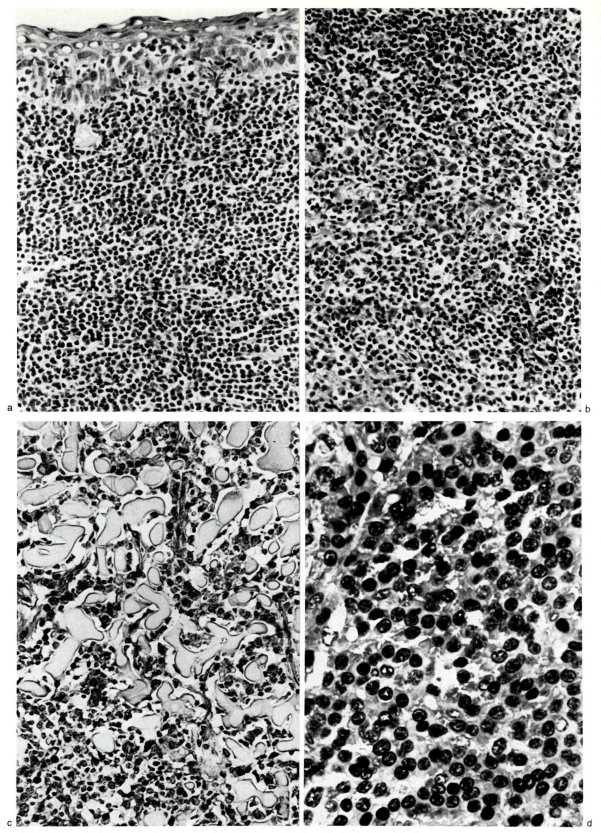

Abb. 143 a–d Infiltrate in der Taschenfalte bei chronisch lymphatischer Leukämie.
b) Lymphogranulomatose. Knolliger Tumor der Taschenfalte als erste Manifestation der Krankheit.
c) Supraglottisches Plasmazytom des Larynx. Ausgedehnte Paramyloidablagerungen im Tumor (HE, Vergr. etwa 100fach).
d) Charakteristische Zusammensetzung des Tumors aus Plasmazellen mit „Radspeichenstruktur" (subglottischer Tumor, HE, Vergr. etwa 300fach).

auf. Das vermehrte Auftreten atypischer Kerne soll auf Malignität hindeuten. Nur in einem geringen Teil finden sich schollige Einlagerungen von Paramyloid (Abb. 143c). Eine sichere Differentialdiagnose zwischen extramedullären Plasmozytomen und multiplen Myelomen sowie eine Vorhersage über den Verlauf der Krankheit ist aufgrund der mikroskopischen Untersuchung allein nicht möglich.

Leukämien und Lymphogranulomatose

Eine Beteiligung des Kehlkopfes bei chronischen und akuten Leukämien und auch bei der Lymphogranulomatose ist nicht selten, wie systematische autoptische Untersuchungen zeigen. Am häufigsten finden sich leukämische Infiltrate in den Markräumen des Kehlkopfskelettes, seltener diffuse submuköse Infiltrate (11, 36).

Über das klinische Erscheinungsbild einer Beteiligung des Kehlkopfes bei chronischen oder auch akuten lymphatischen Leukämien liegen nur wenige Berichte vor (19).

Bei den *chronischen Leukämien* (Abb. 143a) finden sich teilweise knollige, meist supraglottisch gelegene Tumoren, in anderen Fällen (41) entwickeln sich diffuse Schwellungen der Taschenfalten und der Aryregion, die mehr den Eindruck eines entzündlichen denn eines neoplastischen Prozesses erwecken. Bei akuten Leukämien, besonders bei Agranulozytosen, können auch im Larynx tiefgreifende Ulzera und submuköse Blutungen auftreten.

Bei der *Mycosis fungoides* treten Schleimhautherde meist erst dann auf, wenn bereits ausgedehnte Hautveränderungen bestehen (18, 20, 37). Bei einem selbst beobachteten Fall bestanden zuerst bilaterale Stimmlippenveränderungen, die einer chronisch hyperplastischen Laryngitis ähnelten. Erst als Monate später eine rasch progrediente Mycosis fungoides d'emblée diagnostiziert wurde, wurden die eigenartigen submukösen Infiltrate im Kehlkopf richtig gedeutet.

Auch bei der *Lymphogranulomatose* bilden sich manchmal tumorartige Infiltrate im Kehlkopf (Abb. 143b). Aber auch bei dieser Krankheit sind die Veränderungen im Larynx selten das erste Zeichen (19).

Literatur

1 Agarwall, M. K., H. C. Samant, O. P. Gupta, S. Khanna: Multiple myeloma invading the larynx. Ear Nose Throat J. 60 (1981) 395–397
2 Al-Saleem, T. I., A. R. Peale, R. Robbins, C. M. Norris: Lymphocytic pseudotumor (pseudolymphoma) of the larynx. Report of a rare case and review of the literature. Laryngoscope (St. Louis) 80 (1970) 133–136
3 Barat, M., J. J. Sciubba: Extramedullary plasmacytoma. Arch. Otolaryng. 110 (1984) 820–823
4 Boit, H.: Ein Fall von Plasmocytom des Sinus Morgagni. Frankf. Z. Path. 1 (1907) 172–175
5 Booth, J. B., A. D. Cheesman, N. H. Vincenti: Extramedullary plasmacytomata of the upper respiratory tract. Ann. Otol. (St. Louis) 82 (1973) 709–715
6 Bouttens, F., C. Cuvelier: Non-Hodgkin lymphoma presenting as a solitary laryngeal tumour. J. belge. Radiol. 64 (1981) 357–359
7 Campus, G.: Aspetti istogenetici e clinici del plasmocitoma solitario della laringe. Otorinolaring. ital. 30 (1961) 235–253
8 Chen, K. T.: Localized laryngeal lymphoma. J. Surg. Oncol. 26 (1984) 208–209
9 Chryssikopoulos, P., H. R. Nitze: Die Lymphadenosis benigna im Kehlkopfbereich. Arch. Ohr.-, Nas.- u. Kehlk.-Heilk. 202 (1972) 524–527
10 Climie, A. R. W., L. G. Waggoner, K. L. Krabbenhoft: Lymphoid hamartoma of the larynx. Laryngoscope (St. Louis) 74 (1964) 1381–1388
11 Ehrlich, A.: Tumor involving laryngeal cartilages. Arch. Otolaryng. 59 (1954) 177–185
12 Ennuyer, A., P. Bataini, G. Chavanne, J. Helary: Les plasmocytomes des voies aéro-digestives supérieures, à propos de 248 cas dont 19 traités à la fondation Curie. Ann. radiol. (Stockh.) 6 (1963) 741–768
13 Ferlito, A., A. Carbone, R. Volpe, G. Recher: Late occurrence of IGD myeloma in plasmacytoma of nasal cavity, cervical lymph node and larynx. J. Laryng. 96 (1982) 759–766
14 Ferlito, A., C. Doglioni, L. Bontempini, A. Arrigoni: Metachronous coexistence of laryngeal pseudolymphoma and squamous cell carcinoma. An unreported case. ORL J. Otorhinolaryngol. relat. Spec. 46 (1984) 202–209
15 Fishkin, B. G., H. L. Spiegelberg: Cervical lymph node metastasis as the first manifestation of localized extramedullary plasmacytoma. Cancer 38 (1976) 1641–1644
16 Gaillard, J., J. P. Haguenauer, C. Dubreuil, J. Pignal: Maladie de Kahler et plasmocytomes solitaires in O. R. L.: à propos de deux formes primitives. J. franç. Oto-rhinolaryng. 30 (1981) 367–372
17 Gormley, P. K., W. J. Primrose, H. Bharucha: Subglottic plasmacytoma of the larynx: an acute presentation. J. Laryng. 99 (1985) 925–929
18 Hood, A. F., G. J. Mark, J. V. Hunt: Laryngeal mycosis fungoides. Cancer 43 (1979) 1527–1532
19 Kleinsasser, O.: Pathologie und Klinik besonderer Formen maligner Tumoren des Kehlkopfes und des Hypopharynx. In: Berendes, J., R. Link, F. Zöllner: Hals-Nasen-Ohren-Heilkunde in Praxis und Klinik, Bd. IV/2. Thieme, Stuttgart 1983
20 Kressin, J., H.-J. Schröder: Mycosis fungoides der Schleimhaut. HNO (Berlin) 16 (1968) 261–264
21 Lin, J. I., S. Sharif, Y. S. Park, J. Pacheco, V. C. Bais: Malignant lymphoma of the larynx. Sth. med. J. 73 (1980) 1283–1285
22 Löbe, L. P., D. Katenkamp: Plasmozytomerkrankungen im Kopf-Hals-Bereich. Laryngol. Rhinol. Otol. (Stuttg.) 61 (1982) 388–391
23 Mabry, R. L.: Lymphoid pseudotumour of the nasopharynx and larynx. J. Laryng. 81 (1967) 441–443
24 Mackenty, J. E.: Malignant disease of the larynx. Arch. Otolaryng. 20 (1934) 295–328
25 Maniglia, A. J., J. W. Xue: Plasmacytoma of the larynx. Laryngoscope (St. Louis) 93 (1983) 741–744
26 Mora, E., M. R. Sertoli, E. Campora, G. Parodi: Epiglottic non-Hodgkin's lymphoma: case report. Tumori 67 (1981) 507–510
27 Murr, G. J., J. Homadovski, M. Stojić, V. Fedel: Extramedulläres Kehlkopfplasmozytom. Mschr. Ohrenheilk. 103 (1969) 169–173
28 Natali, R., O. Rachinel, G. Corfu, G. Menager: Contribution à l'étude du plasmocytome des voies aeriennes supérieures. A propos de 3 observations. Ann. Otolaryng. Chir. Cervicofac. 56 (1980) 889–896
29 Otero Gomez-Quintero, M., J. L. Gil, J. Sanchez Lozano, R. Vega Jordan, A. Martin Mateos: Localicacion laringea de un mieloma multiple. Caso clinico. Ann. Otorrinolaringol. iberoamer. 12 (1985) 5–18
30 Pelizza, A., T. Ferri, L. M. Gariboldi, D. Bottazzi: Plasmocitoma laringeo. Osservazioni di un caso clinico. Acta Biomed. Ateneo Parmense 55 (1984) 303–309

[31] Pellegrini, A., O. Pignataro: Plasmocitoma solitario della laringe. Arch. ital. Otol. 70 (1959) 102–113
[32] Pellettière, E. V., L. D. Holinger, J. A. Schild: Lymphoid hyperplasia of larynx simulating neoplasia. Ann. Otol. (St. Louis) 89 (1980) 65–68
[33] Rutka, J., A. M. Noyek, J. S. Chapnik, D. Amato, N. Couter, M. I. Steinhardt: Multiple myeloma involving the cricoid cartilage. J. Otolaryng. 14 (1985) 309–312
[34] Salkeld, C. R.: Lymphoma of the arytenoid cartilage. J. Laryng. 69 (1955) 347–349
[35] Schrader, M., H. V. Gärtner: Subglottisches Plasmozytom: Diagnose und Prognose. HNO (Berlin) 33 (1985) 130–133
[36] Shilling, B. B., M. R. Abell, W. P. Work: Leukemic involvement of larynx. Arch. Otolaryng. 85 (1967) 658–665
[37] Strahan, R. W., T. C. Calcaterra: Otolaryngologic aspects of mycosis fungoides. A case report. Laryngoscope (St. Louis) 81 (1971) 1912–1916
[38] Swerdlow, J. B., S. A. Merl, F. R. Davey, R. R. Gacek, A. J. Gottlieb: Non-Hodgkin's lymphoma limited to the larynx. Cancer 53 (1984) 2546–2549
[39] Szmeja, Z., A. Obrebowski, P. Burian: Ein Fall laryngealer Lokalisation eines sogenannten Castelmann-Tumors. HNO (Berlin) 32 (1984) 252–254
[40] Urabe, N.: Malignant lymphomas of the larynx. A report of a case. Otolaryngology 54 (1982) 119–123
[41] Welch, A. R., R. P. Barton: Laryngeal obstruction – a rare presentation of leukaemia. J. Laryng. 98 (1984) 327–329
[42] Woodruff, R. K., J. M. Whittle, J. S. Malpas: Solitary plasmacytoma. I: Extramedullary soft tissue plasmacytoma. Cancer 44 (1979) 2340–2343

Fibrozytäre Tumoren

Fibrome und Fibromatosen

Unter den verschiedenen fibrozytären Tumoren ist das ansonsten an allen Stellen des Körpers so häufige harte oder weiche *Fibrom* im Larynx offensichtlich außerordentlich selten. Der Verfasser hat diesen Tumor erst dreimal gesehen. Es handelt sich stets um nur wenige Millimeter große, gestielte, an der Stimmlippe oder Taschenfalte inserierende Knötchen. Differentialdiagnostisch ist stets an fibrosierte Stimmlippenpolypen oder kleine Neurofibrome zu denken (Abb. 144a).

Eine besondere Form fibröser Tumoren ist die *Fibromatose*. Hierbei handelt es sich um ein Einwuchern von Fibroblasten in fibromartigen Formen in die Muskulatur. Es entstehen dicke, keloidartige Faserbündel und im Bereich des Kehlkopfes unregelmäßig aufgetriebene und vermindert bewegliche Stimmlippen. Diese Krankheit kommt als *„infantile Myofibromatose"* in solitärer und multizentrischer Form vor (5). In solitärer Form wird sie verschiedentlich auch im Kehlkopf von Neugeborenen beobachtet (4, 11, 17).

Die tumorähnlichen Verdickungen der von Fibrozyten durchsetzten Stimmlippen können endoskopisch entfernt werden.

Die *aggressive Fibromatose*, eine nicht metastasierende, dem Fibrosarkom ähnliche Krankheit, ist bisher nur einmal im Larynx eines sehr alten Mannes von Zschoch u. Jung (1985) beschrieben worden (19). In diesem Fall handelte es sich um einen knolligen Tumor, der weite Teile des Larynx einnahm und nach der endoskopischen Entfernung der Tumorknoten immer wieder rasch rezidivierte.

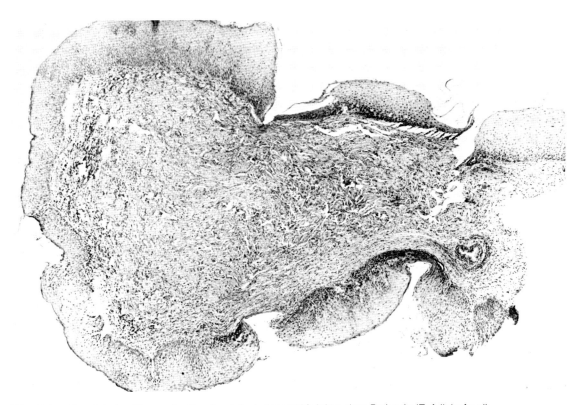

Abb. 144a Pendelndes Fibrom der Taschenfalte bei einer 60 Jahre alten Patientin (Zufallsbefund).

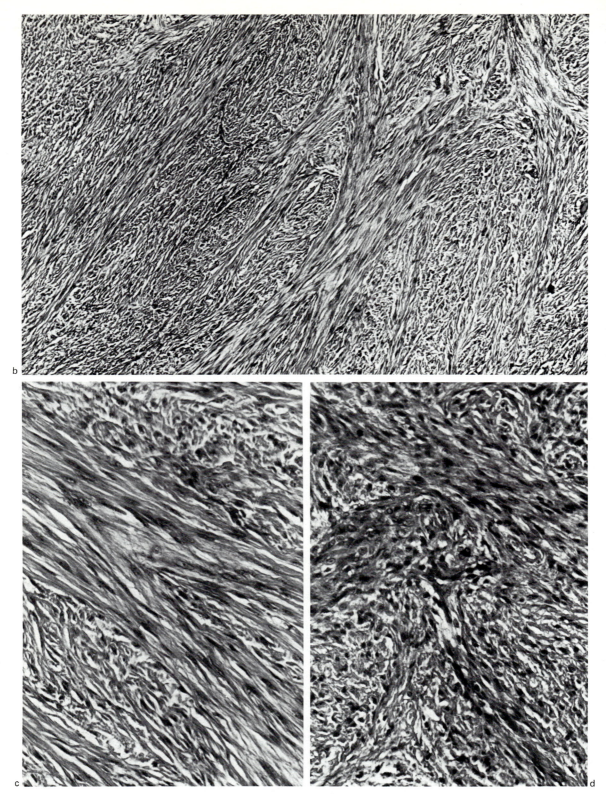

Abb. 144 b–d Fibrosarkom der Stimmlippe. 60 Jahre alter Mann, nach Laryngektomie mehr als 5 Jahre rezidivfrei.
b) Hoch differenzierter fibromartiger Tumortyp mit Zellbündeln, die sich gegenseitig durchflechten (HE, Vergr. etwa 40fach).
c) Ausschnittvergrößerung zeigt den Faserreichtum der langgestreckten, spindeligen Tumorzellen (HE, Vergr. etwa 200fach).
d) Etwas zellreicherer Abschnitt des gleichen Tumors mit deutlicher Polymorphie der Zellkerne (HE, Vergr. etwa 200fach).

Fibrosarkome

Etwa die Hälfte aller im Larynx beobachteten Sarkome sind als Fibrosarkome klassifiziert worden. Nachträglich erscheint es allerdings sehr fraglich, ob alle diese Fälle einer Überprüfung und Reklassifikation standhalten würden.

Die erste Beschreibung eines Fibrosarkoms des Kehlkopfes stammt von CITELLI (1912) (3). In der Folge sind etwa 70 weitere Beobachtungen publiziert worden (6, 8, 9, 12).

Fibrosarkome des Larynx werden in allen Altersklassen beobachtet. Einzelne Fälle bei Neugeborenen, Kindern und Jugendlichen würde man heute vermutlich als kongenitale Fibromatosen klassifizieren.

Etwa zwei Drittel aller Fälle werden bei Patienten im fünfzigsten bis siebzigsten Lebensjahr manifest, männliche Patienten sind drei- bis viermal häufiger betroffen als weibliche.

Im Kehlkopf entstehen etwa 70% aller Fibrosarkome an den vorderen Abschnitten der Stimmlippen. Im Vestibulum laryngis und im Sinus piriformis werden Fibrosarkome wesentlich seltener beobachtet (1, 2, 7, 10, 13, 14).

Fibrosarkome bilden meist ausgesprochen exophytische, pilzförmige, manchmal sogar gestielte traubenförmige Tumoren von grauroter Farbe und weicher Konsistenz. Die Symptomatik ist mit Heiserkeit, Atemnot und Schluckstörungen uncharakteristisch.

Das Verhalten der Fibrosarkome stimmt weitgehend mit dem histologischen Differenzierungsgrad überein. Die Mehrzahl der Fibrosarkome des Kehlkopf gehört der hochdifferenzierten, relativ langsam wachsenden und spät metastasierenden Form an. Bei kleineren, gestielten Tumoren dieses Types könnte in einzelnen Fällen eine Teilresektion des Kehlkopfes genügen.

Bei gering differenzierten Fibrosarkomen ist mit einer frühzeitigen Metastasierung, meist auf hämatogenem Wege in die Lunge und andere innere Organe, zu rechnen (15, 18). Bei entsprechend radikaler Behandlung können heute bei den höher differenzierten Fibrosarkomen des Kehlkopfes in etwa 70% Dauerheilungen erzielt werden. Bei den gering differenzierten, hämatogen metastasierenden Formen ist die Prognose wesentlich schlechter. Einzelne Fibrosarkome sollen auf eine Strahlenbehandlung reagieren (16). Über Ergebnisse einer chemotherapeutischen Behandlung liegen bei diesem Tumortyp noch keine Erfahrungen vor.

Histologisch bestehen Fibrosarkome aus Fibroblasten, die zu Bündeln und Zügen geordnet sind, die sich gegenseitig durchflechten. Die Tumorzellen liegen in einem Filz von Retikulinfasern, die fast jede Zelle einspinnen. Hochdifferenzierte Fibrosarkome sind zellreichen Fibromen sehr ähnlich (Abb. 144b, c). Geringer differenzierte Fibrosarkome werden immer zellreicher und faserärmer und reicher an atypischen Kernen, Mitosen und gelegentlich auch Riesenzellen. Bei ganz undifferenzierten Formen, die nur noch wenig Fasern bilden, handelt es sich um zellreiche, spindelzellige Tumoren.

Die histologische Differentialdiagnose bewegt sich in erster Linie gegenüber den meist viel bösartigeren Leiomyosarkomen, den malignen fibrösen Histiozytomen, den monophasischen Synovialomen und der Fibromatose (6).

Literatur

[1] Bradshaw, R. B., A. W. P. van Nostrand: Fibrosarcoma of the hypopharynx. J. Laryng. 85 (1971) 113–124

[2] Buratti, C.: Contributo alla conoscenza del sarcoma della laringe: presentazione di un caso. Atti Accad. med. lombarda 23 (1968) 144–151

[3] Citelli, S.: Su un caso molto raro di fibrosarcoma gigante laringo-tracheale guarito con cordectomia. Boll. Mal. Orecch. 30 (1912) 205–212

[4] Close, L. G., H. S. Rosenberg, C. Vogler, H. E. Warshaw: Neonatal laryngeal fibromatosis. Otolaryngol. Head Neck Surg. 89 (1981) 992–997

[5] Enzinger, F. M., S. W. Weiss: Soft tissue tumors. Mosby, St. Louis 1983

[6] Ferlito, A., P. Nicolai, U. Barion: Critical comments on laryngeal fibrosarcoma. Acta oto-rhinolaryng. belg. 37 (1983) 918–925

[7] Gaillard, J., J. Fontyielle, J. P. Haguenauer: Fibrosarcome de l'épiglotte. J. franç. Oto-rhinolaryng. 9 (1960) 873–876

[8] Hacihanefioglu, U., A. S. Öztürk: Sarcomas of the larynx. Report of ten cases. Ann. Otol. (St. Louis) 92 (1983) 81–84

[9] Kleinsasser, O.: Pathologie und Klinik besonderer Formen maligner Tumoren des Kehlkopfes und des Hypopharynx. In Berendes, J., R. Link, F. Zöllner: Bd. IV/2. Thieme, Stuttgart 1983

[10] Lesoine, W., H. Jopp: Klinik und Therapie der Spindelzellsarkome des Larynx.. HNO (Berlin) 18 (1970) 20–21

[11] McIntosh, W. A., G. W. Kassner, J. F. Murray: Fibromatosis and fibrosarcoma of the larynx and pharynx in an infant. Arch. Otolaryng. 111 (1985) 478–480

[12] Pelizza, A., R. Turchi, M. Gatti, T. Ferri, A. Bruschi: Fibrosarcoma della laringe: problemi diagnostici e terapeutici. Contributo clinico. Acta Biomed. Ateneo Parmense 53 (1982) 413–419

[13] Sabri, J. A., M. A. Hajjar: Malignant mixed tumor of the vocal cord. Report of a case. Arch. Otolaryng. 85 (1967) 332–334

[14] Schreiner, L.: Über Fibrosarkome im HNO-Bereich, ihren Verlauf und ihre Behandlung. HNO (Berlin) 10 (1962) 161–165

[15] Suceava, I., G. Simu: Sarcome du larynx. Un cas. Ann. Otolaryng. (Paris) 89 (1972) 137–140

[16] Swain, B. E., D. G. Sissions, J. H. Ogura: Fibrosarcoma of the head and neck; a clinical analysis of 40 cases. Ann. Otol. (St. Louis) 83 (1974) 439–444

[17] Tsui, H. N., J. M. Loré: Congenital subglottic fibroma in the newborn. Laryngoscope (St. Louis) 86 (1976) 571–576

[18] Van den Branden, J., P. Blondiau, F. Malaisse-Lagae: Le sarcome vrai du larynx. Rev. Laryngol. (Bordeaux) 82 (1961) 876–884

[19] Zschoch, H., H. P. Jung: Rezidivierende aggressive Fibromatose des Larynx. HNO-Praxis (Lpz.) 10 (1985) 103–107

Fibrohistiozytäre Tumoren

Die verschiedenen Formen fibrohistiozytärer Tumoren sind im letzten Jahrzehnt zunehmend besser bekannt und damit auch häufiger diagnostiziert worden. Vermutlich würde mancher in der älteren Literatur als Spindelzellsarkom, Fibrosarkom usw. bezeichneter Tumor heute als malignes Histiozytom klassifiziert werden. Trotzdem bedarf es auch heute noch eines sehr erfahrenen und spezialisierten Pathologen, um die Subklassifikation der histiozytären Tumoren korrekt nach dem heutigen Stand der Kenntnisse auszuführen (5).

Xanthome, fibröse Histiozytome

Im Larynx werden verschiedentlich *Xanthome, Xanthogranulome* und auch *Fibroxanthogranulome* beobachtet, die isoliert und zum Teil auch im Rahmen einer systemischen, vielleicht auch paraneoplastischen Lipidstoffwechselstörung aufgetreten sind (16). Diese Xanthogranulome, gekennzeichnet durch eine gelbliche Färbung, finden sich in verschiedensten Größen bis zu tumorartigen, obstruierenden Gebilden. Da es sich hierbei aber um keine echten Tumoren handelt, sollen diese Fälle nicht weiter diskutiert werden.

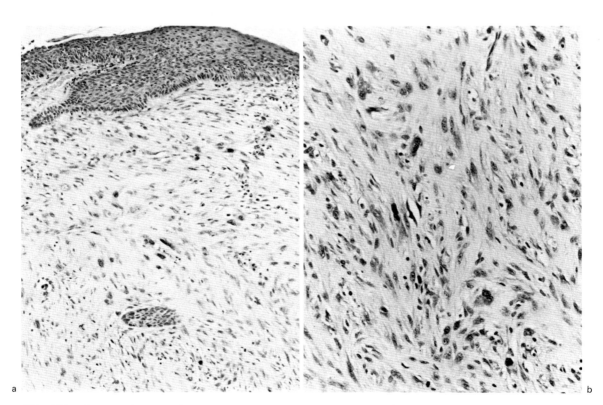

Abb. 145a Kleines, fibröses Histiozytom der Stimmlippe. Der Tumor entsprach makroskopisch einem Stimmlippenpolypen und wurde endoskopisch entfernt.

Abb. 145b Faserreicher, gering polymorpher Tumor. Die Tumorzellen entsprechen weitgehend Histiozyten. Dazwischen einige mehrkernige Riesenzellen.

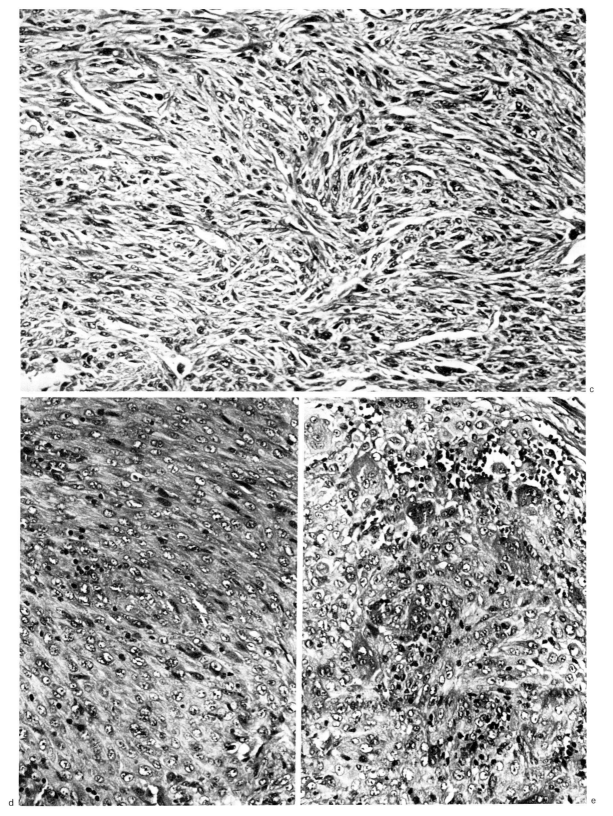

Abb. 145 c–e Malignes Histiozytom des Larynx. 48 Jahre alter Mann, zur Zeit der Diagnose bereits multiple Metastasen.
c) „Storiform pattern" der Tumorzellen (HE, Vergr. etwa 100fach).
d) Fibrosarkomartiges Bild mit erheblicher Polymorphie der Tumorzellen (HE, Vergr. etwa 200fach).
e) Abschnitt mit zahlreichen Riesenzellen und Schaumzellen (HE, Vergr. etwa 200fach).

Fibröse Histiozytome im Larynx wurden verschiedentlich beschrieben (8, 9, 17). Es ist aber bisher fraglich, ob es die gutartigen fibrösen Histiozytome im Larynx überhaupt gibt und ob diese Fälle nicht doch zu den malignen fibrösen Histiozytomen gerechnet werden müssen (Abb. 145a u. b).

Möglicherweise gehören auch die als Riesenzellfibrom beschriebenen Tumoren des Larynx (7, 12) zu den histiozytären Tumoren. FERLITO rechnet auch einige als Riesenzelltumoren des Larynx und maligne Riesenzelltumoren klassifizierte Fälle zu den malignen Histiozytomen (6).

Maligne fibröse Histiozytome

Ein erster Fall, den man heute als malignes fibröses Histiozytom klassifizieren würde, wurde von COAKLEY (1948) als „fibrosarcoma in a foreign body giant cell tumor of the larynx" beschrieben. In den letzten Jahren, nachdem dieser Tumor besser bekannt geworden ist, sind eine Reihe weiterer Beobachtungen publiziert worden (1, 2, 3, 4, 6, 10, 11, 13, 14, 15).

Maligne fibröse Histiozytome werden auch als maligne Histiozytome, atypische fibröse Histiozytome, maligne Xanthofibrosarkome und epitheloide Sarkome bezeichnet (5).

Maligne fibröse Histiozytome entstehen vor allem in der Tiefe der Faszien und Skelettmuskeln der unteren Extremitäten, der Hüftregion und des retroperitonealen Gebietes. In der Mehrzahl aller Fälle sind Erwachsene mittleren Alters betroffen. Vereinzelt sind auch Jugendliche von diesem Tumor befallen.

Der Larynx stellt offenbar keine besondere Prädilektionsstelle dar (6). Die malignen fibrösen Histiozytome präsentieren sich als exophytisch polypoide höckerige Tumoren. Die Symptomatik ist die eines rasch wachsenden Tumors und entspricht dem Sitz und der Ausdehnung der Geschwulst.

Die Mehrzahl der malignen fibrösen Histiozytome verhalten sich sehr bösartig und metastasieren rasch auf dem lymphogenen und auch auf dem hämatogenen Weg. Die Therapie ist überwiegend eine chirurgische, wobei bei kleineren Tumoren eine Teilresektion des Kehlkopfes in Betracht kommt (1, 13, 14). Der Eingriff sollte mit einer konservativen vorsorglichen Neck dissection kombiniert werden. Bei größeren Tumoren ist eine Nachbestrahlung angebracht. Über die Möglichkeiten der Chemotherapie bestehen bisher nur wenig Erfahrungen.

Das histologische Bild ist sehr variabel, so daß einige Unterarten des malignen fibrösen Histiozytoms ausgesondert werden (5, 6).

Die meisten dieser Tumoren bestehen aus histiozytenähnlichen, epitheloid wirkenden Zellen und spindeligen faserproduzierenden Zellen (Abb. 145c–e). Als besonders charakteristisch, für die Diagnose aber nicht beweisend, gelten radspeichenartige Zellagerungen („storiform pattern"). Bei diesen Strukturen handelt es sich um Lagerungen der Zellen in fischzugartigen Formationen, die meist um ein zentrales Gefäß herum radiär in die Peripherie ausstrahlen. In vielen Fällen finden sich auch vielkernige Riesenzellen vom Touton-Typ, Tumorriesenzellen, lipidbeladene Makrophagen, Schaumzellen, Siderophagen und granulomähnliche Strukturen. Meist ist das Zellbild außerordentlich pleomorph, und es finden sich zahlreiche Mitosen. Untersuchungen der Ultrastruktur, evtl. immunzytochemische Untersuchungen können die Diagnose bestätigen (1).

Literatur

[1] Bremer, W., P. H. Wunsch, J. Naujoks: Maligne fibröse Histiocytome im Kopf-Halsbereich. Arch. Otorhinolaryng. 235 (1982) 696–700
[2] Canalis, R. F., M. Green, H. R. Konard, F. M. Hirose, S. Cooper: Malignant fibrous xanthoma (xanthofibrosarcoma) of the larynx. Arch. Otolaryng. 101 (1975) 135–137
[3] Coakley, L. P., G. G. Sale: Fibrosarcoma in a foreign body giant cell tumor of the larynx. Ann. Otol. (St. Louis) 57 (1948) 514–518
[4] Draetta, G., M. L. Pintus, G. Santa-Cruz, G. Pinto: I tumori mesenchimali maligni della laringe. Pathologica 72 (1980) 821–832
[5] Enzinger, F. M., S. W. Weiss: Soft tissue tumors. Mosby, St. Louis 1983
[6] Ferlito, A., P. Nicolai, G. Recher, S. Narne: Primary laryngeal malignant fibrous histiocytoma: review of the literature and report of seven cases. Laryngoscope (St. Louis) 93 (1983) 1351–1358
[7] Grossenbacher, Makek: Ungewöhnlicher Larynxtumor: das Riesenzellfibrom. HNO (Berlin) 26 (1978) 394
[8] Hutchinson, J. C., S. A. Friedberg: Fibrous histiocytoma of the head and neck: a case report. Laryngoscope (St. Louis) 88 (1978) 1950–1955
[9] Johnson, J. T., D. L. Poushter: Fibrous histiocytoma of the subglottic larynx. Ann. Otol. (St. Louis) 86 (1977) 243–246
[10] Keenan, J. P., G. G. Snyder, J. M. Toomey: Malignant fibrous histiocytoma of the larynx. Otolaryngol. Head Neck Surg. 87 (1979) 599–603
[11] Löbe, L. P., D. Katenkamp: Malignes fibröses Histiozytom des Larynx. Laryngol. Rhinol. Otol. 63 (1984) 257–259
[12] Moubayed, A. R., H. Wiebringhaus: Drei Fälle eines Riesenzellfibroms des Stimmbandes. Arch. Otorhinolaryng. 217 (1977) 193–198
[13] Neblett, L. M., F. C. Coller: Malignant fibrous histiocytoma of the larynx. Amer. J. Otolaryng. 2 (1981) 163–166
[14] Ogura, J. H., J. M. Toomey, M. Setzen, S. Sobol: Malignant fibrous histiocytoma of the head and neck. Laryngoscope (St. Louis) 90 (1980) 1429–1440
[15] Ramadass, T., V. C. Balasubramaniam, L. Annamalai: Malignant pleomorphic fibrous histiocytoma of the larynx. A case report with review of literature. J. Laryng. 98 (1984) 93–96
[16] Rauchfuss, A.: Die Fibroxanthomatose des Kehlkopfes. Laryngol. Rhinol. Otol. 62 (1983) 33–34
[17] Rolander, T., O. J. Kim, D. Shumrick: Fibrous xanthoma of the larynx. Arch. Otolaryng. 96 (1972) 168–170

Tumoren des Fettgewebes

Fettgewebstumoren sind die wohl häufigsten Geschwülste des menschlichen Körpers. Sie finden sich in der Mehrzahl subkutan, in der Minderzahl in der Tiefe verschiedener Organe. Im Larynx treten Fettgewebsgeschwülste nur sehr selten auf.

Lipome

Lipome des Larynx und Hypopharynx finden sich in zwei verschiedenen Formen:
- als solitäre oder auch multiple isolierte Tumoren des *Larynxinneren*
- als gestielte, birnenförmige, im *Hypopharynx* inserierende Lipofibrome.

Lipome können im Rahmen einer Lipomatose auch in der Ein- oder Mehrzahl im Larynx auftreten (2, 3, 5, 17, 23, 30, 33, 34).

Die meisten Lipome erscheinen als gelbliche Knoten in der supraglottischen Region oder aus dem Ventrikel hervorragend. In wenigen Fällen findet sich auch an der Epiglottis ein gestieltes Lipom (7, 9). Sehr selten sind subglottische Lipome der Stimmlippe (41). Ein diffus die Stimmlippe infiltrierendes *intramuskuläres* Lipom wurde von CHEN 1984 (4) beschrieben.

Lipome des Hypopharynx sind, so weit dies aus der Zahl der Beschreibungen zu entnehmen ist, etwas häufiger als Lipome des Larynx. Einen ersten Fall soll HOLT 1854 publiziert haben (20). In der Zwischenzeit sind eine Zahl weiterer Fälle beobachtet worden (6, 9, 22, 24, 25, 26, 32, 36).

Lipome des Hypopharynx sind in etwa 25% der Fälle multipel, wobei die Tumoren entweder zur gleichen Zeit oder in Abständen von Jahren und Jahrzehnten manifest werden (9, 22).

Männer sind etwa viermal so häufig betroffen wie Frauen. Die Mehrzahl der Patienten sind schon älter als 40 bis 50 Jahre.

Lipome des Hypopharynx sind mehr oder weniger deutlich gestielt. Der Stiel inseriert im Sinus piriformis, in der seitlichen Wand des Hypopharynx, in der aryepiglottischen Falte oder auch in der Postkrikoidregion oder im Ösophagus. Die Tumoren haben einen glatten Schleimhautüberzug, eine glatte, manchmal auch leicht gelappte Oberfläche, sind keulenförmig oder länglich wie eine Wurst.

Sobald der Stiel des Tumors länger ist, können diese Lipome hochgewürgt werden, in den Larynxeingang fallen und zu dramatischen Erstickungsanfällen, sogar zum Erstickungstod führen (20, 25, 32, 36). Abgesehen von einem Fremdkörpergefühl oder geringen Schluckschwierigkeiten haben die Patienten bis dahin meist keine besonderen Beschwerden (24). Einzelne Lipome des Hypopharynx werden so groß, daß die wurstähnliche Masse des im Hypopharynx gestielten Tumors bis in die Mundhöhle hochgewürgt wird (24).

Die meisten Lipome im Bereich des Larynx und des Hypopharynx können auf endoskopischem Wege entfernt werden. In einzelnen Fällen dringt der Tumor aber durch die Membrana hyothyreoidea aus dem Larynx nach außen vor. In solchen Fällen muß der Tumor über eine laterale Pharyngotomie angegangen und entfernt werden. Bei den sogenannten intramuskulären Lipomen (4), die diffus eine Stimmlippe durchsetzen, genügt es, nur ein „debulking" auszuführen, um die Konfiguration der Stimmlippe wiederherzustellen.

Lipome sind gutartig und bleiben dies auch. Lediglich bei multiplen Lipomen ist damit zu rechnen, daß das eine oder andere der neu entstehenden Lipome sich als Liposarkom mit entsprechend bösartigem Verlauf erweist (11, 13, 21, 23, 24).

Über eine Beteiligung des Larynx beim Madelungschen Fetthals (Launois-Bensaudesche Erkrankung) wird verschiedentlich berichtet (14, 18, 28).

Histologisch bestehen die Lipome des Larynx aus reifen Lipoblasten mit dazwischen gelegenem, kärglichem Stroma. Bei den Hypopharynxlipomen ist der Bindegewebsanteil des Tumors etwas stärker ausgeprägt. Bei den intramuskulären Lipomen werden die Fasern des M. vocalis durch die wuchernden Lipozyten auseinandergedrängt (4).

Liposarkome

Liposarkome kommen vor allem an den unteren Extremitäten, am Beckengürtel, im Retroperitoneal- und im Schulterbereich vor. Sie sind aber im Kopf- und Halsgebiet sehr selten. (31, 37). Liposarkome entwickeln sich im allgemeinen nicht aus den bekannten Fettgewebsdepots, etwa aus dem prälaryngealen Fettkörper, sondern können ubiquitär entstehen. Auch eine maligne Degeneration präexistenter Lipome ist nicht sicher beobachtet worden. Hingegen treten Liposarkome neben und nach gutartigen Lipomen bei Lipomatosen auf (13, 21, 23, 24).

Patienten mit Liposarkomen sind meist zwischen 40 und 50 Jahre alt, selten jünger als 30 Jahre (19). Liposarkome des Kehlkopfes sind bisher nur bei Männern beschrieben worden (31).

Seit einer ersten Beschreibung 1946 eines „Myxolipoms" des Kehlkopfes von URFER sind bisher erst weniger als zehn Beobachtungen publiziert worden (1, 8, 12, 13, 16, 27, 35, 38, 39, 40).

Die Liposarkome entstanden fast ausnahmslos in den supraglottischen Kehlkopfabschnitten und dem Sinus piriformis. Sie entwickelten sich hier teilweise mehr exophytisch, teilweise auch tiefer infiltrierend. Die gelbliche Farbe der Liposarkome und die Beobachtung, daß das fettreiche Tumorgewebe auf der Fixationsflüssigkeit schwimmt, kann einen Hinweis auf die Art des Tumors geben.

Das Verhalten der Liposarkome steht in Beziehung zu ihrem Differenzierungsgrad. Bei den hochdifferenzierten Formen ist mit späten, zum Teil erst nach 10 Jahren auftretenden Lokalrezidiven zu rechnen (11). Bei undifferenzierten Formen sind frühzeitig hämatogene Metastasen in der Lunge und der Leber die Regel. In einem solchen Fall wurde auch an primär multizentrische Liposarkome gedacht (24).

Die Behandlung ist in jedem Fall eine radikale chirurgische. Die Ausdehnung und der Sitz des Tumors bestimmen die Art des Eingriffes. Über eine eventuelle Strahlensensibilität oder Reaktion auf eine Chemotherapie ist erst wenig bekannt.

Die Kombination eines Liposarkoms mit einem Plattenepithelkarzinom des Larynx wurde 1985 von NARULA u. JEFFERIS beobachtet (29).

Histologisch werden mehrere Typen der Liposarkome unterschieden, zwischen denen es Übergänge gibt (10). Am häufigsten ist das myxoide und fibroide Liposarkom mit reichlich hochdifferenzierten Fettzellen. Die pleomorphen Liposarkome mit ihren oft bizarren, vielkernigen Lipoblasten und die rundzelligen Liposarkome mit den mehr embryonalen Zellformen sind seltener und haben eine wesentlich schlechtere Prognose (12). Für die Diagnose ist der Nachweis lipidbildender Tumorzellen und deren Unterscheidung von verfettenden Zellen anderer Tumorarten von Bedeutung. Auch die Ultrastruktur eines Liposarkoms des Larynx wurde bereits beschrieben (38).

Literatur

[1] Allsbrook, W. C., J. D. Harmon, N. Chongchitnant, S. Erwin: Liposarcoma of the larynx. Arch. Path. Lab. Med. 109 (1985) 294–296
[2] Birkett, H. S.: Lipoma of the larynx – Intrinsic in origin. J. Laryng. 49 (1934) 733–740
[3] Cannavo, C.: Un caso de lipoma laringeo intrinsico. Boll. Mal. Orecch. Gola. Naso 88 (1970) 270–277
[4] Chen, K. T. K., R. A. Weinberg: Intramuscular lipoma of the larynx. Amer. J. Otolaryng. 5 (1984) 71–72
[5] Curi, L.: Considerazioni su un raro caso lipoma della laringe. Valsalva 38 (1962) 153–164
[6] Davison, F.: Fibrolipoma of the laryngopharynx. Ann. Otol. (St. Louis) 51 (1942) 583–584
[7] Di Bartolomeo, J. R., A. R. Olsen: Pedunculated lipoma of the epiglottis. Second known case reported. Arch. Otolaryng. 98 (1973) 55–57
[8] Dockerty, M. B., E. M. Parkhill, D. G. Dahlin, L. Woolner, E. H. Soule, E. G. Harrison: Tumors of the oral cavity and pharynx. In: Atlas of Tumor Pathology, Sect. IV, Fasc. 10. Armed Forces Institute of Pathology, Washington, D. C. 1968
[9] Eagle, W. W.: Lipoma of the epiglottis and lipoma of the hypopharynx in the same patient. Ann. Otol. (St. Louis) 74 (1965) 851–862
[10] Enzinger, F. M., R. Lattes, H. Torloni: Histological typing of soft tissue tumors. In: International Histologic Classification of Tumors, Bd. III. WHO, Geneva 1969
[11] Enzinger, F. M., S. W. Weiss: Soft Tissue Tumors. Mosby, St. Louis 1983
[12] Ferlito, A.: Primary pleomorphic liposarcoma of the larynx. J. Otol. 7 (1978) 161–166
[13] Frey-Schlottmann, M. L., R. Stiens: Liposarkom im Hypopharynxbereich. Arch. Ohr.-, Nas.- und Kehlk.-Heilk. 223 (1979) 419–422
[14] Gaillard, J., J. P. Haguenauer, P. Romanet, M. Bouchayer: A propos de la maladie de Laundis-Bensaude (les formes du jeune et un cas particulier de localisation laryngée associée à un carcinome de la corde vocale). J. franç. Oto-rhinolaryng. 26 (1977) 712–714
[15] Gaynor, E. B., U. Raghausan, I. M. Weisbrot: Primary myxoliposarcoma of the larynx (meeting abstract). Otolaryngol. Head Neck Surg. 90 (1982) 170
[16] Gaynor, E. B., U. Raghausan, I. M. Weisbrot: Primary myxoid liposarcoma of the larynx. Otolaryngol. Head Neck Surg. 92 (1984) 476–480
[17] Grant, J. H.: Lipoma of the larynx. J. Laryng. 75 (1961) 765
[18] Greiner, G. R., G. Klotz, C. Conraux, E. Dillenschneider: Localisation laryngée d'une adénolipotamose. J. franç. Oto-rhinolaryng. 16 (1967) 561–562
[19] Grimaud, R., J. Werner: Un cas de sarcome du larynx avec métastases cutanées multiples. Ann. Otolaryng. (Paris) 72 (1955) 84–86
[20] Holt, B., Fergusson, Partridge: Fatty pendulous tumour of the pharynx and larynx. Trans. path. Soc. London 5 (1854) 123–125
[21] Huizinger, E.: Lipoma laryngis. Pract. Otorhinolaryng. 24 (1962) 354
[22] Jesberg, N.: Fibrolipoma of the pyriform sinuses: thirty-seven year follow-up. Laryngoscope (St. Louis) 92 (1982) 1157–1159
[23] Kapur, T. R.: Recurrent lipomata of the larynx and the pharynx with late malignant change. J. Laryng. 82 (1968) 761–768
[24] Laurent, C., C. E. Lindholm, H. Nordlinder: Benign pedunculated tumours of the hypopharynx. 3 case reports, 1 with late malignant transformation (with 1 color plate). ORL J. Otorhinolaryngol. relat. Spec. 47 (1985) 17–21
[25] Lilequist, B., A. Wiberg: Pedunculated tumours of the esophagus. Acta radiol. (Stockh.) 15 (1974) 383–392
[26] Månsson, L., J. Wilske, L. G. Kindblom: Lipoma of the hypopharynx. J. Laryng. 92 (1974) 1037–1043

[27] Miller, D., M. Goodman, A. Weber, A. Goldstein: Primary liposarcoma of the larynx. Trans. Amer. Acad. Ophthal. Otolaryng. 80 (1975) 444–447
[28] Mounier-Kuhn, P., J. P. Haguenauer: Localisation laryngée d'une maladie de Laundis-Bensaude: J. franç. Oto-rhinolaryng. 16 (1967) 603
[29] Narula, A., A. F. Jefferis: Squamous cell carcinoma and liposarcoma of the larynx occuring metachronously. J. Laryng. 99 (1985) 509–511
[30] O'Callaghan, J. P., P. Emko, T. Perl: Lipoma of the larynx imaged by conventional radiographic methods. J. Laryng. 95 (1981) 1159–1163
[31] Otte, T., O. Kleinsasser: Liposarcoma of the head and neck. Arch. Otorhinolaryng. 232 (1981) 285–291
[32] Penfold, J. B.: Lipoma of the hypopharynx. Brit. Med. J. 1952, 1286
[33] Rudert, M.: Bericht über ein inneres Larynxlipom bei Lipomatosis. HNO (Berlin) 19 (1971) 275–276
[34] Saunders, G. C.: Lipofibroma of the larynx: A review and case report. Trans. Pacif. Cst oto-ophthal. Soc. 35 (1954) 211–226
[35] Shah, M. C., L. D. Lowry: Primary liposarcoma of the larynx. Trans. Pacif. Cst oto-ophthal. Soc. 37 (1984) 49–52
[36] Som, M. L., L. Wolff: Lipoma of the hypopharynx producing menacing symptoms. Arch. Otolaryng. 56 (1952) 524–531
[37] Stoller, F. M., D. G. Davies: Liposarcoma of the neck. Arch. Otolaryng. 88 (1968) 419–422
[38] Tobey, D. N., R. F. Wheelis, C. T. Yarington: Electron microscopy in the diagnosis of liposarcoma and fibrosarcoma of the larynx. Ann. Otol. (St. Louis) 88 (1979) 867–871
[39] Von Urfer, F.: Myxolipom des Kehlkopfes. Pract. Oto-rhinolaryng. (Basel) 8 (1946) 545–548
[40] Velek, J. P.: Liposarcoma of the larynx. Trans. Amer. Acad. Ophthal. Otolaryng. 82 (1976) 569–570
[41] Zakrzewski, A.: Subglottic lipoma of the larynx. Case report and literature review. J. Laryng. 79 (1965) 1039–1048

Tumoren des Gefäßsystems

Von den zahlreichen Arten gutartiger und bösartiger Tumoren der Blutgefäße und Lymphgefäße sind bisher nur einige im Larynx beschrieben worden. Einen ersten Fall eines Hämangioms im Larynx erwähnte schon 1871 MORELL MACKENZIE in seinem „Essay on Growths in the Larynx" (28). Später wurden die den Mißbildungen nahestehenden subglottischen Hämangiome des Larynx von Kleinkindern als eigenes Krankheitsbild abgegrenzt. Von einigen anderen Arten von Angiomen und Angiosarkomen liegen nur wenige Einzelmitteilungen vor. Das Sarcoma Kaposi soll seines histologischen Bildes wegen bei den Gefäßtumoren mit abgehandelt werden.

Kavernöse und kapillare Hämangiome

Kavernöse Hämangiome im Larynx und Hypopharynx finden sich gelegentlich bei Erwachsenen. Nach Kenntnis des Verfassers sind bisher nur einzelne kavernöse Hämangiome, die stets in der supraglottischen Region entstanden waren, beschrieben worden. Der Verfasser sah selbst einige kavernöse Hämangiome in der Taschenfalte und im Sinus piriformis (Abb. 146). In allen Fällen war es ohne Schwierigkeiten möglich, den Tumor endoskopisch zu exstirpieren. Nur bei zwei Fällen großer Hämangiome des Hypopharynx war eine laterale Pharyngotomie notwendig. Danach ließen sich die Tumoren leicht ausschälen. Eine größere Blutung ist bei diesen Tumoren trotz ihres etwas „bedrohlichen" Aussehens nicht zu befürchten.

Kavernöse Hämangiome des Larynx sind auch im Zusammenhang mit systematisierten Hämangiomatosen der inneren Organe zu erwarten (12).

Isolierte, meist nur wenige Millimeter große kapilläre Hämangiome kommen, ebenfalls relativ selten, in der supraglottischen Region und auch an den Stimmlippen vor. Im Stimmlippenbereich sind sie nur histologisch von angiektatischen Polypen zu unterscheiden.

Die histologischen Bilder sind bekannt: kleinere oder größere, von Endothel gesäumte kavernöse Hohlräume, die mit Blut gefüllt sind (Abb. 147a).

Kongenitale Hämangiome

PHILLIPS und RUH beschrieben 1913 erstmals ein Angiom in den subglottischen Abschnitten des Kehlkopfes eines Kindes (41). SWEETSER stellte 1921 heraus, daß es sich hierbei um ein eigenständiges Krankheitsbild handelt (48). Die Krankheit hat bis zum heutigen Tag die Laryngologen immer wieder beschäftigt, was in einer großen Zahl von Publikationen zum Ausdruck kommt (7, 47).

Das kongenitale Kehlkopfhämangiom tritt mehr als doppelt so häufig bei Jungen auf. Die ersten Symptome in Form zunehmender Atemnot und Stridor („Stridor congenitus") treten meist erst in der dritten bis sechzehnten Lebenswoche auf. Eine schon früher auftretende Dyspnoe wird ebenso selten wie eine erst später auftretende Form beobachtet. Nach einer anfänglichen Phase einer meist sporadischen Dyspnoe nehmen die Symptome mit der Vergrößerung des Tumors zu. In einzelnen Fällen kann innerhalb weniger Stunden eine lebensbedrohliche Atemnot eintreten.

Der wichtigste Hinweis auf die Diagnose ist die Kombination des Kehlkopfhämangioms mit kapillären Hämangiomen der Haut und der Schleimhäute, der Mundhöhle und des Rachens. Diese Kombination wird in etwa der Hälfte der Fälle beobachtet (47). Die begleitenden Hämangiome der Haut finden sich meist im Kopf-, Hals- und Nackenbereich, seltener isoliert am Körperstamm. Vielfach treten die Hämangiome der Haut schon auf, bevor die Symptome der Dyspnoe erkennbar werden. Es kann aber auch vorkommen, daß erst Wochen nach der Feststellung eines Kehlkopfhämangioms die Hautveränderungen bemerkt werden.

Kehlkopfhämangiome treten in einer relativ hohen Inzidenz von 5–6% in Kombination mit anderen Mißbildungen auf (47).

Bei der endoskopischen Untersuchung findet sich eine subglottische, dunkel blaurote, weiche und komprimierbare Schwellung bzw. Vorwölbung. In einzelnen Fällen sind auch mehr höckrige blaurote oder blaßrote Tumoren zu sehen. Das Volumen des Tumors kann, vermutlich in Abhängigkeit von seiner Durchblutung, variieren, so daß

Abb. 146 Hämangiome des Larynx.

a) Ausgedehntes kavernöses Hämangiom der Postkrikoidregion und beider Sinus piriformes. 47jährige Frau, der Tumor ließ sich nach lateraler Pharyngotomie ohne Schwierigkeiten exstirpieren.

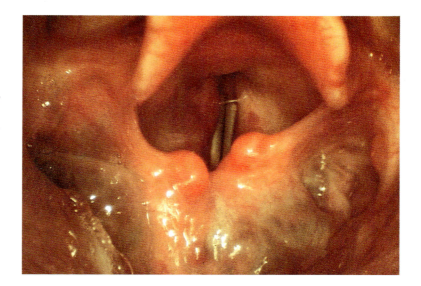

b) Umschriebenes kavernöses Hämangiom der linken Taschenfalte. 44jährige Frau, endoskopische Exstirpation.

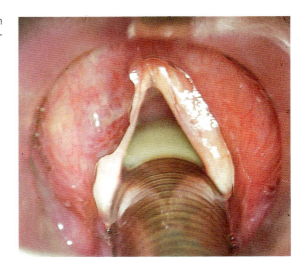

c) Auf der Epiglottisspitze gestieltes, auf einer Seite etwas exulzeriertes kapilläres Hämangiom. 44jähriger Mann, endoskopische Exstirpation.

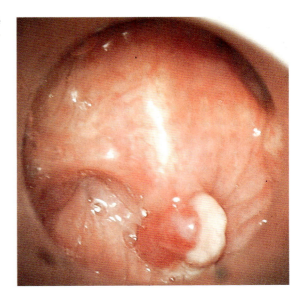

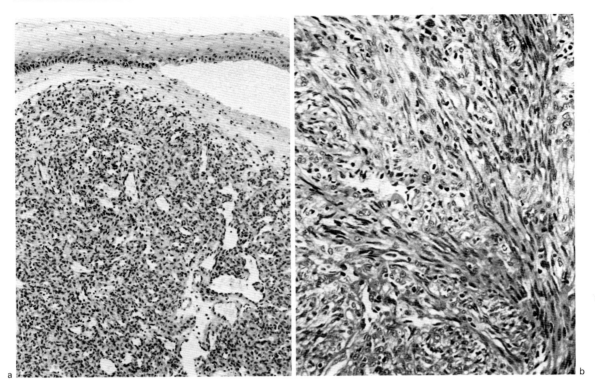

Abb. 147a Kleines, zellreiches, kapilläres Hämangiom der Epiglottis. Etwa erbsgroßer Tumor bei einem 46jährigen Mann, endoskopisch entfernt.

Abb. 147b Sarcoma Kaposi des Larynx. 45 Jahre alter Orientale, generalisierte Morbus Kaposi. Blauroter, erbsgroßer Tumor im Larynx, keine Zeichen von AIDS.

unter Umständen bei jeder Endoskopie der Tumor etwas anders aussieht.

Etwa 80% der subglottischen Hämangiome nehmen die Rückwand des Kehlkopfes oder der Trachea ein und reichen von hier auf einer oder beiden Seiten nach vorne. Andere Hämangiome sind hufeisenförmig und imponieren als bilaterale rötliche Schwellungen. Sehr selten sind kongenitale Hämangiome auch im supraglottischen Larynx und im Hypopharynx (39, 47). An Tomogrammen läßt sich gegebenenfalls die Ausdehnung des Tumors weiter abgrenzen.

Auf eine Biopsie sollte man wegen der nicht abschätzbaren Blutungsneigung der kapillären Hämangiome besser verzichten. Sie ist auch meist nicht erforderlich, da das klinische Bild sehr eindeutig ist.

Dementsprechend gibt es bisher auch nur wenige Veröffentlichungen über das histologische Bild dieser Geschwulst bzw. Mißbildung (7, 30). Es werden dünne Gefäßkanäle verschiedenster Konfiguration beschrieben, die mit einer Schicht deutlich hervortretender Endothelien ausgekleidet sind. Neben kapillären Gefäßen mit einem kaum erkennbaren Lumen finden sich auch größere, schlitzförmige Spalten, aber auch weite kavernöse Hohlräume. Zwischen den Verzweigungen des Hämangioms ist meist eine stärkere Ausbildung der mukoserösen Schleimdrüsen zu erkennen.

Zur Behandlung der subglottischen Hämangiome bei Kleinkindern wurden im Laufe der Jahre die verschiedensten Methoden angegeben (7, 8, 47). Einzelne Autoren empfehlen eine Laryngofissur und eine submuköse Exstirpation des Tumors (31, 46). Andere erzielten, meist nach vorangehender Tracheotomie mit einer Kryokoagulation, ein Verschwinden der Geschwulst nach mehreren Sitzungen (3, 25). Neuerdings wird die Laserkoagulation des Hämangioms als besonders schonend und erfolgreich empfohlen (33), während andere Autoren auf die Gefahr von Stenosen und Granulomen nach Laserkoagulation hinweisen (6). Zahlreiche Versuche wurden auch mit der Gabe von Corticoiden ausgeführt. Diese müssen über längere Zeit hin gegeben werden und haben ihre unerwünschten Nebeneffekte, ohne daß eine sichere, rasche Rückbildung der subglottischen Hämangiome gewährleistet wird (22, 26, 33, 38, 45).

Dem Verfasser scheint es erstaunlich, daß immer noch eine Behandlung mit ionisierenden Strahlen, sei es durch Applikation von radioaktivem Gold oder durch eine perkutane Bestrahlung, angewendet wird (5, 6). Die Hämangiome verschwinden zwar meist relativ rasch bei Dosen von 12–25 Gy, doch weiß noch niemand die Spätfolgen dieser Bestrahlung an der Schilddrüse und am Kehlkopf einzuschätzen.

Zusammen mit anderen Autoren (20) ist der Verfasser der Meinung, daß es für die Kinder am besten ist, wenn man bei entsprechender Ausdehnung des Hämangioms ein Tracheostoma anlegt und nichts weiter unternimmt, bis sich das Hämangiom von selbst zurückbildet.

Die spontane Remission der Hämangiome setzt in der Regel schon zu Beginn des zweiten, spätestens im dritten Lebensjahr ein, so daß, wenn überhaupt eine Tracheotomie notwendig ist, die Kinder meist nur ein halbes bis 1½ Jahre lang eine Kanüle tragen müssen. Bei entsprechender Überwachung und Pflege der Kinder ist deren Gefährdung gering und es besteht auch nicht die Gefahr, daß man durch aktive Maßnahmen subglottisch im Kehlkopf und in der oberen Trachea eine permanente Stenose erzeugt.

Wenn Komplikationen auftreten, so sind diese meist die Folge einer unzureichenden oder unsachgemäßen Pflege der Kanüle, die unter Umständen verstopft oder aber unabsichtlich entfernt wird und von nicht geschultem Personal nicht mehr eingesetzt werden kann. Diese Gefahren bestehen aber auch dann, wenn die Hämangiome endoskopisch mittels Kryosonden oder dem Laser behandelt werden. Auch während einer aktiven Behandlung der Hämangiome müssen die Kinder meist über Monate hinweg Kanülen tragen.

Lymphangiome

Lymphangiome des Hypopharynx und des Larynx finden sich fast nur im Rahmen von mehr oder weniger ausgedehnten Lymphangiomen des Kopfes und Halses, die schon kongenital auftreten und in den ersten Lebensjahren oft noch erheblich an Größe zunehmen. Am häufigsten sind wohl zystische Lymphangiome des Hypopharynx, die das Vestibulum laryngis bedrohlich einengen können (Abb. 148). Die Kombination eines Hygroma cysticum colli mit einem Hämangiom des Larynx (16) weist auf die enge Verwandtschaft dieser mißbildungsähnlichen Tumoren hin.

Isolierte Lymphangiome des Larynx bei Kindern oder Erwachsenen ohne äußerlich erkennbares Hygroma colli sind selten (24). Der Verfasser sah zwei größere Lymphangiome der Taschenfalte

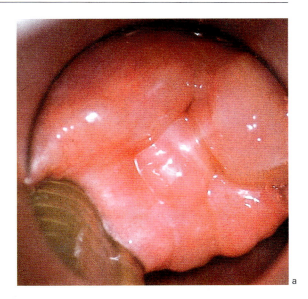

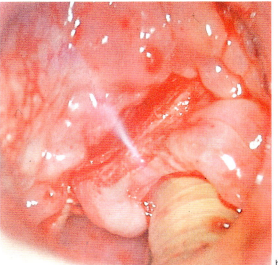

Abb. 148 Lymphangiome des Hypopharynx.
a) Traubenartiges Lymphangiom der Epiglottis und des Sinus piriformis bei Lymphoma colli cysticum (6jähriges Mädchen).
b) Ausgedehnte Lymphangiome, die zu einer diffusen Auftreibung der Epiglottis geführt haben und die Vallecula glossoepiglottica ausfüllen. 29jährige Frau mit Lymphoma colli cysticum.

und eines der Epiglottis bei Erwachsenen, die als zystische, grauweiße, submuköse Tumoren erschienen.

Die zystischen Hygrome sind bei entsprechender Größe zum Teil schon intrauterin durch Ultraschalluntersuchung nachzuweisen. Andere erscheinen erst nach der Geburt, meist innerhalb des ersten Lebensjahres. Selten werden Lymphangiome erst später manifest. Klinisch stellen sich die Tumoren als weiche, schmerzlose, kom-

336 Andere Tumoren

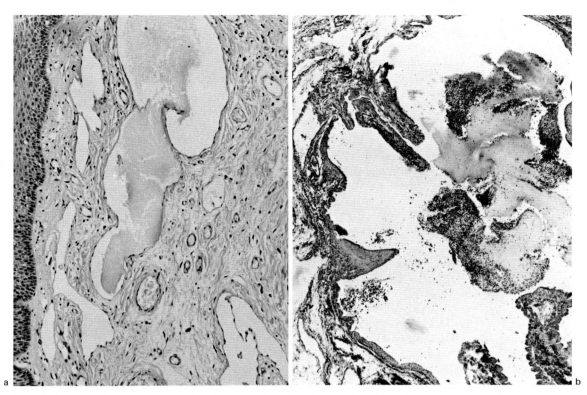

Abb. 149a Lymphangiom der Taschenfalte, das einen kugeligen, submukös gelegenen Tumor bildete.

Abb. 149b Zystisches Lymphangiom mit papillär wirkenden, intraluminalen Wucherungen der Wand. Große Zyste in der Taschenfalte, gefüllt mit Lymphe und Lymphozyten. Beide Patienten 46 Jahre alte Männer, endoskopische Exstirpation der Tumoren.

pressible Massen dar, die manchmal an Größe etwas wechseln können. Eine Beteiligung des Larynx findet meist in der supraglottischen Region statt. Es entstehen submuköse weiche Schwellungen, die die Epiglottis nach hinten verdrängen können und die Taschenfalten vorwölben (10, 36, 44). Lymphangiome der Stimmlippen oder der subglottischen Region sind nach Kenntnis des Verfassers noch nicht beschrieben worden.

Die Behandlung besteht in einer chirurgischen Exstirpation, die bei kleineren zystischen Hygromen unter Umständen endoskopisch ausgeführt werden kann. Meist sind jedoch umfangreichere Eingriffe erforderlich, da die Lymphangiome nicht nur auf die unmittelbare Larynxregion beschränkt sind, sondern sich in die Zungenwurzel und die seitliche Pharynxwand, vor allem in das vordere und hintere Halsdreieck hinein erstrecken.

Histologisch werden kapilläre, kavernöse und zystische Formen unterschieden. Die meisten Lymphangiome, die der Verfasser gesehen hat, weisen alle drei Strukturformen nebeneinander auf (Abb. 149).

Hämangioperizytome, Hämangioendotheliome und Angiosarkome

Das Hämangioperizytom soll von den Zimmermannschen Perizyten der Gefäßwände stammen und wurde bisher im Larynx nur sehr selten beobachtet (15, 18, 23, 34, 40, 42). Die Tumoren entstehen meist in der supraglottischen Region, sind zur Zeit der Diagnose schon relativ groß und verursachen entsprechende uncharakteristische Symptome wie Schluckstörungen und Globusgefühl im Hals. Hämangioperizytome treten vor allem bei älteren Erwachsenen auf und sind bei beiden Geschlechtern gleich häufig.

Die Diagnose kann nur durch eine eingehende histologische Untersuchung – und auch dies oft nur mit einigen Schwierigkeiten – gestellt werden.

Die meisten Hämangioperizytome verhalten sich gutartig, in einzelnen Fällen treten allerdings Metastasen auf. Die Behandlung ist eine chirurgische, sie ist dem Sitz und der Ausdehnung des Tumors anzupassen.

Histologisch ist das Hämangioperizytom durch seine unregelmäßig geformten sinusartigen Gefäßkanäle gekennzeichnet, die von normal wirkenden Endothelien ausgekleidet sind. Die Gefäße sind umgeben von dicht gepackten Zellen mit runden bis ovalen Kernen mit wenig Zytoplasma und schlecht erkennbaren Zellgrenzen. Es gibt auch solide zelluläre Areale und manchmal palisadenähnliche Zellstellungen. Mitosen sind nicht häufig. Mitosen in größerer Zahl weisen auf ein malignes Verhalten hin (14). Durch Gitterfaserfärbung ist ein dichtes Maschenwerk von Fasern darstellbar, das die Gefäße und die einzelnen Tumorzellen umgibt.

Bei den bisher beschriebenen Fällen von *Hämangioendotheliomen* des Larynx handelt es sich meist um supraglottische, manchmal gestielte, brüchige, gelegentlich blutende Tumoren, die zu Hämoptysen führen. Die Tumoren zeigen sich selten gutartig (17, 37), in den meisten Fällen bösartig und metastasieren frühzeitig hämatogen (4, 9, 19, 32, 43, 49, 50). Histologisch sind die Angiosarkome gekennzeichnet durch Wucherungen von Endothelzellen, die manchmal Sprossen bilden, manchmal auch zentral ein Lumen aufweisen. Kernatypien, Mitosen oder ein infiltrierendes Wachstum weisen auf die Malignität dieses Tumors hin. Die Diagnose ist schwierig und kann meist nur mit Hilfe von Gitterfaserfärbungen oder auch mittels ultrastruktureller Untersuchungen gestellt werden. Im Gitterfaserbild zeigen sich kleine Gruppen von Zellen, zwischen denen manchmal ein kleines Lumen liegt, umsponnen von Retikulinfasern. Elektronenoptisch finden sich intrazelluläre Lumina und Weibel-Pallade-Körperchen (19).

Die Behandlung besteht in einer radikalen Chirurgie, die der Tumorausdehnung entspricht. Über die Strahlenempfindlichkeit und den Einfluß von Zytostatika auf diese Tumoren ist bisher noch wenig bekannt.

Sarcoma Kaposi

Das von MORICZ KAPOSI 1872 erstmals beschriebene „idiopathische multiple Pigmentsarkom der Haut" ist zwar vorwiegend eine Hautkrankheit, tritt aber auch in inneren Organen, gelegentlich im Larynx auf. Die in Europa und Amerika an sich seltene Krankheit ist in den letzten Jahren in Zusammenhang mit den AIDS-Infektionen immer häufiger geworden und hat damit praktische Bedeutung erlangt.

Heute werden drei verschiedene Formen des Morbus Kaposi unterschieden (1, 29, 52).
1. Der „klassische" Morbus Kaposi:
Von dieser Erkrankung werden ganz überwiegend Männer im siebten und achten Lebensjahrzehnt befallen. Die Krankheit beginnt mit der Bildung blauroter, etwas erhabener Plaques und Flecken, vor allem an der Haut der Füße und der Hände. Die Flecken vergrößern sich, vermehren sich und bilden auch Knoten, die exulzerieren, aber auch wieder spontan abheilen können. Meist erst im Verlaufe der Krankheit treten auch an der Haut des Kopfes und des Halses multiple Knoten auf, später auch in der Mundhöhle, im Pharynx und gelegentlich im Larynx. Im weiteren Verlauf kommt es auch zu regionären Lymphknotenmetastasen und ausgedehnten Lymphödemen. Im Rachen und in der Mundhöhle können diese Tumoren exulzerieren und pyogene Granulome vortäuschen. Die dunkel gefärbten Hauttumoren können mit Melanomen verwechselt werden.

Der klassische Morbus Kaposi verläuft relativ langsam und schubweise. Die Herde sind chirurgisch, radiotherapeutisch und chemotherapeutisch oft gut beeinflußbar: Viele Patienten sterben an den Folgen ihrer Krankheit erst zwischen 8 und 13 Jahren nach Auftreten der ersten Symptome. Längere Überlebenszeiten kommen vor.

Eine Zusammenstellung von 13 Fällen eines Sarcoma Kaposi im Larynx zeigte, daß bei allen Patienten auch Tumoren der Haut bestanden (2, 11, 21, 27, 35, 51). Mit einem Befall des Kehlkopfes ist somit erst in einem Spätstadium der Krankheit, wenn sie auf Grund der Hautveränderungen meist schon diagnostiziert ist, zu rechnen.

2. Seit den sechziger Jahren wird eine wesentlich aggressivere Verlaufsform des Morbus Kaposi in Zentralafrika beobachtet (13). Auch bei dieser Form, die meist rasch tödlich endet, kann der Larynx in einzelnen Fällen mitbetroffen sein.

3. Am häufigsten dürfte heute das Sarcoma Kaposi in einer sehr aggressiven Form im Verlauf einer AIDS-Krankheit auftreten. In etwa einem Drittel aller Fälle von AIDS soll mit den anderen Zeichen der Krankheit, wie einer generalisierten Lymphadenopathie usw., auch die Erscheinung des Sarcoma Kaposi auftreten. Auch im Rahmen dieser AIDS-assoziierten Krankheit ist manchmal, meist aber erst in einem späten Stadium, eine Beteiligung des Kehlkopfes zu beobachten (1, 29).

Histologisch ist das Sarcoma Kaposi, das verschiedene Stadien durchläuft, gekennzeichnet durch spindelzelliges granulomähnliches Gewebe mit erheblicher Polymorphie der Tumorzellen, verschieden großen Hohlräumen, manchmal nur Schlitzen und Spalten, die vereinzelt von Erythrozyten ausgefüllt sind. Daneben finden sich häufig Erythrozytenextravasate (Abb. 147b).

Literatur

1 Abemayor, E., T. C. Calcaterra: Kaposi's sarcoma and community-acquired immune deficiency syndrome. An update with emphasis on its head and neck manifestations. Arch. Otolaryng. 109 (1983) 536–542
2 Abramson, A. L., R. L. Simons: Kaposi's sarcoma of the head and neck. Arch. Otolaryng. 92 (1970) 505–507
3 Adzick, N. S., M. Strome, D. Gang, P. K. Donahoe: Cryotherapy of subglottic hemangioma. J. pediat. Surg. 19 (1984) 353–357
4 Alvarze Vicent, J. J.: Sobre un caso de hemangiotelioma maligno de subglottis. Acta otorrinolaring. esp. 20 (1969) 1–14
5 Bek, V., J. Abrahamova, J. Koutecky, E. Kolihova, J. Fajstavr: Perinatal subglottic and hepatic hemangiomas as potential emergencies: effect of radiotherapy. Neoplasma 27 (1980) 337–343
6 Benjamin, B., P. Carter: Congenital laryngeal hemangioma. Ann. Otol. (St. Louis) 92 (1983) 448–455
7 Brodsky, L., N. Yoshpe, R. J. Ruben: Clinical-pathological correlated of congenital subglottic hemangiomas. Ann. Otol. (St. Louis) Suppl. 105 (1983) 4–18
8 Calcaterra, T. C.: An evaluation of the treatment of subglottic hemangioma. Laryngoscope (St. Louis) 78 (1968) 1956–1964
9 Cole, I. E.: Haemangioendothelioma of the head and neck. J. Laryng. 96 (1982) 545–558
10 Cordray, D. P., R. F. Gervais: Lymphangioma of the larynx. Arch. Otolaryng. 53 (1951) 83–86
11 Coyas, A., E. Eliadellis, O. Anastassiades: Kaposi's sarcoma of the larynx. J. Laryng. 97 (1983) 647–649
12 Crepeau, J., J. Poliquin: The blue rubber bleb nevus syndrome. J. Otolaryng. 10 (1981) 387–390
13 Debrie, J. C., P. L'Her, C. Nguemby, E. Philippe, J. P. Deconinck, P. Millet: Les localisations O. R. L. et cervicofaciales de la maladie de Kaposi en Afrique. (A propos de 5 cas). J. franç. Oto-rhinolaryng. 34 (1985) 73–80
14 Enzinger, F. M., S. W. Weiss: Soft Tissue Tumors. Mosby, St. Louis 1983
15 Evans, R. W.: Histological Appearances of Tumors, 2. Aufl. Livingstone, Edinburgh 1968
16 Evans, P.: Incubation problem in a case of cystic hygroma complicated by a laryngotracheal haemangioma. Anaesthesia 36 (1981) 696–698
17 Ferguson, G. B.: Experiences in lateral pharyngotomy. Laryngoscope (St. Louis) 86 (1976) 1626–1632
18 Ferlito, A.: Primary malignant haemangiopericytoma of the larynx. (A case report with autopsy). J. Laryng. 92 (1978) 511–519
19 Ferlito, A., P. Nicolai, G. Caruso: Angiosarcoma of the larynx. Case report. Ann. Otol. (St. Louis) 94 (1985) 93–95
20 Feuerstein, S. S.: Subglottic hemangioma in infants. Laryngoscope (St. Louis) 83 (1973) 466–475
21 Friedman, I.: Sarcomas of the larynx. Canad. J. Otolaryng. 4 (1975) 297–302
22 Hawins, D. B., D. M. Crockett, E. J. Kahlstrom, E. F. Mac Laughlin: Corticosteroid management of airway hemangiomas: long-term follow-up. Laryngoscope (St. Louis) 94 (1984) 633–637
23 Hertzanu, Y., D. B. Mendelsohn, G. Kassner, M. Hockman: Haemangiopericytoma of the larynx. Brit. J. Radiol. 55 (1982) 870–873
24 Jaffe, B. F.: Unusual laryngeal problems in children. Ann. Otol. (St. Louis) 82 (1973) 637–642
25 Jokinen, K., A. Palva, J. Kaerjae: Cryocauterization in the treatment of subglottic hemangioma in infants. Laryngoscope (St. Louis) 91 (1981) 78–82
26 Kveton, J. F., H. C. Pillsbury: Conservative treatment of infantile subglottic hemangioma with corticosteroids. Arch. Otolaryng. 108 (1982) 117–119
27 Lippi, L., G. Brizzi, G. Polli: Su di un caso di manifestazione laringea di morbo di Kaposi. Boll. Mal. Orecch. 93 (1975) 137–145
28 Mackenzie, M.: Essay on growths in the larynx. Linsny & Blackiston, Philadelphia 1871
29 Marcusen, D. C., C. D. Sooy: Otolaryngologic and head and neck manifestations of acquired immunodeficieny syndrome (AIDS). Laryngoscope (St. Louis) 95 (1985) 401–405
30 Martelli, C. F., F. Bergamasco, P. Martelli: L'emangioma laringeo della prima infanzia. Osservazione anatomopatologica di angioma laringeo ostruttivo. Pathologica 74 (1982) 477–495
31 Mawson, S.: Subglottic hemangioma of the larynx treated by excision. J. Laryng. 75 (1961) 1076–1081
32 Mesolella, C., A. Amorelli: Sull'endotelioma laringeo. Arch. ital. Laring. 75 (1967) 17–51
33 Mizono, G., H. H. Dedo: Subglottic hemangiomas in infants: treatment with CO_2 laser. Laryngoscope (St. Louis) 94 (1984) 638–641
34 Moncade, J., J. E. Demaldent: A propos de deux cas d'hémangiopéricytomes O. R. L. Ann. Otolaryngol. Chir. Cervicofac. 96 (1979) 789–792
35 Moritsch, E., R. Jarisch, K. Konrad: Morbus Kaposi. Pharyngolaryngeale Manifestation, Therapie. Laryngol. Rhinol. Otol. 57 (1978) 792–796
36 Myer, C. M., G. O. Bratcher: Laryngeal cystic hygroma. Head Neck Surg. 6 (1983) 706–709
37 Nakashima, T., Y. Watanabe: Sudden airway obstruction due to a benign hemangioendothelioma of the larynx. Laryngoscope (St. Louis) 95 (1985) 849–850
38 Narcy, P., Y. Manach, D. Brasnu, E. Daussy: Angiomes sous-glottiques du nourrisson. A propos de 20 observations. J. franç. Oto-rhinolaryng. 29 (1980) 361–365
39 Pages, A., B. Guerrier, J. Ramos, A. Uziel, A. M. Pages: Tumeur vasculaire congenitale du larynx: hemangiome cellulaire. Ann. Otolaryngol. Chir. Cervicofac. 101 (1984) 287–292
40 Pesavento, G., A. Ferlito: Haemangiopericytoma of the larynx. A clinico-pathological study with review of the literature. J. Laryng. 96 (1982) 1065–1073
41 Phillips, J. H., O. Ruh: Angioma of the larynx: especially its relationship to chronic laryngitis. Amer. J. Dis. Child. 5 (1913) 123–130
42 Pitluk, H. C., J. Conn: Hemangiopericytoma. Literature review and clinical presentations. Amer. J. Surg. 137 (1979) 413–416
43 Pratt, L. W., I. I. Goodof: Hemangioendotheliosarcoma of the larynx. Arch. Otolaryng. 87 (1968) 484–489
44 Ruben, R. J., St. A. Kucinski, N. Greenstein: Cystic lymphangioma of the vallecula. J. Otolaryng. 4 (1975) 180–184
45 Sadan, N., J. Sade, M. Grunebaum: The treatment of subglottic hemangiomas of infants with prednisone. Int. J. pediat. Otorhinolaryng. 4 (1982) 7–14
46 Sakakura, Y., M. Ohi, S. Yamada, Y. Miyoshi: A case of subglottic hemangioma: a new technique of surgical removal. Auris Nasus Larynx 7 (1980) 81–88
47 Sebastian, B., O. Kleinsasser: Zur Behandlung der Kehlkopfhämangiome bei Kindern. Laryngol. Rhinol. Otol. 63 (1984) 403–407
48 Sweetser, T. H.: Hemangioma of the larynx. Laryngoscope (St. Louis) 31 (1921) 797–806
49 Thomas, R. L.: Non epithelial tumors of the larynx. J. Laryng. 93 (1979) 1131–1141
50 Triplet, I., B. Vankemmel, M. Madelain: Hémangioendothéliome malin du larynx avec métastases sous-cutanées. Lille méd. 19 (1974) 743–745
51 Vrisk, A., I. Prvanov, D. Popov: Ein Fall von Morbus Kaposi mit Beteiligung des Pharynx. Mschr. Ohrenheilk. 104 (1970) 550–553
52 Weidauer, H., H. Hofmann: Kaposi-Sarkom bei erworbenem Immundefekt-Syndrom (AIDS). Laryngol. Rhinol. Otol. 64 (1985) 418–422

Myogene Tumoren

Von der glatten oder der quergestreiften Muskulatur des Kehlkopfes ausgehende Geschwülste sind Seltenheiten. Es wurden aber fast alle bisher bekannten Muskelgeschwülste (mit Ausnahme des epitheloiden Leiomyoms) jeweils in einigen wenigen Exemplaren auch im Kehlkopf beschrieben. Mit Abstand am häufigsten kommen – soweit dies aus der Literatur zu beurteilen ist – Rhabdomyosarkome vor.

Leiomyome

Leiomyome gehören zu den häufigsten gutartigen Tumoren. Sie können fast überall aus der glatten Muskulatur entstehen. 95% der Leiomyome entstehen allerdings im Uterus, seltener finden sich Leiomyome in der Wand des Ösophagus und des Magens. Im Larynx sind Leiomyome ausgesprochene Raritäten. Ein erster Fall wurde von DONOGÀNY 1912 beschrieben (13). Bisher liegen nur Berichte über etwa 15 Leiomyome des Larynx vor (31, 50). Es ist allerdings nicht sicher, ob alle Fälle wirklich Leiomyome waren, denn es ist bis heute schwierig, zwischen Leiomyomen und Fibromen, auch zwischen Leiomyomen und Leiomyosarkomen mit Sicherheit zu unterscheiden. Nur mit Hilfe histochemischer, immunhistochemischer und ultrastruktureller Untersuchungen ist die Diagnose Leiomyom zu sichern.

Leiomyome des Larynx wurden selten bei Kindern, meist erst bei Erwachsenen in jedem Lebensalter beobachtet. In der Regel handelt es sich um rundliche oder eiförmige Tumoren, die in den Taschenfalten liegen und sich in den Aditus laryngis vorwölben. In einigen Fällen war der Tumor gestielt. Bei größeren Leiomyomen ist die aryepiglottische Falte aufgetrieben und der Tumor erstreckt sich auch in den Hypopharynx oder in den Ventrikel hinein. Leiomyome der Stimmlippen sind besondere Raritäten (15). Das Erscheinungsbild des Leiomyoms ist demnach dem des Neurilemmons oder anderer gutartiger Tumoren dieser Region außerordentlich ähnlich.

Kleinere Leiomyome kann man endoskopisch entfernen, wobei die Blutung meist gering ist. In einigen Fällen ist ein externer Zugang über eine laterale Pharyngotomie vorzuziehen.

Histologisch findet sich das bekannte Bild eines faserreichen Tumors mit langgestreckten dunklen Kernen, deren Spitzen abgestumpft „zigarrenförmig" sein können (Abb. 150a, b). Es bilden sich Zellbündel, die sich gegenseitig durchflechten, manchmal auch wirbelartige Strukturen und mehr aufgelockerte Partien. Es wurde auch darauf hingewiesen, daß sich in der Nähe eines Leiomyoms pseudosarkomatöse Bilder entwickeln können (15).

Vaskuläre Leiomyome

Die vaskulären Leiomyome oder Angioleiomyome sind relativ häufige Tumoren, die sich besonders als schmerzhafte subkutane Knoten bemerkbar machen. Im Bereich des Kopfes und Halses sind Angioleiomyome wesentlich seltener. Im Kehlkopf wurden nach einer ersten Beobachtung von NEIVERT u. ROYER (36) bisher weniger als zehn Fälle beschrieben (31, 36, 38, 42, 43, 47).

Die Angioleiomyome des Larynx fanden sich bisher ausschließlich bei älteren Männern zwischen dem fünfzigsten und sechsundsiebzigsten Lebensjahr. Die Tumoren waren zum einen in der Taschenfalte und in der aryepiglottischen Falte entstanden, waren meist tief im Gewebe eingebettet und wölbten sich nur wenig vor; seltener sprangen sie auch stärker vor oder waren sogar gestielt. Zum zweiten waren die Tumoren in der Stimmlippenmuskulatur entstanden und ragten am subglottischen Abhang der Stimmlippe höckerig vor.

Die Symptome bestehen, entsprechend dem Sitz des Tumors, aus Heiserkeit, auch Luftnot, bei supraglottischen Tumoren aus Fremdkörpergefühl, Druckgefühl und Schluckstörungen. Ähnlich wie bei den schmerzhaften vaskulären Leiomyomen der Subkutis wurde bei einer von zwei eigenen Beobachtungen sowie in einem Literaturbericht (43) über Schmerzen im Bereich des Kehlkopfes berichtet, die offenbar von den Angioleiomyomen verursacht wurden.

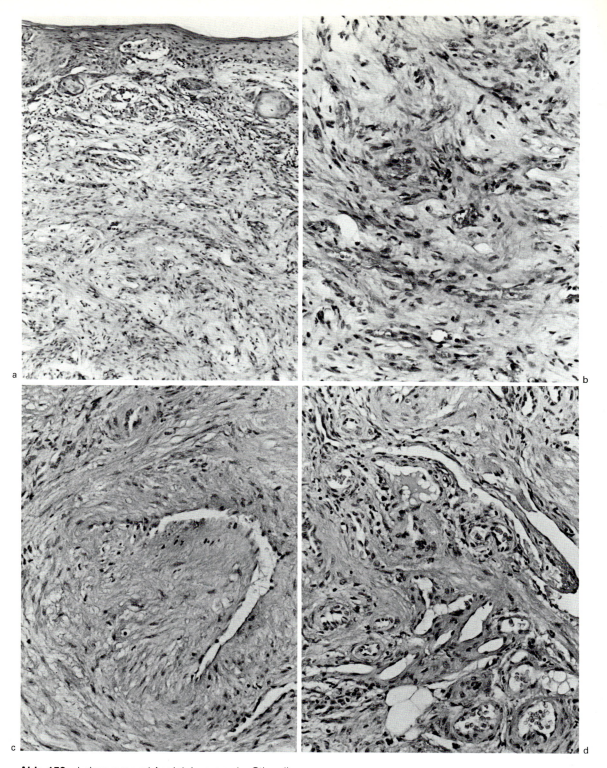

Abb. 150 Leiomyom und Angioleiomyom der Stimmlippe.
a) Sich diffus submukös ausdehnender Tumor, geringgradige pseudokarzinomatöse Epithelproliferation (HE, Vergr. etwa 50fach).
b) Stärkere Vergrößerung (HE, Vergr. etwa 80fach) sich gegenseitig durchflechtender Bündel von Tumorzellen. Beobachtung Dr. *Otte*, Dr. *Großmann,* Meppen, 35 Jahre alter Mann.
c) Angioleiomyom der Stimmlippe. Extreme Wucherung der Leiomyozyten, in einer Gefäßwand. Beobachtung, 57 Jahre alter Mann. 6 Jahre nach endoskopischer Resektion des sehr stark blutenden Tumors rezidivfrei (HE, Vergr. etwa 60fach).
d) Bildung multipler Gefäße verschieden großen Lumens zwischen den gewucherten Leiomyozyten (HE, Vergr. etwa 80fach).

Die Behandlung der Angioleiomyome des Larynx ist rein chirurgisch. Zwei kleinere Angioleiomyome hat der Verfasser endoskopisch entfernt. Bei der Operation ist entsprechend der Vaskularisierung dieser Tumoren mit einer starken Blutung zu rechnen, die allerdings sistiert, wenn der Tumor vollständig entfernt wird. Größere supraglottische Tumoren wird man nach lateraler Pharyngotomie oder eventuell auch nach lateraler Thyreotomie entfernen (36, 42). Bei einem weiteren Fall konnte mit einer kryochirurgischen Sonde der Tumor vollständig zum Verschwinden gebracht werden (38). Wird der Tumor nicht vollständig entfernt, so treten recht rasch Rezidive auf.

Histologisch findet sich ein nicht gekapselter, aber doch relativ gut abgegrenzter Tumor, der aus überwiegend langgestreckten dunklen Leiomyozyten mit einer starken Faserbildung im Interstitium besteht (Abb. 150c, d). Die Muskelbündel verlaufen in allen Richtungen und durchflechten sich gegenseitig und können auch wirbelartige und spiralige Formationen und Palisaden bilden. Charakteristisch für diesen Tumor sind die Blutgefäße, die beim sogenannten venösen Typ extrem dickwandig und relativ großlumig erscheinen. Daneben gibt es, ähnlich wie bei einem Hämangiom, kavernöse Strukturen oder aber auch kleinste Kapillaren und schlitzartige Gefäße in den mehr soliden Abschnitten des Tumors. In vereinzelten Fällen wurden auch größere Areale mit Fettzellen beschrieben (31, 47). Elektronenmikroskopische Untersuchungen (43) weisen darauf hin, daß nicht die Gefäßendothelien wuchern, sondern nur die nahezu normal erscheinenden glatten Muskelzellen.

Leiomyosarkome

Leiomyosarkome können praktisch überall im Körper aus glatten Muskelzellen entstehen. Am häufigsten werden sie im Uterus, retroperitoneal und in der Wand des Magen-Darm-Traktes beobachtet. Einen ersten Fall eines Leiomyosarkoms im Larynx beschrieb FRANK 1941 (18). Insgesamt sind bisher nur etwa ein Dutzend als Leiomyosarkom gedeutete Tumoren im Larynx (10, 15, 18, 28, 31, 40, 48, 56) und im Hypopharynx (19, 21, 34, 50) beschrieben worden. Da die Differentialdiagnose zwischen Leiomyosarkomen und anderen spindelzelligen Sarkomen außerordentlich schwierig ist, sind möglicherweise einige der als Fibrosarkome beschriebenen Fälle Leiomyosarkome gewesen.

Patienten mit Leiomyosarkomen des Larynx sind überwiegend ältere Männer. Fast alle bisher beschriebenen Leiomyosarkome entstanden im Larynx supraglottisch und bildeten dort knollige,

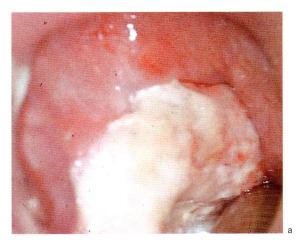

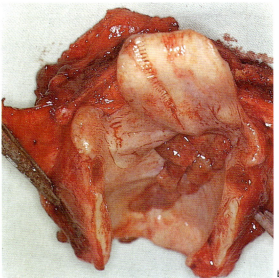

Abb. 151a Leiomyosarkom der Taschenfalte und der Epiglottis (gleicher Fall wie Abb. 153).

Abb. 151b Traubenartiges Leiomyosarkom der rechten Taschenfalte und der vorderen Kommissur (gleicher Fall wie Abb. 152).

unscharf abgegrenzte Tumoren. Bei einer eigenen Beobachtung war die Oberfläche des Tumors sogar von keratotischem Epithel bedeckt (31, Abb. 151).

Das Verhalten der Leiomyosarkome ist schlecht vorhersehbar. Die undifferenzierten Formen metastasieren oft frühzeitig hämatogen in die Lunge und das Skelett. Aber auch bei hochdifferenzierten Leiomyosarkomen treten manchmal Jahre später Metastasen auf (31).

Die Behandlung ist in erster Linie chirurgisch, wobei die Ausdehnung des Tumors die Ausdehnung des Eingriffes bestimmt. Gegebenenfalls ist eine Chemotherapie als adjuvante Maßnahme in

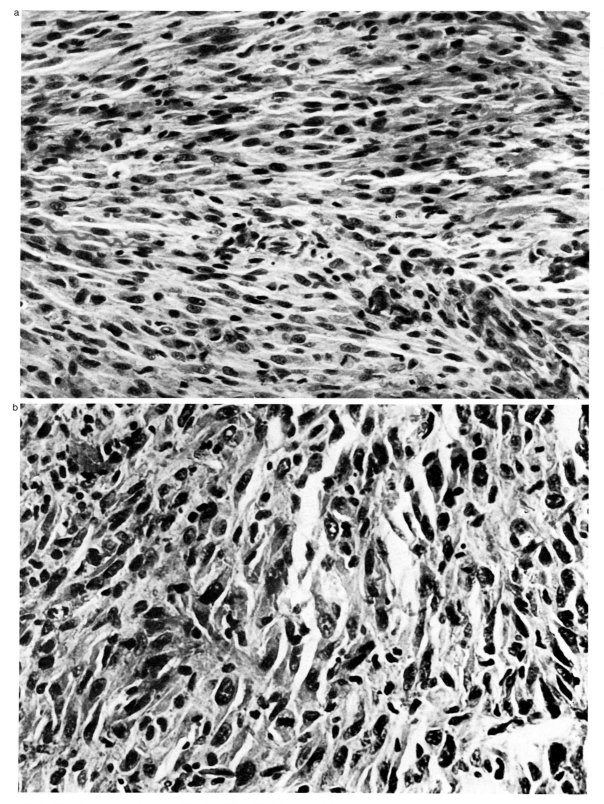

Abb. 152 Leiomyosarkom der Taschenfalte. 35 Jahre alter Mann, multiple Lokalrezidive. Nach Pharyngolaryngektomie 20 Jahre tumorfrei.
a) Langgestreckte Tumorzellkerne mit abgestumpften Enden, in Zügen gelagert (HE, Vergr. etwa 200fach).
b) Erhebliche Polymorphie der Tumorzellen, einzelne Riesenzellen (HE, Vergr. etwa 300fach).

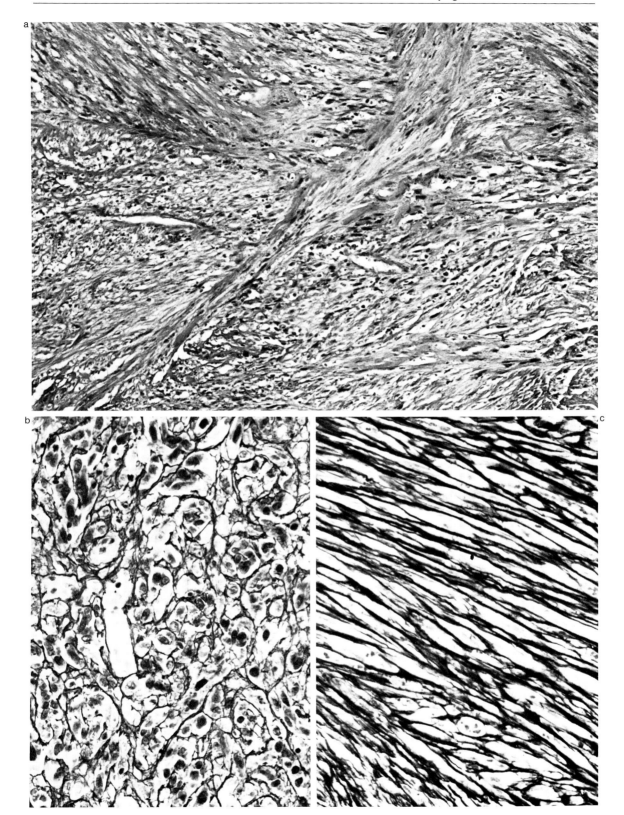

Abb. 153 Leiomyosarkom der Taschenfalte. 60 Jahre alter Mann, Tod an multiplen Metastasen.
a) Sehr faserreicher Tumor (HE, Vergr. etwa 40fach).
b) u. c) Retikulinfaserbilder. Die Fasern umspinnen stets mehrere Tumorzellen (b) und zeigen „drahtartige" Strukturen im Längsverlauf (c).

Erwägung zu ziehen, größere Erfahrungen liegen damit aber bisher nicht vor.

Histologisch bestehen die Leiomyosarkome aus zu Bündeln gelagerten Leiomyoblasten (Abb. 152 u. 153). Die Zellen stehen manchmal in Palisadenstellung gereiht. Die Zellbündel durchflechten sich gegenseitig. Die Kerne der Tumorzellen sind lang, dunkel, „zigarrenförmig" mit abgestumpften Enden. Zur sicheren Diagnose bedarf es einer Darstellung der Myofibrillen, die die ganze Zelle durchziehen: Ohne Zuhilfenahme histochemischer Methoden oder einer Ultrastrukturuntersuchung ist dies nicht immer möglich. Leiomyosarkome bilden auch reichlich lange, oft wie Draht wirkende, relativ dicke Retikulinfasern, die meist mehrere Zellen umspinnen. (Bei Fibrosarkomen umspinnen die Fasern jede Einzelzelle der überwiegend ovale Kerne aufweisenden Fibroblasten.) Wenig differenzierte Leiomyosarkome sind reich an Mitosen, Kerndysplasien und Tumorriesenzellen (16).

Rhabdomyome

Echte Rhabdomyome gehören zu den seltensten Tumoren des menschlichen Körpers. In den meisten Fällen wurden sie als Hamartome des Herzmuskels im Rahmen von Phakomatosen beobachtet. Daneben gibt es die extrakardialen Rhabdomyome, von denen etwa 80% in der Kopf-Hals-Region entstehen (54). Der erste Fall eines Rhabdomyoms im Larynx wurde von IMPERATORI 1933 beschrieben (27). (Es erscheint allerdings zweifelhaft, ob es sich nicht um einen Granularzelltumor gehandelt hat, vgl. S. 312.) Bisher sind nur etwa ein Dutzend weiterer Beobachtungen von Rhabdomyomen des Larynx und des Hypopharynx beschrieben worden (3, 4, 5, 7, 14, 20, 22, 25, 31, 37, 45, 49, 51, 54).

Nach der histologischen Subklassifikation handelte es sich meist um Rhabdomyome des adulten Typs: In nur 6 Fällen lagen fetale Rhabdomyome vor (12, 17, 23, 27, 35).

Rhabdomyome werden in drei Viertel der Fälle bei männlichen Patienten gefunden, die Patienten sind meist im fünfzigsten bis sechzigsten Lebensjahr, selten werden Rhabdomyome auch bei Jugendlichen beobachtet.

Die meisten Rhabdomyome entstehen im Bereich der Stimmlippen, wo sie entweder tief in der Muskulatur sitzend zu diffusen Anschwellungen führen oder kugelig, sogar gestielt in das Lumen des Larynx vorragen. In einigen wenigen Fällen finden sich die Rhabdomyome auch im supraglottischen Bereich und erstrecken sich, von der ary-epiglottischen Falte ausgehend, sowohl in den Sinus piriformis als auch in den Aditus laryngis.

Die Tumoren wachsen relativ langsam. Die Symptomatik entspricht dem Ausgangspunkt und der Größe des Tumors. Bei kleinen Rhabdomyomen in der Stimmlippenregion kann eine endoskopische Exzision vollständig ausreichend sein. Bei größeren Tumoren dürfte ein externer Zugang notwendig werden.

Die Prognose ist günstig. In keinem der bisher beobachteten Fälle sind Rezidive aufgetreten.

Es ist darauf hinzuweisen, daß manche Rhabdomyome primär multizentrisch auftreten (22, 35, 37).

Histologisch hat das adulte Rhabdomyom ein außerordentlich charakteristisches Bild (Abb. 154). Es besteht aus großen, zytoplasmareichen Zellen mit kleinen dunklen Kernen. Die Zellen erscheinen, wenn sie quer getroffen sind, meist vieleckig, wenn sie längs getroffen sind, haben sie ein langgestrecktes feinfaseriges Zytoplasma. Das Zytoplasma ist deutlich eosinophil und voll mit feinen eosinophilen Granula. Unter den Zellmembranen kann in Vakuolen gelegentlich Glykogen nachgewiesen werden. Andere Tumorzellen sind langgestreckt in Bündeln arrangiert und sehen großen Skelettmuskelfasern sehr ähnlich. In diesen Zellen kann man oft besonders deutlich Querstreifen erkennen. Beim adulten Rhabdomyom fehlen die Mitosen und die Pleomorphie der Zellkerne, wie sie in Rhabdomyosarkomen zu beobachten sind.

Das fetale Rhabdomyom ist histologisch schwieriger zu erkennen und kann vor allem leicht mit einem Rhabdomyosarkom verwechselt werden (16). Die wenigen Fälle, die bisher im Larynx beschrieben worden sind, betrafen im Gegensatz zu den sonst publizierten Fällen fetaler Rhabdomyome anderer Organe, die überwiegend bei Kindern beobachtet wurden, ältere Erwachsene (16, 23). Histologisch handelt es sich um einen Tumor, der aus undifferenzierten spindelförmigen Zellen mit undeutlichem Zytoplasma besteht, dazwischen finden sich verstreute Muskelfasern mit verschiedenen Stadien der Differenzierung in einer mehr oder weniger ausgeprägten myxoiden Matrix. Die Muskelfasern sollen quergestreiften frühen fötalen Muskelfasern entsprechen. Der Ursprung dieses Tumortyps von der quergestreiften Muskulatur kann am besten im elektronenmikroskopischen Bild erkannt werden (23). Bei einer Beobachtung des Verfassers, die andernorts als Rhabdomyosarkom publiziert worden ist (31), könnte es sich ebenfalls um ein kleines fötales Rhabdomyom der Stimmlippe gehandelt haben.

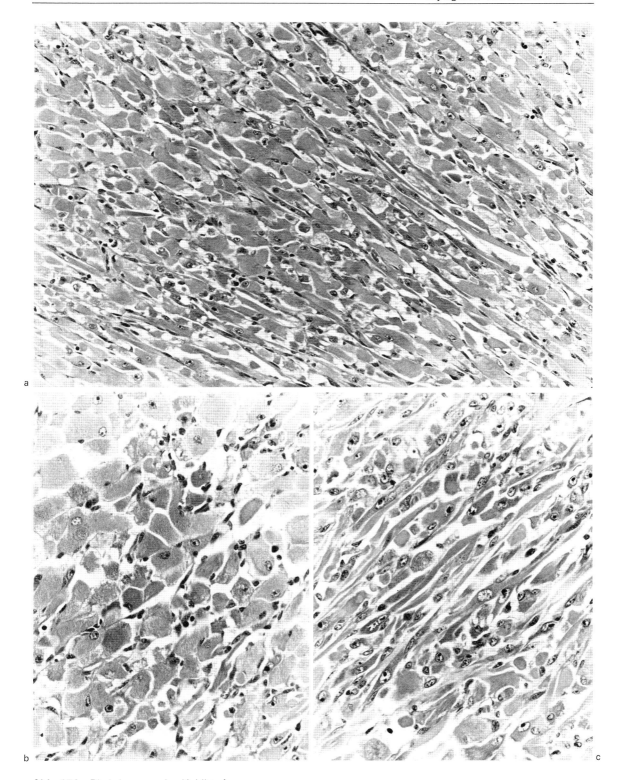

Abb. 154 Rhabdomyom des Kehlkopfes.
a) Sehr charakteristisches Zellbild. Große polygonale Zellen mit eosinophilem gekörnten Zytoplasma und kleinen Kernen (HE, Vergr. etwa 60fach).
b) Ausschnittvergrößerung. Polygonale, granulierte Rhabdomyoblasten (HE, Vergr. etwa 90fach).
c) In diesem Abschnitt des Tumors mehr langgestreckte, an Muskelfasern erinnernde Zellen, die zum Teil auch eine Querstreifung erkennen lassen (HE, Vergr. etwa 90fach; eigene Beobachtung, Arch. Oto. Rhinolaryngol. 225 [1979] 207–219).

Rhabdomyosarkome

Rhabdomyosarkome sind die häufigsten Sarkome des Kindes- und Jugendalters. Diese Tumoren treten bei Kindern vor allem im Kopf-Hals-Gebiet, hier besonders in der Orbita, im Nasopharynx, den Pharynxwänden und im Mittelohr auf. Nur etwa 3% aller Rhabdomyosarkome des Halsbereiches sollen im Larynx lokalisiert sein (24). In einer Serie von 57 Rhabdomyosarkomen im Kopf-Hals-Bereich war nur eines im Larynx lokalisiert (46).

Die erste gut dokumentierte Beobachtung eines Rhabdomyosarkoms des Kehlkopfes wurde schon 1928 von SLOBODNIK publiziert (44). Bis jetzt sind etwa 30–40 Beobachtungen von Rhabdomyosarkomen des Kehlkopfes mitgeteilt worden (30).

Etwa ein Drittel aller Rhabdomyosarkome des Kehlkopfes wurde bei Kindern zwischen dem fünften und fünfzehnten Lebensjahr beobachtet. Zwei Fälle wurden sogar bei Neugeborenen gesehen (1, 2).

Die Mehrzahl der Patienten mit Rhabdomyosarkomen des Larynx ist zwischen 40 und 70 Jahre alt. Männliche Patienten sind etwa doppelt so häufig betroffen wie weibliche.

Die Mehrzahl der Rhabdomyosarkome des Larynx wird im Stimmlippenbereich, subglottisch und auch in der Interarytänoidregion inserierend gefunden. Seltener sind Rhabdomyosarkome der aryepiglottischen Falte (11) und des Sinus piriformis (9, 32, 39, 41, 52).

Makroskopisch sind die Tumoren uncharakteristisch graugelb oder grauweiß mit glatter glänzender Oberfläche, oft auch milchglasähnlich durchscheinend, viele Rhabdomyosarkome sind gestielt, traubenartig. Manche Rhabdomyosarkome, besonders vom botryoiden Typ, ähneln sogar einem nicht verhornenden Papillom (Abb. 155).

Vereinzelt wurde berichtet, daß Tumorteile abgehustet wurden (26). Wie bei allen gestielten Tumoren dieses Bereiches können dramatische Erstickungsanfälle auftreten.

Rhabdomyosarkome sind hochmaligne Tumoren, die trotz ihres oft exophytischen Aussehens in die Tiefe wachsen und den Kehlkopf zerstören. Die Metastasierung erfolgt frühzeitig sowohl in die regionären Lymphknoten wie auch hämatogen in die Lunge, das Hirn und die inneren Organe.

Die Ansichten über die Behandlung der Rhabdomyosarkome des Larynx sind seit der Einführung der Chemotherapie, besonders der Kombinationstherapie mit Vincristin, Adriamycin, Daunomycin, Actinomycin usw., einer Revision zu unterziehen. Während man früher nur durch eine sehr radikale Operation, gefolgt von einer radikalen Bestrahlung eine geringe Aussicht auf Erfolg erwarten durfte, wird man heute besonders bei Kindern zu überlegen haben, ob überhaupt eine radikale verstümmelnde Operation, eine Laryngektomie, ausgeführt werden muß. Man sollte bei kleineren Tumoren versuchen, den Tumor so gut wie möglich zu entfernen, danach bestrahlen und eine intensive Chemotherapie anschließen. Bei größeren Tumoren, die schon Metastasen gesetzt haben, dürfte aber vor allem bei Erwachsenen nach wie vor eine Laryngektomie mit Neck dissection zu bevorzugen und erst danach eine Bestrahlung und Chemotherapie anzuschließen sein (6, 8, 11, 29, 33, 46, 53).

Mit der Kombination von Chemotherapie, Bestrahlung und limitierten chirurgischen Maßnahmen kann bei Tumoren, die noch keine Fernmetastasen gesetzt haben, besonders bei Kindern heute wohl doch gehofft werden, daß in 50 bis 70% der Fälle Heilungen erzielt werden (46).

Spätrezidive nach 5 oder 10 Jahren sind allerdings auch bei Rhabdomyosarkomen beobachtet worden (46).

Histologisch werden mehrere Typen der Rhabdomyosarkome unterschieden, zwischen denen es Übergangsformen gibt (16).

Die Rhabdomyosarkome des Larynx sind meist vom embryonal-botryoiden Typ. Dieser Tumortyp kommt bei Kindern und Erwachsenen vor. Das pleomorphe Rhabdomyosarkom gilt hingegen als die adulte Form, die vorwiegend bei Erwachsenen vorkommt und im Larynx besonders selten ist (30, 31). Der alveoläre Typ des Rhabdo-

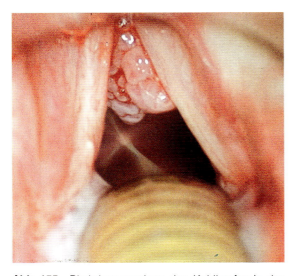

Abb. 155 Rhabdomyosarkom des Kehlkopfes in der Form des Sarcoma botryoides der vorderen Kommissur eines 66 Jahre alten Mannes.

Myogene Tumoren 347

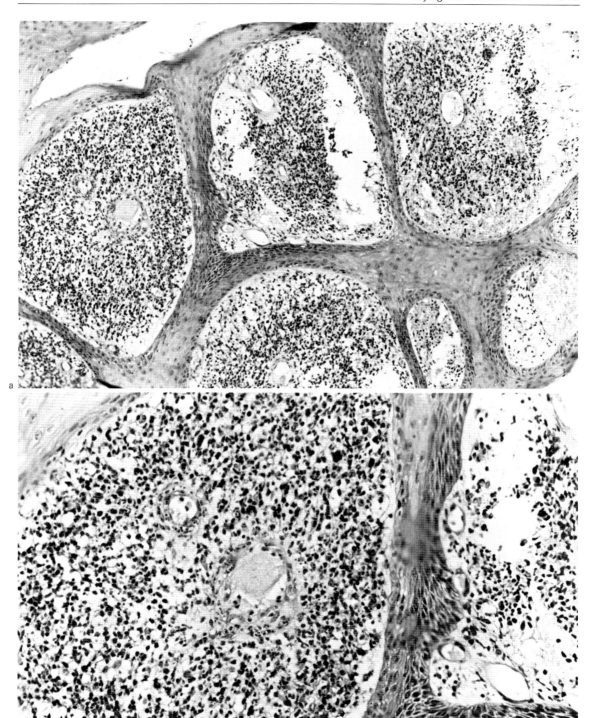

Abb. 156 Rhabdomyosarkom im Bereich der vorderen Kommissur (gleicher Fall wie Abb. 155).
a) Typische Form des Sarcoma botryoides. Kleinste Tumorzellen in den Kammern einer pseudopapillären von Epithel überzogenen Wucherung (HE, Vergr. etwa 60fach).
b) Detailvergrößerung. Starke Polymorphie der Tumorzellen, unscharf abgegrenztes Zytoplasma. Zahlreiche geschwänzte Zellen (HE, Vergr. etwa 120fach).

myosarkoms im Larynx wurde von WINTHER u. LORENZEN beschrieben (55).

Das sogenannte *extraskelettale Ewing-Sarkom*, das durch helle und dunkle rundliche Zellen, die Glykogen enthalten, gekennzeichnet ist und vielleicht ebenfalls zu den Rhabdomyosarkomen zählt, wurde im Larynx eines Neugeborenen von ABRAMOWSKY beschrieben (1).

Das embryonale Rhabdomyosarkom bietet mikroskopisch auf den ersten Blick oft das Bild eines Myxoms mit einem lockeren Stroma, in dem dunkle, kleine, längliche ovale, auch runde, in der Größe variable Zellen liegen (Abb. 156). Etwas dichter sind die Zellen oft unter dem Epithel gelagert. In diese Zellpopulation eingestreut sind große Zellen mit runden Kernen und breitem, intensiv eosinophilem, sehr fein granuliertem Zytoplasma. Manche dieser Zellen haben Tennisschläger- oder Kaulquappenformen, in anderen langgestreckten Zellen liegen zwei oder mehr Kerne im „Tandem" hintereinander. Unter den langgestreckten Zellen findet man, allerdings oft erst nach längerer Suche, Myofibrillen mit Querstreifung.

Die pleomorphen Rhabdomyosarkome sind viel zellreicher und bestehen aus einer bunten Vielfalt vielgestaltiger, oft monströser und bizarr geformter, manchmal mehrkerniger Zellen. Manche dieser Zellen haben ein auffällig eosinophiles Zytoplasma. Rhabdomyoblasten mit Querstreifung sind auch in diesem Tumor zu finden.

Literatur

[1] Abramowsky, C. R., W. J. Witt: Sarcoma of the larynx in a newborn. Cancer 51 (1983) 1726–1730
[2] Ash, J. E., J. R. Beck, J. D. Wilkes: Tumors of the upper respiratory tract and ear. In: Atlas of Tumor Pathology, vol. XII. Armed Forces Institute of Pathology, Washington, D. C. 1964
[3] Battifora, H. A., R. Eisenstein, J. A. Schild: Rhabdomyoma of larynx. Ultrastructural study and comparison with granular cell tumors (myoblastomas). Cancer 23 (1969) 183–190
[4] Bianchi, C., G. Muratti: Rhabdomyoma (adult type) of the larynx. Beitr. Path. Anat. 156 (1975) 75–79
[5] Boedts, D., J. Mestdagh: Adult rhabdomyoma of the larynx. Arch. Otorhinolaryng. 224 (1979) 221–229
[6] Canalis, R. F., C. E. Platz, A. M. Cohn: Laryngeal rhabdomyosarcoma. Arch. Otolaryng. 102 (1976) 104–107
[7] Climie, A. R. W., E. A. Moscovic, R. M. Kommel: Rhabdomyoma of the larynx. Arch. Otolaryng. 77 (1963) 409–414
[8] de Groot, T. R., J. P. Frazer, B. P. Wood: Combination therapy for laryngeal rhabdomyosarcoma. Amer. J. Otolaryng. 1 (1980) 456–460
[9] Demaldent, J. E., J. M. Pelisse, B. Luboinski: Rhabdomyosarcome pharyngo-larynge. Ann. Oto-laryng. (Paris) 91 (1974) 331–333
[10] De Rosa, G., L. Palombini, L. D'Angelo: I leiomioni della laringe. Rassegna della letteratura e presentazione di due casi. Pathologica 70 (1978) 209–215
[11] Diehn, K. W., V. J. Hyams, A. E. Harris: Rhabdomyosarcoma of the larynx: a case report and review of the literature. Laryngoscope (St. Louis) 94 (1984) 201–205
[12] Di Saint-Agnese, P. A., D. M. Knowles: Extracardiac rhabdomyomas. A clinicopathologic study and review of literature. Cancer 46 780–789 (1980)
[13] Donogány, Z.: Leiomyoma laryngis. Mschr. Ohrenheilk. 46 (1912) 540–541
[14] Ebbesen, F., S. V. Pedersen, R. Albrechtsen, P. Bretlau, E. Thomsen: Ekstrakardiale rabdomyomer. Tre bilfaelde of rabdomyom i hoved-og halsregionere. Ugeskrift for Laeger Denmark 138 (1976) 96–98
[15] Ebert, W., H. J. Scholz: Leiomyomas of the Larynx. Zbl. allg. Path. 123 (1979) 580–583
[16] Enzinger, F. M., S. W. Weiss: Soft Tissue Tumors. Mosby, St. Louis 1983
[17] Ferlito, A., P. Frugoni: Rhabdomyoma purum of the larynx. J. Laryng. 89 (1975) 1131–1141
[18] Frank, D. L.: Leiomyosarcoma of the larynx. Arch. Otolaryng. 34 (1941) 493–500
[19] Fuller, A. M., P. D. Van Vliet, J. C. Lillie, K. D. Devine: Pharyngeal leiomyosarcoma with fever of unknown origin. Arch. Otolaryng. 84 (1966) 96–98
[20] Gardner, D. G., R. L. Corio: Multifocal adult rhabdomyoma. Oral Surg. 56 (1983) 76–78
[21] Glover, G. W., W. W. Park: Pharyngeal leiomyosarcoma. J. Laryng. 85 (1971) 1031–1038
[22] Goldman, H. L.: Multicentric benign rhabdomyoma of skeletal muscle. Cancer 16 (1963) 1609–1613
[23] Granich, M. S., B. Z. Pilch, J. B. Nadol, G. R. Dickersin: Fetal rhabdomyoma of the larynx. Arch. Otolaryng. 109 (1983) 821–826
[24] Grouls, V., H. Bechtelheimer: Rhabdomyosarkome im Hals-Nasen-Ohren-Bereich. Bericht über 3 Fälle bei Erwachsenen. Laryngol. Rhinol. Otol. 53 (1974) 489–500
[25] Guccione, E., F. Cocchini: Il rabdomioma laringeo. Contributo di un caso. Bol. ital. Orrech. Gol. Nas. 87 (1969) 381–392
[26] Hall-Jones, J.: Rhabdomyosarcoma of the larynx. J. Laryng. 89 (1975) 969–976
[27] Imperatori, C. J.: Rhabdomyoma of the larynx: report of a case. Laryngoscope (St. Louis) 43 (1933) 945–948
[28] Kawabe, Y., T. Kondo: A laryngeal leiomyosarcoma. Evaluation of the authors' case and observation of the literature. Otolaryngol. (Tokyo) 39 (1967) 427–432
[29] Kedar, A., A. Kuten, H. Z. Joachims, Y. Ben-Arieh, M. Yudelev: Rhabdomyosarcoma of the larynx treated by laser surgery combined with radiotherapy and chemotherapy. Med. pediat. Oncol. 11 (1983) 279–280
[30] Kleinsasser, O.: Pathologie und Klinik besonderer Formen maligner Tumoren des Kehlkopfes und des Hypopharynx. In: Berendes, J., R. Link, F. Zöllner: Hals-Nasen-Ohren-Heilkunde in Praxis und Klinik, Bd. IV/2. Thieme, Stuttgart 1983
[31] Kleinsasser, O., H. Glanz: Myogenic tumours of the larynx. Arch. Otorhinolaryng. 225 (1979) 207–219
[32] Laccourreye, H., J. Trotoux, J. F. Haguet, P. André: Sarcomes laryngées et pharyngolaryngées. Ann. Otolaryngol. Chir. Cervicofac. 88 (1971) 266–272
[33] Liebner, E. J.: Embryonal rhabdomyosarcoma of head and neck in children. Correlation of stage, radiation dose, local control and survival. Cancer 37 (1976) 2777–2786
[34] Mankodi, R. C., S. S. Shah, M. S. Kanvinde, J. S. Joshi: Pharyngeal leiomyosarcoma. J. Laryng. 84 (1970) 327–330
[35] Modlin, B.: Rhabdomyoma of the larynx. Laryngoscope (St. Louis) 92 (1982) 580–582
[36] Neivert, H., L. Royer: Leiomyoma of the larynx. Arch. Otolaryng. 44 (1946) 214–216
[37] Neville, B. W., F. M. McConnel: Multifocal adult rhabdomyoma. Report of a case and review of the literature. Arch. Otolaryng. 107 (1981) 175–178
[38] Nuutinen, J., K. Syrjänen: Angioleiomyoma of the larynx. Report of a case and review of the literature. Laryngoscope (St. Louis) 93 (1983) 941–943
[39] Pearson, R. W., E. B. Gammel, W. Thayer: Rhabdomyosarcoma of the hypopharynx. Arch. Otolaryng. 64 (1956) 238–240
[40] Pennelli, N., G. Mazzilli: Leiomiosarcoma del laringe. Arch. ital. Laring. 70 (1962) 343–355
[41] Pochedly, C., S. Suwansirihul, J. Placitelli: Rhabdomyosarcoma producing respiratory obstruction. J. Amer. med. Ass. 217 (1971) 267–269
[42] Quesada, P., A. Medina, F. Ortiz: Angioleiomioma de laringe. Ann. Otorinolaringol. ibero.-amer. 5 (1978) 265–270
[43] Shibata, K., S. Komune: Laryngeal angiomyoma (vascular leiomyoma): clinicopathological findings. Laryngoscope (St. Louis) 90 (1980) 1880–1886
[44] Slobodnik, M.: Zur Frage der Kehlkopfsarcome. Z. Hals-, Nas.- u. Ohrenheilk. 19 (1928) 505–515

[45] Smith, H. W.: Skeletal muscle rhabdomyoma of the larynx: report of a case. Laryngoscope (St. Louis) 69 (1959) 1528–1536
[46] Sutow, W. W., R. D. Lindberg, E. A. Gehan, A. H. Ragab, R. B. Raney, F. Ruymann, E. H. Soule: Three-year relapse-free survival rates in childhood rhabdomyosarcoma of the head and neck. Report from the intergroup rhabdomyosarcoma study. Cancer 49 (1982) 2217–2221
[47] Szczudrawa, J., A. Betkowski: Przyczynek do rzadkich guzow krtani Haemangioleiomyolipoma. Patol. Pol. 22 (1971) 387–389
[48] Talavera Sanchez, J., E. Segura Coronado, A. Sanchez Hidalgo: Associación laringocele leiomiosarcoma de la cuerda vocal. Acta otorhinolaring. sep. 20 (1969) 74–85
[49] Tanner, S. B., R. L. Carter, P. Clifford: Pharyngeal rhabdomyoma: an unusual presentation. J. Laryng. 92 (1978) 1029–1036
[50] Tommerup, B., Ch. Mogensen, A. Nielsen: A leiomyosarcoma of the hypopharynx. J. Laryng. 99 (1985) 605–608
[51] Van den Eeckhaut, J., C. Fievez, M. Remacle, M. B. Coffyn, E. Marbaix: Rhabdomyome adulte du larynx. A propos d'un cas. Ann. Otolaryngol. Chir. Cervicofac. 100 (1983) 151–153
[52] Wayoff, M., P. Labaeye: Sarcome botryoide du larynx chez un garçon de 10 ans. J. franç. Oto-rhinolaryng. 22 (1973) 349–351
[53] Wharam, M. D., M. Tefft, R. D. Lindberg, R. B. Raney, A. H. Ragab, W. Newton, W. Lawrence: Oral cavity and laryngopharyngeal rhabdomyosarcoma of childhood (meeting abstract) Twenty-fourth Annual Meeting of the American Society of Therapeutic Radiologists, Orlando, Florida 1982
[54] Winther, L. K.: Rhabdomyoma of the hypopharynx and larynx. Report of two cases and a review of the literature. J. Laryng. 90 (1976) 1041–1051
[55] Winther, L. K., M. Lorentzen: Rhabdomyosarcoma of the larynx. Report of two cases and a review of the literature. J. Laryng. 92 (1978) 417–424
[56] Wolfowitz, B. L., A. Schmaman: Smooth-muscle tumours of the upper respiratory tract. S. Afr. med. J. 47 (1973) 1189–1191

Maligne Synoviome

Maligne Synoviome gehören zu den häufigsten Sarkomen der Extremitäten, besonders der Hände und Füße. Sie entstehen zwar vor allem in der Nähe von Gelenken, Sehnenscheiden und Schleimbeuteln, doch ist nicht immer ein Zusammenhang mit einer Synovia nachweisbar, wie z. B. bei den Synoviomen des Hypopharynx und der Bauchdecken.

Eine erste Beobachtung eines malignen Synovioms des Hypopharynx wurde 1954 von JERNSTROM publiziert (9).

Im Bereich des Hypopharynx und Larynx sind zur Zeit etwa 50 Fälle beschrieben worden, davon allein 24 aus der Sammlung des Armed Forces Institute of Pathology (1, 3, 13, 15, 18).

Die Patienten waren zwischen 10 und 50 Jahre alt, meist etwa im zwanzigsten bis dreißigsten Lebensjahr. Vereinzelt wurden aber auch maligne Synoviome des Hypopharynx bei Kindern beschrieben (2).

Maligne Synoviome des Halses entstehen im Bereich der prä- und paravertebralen Faszien (18). Sie werden daher im seitlichen oder hinteren Halsdreieck, im Schilddrüsenbereich, submandibulär und auch supraklavikulär als tief sitzende Knoten manifest.

Die Mehrzahl aller Synoviome wächst in den Hypopharynx hinein und erscheint hier als glatt begrenzte, kugelige oder auch als traubenartige Knoten im Sinus piriformis und an der Hinterwand des Hypopharynx (13, 15). Einzelne maligne Synoviome sitzen auch seitlich fest am Zungenbein (8, 11). In einem Fall entwickelte sich der Tumor in der präepiglottischen Loge und wuchs zur Zungenwurzel hoch (14). Vereinzelte Synoviome entstehen auch an der medianen Wand des Sinus piriformis, in der Taschenfalte und der aryepiglottischen Falte (4, 6, 16). Ein weiteres Synoviom wurde beschrieben, das seinen Stiel in der Interarytänoidregion hatte (5, 12). In einem selbst beobachteten Fall entstand der Tumor subglottisch im Larynx. Ein weiteres hauptsächlich in der Stimmlippe subglottisch sich ausdehnendes malignes Synoviom wurde von QUINN (17) beschrieben. Ein Synoviom des zervikalen Ösophagus beobachtete PALMER (16).

Die Symptomatik der Synoviome im Hypopharynx ist uncharakteristisch: ein rasch wachsender Tumor, der zu Dysphagie, Dysphonie und oft auch zu rasch zunehmender Dyspnoe führt. Die Tumoren sind knollig, manchmal gestielt, haben einen glatten glänzenden Schleimhautüberzug, eine graugelbliche Farbe, eine bröckelige Konsistenz und sind sehr blutreich.

Das exophytische Wachstum, besonders von gestielten Synoviomen, verlockt natürlich zur endoskopischen Entfernung. Die endoskopische Entfernung von malignen Synoviomen kann durch erhebliche Blutungen erschwert werden. Nach Sicherung der Diagnose soll in jedem Fall eine radikale Operation ausgeführt werden, um die Wurzel des Tumors in der Wand des Pharynx zu resezieren. Der Verfasser sah ein etwa 5 cm großes Synoviom, das mit einem kaum 1 cm dicken Stiel an der Wand des Hypopharynx inserierte. Nach der Resektion der Wand des Hypopharynx war histologisch eine diffuse Ausbreitung des Tumors in der Muskulatur von ebenfalls etwa 5 cm größtem Durchmesser erkennbar. Da Synoviome seltener in die Lymphknoten metastasieren, dürfte eine Neck dissection nicht erforderlich sein.

Die Prognose der Synoviome des Hypopharynx ist etwas besser als die der Extremitätensynoviome, bei denen nur 20 bis 30% Heilungen erzielt werden. Viele Patienten sterben an den frühzeitig auftretenden hämatogenen Metastasen in der Lunge. Späte Lokalrezidive nach 10 und 25 Jahren sind mehrfach beschrieben worden (3). Nach den bisher vorliegenden Berichten kann bei einem aggressiven chirurgischen Vorgehen in etwa der Hälfte der Fälle von Hypopharynxsynoviomen eine 5-Jahresheilung erzielt werden.

Über die Strahlensensibilität dieser Tumoren ist wenig bekannt. Eine radikale Bestrahlung bietet einige Aussicht auf Regression, wenigstens der Metastasen (7).

Die histologische Diagnose kann erhebliche Schwierigkeiten bereiten, besonders wenn es sich

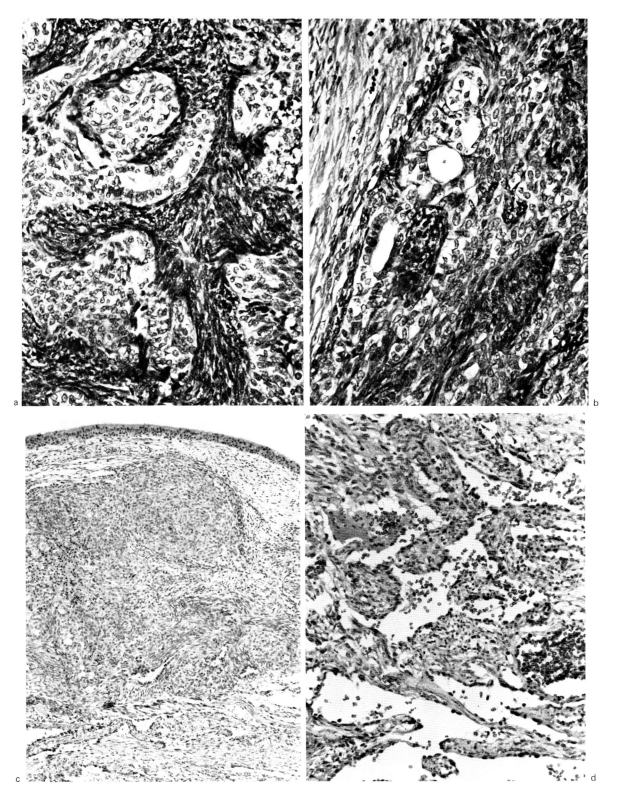

Abb. 157 Mikroskopische Bilder von malignen Synoviomen des Hypopharynx und des Larynx.
a) u. b) Synoviom des Hypopharynx. Sehr zellreicher Tumor, der an einzelnen Stellen überwiegend spindelzellig erscheint (a), an anderen Stellen die typischen „biphasischen Strukturen" mit hellen Zellen, die kleine Hohlräume umgeben, aufweist (Beobachtung Prof. *Schöndorf,* Homburg).
c) Sich subglottisch an der vorderen Kommissur ausbreitendes Synoviom. In diesem Bereich mehr monomorpher Bau des Tumors (HE, Vergr. etwa 40fach).
d) Dieser Tumor bildete verschiedene Abschnitte mit Hohlräumen, in die synoviazottenähnliche Gebilde hineinragen. Eigene Beobachtung, 58 Jahre alten Patientin. Tumorrezidiv 7 Jahre nach lokaler Resektion des Tumors via Krikothyreotomie (HE, Vergr. etwa 70fach).

um den überwiegenden monophasischen Typ dieses Tumors handelt.

Anfängliche histologische Fehldiagnosen, besonders Fibrom, Fibrosarkom, pleomorphes Karzinom, Hämangioperizytom oder Speicheldrüsentumor sind fast die Regel.

Die malignen Synoviome sind durch ein sehr zell- und faserreiches, einem Fibrosarkom ähnliches Grundgewebe gekennzeichnet (Abb. 157). Beim sogenannten biphasischen Typ finden sich in diesem Grundgewebe in unterschiedlicher Häufigkeit Röhrchen und spaltförmige Hohlräume, die von epithelial anmutenden Zellen ausgekleidet sind. Diese Zellen bieten manchmal synovialzottenähnliche Wucherungen. In den Hohlräumen findet sich von diesen spezialisierten Zellen produzierter mesenchymaler Schleim (PAS-positiv, gegenüber Hoden-Hyaluronidase stabil). Etwa die Hälfte der malignen Synoviome ist vom sogenannten biphasischen Typ, d. h. sie zeigen zahlreiche dieser charakteristischen Hohlräume. Bei den monophasischen Synoviomen muß man in dem fibrosarkomartigen Gewebe oft lange suchen, bis man die signifikanten pseudoepithelialen Strukturen des Tumors findet. In beiden Typen der malignen Synoviome sind Verkalkungen und angiosarkomähnliche gefäßreiche Abschnitte nicht selten (ausführliche Beschreibung bei ENZINGER u. WEISS [3]).

Literatur

[1] Applebaum, E. L., R. P. Mantravadi: Synovial sarcoma of the hypopharynx. Otolaryngol. Head Neck Surg. 91 (1983) 452–455
[2] Cutchavaree, A., P. Jimakorn: Synovial sarcoma of the hypopharynx. J. Laryng. 99 (1985) 205–208
[3] Enzinger, F. M., S. W. Weiss: Soft Tissue Tumors. Mosby, St. Louis 1983
[5] Gatti, W. M., C. G. Strom, E. Orfei: Synovial sarcoma of the laryngopharynx. Arch. Otolaryng. 101 (1975) 633–636
[6] Geahchan, N. E., J. Lambert, C. Micheau, J. M. Richard: Synovialome malin du larynx. Ann. Otolaryngol. Chir. Cervicofac. 100 (1983) 61–65
[7] Gottlieb, J. A., L. H. Baker, J. M. Quagliana: Chemotherapy of sarcomas with combination of adriamycin and dimethyl triazeno imidazole carboxamide. Cancer 30 (1972) 1632–1638
[8] Harrison, E. G., B. M. Black, K. D. Devine: Synovial sarcoma primary in the neck. Arch. Path. 71 (1961) 137–141
[9] Jernstrom, P.: Synovial sarcoma of the pharynx. Report of a case. Amer. J. clin. Path. 24 (1954) 957–961
[10] Kleinsasser, O.: Pathologie und Klinik besonderer Formen maligner Tumoren des Kehlkopfes und des Hypopharynx. In Berendes, J., R. Link, F. Zöllner: Hals-Nasen-Ohren-Heilkunde in Praxis und Klinik, Bd. IV/2. Thieme, Stuttgart 1983
[11] McCormack, L. J., W. Packer: Malignant synovioma: Report of two unusual cases. Cleveland Clin. Quart. 23 (1956) 260–264
[12] Miller, L. H., L. Santaella-Latimer, T. Miller: Synovial sarcoma of the larynx. Trans. Amer. Acad. Ophthal. Otolaryng. 80 (1975) 448–451
[13] Mohr, W., W. Pirsig: Synoviales Sarkom des Larynx. Laryngol. Rhinol. Otol. 63 (1984) 453–456
[14] Novotny, M., C. Fort: Synovial sarcoma of the tongue. Arch. Otolaryng. 94 (1971) 77–79
[15] Oppedal, B. R., T. Røyne, I. Titterud: Synovial sarcomas of the neck. J. Laryng. 99 (1985) 101–104
[16] Palmer, B. V., A. Levene, H. J. Shaw: Synovial sarcoma of the pharynx and oesophagus. J. Laryng. 97 (1983) 1173–1176
[17] Quinn, H. J.: Synovial sarcoma of the larynx treated by partial laryngectomy. Laryngoscope (St. Louis) 94 (1984) 1158–1161
[18] Roth, J. A., F. M. Enzinger, M. Tannenbaum: Synovial sarcoma of the neck: a follow up study of 24 cases. Cancer 35 (1975) 1243–1253

Tumoren des Kehlkopfskeletts

Im knorpelig präformierten Kehlkopfskelett können fast alle Arten primärer Knochentumoren entstehen. Die meisten Tumorarten, wie die Riesenzelltumoren und die Osteosarkome, sind aber in diesem Bereich absolute Raritäten, eine Reihe primärer Knochentumoren sind im Kehlkopf noch nie beschrieben worden. Die Chondrome und Chondrosarkome kommen etwas häufiger vor. Die Chondrosarkome sind wohl die häufigsten Sarkome des Kehlkopfes.

Chondrome und Chondrosarkome

Chrondrosarkome sind nach den Osteosarkomen die häufigsten malignen Tumoren des Skeletts. Sie werden vor allem in Skelettabschnitten, die der Körperachse nahe liegen, wie Becken, Schultergürtel, Rippen und Schädelbasis, beobachtet. Chondrosarkome können aus einem oder mehreren Chondromen (Enchondromen) bei Chondrodysplasie des Skeletts (Ollier-Syndrom) entstehen oder aus den Knorpelkappen solitärer oder multipler (hereditärer) osteokartilaginärer Exostosen (Osteochondrome) entspringen (9, 35). Über ein Chondrosarkom, das nach Bestrahlung des Halses auftrat, berichten DeMoura u. Mitarb. (17). Multiple Chondrome und Chondrosarkome werden selten auch im Kehlkopf beobachtet (5, 34, 73, 74).

Die sogenannte *Chondrometaplasie* des Kehlkopfes (20, 22, 32, 36, 37) zeichnet sich durch rundliche, knötchenartige Knorpelherde aus, die in den Stimmlippen, häufiger in den Taschenfalten in der Aryregion auftreten. Ihre Größe kann bis zu 1 cm betragen. Im Gegensatz zu echten Chondromen, die aus hyalinem Knorpel bestehen, sind die chondrometaplastischen Knorpelherde aus einem faserreichen elastischen Knorpel aufgebaut und verlieren sich in der Peripherie ohne scharfe Grenzen in ein dichtes, faserreiches Bindegewebe. Diese Chondrometaplasien sollen sich bei Autopsien in 1 bis 2% aller Kehlköpfe finden (32). Möglicherweise handelt es sich bei dem von Adler beschriebenen Fall eines Chondroms bei einem Neugeborenen und dem „kartilaginären Dysembryom" von Pinelli um eine ähnliche dystope Knorpelbildung (1, 55).

Zur Zeit sind etwa 250 bis 300 Fälle von Chondromen und Chondrosarkomen des Kehlkopfes publiziert worden (19, 21, 40, 43). Die erste Beobachtung soll von Traves 1816 in London mitgeteilt worden sein (72). Nachträglich ist nicht mehr feststellbar, welche Fälle man heute als Chondrom und welche als Chondrosarkom klassifizieren würde. In der Mayo-Klinik wurden 2 Chondrome und 31 Chondrosarkome des Larynx beobachtet (50). Da histologisch fließende Übergänge zwischen Chondromen und Chondrosarkomen geringen und höheren Malignitätsgrades bestehen, hängt es von der Einstellung des Pathologen ab, ob er noch ein Chondrom oder schon ein Chondrosarkom diagnostiziert. Die Tendenz geht heute offenbar dahin, eher ein Chondrosarkom als ein Chondrom anzunehmen. Die Mehrzahl der Chondrosarkome des Larynx ist den niederen Malignitätsgraden zuzurechnen, Zweifelsfälle, ob es sich noch um gut- oder schon bösartige Tumoren handelt, sind relativ häufig (63).

Knorpeltumoren des Larynx werden in etwa 80% der Fälle bei Männern beobachtet. Die meisten Patienten sind mehr als 50 Jahre alt. Bei Jugendlichen sind Chondrosarkome sehr selten (36, 52).

Etwa 80% der Chondrosarkome des Larynx entstehen an den dorsalen Abschnitten des Ringknorpels, etwa 15% am Schildknorpel, einzelne, seltene Fälle auch an den Aryknorpeln und der Epiglottis (23, 70).

Einige Chondrome und Chondrosarkome wurden auch am Zungenbein beschrieben (16, 28, 39, 71).

Chondrosarkome bilden rundliche, knollige, sehr harte Tumoren unter glatter Schleimhaut. Bis zur Zeit der Diagnose sind sie meist mehr als kirschgroß, gelegentlich sogar hühnereigroß bis faustgroß (61).

Von der Ringknorpelplatte ausgehend, wachsen sie auf der einen Seite in das Larynxlumen ein und dringen auf der anderen Seite in den Sinus piriformis und in die Postkrikoidregion vor. Häufig verursachen sie Rekurrensparesen oder aber

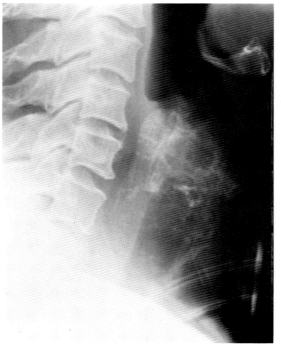
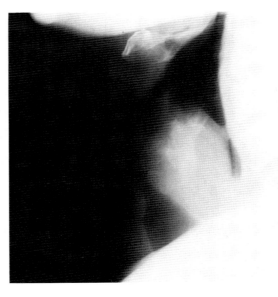
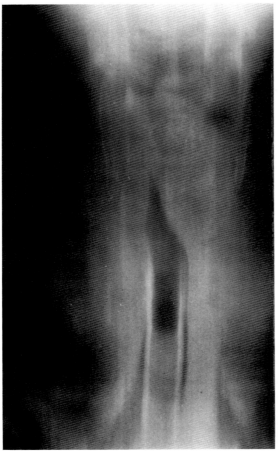
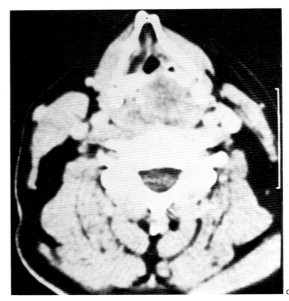

Abb. 158 Röntgenbefunde bei Chondromen des Ringknorpels.
a) Ausgedehntes Ringknorpelchondrom (Rezidiv), das zur völligen Verlegung des Larynxlumens geführt hat. Patient ist Kanülenträger.
b) Eiförmiges, dichtes Chondrom des Ringknorpels. Einengung des Ösophaguseinganges und des Larynx bis auf ein geringes Restlumen.
c) Tomogramm eines Ringknorpelchondroms. Asymmetrische Einengung des Kehlkopflumens bis in die Arytänoidregion (gleicher Fall wie 158a).
d) Computertomogramm eines ausgedehnten Ringknorpelchondroms, das zur weitgehenden Einengung des Kehlkopfes geführt hat (mit freundlicher Genehmigung von Prof. *Bumm*, Augsburg).

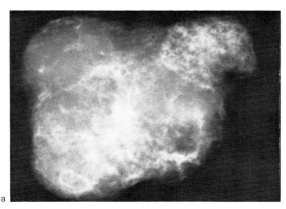

Abb. 159 Röntgenaufnahmen von Operationspräparaten von Larynxchondromen.
a) Typische, röntgenologische Feinstrukturen eines Chondroms der Ringknorpelplatte.
b) Gleicher Fall, Rezidivtumor 8 Jahre später. Nun Chondrosarkom, vom Zungenbein bis zur Trachea ausgedehnt. Röntgenaufnahme des Laryngektomiepräparates.
c) Ausgedehntes Chondrom der Ringknorpelplatte, das sich weit in den Hypopharynx hinein vorwölbt (Laryngektomiepräparat mit freundlicher Genehmigung Prof. *Bumm*, Augsburg).

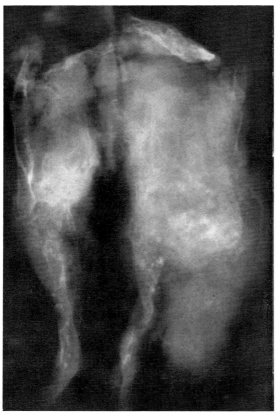
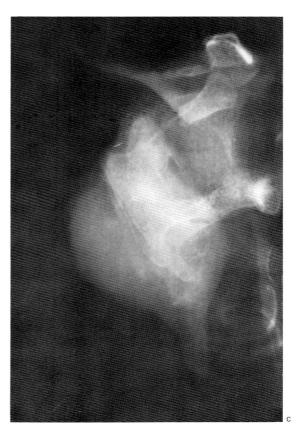

Fixationen des Aryknorpels. Die entsprechenden Symptome sind Heiserkeit, zunehmende Dyspnoe und Schluckbeschwerden. Die Symptome nehmen so langsam zu, daß sich die Patienten lange adaptieren und sie sehr häufig unter Fehldiagnosen, wie z. B. Asthma, behandelt werden und erst in einem späten Stadium in die Klinik kommen (18). Manche Chondrome werden erst zufällig entdeckt bei Versuchen zur Endoskopie oder zur Intubation (67). Auch über tödliche Ausgänge von Versuchen, solche Patienten zu intubieren, wurde berichtet (18).

Chondrosarkome des Schildknorpels wachsen vorwiegend nach außen, sie werden am Hals sichtbar und tastbar und manchmal als Struma fehlgedeutet (4).

Die Biopsie ist schwierig, da aus dem harten Gewebe oft nicht genügend, vor allem nicht die für den Tumor signifikanten Materialien zu gewinnen sind. Oft ist eine Biopsie erst nach einer Tracheotomie möglich.

Bei der Röntgenuntersuchung (Abb. 158 u. 159) lassen sich die Chondrome als diffuse, verschieden dichte, rundlich begrenzte Schatten erkennen, die von Kalkinseln und Kalkkrümeln durchsetzt sein können (75). Differentialdiagnostisch ist eventuell an ein verkalktes Schilddrüsenade-

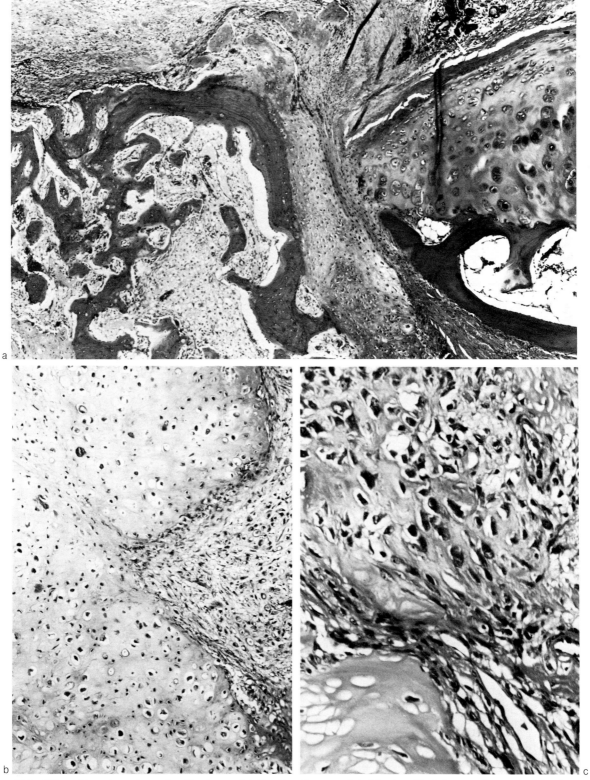

Abb. 160a Chondrosarkom der Ringknorpelplatte. Der Tumor wächst in den Markräumen des verknöcherten Ringknorpels und hat auch den Gelenkspalt zwischen Ringknorpel und Aryknorpel (rechts) ausgefüllt. 64 Jahre alter Mann, 7 Jahre rezidivfrei nach Laryngektomie (HE, Vergr. etwa 30fach).

Abb. 160b Chondrosarkom des Larynx mit vielen atypischen Knorpelzellen.

Abb. 160c Übergang in fibrosarkomähnliche Strukturen.

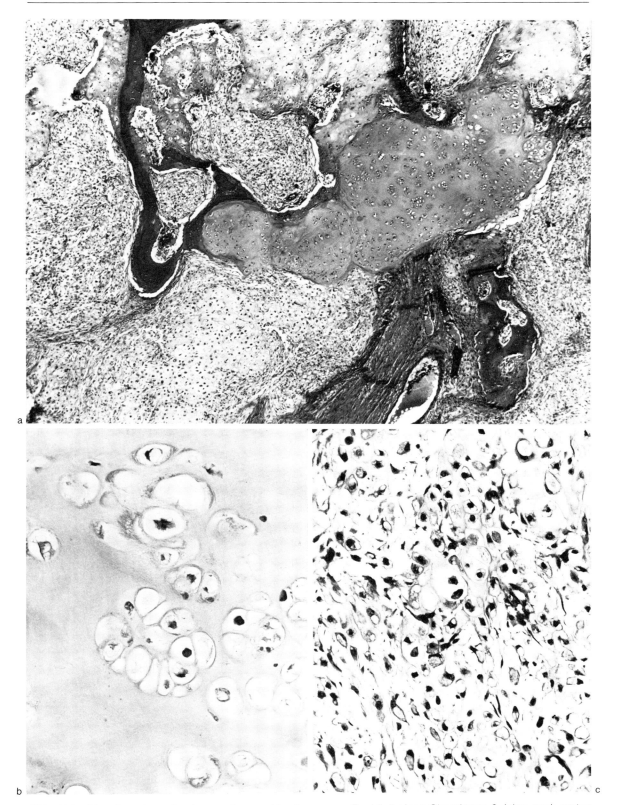

Abb. 161 Chondrosarkom des Larynx. Laryngektomie wegen „Rezidiv" eines Chondroms 8 Jahre nach erster Operation. 58 Jahre alter Mann, 5 Jahre rezidivfrei.
a) u. c) Im Zentrum ein Gewebsrest, der noch die Strukturen eines gutartigen Chondroms aufweist, umgeben von einem zell- und atypienreichen Chondrosarkom (Teilvergrößerung in Bild c)
b) Gewebe des ersten, als Chondrom diagnostizierten Tumors (HE, Vergr. etwa 150fach).

nom zu denken. Eine besonders gute Abgrenzung der Chondrome gegenüber dem Kehlkopfskelett läßt sich im Computertomogramm erzielen (24, (25). Mittels der Tomodensitometrie (59) läßt sich ebenfalls das Chondrom von den umliegenden Knorpelstrukturen besser abgrenzen.

Das biologische Verhalten der Chondrosarkome des Kehlkopfes ist eng mit dem histologischen Differenzierungsgrad korreliert (19, 57, 64). Die meisten Chondrosarkome des Kehlkopfes gehören dem geringen Malignitätsgrad an. Rasch infiltrierende und destruierende Chondrosarkome, die hämatogen vor allem in die Lunge metastasieren, sind die seltenere Variante im Kehlkopfbereich (19, 21, 43). Metastasen in den regionären Halslymphknoten werden relativ selten beobachtet. Insgesamt sollen nur etwa 15% der Chondrosarkome Fernmetastasen setzen (43).

Lokalrezidive sind besonders nach Teilresektionen des Kehlkopfes überaus häufig. Es ist im übrigen möglich, das bradytrophe Gewebe von Chondrosarkomen bei der Operation in die umliegenden Weichteile zu implantieren.

Bei zwei eigenen Beobachtungen, denen verschiedene in der Literatur erwähnte Fälle entsprechen (7, 8, 19, 34, 39, 46, 51, 54, 58), folgte viele Jahre nach lokaler Exstirpation eines Chondroms ein Rezidiv, das sich histologisch nun als Chondrosarkom erwies. Ob es sich in diesen Fällen um ursprünglich gutartige Chondrome handelte, die „maligne degenerierten", oder um Chondrosarkome von Beginn der Krankheit an, muß dahingestellt bleiben (19).

Die Beobachtung, daß Chondrosarkome des Kehlkopfes nach lokaler Exstirpation des Tumors oder Teilresektion oft viele Jahre rezidivfrei bleiben, veranlaßt manche Autoren, die Chondrosarkome als relativ gutartig zu betrachten. Besonders bei kleineren Chondromen der Ringknorpelplatte wird empfohlen, nur eine Teilresektion des Larynx, evtl. sogar nur eine Kürettage auszuführen, um dem Patienten den Kehlkopf zu erhalten (3, 10, 15, 21, 31, 43, 44, 46, 48, 50, 70). Nach der Meinung des Verfassers kann man bei kleinen Chondrosarkomen mit geringem Malignitätsgrad und alten Patienten mit voraussichtlich geringer Lebenserwartung versuchen, mit einer Teilresektion des Kehlkopfes auszukommen. Es wird allerdings immer sehr schwierig sein, nach Entfernung eines Ringknorpelchondroms einen brauchbaren Kehlkopfrest zu erhalten. Zur Rekonstruktion der Ringknorpelplatte kann gegebenenfalls ein Rippenknorpelstück dienen. Auch eine nach medial geschwenkte Schildknorpelplatte kann einen Ringknorpeldefekt überbrücken. Bei histologisch höherem Malignitätsgrad des Chondrosarkoms

und auch bei Rezidivtumoren befürwortet der Verfasser eher eine radikale als eine zurückhaltende Behandlung (6, 11).

Die Radiotherapie und auch die Chemotherapie haben sich bei den Chondromen und Chondrosarkomen des Larynx als nicht effektvoll erwiesen (21).

Histologisch bestehen Chondrosarkome geringen Malignitätsgrades und Chondrome aus verschieden großen Knollen hyalinen Knorpels, die durch Bindegewebssepten voneinander getrennt sind. Eine etwas höhere Zellzahl, herdförmige Zellanhäufungen, plumpe Kerne, mehr als ein gelegentlicher Doppelkern, und mehrkernige Chondrozyten sind die manchmal recht diskreten Zeichen der Malignität (19, 35, Abb. 160 u. 161).

Besonders Chondrome des Larynx wird man stets zur Gänze untersuchen müssen, um die vielleicht nur auf kleine Bezirke beschränkten Zeichen der Malignität zu finden oder auszuschließen. Chondrosarkome mittleren oder höheren Malignitätsgrades sind meist leichter als bösartig zu erkennen: die Zellzahl nimmt zu, die Atypien und Riesenzellen werden deutlicher, die Läppchenstruktur verschwindet und das Bild wird öfter einem Fibrosarkom ähnlich. Dystrophe Verkalkungen, metaplastische Ossifikationen, sogar enchondrale Verknöcherungen kommen in Chondrosarkomen gelegentlich vor. Es kommt aber nie zur Osteoidbildung durch Tumorzellen wie beim Osteosarkom. Beschreibungen der Ultrastruktur von Chondrosarkomen des Larynx finden sich bei FERLITO u. Mitarb. (21).

Osteosarkome

Osteosarkome oder osteogene Sarkome sind die häufigsten malignen Knochentumoren. An den langen Röhrenknochen treten Osteosarkome am häufigsten im 2. Lebensjahrzehnt auf. Im Kopf-Hals-Gebiet (hier vor allem an Ober- oder Unterkiefer) werden Osteosarkome meist erst im 3. Lebensjahrzehnt manifest. Osteosarkome können spontan auftreten, aber auch auf dem Boden einer fibrösen Knochendysplasie, einer Pagetschen Erkrankung und nach vorangehender Bestrahlung entstehen.

Im Bereich des Larynx sind Osteosarkome außerordentlich selten. Nach einer ersten Beschreibung von CLERF 1946 (12) sind bisher weniger als 10 Fälle publiziert worden (26, 29, 49, 60, 68, 69). Das sehr seltene extraossäre Weichteilosteosarkom an der Epiglottis ist bisher einmal beschrieben worden (14), ebenso ein Osteosarkom des Zungenbeines (45).

Osteosarkome verhalten sich auch im Kehlkopf sehr bösartig und metastasieren relativ früh, meist in die Lunge. Klinisch ist der Tumor uncharakteristisch und tritt als knollige, submuköse Schwellung auf. Röntgenologisch sind entsprechende Destruktionen des Kehlkopfskeletts erkennbar.

Therapeutisch kommt nur eine Laryngektomie in Betracht.

Histologisch werden auch bei den Osteosarkomen des Kehlkopfes alle Varianten beobachtet, die bei den Osteosarkomen des Skeletts vorkommen, wie überwiegend fibroplastische, chondroplastische und osteoplastische Tumortypen. Diagnostisch entscheidend ist der Nachweis von Tumorosteoid. Differentialdiagnostisch kann auch der Nachweis von alkalischer Phosphatase, die im Gewebe von Osteosarkomen reichlich vorkommt, in Chondrosarkomen jedoch fehlt, von Bedeutung sein (65).

Riesenzelltumoren

Die Riesenzelltumoren oder Osteoklastome sind relativ häufige Tumoren des Skeletts, die vorwiegend am distalen Ende des Femurs und am proximalen Ende der Tibia vorkommen. Am Schädel treten Riesenzelltumoren nur im Bereich des knorpelig präformierten Skeletts auf (41). Vorwiegend betroffen sind weibliche Patienten zwischen dem 20. und 40. Lebensjahr. Am knorpelig präformierten Kehlkopfskelett entstehen Riesenzelltumoren außerordentlich selten. Ein erster Fall wurde von WESSELY 1940 publiziert. Danach sind nur etwa 10 weitere Fälle beschrieben worden (13, 27, 30, 33, 38, 42, 47, 53, 56, 62).

In den meisten Fällen entstehen die Riesenzelltumoren am Schildknorpel und werden auch außen am Larynx sichtbar und tastbar. Endolaryngeal wird der Tumor als knollige, lappige, graurote, blutreiche Geschwulst in der Taschenfaltenregion und im Sinus piriformis sichtbar. Röntgenologisch ist eine entsprechende Destruktion des Larynxskeletts zu erkennen.

Die Tumoren wachsen ausgesprochen aggressiv und destruierend und metastasieren in etwa 15 bis 30% der Fälle hämatogen in die Lunge (13, 42). Histologisch ist es nicht möglich, zwischen den

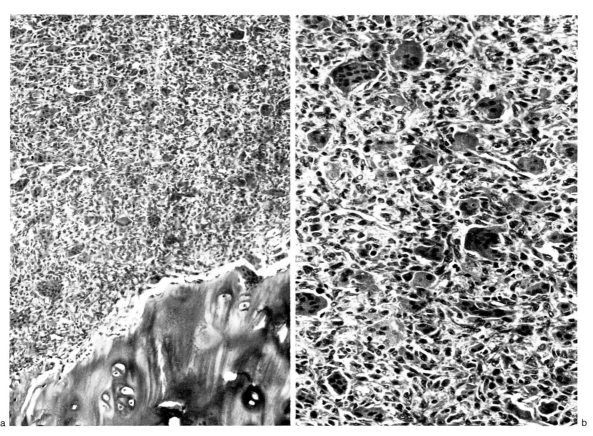

Abb. 162 Riesenzelltumor der Schildknorpelplatte.
a) Übersicht, der Schildknorpel wird vom Tumor zerstört. 53 Jahre alter Mann, rezidivfrei 9 Jahre nach Hemilaryngektomie (Vergr. etwa 30fach).
b) Zahlreiche vielkernige Riesenzellen im spindelzelligen Tumorgewebe (HE, Vergr. etwa 180fach).

noch gutartigen und den metastasierenden Typen zu unterscheiden (66). Man sollte daher auch die Riesenzelltumoren des Larynx eher radikal chirurgisch behandeln, wenn auch in einzelnen Fällen eine Teilresektion durchführbar sein kann. Von einer Strahlenbehandlung wird abgeraten, da Riesenzelltumoren weitgehend radioresistent sind und die Gefahr eines malignen Verhaltens gesteigert wird.

Histologisch besteht der Tumor aus einem gut vaskularisierten spindelzelligen Grundgewebe, dessen Zellen Histiozyten ähnlich sind und meist ovaläre hyperchromatische Kerne aufweisen. Charakteristisch sind die eingestreuten vielkernigen Riesenzellen mit oft 30 und mehr Kernen. Manchmal findet man in Riesenzelltumoren Blutungsherde und Schaumzellen sowie kleinere Zysten (Abb. 162).

Eine *aneurysmatische Knochenzyste* der Ringknorpelplatte des Larynx, eine Tumorform, die dem Riesenzelltumor ähnlich sein kann, ist bisher nur einmal 1970 von BARON u. Mitarb. beschrieben worden (2).

Literatur

1 Adler, D., H. Maier, K. Paul: Kongenitales Chondrom des Larynx. Laryngol. Rhinol. Otol. 64 (1985) 459–460
2 Baron, F., Mussini, F. Legend, Bodic, Richomme, Y. Bruneau: A propos d'une tumeur rare du cricoide: kyste anévrysmal. J. franç. Oto-rhinolaryng. 19 (1970) 495–499
3 Barsocchini, L. M., G. McCoy: Cartilaginous tumours of the larynx. A review of the literature and a report of four cases. Ann. Otol. (St. Louis) 77 (1968) 146–153
4 Benali, B.: Chondrome du larynx. Acta oto-rhinolaryng. belg. 35 (1981) 115–130
5 Bhatia, M. L., S. C. Mishra, A. K. Saha: Multifocal chondroma of neck. J. Laryng. 84 (1970) 947–950
6 Birnmeyer, G.: Das Chondrosarkom des Kehlkopfes und dessen Prognose. Laryngol. Rhinol. Otol. 50 (1971) 126–133
7 Busuttil, A., J. Forbes: Chondrosarcoma of the thyroid cartilage. J. Laryng. 92 (1978) 633–638
8 Calvet, J., J. Coll, F. Torossian: Chondro-myxo sarcome laryngo-trachéal dix ans après l'ablation d'un chondrome du larynx. Ann. Otolaryngol. Chir. Cervicofac. 87 (1970) 690–692
9 Cannon, St. R., D. R. Sweetnam: Multiple chondrosarcomas in dyschondroplasia (Ollier's disease). Cancer 55 (1985) 836–840
10 Cantrell, R. W., J. F. Reibel, R. A. Jahrsdoerfer, M. E. Johns: Conservative surgical treatment of chondrosarcoma of the larynx. Ann. Otol. (St. Louis) 89 (1980) 567–571
11 Chambers, R. G., W. Friedel: Chondrosarcoma of the larynx. Laryngoscope (St. Louis) 86 (1976) 713–717
12 Clerf, L. H.: Sarcoma of the larynx – report of eight cases. Arch. Otolaryng. 44 (1946) 517–524
13 Coyas, A., O. T. Anastassiades, I. Kyriakos: Malignant giant cell tumor of the larynx. J. Laryng. 88 (1974) 799–803
14 Dahm, L. J., S. D. Schaefer, H. M. Carder, F. Vellios: Osteosarcoma of the soft tissue of the larynx. Report of a case with light and electron microscopic studies. Cancer 42 (1978) 2343–2351
15 Damiani, K. K., H. M. Tucker: Chondroma of the larynx. Surgical technique. Arch. Otolaryng. 107 (1981) 399–402
16 De Amicis, E., V. Felletti: Il condroblastoma dell'osso ioide. Ann. Laring. (Torino) 66 (1967) 505–525
17 DeMoura, L. F., G. Brueckner, A. Cohen, R. Waldman: Laryngeal chondrosarcoma after neck irradiation (meeting abstract). Otolaryngol. Head Neck Surg. 90 (1982) 241
18 Epper, M., R. Maurer: Gutartiges Larynxchondrom unter dem Bild rezidivierender Asthmaanfälle. Schweiz. med. Wschr. 110 (1980) 416–421
19 Escher, A., F. Escher, A. Zimmermann: Zur Klinik und Pathologie chondromatöser Tumoren des Larynx. HNO (Berlin) 32 (1984) 269–285
20 Fechner, R. E.: Chondrometaplasia of the larynx. Arch. Otolaryng. 110 (1984) 554–556
21 Ferlito, A., P. Nicolai, A. Montaguti, A. Cecchetto, N. Pennelli: Chondrosarcoma of the larynx: review of the literature and report of three cases. Amer. J. Otolaryng. 5 (1984) 350–359
22 Ferlito, A., G. Recher: Chondrometaplasia of the larynx. ORL J. Otorhinolaryngol. relat. Spec. 47 (1985) 174–177
23 Finn, D. G., H. Goepfert, J. G. Batsakis: Chondrosarcoma of the head and neck. Laryngoscope (St. Louis) 94 (1984) 1539–1544
24 Fish, B., M. Nussbaum, J. J. Smulewicz: Chondrosarcoma of larynx. computerized tomographic study. N. Y. State J. Med. 82 (1982) 216–218
25 Goiney, R. C., J. B. Martyn, D. M. Nichols, D. N. Ostrow: CT diagnosis of laryngeal cricoid chondrosarcoma. J. Canad. Assoc. Radiol. 35 (1984) 404–405
26 Gorenstein, A., H. B. Neel, L. H. Weiland, K. D. Devine: Sarcomas of the larynx. Arch. Otolaryng. 106 (1980) 8–12
27 Goto, T., Y. Nakashima: Giant cell tumor of the larynx. Otol. Fukuoka 19 (1973) 507–509
28 Grayson, A., M. Bain: Juxtacortical chondroma of the hyoid bone. Arch. Otolaryng. 86 (1967) 679
29 Haar, J. G., A. P. Chaudhry, M. D. Karanjia, P. S. Milley: Chondroblastic osteosarcoma of the larynx. Arch. Otolaryng. 104 (1978) 477–481
30 Hall-Jones, J.: Giant cell tumour of the larynx. J. Laryng. 86 (1972) 371–382
31 Hicks, J. N., E. E. Walker, E. E. Moor: Diagnosis and conservative surgical management of chondrosarcoma of the larynx. Ann. Otol. (St. Louis) 91 (1982) 389–391
32 Hill, M. J., C. L. Taylor, G. B. Scott: Chondromatous metaplasia in the human larynx. Histopathology 4 (1980) 205–214
33 Hlavacek, V., V. H. Jolma: Giant cell tumors of bone in the E. N. T. organs. Acta oto-laryng. (Stockh.) 77 (1974) 374–380
34 Hüttner, W.: Ein eigenartiger Fall von Chondromen des Kehlkopfes. Laryngol. Rhinol. Otol. 21 (1931) 56–60
35 Huizenga, C., K. Balogh: Cartilaginous tumors of the larynx. A clinicopathologic study of 10 new cases and a review of the literature. Cancer 26 (1970) 201–210
36 Hyams, V. J., D. O. Rabuzzi: Cartilaginous tumors of the larynx. Laryngoscope (St. Louis) 80 (1970) 755–767
37 Iver, P. V., P. V. Rajagopalan: Cartilaginous metaplasia of soft tissues in the larynx. Case report and literature review. Arch. Otolaryng. 107 (1981) 573–575
38 Kaliteevsky, P. F., I. A. Korolkova: A case of localisation of osteoblastoclastoma in the larynx. Vestn. Oto-rino-laring. 28 (1966) 69–71
39 Kastenbauer, E., P. Federspil: Zur Klinik der Chondrome im Kehlkopfbereich. HNO (Berlin) 17 (1969) 245–247
40 Kleinsasser, O.: Pathologie und Klinik besonderer Formen maligner Tumoren des Kehlkopfes und des Hypopharynx. In Berendes, J., R. Link, F. Zöllner: Hals-Nasen-Ohren-Heilkunde in Praxis und Klinik, Bd. IV/2. Thieme, Stuttgart 1983
41 Kleinsasser, O., H. Albrecht: Die Riesenzelltumoren der Schädelbasis. Arch. Ohrenheilk. 172 (1958) 246–256
42 Kotarba, E., A. Niezabitowski: Giant-cell tumour of laryngeal soft tissue. Otolaryngol. pol. 28 (1974) 331–335
43 Lavertu, P., H. M. Tucker: Chondrosarcoma of the larynx. Case report and management philosophy. Ann. Otol. (St. Louis) 93 (1984) 452–456
44 Lawson, V. G., D. P. Bryce, T. D. Briant: Chondroma and chondrosarcoma of the larynx. Canad. Otolaryng. 1 (1972) 213–218
45 Lawson, V. G., D. P. Bryce, T. D. Briant: Chondroma and chondrosarcoma of the larynx. Canad. Otolaryng. 1 (1972) 213–218
46 LeJeune, F. E., H. W. van Horn, G. H. Farr: Chondrosarcoma of the larynx: excision of massive recurrence. Ann. Otol. (St. Louis) 91 (1982) 392–394
47 Madonia, T., G. Cali: Su un raro caso da tumori a mieloplassi della laringe. Clin. Otorinolaring. 15 (1963) 28–37
48 Mohr, R. M., M. Hussain: Extended vertical frontolateral laryngectomy for a low-grade chondrosarcoma (meeting abstract) Otolaryngol. Head Neck Surg. 89 (1981) 213
49 Morley, A. R., D. S. Cameron, A. J. Watson: Osteosarcoma of the larynx. J. Laryng. 87 (1973) 997–1005

50 Neel, H. B., K. K. Unn: Cartilaginous tumors of the larynx: a series of 33 patients. Otolaryngol. Head Neck Surg. 90 (1982) 201–207
51 Ostberg, Y., L. Boquist, H. Diamant: Laryngeal chondrosarcoma in Sweden. Acta oto-laryng. (Stockh.) 88 (1979) 142–147
52 Pastore, A., G. Zampano: Laryngeal chondroma: case report and surgical technique in a 9-year-old girl. Int. J. pediat. Otorhinolaryng. 7 (1984) 79–84
53 Perrino, A.: Tumore a cellule giganti della laringe. Ann. Laring. (Torino) 57 (1958) 140–149
54 Perron, R., F. X. Mazauric, J. P. Manipoud: Chondrosarcome du larynx. J. franç. Oto-rhinolaryng. 16 (1967) 257–259
55 Pinelly, V.: Disembrioma cartilagineo della laringe. Valsalva 40 (1964) 292–302
56 Pohl, W.: Über ein Riesenzellgewächs des Kehlkopfes. Laryngol. Rhinol. Otol. 47 (1968) 727–729
57 Pritchard, D. J., R. J. Lunke, W. F. Taylor, D. C. Dahlin, B. E. Medley: Chondrosarcoma: a clinicopathologic and statistical analysis. Cancer 45 (1980) 149–157
58 Reinhard, M.: Die Knorpelgeschwülste des Kehlkopfes und ihre Behandlung. HNO (Berlin) 8 (1960) 121–123
59 Remacle, M., G. Mazy, E. Marbaix, G. Dooms, M. Hamoir, J. van den Eeckhaut: Contribution by tomodensitometry to the understanding and diagnosis of benign non-epithelial endolaryngeal tumours. In connection with a case of chondroma, one of lipoma and one of rhabdomyoma. Acta oto-rhinolaryng. belg. 37 (1983) 820–829
60 Remagen, W., J. Löhr, B. Westernhagen von: Osteosarkom des Kehlkopfes. HNO (Berlin) 31 (1983) 366–368
61 Ross, D. E., Chondrosarcoma of the larynx invading thyroid gland. Laryngoscope (St. Louis) 81 (1971) 379–386
62 Rudert, H.: Riesenzelltumor des Kehlkopfes. HNO (Berlin) 19 (1971) 306–309
63 Samet, A., M. Fradis, L. Podoshin: Chondroma of the larynx. Ear Nose Throat J. 61 (1982) 574–576
64 Sanerkin, N. G.: The diagnosis and grading of chondrosarcoma of bone. A combined cytologic and histologic approach. Cancer 45 (1980) 582–594
65 Sanerkin, N. G.: Definitions of osteosarcoma, chondrosarcoma and fibrosarcoma of bone. Cancer 46 (1980) 178–185
66 Schajowicz, F., L. V. Ackerman, H. D. Sissons: Histological typing of bone tumours. In: International Histological Classification of Tumours, No. 6. WHO, Geneva 1972
67 Schittek, A., A. G. James: Chondroma of the larynx. J. Surg. Oncol. 21 (1982) 176–178
68 Sprinkle, P. M., M. S. Allen, P. F. Brookshire: Osteosarcoma of the larynx. (A true primary sarcoma of the larynx). Laryngoscope (St. Louis) 76 (1966) 325–333
69 Succhatlampong, V., S. Sriumpai, V. Khawcharoenporn: Osteosarcoma of the larynx. The first case report in Thailand with ultrastructural study. J. med. Assoc. Thai. 64 (1981) 301–307
70 Swerdlow, R. S., M. L. Som, H. F. Biller: Cartilaginous tumors of the larynx. Arch. Otolaryng. 100 (1974) 269–272
71 Tamura, H., T. Sato: Ein Fall von Ecchondroma cysticum des Zungenbeines. HNO (Berlin) 9 (1961) 275–277
72 Travers, F.: A case of ossification and bony growth of the cartilages of the larynx. Med. Chir. Trans. 1816, 7: 150 (London) zit. bei Hicks
73 Ungerecht, K.: Multiple Chondrome und Chondrosarkome des Larynx und der Trachea mit chondromyxosarkomatösen Rezidiven. Arch. Ohrenheilk. 160 (1951) 158–169
74 Wengraf, C.: Second primary laryngeal chondroma. J. Laryng. 83 (1969) 89–90
75 Zak, F. G., W. Lawson: Glomic (paraganglionic) tissue in the larynx and capsule of the thyroid gland. Mt. Sinai J. Med. 39 (1972) 82–90

Kontinuierlich auf den Kehlkopf übergreifende Tumoren

Alle in der näheren Umgebung entstehenden Tumoren können auf das Gerüst des Kehlkopfes und der Trachea übergreifen und in das Lumen einbrechen.

Der anatomischen Situation entsprechend, verwachsen fast nur Schilddrüsenkarzinome mit der Wand des Kehlkopfes und der Trachea und dringen in deren Lumen ein. Ein Einbruch in das Lumen des Larynx soll bei Schilddrüsenkarzinomen nur in 1 bis 3% aller Fälle vorkommen (1, 2, 3, 4, 5, 6).

In den meisten Fällen ist eine Struma am Hals zu sehen oder zu tasten oder sie ist szintigraphisch bzw. ultrasonographisch darzustellen. Nur selten, wie bei einer eigenen Beobachtung, ist das Schilddrüsenkarzinom so tief gelegen und so klein, daß es erst bei der operativen Freilegung des Larynx gefunden wird. Von Schilddrüsenkarzinomen sind in den meisten Fällen Frauen betroffen. Die Karzinome wachsen entweder lateral hinten durch die Membrana cricothyreoidea in den subglottischen Raum oder zwischen Larynx und Trachea und zwischen den Trachealringen in das Lumen des Luftweges vor.

Die hochmalignen anaplastischen Karzinome und die medullären Karzinome wachsen relativ häufig in den Larynx und die Trachea vor. Bei diesen Tumoren ist die Prognose aber so schlecht, daß meist nur palliative Maßnahmen (Tracheotomie) ausgeführt werden können, um dem Patienten die letzte Lebensfrist zu erleichtern.

Bei den geringer malignen papillären und follikulären Karzinomen bestehen hingegen gute Aussichten, durch eine Teilresektion des Larynx und der Trachea zusammen mit der Exstirpation des Schilddrüsentumors und evtl. in Verbindung mit einer Radiojodbehandlung auch lange rezidivfreie Perioden oder eine Heilung zu erreichen. Wie im einzelnen vorgegangen wird, hängt vom Ausmaß der Invasion des Karzinoms in den Larynx ab. In einzelnen Fällen kann man Teilresektionen ausführen, in selteneren Fällen ist eine Laryngektomie erforderlich. Wenn das Karzinom nur fest außen am Larynx und der Trachea aufsitzt, so halten es manche Chirurgen für ausreichend, wenn man den Tumor nur vom Knorpelskelett abschabt („shaving"). Wenn die Thyreoidektomie von einem Nichtlaryngologen ausgeführt wird, ist es zweckmäßig, wenn der Chirurg einen Laryngologen zuzieht, der Erfahrungen mit Teilresektionen des Kehlkopfes und den danach erforderlichen rekonstruktiven Maßnahmen hat.

Literatur

[1] Friedman, M., V. K. Shelton, F. G. Berlinger, E. M. Skolnik, M. Arab: Laryngotracheal invasion by thyroid carcinoma. Ann. Otol. (St. Louis) 91 (1982) 363–368
[2] Ishihara, T., S. Yamazaki, K. Kobayashi: Resection of the trachea infiltrated by thyroid carcinoma. Ann. Surg. 195 (1982) 496–500
[3] Kleinsasser, O.: Pathologie und Klinik besonderer Formen maligner Tumoren des Kehlkopfes und des Hypopharynx. In Berendes, J., R. Link, F. Zöllner: Hals-Nasen-Ohren-Heilkunde in Praxis und Klinik, Bd. IV/2. Thieme, Stuttgart 1983
[4] Lawson, V. G.: The management of airway involvement in thyroid tumors. Arch. Otolaryng. 109 (1983) 86–90
[5] Sebastian, B., O. Kleinsasser: Einbruch von Schilddrüsentumoren in Larynx und Trachea. Laryngol. Rhinol. Otol. 64 (1985) 128–132
[6] Segal, K., A. Abraham, R. Levy, J. Schindel: Carcinomas of the thyroid gland invading larynx and trachea. Clin. Otolaryng. 9 (1984) 21–25

Metastasen im Kehlkopf

Der Kehlkopf gilt als eines jener Organe, in denen sich, ähnlich wie in der Milz und in der Skelettmuskulatur, Metastasen maligner Tumoren nur sehr selten ansiedeln. Voll zutreffen dürfte diese Auffassung allerdings nicht, denn bei einer systematischen Untersuchung der Kehlköpfe von 100 Personen, die an malignen Tumoren verstorben waren, fand EHRLICH (149) in 8 Fällen Metastasen von Karzinomen oder Infiltrate von Leukämien in den Markräumen des Schild- und Ringknorpels (9). Zu Lebzeiten der Patienten, vielleicht als erster Hinweis auf einen malignen Tumor andernorts, werden Metastasen im Kehlkopf aber sehr selten manifest. Zur Zeit liegen nur Berichte über etwa 50 Fälle vor (3, 12, 15, 17). Vor allem hellzellige Nierenkarzinome und Melanome, dann erst die viel häufigeren Bronchial- und Mammakarzinome metastasieren in den Kehlkopf. Die häufigen Karzinome des Gastrointestinaltraktes und der Prostata setzen nur in ganz vereinzelten Fällen Absiedelungen in den Kehlkopf (15).

Der zum Kehlkopf führende Metastasierungsweg ist noch unklar. Der Plexus venosus vertebralis erlaubt eine Tumorzellverschleppung unter Umgehung des Lungen- und Leberfilters in jeder Richtung (4).

Zwei Typen von Metastasen werden im Kehlkopf beobachtet:

1. „Knochenmetastasen" in den Markräumen des verknöcherten Ringknorpels, des Schildknorpels und selten sogar des Aryknorpels;

2. „Weichteilmetastasen", meist in den Taschenfalten, der aryepiglottischen Falte, selten an den Stimmlippen oder an der Epiglottis.

Während die Weichteilmetastasen in der Regel im Lumen des Larynx bald sichtbar werden und je nach Sitz und Größe entsprechende Symptome hervorrufen, sind Metastasen im Larynxskelett sehr schwer zu erkennen. Bei einer eigenen Beobachtung war eine bilaterale Rekurrensparese das erste Symptom einer Metastase in der Ringknorpelplatte. Ursprung der Metastase war ein Karzinom der Cervix uteri (15, Abb. 163b).

Die bisher beschriebenen Melanommetastasen im Kehlkopf waren alle Weichteilmetastasen (12, 15). Die Tumoren saßen meist im Bereich der Taschenfalte und der Aryregion (Abb. 163d).

Melanommetastasen erschienen bei der Laryngoskopie nur selten schwarz, meistens fleckig, braungrau, oft aber nur rötlich, kugelig oder himbeerartig gekörnt. Die Diagnose ist demnach nur durch die histologische Untersuchung zu stellen.

Entsprechend dem unberechenbaren Verhalten der Melanome treten die Metastasen im Larynx oft sehr frühzeitig auf. In anderen Fällen dauert es aber Jahre, bis nach der Behandlung des Primärtumors die Metastase im Kehlkopf manifest wird. Die primären Melanome an der Haut, die zu Metastasen im Kehlkopf geführt hatten, waren überall am Stamm und an den Extremitäten verstreut. Eine Beziehung zwischen der Lokalisation des Primärtumors zur Metastasierung in den Larynx ist nicht zu erkennen.

Die Therapie von Melanommetastasen ist problematisch. Eine Bestrahlung zeigt fast nie eine sichtbare Wirkung. Ein verstümmelnder Eingriff, wie etwa eine Laryngektomie, ist nicht zu rechtfertigen, da eine wesentliche Lebensverlängerung nicht zu erwarten ist. Eine Ausnahme könnten höchstens Melanommetastasen im Larynx sein, die erst Jahre nach der Behandlung des Primärtumors und klinisch solitär aufgetreten sind. Eine palliative Resektion der endolaryngealen Melanommetastasen könnten für eine beschränkte Zeit zu einer Besserung des Zustandes führen (21).

Metastasen von hellzelligen Nierenkarzinomen wurden etwas häufiger im Kehlkopf beobachtet als Melanommetastasen (12, 15, 17).

Die Hypernephrome, bekannt als Tumoren, die häufig in das Skelett metastasieren, bilden im Larynx eigenartigerweise nur in Einzelfällen Metastasen in den Markräumen des Knorpels (28).

Die meisten Hypernephrommetastasen befanden sich dorsal in der Taschenfalte, vereinzelt auch an der Epiglottis. Die Metastasen wurden klinisch als kugelig und rot beschrieben, ähnlich einem

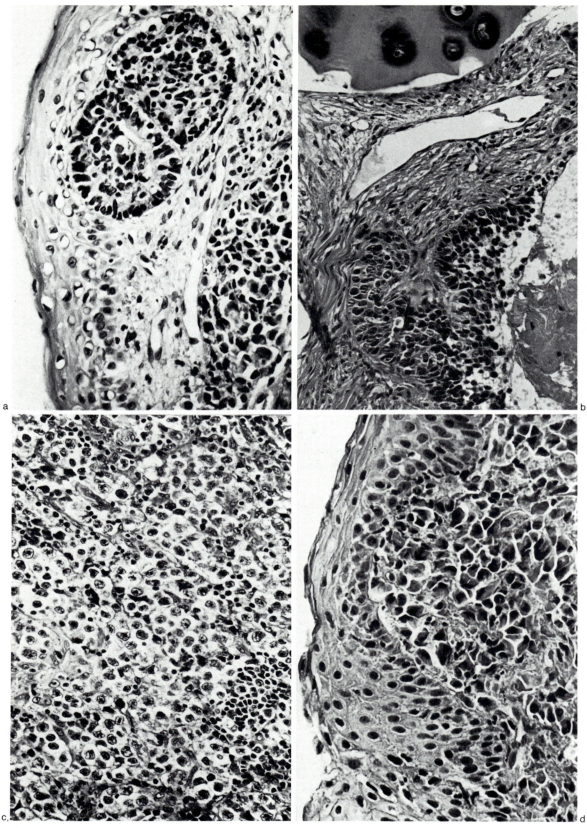

Abb. 163 Metastasen im Kehlkopf.
a) Metastase eines Prostatakarzinoms in der Epiglottis.
b) Metastase eines Uteruskarzinoms im Ringknorpel.
c) Seminommetastase in der Epiglottis.
d) Melanommetastase in der Taschenfalte.

Hämangiom oder Granulom. Mehrfach wurde über Blutungen aus diesen gefäßreichen Tumoren berichtet. In einzelnen Fällen veranlaßte erst der Nachweis einer Metastase im Kehlkopf die Suche nach dem Primärtumor. Metastasen von Hypernephromen treten manchmal erst viele Jahre nach der Exstirpation des Primärtumors auf. Sie wachsen oft langsam und sind nicht selten singulär – zumindest vorerst. Wenn man nach genauer Suche annehmen kann, daß die Metastase im Kehlkopf die einzige oder zur Zeit einzig manifeste ist, wäre radikale operative Behandlung, etwa in Form einer supraglottischen Laryngektomie oder Laryngektomie, zu rechtfertigen.

Andere Tumoren des Urogenitalapparates, wie die häufigen Prostatakarzinome (8, 9, 15, 24) und Seminome (6), metastasieren nur sehr selten in den Kehlkopf (Abb. 163a u. c). Bei einem selbst beobachteten Fall war 9 Jahre nach der Entfernung einer isolierten Seminommetastase in der Epiglottis mittels supraglottischer Laryngektomie keine weitere Metastase aufgetreten (15).

Bronchuskarzinome bilden Metastasen vorwiegend in den Markräumen des verknöcherten Kehlkopfskelettes (2, 5, 9, 13, 30). Auch Mammakarzinome bilden meist „Knochenmetastasen" im Larynxskelett (1, 2, 7, 9, 10, 20, 26). Metastasen im Larynx, ausgehend von einem Uteruskarzinom (15, 25), einem Kolonkarzinom (16, 19, 31), einem Gallenblasenkarzinom und einem Pankreaskarzinom (22), einem Sympathikoblastom (11), einem Nasopharynxkarzinom (14), einem Liposarkom (18), einem Riesenzelltumor (27) sowie einem Hämangioperizytom (29) sind Raritäten.

Literatur

[1] Abemayor, E., A. J. Cochran, T. C. Calcaterra: Metastatic cancer to the larynx. Diagnosis and management. Cancer 52 (1983) 1944–1948
[2] Auriol, M., G. Chomette, R. Abelanet: Métastases laryngées des tumeurs malignes. Graz. méd. Fr. 66 (1959) 233
[3] Batsakis, J. G., M. A. Luna, R. Byers: Metastases to the larynx. Head Neck Surg. 7 (1985) 458–460
[4] Batson, O. V.: The function of the vertebral veins and their role in the spread of metastases. Ann. Surg. 112 (1940) 138–149
[5] Bolla, A., N. Cabassa, R. Scolari: Metastasi solitaria al laringe da microcitoma polmonare. Arch. ital. Otol. 79 (1968) 74–82
[6] Bolognesi, G., G. Calicetti: Seminoma metastasico della laringe. Otorhinolaring. ital. (1959); zit. nach Bolognesi und Nucci (7)
[7] Bolognesi, C., C. Nucci: Metastasi laringea da neoplasia della mammella. Otorinolaring. ital. 32 (1963) 280–290
[8] Coakley, J. F., D. L. Ranson: Metastasis to the larynx from a prostatic carcinoma. A case report. J. Laryng. 98 (1984) 839–842
[9] Ehrlich, A.: Tumor involving laryngeal cartilages. Arch. Otolaryng. 59 (1954) 177–185
[10] Ellis, M., P. Winston: Secondary carcinoma of the larynx. J. Laryng. 71 (1957) 16–24
[11] Fabbi, F.: Metastasi laringea die simpatico-blastoma primitivo della surrenale destra. Sindrome della coda equina da metastasi midollari. Otorinolaring. ital. 17 (1949) 75–94
[12] Ferlito, A., G. Caruso: Secondary malignant melanoma of the larynx. Report of 2 cases and review of 79 laryngeal secondary cancers. ORL J. Otrohinolaryngol. relat. Spec. 46 (1984) 117–133
[13] Freire, F., J. Camara, L. Paiva: Sóbre um caso de carcinoma da laringe metastatico a carcinoma broncogenico. Rev. paulista Med. 52 (1958) 59–64
[14] Freeland, A. P., A. W. P. van Nostrand, A. F. Jahn: Metastases to the larynx. J. Otolaryng. 8 (1979) 448–456
[15] Glanz, H., O. Kleinsasser: Metastasen im Kehlkopf. HNO (Berlin) 26 (1978) 163–167
[16] Glasser, M., M. Z. Rosenberg, R. Gaito: Widespread adenocarcinoma of the colon with survical of 28 years. J. Amer. med. Ass. 241 (1979) 2542–2543
[17] Kleinsasser, O.: Pathologie und Klinik besonderer Formen maligner Tumoren des Kehlkopfes und des Hypopharynx. In Berendes, J., R. Link, F. Zöllner: Hals-Nasen-Ohren-Heilkunde in Praxis und Klinik, Bd. IV/2. Thieme, Stuttgart 1983
[18] Krausen, A. S., A. M. Gall, R. Garza, J. S. Spector: Liposarcoma of the larynx: A multicentric or a metastatic malignancy. Laryngoscope (St. Louis) 87 (1977) 1116–1123
[19] Levine, H. L., E. L. Applebaum: Metastatic adenocarcinoma to the larynx: report of a case. Trans. Amer. Acad. Ophthal. Otolaryng. 82 (1976) 536–541
[20] Mazzarella, L. A., L. H. Pina, D. Wolff: Asymptomatic metastasis to the larynx. Laryngoscope (St. Louis) 76 (1966) 1547–1554
[21] Morgan, A. H., J. W. Norris, J. N. Hicks: Palliative laser surgery for melanoma metastatic to the larynx: report of two cases. Laryngoscope (St. Louis) 95 (1985) 794–797
[22] Oku, T., M. Hasegawa, I. Watanabe, M. Nasu, N. Aoki: Pancreatic cancer with metastasis to the larynx. J. Laryng. 94 (1980) 1205–1209
[24] Quinn, F. B., B. McCabe: Laryngeal metastasis from malignant tumors in distant organs. Ann. Otol. (St. Louis) 66 (1957) 139–143
[25] Ritchie, W. W., J. M. Messmer, D. P. Whitley, D. R. Gopelrud: Uterine carcinoma metastatic to the larynx. Laryngoscope (St. Louis) 95 (1985) 97–98
[26] Schulthess, G. V.: Haematogen-metastatische Tumoren im ORL-Gebiet. Pract. Oto-rhino-laryng. (Basel) 28 (1966) 267–274
[27] Stepanov, V. M., Bénimeckij, L. A. Mukarowa: Metastasizing osteoclastoblastoma of the larynx, simulating a tumor. Vop. Onkol. 14 (1968) 91–94
[28] Turner, A. L.: Metastatic malignant tumor of the larynx, secondary to adenocarcinoma of the right kidney. J. Laryng. 39 (1924) 181–194
[29] Walike, J. W., B. J. Bailey: Head and neck hemangiopericytoma. Arch. Otolaryng. 93 (1971) 345–353
[30] Walther, H. E.: Krebsmetastasen. Schwabe, Basel 1948
[31] Whicker, J. H., G. A. Carder, K. D. Devine: Metastasis to the larynx. Report of a case and review of the literature. Arch. Otolaryng. 96 (1972) 182–184

Schlußwort

Als der Verfasser 1958 begann, sich erstmals praktisch und theoretisch mit den Larynxtumoren zu befassen, war das Gebiet noch gut überschaubar. Ein Vierteljahrhundert später erscheint der Versuch, den heutigen Stand des Wissens über die Tumoren des Larynx darzustellen, als eine fast nicht mehr zu bewältigende Aufgabe für eine einzelne Person.

In dieser Zeit sind erstmals epidemiologische Erhebungen begonnen worden und zahlreiche neue Erkenntnisse über die Ätiologie dieser Tumoren gewonnen worden. Das Wissen, daß Kehlkopf- und Hypopharynxkarzinome meist vermeidbare Krankheiten sind, wenn nicht Tabak geraucht und Alkohol getrunken würde, ist heute weit verbreitet. Nur die daraus zu ziehenden Konsequenzen stehen bei einem großen Teil der Bevölkerung noch aus.

Neue Einblicke in die Biologie der Larynxtumoren sind durch histologisch-klinische Untersuchungen erbracht worden. Die Präkanzerosen und Frühstadien wurden definiert, und es konnte eine Typisierung verschiedener Karzinomformen im Larynx nach Sitz und Wachstum erfolgen. Die vielfältigen, neben den Plattenepithelkarzinomen seltenen Tumorformen sind heute wesentlich besser bekannt.

Wichtige Fortschritte sind in der Diagnostik der Larynxtumoren erzielt worden. Das Lupenlaryngoskop und das Faserglaslaryngoskop sind an die Seite des Kehlkopfspiegels getreten. Die Kehlkopfphotographie ist einfach geworden.

Die Mikrolaryngoskopie wird zur exakten Tumordiagnose heute weltweit routinemäßig angewendet. Die Fortschritte der Endoskopie machen sich auch in einer steigenden Zahl früh diagnostizierter Fälle von Kehlkopfkrebsen bemerkbar. Fast die Hälfte aller Stimmlippenkarzinome wird heute bereits im Stadium der Präkanzerose oder in Frühstadien diagnostiziert.

Die Computertomographie hat die Röntgendiagnostik auf eine neue Ebene gestellt und hat nun auch in der Laryngologie Einzug gehalten. Die Sonographie wird künftig vielleicht noch mehr zum Nachweis von Metastasen herangezogen.

In der Therapie der Larynxkarzinome waren in den vergangenen 25 Jahren weit ausholende Pendelschläge zeitweise vorherrschender Meinungen zu bemerken, ohne daß grundsätzlich neue chirurgische oder radiotherapeutische Methoden entwickelt worden wären. In den sechziger Jahren stand die chirurgische Therapie vielerorts weit im Vordergrund. Einerseits glaubte man, durch immer noch radikalere Verfahren und auch routinemäßige radikale Neck dissections die Heilungsergebnisse noch weiter steigern zu können. Auf der anderen Seite wurden die Teilresektionen des Larynx weiter entwickelt und ausgebaut, um in möglichst vielen Fällen die Kehlkopffunktion zu erhalten. In den siebziger Jahren traten die Radiotherapeuten wieder mehr in den Vordergrund und forderten, daß man Larynxkarzinome nur noch dann operieren dürfe, wenn die Bestrahlung fehlgeschlagen sei.

Aufgrund der Fortschritte in der Diagnostik und der besseren Einblicke in die Biologie der Tumoren beginnen sich die Dinge erneut zu wandeln. An die Stelle der standardisierten Radikaltherapie tritt die in jedem Einzelfall sorgfältig ausgewählte, dem Tumor und dem Patienten entsprechende Behandlungsweise. Dies kann nur geschehen, wenn alle Möglichkeiten, die Chirurgie und Radiotherapie bieten, bekannt sind und gegeneinander abgewogen werden, um zu einem adäquaten Verfahren zu finden. Es ist ein Hauptanliegen dieses Buches, den Weg zu diesen Behandlungsformen zu öffnen.

In diesem Werk werden eigene Erfahrungen wiedergegeben und Ansichten geäußert, die in manchen Punkten sicher nicht immer mit denen anderer Laryngologen oder denen von Radiotherapeuten übereinstimmen. Die persönlichen Ansichten werden aber nicht zum Dogma erhoben, denn der Verfasser hat im Laufe der Jahre immer wieder dazugelernt und mußte seine Auffassungen öfter entsprechend ändern. Das Buch stellt also nur einen momentanen Querschnitt durch eine Entwicklung dar, die weiterhin, hier schneller, dort langsamer, fortschreiten wird.

Quellennachweis

Die nachstehenden Abbildungen sind entnommen aus O. KLEINSASSER: Bösartige Geschwülste des Kehlkopfes und des Hypopharynx. In J. BERENDES, R. LINK, F. ZÖLLNER: Hals-Nasen-Ohren-Heilkunde in Praxis und Klinik, 2. Aufl., Bd. IV/2. Thieme, Stuttgart 1983: Abb. 1, 2, 4–6, 8a, 10, 11, 14–17, 18a, b, 19–22, 27–33, 35b, c, 36c, 39a, b, 40, 41a, 42, 43a, b, 44b, c, 45–48, 50, 51a, b, 52–54, 55b–d, 56–59, 60c, 61, 62, 64, 65, 66a, c, 67c, d, 69, 70a, b, 71c, d, 116–119, 124, 126, 129, 143, 144b–d, 145c–e, 152, 153, 157a, b, 159a, b, 160–163.

Sachverzeichnis

A

Abklatschmetastasen 118
Acanthosis nigricans maligna 60
Adenokarzinome 290 ff
– onkozytoides 290
– undifferenziertes 291
Adenome 290
– pleomorphe 282
After-loading-Technik 250
AHH s. Arylhydrocarbonhydroxylase
Akanthose, verruköse 282
Akrokeratose Bazex 60
Alkohol, immunosuppressive Wirkung 15
– Krebsrisiko 14 f
Altersverteilung, Plattenepithelkarzinom 5
Androgene, Larynxmuskulatur 8
Angiogenese, Tumorwachstum 119
Angioleiomyom 339
Angiosarkom 337
Antigen, karzinoembryonales 56
– tumorassoziiertes 56
APUD-Zell-System 296
Arrosionsblutungen 241
Arsen, Krebsentstehung 20
Arterien, Einbruch der Tumorzellen 37
Arteriographie 142
Arylhydrocarbonhydroxylase (AHH) 7, 13
arytaenoid vocal shunt 191
Arzneimittel, Karzinogenese 23
Asbestfasern, Karzinogenese 20
Aspirationsbiopsie 143
Aspirationsmetastasen 118
Athyreose 244
Azinuszellkarzinom 290

B

Bartelscher Lymphknoten 120
Behandlungsmethoden 159
Bestrahlung, booster dose 249
– endokavitäre 250
– hyperfraktionierte 250
– interstitielle 250
– Neutronen 249
– palliative 276
– postoperative 261
– präoperative 260
Betatron-Bestrahlung 249

Biopsien, histologische Untersuchung 142
– Kehlkopf 167
Biopsiepräparate, histologische Aufarbeitung 143
Blockaden, Nerven, Schmerzausschaltung 277
Blutgefäßsystem des Tumors 40
Blutgruppenantigen 56
Broylessche Sehne 37, 79
Brusthautlappen, deltopektoraler 226
– myokutaner 243
B-Scanner, Ultraschall 139

C

cancer family syndrome 8
Candidiasis 252
Carcinoma in situ 66, 135
– – Bestrahlung 264
– – endoskopische Exzision 168
– – Photokoagulation 165
Castelmanntumor 317
Chemodektome 301
Chemotherapie 270
– palliative 277
– Rhabdomyosarkom 346
– Zylindrom 290
Chirurgie, endoskopische 165
Chondrom 353
– Röntgenbefunde 355
Chondrometaplasie 353
Chondroradionekrose, Larynx 256
Chondrosarkom 353
– Verhalten 358
Chordektomie 169 ff
– bilaterale 178
– erweiterte 172
– Indikation 172
– postoperative Komplikationen 175
– – Kontrollen 175
– rekonstruktive Maßnahmen 175
– Rezidive
– submuköse 174
– Technik 172
Chorditis, fibrinöse 252
Chromatstaub, Karzinogenese 20
Chylom 243
Chylothorax 243
Chylusfistel 243
Computertomographie, Hals 139
Conus elasticus 85, 92

D

Datenbögen, Dokumentation 157
Datenverarbeitung, elektronische 158
Delirium tremens, postoperatives 207
Delphischer Lymphknoten 120
Dermalappen, Karotisprotektion 239
Dermatitis herpetiformis Duhring-Brocq 60
Differenzierungsgrad, Plattenepithelkarzinome 41, 119
Divertikel, Pharynxschlauch 207
DNA-Synthese, Kehlkopfkrebs 153
Doppelkarzinom 10
Dreifachendoskopie 136
Dreiviertellaryngektomie 199
– Ergebnisse 201
– Indikationen 199
– Technik 199
Dysplasie, Plattenepithel 66

E

Eingeweidetransplantate, freie, Pharynxrekonstruktion 230
Elektrokoagulation, Stimmlappenkarzinom 166
Elektrolarynx 274
Endokrinopathie, paraneoplastische 61
Entenschnabelprothese 213
Epidermisierungszone, parakanzeröse 27
Epiglottektomie 193
Epiglottiskarzinom, endoskopische Resektion 168
– infrahyoidales 103
– zentrales 99
Epiglottoplastiken, Hemilaryngektomie 184
Epithel, atypisches 66
– einfach hyperplastisches 27
– gesteigert atypisches 66
– präkanzeröses 66
Epithelkörperchenausfall 244
Epoxide, Karzinogenese 13
Ersatzsprache nach Laryngektomie 274
Ersatzstimmband 175
Erwerbsfähigkeit nach Laryngektomie, Minderung 275
Erythema gyratum repens 60
Ewing-Sarkom, extraskelettales 348
Exfoliativzytologie 143

Exstirpation von Metastasenrezidiven 276
Exzision, endoskopische, Carcinoma in situ 168
– – mikroinvasive Karzinome 168
Exzisionsbiopsie 167

F

Feinnadelbiopsie 139
Fensterresektion, Hemilaryngektomie 182
Fernmetastasen 124
– Häufigkeit 124
Fernsehtechnik, Endoskopie 155
α-Fetoprotein 56
Fibrom 323
Fibromatose 323
– aggressive 323
Fibrosarkom 323
Fibroxanthogranulom 326
field cancerisation 29
Flimmerepithel, Entstehung eines Plattenepithelkarzinom 27
Fluoreszierende Stoffe, Endoskopie 135
Fraktionierungsschemata, Bestrahlung 249
Frühdiagnose 129

G

Ganglioneurom 312
gastric pull up 226
Gastrostoma 277
Genetische Faktoren, Karzinogenese 7
Gerinnungsstörungen 61
Geschlechtsverteilung, Plattenepithelkarzinom 5
Glasfaserlaryngoskopie 131
Glomustumor 301
Glottektomie, horizontale 188
Glottis, anatomische Grenzen 78
Grading, histochemisches 153
– histologisches, Plattenepithelkarzinom 152
– immunologisches 56
Granularzelltumor 312
– maligner 315
Granulome, tuberkuloide 40
Grobnadelbiopsie 142

H

Haematoporphyrinderivate, Endoskopie 135
Haferzellkarzinome 299
Hämangioendotheliom 337
Hämangiom, kapilläres 332
– kavernöses 332
– kongenitales 332
– subglottisches, Behandlung 334
Hämangioperizytom 335
Häufigkeit, Plattenepithelkarzinom 1

Hautmetastasen 125
– bei Paragangliomen 305
Hautnekrosen, Neck dissection 243
Helle-Zellen-System 296
Hemikrikolaryngopharyngektomie 220
Hemilaryngektomie 172, 181
– Epiglottoplastiken 184
– Ergebnisse 181, 184
– erweiterte 199
– Fensterresektion 182
– nach Hautant 181 f
– Indikation 182
– klassische 181
– offene 181
– rekonstruktive Maßnahmen 183
– als Rettungschirurgie 182
– Technik 182
– vertikale 219
Hemipharyngolaryngektomie 219
Hereditäre Faktoren, Karzinogenese 7
Herpes-simplex-Viren, Krebsentstehung 22
Herzmetastasen 125
Histiozytom, fibröses 328
– malignes 328
Hochfrequenz-Generatoren, computergesteuerte, Elektrokoagulation 165
Horizontalresektion, glottische 187
Hormonabhängigkeit, Plattenepithelkarzinom 8
Hygroma cysticum colli 335
Hyothyreoepiglottektomie 193
Hyperalimentation, intravenöse 207
Hyperplasie, angiofollikuläre 317
– lymphoide 317
– pseudokarzinomatöse bei Granularzelltumor 315
Hypoglossusparesen nach Bestrahlung 258
Hypopharynxkarzinom 113
– Ergebnisse der chirurgischen Behandlung 222
– Hinterwand 115
– multiregionäres 116
– Nachbestrahlung 222
– Strahlenbehandlung 266
– Teilresektionen 218

I

Immundefekte 56
Immunglobuline 56
Immunpathologie 54
Immuntherapie 270
Immunreaktionen, Hauttest 55
– humorale 56
– regionäre 55
– zelluläre 55
Implantationsmetastasen 118
Induktionstherapie 270
Inokulationsmetastasen 118
Insektizide, Karzinogenese 19
Insel-Hautlappen, myokutaner 226

Instrumentarium zur endoskopischen Chirurgie 165
Intravitalfärbung 27
Inzidenz, Plattenepithelkarzinom 1
Isopropylöl, Karzinogenese 20

J

Jodprobe, Schillersche 27, 135
Jugulariskette, Halslymphknoten 79, 120

K

Kapillaratypien, Plattenepithelkarzinome 135
Kapselsprengungen, Lymphknoten 121
Karotisarrosionsblutungen 208
Karotisprotektion nach Neck dissection 238
Karotisruptur nach Bestrahlung 257
– Ursachen 241
Karotisstenosen, radiogene 257
Karotisunterbindung, vorsorgliche 242
Karzinogene Stoffe am Arbeitsplatz 19
Karzinoide 296
– lichtmikroskopisches Bild 297
Karzinom, adenoid-zystisches 286
– adenosquamöses 41
– intraepitheliales 66
– Kehlkopfrand 109
– lymphoepitheliales 41
– mikroinvasives 29, 82
– – endoskopische Exzision 168
– Mikrokarzinom 29, 80, 82, 168
– multiregionäres, Vestibulum laryngis 110
– panlaryngeales 92
– Postkrikoidregion 115
– strahleninduziertes 16
– subglottisches 91
– supraglottisches 99
– – Strahlenbehandlung 265
– transglottisches 92
– nach Trauma 24
– verruköses 282
– vordere Kommissur 90
Kehlkopf, Metastasen 363
Kehlkopfkrebse, multiple 33
Kernspintomographie (NMR) 138
Kiemenbögen 78
Kleinhirnrindendegeneration 61
Knochenmetastasen 125
Knochenzyste, aneurysmatische 360
Knorpeldystrophie, strahleninduzierte 256
Kohlenwasserstoffe, polyzyklische, Karzinogenese 13, 19
Kokarzinogene 14
Kollagenasen, Aktivität/Tumorwachstum 153
Kolontransposition, Pharynxrekonstruktion 229

Komplikationen, postoperative 175
Konservative Neck dissection 232
Kontaktbestrahlung 250
Kontaktkrebs 118
Krankenblatt, Führung 157
Krankengymnastik, postoperative 274
Krebsfeld 29
Kriko-Hyoido-Epiglottopexie 188
Krikohyoidopexien 186
Kryokoagulation, endoskopische 166

L

Lambert-Eaton-Syndrom 61
Lappenplastik, zervikoakromialer 208
laryngectomie subtotale conservative 188
Laryngektomie 201
– chirurgische Maßnahmen zur Wiederherstellung der Stimme 212
– Ergebnisse 211
– Indikationen 201
– infravestibuläre, horizontale partielle 188
– Komplikationen 206
– Kontraindikationen 202
Laryngektomie, partielle Pharyngektomie 221
– subtotale 186, 189, 199
– supraglottische 193
– – Ergebnisse 197
– – Indikationen 193
– – Komplikationen 196
– – Rettungschirurgie 194
– – Technik 194
– Technik 202
– vertikale subtotale 199
Laryngisation, Trachea 189
Laryngitis, chronisch hyperplastische und Karzinom 21
Laryngo-Glosso-Mandibulektomie, totale 276
Laryngographie 137
Laryngoskopie, direkte 131
– Glasfaseroptik 131
Laryngozelen 52, 105
Larynx, Anatomie 77
– Blutgefäße 79
– compartements 79
– Embryologie 78
– paraglottischer Raum 78
– periepiglottischer Raum 78
– Regionen 77f
Larynxkarzinome, kleinzellige, undifferenzierte, Behandlung 301
Larynxpapillom, Bestrahlung 16
Larynxphotographie, Dokumentation laryngologischer Befunde 155
Larynxskelett 37
Larynxtumoren bei Tieren 12
Larynxweichteile, Ödeme 255
Laser-Chirurgie 165
Lebermetastasen 125
Lederindustrie, Karzinogenese 20
Leimyom 339
– vaskuläres 339
Leiomyosarkom 341

Leukämie 321
Levator-scapulae-Muskellappen 238
Linearbeschleuniger 249
Lipofibrom 329
Lipom 329
– intramuskuläres 329
Lipomatose 329
Liposarkom 330
Luftverschmutzung, Karzinogenese 19
Lungenkarzinome, Kombination mit Larynxkarzinomen 10
Lungenmetastasen 125
Lupenlaryngoskop 131, 155
Lymphabfluß, irregulärer, Bestrahlung 119
Lymphangiographie 142
Lymphangiom 335
Lymphangiosis carcinomatosa 120
– – Trachea 124
Lymphgefäße, Einbruch der Tumorzellen 37
– Schilddrüse 120
Lymphgefäßsystem, Hals 119
Lymphknoten 118
– mediastinale 125
– prälaryngeale 79, 120
– regionäre 55
– Rekurrenskette 120
Lymphknotenmetastasen, paraaortale 125
Lymphnetz, submuköses, Trachea 120
Lymphogranulomatose 321
lymphoid depletion 55
Lymphom, malignes 317
Lymphonoduli cervicales profundi craniales 79

M

Malignitätsindex 153
mediastinal dissection 243
Melanom 306
Melanozyten 306
Metastasen 118
– aerogene 118
– Diagnose 139
– Entstehung 118
– Exstirpation 232
– Kapseldurchbruch 119
– Kehlkopf 363
– regionäre, Häufigkeit 122
– Strahlenbehandlung 266
– Tracheostoma 244
Metastasenrezidive, Exstirpation 276
Metastasierung, hämatogene 118
– lymphogene 118
– Wege 119
Metastasierungsmuster 120
Metastasierungswelle, steile 121
Methotrexat, Karzinogenese 23
Mikrokarzinom 29, 80, 82, 168
Mikrolaryngoskopie 133
– indirekte 131
– Instrumentarium 135
– Kontraindikationen 134

Mikrostroboskopie 131
Morbus Bowen 63
Morphogenese Plattenepithelkarzinom 26
Mukoepidermoidtumor 282
Musculus cricopharyngicus, Myotomie 196
Myelom, multiples 318
Myoblastenmyom 312
Myofibromatose, infantile 323
Myotomie, Musculus cricopharyngicus 196

N

Nachbestrahlung 163, 261
– Indikationen 261
– nach Neck dissection 262
Nachsorgesprechstunde 275
Nahbestrahlung 250
Nebenschilddrüsen 257
Neck dissection, bilaterale 240
– – elektive 233
– – Ergebnisse 239
– – Hautnekrosen 243
– – Indikationen 233
– – Komplikationen 240
– – konservative 232
– – mediane 177
– – Nachbestrahlung 234, 239
– – Nervus accessorius 235, 240
– – Operationsmortalität 242
– – precautionary 233
– – prophylaktische 233
– – radikale 232
– – Ramus mandibularis des Nervus facialis 241
– – Technik 235
– – Vorbestrahlung 239
– – vorsorgliche 163, 233
– – – Indikationen 234
Neck-dissection-Präparate, Aufarbeitung 146
Nekrose, strahlenbedingte des Tumorgewebes 253
Neoglottis phonatoria 212
Nervenscheiden, Tumorwachstum 37
Nervus accessorius, Präparation 235
Neurilemmome 309
– maligne 310
Neurinome 309
Neurofibromatosis 311
Neurofibrome 311
Neurofibrosarkom 311
Nickelstaub, Karzinogenese 20
Nitrosamine, Karzinogenese 13, 19, 24
NMR s. Kernspintomographie
Notlaryngektomie 124, 202
Noxen, chemische und physikalische 19

O

oat cell carcinoma 299
Ödeme, Larynxweichteile 255

Onkozytome 290
Osteoklastome 359
Osteosarkome 358
Oxygenation, hyperbare 250

P

Palliativbehandlung 276
Palpation, Halsweichteile 139
Panendoskopie 136
Panlaryngektomie 202
Papillome, juvenile, spontane Kanzerisierung 22
Papillomviren, Karzinogenese 22
Papovaviren, Karzinogenese 22
Paraganglien des Kehlkopfes 301
Paragangliome, maligne 305
– nichtchromaffine 301
Paterson-Kelly-Syndrom 18
Pectoralis-major-Lappen, myokutaner 208
Perichondritis, Larynx 256
Petioluskarzinom 105
Pharyngektomie, partielle 221
Pharyngolaryngektomie, zirkuläre 223
Pharyngostomata 207
Pharynx, Rekonstruktion 223
Pharynxfistel 207
Pharynxnaht 206
Pharynxrekonstruktion, freie Eingeweidetransplantate 230
– Kolonsegmenttransposition 229
– myokutaner Insellappen 226
– Transposition, Magen 226
Pharynxschlauch, Rekonstruktion 226
Phonatio obliqua 175
Photokoagulation, Carcinomata in situ 165
Phrenikusparese 241
Plasmazellenmyelomatose 318
Plasmozytom 318
Plattenepithelhyperplasie, einfache (Grad I) 66
Plattenepithelkarzinom, Altersverteilung 5
– Differenzierungsgrad 41, 119
– Geschlechtsverteilung 5
– Häufigkeit 1
– Hormonabhängigkeit 8
– Inzidenz 1
– Kapillaratypien 135
– Morphogenese 26
– spontane Remissionen 54
– Staging 147
– Tumorwachstum 77
pN-Klassifikation 151 f
Postkrikoidkarzinom 18, 115
Präepiglottischer Raum 78
Präkanzerosen 63
– fakultative 63
– Histopathologie 63
– Klassifikation 63
– klinische Aspekte 71
– obligate 63
– Verhalten 71
Prätherapeutisches Gespräch 272

Primärtumoren multiple 10
Probeexstirpation 167
promoting factors, Karzinogenese 14
Pseudolymphome 317
pT-Klassifikation 151
pushing borders 37

R

radiation dewlap 256
radiation necrosis 256
radiosensitizer 250
Ramus mandibularis des Nervus facialis, Neck dissection 241
Randbefall, karzinomatöser 69
Raucher, Krebsrisiko 12 ff
Real-time-Sonographie 139
Rehabilitation, posttherapeutische 272 f
Reinke-Ödem und Karzinom 22
Remissionen, spontane, Plattenepithelkarzinome 54
Residualkarzinom 254
Residualtumoren am Tracheostoma 123
restripping 168
reversed gastric tube 229
Rhabdomyome 312, 344
Rhabdomyosarkom 346
– alveolärer Typ 346 f
– embryonalbotryoider Typ 346
– pleomorphes 346
Riesenzelladenokarzinom, anaplastisches 291
Riesenzellfibrom 328
Riesenzellkarzinom, primäres 291
Riesenzelltumor 359
Röntgenbestrahlung 249
Röntgendiagnose 136

S

Sandwich-Technik, Bestrahlung 262
Sarcoma Kaposi 337
Sarkom, epitheloides 328
Schilddrüse, Bestrahlungsfolgen 257
Schilddrüsenkarzinome, Einbruch in den Larynx 362
Schilddrüsenunterfunktion 257
Schillersche Jodprobe 27, 135
Schleimdrüsen, Bestrahlungsfolgen 37
Schluckstörung, Hypopharynxkarzinom 129
Schmerzausschaltung, stereotaktische, Eingriffe am Mittelhirn u. Thalamus 277
Schnellschnittuntersuchung 142
Schwefelsäure, Karzinogenese 20
Schwenklappen, Taschenfalte, Rekonstruktion nach Hemilaryngektomie 175
Senfgas, Karzinogenese 19
Serumimmunglobulin 56
short course, Bestrahlung 249
Silikose und Larynxkrebs 20
smoke susceptible larynx 14

smoker's larynx 14
Sonographie, postoperative Kontrolle 142
Spatium cricothyreoideum 85
– praeepiglotticum 78
Spätmetastasen 119
Speichelableitungstuben 277
Speicheldrüsenmischtumoren 282
Speicheldrüsentumoren, mukoseröse 282
Speichelgangkarzinom 291
Sphinkter, supraglottischer 175
Spiegeluntersuchung 131
Split-course, Bestrahlung 249
Spontanfrakturen der Klavikula nach Neck dissection 241
Stadium 0, Karzinom 66
Staging, Plattenepithelkarzinome 147
Standarddosis, nominale, Bestrahlung 250
Sternoklavikulargelenk nach Neck dissection 241
Steroidhormonrezeptoren 9
Stimmlippe, Beweglichkeit 90
– Fixation 90
Stimmlippenkarzinome 80
– fortgeschrittene 85
– Frühstadien 80
– Stimmstörung 129
– Strahlenbehandlung 265
– Umfang der Resektion 174
Stimmübungsbehandlung, postoperative 177
Stoffe, karzinogene am Arbeitsplatz 19
stomal recurrence 123
Strahlen, ionisierende, Karzinogenese 15
Strahlenbehandlung, Carcinomata in situ 264
– Hypopharynxkarzinome 266
– Metastasen 266
– Sensibilität des Tumors 254
– Stimmlippenkarzinome 265
– supraglottische Karzinome 265
– Technik 249
Strahlenenanthem 252
Strahlenmyelopathie 257
Strahlentherapie, adjuvante 163, 260
– Komplikationen 252
– primäre, Ergebnisse 264
Stripping, Stimmlippen 174
Stroboskopie 131
Subtraktionsverfahren, Röntgendiagnose 137
superficial spreading carcinoma 33, 69
supraomohyoid dissection 232
Supravitalfärbung 136
Suszeptibilität, Karzinogenese 7
Syndrome, hämatologische, paraneoplastische 63
– kutane, paraneoplastische 60
– neuromuskuläre, paraneoplastische 61
– paraneoplastische 60
Synoviome, maligne 350
Szintigraphie 139

T

Tabakrauch, Karzinogenese 12
Talgzellkarzinom 291
Tapetenkarzinom 29, 135
Taschenfaltenkarzinom 109
Teilresektion, frontoanteriore 178
– – Ergebnisse 181
– frontolaterale 178
– – Ergebnisse 181
– – erweiterte 187
– horizontale 193
– Hypopharynxkarzinome 218
– postoperative Kontrolle 180
– rekonstruktive Maßnahmen 180
– Stimmfunktion 180
– Stimmlippenkarzinome, Technik 179
Telegammatherapie 249
Textilfasern, Karzinogenese 20
Thermographie 142
Thrombophlebitis migrans sive saltans 61
Thyreohyoidopexien 186
Thyreotomie 169
– bilaterale 178
T-Lymphozyten 55
TNM-Klassifikation 147
– Kritik 149
Toluidinblau 136
– Intravitalfärbung 27
Tomographie 137
Trachea, Laryngisation 189
Tracheo-Hyoido-Epiglottopexie 189
Tracheo-Hyoidopexie 189
Tracheomalazie, absteigende 209
Tracheostoma, Metastasen 244
– Rezidive 123, 237
– schrumpfendes 208

Tracheostomierter, Hilfsmittel 274
Traktotomie, zervikale 277
Transhyoidopharyngotomie, laterale 193
Transkonioskopie 131
Transplantation, Kehlkopf 214
– von Larynxtumoren und experimentelle Erzeugung 24
Trichinellen und Larynxkrebs 24
Tuberkulose und Larynxkrebs 23
Tumor, neuroendokriner 296
Tumormarker 56, 276
Tumorthrombus, Jugularis 121
Tumorwachstum, Plattenepithelkarzinom 77
Tumorzellaktivität, kollagenolytische 153
Tumorzellen in der Blutbahn 118
T-Zellen-Rosettentest 55

U

Ultraschalluntersuchungen der Halsweichteile 275

V

Vena jugularis interna, Tumoreinbruch in das Lumen 121
Venen, Einbruch der Tumorzellen 37
Venendrucksteigerungen, intrakranielle nach Neck dissection 240
Venenwinkel, oberer 120
Venographie 142
ventriculo-saccular carcinoma 53
Ventrikelkarzinome 92
Verbrauchskoagulopathien 61

Verschleppungszeit 130
Vinylchlorid, Karzinogenese 20
Viren, Karzinogenese 22
Viszeralbögen 78
Vitamin-A-Mangel, Karzinogenese 8
vocal shunts 212
voice buttons 213
Vorbestrahlung, systemische 163
Vorfelddiagnose 129
Vorsorgeuntersuchungen 129

W

Wärmestrahlung, Karzinogenese 19
Weitfeldlaryngektomie 202
„Wetterwinkel" der Krebsentstehung 27
Window resection 187
Winkelkarzinom 105
Wirtsgewebe, Wachstum 37

X

Xanthogranulome 326
Xanthome 326
Xeroradiographie 137

Z

Zellulektomie, supraomohyoidale 232
Zylindrome 286
– Behandlung 290
– Chemotherapie 290
– Histologie 290
Zytologie 143